國醫年鑑

國醫年鑒出版紀念

中醫藥振興發展之實錄

路志正

壬辰冬月

史以记实　文以载道

国医年鉴　医家颂祷

贺国医年鉴梓行十周年

九六叟朱良春撰题

癸巳新书

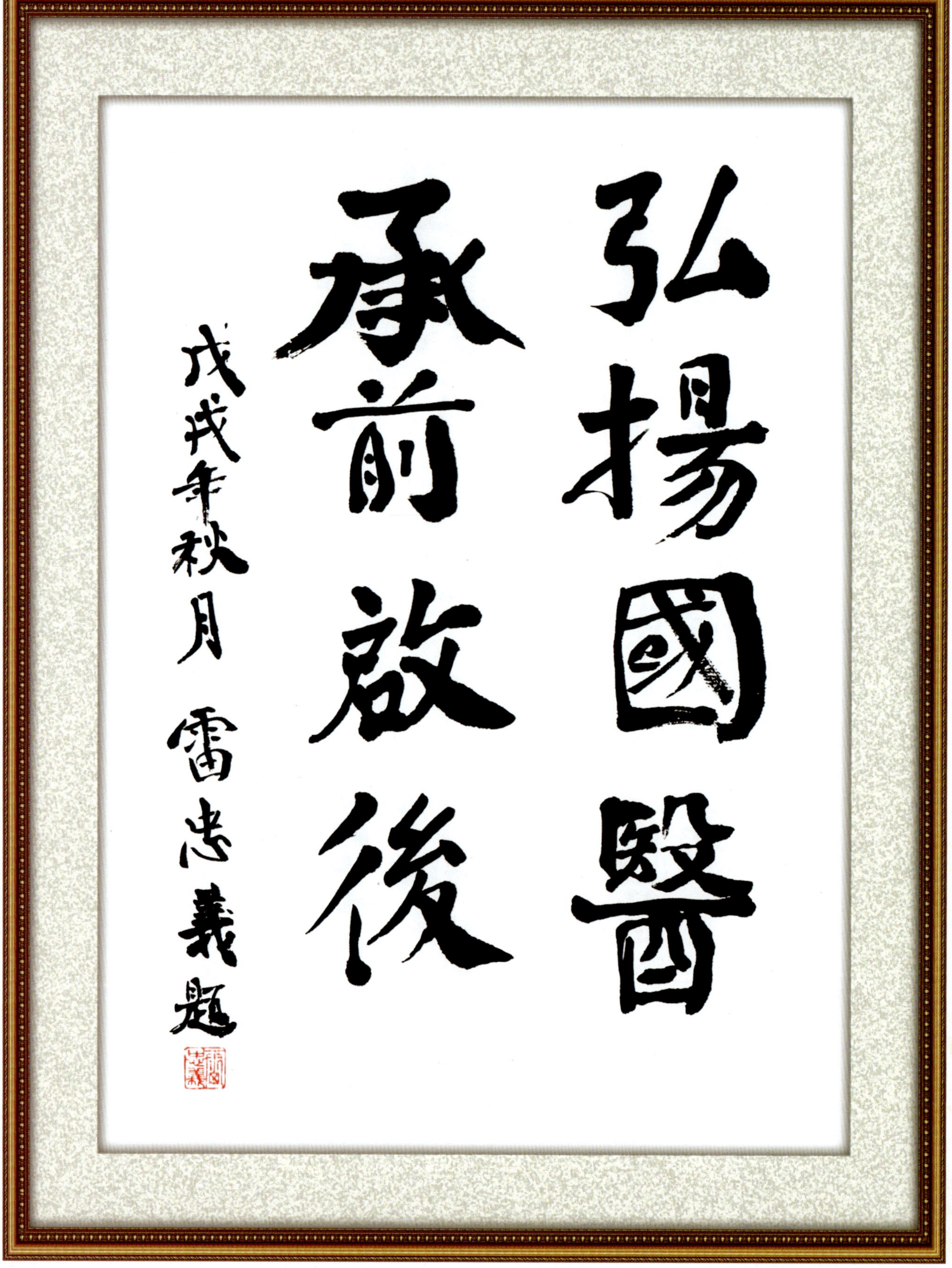
弘揚國醫
承前啟後
戊戌年秋月
雷忠義題

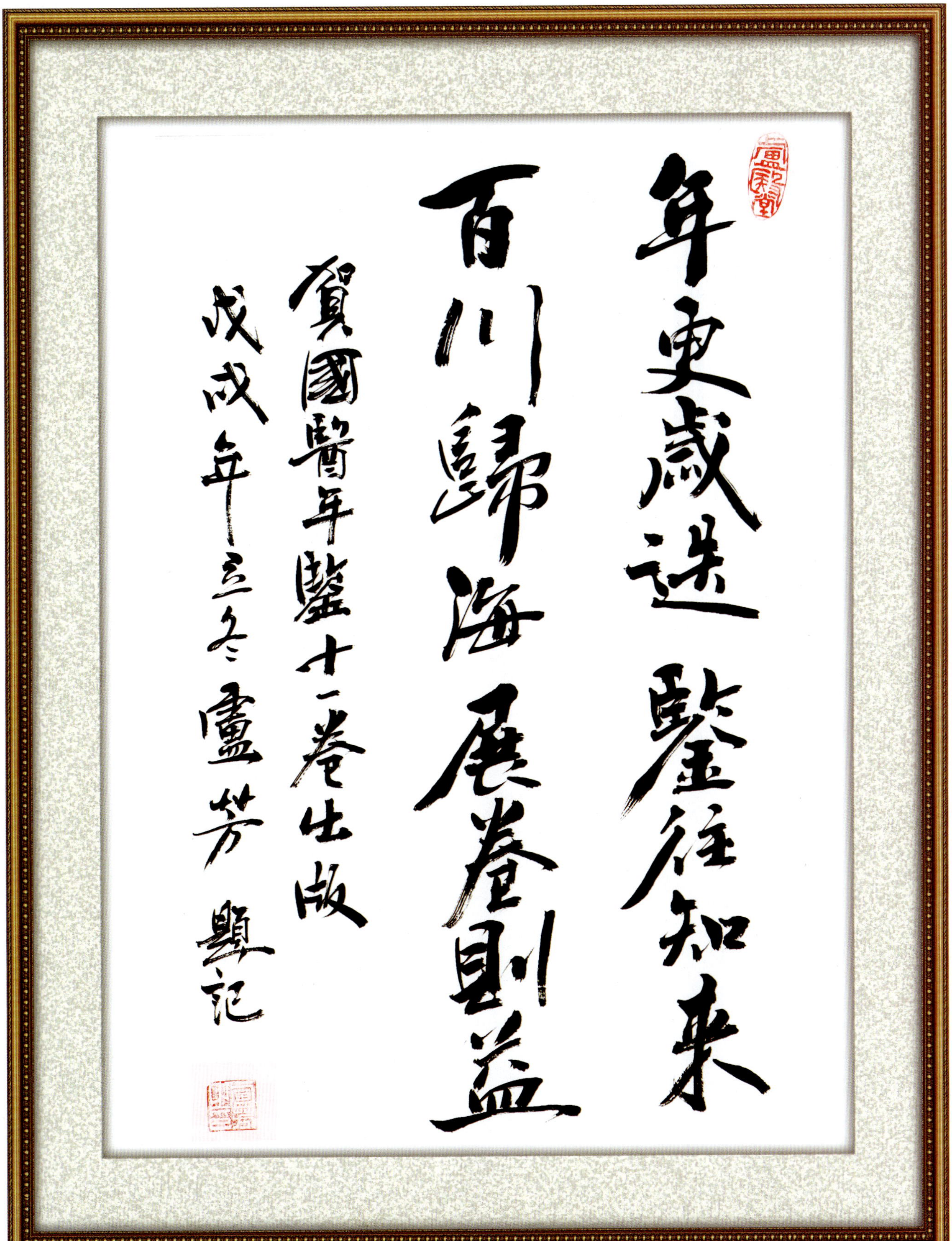
年更歲迭 鑒往知來
百川歸海 展卷則益
賀國醫年鑑十一卷出版
戊戌年立冬 盧芳題記

图书在版编目（CIP）数据

国医年鉴. 2020卷 / 孙涛 等主编. -- 北京 : 中医古籍出版社, 2020.11

ISBN 978-7-5152-2172-4

Ⅰ. ①国… Ⅱ. ①孙… Ⅲ. ①中国医药学—2020—年鉴 Ⅳ. ①R2-54

中国版本图书馆CIP数据核字(2020)第213107号

《国医年鉴》2020卷

孙　涛　朱　嵘　何清湖　　主　编

责任编辑　刘　婷

封面绘画　胡春福

封面设计　张东东

出版发行　中医古籍出版社

社　　址　北京市东城区东直门内南小街16号（100700）

电　　话　010-64089446（总编室）　010-64002949（发行部）

网　　址　www.zhongyiguji.com.cn

印　　刷　河北正德印务有限公司

开　　本　889 mm×1194 mm　1/16

印　　张　42.25

字　　数　1050千字

版　　次　2020年11月第1版　　2020年11月第1次印刷

标准书号　ISBN 978-7-5152-2172-4

定　　价　365.00元

《国医年鉴》编撰委员会

（以姓氏笔画为序）

序

2019年是中医药人和事都很不平常的一年。

岁末突如其来的新冠肺炎，使得全世界都聚焦中医药。中医药不辱使命。

“来自国家卫健委的数据显示，在全国新冠肺炎确诊病例中有74187例使用了中药，占91.5%，其中湖北省有61449例使用了中医药，占90.6%，临床疗效观察显示，中医药总有效率达90%以上。”[1]

如果说这一组协同作战的数据还不足以说明中医药抗击新冠肺炎病毒的战斗力，中国工程院院士、天津中医药大学校长张伯礼；首都医科大学附属北京中医医院院长刘清泉，在支援武汉抗疫第一线共同提议，由中医人独立管理一个方舱医院。“从2月14日开舱，到3月10日休舱，江夏大花山方舱医院共收治患者564人，治愈482人，另82人（含14名有基础病者）尚未达出舱标准而转至定点医院，圆满收官。564位患者中，轻症71%，普通型29%。经治疗，患者体温控制良好，99%体温小于37℃；CT影像显著改善；咳嗽、发热、乏力、喘促、咽干、胸闷、气短、口苦、纳呆等症状较治疗前明显改善……中医方舱实现了病人零转重、零复阳，医护人员零感染。”[2]

这就是遭遇人类尚无认知的新型传染性病毒时中医人的担当！中医药的担当！

记录时代的国医年轮，是一件很有意义的工作。本卷一如既往辑录政策法规选编、重大事件、年度成果、治未病健康工程进展等等，还特别设立了“中华抗疫”专栏，从中华人民共和国国家卫生健康委员会发布的抗疫方案，到民间医务工作者的积极作为，都有所收录。还有令人欣慰的是，中医药的潜能和奥秘，正在不断被广大中医药工作者发掘。

本卷名人榜有学者报告了“时间穴位的记忆功能”“空间穴位的同构功能”。有研究者探索将理化检查纳入中医四诊辨证，合称“五诊辨病辨证精准施治”方法，并举例新冠肺炎的“病理解剖结果”公布后，证实CT片肺部“毛玻璃样改变”是因细小气道和肺泡被粘痰堵塞所致，为中医辨证治疗肺部“毛玻璃样改变”指明了精准用药方向——“化痰宣肺”，从而许多危重症患者得到及时的有效救治。

开放包容，继承创新，这是中医药学历经千年依然生机勃发的根基，也是《国医年鉴》年复一年充满活力的源泉。

欣喜于中医药鼎力抗疫的同时，由国家中医药管理局办公室指导，《中国中医药报》社有限公司主办的2019年中医药十大新闻评选活动结果揭晓，为我们展示了中医药更加欣欣向荣的前景。首先是党和国家高度重视中医药事业，习近平总书记对中医药工作作出重要指示，强调要遵循中医药发展规律，传承精华，守正创新，为实现中华民族伟大复兴的中国梦贡献力量。中共中央、国务院印发《关于促进中医药传承创新发展的意见》。与此同时，国家中医药管理局12月25日发布了2018年中国公民中医药健康文化素养调查结果，结果显示，全国中医药健康文化知识普及工作稳步推进，中国公民中医药健康文化素养水平持续提升，达到15.34%，提前两年实现了中医药文化建设“十三五”规划目标，全国15～69岁人群中，具备中医药健康文化素养的人数超过1.58亿。这是一个巨大的事业平台，并且还有极大的提升空间。《国医年鉴》将继续秉承开放包容，继承创新的宗旨，与中医药事业共荣。

[1]潘峰.中医药深度介入新冠肺炎诊疗全过程[J].中国医药导报，2020,17（12）：1-3.
[2]宁艳阳.张伯礼：中医药防治是中国方案的亮点[J].中国卫生，2020，（4）:20-23.

2020年10月

编辑说明

1. 编辑主体

《国医年鉴》编辑工作是在《国医年鉴》编委会指导下，由《国医年鉴》编辑办公室负责具体实施。《国医年鉴》编委会是由中和亚健康服务中心、中华中医药学会亚健康分会、中华中医药学会治未病分会、世界中医药学会联合会亚健康专业委员会、中国中医药研究促进会治未病与亚健康分会推荐的中医药与亚健康领域专家、社会知名人士、企业经营管理专家等组成。

2. 编辑主旨

实录中医药行业年度法规、重大事件；记录中医药学术科研成果、教育文化和民间特色经验；编录中医药世家方药技艺传承发展脉络；中医药名人成长经历、医学感悟；辑录中医药年度人物重大影响，学术成就；选录国内外中医药文化史实、趣文。搭建一切有志、有成就中医药事业者的展示平台。

3. 编辑原则

以传承、传播中医药文化为目标、摈弃门户之见，力求客观、真实、多元。

4. 篇章结构

《国医年鉴》2020 卷设 15 个栏目：

政策法规选编

重大事件

中医药名人榜

世家传承

中医特色个人秀

学术流派

治未病与亚健康

中医药教育与文化

年度成果

特色医案

百家学说

中华抗疫

杏林故事

海外中医药

警示台

附录一：2019 年度亚健康专业调理机构一览表

附录二：2019 年度百项亚健康中医调理技术一览表

附录三：2019 年度中医治未病特色诊疗技术一览表

附录四：亚健康执业技能水平培训基地共建单位一览表

附录五：亚健康艾灸调理规范技术推广百强单位一栏表

附录六：传统医药非物质文化遗产一栏表

5. 组稿途径

之一：年鉴编委[2019] 2 号文件——关于组织编纂《国医年鉴》2020 卷通知，下发各行政单位征稿；

之二：政府信息网站正式发布的资讯；

之三：行业主要媒体公开刊发的资讯；

之四：国家中医药管理局、各级中医药行政机构、一级学会、科研机构、医疗机构等评选出来的优秀人员征稿。

《国医年鉴》编辑委员会

目　录

政策法规选编

重大事件

中医药名人榜（按姓氏笔画排序）

世家传承（按姓氏笔画排序）

中医特色个人秀（按姓氏笔画排序）

学术流派

治未病与亚健康

一、治未病健康工程进展

二、特色调理技术

三、2019 年度亚健康事业开拓者

中医药教育与文化

一、教育

二、文化

年度成果

一、规范

二、科研

三、著作·论著

四、合作交流

特色医案

百家学说

中华抗疫

杏林故事

海外中医药

警示台

国医年鉴

GUOYI LIANJIAN

2020

政策法规选编

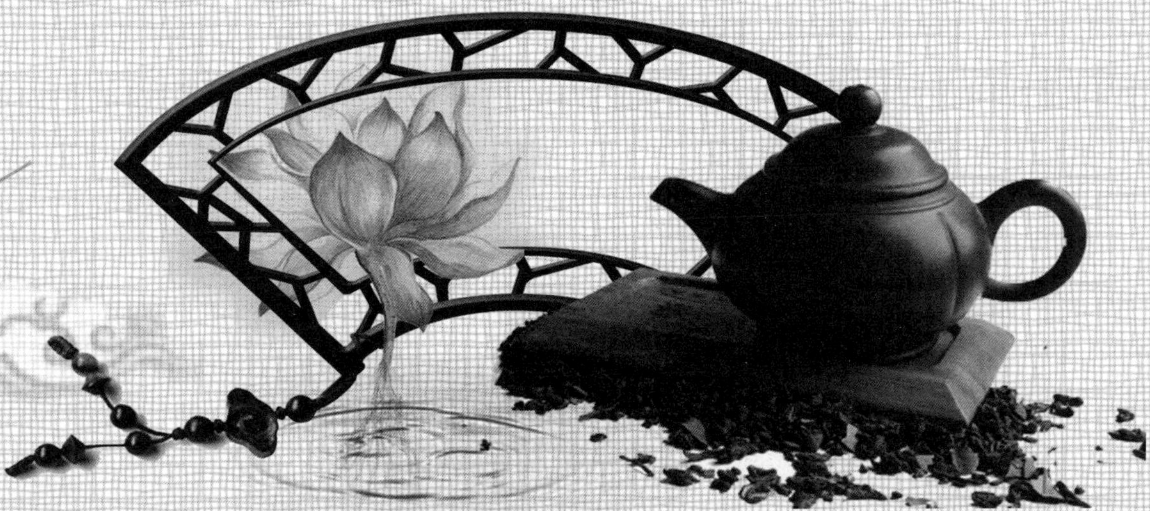

【法规名称】国家中医药管理局关于命名河北省石家庄市桥西区等 239 个地区为全国基层中医药工作先进单位的决定
【发文机构】国家中医药管理局
【发文字号】国中医药医政发〔2019〕1 号
【颁布时间】2019 年 2 月 2 日
【实施时间】2019 年 2 月 2 日
【效力属性】有效

国家中医药管理局关于命名河北省石家庄市桥西区等 239 个地区为全国基层中医药工作先进单位的决定

国中医药医政发〔2019〕1 号

各有关省、自治区、直辖市卫生健康委（卫生计生委）、中医药管理局：

为切实推动基层中医药事业发展，充分发挥典型示范带动作用，营造全社会共同参与和支持基层中医药事业发展的良好氛围，经国家表彰奖励办公室批准，我局开展了全国基层中医药工作先进单位（以下简称“先进单位”）建设工作。根据 2016-2018 创建周期总体工作安排，经创建单位自评、省级中医药主管部门初评推荐和我局组织专家现场检查、社会公示等程序，我局决定将河北省石家庄市桥西区等 217 个地区命名为县级全国基层中医药工作先进单位，将河北省石家庄市等 22 个地区命名为市级全国基层中医药工作先进单位（名单见附件）。

希望获得先进单位称号的地区深入贯彻习近平总书记关于发展中医药的重要论述，认真落实《中华人民共和国中医药法》和《国务院关于印发中医药发展战略规划纲要（2016—2030 年）的通知》（国发〔2016〕15 号）等文件精神，进一步总结经验，巩固创建成果，不断探索中医药在基层卫生健康工作中充分发挥作用的新思路、新方法、新机制，传承发展中医药事业，为保障人民群众身体健康做出新贡献。

各有关省级中医药主管部门要继续加强对先进单位的指导、监督和管理，注重推广先进单位经验，发挥典型示范作用，进一步推动基层中医药事业发展。

附件：2016-2018 创建周期全国基层中医药工作先进单位名单

国家中医药管理局
2019 年 2 月 2 日

2016-2018 创建周期全国基层中医药工作先进单位名单

一、县级全国基层中医药工作先进单位

河北省：石家庄市桥西区、石家庄市裕华区、石家庄市栾城区、石家庄市鹿泉区、石家庄市井陉矿区、元氏县、高邑县、无极县、平山县、赵县、承德市双滦区、承德县、兴隆县、围场满族蒙古族自治县、大名县、邱县、魏县、成安县、临漳县、

磁县

山西省：夏县、长治市潞城区

内蒙古自治区：扎兰屯市、西乌珠穆沁旗、多伦县、乌审旗、鄂托克旗、科尔沁右翼中旗

辽宁省：宽甸满族自治县

吉林省：磐石市、汪清县、珲春市、梨树县、辉南县、集安市

江苏省：南京市栖霞区、南京市江宁区、南京市溧水区、南京市高淳区、徐州市泉山区、徐州市鼓楼区、徐州市贾汪区、苏州市姑苏区、苏州市吴中区、灌云县、淮安市清江浦区、淮安市淮阴区、盐城市亭湖区、扬州市江都区、句容市

浙江省：安吉县、嘉善县、嘉兴市南湖区、嘉兴市秀洲区、永康市、宁波市江北区、宁海县、宁波市鄞州区、余姚市、温州市龙湾区、温州市鹿城区、温州市瓯海区、泰顺县、永嘉县、义乌市

安徽省：合肥市瑶海区、涡阳县、蒙城县、利辛县、阜阳市颍州区、界首市、天长市、金寨县、马鞍山市雨山区、芜湖市镜湖区、明光市、宣城市宣州区

福建省：厦门市翔安区、厦门市集美区、福州市晋安区、漳平市、德化县、泉州市丰泽区、惠安县、泉州市洛江区、南安市、泉州市泉港区、石狮市、永春县、龙海市、漳州市芗城区

江西省：南昌市青云谱区、宜春市袁州区、丰城市、奉新县、上犹县、瑞昌市

山东省：济阳县、商河县、淄博市周村区、淄博市博山区、淄博市淄川区、沂源县、桓台县、高青县、淄博市高新区、烟台市福山区、栖霞市、汶上县、金乡县、五莲县、莒南县、沂南县、聊城市东昌府区、莘县、茌平县、无棣县、成武县

河南省：新野县、镇平县、淅川县、唐河县、南召县、社旗县、西峡县、息县、信阳市浉河区、项城市、泌阳县

湖北省：房县、竹山县

湖南省：长沙市开福区、长沙市天心区、长沙市芙蓉区、长沙市雨花区、临湘市、岳阳市云溪区、南县、益阳市资阳区、常宁市、花垣县

广东省：高州市、广州市天河区、五华县、平远县

广西壮族自治区：柳州市城中区、柳州市柳南区、金秀瑶族自治县、象州县

海南省：昌江县、澄迈县

重庆市：涪陵区、潼南区、巴南区、渝北区

四川省：富顺县、内江市东兴区、内江市市中区、威远县、资中县、隆昌市、大英县、德昌县、泸州市纳溪区、泸县、泸州市龙马潭区、叙永县、古蔺县、江安县、德阳市旌阳区、邛崃市、通江县、巴中市巴州区、蓬安县

贵州省：清镇市、息烽县、玉屏县、德江县、三穗县、荔波县、务川仡佬族苗族自治县

云南省：昆明市东川区、龙陵县、保山市隆阳区、施甸县、昌宁县、祥云县、鹤庆县、永平县、马龙县、曲靖市麒麟区、罗平县、玉溪市红塔区、牟定县、南华县、姚安县、永仁县

陕西省：渭南市临渭区、澄城县、富平县、铜川市王益区、铜川市印台区、铜川市耀州区、宜君县、宁强县、略阳县、安康市汉滨区、岚皋县、平利县、汉阴县、柞水县、山阳县、商南县

甘肃省：平凉市崆峒区、渭源县

宁夏回族自治区：盐池县

新疆维吾尔自治区：博乐市

二、市级全国基层中医药工作先进单位

河北省石家庄市、邯郸市；吉林省吉林市、通化市；江苏省扬州市、徐州市；浙江省嘉兴市；安徽省亳州市；福建省泉州市；江西省宜春市；山东省烟台市、淄博市；河南省焦作市、南阳市；湖南省长沙市；广东省广州市；四川省内江市；贵州省遵义市；云南省保山市；陕西省铜川市；甘肃省武威市、定西市。

【法规名称】关于印发加强三级中医医院对口帮扶贫困县县级中医医院工作方案的通知
【发文机构】国家中医药管理局　国务院扶贫办
【发文字号】国中医药医政发〔2019〕7号
【颁布时间】2019年6月18日
【实施时间】2019年6月18日
【效力属性】有效

关于印发加强三级中医医院对口帮扶贫困县县级中医医院工作方案的通知

国中医药医政发〔2019〕7号

各省、自治区、直辖市中医药管理局、扶贫办：

为贯彻落实党中央、国务院关于打赢脱贫攻坚战的决策部署，根据中央扶贫开发工作会议精神和健康扶贫有关要求，2016年五部门联合印发《关于加强三级医院对口帮扶贫困县县级医院工作方案的通知》，对334个贫困县中医医院进行了对口帮扶。在此基础上，国家中医药管理局、国务院扶贫办制定了《加强三级中医医院对口帮扶贫困县县级中医医院工作方案》，将全部贫困县县级中医医院纳入对口帮扶，有效提升贫困地区中医药服务能力，积极助力农村贫困人口脱贫。现将方案印发给你们，请认真组织落实。实施过程中的有关问题、建议和工作情况请及时与相关部门联系。

国家中医药管理局联系人：医政司　程　强
电话：010-59957816
传真：010-59957693
国务院扶贫办联系人：政策法规司　江如贵
电话：010-84419707
传真：010-55627512

国家中医药管理局　国务院扶贫办
2019年6月18日

加强三级中医医院对口帮扶贫困县县级中医医院工作方案

为贯彻落实党的十九大精神和党中央、国务院关于打赢脱贫攻坚战三年行动的决策部署，深入实施健康扶贫工程，进一步加强贫困县县级中医医院对口帮扶工作，提升贫困地区基层中医药服务能力，制定本方案。

一、总体要求

（一）指导思想

以习近平新时代中国特色社会主义思想为指导，深入贯彻党的十九大精神和党中央、国务院脱贫攻坚决策部署，统筹对口帮扶贫困县县级中医医院的各方力量，实现贫困县县级中医医院对口帮扶工作全覆盖，进一步提升贫困县中医药服务能力和水平，助力健康扶贫，为减少因病致贫、因病返贫贡献中医药力量。

（二）帮扶目标

到2020年，通过精准对口帮扶，每年帮助贫困县县级中医医院“解决一项医疗急需，突破一个薄弱环节，带出一支技术团队，新增一个服务项目”。贫困县县级中医医院中医药服务能力明显提高，常见病、多发病、部分危急重症的诊疗能力显著提升，管理水平进一步改善，贫困县县级中医医院力争达到二级水平，30 万人口以上的力争达到二级甲等水平，贫困县群众中医药服务获得感明显增强。

二、工作任务

（一）签订对口帮扶协议。省级中医药主管部门要按照本方案确定的对口帮扶关系（见附件 1），协调、指导贫困县县级中医医院与支援医院和贫困县政府针对中医医院发展短板签订对口帮扶协议（模板见附件 2），明确对口帮扶总体目标、时间节点、任务内容、量化考核评价指标，将帮扶任务具体到科室、项目、技术等。多家支援医院共同帮扶同一家贫困县县级中医医院的，省级中医药主管部门要组织各方协商确定主责医院，明确各方职责，共同签订对口帮扶协议。

（二）开展驻点帮扶。支援医院要每年派出至少 3 名医务人员组成的团队进行驻点帮扶，并由派驻人员担任受援医院的副院长及学科带头人。多家医院对口帮扶 1 家贫困县县级中医医院时，共同协商确定派驻医务人员的专业和数量分配，每批医务人员连续工作时间不得少于 6 个月。

对于“三区三州”的贫困县县级中医医院，原则上要以中东部地区三级医院为主、本省（区）三级医院为辅联合开展对口帮扶，中东部地区三级医院为主责医院。

对于西藏自治区和四省藏区等高海拔地区贫困县县级中医医院的帮扶，可结合当地实际，在支援医院深入实地调研并与受援医院协商一致基础上，采取驻点帮扶或接受医务人员进修、开展管理人员轮训、推广适宜技术、加强远程医疗等形式进行。支援医院每年要定期赴受援医院开展巡回诊疗、教学查房、适宜技术推广、临床带教等工作。

（三）提升专科服务能力。支援医院要根据受援医院的功能定位、建设发展实际，结合当地群众健康状况、疾病谱和医疗服务需求，帮助提升受援医院中医专科（专病）诊疗能力，加强近三年县外转出率排名前 5-10 个病种的相关临床和辅助科室建设，提升整体医疗服务能力和管理水平。

（四）培养专业技术人才。支援医院要采取“派下去”“请上来”等方式，发挥中医药传承与创新“百千万”人才工程（岐黄工程）培养对象作用，通过教学查房、手术带教、学术讲座、接受进修等形式，每年为受援医院培训至少 3 名骨干医师或者其他医学专业技术人员，显著提升受援医院医务人员运用中医药技术方法的能力和现代诊疗技术的水平。

（五）提高医院管理水平。支援医院要帮助受援医院完善各项管理规章制度，加强医院和科室内部管理，对管理人员进行轮训，扶志扶智相结合，显著提高受援医院管理法制化、科学化、规范化水平，有效提升中医内涵。有条件的，双方医院可采取委托经营管理、组建医联体等方式进行深度合作。

（六）开展中医远程医疗服务。支援医院要与受援医院建立中医远程医疗服务关系，充分发挥“互联网+”作用，2019 年底前实现贫困县县级中医医院远程医疗全覆盖。支援医院要通过远程诊断、远程会诊、远程查房、远程监护、远程教学等形式，推动中医医疗服务与中医药教育培训相结合。贫困县县级中医医院要加强宣传引导，发挥主观能动性，有效提高远程医疗系统利用率。有条件的地区尽快铺设远程医疗专网，保证服务效果，推动各项保障政策形成合力。

（七）方便人民群众看病就医。支援医院要结合贫困县群众实际医疗需求，定期派出医疗队，为贫困县群众提供集中医医疗、康复、养生保健于一体的中医药服务。支援医院要与受援医院定期开展医疗下乡，组织巡回义诊，使贫困县群众在“家门口”就能享受到优质便捷的中医药服务。

三、工作要求

（一）加强组织领导。各级中医药主管部门要充分认识贫困县县级中医医院对口帮扶工作的重要性，将贫困县县级中医医院对口帮扶工作纳入健康扶贫总体工作统筹安排，认真落实本方案和《关于再次调整部分三级医院帮扶贫困县县级医院对口关系的通知》有关要求，实现贫困县县级中医医院对口帮扶全覆盖，突破基层中医药服务能力提升薄弱环节。支援医院要将帮扶贫困县县级中医医院作为履行社会责任和体现公益性的重要内容，实行一把手负责制，每年安排院领导前往受援医院开展调研、督导，认真落实帮扶任务。受援医院要将对口帮扶作为助力脱贫攻坚的重点工作，深入研究影响自身发展的困难和问题，明确发展目标和方向，通过帮扶切实提升中医诊疗能力。

（二）强化督导考核。各地要建立网络报告和现场核查相结合的监督管理模式，严格考核支援医院派驻人员数量、在岗情况、派驻时间以及帮扶工作开展情况，及时纠正派驻人员不到位、帮扶科室不匹配、帮扶工作开展不力等问题。省级中医药主管部门要切实履行职责，按照健康扶贫、《城市三级中医医院对口支援县中医医院考核指标体系》有关要求，对辖区内贫困县县级中医医院对口帮扶双方医院工作情况进行监督和指导。有关省级中医药主管部门以辖区内贫困县中医医院为主体，收齐签订的对口帮扶责任书，汇总后于 2019 年 7 月 30 日前报国家中医药管理局医政司备案，并于每年 11 月 25 日前将本省（区、市）对口帮扶工作整体评估报告报国家中医药管理局医政司。

（三）完善保障激励机制。省级中医药主管部门要将贫困县县级中医医院对口帮扶工作与中央组织部援藏援疆援青工作、政府间对口支援、扶贫开发等有关工作统筹安排，保障贫困县县级中医医院驻点帮扶人员待遇。支援医院要保障派出人员各项福利待遇不变，并给予一定补贴，对工作优秀的人员在职称晋升、岗位聘用、提拔任用、各级人才培养项目和各项评优评先时予以优先考虑。受援医院要为驻点帮扶人员提供必要的工作、生活和安全保障。

（四）加强宣传引导。各级中医药主管部门要坚持正确舆论导向，做好政策解读，充分发挥新闻宣传和舆论引导作用，利用多种媒体形式，加大宣传报道力度，做好典型挖掘和经验推广，开展贫困县县级中医医院对口帮扶系列宣传活动，营造良好舆论氛围。

附件（略）：

1. 贫困县中医医院对口帮扶关系表

2. 对口帮扶贫困县县级中医医院协议（模板）

【法规名称】商务部办公厅、国家中医药管理局办公室关于开展中医药服务出口基地建设工作的通知

【发文机构】国家卫生健康委办公厅　民政部办公厅　市场监管总局办公厅　国家中医药局办公室

【发文字号】国卫办老龄发〔2019〕17 号

【颁布时间】2019 年 5 月 27 日

【实施时间】2019 年 5 月 27 日

【效力属性】有效

商务部办公厅、国家中医药管理局办公室关于开展中医药服务出口基地建设工作的通知

国卫办老龄发〔2019〕17 号

各省、自治区、直辖市及新疆生产建设兵团卫生健康委、民政厅（局）、市场监督管理局、中医药局：

为贯彻落实新修订的《中华人民共和国老年人权益保障法》，深化医疗和养老服务“放管服”改

革，优化医养结合机构审批流程和环境，进一步促进医养结合发展，现就做好医养结合机构审批登记工作通知如下：

一、做好医养结合机构审批登记政策宣讲及指导工作

医养结合机构是指同时具备医疗卫生资质和养老服务能力的医疗卫生机构或养老机构。各地卫生健康行政部门（含中医药主管部门，下同）和民政部门应当及时将医疗机构审批备案、养老机构登记的相关法律法规和政策措施通过政务网站、办事服务窗口、新闻媒体等向社会公布。各地卫生健康、民政部门应当根据医养结合机构申办人的需要和条件，在审批备案事项及流程、受理条件、材料清单、办理时限等方面，为其提供准确、详细的政策解释和业务指导。

二、支持养老机构设立医疗机构

养老机构申请内部设置诊所、卫生所（室）、医务室、护理站的，根据原国家卫生计生委办公厅《关于养老机构内部设置医疗机构取消行政审批实行备案管理的通知》（国卫办医发〔2017〕38 号）要求，取消行政审批，实行备案管理。申办人应当向所在地的县级卫生健康行政部门备案。

养老机构申请举办二级及以下医疗机构（不含急救中心、急救站、临床检验中心、中外合资合作医疗机构、港澳台独资医疗机构），依据国家卫生健康委、国家中医药局《关于进一步改革完善医疗机构、医师审批工作的通知》（国卫医发〔2018〕19 号）规定，设置审批与执业登记“两证合一”，卫生健康行政部门不再核发《设置医疗机构批准书》，在受理医疗机构执业登记申请后，经公示、审核合格后发放《医疗机构执业许可证》。

养老机构申请设立三级医疗机构的，应当向所在省级或地市级卫生健康行政部门提交申请，卫生健康行政部门依法核发《设置医疗机构批准书》。申办人收到《设置医疗机构批准书》后，申请医疗机构执业登记并提交相关材料。卫生健康行政部门审核合格后，发放《医疗机构执业许可证》。

养老机构设置医疗机构，属于社会办医范畴的，可按规定享受相关扶持政策，卫生健康及相关部门应当及时足额拨付补助，兑现有关政策。按照有关法律法规，营利性医疗机构应当到市场监管部门进行登记注册，社会力量举办非营利性医疗机构应当到民政部门进行社会服务机构登记。

三、支持医疗机构设立养老机构

各级民政部门不再实施养老机构设立许可。具备法人资格的医疗机构申请设立养老机构的，不需另行设立新的法人，不需另行法人登记。

社会力量举办的非营利性医疗机构申请设立养老机构的，应当依法向县级以上民政部门备案，应当依法向其登记的县级以上民政部门办理章程核准、修改业务范围，并根据修改后的章程在登记证书的业务范围内增加“养老服务”等职能表述。

社会力量举办的营利性医疗机构申请内部设置养老机构的，应当依法向县级以上民政部门备案，应当依法向其登记的县级以上市场监管部门申请变更登记，在经营范围内增加“养老服务”等表述。

公立医疗机构申请设立养老机构的，应当依法向县级以上民政部门备案，应当依法向各级编办提出主要职责调整和变更登记申请，在事业单位主要职责及法人证书“宗旨和业务范围”中增加“养老服务、培训”等职能。

医疗机构设立养老机构符合条件的，享受养老机构相关建设补贴、运营补贴和其他养老服务扶持政策措施，民政及相关部门应当及时足额拨付补助，兑现有关政策。

四、支持新建医养结合机构

对于申办人提出申请新举办医养结合机构的，即同时提出申请举办医疗机构和养老机构，需根据医疗卫生机构和养老机构的类型、性质、规模向卫生健康、民政或市场监督管理部门提交申请。涉及同层级相关行政部门的，当地政务服务机构应当实行“一个窗口”办理，实现“前台综合受理、后台分类审批、综合窗口出件”。未设立政务服务机构的，由当地卫生健康行政部门会同有关部门建立联合办理工作机制和操作流程，优化医养结合机构市场准入环境。各省（区、市）卫生健康行政部门应当商有关部门制订统一的筹建指导书，为医养结合机构申办人提供咨询和指导，方便申办人到相关部门办理行政许可或登记备案手续。各相关部门要加强工作配合，提高信息共享水平，让申办人只进一扇门，最多跑一次。

五、加强事中事后监管

各级卫生健康、民政和市场监管部门要按照国务院“放管服”改革要求，加强沟通协调，密切协作配合，形成工作合力。卫生健康、民政部门要分别负责对医养结合机构中医疗机构和养老机构的指导、监督和管理，养老机构设立许可取消及内设医疗机构实行备案制后，要加强事中事后监管。卫生健康行政部门要将医养结合机构的医疗卫生服务作为医政管理工作的重要内容之一，加强指导、监管和考核，民政部门要创新养老机构管理方式，建立养老机构综合监管制度，共同推动提升医养结合机构的服务能力和水平。

国家卫生健康委办公厅　民政部办公厅

市场监管总局办公厅　国家中医药局办公室

2019 年 5 月 27 日

【法规名称】国务院关于实施健康中国行动的意见

【发文机构】国务院

【发文字号】国发〔2019〕13 号

【颁布时间】2019 年 6 月 24 日

【实施时间】2019 年 6 月 24 日

【效力属性】有效

国务院关于实施健康中国行动的意见

国发〔2019〕13 号

各省、自治区、直辖市人民政府，国务院各部委、各直属机构：

人民健康是民族昌盛和国家富强的重要标志，预防是最经济最有效的健康策略。党中央、国务院发布《“健康中国 2030”规划纲要》，提出了健康中国建设的目标和任务。党的十九大做出实施健康中国战略的重大决策部署，强调坚持预防为主，倡导健康文明生活方式，预防控制重大疾病。为加快推动从以治病为中心转变为以人民健康为中心，动员全社会落实预防为主方针，实施健康中国行动，提高全民健康水平，现提出以下意见。

一、行动背景

新中国成立后特别是改革开放以来，我国卫生健康事业获得了长足发展，居民主要健康指标总体优于中高收入国家平均水平。随着工业化、城镇化、人口老龄化进程加快，我国居民生产生活方式和疾病谱不断发生变化。心脑血管疾病、癌症、慢性呼吸系统疾病、糖尿病等慢性非传染性疾病导致的死亡人数占总死亡人数的 88%，导致的疾病负担占疾病总负担的 70%以上。居民健康知识知晓率偏低，吸烟、过量饮酒、缺乏锻炼、不合理膳食等不健康生活方式比较普遍，由此引起的疾病问题日益突出。肝炎、结核病、艾滋病等重大传染病防控形势仍然严峻，精神卫生、职业健康、地方病等方面问题不容忽视。

为坚持预防为主，把预防摆在更加突出的位置，积极有效应对当前突出健康问题，必须关口前移，采取有效干预措施，细化落实《“健康中国 2030”规划纲要》对普及健康生活、优化健康服务、建设健康环境等部署，聚焦当前和今后一段时期内影响人民健康的重大疾病和突出问题，实施疾病预防和健康促进的中长期行动，健全全社会落实预防为主的制度体系，持之以恒加以推进，努力使群众不生病、少生病，提高生活质量。

二、总体要求

（一）指导思想

以习近平新时代中国特色社会主义思想为指导，全面贯彻党的十九大和十九届二中、三中全会精神，坚持以人民为中心的发展思想，坚持改革创新，贯彻新时代卫生与健康工作方针，强化政府、社会、个人责任，加快推动卫生健康工作理念、服务方式从以治病为中心转变为以人民健康为中心，建立健全健康教育体系，普及健康知识，引导群众建立正确健康观，加强早期干预，形成有利于健康的生活方式、生态环境和社会环境，延长健康寿命，为全方位全周期保障人民健康、建设健康中国奠定坚实基础。

（二）基本原则

普及知识、提升素养。把提升健康素养作为增进全民健康的前提，根据不同人群特点有针对性地加强健康教育与促进，让健康知识、行为和技能成为全民普遍具备的素质和能力，实现健康素养人人有。

自主自律、健康生活。倡导每个人是自己健康第一责任人的理念，激发居民热爱健康、追求健康的热情，养成符合自身和家庭特点的健康生活方式，合理膳食、科学运动、戒烟限酒、心理平衡，实现健康生活少生病。

早期干预、完善服务。对主要健康问题及影响因素尽早采取有效干预措施，完善防治策略，推动健康服务供给侧结构性改革，提供系统连续的预防、治疗、康复、健康促进一体化服务，加强医疗保障政策与健康服务的衔接，实现早诊早治早康复。

全民参与、共建共享。强化跨部门协作，鼓励和引导单位、社区（村）、家庭和个人行动起来，形成政府积极主导、社会广泛动员、人人尽责尽力的良好局面，实现健康中国行动齐参与。

（三）总体目标

到 2022 年，健康促进政策体系基本建立，全民健康素养水平稳步提高，健康生活方式加快推广，重大慢性病发病率上升趋势得到遏制，重点传染病、严重精神障碍、地方病、职业病得到有效防控，致残和死亡风险逐步降低，重点人群健康状况显著改善。

到 2030 年，全民健康素养水平大幅提升，健康生活方式基本普及，居民主要健康影响因素得到有效控制，因重大慢性病导致的过早死亡率明显降低，人均健康预期寿命得到较大提高，居民主要健康指标水平进入高收入国家行列，健康公平基本实现。

三、主要任务

（一）全方位干预健康影响因素

1. 实施健康知识普及行动。维护健康需要掌握健康知识。面向家庭和个人普及预防疾病、早期发现、紧急救援、及时就医、合理用药等维护健康的知识与技能。建立并完善健康科普专家库和资源库，构建健康科普知识发布和传播机制。强化医疗卫生机构和医务人员开展健康促进与教育的激励约束。鼓励各级电台电视台和其他媒体开办优质健康科普节目。到 2022 年和 2030 年，全国居民健康素养水平分别不低于 22%和 30%。

2. 实施合理膳食行动。合理膳食是健康的基础。针对一般人群、特定人群和家庭，聚焦食堂、餐厅等场所，加强营养和膳食指导。鼓励全社会参与减盐、减油、减糖，研究完善盐、油、糖包装标准。修订预包装食品营养标签通则，推进食品营养标准体系建设。实施贫困地区重点人群营养干预。到 2022 年和 2030 年，成人肥胖增长率持续减缓，5 岁以下儿童生长迟缓率分别低于 7%和 5%。

3. 实施全民健身行动。生命在于运动，运动需要科学。为不同人群提供针对性的运动健身方案或运动指导服务。努力打造百姓身边健身组织和“15 分钟健身圈”。推进公共体育设施免费或低收费开放。推动形成体医结合的疾病管理和健康服务模式。把高校学生体质健康状况纳入对高校的考核评价。到 2022 年和 2030 年，城乡居民达到《国民体质测定标准》合格以上的人数比例分别不少于 90.86%和 92.17%，经常参加体育锻炼人数比例达到 37%及以上和 40%及以上。

4. 实施控烟行动。吸烟严重危害人民健康。推动个人和家庭充分了解吸烟和二手烟暴露的严重危害。鼓励领导干部、医务人员和教师发挥控烟引领作用。把各级党政机关建设成无烟机关。研究利用税收、价格调节等综合手段，提高控烟成效。完善卷烟包装烟草危害警示内容和形式。到 2022 年和 2030 年，全面无烟法规保护的人口比例分别达到 30%及以上和 80%及以上。

5. 实施心理健康促进行动。心理健康是健康的重要组成部分。通过心理健康教育、咨询、治疗、危机干预等方式，引导公众科学缓解压力，正确认识和应对常见精神障碍及心理行为问题。健全社会心理服务网络，加强心理健康人才培养。建立精神卫生综合管理机制，完善精神障碍社区康复服务。到 2022 年和 2030 年，居民心理健康素养水平提升到 20%和 30%，心理相关疾病发生的上升趋势减缓。

6. 实施健康环境促进行动。良好的环境是健康的保障。向公众、家庭、单位（企业）普及环境与健康相关的防护和应对知识。推进大气、水、土壤污染防治。推进健康城市、健康村镇建设。建立环境与健康的调查、监测和风险评估制度。采取有效措施预防控制环境污染相关疾病、道路交通伤害、消费品质量安全事故等。到 2022 年和 2030 年，居民饮用水水质达标情况明显改善，并持续改善。

（二）维护全生命周期健康

7. 实施妇幼健康促进行动。孕产期和婴幼儿时期是生命的起点。针对婚前、孕前、孕期、儿童等阶段特点，积极引导家庭科学孕育和养育健康新生命，健全出生缺陷防治体系。加强儿童早期发展服务，完善婴幼儿照护服务和残疾儿童康复救助制度。促进生殖健康，推进农村妇女宫颈癌和乳腺癌检查。到 2022 年和 2030 年，婴儿死亡率分别控制在 7.5‰及以下和 5‰及以下，孕产妇死亡率分别下降到 18/10 万及以下和 12/10 万及以下。

8. 实施中小学健康促进行动。中小学生处于成长发育的关键阶段。动员家庭、学校和社会共同维护中小学生身心健康。引导学生从小养成健康生活习惯，锻炼健康体魄，预防近视、肥胖等疾病。中小学校按规定开齐开足体育与健康课程。把学生体质健康状况纳入对学校的绩效考核，结合学生年龄特点，以多种方式对学生健康知识进行考试考查，将体育纳入高中学业水平测试。到 2022 年和 2030 年，国家学生体质健康标准达标优良率分别达到 50%及以上和 60%及以上，全国儿童青少年总体近视率力争每年降低 0.5 个百分点以上，新发近视率明显下降。

9. 实施职业健康保护行动。劳动者依法享有职业健康保护的权利。针对不同职业人群，倡导健康工作方式，落实用人单位主体责任和政府监管责任，预防和控制职业病危害。完善职业病防治法规标准体系。鼓励用人单位开展职工健康管理。加强尘肺病等职业病救治保障。到 2022 年和 2030 年，接尘工龄不足 5 年的劳动者新发尘肺病报告例数占年度报告总例数的比例实现明显下降，并持续下降。

10. 实施老年健康促进行动。老年人健康快乐是社会文明进步的重要标志。面向老年人普及膳食营养、体育锻炼、定期体检、健康管理、心理健康以及合理用药等知识。健全老年健康服务体系，完善居家和社区养老政策，推进医养结合，探索长期护理保险制度，打造老年宜居环境，实现健康老龄化。到 2022 年和 2030 年，65 至 74 岁老年人失能发生率有所下降，65 岁及以上人群老年期痴呆患病率增速下降。

（三）防控重大疾病

11. 实施心脑血管疾病防治行动。心脑血管疾病是我国居民第一位死亡原因。引导居民学习掌握心肺复苏等自救互救知识技能。对高危人群和患者开展生活方式指导。全面落实 35 岁以上人群首诊测血压制度，加强高血压、高血糖、血脂异常的规范管理。提高院前急救、静脉溶栓、动脉取栓等应急处置能力。到 2022 年和 2030 年，心脑血管疾病死亡率分别下降到 209.7/10 万及以下和 190.7/10 万及以下。

12. 实施癌症防治行动。癌症严重影响人民健康。倡导积极预防癌症，推进早筛查、早诊断、早治疗，降低癌症发病率和死亡率，提高患者生存质量。有序扩大癌症筛查范围。推广应用常见癌症诊疗规范。提升中西部地区及基层癌症诊疗能力。加强癌症防治科技攻关。加快临床急需药物审评审批。到 2022 年和 2030 年，总体癌症 5 年生存率分别不低于 43.3%和 46.6%。

13. 实施慢性呼吸系统疾病防治行动。慢性呼吸系统疾病严重影响患者生活质量。引导重点人群早期发现疾病，控制危险因素，预防疾病发生发展。探索高危人群首诊测量肺功能、40 岁及以上人群体检检测肺功能。加强慢阻肺患者健康管理，提高基层医疗卫生机构肺功能检查能力。到 2022 年和 2030 年，70 岁及以下人群慢性呼吸系统疾病死亡率下降到 9/10 万及以下和 8.1/10 万及以下。

14. 实施糖尿病防治行动。我国是糖尿病患病率增长最快的国家之一。提示居民关注血糖水平，引导糖尿病前期人群科学降低发病风险，指导糖尿病患者加强健康管理，延迟或预防糖尿病的发生发展。加强对糖尿病患者和高危人群的健康管理，促进基层糖尿病及并发症筛查标准化和诊疗规范化。到 2022 年和 2030 年，糖尿病患者规范管理率分别达到 60%及以上和 70%及以上。

15. 实施传染病及地方病防控行动。传染病和地方病是重大公共卫生问题。引导居民提高自我防范意识，讲究个人卫生，预防疾病。充分认识疫苗对预防疾病的重要作用。倡导高危人群在流感流行季节前接种流感疫苗。加强艾滋病、病毒性肝炎、结核病等重大传染病防控，努力控制和降低传染病流行水平。强化寄生虫病、饮水型燃煤型氟砷中毒、大骨节病、氟骨症等地方病防治，控制和消除重点地方病。到 2022 年和 2030 年，以乡（镇、街道）为单位，适龄儿童免疫规划疫苗接种率保持在 90%以上。

四、组织实施

（一）加强组织领导

国家层面成立健康中国行动推进委员会，制定印发《健康中国行动（2019—2030 年）》，细化上述 15 个专项行动的目标、指标、任务和职责分工，统筹指导各地区各相关部门加强协作，研究疾病的综合防治策略，做好监测考核。要根据医学进步和相关技术发展等情况，适时组织修订完善《健康中国行动（2019—2030 年）》内容。各地区要结合实际健全领导推进工作机制，研究制定实施方案，逐项抓好任务落实。各相关部门要按照职责分工，将预防为主、防病在先融入各项政策举措中，研究具体政策措施，推动落实重点任务。

（二）动员各方广泛参与

凝聚全社会力量，形成健康促进的强大合力。鼓励个人和家庭积极参与健康中国行动，落实个人健康责任，养成健康生活方式。各单位特别是各学校、各社区（村）要充分挖掘和利用自身资源，积极开展健康细胞工程建设，创造健康支持性环境。鼓励企业研发生产符合健康需求的产品，增加健康产品供给，国有企业特别是中央企业要做出表率。鼓励社会捐资，依托社会力量依法成立健康中国行动基金会，形成资金来源多元化的保障机制。鼓励金融机构创新健康类产品和服务。卫生健康相关行业学会、协会和群团组织以及其他社会组织要充分发挥作用，指导、组织健康促进和健康科普工作。

（三）健全支撑体系

加强公共卫生体系建设和人才培养，提高疾病防治和应急处置能力。加强财政支持，强化资金统筹，优化资源配置，提高基本公共卫生服务项目、重大公共卫生服务项目资金使用的针对性和有效性。加强科技支撑，开展一批影响健康因素和疑难重症诊疗攻关重大课题研究，国家科技重大专项、重点研发计划要给予支持。完善相关法律法规体系，开展健康政策审查，保障各项任务落实和目标实现。强化信息支撑，推动部门和区域间共享健康相关信息。

（四）注重宣传引导

采取多种形式，强化舆论宣传，及时发布政策解读，回应社会关切。设立健康中国行动专题网站，大力宣传实施健康中国行动、促进全民健康的重大意义、目标任务和重大举措。编制群众喜闻乐见的解读材料和文艺作品，以有效方式引导群众了解和掌握必备健康知识，践行健康生活方式。加强科学引导和典型报道，增强社会的普遍认知，营造良好的社会氛围。

国务院

2019 年 6 月 24 日

【法规名称】关于印发健康中国行动——癌症防治实施方案（2019—2022 年）的通知
【发文机构】国家卫生健康委 国家发展改革委教育部 科技部财政部 生态环境部 国家医保局 国家中医药局 国家药监局 国务院扶贫办
【发文字号】国卫疾控发〔2019〕57 号
【颁布时间】2019 年 9 月 20 日
【实施时间】2019 年 9 月 20 日
【效力属性】有效

关于印发健康中国行动——癌症防治实施方案（2019—2022 年）的通知

国卫疾控发〔2019〕57 号

各省、自治区、直辖市人民政府，国务院各部委、各直属机构：

为贯彻落实党中央、国务院决策部署，按照《国务院关于实施健康中国行动的意见》要求，实施癌症防治行动，切实维护广大人民群众健康，国家卫生健康委等 10 部门联合制定了《健康中国行动——癌症防治实施方案（2019—2022 年）》。经国务院同意，现印发给你们，请认真贯彻执行。

国家卫生健康委　国家发展改革委　教育部
科技部　财政部　生态环境部　国家医保局
国家中医药局　国家药监局　国务院扶贫办
2019 年 9 月 20 日

健康中国行动——癌症防治实施方案（2019—2022 年）

癌症防治工作是健康中国行动的重要组成部分。为贯彻党中央、国务院决策部署，落实《国务院关于实施健康中国行动的意见》（国发〔2019〕13 号）要求，深入开展癌症防治工作，特制定本方案。

一、总体要求

（一）指导思想。以习近平新时代中国特色社会主义思想为指导，全面贯彻党的十九大和十九届二中、三中全会精神，坚持以人民为中心的发展思想，牢固树立大卫生、大健康的观念，坚持预防为主、防治结合、综合施策，创新体制机制和工作模式，普及健康知识，动员群众参与癌症防治，部署加强癌症预防筛查、早诊早治和科研攻关，聚焦癌症防治难点，集中优势力量在发病机制、防治技术、资源配置、政策保障等关键环节取得重点突破，有效减少癌症带来的危害，为增进群众健康福祉、共建共享健康中国奠定重要基础。

（二）主要目标。到 2022 年，癌症防治体系进一步完善，危险因素综合防控取得阶段性进展，癌症筛查、早诊早治和规范诊疗水平显著提升，癌症发病率、死亡率上升趋势得到遏制，总体癌症 5 年生存率比 2015 年提高 3 个百分点，患者疾病负担得到有效控制。

二、实施危险因素控制行动，降低癌症患病风险

（三）开展全民健康促进。建设权威的科普信息传播平台，组织专业机构编制发布癌症防治核心信息和知识要点。深入组织开展全国肿瘤防治宣传

周等宣传活动，将癌症防治知识作为学校、医疗卫生机构、社区、养老机构等重要健康教育内容，加强对农村居民癌症防治宣传教育。到 2022 年，癌症防治核心知识知晓率达到 70%以上。推进以“三减三健”为重点的全民健康生活方式行动，科学指导大众开展自我健康管理。加强青少年健康知识和行为方式教育。积极推进无烟环境建设，努力通过强化卷烟包装标识的健康危害警示效果、价格调节、限制烟草广告等手段减少烟草消费。（国家卫生健康委牵头，各有关部门配合）

（四）促进相关疫苗接种。鼓励有条件地区逐步开展成年乙型肝炎病毒感染高风险人群的乙肝疫苗接种工作。加强人乳头瘤病毒疫苗（HPV 疫苗）接种的科学宣传，促进适龄人群接种。加快国产 HPV 疫苗审评审批流程，提高 HPV 疫苗可及性。通过价格谈判、集中采购等方式，推动 HPV 疫苗供应企业合理制定价格，探索多种渠道保障贫困地区适龄人群接种。（国家卫生健康委、国家药监局分别负责）

（五）加强环境与健康工作。加强水生态保护，保障饮用水安全。保障农用地和建设用地土壤环境安全。促进清洁燃料使用，严禁室内环境质量验收不合格的工程投入使用。加强与群众健康密切相关的饮用水、大气、土壤等环境健康影响监测与评价，研究建立环境与健康调查和风险评估制度，推进环境健康风险管理。深入开展爱国卫生运动，推进城乡环境卫生综合整治。（生态环境部、国家卫生健康委牵头，各有关部门配合）

（六）推进职业场所防癌抗癌工作。开展健康企业建设，创造健康、安全的工作场所环境。制订工作场所防癌抗癌指南。用人单位负责开展工作场所致癌职业危害因素的定期检测、评价和个体防护管理工作，依法依规安排接触职业病危害因素的劳动者进行职业健康检查，全面保障职业人群健康。（国家卫生健康委牵头，各有关部门配合）

三、实施癌症防治能力提升行动，完善防治服务体系

（七）推动高水平癌症防治机构均衡布局。加强国家癌症中心能力建设，充分发挥技术支撑作用。以国家癌症中心为龙头，构建全国癌症防治网络，依托区域医疗中心，在东北、华北、华中、华东、华南、西北、西南 7 个片区分别遴选 1—2 家在癌症预防、治疗、教学、科研等领域处于领先水平的机构，推进癌症区域医疗中心建设。各地依托现有资源，建设好省级癌症防治中心，推动地市级层面成立癌症专病防治机构。通过疑难病症诊治能力提升工程、重点专科建设、城乡医院对口支援等，提高中西部地区及基层能力，加强县级医院肿瘤专科建设。鼓励专业技术强的肿瘤专科医院，在癌症患者流出省份较多的地区开展分支机构或分中心建设，通过输出人才、技术、品牌、管理等，在较短时间内提高资源不足地区整体癌症防治能力。（国家卫生健康委牵头，国家发展改革委配合）

（八）强化癌症防治机构职责。区域癌症防治中心负责区域癌症防治能力建设和技术工作的统筹协调，通过技术支持、人才帮扶等形式，整体带动区域内癌症防治水平的提升。省级癌症防治中心负责建立本省份癌症防治协作网络，探索推广适宜防治技术和服务模式，开展疑难复杂和高技术要求的癌症防治工作。具备条件的二级及以上医院设置肿瘤科，具备开展癌症筛查和常见多发癌种的一般性诊疗能力。各级疾病预防控制机构负责癌症危险因素监测、流行病学调查、人群干预、信息管理等。鼓励建立医联体等多种形式的癌症专科联合体。提高各级各类医疗卫生机构在宣传教育、健康咨询及指导、高危人群筛查、健康管理等方面的能力。（国家卫生健康委负责）

四、实施癌症信息化行动，健全肿瘤登记制度

（九）健全肿瘤登记报告制度。各级肿瘤登记中心负责辖区肿瘤登记工作的组织实施，各级各类医疗卫生机构履行肿瘤登记报告职责。到 2022 年，实现肿瘤登记工作在所有县区全覆盖，发布国家和省级肿瘤登记年报。（国家卫生健康委、国家中医药局分别负责）

（十）提升肿瘤登记数据质量。建成肿瘤登记报告信息系统、质量控制标准和评价体系，提高报告效率及质量。到 2022 年，纳入国家肿瘤登记年报的登记处数量不少于 850 个。（国家卫生健康委牵头，国家发展改革委配合）

（十一）促进信息资源共享利用。加强肿瘤登记信息系统与死因监测、电子病历等数据库的对接交换，逐步实现资源信息部门间共享，推进大数据应用研究，提升生存分析与发病死亡趋势预测能力。规范信息管理，保护患者隐私和信息安全。（国家卫生健康委、国家发展改革委、国家医保局、科技部分别负责）

五、实施早诊早治推广行动，强化筛查长效机制

（十二）制订重点癌症早诊早治指南。对发病率高、筛查手段和技术方案比较成熟的胃癌、食管癌、结直肠癌、宫颈癌、乳腺癌、肺癌等重点癌症，组织制订统一规范的筛查和早诊早治技术指南，在全国推广应用。（国家卫生健康委负责）

（十三）加快推进癌症早期筛查和早诊早治。各地针对本地区高发、早期治疗成本效益好、筛查手段简便易行的癌症，逐步扩大筛查和早诊早治覆盖范围。试点开展癌症早期筛查和早诊早治能力提升建设工程。支持县级医院建设“癌症筛查和早诊早治中心”，在试点地区开展食管癌、胃癌的机会性筛查。加强筛查后续诊疗的连续性，将筛查出的癌症患者及时转介到相关医疗机构，提高筛查和早诊早治效果。到 2022 年，高发地区重点癌种早诊率达到 55%以上，农村适龄妇女“两癌”筛查县区覆盖率达到 80%以上。（国家卫生健康委牵头，国家发展改革委、财政部配合）

（十四）健全癌症筛查长效机制。依托分级诊疗制度建设，优化癌症筛查管理模式。基层医疗卫生机构逐步提供癌症风险评估服务，使居民知晓自身患癌风险。引导高危人群定期接受防癌体检，加强疑似病例的随访管理，针对早期癌症或癌前病变进行早期干预。加强防癌体检的规范化管理，建设一批以癌症防治为特色的慢性病健康管理示范机构。（国家卫生健康委负责）

六、实施癌症诊疗规范化行动，提升管理服务水平

（十五）加强诊疗规范化管理。修订肿瘤疾病诊疗规范、指南、临床路径。加强抗肿瘤药物临床应用管理，指导医疗机构做好谈判抗癌药品配备及使用工作，完善用药指南，建立处方点评和结果公示制度。做好患者康复指导、疼痛管理、长期护理和营养、心理支持。推进癌痛规范化治疗示范病房建设和安宁疗护试点工作。努力降低癌症导致过早死亡率，到 2022 年，总体癌症 5 年生存率比 2015 年提高 3 个百分点。（国家卫生健康委负责）

（十六）完善诊疗质控体系。依托肿瘤专业省级医疗质量控制中心，通过肿瘤诊疗相关质量信息的系统收集、分析及反馈，对肿瘤诊疗质量相关指标进行持续性监测，促进肿瘤诊疗质量持续改进。构建全国抗肿瘤药物临床应用监测网络，开展肿瘤用药监测与评价。（国家卫生健康委负责）

（十七）优化诊疗模式。持续推进“单病种、多学科”诊疗模式，整合相关专业技术力量，积极推动新技术新方法的临床转化应用。积极运用互联网、人工智能等技术，便捷开展远程会诊等服务，提高基层诊疗能力。探索建立规范化诊治辅助系统，利用信息化手段对医生诊治方式进行实时规范。（国家卫生健康委牵头，国家发展改革委配合）

七、实施中西医结合行动，发挥中医药独特作用

（十八）加快构建癌症中医药防治网络。依托现有资源建设国家中医肿瘤中心和区域中医诊疗中心（肿瘤），加强中医医院肿瘤科建设，支持综合医院、肿瘤专科医院提供癌症中医药诊疗服务，将癌症中医药防治纳入基层医疗机构服务范围。（国家中医药局牵头，国家卫生健康委配合）

（十九）提升癌症中医药防治能力。制订完善癌症中医药防治指南、诊疗方案和临床路径，挖掘整理并推广应用癌症中医药防治技术方法，探索创新符合中医理论的癌症诊疗模式，培养癌症中医药防治专业人才。开展癌症中西医临床协作试点，探索中西医结合防治癌症的新思路、新方法和新模式，形成并推广中西医结合诊疗方案。在肿瘤多学科诊疗工作中，规范开展中医药治疗，发挥中医药的独特作用和优势。（国家中医药局牵头，国家卫生健康委配合）

（二十）强化癌症中医药预防及早期干预。发挥中医“治未病”作用，研究梳理中医药防癌知识并纳入国家基本公共卫生健康教育服务项目内容。

综合运用现代诊疗技术和中医体质辨识等中医检测方法，早期发现高危人群，积极开展癌前病变人群的中西医综合干预，逐步提高癌症患者中医药干预率。（国家中医药局牵头，国家卫生健康委配合）

八、实施保障救助救治行动，减轻群众就医负担

（二十一）采取综合医疗保障措施。落实医疗保障制度政策，保障癌症患者医疗保障待遇。鼓励有资质的商业保险机构开发癌症防治相关商业健康保险产品，引导基金会等公益慈善组织积极开展癌症患者医疗扶助。（国家医保局及有关部门负责）

（二十二）提高抗癌药物可及性。建立完善抗癌药物临床综合评价体系。加快境内外抗癌新药注册审批，促进境外新药在境内同步上市，畅通临床急需抗癌药临时进口渠道，推动将临床急需、必需且金额占比大、用药负担重的抗癌药实现仿制药替代。完善医保药品目录动态调整机制，将符合条件的抗癌药物按程序纳入医保药品目录，适时开展药品集中采购，保障临床用药需求，降低患者用药负担。（国家药监局、国家医保局、国家卫生健康委分别负责）

（二十三）加大贫困地区癌症防控和救治力度。推进实施健康扶贫工程，做好建档立卡、特困等农村贫困人口癌症防控和救治工作，加强癌症筛查、大病专项救治和重点癌症集中救治。（国家卫生健康委、国务院扶贫办牵头，各有关部门配合）

九、实施重大科技攻关行动，加快创新成果转化

（二十四）加强癌症相关学科建设。完善人才教育结构，健全多层次的癌症防治人才培养体系。调整优化癌症相关学科设置，重点培养多学科复合型人才和领军型人才，促进物理、化学、材料、信息科学等间接关联领域学科相互交叉融合。完善癌症相关学科专业学位授权点布局，要求高校存量计划倾斜安排癌症攻关等重点领域博士培养，新增计划安排予以优先考虑。依托“双一流”高校布局建设国家癌症攻关产教融合创新平台，适当增加癌症放化疗、影像、病理、护理、康复、安宁疗护以及儿童肿瘤等薄弱领域的专业招生计划和专业人才培养。探索癌症专科医师规范化培训，加强妇女和儿童肿瘤、影像、病理、肿瘤心理等薄弱领域的专业人员培养，强化公共卫生人员癌症防控知识技能的掌握。（教育部、国家发展改革委、国家卫生健康委牵头，各有关部门配合）

（二十五）集中力量加快科研攻关。聚焦高发癌症发病机制、防治技术等关键领域，在国家科技计划中针对薄弱环节加强科技创新。在科技创新2030—重大项目中强化基础前沿研究、诊治技术和应用示范的全链条部署。加强中医药防治癌症理论、临床与基础研究，组织开展中医药及中西医结合治疗癌症循证评价研究。支持癌症防治医疗机构中药制剂、中药新药及中医诊疗设备的研发及转化应用。充分发挥国家临床医学研究中心及其协同网络在临床研究、成果转化方面的引领示范带动作用，持续提升我国癌症防治的整体科技水平。（科技部、国家卫生健康委、国家中医药局分别负责）

（二十六）加强癌症防治科研成果的推广应用。打破基础研究、临床医学和公共卫生之间屏障，加快基础前沿研究成果在临床和健康产业发展中的具体应用，力争在癌症疫苗开发、免疫治疗技术、生物治疗技术等具有产业化前景的方面取得突破。着力推动一批研究成果转化和推广平台建设，探索癌症科研成果推广和产业化有效途径，支持以知识产权、技术要素入股等方式与企业合作。（科技部、国家发展改革委、国家卫生健康委分别负责）

（二十七）打造以癌症防治为核心的健康产业集群。以产学研用融合发展为支撑，以区域癌症防治中心建设为载体，推动医疗服务、健康管理、健康保险、药品器械、保健食品、康复护理等癌症预防、诊疗涉及的多个领域的对接与融合，利用癌症防控产业链条长、关联程度高的特点，打造若干具有国际影响力的癌症医疗健康产业集群。（国家发展改革委、国家卫生健康委分别负责）

十、组织实施

（二十八）加强组织领导。各地要建立完善癌症防治工作领导协调机制，形成工作合力，精心组织实施，营造良好氛围，加强综合指导，确保各项措施落到实处。各级政府按规定落实财政投入，积极鼓励社会资本投入癌症防治，推动建立多元化的

资金筹措机制，集中各方力量推进癌症防治。（国家发展改革委、财政部、地方人民政府分别负责）

（二十九）加强督促落实。建立癌症防治工作进展情况跟踪、督导机制。各地卫生健康行政部门会同有关部门组织做好本地区防治工作目标任务的督促落实。国家卫生健康委会同有关部门针对防治工作措施落实情况进行评估，综合评价政策措施实施效果。（国家卫生健康委牵头，各有关部门配合）

【法规名称】关于促进中医药传承创新发展的意见
【发文机构】中共中央　国务院
【颁布时间】2019 年 10 月 20 日
【实施时间】2019 年 10 月 20 日
【效力属性】 有效

关于促进中医药传承创新发展的意见

中医药学是中华民族的伟大创造，是中国古代科学的瑰宝，也是打开中华文明宝库的钥匙，为中华民族繁衍生息做出了巨大贡献，对世界文明进步产生了积极影响。党和政府高度重视中医药工作，特别是党的十八大以来，以习近平同志为核心的党中央把中医药工作摆在更加突出的位置，中医药改革发展取得显著成绩。同时也要看到，中西医并重方针仍需全面落实，遵循中医药规律的治理体系亟待健全，中医药发展基础和人才建设还比较薄弱，中药材质量良莠不齐，中医药传承不足、创新不够、作用发挥不充分，迫切需要深入实施中医药法，采取有效措施解决以上问题，切实把中医药这一祖先留给我们的宝贵财富继承好、发展好、利用好。

传承创新发展中医药是新时代中国特色社会主义事业的重要内容，是中华民族伟大复兴的大事，对于坚持中西医并重、打造中医药和西医药相互补充协调发展的中国特色卫生健康发展模式，发挥中医药原创优势、推动我国生命科学实现创新突破，弘扬中华优秀传统文化、增强民族自信和文化自信，促进文明互鉴和民心相通、推动构建人类命运共同体具有重要意义。为深入贯彻习近平新时代中国特色社会主义思想和党的十九大精神，认真落实习近平总书记关于中医药工作的重要论述，促进中医药传承创新发展，现提出如下意见。

一、健全中医药服务体系

（一）加强中医药服务机构建设。发挥中医药整体医学和健康医学优势，建成以国家中医医学中心、区域中医医疗中心为龙头，各级各类中医医疗机构和其他医疗机构中医科室为骨干，基层医疗卫生机构为基础，融预防保健、疾病治疗和康复于一体的中医药服务体系，提供覆盖全民和全生命周期的中医药服务。遵循中医药发展规律，规范中医医院科室设置，修订中医医院设置和建设标准，健全评价和绩效考核制度，强化以中医药服务为主的办院模式和服务功能，建立健全体现中医药特点的现代医院管理制度。大力发展中医诊所、门诊部和特色专科医院，鼓励连锁经营。提供中医养生保健服务的企业登记经营范围使用“中医养生保健服务（非医疗）”规范表述。到 2022 年，基本实现县办中医医疗机构全覆盖，力争实现全部社区卫生服务中心和乡镇卫生院设置中医馆、配备中医医师。

（二）筑牢基层中医药服务阵地。扩大农村订单定向免费培养中医专业医学生规模，在全科医生特设岗位计划中积极招收中医医师，鼓励实行中医药人员“县管乡用”，鼓励退休中医医师到基层提供服务，放宽长期服务基层的中医医师职称晋升条件。健全全科医生和乡村医生中医药知识与技能培训机制。支持中医医院牵头组建医疗联合体。各级中医医院要加强对基层中医药服务的指导。

（三）以信息化支撑服务体系建设。实施“互联网+中医药健康服务”行动，建立以中医电子病历、电子处方等为重点的基础数据库，鼓励依托医疗机构发展互联网中医医院，开发中医智能辅助诊疗系统，推动开展线上线下一体化服务和远程医疗服务。依托现有资源建设国家和省级中医药数据中心。加快建立国家中医药综合统计制度。健全中医药综合监管信息系统，综合运用抽查抽检、定点监测、违法失信惩戒等手段，实现精准高效监管。

二、发挥中医药在维护和促进人民健康中的独特作用

（四）彰显中医药在疾病治疗中的优势。加强中医优势专科建设，做优做强骨伤、肛肠、儿科、皮科、妇科、针灸、推拿以及心脑血管病、肾病、周围血管病等专科专病，及时总结形成诊疗方案，巩固扩大优势，带动特色发展。加快中医药循证医学中心建设，用 3 年左右时间，筛选 50 个中医治疗优势病种和 100 项适宜技术、100 个疗效独特的中药品种，及时向社会发布。聚焦癌症、心脑血管病、糖尿病、感染性疾病、老年痴呆和抗生素耐药问题等，开展中西医协同攻关，到 2022 年形成并推广 50 个左右中西医结合诊疗方案。建立综合医院、专科医院中西医会诊制度，将中医纳入多学科会诊体系。建立有效机制，更好发挥中医药在流感等新发突发传染病防治和公共卫生事件应急处置中的作用。

（五）强化中医药在疾病预防中的作用。结合实施健康中国行动，促进中医治未病健康工程升级。在国家基本公共卫生服务项目中丰富中医治未病内容，鼓励家庭医生提供中医治未病签约服务，到 2022 年在重点人群和慢性病患者中推广 20 个中医治未病干预方案。大力普及中医养生保健知识和太极拳、健身气功（如八段锦）等养生保健方法，推广体现中医治未病理念的健康工作和生活方式。

（六）提升中医药特色康复能力。促进中医药、中华传统体育与现代康复技术融合，发展中国特色康复医学。实施中医药康复服务能力提升工程。依托现有资源布局一批中医康复中心，加强中医医院康复科建设，在其他医院推广中医康复技术。针对心脑血管病、糖尿病等慢性病和伤残等，制定推广一批中医康复方案，推动研发一批中医康复器具。大力开展培训，推动中医康复技术进社区、进家庭、进机构。

三、大力推动中药质量提升和产业高质量发展

（七）加强中药材质量控制。强化中药材道地产区环境保护，修订中药材生产质量管理规范，推行中药材生态种植、野生抚育和仿生栽培。加强珍稀濒危野生药用动植物保护，支持珍稀濒危中药材替代品的研究和开发利用。严格农药、化肥、植物生长调节剂等使用管理，分区域、分品种完善中药材农药残留、重金属限量标准。制定中药材种子种苗管理办法。规划道地药材基地建设，引导资源要素向道地产区汇集，推进规模化、规范化种植。探索制定实施中药材生产质量管理规范的激励政策。倡导中医药企业自建或以订单形式联建稳定的中药材生产基地，评定一批国家、省级道地药材良种繁育和生态种植基地。健全中药材第三方质量检测体系。加强中药材交易市场监管。深入实施中药材产业扶贫行动。到 2022 年，基本建立道地药材生产技术标准体系、等级评价制度。

（八）促进中药饮片和中成药质量提升。加快修订《中华人民共和国药典》中药标准（一部），由国务院药品监督管理部门会同中医药主管部门组织专家承担有关工作，建立最严谨标准。健全中药饮片标准体系，制定实施全国中药饮片炮制规范。改善市场竞争环境，促进中药饮片优质优价。加强中成药质量控制，促进现代信息技术在中药生产中的应用，提高智能制造水平。探索建立以临床价值为导向的评估路径，综合运用循证医学等方法，加大中成药上市后评价工作力度，建立与公立医院药品采购、基本药物遴选、医保目录调整等联动机制，促进产业升级和结构调整。

（九）改革完善中药注册管理。建立健全符合中医药特点的中药安全、疗效评价方法和技术标准。及时完善中药注册分类，制定中药审评审批管理规定，实施基于临床价值的优先审评审批制度。加快构建中医药理论、人用经验和临床试验相结合的中药注册审评证据体系，优化基于古代经典名方、名老中医方、医疗机构制剂等具有人用经验的中药新药审评技术要求，加快中药新药审批。鼓励运用新技术新工艺以及体现临床应用优势的新剂型改进已上市中药品种，优化已上市中药变更技术要求。优化和规范医疗机构中药制剂备案管理。国务院中医药主管部门、药品监督管理部门要牵头组织制定古代经典名方目录中收载方剂的关键信息考证意见。

（十）加强中药质量安全监管。以中药饮片监管为抓手，向上下游延伸，落实中药生产企业主体责任，建立多部门协同监管机制，探索建立中药材、中药饮片、中成药生产流通使用全过程追溯体系，用5年左右时间，逐步实现中药重点品种来源可查、去向可追、责任可究。强化中成药质量监管及合理使用，加强上市产品市场抽检，严厉打击中成药非法添加化学品违法行为。加强中药注射剂不良反应监测。推进中药企业诚信体系建设，将其纳入全国信用信息共享平台和国家企业信用信息公示系统，加大失信联合惩戒力度。完善中药质量安全监管法律制度，加大对制假制劣行为的责任追究力度。

四、加强中医药人才队伍建设

（十一）改革人才培养模式。强化中医思维培养，改革中医药院校教育，调整优化学科专业结构，强化中医药专业主体地位，提高中医类专业经典课程比重，开展中医药经典能力等级考试，建立早跟师、早临床学习制度。加大省部局共建中医药院校投入力度。将中医课程列入临床医学类专业必修课，提高临床类别医师中医药知识和技能水平。完善中医医师规范化培训模式。改革完善中西医结合教育，培养高层次中西医结合人才。鼓励西医学习中医，允许临床类别医师通过考核后提供中医服务，参加中西医结合职称评聘。允许中西医结合专业人员参加临床类别全科医生规范化培训。

（十二）优化人才成长途径。通过学科专科建设、重大科研平台建设和重大项目实施等，培养造就一批高水平中医临床人才和多学科交叉的中医药创新型领军人才，支持组建一批高层次创新团队。支持中医药院校与其他高等学校联合培养高层次复合型中医药人才。建立高年资中医医师带徒制度，与职称评审、评优评先等挂钩。制定中医师承教育管理办法。经国务院中医药主管部门认可的师承教育继承人，符合条件者可按同等学力申请中医专业学位。大力培养中药材种植、中药炮制、中医药健康服务等技术技能人才。完善确有专长人员考核办法，加大中医（专长）医师培训力度，支持中医医院设置中医（专长）医师岗位，促进民间特色技术疗法的传承发展。

（十三）健全人才评价激励机制。落实允许医疗卫生机构突破现行事业单位工资调控水平、允许医疗服务收入扣除成本并按规定提取各项基金后主要用于人员奖励的要求，完善公立中医医疗机构薪酬制度。改革完善中医药职称评聘制度，注重业务能力和工作实绩，克服唯学历、唯资历、唯论文等倾向。国家重大人才工程、院士评选等加大对中医药人才的支持力度，研究在中国工程院医药卫生学部单设中医药组。研究建立中医药人才表彰奖励制度，加强国家中医药传承创新表彰，建立中医药行业表彰长效机制，注重发现和推介中青年骨干人才和传承人。各种表彰奖励评选向基层一线和艰苦地区倾斜。

五、促进中医药传承与开放创新发展

（十四）挖掘和传承中医药宝库中的精华精髓。加强典籍研究利用，编撰中华医藏，制定中医药典籍、技术和方药名录，建立国家中医药古籍和传统知识数字图书馆，研究制定中医药传统知识保护条例。加快推进活态传承，完善学术传承制度，加强名老中医学术经验、老药工传统技艺传承，实现数字化、影像化记录。收集筛选民间中医药验方、秘方和技法，建立合作开发和利益分享机制。推进中医药博物馆事业发展，实施中医药文化传播行动，把中医药文化贯穿国民教育始终，中小学进一步丰富中医药文化教育，使中医药成为群众促进健康的文化自觉。

（十五）加快推进中医药科研和创新。围绕国家战略需求及中医药重大科学问题，建立多学科融合的科研平台。在中医药重点领域建设国家重点实验室，建立一批国家临床医学研究中心、国家工程研究中心和技术创新中心。在中央财政科技计划（专项、基金等）框架下，研究设立国家中医药科技研发专项、关键技术装备重大专项和国际大科学计划，深化基础理论、诊疗规律、作用机理研究和诠释，开展防治重大、难治、罕见疾病和新发突发传染病等临床研究，加快中药新药创制研究，研发一批先进的中医器械和中药制药设备。支持鼓励儿童用中成药创新研发。研究实施科技创新工程。支持企业、医疗机构、高等学校、科研机构等协同创新，以产业链、服务链布局创新链，完善中医药产学研一体化创新模式。加强中医药产业知识产权保护和运用。健全赋予中医药科研机构和人员更大自主权的管理制度，建立知识产权和科技成果转化权益保障机制。改革完善中医药科研组织、验收和评价体系，避免简单套用相关科研评价方法。突出中医药特点和发展需求，建立科技主管部门与中医药主管部门协同联动的中医药科研规划和管理机制。

（十六）推动中医药开放发展。将中医药纳入构建人类命运共同体和“一带一路”国际合作重要内容，实施中医药国际合作专项。推动中医中药国际标准制定，积极参与国际传统医学相关规则制定。推动中医药文化海外传播。大力发展中医药服务贸易。鼓励社会力量建设一批高质量中医药海外中心、国际合作基地和服务出口基地。研究推动现有中药交易平台稳步开展国际交易。打造粤港澳大湾区中医药高地。加强与台湾地区中医药交流合作，促进两岸中医药融合发展。

六、改革完善中医药管理体制机制

（十七）完善中医药价格和医保政策。以临床价值为导向，以中医优势服务、特色服务为重点，加大政策支持力度，完善医疗服务价格形成机制。医疗服务价格调整时重点考虑中医等体现医务人员技术劳务价值的医疗服务价格。健全符合中医药特点的医保支付方式。完善与国际疾病分类相衔接的中医病证分类等编码体系。分批遴选中医优势明显、治疗路径清晰、费用明确的病种实施按病种付费，合理确定付费标准。通过对部分慢性病病种等实行按人头付费、完善相关技术规范等方式，鼓励引导基层医疗卫生机构提供适宜的中医药服务。及时将符合条件的中医医疗机构纳入医保定点医疗机构。积极将适宜的中医医疗服务项目和中药按规定纳入医保范围。鼓励商业保险机构开发中医治未病等保险产品。研究取消中药饮片加成相关工作。

（十八）完善投入保障机制。建立持续稳定的中医药发展多元投入机制，在卫生健康投入中统筹安排中医药事业发展经费并加大支持力度。加大对中医药事业发展投资力度，改善中医医院办院条件，扩大优质服务供给。切实保障公立中医医院投入责任落实。鼓励地方设立政府引导、社会资本参与、市场化运作的中医药发展基金。引导商业保险机构投资中医药服务产业。

（十九）健全中医药管理体制。完善中医药工作跨部门协调机制，强化国务院中医药工作部际联席会议办公室统筹职能，协调做好中药发展规划、标准制定、质量管理等工作，促进中医中药协调发展。各级卫生健康、药品监督管理等各相关部门要坚持中西医并重，制定实施中医药相关政策措施要充分听取并吸纳中医药主管部门意见。完善中医药服务监管机制。依据中医药法有关规定建立健全中医药管理体系，省市县都要明确承担中医药管理职能的机构，合理配置人员力量。

（二十）加强组织实施。地方各级党委和政府要结合实际制定落实举措，将本意见实施情况纳入党委和政府绩效考核。围绕以较低费用取得较大健康收益目标，规划建设一批国家中医药综合改革示范区，鼓励在服务模式、产业发展、质量监管等方面先行先试。推动中央主要新闻单位、重点新闻网站等各类媒体加大对中医药文化宣传力度，加强和规范中医药防病治病知识传播普及，营造珍视、热爱、发展中医药的社会氛围。

进一步加强军队中医药工作，大力开展新时代军事卫勤新型中医诊疗装备研发和新药物、新疗法挖掘创新工作，持续深化基层部队中医药服务能力提升工程，提高军队中医药整体保障水平。

少数民族医药是中医药的重要组成部分，有关地方可根据本意见，制定和完善促进本地区少数民族医药发展的相关政策举措。

【法规名称】中华人民共和国基本医疗卫生与健康促进法
【通过会议】中华人民共和国第十三届全国人民代表大会常务委员会第十五次会议
【颁布时间】2019 年 12 月 28 日
【实施时间】2020 年 6 月 1 日
【效力属性】有效

中华人民共和国主席令
第三十八号

《中华人民共和国基本医疗卫生与健康促进法》已由中华人民共和国第十三届全国人民代表大会常务委员会第十五次会议于 2019 年 12 月 28 日通过，现予公布，自 2020 年 6 月 1 日起施行。

中华人民共和国主席 习近平
2019 年 12 月 28 日

中华人民共和国基本医疗卫生与健康促进法

（2019 年 12 月 28 日第十三届全国人民代表大会常务委员会第十五次会议通过）

目 录

第一章 总 则

第一条 为了发展医疗卫生与健康事业，保障公民享有基本医疗卫生服务，提高公民健康水平，推进健康中国建设，根据宪法，制定本法。

第二条 从事医疗卫生、健康促进及其监督管理活动，适用本法。

第三条 医疗卫生与健康事业应当坚持以人民为中心，为人民健康服务。

医疗卫生事业应当坚持公益性原则。

第四条 国家和社会尊重、保护公民的健康权。

国家实施健康中国战略，普及健康生活，优化健康服务，完善健康保障，建设健康环境，发展健康产业，提升公民全生命周期健康水平。

国家建立健康教育制度，保障公民获得健康教育的权利，提高公民的健康素养。

第五条 公民依法享有从国家和社会获得基本医疗卫生服务的权利。

国家建立基本医疗卫生制度，建立健全医疗卫生服务体系，保护和实现公民获得基本医疗卫生服务的权利。

第六条　各级人民政府应当把人民健康放在优先发展的战略地位，将健康理念融入各项政策，坚持预防为主，完善健康促进工作体系，组织实施健康促进的规划和行动，推进全民健身，建立健康影响评估制度，将公民主要健康指标改善情况纳入政府目标责任考核。

全社会应当共同关心和支持医疗卫生与健康事业的发展。

第七条　国务院和地方各级人民政府领导医疗卫生与健康促进工作。

国务院卫生健康主管部门负责统筹协调全国医疗卫生与健康促进工作。国务院其他有关部门在各自职责范围内负责有关的医疗卫生与健康促进工作。

县级以上地方人民政府卫生健康主管部门负责统筹协调本行政区域医疗卫生与健康促进工作。县级以上地方人民政府其他有关部门在各自职责范围内负责有关的医疗卫生与健康促进工作。

第八条　国家加强医学基础科学研究，鼓励医学科学技术创新，支持临床医学发展，促进医学科技成果的转化和应用，推进医疗卫生与信息技术融合发展，推广医疗卫生适宜技术，提高医疗卫生服务质量。

国家发展医学教育，完善适应医疗卫生事业发展需要的医学教育体系，大力培养医疗卫生人才。

第九条　国家大力发展中医药事业，坚持中西医并重、传承与创新相结合，发挥中医药在医疗卫生与健康事业中的独特作用。

第十条　国家合理规划和配置医疗卫生资源，以基层为重点，采取多种措施优先支持县级以下医疗卫生机构发展，提高其医疗卫生服务能力。

第十一条　国家加大对医疗卫生与健康事业的财政投入，通过增加转移支付等方式重点扶持革命老区、民族地区、边疆地区和经济欠发达地区发展医疗卫生与健康事业。

第十二条　国家鼓励和支持公民、法人和其他组织通过依法举办机构和捐赠、资助等方式，参与医疗卫生与健康事业，满足公民多样化、差异化、个性化健康需求。

公民、法人和其他组织捐赠财产用于医疗卫生与健康事业的，依法享受税收优惠。

第十三条　对在医疗卫生与健康事业中做出突出贡献的组织和个人，按照国家规定给予表彰、奖励。

第十四条　国家鼓励和支持医疗卫生与健康促进领域的对外交流合作。

开展医疗卫生与健康促进对外交流合作活动，应当遵守法律、法规，维护国家主权、安全和社会公共利益。

第二章　基本医疗卫生服务

第十五条　基本医疗卫生服务，是指维护人体健康所必需、与经济社会发展水平相适应、公民可公平获得的，采用适宜药物、适宜技术、适宜设备提供的疾病预防、诊断、治疗、护理和康复等服务。

基本医疗卫生服务包括基本公共卫生服务和基本医疗服务。基本公共卫生服务由国家免费提供。

第十六条　国家采取措施，保障公民享有安全有效的基本公共卫生服务，控制影响健康的危险因素，提高疾病的预防控制水平。

国家基本公共卫生服务项目由国务院卫生健康主管部门会同国务院财政部门、中医药主管部门等共同确定。

省、自治区、直辖市人民政府可以在国家基本公共卫生服务项目基础上，补充确定本行政区域的基本公共卫生服务项目，并报国务院卫生健康主管部门备案。

第十七条　国务院和省、自治区、直辖市人民政府可以将针对重点地区、重点疾病和特定人群的服务内容纳入基本公共卫生服务项目并组织实施。

县级以上地方人民政府针对本行政区域重大疾病和主要健康危险因素，开展专项防控工作。

第十八条　县级以上人民政府通过举办专业公共卫生机构、基层医疗卫生机构和医院，或者从其他医疗卫生机构购买服务的方式提供基本公共卫生服务。

第十九条　国家建立健全突发事件卫生应急体系，制定和完善应急预案，组织开展突发事件的医疗救治、卫生学调查处置和心理援助等卫生应急工作，有效控制和消除危害。

第二十条　国家建立传染病防控制度，制定传染病防治规划并组织实施，加强传染病监测预警，坚持预防为主、防治结合，联防联控、群防群控、源头防控、综合治理，阻断传播途径，保护易感人群，降低传染病的危害。

任何组织和个人应当接受、配合医疗卫生机构为预防、控制、消除传染病危害依法采取的调查、检验、采集样本、隔离治疗、医学观察等措施。

第二十一条　国家实行预防接种制度，加强免疫规划工作。居民有依法接种免疫规划疫苗的权利和义务。政府向居民免费提供免疫规划疫苗。

第二十二条　国家建立慢性非传染性疾病防控与管理制度，对慢性非传染性疾病及其致病危险因素开展监测、调查和综合防控干预，及时发现高危人群，为患者和高危人群提供诊疗、早期干预、随访管理和健康教育等服务。

第二十三条　国家加强职业健康保护。县级以上人民政府应当制定职业病防治规划，建立健全职业健康工作机制，加强职业健康监督管理，提高职业病综合防治能力和水平。

用人单位应当控制职业病危害因素，采取工程技术、个体防护和健康管理等综合治理措施，改善工作环境和劳动条件。

第二十四条　国家发展妇幼保健事业，建立健全妇幼健康服务体系，为妇女、儿童提供保健及常见病防治服务，保障妇女、儿童健康。

国家采取措施，为公民提供婚前保健、孕产期保健等服务，促进生殖健康，预防出生缺陷。

第二十五条　国家发展老年人保健事业。国务院和省、自治区、直辖市人民政府应当将老年人健康管理和常见病预防等纳入基本公共卫生服务项目。

第二十六条　国家发展残疾预防和残疾人康复事业，完善残疾预防和残疾人康复及其保障体系，采取措施为残疾人提供基本康复服务。

县级以上人民政府应当优先开展残疾儿童康复工作，实行康复与教育相结合。

第二十七条　国家建立健全院前急救体系，为急危重症患者提供及时、规范、有效的急救服务。

卫生健康主管部门、红十字会等有关部门、组织应当积极开展急救培训，普及急救知识，鼓励医疗卫生人员、经过急救培训的人员积极参与公共场所急救服务。公共场所应当按照规定配备必要的急救设备、设施。

急救中心（站）不得以未付费为由拒绝或者拖延为急危重症患者提供急救服务。

第二十八条　国家发展精神卫生事业，建设完善精神卫生服务体系，维护和增进公民心理健康，预防、治疗精神障碍。

国家采取措施，加强心理健康服务体系和人才队伍建设，促进心理健康教育、心理评估、心理咨询与心理治疗服务的有效衔接，设立为公众提供公益服务的心理援助热线，加强未成年人、残疾人和老年人等重点人群心理健康服务。

第二十九条　基本医疗服务主要由政府举办的医疗卫生机构提供。鼓励社会力量举办的医疗卫生机构提供基本医疗服务。

第三十条　国家推进基本医疗服务实行分级诊疗制度，引导非急诊患者首先到基层医疗卫生机构就诊，实行首诊负责制和转诊审核责任制，逐步建立基层首诊、双向转诊、急慢分治、上下联动的机制，并与基本医疗保险制度相衔接。

县级以上地方人民政府根据本行政区域医

疗卫生需求，整合区域内政府举办的医疗卫生资源，因地制宜建立医疗联合体等协同联动的医疗服务合作机制。鼓励社会力量举办的医疗卫生机构参与医疗服务合作机制。

第三十一条　国家推进基层医疗卫生机构实行家庭医生签约服务，建立家庭医生服务团队，与居民签订协议，根据居民健康状况和医疗需求提供基本医疗卫生服务。

第三十二条　公民接受医疗卫生服务，对病情、诊疗方案、医疗风险、医疗费用等事项依法享有知情同意的权利。

需要实施手术、特殊检查、特殊治疗的，医疗卫生人员应当及时向患者说明医疗风险、替代医疗方案等情况，并取得其同意；不能或者不宜向患者说明的，应当向患者的近亲属说明，并取得其同意。法律另有规定的，依照其规定。

开展药物、医疗器械临床试验和其他医学研究应当遵守医学伦理规范，依法通过伦理审查，取得知情同意。

第三十三条　公民接受医疗卫生服务，应当受到尊重。医疗卫生机构、医疗卫生人员应当关心爱护、平等对待患者，尊重患者人格尊严，保护患者隐私。

公民接受医疗卫生服务，应当遵守诊疗制度和医疗卫生服务秩序，尊重医疗卫生人员。

第三章　医疗卫生机构

第三十四条　国家建立健全由基层医疗卫生机构、医院、专业公共卫生机构等组成的城乡全覆盖、功能互补、连续协同的医疗卫生服务体系。

国家加强县级医院、乡镇卫生院、村卫生室、社区卫生服务中心（站）和专业公共卫生机构等的建设，建立健全农村医疗卫生服务网络和城市社区卫生服务网络。

第三十五条　基层医疗卫生机构主要提供预防、保健、健康教育、疾病管理，为居民建立健康档案，常见病、多发病的诊疗以及部分疾病的康复、护理，接收医院转诊患者，向医院转诊超出自身服务能力的患者等基本医疗卫生服务。

医院主要提供疾病诊治，特别是急危重症和疑难病症的诊疗，突发事件医疗处置和救援以及健康教育等医疗卫生服务，并开展医学教育、医疗卫生人员培训、医学科学研究和对基层医疗卫生机构的业务指导等工作。

专业公共卫生机构主要提供传染病、慢性非传染性疾病、职业病、地方病等疾病预防控制和健康教育、妇幼保健、精神卫生、院前急救、采供血、食品安全风险监测评估、出生缺陷防治等公共卫生服务。

第三十六条　各级各类医疗卫生机构应当分工合作，为公民提供预防、保健、治疗、护理、康复、安宁疗护等全方位全周期的医疗卫生服务。

各级人民政府采取措施支持医疗卫生机构与养老机构、儿童福利机构、社区组织建立协作机制，为老年人、孤残儿童提供安全、便捷的医疗和健康服务。

第三十七条　县级以上人民政府应当制定并落实医疗卫生服务体系规划，科学配置医疗卫生资源，举办医疗卫生机构，为公民获得基本医疗卫生服务提供保障。

政府举办医疗卫生机构，应当考虑本行政区域人口、经济社会发展状况、医疗卫生资源、健康危险因素、发病率、患病率以及紧急救治需求等情况。

第三十八条　举办医疗机构，应当具备下列条件，按照国家有关规定办理审批或者备案手续：

（一）有符合规定的名称、组织机构和场所；

（二）有与其开展的业务相适应的经费、设施、设备和医疗卫生人员；

（三）有相应的规章制度；

（四）能够独立承担民事责任；

（五）法律、行政法规规定的其他条件。

医疗机构依法取得执业许可证。禁止伪造、

变造、买卖、出租、出借医疗机构执业许可证。

各级各类医疗卫生机构的具体条件和配置应当符合国务院卫生健康主管部门制定的医疗卫生机构标准。

第三十九条 国家对医疗卫生机构实行分类管理。

医疗卫生服务体系坚持以非营利性医疗卫生机构为主体、营利性医疗卫生机构为补充。政府举办非营利性医疗卫生机构，在基本医疗卫生事业中发挥主导作用，保障基本医疗卫生服务公平可及。

以政府资金、捐赠资产举办或者参与举办的医疗卫生机构不得设立为营利性医疗卫生机构。

医疗卫生机构不得对外出租、承包医疗科室。非营利性医疗卫生机构不得向出资人、举办者分配或者变相分配收益。

第四十条 政府举办的医疗卫生机构应当坚持公益性质，所有收支均纳入预算管理，按照医疗卫生服务体系规划合理设置并控制规模。

国家鼓励政府举办的医疗卫生机构与社会力量合作举办非营利性医疗卫生机构。

政府举办的医疗卫生机构不得与其他组织投资设立非独立法人资格的医疗卫生机构，不得与社会资本合作举办营利性医疗卫生机构。

第四十一条 国家采取多种措施，鼓励和引导社会力量依法举办医疗卫生机构，支持和规范社会力量举办的医疗卫生机构与政府举办的医疗卫生机构开展多种类型的医疗业务、学科建设、人才培养等合作。

社会力量举办的医疗卫生机构在基本医疗保险定点、重点专科建设、科研教学、等级评审、特定医疗技术准入、医疗卫生人员职称评定等方面享有与政府举办的医疗卫生机构同等的权利。

社会力量可以选择设立非营利性或者营利性医疗卫生机构。社会力量举办的非营利性医疗卫生机构按照规定享受与政府举办的医疗卫生机构同等的税收、财政补助、用地、用水、用电、用气、用热等政策，并依法接受监督管理。

第四十二条 国家以建成的医疗卫生机构为基础，合理规划与设置国家医学中心和国家、省级区域性医疗中心，诊治疑难重症，研究攻克重大医学难题，培养高层次医疗卫生人才。

第四十三条 医疗卫生机构应当遵守法律、法规、规章，建立健全内部质量管理和控制制度，对医疗卫生服务质量负责。

医疗卫生机构应当按照临床诊疗指南、临床技术操作规范和行业标准以及医学伦理规范等有关要求，合理进行检查、用药、诊疗，加强医疗卫生安全风险防范，优化服务流程，持续改进医疗卫生服务质量。

第四十四条 国家对医疗卫生技术的临床应用进行分类管理，对技术难度大、医疗风险高，服务能力、人员专业技术水平要求较高的医疗卫生技术实行严格管理。

医疗卫生机构开展医疗卫生技术临床应用，应当与其功能任务相适应，遵循科学、安全、规范、有效、经济的原则，并符合伦理。

第四十五条 国家建立权责清晰、管理科学、治理完善、运行高效、监督有力的现代医院管理制度。

医院应当制定章程，建立和完善法人治理结构，提高医疗卫生服务能力和运行效率。

第四十六条 医疗卫生机构执业场所是提供医疗卫生服务的公共场所，任何组织或者个人不得扰乱其秩序。

第四十七条 国家完善医疗风险分担机制，鼓励医疗机构参加医疗责任保险或者建立医疗风险基金，鼓励患者参加医疗意外保险。

第四十八条 国家鼓励医疗卫生机构不断改进预防、保健、诊断、治疗、护理和康复的技术、设备与服务，支持开发适合基层和边远地区应用的医疗卫生技术。

第四十九条 国家推进全民健康信息化，推动健康医疗大数据、人工智能等的应用发展，加快医疗卫生信息基础设施建设，制定健康医疗数据采集、存储、分析和应用的技术标准，运用信息技术促进优质医疗卫生资源的普及与共享。

县级以上人民政府及其有关部门应当采取措施，推进信息技术在医疗卫生领域和医学教育中的应用，支持探索发展医疗卫生服务新模式、新业态。

国家采取措施，推进医疗卫生机构建立健全医疗卫生信息交流和信息安全制度，应用信息技术开展远程医疗服务，构建线上线下一体化医疗服务模式。

第五十条　发生自然灾害、事故灾难、公共卫生事件和社会安全事件等严重威胁人民群众生命健康的突发事件时，医疗卫生机构、医疗卫生人员应当服从政府部门的调遣，参与卫生应急处置和医疗救治。对致病、致残、死亡的参与人员，按照规定给予工伤或者抚恤、烈士褒扬等相关待遇。

第四章　医疗卫生人员

第五十一条　医疗卫生人员应当弘扬敬佑生命、救死扶伤、甘于奉献、大爱无疆的崇高职业精神，遵守行业规范，恪守医德，努力提高专业水平和服务质量。

医疗卫生行业组织、医疗卫生机构、医学院校应当加强对医疗卫生人员的医德医风教育。

第五十二条　国家制定医疗卫生人员培养规划，建立适应行业特点和社会需求的医疗卫生人员培养机制和供需平衡机制，完善医学院校教育、毕业后教育和继续教育体系，建立健全住院医师、专科医师规范化培训制度，建立规模适宜、结构合理、分布均衡的医疗卫生队伍。

国家加强全科医生的培养和使用。全科医生主要提供常见病、多发病的诊疗和转诊、预防、保健、康复，以及慢性病管理、健康管理等服务。

第五十三条　国家对医师、护士等医疗卫生人员依法实行执业注册制度。医疗卫生人员应当依法取得相应的职业资格。

第五十四条　医疗卫生人员应当遵循医学科学规律，遵守有关临床诊疗技术规范和各项操作规范以及医学伦理规范，使用适宜技术和药物，合理诊疗，因病施治，不得对患者实施过度医疗。

医疗卫生人员不得利用职务之便索要、非法收受财物或者牟取其他不正当利益。

第五十五条　国家建立健全符合医疗卫生行业特点的人事、薪酬、奖励制度，体现医疗卫生人员职业特点和技术劳动价值。

对从事传染病防治、放射医学和精神卫生工作以及其他在特殊岗位工作的医疗卫生人员，应当按照国家规定给予适当的津贴。津贴标准应当定期调整。

第五十六条　国家建立医疗卫生人员定期到基层和艰苦边远地区从事医疗卫生工作制度。

国家采取定向免费培养、对口支援、退休返聘等措施，加强基层和艰苦边远地区医疗卫生队伍建设。

执业医师晋升为副高级技术职称的，应当有累计一年以上在县级以下或者对口支援的医疗卫生机构提供医疗卫生服务的经历。

对在基层和艰苦边远地区工作的医疗卫生人员，在薪酬津贴、职称评定、职业发展、教育培训和表彰奖励等方面实行优惠待遇。

国家加强乡村医疗卫生队伍建设，建立县乡村上下贯通的职业发展机制，完善对乡村医疗卫生人员的服务收入多渠道补助机制和养老政策。

第五十七条　全社会应当关心、尊重医疗卫生人员，维护良好安全的医疗卫生服务秩序，共同构建和谐医患关系。

医疗卫生人员的人身安全、人格尊严不受侵犯，其合法权益受法律保护。禁止任何组织或者个人威胁、危害医疗卫生人员人身安全，侵犯医疗卫生人员人格尊严。

国家采取措施，保障医疗卫生人员执业环境。

第五章 药品供应保障

第五十八条 国家完善药品供应保障制度，建立工作协调机制，保障药品的安全、有效、可及。

第五十九条 国家实施基本药物制度，遴选适当数量的基本药物品种，满足疾病防治基本用药需求。

国家公布基本药物目录，根据药品临床应用实践、药品标准变化、药品新上市情况等，对基本药物目录进行动态调整。

基本药物按照规定优先纳入基本医疗保险药品目录。

国家提高基本药物的供给能力，强化基本药物质量监管，确保基本药物公平可及、合理使用。

第六十条 国家建立健全以临床需求为导向的药品审评审批制度，支持临床急需药品、儿童用药品和防治罕见病、重大疾病等药品的研制、生产，满足疾病防治需求。

第六十一条 国家建立健全药品研制、生产、流通、使用全过程追溯制度，加强药品管理，保证药品质量。

第六十二条 国家建立健全药品价格监测体系，开展成本价格调查，加强药品价格监督检查，依法查处价格垄断、价格欺诈、不正当竞争等违法行为，维护药品价格秩序。

国家加强药品分类采购管理和指导。参加药品采购投标的投标人不得以低于成本的报价竞标，不得以欺诈、串通投标、滥用市场支配地位等方式竞标。

第六十三条 国家建立中央与地方两级医药储备，用于保障重大灾情、疫情及其他突发事件等应急需要。

第六十四条 国家建立健全药品供求监测体系，及时收集和汇总分析药品供求信息，定期公布药品生产、流通、使用等情况。

第六十五条 国家加强对医疗器械的管理，完善医疗器械的标准和规范，提高医疗器械的安全有效水平。

国务院卫生健康主管部门和省、自治区、直辖市人民政府卫生健康主管部门应当根据技术的先进性、适宜性和可及性，编制大型医用设备配置规划，促进区域内医用设备合理配置、充分共享。

第六十六条 国家加强中药的保护与发展，充分体现中药的特色和优势，发挥其在预防、保健、医疗、康复中的作用。

第六章 健康促进

第六十七条 各级人民政府应当加强健康教育工作及其专业人才培养，建立健康知识和技能核心信息发布制度，普及健康科学知识，向公众提供科学、准确的健康信息。

医疗卫生、教育、体育、宣传等机构、基层群众性自治组织和社会组织应当开展健康知识的宣传和普及。医疗卫生人员在提供医疗卫生服务时，应当对患者开展健康教育。新闻媒体应当开展健康知识的公益宣传。健康知识的宣传应当科学、准确。

第六十八条 国家将健康教育纳入国民教育体系。学校应当利用多种形式实施健康教育，普及健康知识、科学健身知识、急救知识和技能，提高学生主动防病的意识，培养学生良好的卫生习惯和健康的行为习惯，减少、改善学生近视、肥胖等不良健康状况。

学校应当按照规定开设体育与健康课程，组织学生开展广播体操、眼保健操、体能锻炼等活动。

学校按照规定配备校医，建立和完善卫生室、保健室等。

县级以上人民政府教育主管部门应当按照规定将学生体质健康水平纳入学校考核体系。

第六十九条 公民是自己健康的第一责任人，树立和践行对自己健康负责的健康管理理念，主动学习健康知识，提高健康素养，加强健康管理。倡导家庭成员相互关爱，形成符合自身和家庭特点的健康生活方式。

公民应当尊重他人的健康权利和利益，不得损害他人健康和社会公共利益。

第七十条　国家组织居民健康状况调查和统计，开展体质监测，对健康绩效进行评估，并根据评估结果制定、完善与健康相关的法律、法规、政策和规划。

第七十一条　国家建立疾病和健康危险因素监测、调查和风险评估制度。县级以上人民政府及其有关部门针对影响健康的主要问题，组织开展健康危险因素研究，制定综合防治措施。

国家加强影响健康的环境问题预防和治理，组织开展环境质量对健康影响的研究，采取措施预防和控制与环境问题有关的疾病。

第七十二条　国家大力开展爱国卫生运动，鼓励和支持开展爱国卫生月等群众性卫生与健康活动，依靠和动员群众控制和消除健康危险因素，改善环境卫生状况，建设健康城市、健康村镇、健康社区。

第七十三条　国家建立科学、严格的食品、饮用水安全监督管理制度，提高安全水平。

第七十四条　国家建立营养状况监测制度，实施经济欠发达地区、重点人群营养干预计划，开展未成年人和老年人营养改善行动，倡导健康饮食习惯，减少不健康饮食引起的疾病风险。

第七十五条　国家发展全民健身事业，完善覆盖城乡的全民健身公共服务体系，加强公共体育设施建设，组织开展和支持全民健身活动，加强全民健身指导服务，普及科学健身知识和方法。

国家鼓励单位的体育场地设施向公众开放。

第七十六条　国家制定并实施未成年人、妇女、老年人、残疾人等的健康工作计划，加强重点人群健康服务。

国家推动长期护理保障工作，鼓励发展长期护理保险。

第七十七条　国家完善公共场所卫生管理制度。县级以上人民政府卫生健康等主管部门应当加强对公共场所的卫生监督。公共场所卫生监督信息应当依法向社会公开。

公共场所经营单位应当建立健全并严格实施卫生管理制度，保证其经营活动持续符合国家对公共场所的卫生要求。

第七十八条　国家采取措施，减少吸烟对公民健康的危害。

公共场所控制吸烟，强化监督执法。

烟草制品包装应当印制带有说明吸烟危害的警示。

禁止向未成年人出售烟酒。

第七十九条　用人单位应当为职工创造有益于健康的环境和条件，严格执行劳动安全卫生等相关规定，积极组织职工开展健身活动，保护职工健康。

国家鼓励用人单位开展职工健康指导工作。

国家提倡用人单位为职工定期开展健康检查。法律、法规对健康检查有规定的，依照其规定。

第七章　资金保障

第八十条　各级人民政府应当切实履行发展医疗卫生与健康事业的职责，建立与经济社会发展、财政状况和健康指标相适应的医疗卫生与健康事业投入机制，将医疗卫生与健康促进经费纳入本级政府预算，按照规定主要用于保障基本医疗服务、公共卫生服务、基本医疗保障和政府举办的医疗卫生机构建设和运行发展。

第八十一条　县级以上人民政府通过预算、审计、监督执法、社会监督等方式，加强资金的监督管理。

第八十二条　基本医疗服务费用主要由基本医疗保险基金和个人支付。国家依法多渠道筹集基本医疗保险基金，逐步完善基本医疗保险可持续筹资和保障水平调整机制。

公民有依法参加基本医疗保险的权利和义务。用人单位和职工按照国家规定缴纳职工基本医疗保险费。城乡居民按照规定缴纳城乡居民基本医疗保险费。

第八十三条　国家建立以基本医疗保险为主体，商业健康保险、医疗救助、职工互助医疗和医疗慈善服务等为补充的、多层次的医疗保障体系。

国家鼓励发展商业健康保险，满足人民群众多样化健康保障需求。

国家完善医疗救助制度，保障符合条件的困难群众获得基本医疗服务。

第八十四条　国家建立健全基本医疗保险经办机构与协议定点医疗卫生机构之间的协商谈判机制，科学合理确定基本医疗保险基金支付标准和支付方式，引导医疗卫生机构合理诊疗，促进患者有序流动，提高基本医疗保险基金使用效益。

第八十五条　基本医疗保险基金支付范围由国务院医疗保障主管部门组织制定，并应当听取国务院卫生健康主管部门、中医药主管部门、药品监督管理部门、财政部门等的意见。

省、自治区、直辖市人民政府可以按照国家有关规定，补充确定本行政区域基本医疗保险基金支付的具体项目和标准，并报国务院医疗保障主管部门备案。

国务院医疗保障主管部门应当对纳入支付范围的基本医疗保险药品目录、诊疗项目、医疗服务设施标准等组织开展循证医学和经济性评价，并应当听取国务院卫生健康主管部门、中医药主管部门、药品监督管理部门、财政部门等有关方面的意见。评价结果应当作为调整基本医疗保险基金支付范围的依据。

第八章　监督管理

第八十六条　国家建立健全机构自治、行业自律、政府监管、社会监督相结合的医疗卫生综合监督管理体系。

县级以上人民政府卫生健康主管部门对医疗卫生行业实行属地化、全行业监督管理。

第八十七条　县级以上人民政府医疗保障主管部门应当提高医疗保障监管能力和水平，对纳入基本医疗保险基金支付范围的医疗服务行为和医疗费用加强监督管理，确保基本医疗保险基金合理使用、安全可控。

第八十八条　县级以上人民政府应当组织卫生健康、医疗保障、药品监督管理、发展改革、财政等部门建立沟通协商机制，加强制度衔接和工作配合，提高医疗卫生资源使用效率和保障水平。

第八十九条　县级以上人民政府应当定期向本级人民代表大会或者其常务委员会报告基本医疗卫生与健康促进工作，依法接受监督。

第九十条　县级以上人民政府有关部门未履行医疗卫生与健康促进工作相关职责的，本级人民政府或者上级人民政府有关部门应当对其主要负责人进行约谈。

地方人民政府未履行医疗卫生与健康促进工作相关职责的，上级人民政府应当对其主要负责人进行约谈。

被约谈的部门和地方人民政府应当立即采取措施，进行整改。

约谈情况和整改情况应当纳入有关部门和地方人民政府工作评议、考核记录。

第九十一条　县级以上地方人民政府卫生健康主管部门应当建立医疗卫生机构绩效评估制度，组织对医疗卫生机构的服务质量、医疗技术、药品和医用设备使用等情况进行评估。评估应当吸收行业组织和公众参与。评估结果应当以适当方式向社会公开，作为评价医疗卫生机构和卫生监管的重要依据。

第九十二条　国家保护公民个人健康信息，确保公民个人健康信息安全。任何组织或者个人不得非法收集、使用、加工、传输公民个人健康信息，不得非法买卖、提供或者公开公民个人健康信息。

第九十三条　县级以上人民政府卫生健康主管部门、医疗保障主管部门应当建立医疗卫生机构、人员等信用记录制度，纳入全国信用信息共享平台，按照国家规定实施联合惩戒。

第九十四条　县级以上地方人民政府卫生

健康主管部门及其委托的卫生健康监督机构，依法开展本行政区域医疗卫生等行政执法工作。

第九十五条　县级以上人民政府卫生健康主管部门应当积极培育医疗卫生行业组织，发挥其在医疗卫生与健康促进工作中的作用，支持其参与行业管理规范、技术标准制定和医疗卫生评价、评估、评审等工作。

第九十六条　国家建立医疗纠纷预防和处理机制，妥善处理医疗纠纷，维护医疗秩序。

第九十七条　国家鼓励公民、法人和其他组织对医疗卫生与健康促进工作进行社会监督。

任何组织和个人对违反本法规定的行为，有权向县级以上人民政府卫生健康主管部门和其他有关部门投诉、举报。

第九章　法律责任

第九十八条　违反本法规定，地方各级人民政府、县级以上人民政府卫生健康主管部门和其他有关部门，滥用职权、玩忽职守、徇私舞弊的，对直接负责的主管人员和其他直接责任人员依法给予处分。

第九十九条　违反本法规定，未取得医疗机构执业许可证擅自执业的，由县级以上人民政府卫生健康主管部门责令停止执业活动，没收违法所得和药品、医疗器械，并处违法所得五倍以上二十倍以下的罚款，违法所得不足一万元的，按一万元计算。

违反本法规定，伪造、变造、买卖、出租、出借医疗机构执业许可证的，由县级以上人民政府卫生健康主管部门责令改正，没收违法所得，并处违法所得五倍以上十五倍以下的罚款，违法所得不足一万元的，按一万元计算；情节严重的，吊销医疗机构执业许可证。

第一百条　违反本法规定，有下列行为之一的，由县级以上人民政府卫生健康主管部门责令改正，没收违法所得，并处违法所得二倍以上十倍以下的罚款，违法所得不足一万元的，按一万元计算；对直接负责的主管人员和其他直接责任人员依法给予处分：

（一）政府举办的医疗卫生机构与其他组织投资设立非独立法人资格的医疗卫生机构；

（二）医疗卫生机构对外出租、承包医疗科室；

（三）非营利性医疗卫生机构向出资人、举办者分配或者变相分配收益。

第一百零一条　违反本法规定，医疗卫生机构等的医疗信息安全制度、保障措施不健全，导致医疗信息泄露，或者医疗质量管理和医疗技术管理制度、安全措施不健全的，由县级以上人民政府卫生健康等主管部门责令改正，给予警告，并处一万元以上五万元以下的罚款；情节严重的，可以责令停止相应执业活动，对直接负责的主管人员和其他直接责任人员依法追究法律责任。

第一百零二条　违反本法规定，医疗卫生人员有下列行为之一的，由县级以上人民政府卫生健康主管部门依照有关执业医师、护士管理和医疗纠纷预防处理等法律、行政法规的规定给予行政处罚：

（一）利用职务之便索要、非法收受财物或者牟取其他不正当利益；

（二）泄露公民个人健康信息；

（三）在开展医学研究或提供医疗卫生服务过程中未按照规定履行告知义务或者违反医学伦理规范。

前款规定的人员属于政府举办的医疗卫生机构中的人员的，依法给予处分。

第一百零三条　违反本法规定，参加药品采购投标的投标人以低于成本的报价竞标，或者以欺诈、串通投标、滥用市场支配地位等方式竞标的，由县级以上人民政府医疗保障主管部门责令改正，没收违法所得；中标的，中标无效，处中标项目金额千分之五以上千分之十以下的罚款，对法定代表人、主要负责人、直接负责的主管人员和其他责任人员处对单位罚款数额百分之五以上百分之十以下的罚款；情节严重的，取消其二年至五年内参加药品采购投标的资格并予以公告。

第一百零四条 违反本法规定，以欺诈、伪造证明材料或者其他手段骗取基本医疗保险待遇，或者基本医疗保险经办机构以及医疗机构、药品经营单位等以欺诈、伪造证明材料或者其他手段骗取基本医疗保险基金支出的，由县级以上人民政府医疗保障主管部门依照有关社会保险的法律、行政法规规定给予行政处罚。

第一百零五条 违反本法规定，扰乱医疗卫生机构执业场所秩序，威胁、危害医疗卫生人员人身安全，侵犯医疗卫生人员人格尊严，非法收集、使用、加工、传输公民个人健康信息，非法买卖、提供或者公开公民个人健康信息等，构成违反治安管理行为的，依法给予治安管理处罚。

第一百零六条 违反本法规定，构成犯罪的，依法追究刑事责任；造成人身、财产损害的，依法承担民事责任。

第十章 附 则

第一百零七条 本法中下列用语的含义：

（一）主要健康指标，是指人均预期寿命、孕产妇死亡率、婴儿死亡率、五岁以下儿童死亡率等。

（二）医疗卫生机构，是指基层医疗卫生机构、医院和专业公共卫生机构等。

（三）基层医疗卫生机构，是指乡镇卫生院、社区卫生服务中心（站）、村卫生室、医务室、门诊部和诊所等。

（四）专业公共卫生机构，是指疾病预防控制中心、专科疾病防治机构、健康教育机构、急救中心（站）和血站等。

（五）医疗卫生人员，是指执业医师、执业助理医师、注册护士、药师（士）、检验技师（士）、影像技师（士）和乡村医生等卫生专业人员。

（六）基本药物，是指满足疾病防治基本用药需求，适应现阶段基本国情和保障能力，剂型适宜，价格合理，能够保障供应，可公平获得的药品。

第一百零八条 省、自治区、直辖市和设区的市、自治州可以结合实际，制定本地方发展医疗卫生与健康事业的具体办法。

第一百零九条 中国人民解放军和中国人民武装警察部队的医疗卫生与健康促进工作，由国务院和中央军事委员会依照本法制定管理办法。

第一百一十条 本法自 2020 年 6 月 1 日起施行。

【法规名称】关于推荐在中西医结合救治新型冠状病毒感染的肺炎中使用“清肺排毒汤”的通知
【发文机构】国家卫生健康委员会办公厅　国家中医药管理局办公室
【发文字号】国中医药办医政函〔2020〕22号
【颁布时间】2020年2月6日
【实施时间】2020年2月6日
【效力属性】 有效

关于推荐在中西医结合救治新型冠状病毒感染的肺炎中使用“清肺排毒汤”的通知

国中医药办医政函〔2020〕22号

各省、自治区、直辖市卫生健康委、中医药管理局，新疆生产建设兵团卫生健康委：

为贯彻落实习近平总书记1月25日在中央政治局常委会会议上的重要指示，以及党中央、国务院关于防控新型冠状病毒感染的肺炎疫情的一系列部署，国家中医药管理局积极组织一线临床医生参与筛选有效方剂。根据近期中医药临床救治及疗效观察情况，现将“清肺排毒汤”推荐各地使用。具体如下：

一、处方组合

清肺排毒汤来源于中医经典方剂组合，包括麻杏石甘汤、射干麻黄汤、小柴胡汤、五苓散，性味平和。

二、处方组成及服用方法

麻黄9g　炙甘草6g　杏仁9g　生石膏15-30g（先煎）　桂枝9g　泽泻9g　猪苓9g　白术9g　茯苓15g　柴胡16g　黄芩6g　姜半夏9g　生姜9g　紫菀9g　冬花9g　射干9g　细辛6g　山药12g　枳实6g　陈皮6g　藿香9g

传统中药饮片，水煎服。每天一副，早晚两次（饭后四十分钟），温服，三副一个疗程。

如有条件，每次服完药可加服大米汤半碗，舌干津液亏虚者可多服至一碗。（注：如患者不发热则生石膏的用量要小，发热或壮热可加大生石膏用量）。若症状好转而未痊愈则服用第二个疗程，若患者有特殊情况或其他基础病，第二疗程可以根据实际情况修改处方，症状消失则停药。

三、适用范围

结合多地医生临床观察，此方适用于轻型、普通型、重型患者，在危重型患者救治中可结合患者实际情况合理使用。

为切实提高临床疗效，国家中医药管理局将持续跟进各地使用情况，采集相关数据。有何意见建议，请及时反馈国家中医药管理局。

联系人：

国家中医药管理局科技司　贺晓路　邱岳　电话：010-59957704

国家中医药管理局医政司　王瑾　电话：010-59957686

国家卫生健康委员会办公厅
国家中医药管理局办公室
2020年2月6日

国医年鉴

GUOYI LIANJIAN

2020

重大事件

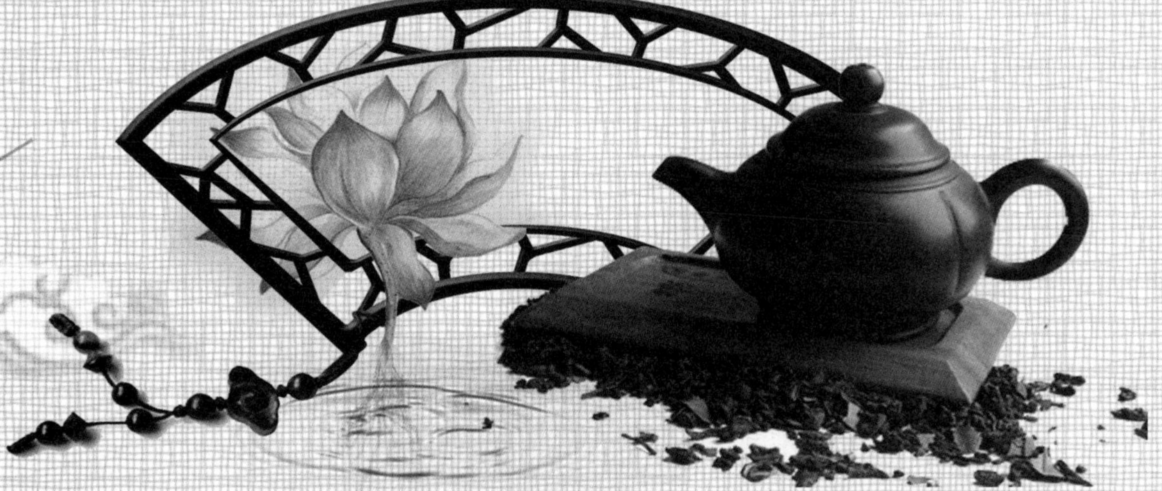

余艳红、于文明会见世界卫生组织荣誉总干事陈冯富珍，积极推动中医药走向世界

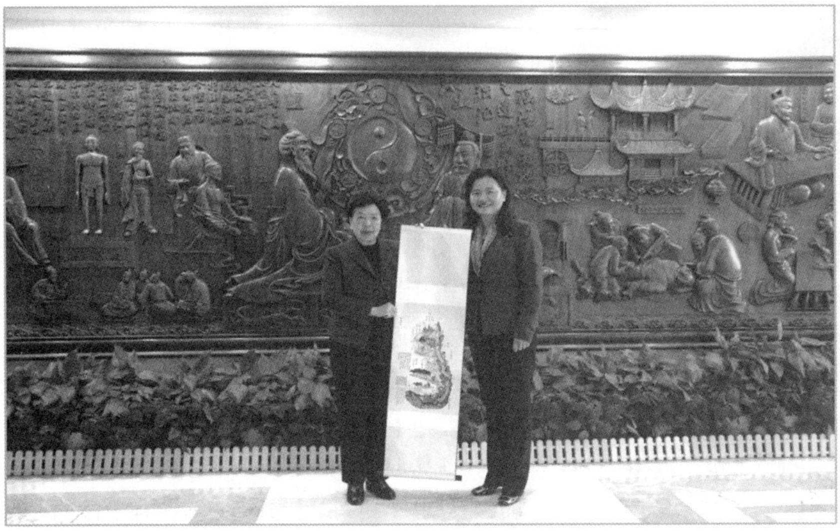

2019 年 1 月 16 日，国家中医药管理局党组书记余艳红、局长于文明在京会见世界卫生组织荣誉总干事陈冯富珍，双方围绕中医药的发展现状与推进中医药产业化、现代化、国际化等进行深入交流。

余艳红和于文明代表国家中医药管理局欢迎陈冯富珍专程来访，对她获得“改革先锋”称号表示祝贺，并高度评价陈冯富珍在推动以中医药为代表的传统医学纳入各国医疗卫生体系中所做出的贡献。余艳红介绍，当前中医药发展迎来了天时地利人和的大好时机，在以习近平同志为核心的党中央领导下，中医药“五种资源”优势不断释放，“三个作用”得以发挥，“四个建立健全”扎实推进，中医药对健康中国建设和经济社会发展的显示度和贡献率不断提升。于文明表示，世界范围内传统医学尚处于补充替代地位，其发展之路还将面临一系列困难与挑战，希望陈冯富珍荣誉总干事继续支持推动中医药走向世界，为服务世界民众健康做出更大的贡献。

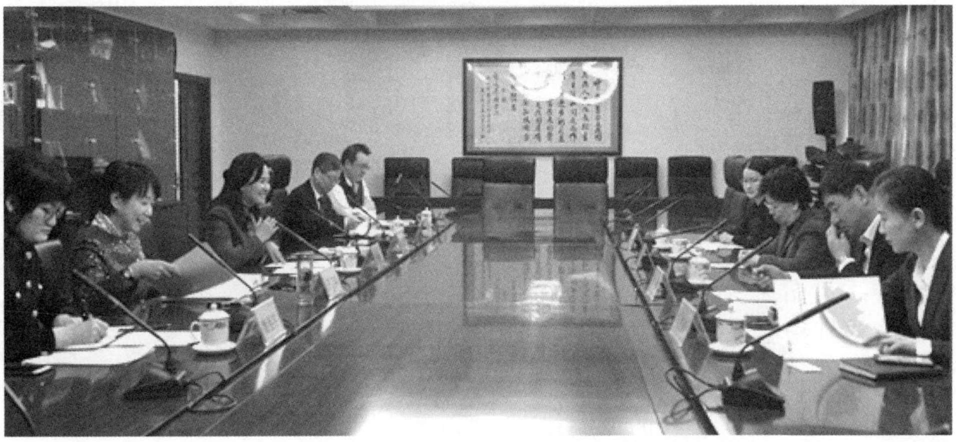

“我们要努力推动传统医学成为医疗体制的重要组成部分”。陈冯富珍说。她表示，传统医药产业化、现代化是全链条、全层面的问题，互联网、信息化等现代科学技术的发展为中医药的未来发展带来了机遇，要让人才培养和产业建设这“两条腿”有力带动中医药发展。同时，还要继续推动中医药标准国际化领域的建设，促进中医药走向世界。

国家中医药管理局赴山西省五寨县调研慰问

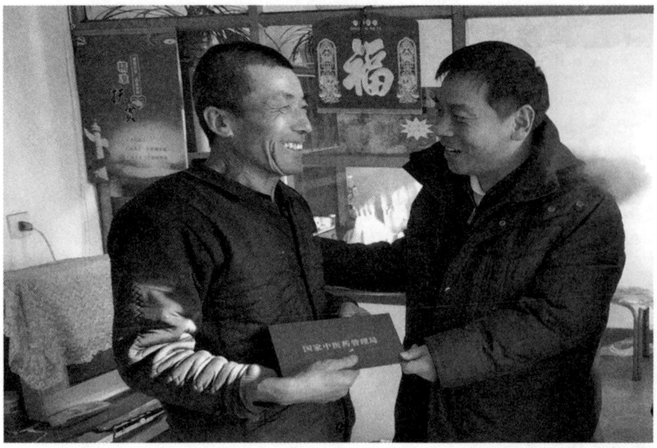

2019年1月27日至29日，国家中医药管理局副局长闫树江带队赴山西省五寨县调研慰问并进村入户走访慰问贫困群众、挂职干部、基层扶贫干部，实地考察农特产品生产企业、蔬菜种植合作社，深入五寨县中医院、村卫生室调研看望驻点帮扶医疗专家，召开座谈会研究推进定点扶贫工作。

座谈会上，闫树江认真听取了五寨县脱贫摘帽工作进展有关情况介绍，对县委县政府落实脱贫攻坚主体责任、集中力量持续攻坚给予肯定。五寨县县委书记张春对国家中医药管理局采取有力举措定点帮扶表示感谢，表示要按照“摘帽、巩固、提升、振兴”工作思路，持续巩固脱贫成效，提升脱贫成色，有效防止返贫，衔接乡村振兴。双方就五寨县健康扶贫、中药材产业扶贫、消费扶贫等方面的具体帮扶需求进行了沟通，共同研究讨论2019年帮扶工作计划。

局规划财务司、机关服务中心、中国中医科学院及直属（管）医院的有关负责同志参加活动。

中国中医药循证医学中心成立

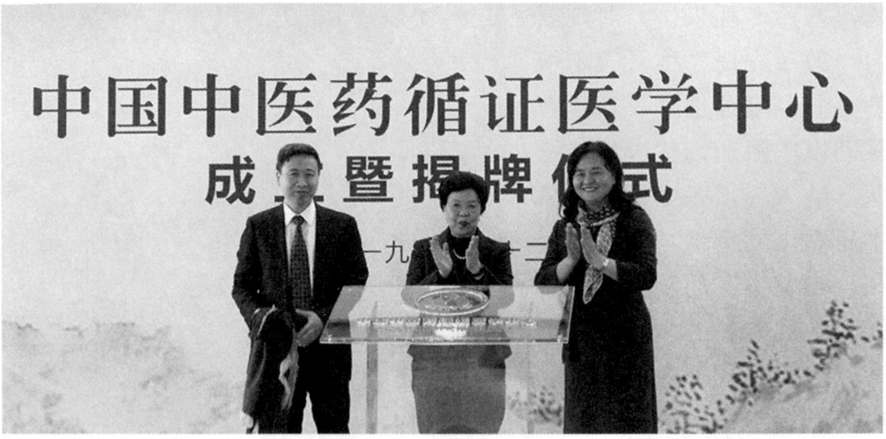

2019年3月12日，中国中医药循证医学中心成立暨揭牌仪式在中国中医科学院举行，世界卫生组织荣誉总干事陈冯富珍、国家中医药管理局党组书记余艳红、国家中医药管理局副局长王志勇为中心揭牌。

余艳红指出，成立中国中医药循证医学中心是贯彻落实习近平总书记关于发展中医药的重要论述的重要举措，也是贯彻落实今年政府工作报告“支持中医药事业传承创新发展”的具体行动。中国中医药循证医学中心要肩负起促进循证医学与中医药学融合发展的重大使命，切实做到高起点谋划、高水平开放、高质量发展，着眼“国内一流、国际一流”的定位，加强顶层设计，统筹优势资源，早日建成国际认可的具有中医药特色的循证医学研究协作网络，推动中医药更好地造福人类健康。

陈冯富珍介绍了世界卫生组织推广中医药在内的传统医学所取得的成果，并对中国中医药循证医学中心的成立表示祝贺。她表示，中医药是中国的国宝，几千年来对中国乃至世界人民的健康做出了重要贡献，应当肯定中医药的安全性和有效性，希望中医药在为中国老百姓服务的同时，向世界卫生组织提供更多的有关中医药特色优势的疗效证据，并积极参与推动“一带一路”沿线国家传统医学的发展。

据了解，当前，世界医学知识与实践的主流模式是以科学证据为核心的循证医学模式，临床证据成为评价医学治疗措施有效性、安全性的主要依据，也成为国家卫生药物政策的重要参考内容之一。有效、安全一直是中医药赖以生存和发展的根本保证，也是中医药几千年来服务中国、走向世界的价值所在。因此，国家中医药管理局依托中国中医科学院成立中国中医药循证医学中心，通过整合各方优势资源，建设国际一流的中医药循证医学学术机构。中心将大力开展中医药循证医学研究关键技术支撑平台的建设，为开展高质量的循证评价研究提供设计科学、质量可控、操作规范、国际接轨的技术支撑体系和协作网络；大力开展全球中医药循证医学平台建设，利用最新现代科学技术，通过与全球循证医学优势团队合作，实现高质量证据的存储、共享和转化，促使中医药循证证据在全球范围内被更广泛的接受及推广。

世界卫生组织驻华代表高力，全国政协常委、中国侨联副主席余国春，中国中医科学院院长黄璐琦，以及部分两院院士、国医大师等出席活动，中国中医科学院党委书记王炼主持仪式。

国家中医药管理局党组召开会议专题传达贯彻全国两会精神

2019 年 3 月 15 日下午，国家中医药管理局党组书记、副局长余艳红主持召开党组扩大会议，传达学习全国两会精神，审议贯彻落实《政府工作报告》重点工作任务分工方案，研究部署贯彻落实举措。局长于文明传达全国两会精神，谈了学习体会并就落实工作任务提出要求。党组成员、副局长王志勇、闫树江出席会议并交流学习体会。

会议指出，这次全国两会是在新中国成立 70 周年，全面建成小康社会、实现第一个百年奋斗目标的关键之年，召开的十分重要的会议。两会期间，习近平总书记发表了一系列重要讲话，为改革发展定向导航，为我们推进各项事业发展、以优异成绩迎接新中国成立 70 周年注入强大信心和力量。全局上下要迅速行动，把学习贯彻全国两会精神特别是习近平总书记的重要讲话精神，与学习贯彻习近平新时代中国特色社会主义思想紧密结合起来，学深悟透习近平总书记关于发展中医药的重要论述，贯彻落实《政府工作报告》部署，加快推进中医药事业传承创新发展。

会议强调，要扎实开展“不忘初心、牢记使命”主题教育，进一步增强树牢“四个意识”、坚定“四个自信”、坚决做到“两个维护”的政治自觉、思想自觉、行动自觉，进一步学懂弄通做实习近平新时代中国特色社会主义思想。要对标对表党中央、国务院对中医药工作的决策部署，加强战略谋划，完善顶层设计，擘画新时代中医药事业传承创新发展的宏伟蓝图。要以钉钉子的精神狠抓落实，推动中医药事业大发展，大力提升中医药科技创新能力，建好建强中医药人才队伍，充分发挥中医药在深化医改和健康中国建设中的独特优势，助力打赢三大攻坚战，提升中医药对经济社会发展和保障人民群众健康的贡献率和显示度。

会议强调，推动中医药事业传承创新发展，必须坚持和加强党对中医药工作的全面领导。中医药人必须振奋精神、勤奋工作，传承创新发展中医药学科内涵、突出特色优势、提高防治能力、彰显时代价值。要全面落实《中共中央关于加强党的政治建设的意见》，加强局党组自身建设，推进全面从严治党，持续推进“模范机关”建设，从严从紧落实中央八项规定精神，深化政治巡视，加强基层党组织建设。

会议还对转变工作作风、克服形式主义，倡导“说干就干、马上就干、马上就办”实干精神做出部署。

局机关各部门、直属各单位主要负责同志列席会议。

十三届全国人大二次会议开幕，李克强作政府工作报告时提出支持中医药事业传承创新发展

2019 年 3 月 5 日，十三届全国人大二次会议在北京人民大会堂开幕。国务院总理李克强代表国务院向十三届全国人大二次会议做政府工作报告，报告中强调要“支持中医药事业传承创新发展”。

回顾过去一年工作时，李克强表示，政府坚持在发展中保障和改善民生，改革发展成果更多更公平惠及人民群众。深化医疗、医保、医药联动改革。稳步推进分级诊疗。提高居民基本医保补助标准和大病报销比例。加快新药审评审批改革，17 种抗癌药大幅降价并纳入国家医保目录。数据显示，2018 年居民基本医保人均财政补助标准达到人均不低于 490 元的目标，新增 40 元中一半用于大病保险。

对于 2019 年工作，报告提出要“稳增长、促改革、调结构、惠民生、防风险”“增强人民群众获得感、幸福感、安全感”“保持经济持续健康发展和社会大局稳定，为全面建成小康社会收官打下决定性基础”，并提出 10 项工作任务。

报告提出，今年财政收支平衡压力加大。但基本民生投入确保只增不减。在“加快发展社会事业，更好保障和改善民生”中，报告强调，保障基本医疗卫生服务。继续提高城乡居民基本医保和大病保险保障水平，居民医保人均财政补助标准增加 30 元，一半用于大病保险。降低并统一大病保险起付线，报销比例由 50%提高到 60%。实施癌症防治行动，推进预防筛查、早诊早治和科研攻关，着力缓解民生的痛点。做好常见慢性病防治，把高血压、糖尿病等门诊用药纳入医保报销。抓紧落实和完善跨省异地就医直接结算政策，尽快使异地就医患者在所有定点医院能持卡看病、即时结算，切实便利流动人口和随迁老人。深化公立医院综合改革。促进社会办医。加快建立远程医疗服务体系，加强基层医护人员培养，提升分级诊疗和家庭医生签约服务质量。坚持预防为主，将新增基本公共卫生服务财政补助经费全部用于村和社区，务必让基层群众受益。加强妇幼保健服务。支持中医药事业传承创新发展。药品疫苗攸关生命安全，必须强化全程监管，对违法者要严惩不贷，对失职渎职者要严肃查办，坚决守住人民群众生命健康的防线。

在“对标全面建成小康社会任务，扎实推进脱贫攻坚和乡村振兴”中，报告提出要打好精准脱贫攻坚战，脱贫致富离不开产业支撑，要大力扶持贫困地区特色优势产业发展。

在“坚持创新引领发展，培育壮大新动能”中，报告提出提升科技支撑能力，加大基础研究和应用基础研究支持力度，强化原始创新，加强关键核心技术攻关。健全以企业为主体的产学研一体化创新机制。进一步提高基础研究项目间接经费占比，开展项目经费使用“包干制”改革试点，不设科目比例限制，由科研团队自主决定使用。

甘肃将打造全国中医药原料保障供应基地

2019 年 3 月，2019 年甘肃省药品监督管理工作会议在兰州召开。会议提出，甘肃将打造全国中医药原料保障供应基地。

会议指出，要认真落实甘肃省委省政府《关于构建生态产业体系推动绿色发展崛起的决定》，全力服务国家中医药产业发展综合试验区建设，加大对中医中药产业指导和扶持力度，挖掘资源优势，打造陇药品牌，助力开创富民兴陇新局面。争取国家药监局对甘肃省中医药产业发展给予“试验田”式的先行先试政策支持，推进中药大品种大品牌高标准培育，以“好药材”造“好中药”，努力把甘肃建设成为全国重要的中医药原料保障供应

基地。推进“龙头企业+扶贫车间”产业新型模式，支持大健康产品等高附加值产品的研发生产，促进特色优势产业链转化成富民兴陇的致富链，服务全省脱贫攻坚大局。（王耀）

国医大师、中医大咖齐聚沧州 共话中西医协同发展

——全国中西医协同发展大会暨中国中医药研究促进会科技进步奖颁奖与2019年理事扩大会议顺利召开

2019年4月13日至14日，中国中医药研究促进会、中域药物经济学发展应用中心联合主办，河北省沧州中西医结合医院和北京国开园中医药科技开发服务中心等单位共同承办的全国中西医协同发展大会暨中国中医药研究促进会科技进步奖颁奖与2019年理事扩大会议，在河北沧州召开。

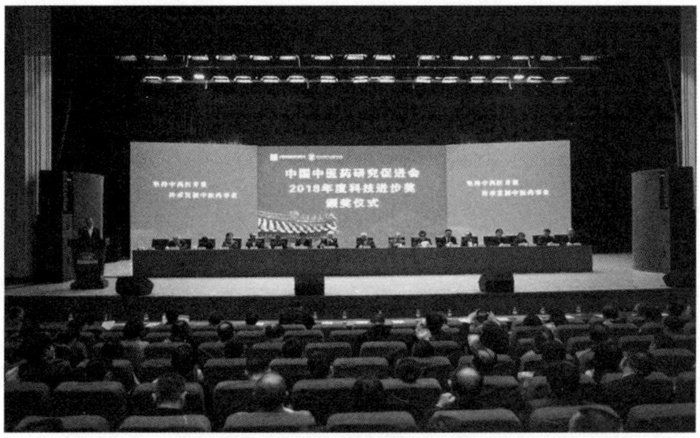

大会现场

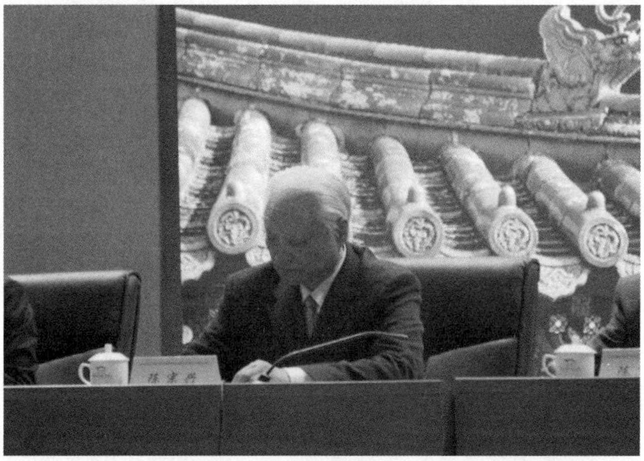
十一届全国政协副主席陈宗兴出席大会

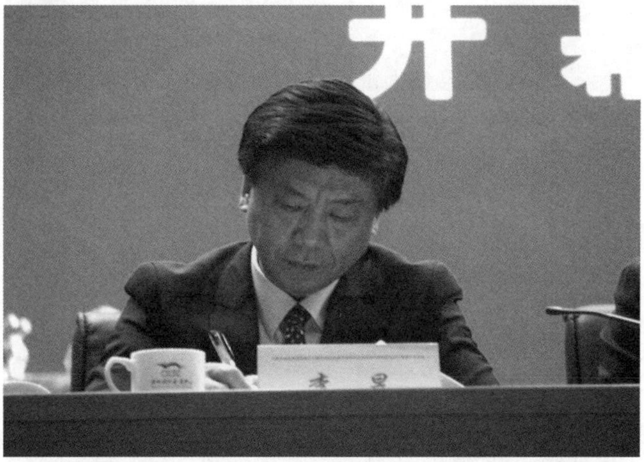
国家中医药管理局科技司司长李昱出席大会并致辞

第十一届全国政协副主席，中国生态文明研究与促进会会长陈宗兴同志、中国科学院院士、国医大师陈可冀同志，中国中医药研究促进会会长、国医大师张大宁同志，国家中医药管理局科技司司长李昱同志，河北省中医药管理局副局长胡永平同志，沧州市各级领导、光明网副总裁陈建栋同志等领导、专家共1200余人参加本次大会。中国中医药研究促进会常务副会长，秘书长高武主持会议。

本次大会以“坚持中西医并重、传承发展中医药事业”为主题，旨在贯彻落实习近平总书记关于发展中医药的重要指示，在全国中西医协同发展大会再吹践行号角，推动健康中国建设。

13日上午在大会开幕上，沧州市人民政府副市长梁英华代表沧州市委市政府致欢迎词，中科院院士、国医大师陈可冀，国家中医药管理局科技司司长李昱，光明网副总裁陈建栋分别在开幕式上致辞。河北省政协副主席王宝山，中国科学技术协会原秘书长初炳英、国医大师李佃贵，沧州市政协主

席宋有洪，沧州市人大副主任李丽华，沧州市卫生与健康委员会副主任胡朝阳、泛华集团董事长杨天举等出席大会开幕式。

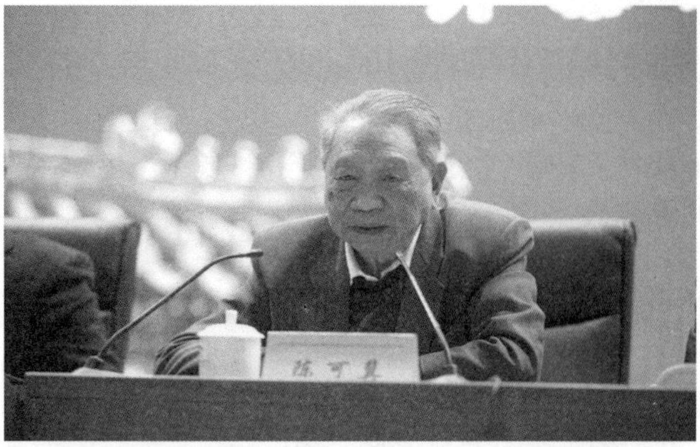

中科院院士、国医大师陈可冀出席大会并致辞

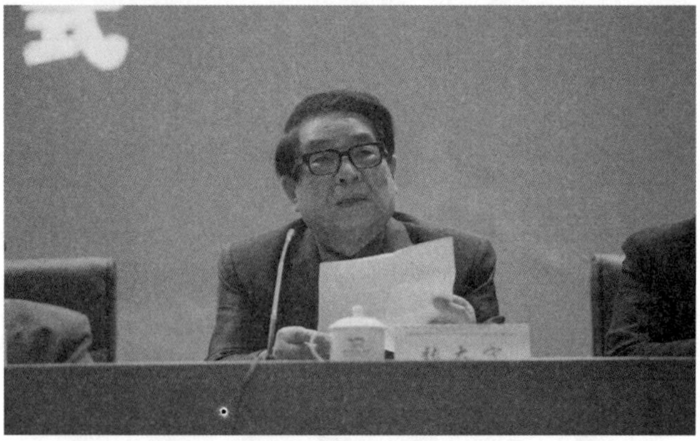

国医大师、中国中医药研究促进会会长张大宁出席大会并致辞

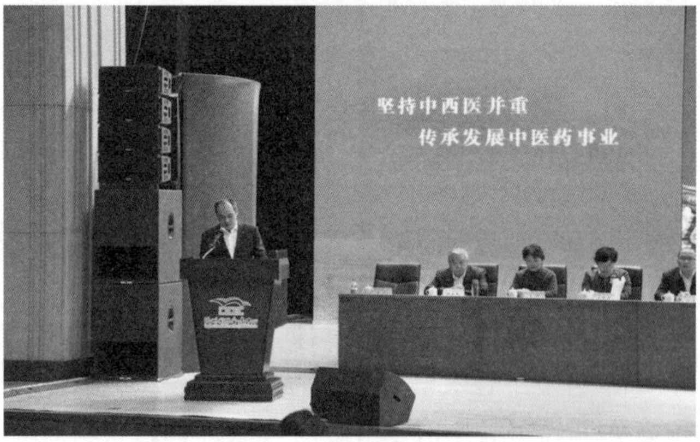

常务副会长兼秘书长高武主持大会

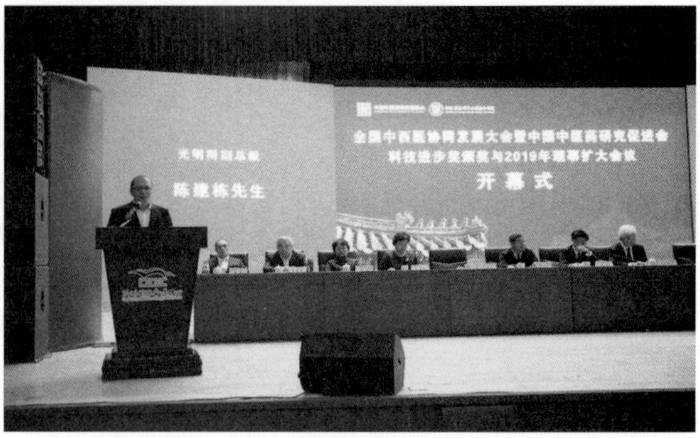

光明网副总裁陈建栋出席大会并致辞

大会开幕式上，中国科学院院士、国医大师陈可冀表示，本次大会举办的分论坛“张锡纯学术思想研讨会”意在系统、深入研究张锡纯学术理论。他提到，在“中西医协同发展”的背景下，张锡纯作为中西医汇通学派的代表人物，在中西医优势互补理论及临床研究方面见长，开启了中西医优势互补的先河。

中国中医药研究促进会会长、国医大师张大宁称，党的十九大报告提出“坚持中西医并重，传承发展中医药事业”，中医药事业迎来了真正的春天。“此次大会千人参会，堪称一次中医药界的空前盛会，我认为是‘空前’，但不是‘绝后’，中医人要努力将中西医结合的事业做好”。张大宁说。

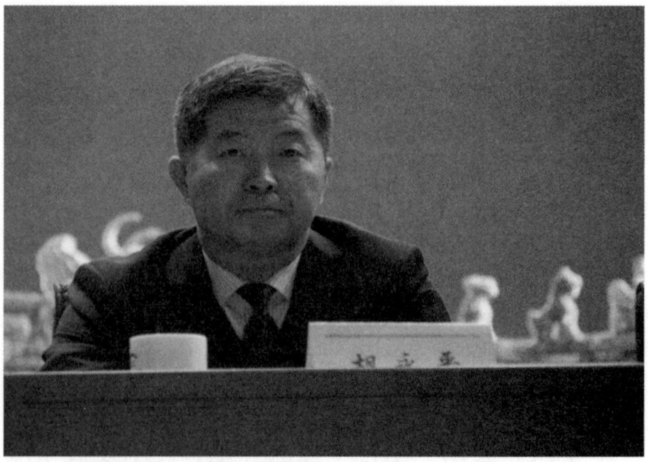

河北省中医药管理局副局长胡永平致辞

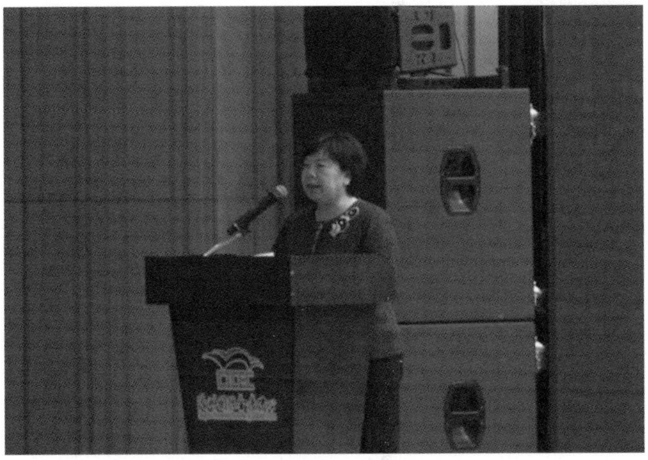

沧州市人民政府副市长梁英华致欢迎词

随后，主持人宣读《中国中医药研究促进会关于2018年科技进步奖奖励的决定》，共有60项中医药科研成果荣获2018年科技进步奖，8项成果国际科技合作奖。其中“解毒通淋丸的研制开发”等6项研究成果获中国中医药研究促进会科学技术奖一等奖。

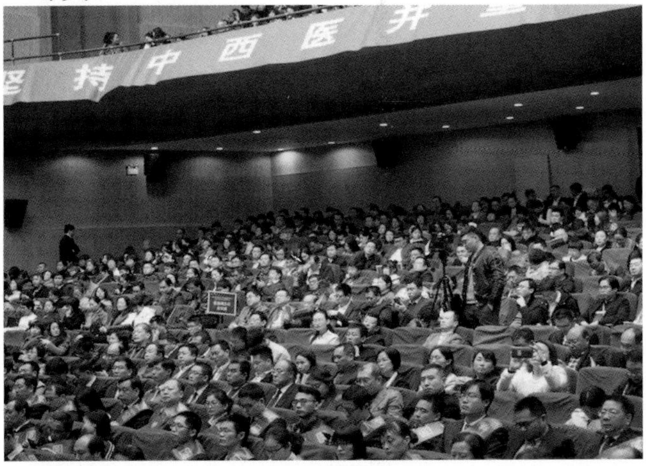

大会现场代表

“‘皮层-咽部-舌根’序贯针刺法治疗脑卒中后吞咽障碍的疗效与机理探讨”等23项科研成果获得中国中医药研究促进会科学技术奖二等奖。“基于‘个性化3D打印技术’提高青壮年股骨颈骨折疗效的临床研究”等31项成果获得中国中医药研究促进会科学技术奖三等奖。

“中医小儿推拿（眼睛）康复保健课题项目”等3个项目获得中国中医药研究促进会国际科技合作奖一等奖。“智能中医经络脉诊仪在国际上的联合研发及应用项目”等5个项目获得中国中医药研究促进会国际科技合作奖二等奖。

会议上，国医大师、中国中医药研究促进会会长张大宁作了题为《谈中医药学对世界贡献的现在与将来》的主旨报告，国医大师李佃贵作了题为《尊古纳今、创新中医》专题报告，全国人大代表、开封市中医院院长庞国明作了题为《中医药科技与中医药规划》专题报告。报告内容引起与会专家和代表的巨大共鸣和热烈反响。

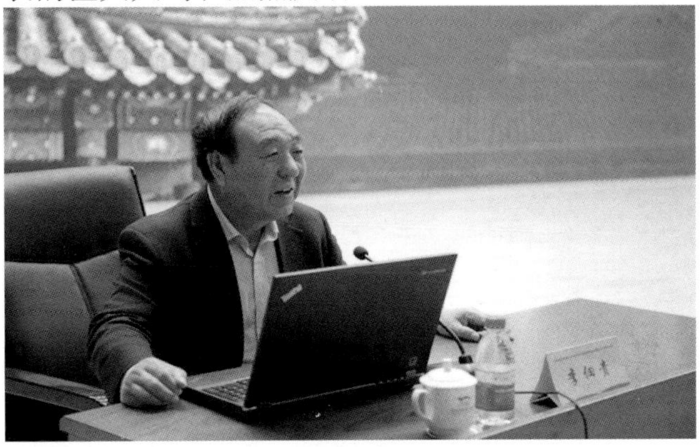

国医大师李佃贵作了题为《尊古纳今、创新中医》专题报告

开幕式结束后，分为三个分会场召开了中西医结合医院建设主题论坛、张锡纯学术思想研讨会、中国中医药研究促进会理事扩大会议及50G大医院网主席（院长）会议。

中国中医药研究促进会2019年理事扩大会议上，张大宁会长作工作报告，总结了医促会2018年工作取得的成绩及2019年的工作安排。

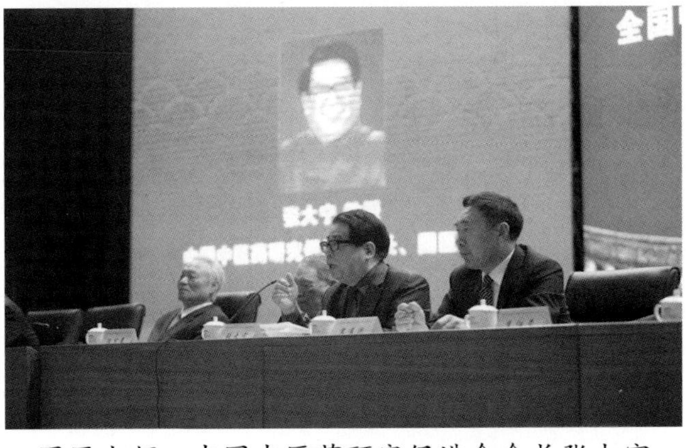

国医大师、中国中医药研究促进会会长张大宁现场讲话

张大宁会长在报告中回顾了 2018 年医促会工作，指出医促会积极服务经济社会和中医药传承创新发展全局，以“党建强会”为统领，认真贯彻落实习近平总书记系列重要讲话精神，特别是关于扶贫开发重要指示。坚持精准扶贫精准脱贫基本方略，在贫困地区实施中药材产业扶贫行动，开展多项中医药产业扶贫工作。强化“质量强会”，打造学术品牌，提高会议质量，增强学术竞争力，全年组织近 80 场学术交流活动，收到超过 3 万篇论文投稿，出版有关专业学科图书 20 余部。完善科技进步奖励奖励机制，加强获奖成果转化与宣传。积极开展中医药公益活动，践行“服务强会”，助力健康中国建设，服务国家外交方针，参与一带一路中医药对外学术交流等方面，取得了丰硕的成绩。

张大宁会长强调，2019 年是新中国成立 70 周年，是全面建成小康社会关键之年，也是中医药振兴发展的重要之年。2019 年，医促会将以深入开展中医药科技建设和科技转化为工作高地，以创新中药材合作社模式对乡村振兴脱贫致富为基层服务，以广泛开展学术交流切实参与健康产业走向一带一路为联动中枢，突出重点，把握关键，展献功能，助力行业，大胆创新，携手共进，力争为建国 70 周年加添中医药事业的一份好成绩。

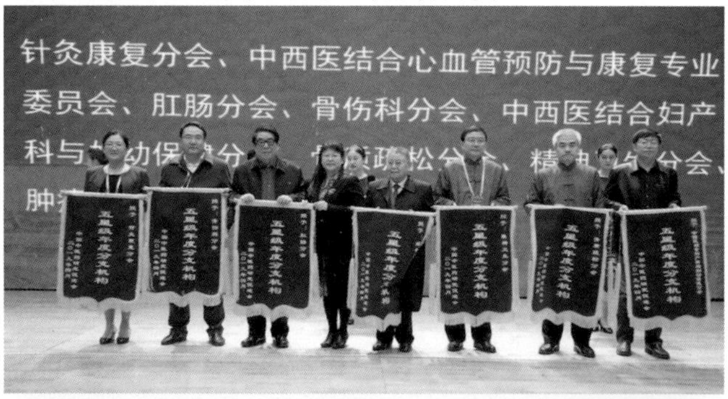

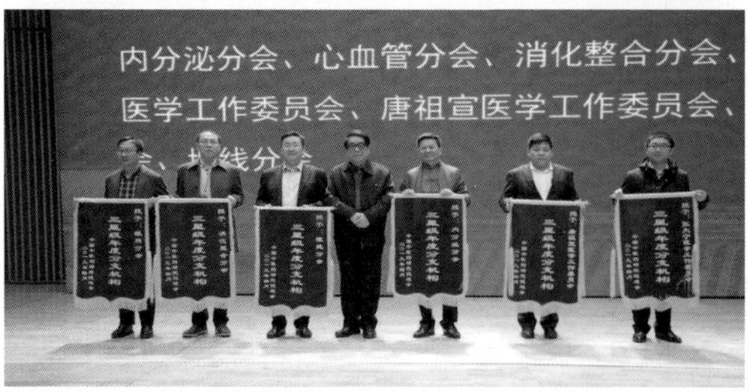

向五星和三星分支机构颁发锦旗

会议上，学术事务处主任王亚煌宣读了《关于表彰 2018 年度星级分支机构、单项先进集体、优秀会长（秘书长、会员）的决定》。会长张大宁和常务副会长兼秘书长高武为受表彰代表颁奖。

会议指出，一年来，全会会员在各自的岗位上为中医药事业忘我工作，做出了积极贡献，涌现出一批典型的先进集体和先进人物。大会向受到表彰的星级分支机构、先进集体和先进个人表示祝贺，并号召全会会员以受到表彰的先进集体和先进个人为榜样，深入学习贯彻习近平新时代中国特色社会主义思想和党的十九大精神，围绕大局、开拓创新，不断提高工作质效，为中国中医药研究促进会各项工作新发展做出积极贡献！

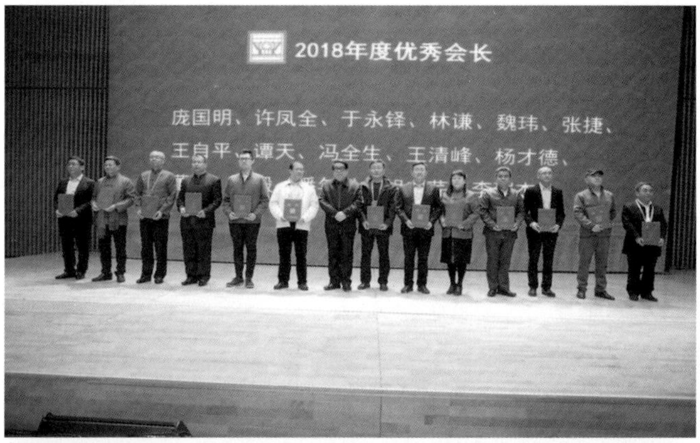

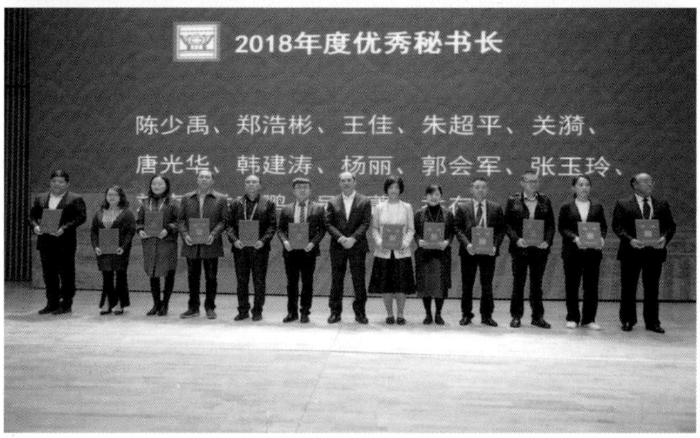

表彰优秀会长和优秀秘书长

14 日上午，与会专家和代表，集体参观了沧州中西医结合医院糖尿病眼病一体化门诊、中西医结合诊疗中心、全科医生培养基地、中药配方颗粒药房和生化试验区。各位专家对沧州中西医结合医院规模、学科影响力给予较高评价，同时希望该院为继承创新发展中医药做出更大的贡献。

本次大会得到了全国促进中医服务大众工作委员会、光明网、50G大医院网全国联盟以及中国红十字会总会事业发展中心等有关单位的大力支持。中国中医药研究促进会各分支机构负责人，科技进步奖获得者代表，50G大医院网全国联盟（院长）成员，全国各地的中医、中西医结合、综合医院，河北省沧州中西医结合医院医联体成员单位，以及新闻媒体等单位代表出席会议。

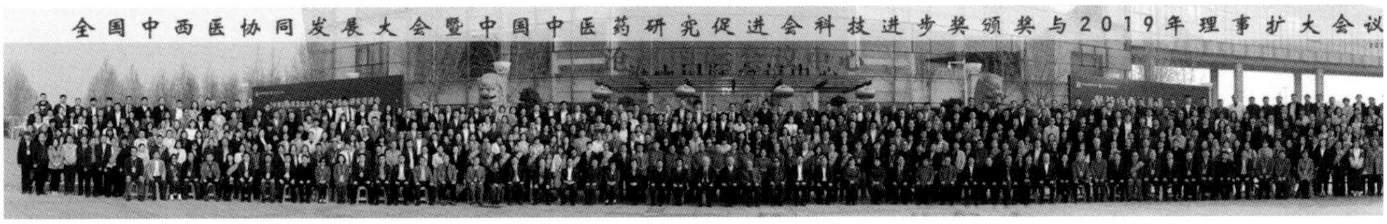
全国中西医协同发展大会暨中国中医药研究促进会科技进步奖颁奖与2019年理事扩大会议

全体合影

余艳红一行赴雄安新区调研 就支持雄安新区中医药事业发展召开座谈会

2019年8月31日，根据国家中医药管理局党组开展“不忘初心、牢记使命”主题教育整体部署，国家卫生健康委党组成员、国家中医药管理局党组书记余艳红一行赴雄安新区调研，就支持雄安新区中医药事业发展召开座谈会。河北省委常委、副省长，雄安新区党工委书记、管委会主任陈刚主持座谈会。

余艳红一行实地考察安新县中医医院，了解基层中医药工作开展情况，对雄安新区中医药发展给予充分肯定，强调要充分发挥中医药特色和优势，进一步完善基层中医药服务体系，提高服务能力，让基层百姓方便看中医，放心吃中药。在座谈会上，余艳红表示，设立雄安新区是以习近平同志为核心的党中央做出的一项重大战略选择，是千年大计、国家大事。国家卫生健康委、国家中医药管理局高度重视雄安新区卫生健康事业特别是中医药事业的发展。国家中医药管理局和中国中医科学院将进一步完善工作机制，优化规划设计，加大工作力度，在中医医疗、中医药科研、人才培养、智能化、中药产业等领域，充分发挥专业优势、人才优势，着力打造新区中医药高质量发展平台。

陈刚代表雄安新区党工委、管委会对余艳红一行的到来表示热烈欢迎。陈刚表示，国家卫生健康委、国家中医药管理局坚决贯彻落实党中央和国务院关于设立雄安新区的重大决策部署，主动服务、全力支持新区的规划建设，为新区的建设发展提供了坚强的医疗卫生和健康保障。中国中医科学院是集科研、医疗、教学为一体的综合性中医药研究机构，深化与雄安新区的务实合作，必将推动新区卫生健康事业高质量发展，在中医药的创新发展等方面起到示范、带动、引领作用。

国家中医药管理局副局长闫树江、局有关部门负责同志，中国中医科学院党委书记王炼、院长黄璐琦，河北省卫生健康委主任梁占凯，新区领导傅首清、吴海军等同志参加相关活动。

2019年中医药十大新闻揭晓

由国家中医药管理局办公室指导，《中国中医药报》社有限公司主办的2019年中医药十大新闻评选活动结果揭晓。

1. 习近平对中医药工作做出重要指示，强调要遵循中医药发展规律，传承精华，守正创新，为实现中华民族伟大复兴的中国梦贡献力量

10月，中共中央总书记、国家主席、中央军委主席习近平对中医药工作做出重要指示指出，中医

药学包含着中华民族几千年的健康养生理念及其实践经验，是中华文明的一个瑰宝，凝聚着中国人民和中华民族的博大智慧。新中国成立以来，我国中医药事业取得显著成就，为增进人民健康做出了重要贡献。要遵循中医药发展规律，传承精华，守正创新，加快推进中医药现代化、产业化，坚持中西医并重，推动中医药和西医药相互补充、协调发展，推动中医药事业和产业高质量发展，推动中医药走向世界，充分发挥中医药防病治病的独特优势和作用，为建设健康中国、实现中华民族伟大复兴的中国梦贡献力量。

习近平总书记的重要指示，为中医药事业在新时代实现新的奋斗目标指明了方向、提供了遵循。

2．中共中央、国务院印发《关于促进中医药传承创新发展的意见》，全国中医药大会在京召开

7 月 24 日，中央全面深化改革委员会第九次会议审议通过《关于促进中医药传承创新发展的意见》，这是中央深改组首次专门审议关于中医药的文件。10 月 20 日，中共中央、国务院印发《关于促进中医药传承创新发展的意见》，这是第一次以中共中央、国务院名义印发的中医药文件。

为贯彻落实习近平总书记的重要指示和中央《意见》，全国中医药大会 10 月 25 日在北京召开，这是第一次以国务院名义召开的中医药会议。会议对 80 名全国中医药杰出贡献奖获得者进行了表彰。

大会召开后，全国各地党委政府主要负责人通过做出批示、主持召开会议研究部署、调研中医药工作等形式，认真学习贯彻落实习近平总书记重要指示、李克强总理批示、孙春兰副总理讲话和全国中医药大会精神，吹响了新时代中医药传承创新发展号角，掀起了贯彻落实大会精神的热潮。

3. 新中国 70 年中医药成就显著，屠呦呦被授予“共和国勋章”

新中国成立 70 年来，中医药事业作为党和国家事业历史性成就的重要组成部分，在中医医疗、保健、科研、教育、产业、文化、对外交流等方面成绩斐然。二十世纪六七十年代，席卷中华大地的“一根针、一把草”的中草药运动，最大程度上保障了亿万农民的生命健康，被世界卫生组织誉为“以最少投入获得最大健康收益”的中国经验。目前，中医医疗机构 6 万余个，中医药行业从业人员 71 万余人，中医重点专科近 1500 个，中医药高等院校 25 所，中药工业总产值近 8000 亿元，中医药已传播到 183 个国家和地区。

9 月 17 日，国家主席习近平签署主席令，授予中国中医科学院研究员屠呦呦“共和国勋章”，国家勋章由全国人大常委会决定、国家主席签发证书并颁授，为国家最高荣誉。11 月，中医药科研领域再添 3 名院士。其中，仝小林当选中国科学院院士，王琦、刘良当选中国工程院院士。刘良是澳门特别行政区首位中国工程院院士。

4.《中华人民共和国基本医疗卫生与健康促进法》强调“坚持中西医并重”

12 月 28 日，《中华人民共和国基本医疗卫生与健康促进法》发布，将于 2020 年 6 月 1 日起施行。作为我国医疗卫生与健康领域的“基本法”，强调“坚持中西医并重”。其中第九条明确：国家大力发展中医药事业，坚持中西医并重、传承与创新相结合，发挥中医药在医疗卫生与健康事业中的独特作用。

5. 传统医学正式纳入国际疾病分类

5 月 25 日，第 72 届世界卫生大会审议通过了《国际疾病分类第十一次修订本（ICD-11）》，首次纳入起源于中医药的传统医学章节，这是中国政府与中医专家历经十余年持续努力所取得的宝贵成果。此举对确立中医药在世界医学体系中的地位和作用有重要意义，有利于中医药国际交流与合作，促进中医药与世界各国医疗卫生体系融合发展，为世界各国认识中医药、了解中医药、使用中医药奠定基础。

6. 国家中医药局坚持以人民为中心，开展“方便看中医，放心吃中药”主题教育专项行动取得实效

在“不忘初心、牢记使命”主题教育活动中，针对制约中医药发展的重点难点问题、群众反映的热点关切问题，国家中医药管理局开展“方便看中医，放心吃中药”主题教育专项行动。8 月，《关于方便群众看中医进一步改善中医医院服务的通

知》印发，推出便民就医导航平台，汇总了全国所有中医类医疗机构覆盖31个省份392个国家临床重点专科和1815名中医药专家数据信息。方便群众随时随地获取到真实权威的就诊信息，人民群众的中医药获得感不断提升。

《中国中医药报》创刊30周年之际，工业和信息化部首个区块链技术中医药应用实验基地在《中国中医药报》社有限公司挂牌，并以此为依托，以党建扶贫+区块链技术中医药应用，协助阜平县中医医院互联网医院建设启动。

7. 医联体建设坚持中西医并重，国家卫生健康委、国家中医药局发文强调“三个不得”

7月29日，国家中医药管理局和国家卫生健康委联合印发《关于在医疗联合体建设中切实加强中医药工作的通知》，要求推进中医医院牵头组建多种形式的医联体，促进中医药优质资源下沉基层。针对目前部分地区一些不当做法，《通知》明确提出“三个不得”，即在医联体建设中不得变相地取消、合并中医医院，不得改变其功能定位，不得以各种理由在事实上削弱中医医院建设，以确保在医联体建设中中医医院只强不弱，更好地满足人民群众的中医药服务需求。

8. 全球首个中医药循证医学中心成立

3月12日，受国家中医药管理局委托、由中国中医科学院筹建的中国中医药循证医学中心在京揭牌成立。这是全球首个中医药领域的循证医学中心，将借助中国中医科学院的专家优势，联合国内各大科研机构，为中医药的有效性和安全性提供依据。该中心把循证医学跟中医学特点有机结合并付诸临床实践，将极大提高临床诊疗水平，还将为中医药学证明自身医学价值、跻身于世界科学体系提供舞台和机会。

9. 中医药扶贫深入开展，助力打赢脱贫攻坚战

2019年，国家中医药管理局继续把中医药扶贫工作摆在突出位置，全面动员，深入推进。实施《中医药健康扶贫行动计划（2019—2020年）》，实现686家贫困县中医医院对口帮扶全覆盖，投入7.14亿元支持714个贫困县县级中医医院提升服务能力。实施专项工作方案，加大对“三区三州”扶贫工作力度。扎实推进中药材产业扶贫行动计划，带动贫困地区生态种植、绿色发展、产业结构优化。4月，国家中医药管理局定点扶贫的五寨县正式脱贫摘帽。

10. 中国公民中医药健康文化素养水平持续提升

2019年中医药健康文化传播势头不减，中国公民中医药健康文化素养水平持续提升。12月，国家中医药管理局发布的最新调查结果显示，中国公民中医药健康文化素养水平达到15.34%，提前两年实现了中医药文化建设“十三五”规划目标。

2019年，电视连续剧《老中医》、纪录片《本草中国》第二季热播、中医药版《生僻字》等中医药文化作品引起广泛关注和传播。中国北京世界园艺博览会首次设立唯一以中草药文化为主题的园艺展园——百草园，中医中药中国行走进世园会，吸引了大批群众参观。

国医年鉴

GUOYI LIANJIAN

2020

中医药名人榜

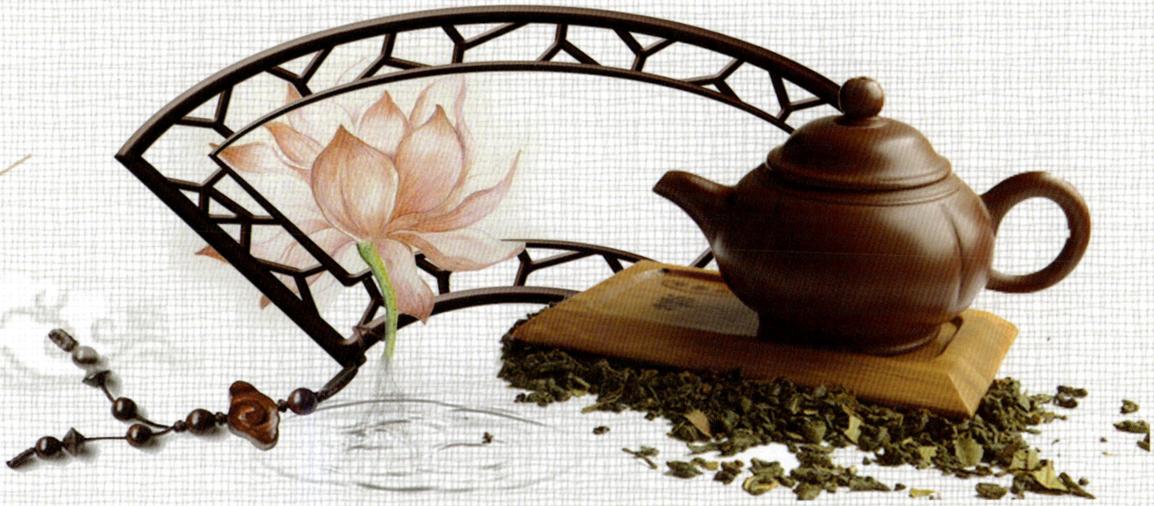

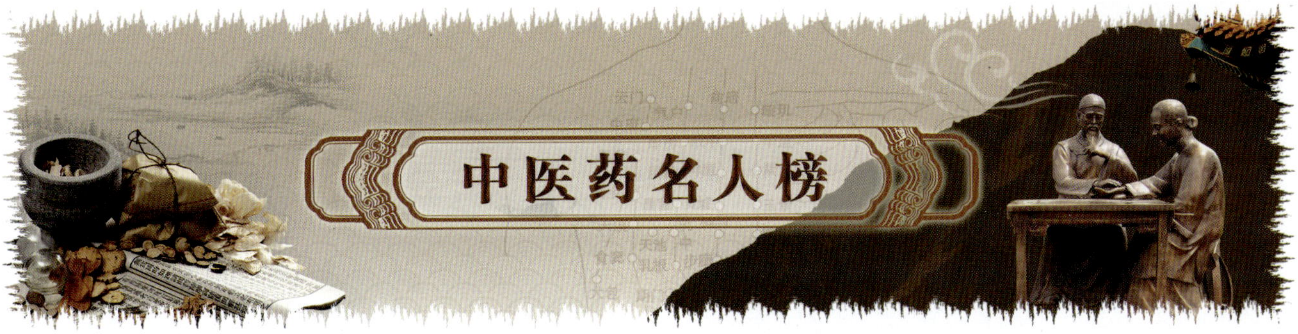
中医药名人榜

王有联

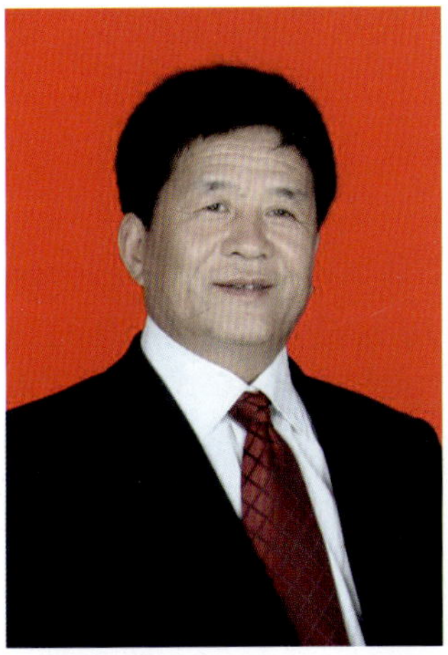

名人小传

王有联，1957年出生，陕西周至人。生命律动养生法（原名“中华脊柱保健操”）创始人，“姓名声源性疾病”创建、研究和应用第一人，汉语言组合声波研究学创始人。现任西安汉语言组合声波研究所所长，西安脊柱运动康复研究所所长，广东省国际生命科学基金会专家咨询委员会顾问，陕西省老教授协会医疗卫生专业委员会特聘教授，陕西省老教授协会脊柱运动康复专业首席专家委员。

学术经验

王有联专注人体生命科学领域研究探索近40年，取得了全新科研成果——“生命律动养生法”和“姓名声源性疾病”，并应用于实践，逐步帮助众多病患者走上健康之路。

在脊柱运动健康的学科领域，不断探索、研究、实践，使脊柱运动康复形成相对完善的体系，并成立西安周至脊柱运动康复研究所。生命律动养生法的创编，以周易理论“人身虽小，暗合天地”为法则，以老子哲学思想“人法地、地法天、天法道、道法自然”作准则，通过人的腕、肘、肩、胯、膝、踝、颈、胸、腰九个不同的运动支点，以人体每一个单体运动带动全身整体性运动，达到九九归一，全身整体协调统一，达到自愈修复之目的。实践证明，习练生命律动养生法是提高人体自身免疫功能，增强自愈康复的最佳途径及方法。

姓名文字组合声波的波动不仅对身体本身产生影响，还对人的性格、心理等方面产生影响，从而对个人的事业、家庭等诸多方面都会产生深远影响。

主要成果

1991年至1995年，王有联先后在武功、兴平、周至等十多个地区传授生命律动养生法，受益群众和治愈的患者集体赠予王有联“一代奇才”　“患者福星”的多项荣誉称号。

2007年成立西安周至汉语言组合声波研究所。

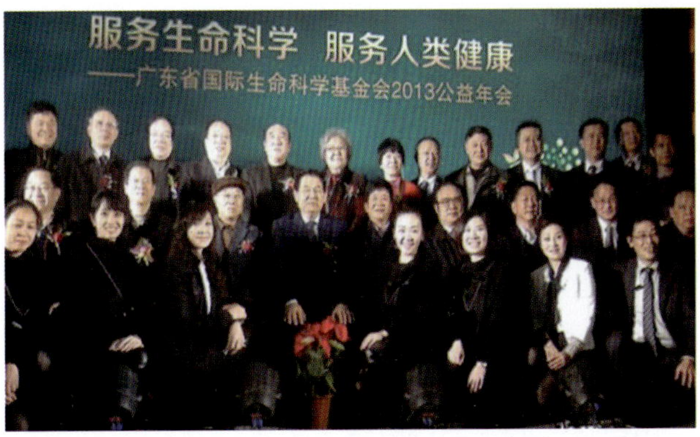
服务生命科学　服务人类健康
——广东省国际生命科学基金会2013公益年会

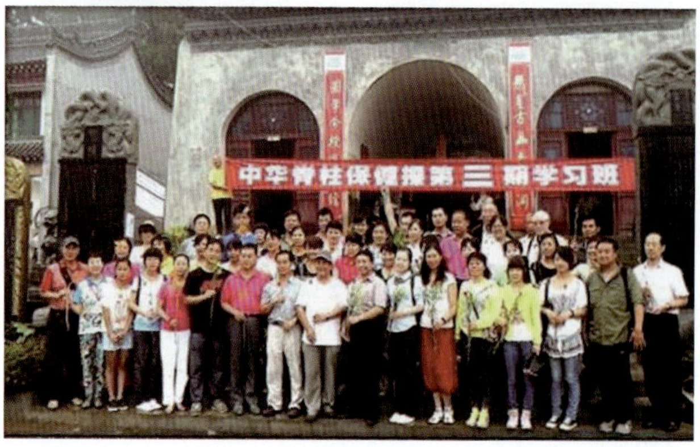

2008年1月，《中华晨报》头版报道西安汉语言组合声波研究所所长王有联，评为“倡导和谐声音 构建和谐社会”的荣誉称号。

2009年《西部探索》纪实报道了王有联，“揭示语言声波的奥秘 造福人类健康”的方法。

2009年荣获科教兴陕十五辉煌系列活动组委会颁发的“辉煌十五有突出贡献人物”荣誉称号。

2009年第六届中华脊柱医学论坛，被评为“2009年度•脊祥中华•产业领军”一号人物。

2010年5月被脊柱医学行业等六部门评定为“年度产业领军人物”。

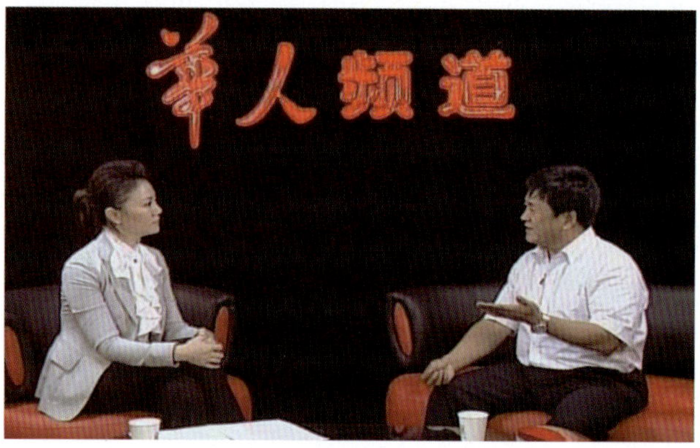

卢彩艳

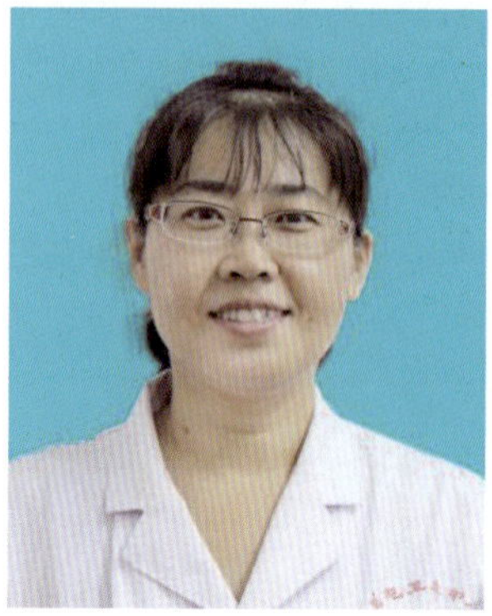

名人小传

卢彩艳，女，生于1972年6月8日，籍贯陕西清涧人，中医全科副主任医师，现任朝阳区六里屯街道八里庄南里社区卫生服务站站长。

1996年6月毕业于陕西中医学院，毕业后分配到陕西省清涧县创伤医院工作，2006年晋升为主治医师。2007年1月至今，先后从事社区妇保、健康教育、社区的慢病管理和治疗、老年体检，家医签约的工作等，尤其擅长全科医疗工作，在高血压、糖尿病的诊治方面，积累了丰富的经验。2018在上级中心（六里屯社区卫生服务中心）承担中医类别全科规范化培训基层实践基地的任务，同年担任带教老师，指导学生学习中医全科方面的规范化治疗和慢病管理。

学术经验

始终坚持中医辨证论治，坚持中医四诊，在诊治患者中认为“百病以脾胃为先”“内伤脾胃，百病由生”“脾胃是后天之本，气血生化之源”，治疗疾病，扶正固本，注重脾胃为先，脾胃和、气血足才能邪不干正。临床中擅长运用“六君子汤加减”调理脾胃，健脾益气，化痰祛湿，用以治疗脾胃虚弱症状。

坚持调畅情志，因现代人们生活节奏快，压力大，容易导致肝气郁滞，肝火上炎、肝阳上亢，有许多高血压患者肝阳上亢型以血压持续升高、急躁易怒、面红耳赤及头晕耳鸣等为主要的临床表现，使用天麻钩藤汤加减方对其进行治疗。天麻具有平抑肝阳、祛风通络、息风止痉等功效，钩藤具有清热平肝、息风定惊等功效，石决明具有平肝潜阳、清肝明目等功效，牛膝、益母草具有活血利水、引血下行等功效，桑寄生具有补肝益肾等功效，夜交藤、茯神具有安神宁心等功效，山栀子、黄芪、杜仲具有滋养肾气等功效。诸药合用具有补肝益肾、清热活血、平肝息风等功效，可有效地降低其血压的水平，稳定其病情。

主要成果

2009年被北京市朝阳区公共卫生管理委员会聘为“朝阳区健康科普讲师团”讲师，2012年、2013年、2014年，担任北京协和医学院本硕博连读学生“社区医疗实践”带教工作，在3个月带教工作中积极引导和传递社区医疗工作，并在2014年获得了北京协和医学院“最佳带教老师”称号。

在国家核心期刊发表3篇论文，省级医学期刊发表3篇论文：

《内蒙古中医药》2014年23期“中医治疗痰热型咳嗽的临床效果观察”

《当代医学》2015年03期“中医治疗偏头痛性眩晕的临床效果研究”

《当代医药论丛》2019年07期“使用天麻钩藤汤加减方对肝阳上亢型高血压患者进行治疗的效果研究”

《当代医药论丛》2019年08期“使用温阳化痰穴贴治疗慢性支气管炎的效果研究”

《当代医学》2019年05期“星蒌承气汤对痰热腑实证脑梗死患者神经功能和日常生活活动能力的改善效果分析”

《当代医学》2019年05期“五味消毒饮联合龙胆泻肝汤对带状疱疹患者后遗症神经痛及IL-6、IL-10的影响分析”

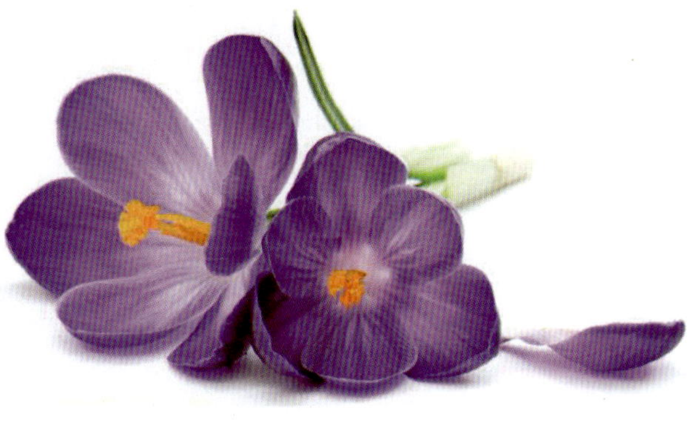

朱勉生

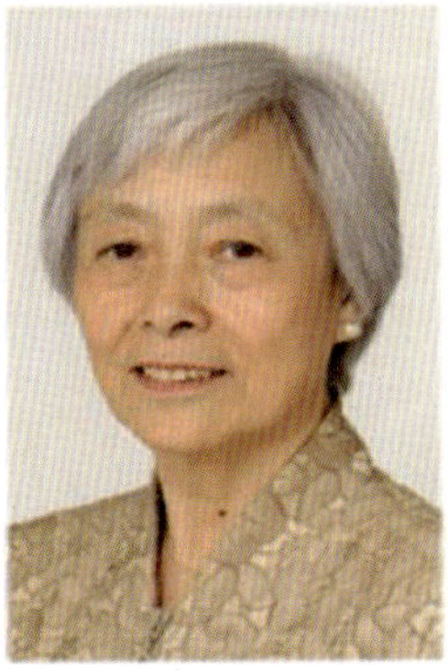

名人小传

朱勉生，1976年毕业于云南中医药大学。1978年北京中医药大学任应秋教授首届研究生，法国达芬奇医学院科学博士。主任医师，北京中医药大学博士导师，云南中医药大学终身教授，昆明医科大学名誉教授。云南省朱勉生专家/院士专家工作站建设专家，第六批全国名老中医药专家传承工作室指导专家。

1987年应欧洲著名汉学家热尔奈院士邀请赴法兰西科学院参与远东古代科学技术研究小组工作。1990年起担任巴黎第十三大学达芬奇医学院中医主讲教授，同年担任法中糖尿病专家委员会中医专家。1997年同法中糖尿病专家委员会主席阿达理教授和达芬奇医学院医学人类学专家玛德合素教授创立达芬奇医学院中医部（DUMETRAC）并担任教学主任，学员在此学习可获得中医文凭。之后又筹备和参与创立了巴黎第六大学居里医学院中医部（DUPRAC），同样可给学员授予中医文凭。

担任国家中医药管理局对外交流合作专家委员会委员。在世界中医药学会联合会任职：副主席、教育指导工作委员会副会长、高级专家顾问委员会秘书长、科技发展委员会副会长、知识产权保护工作委员会副会长。全欧洲中医药专家联合会主席。世界中医药学会联合会国际名师带高徒专家。

获奖概况：1986年获得第一届任应秋教育奖。担任《中医基本名词术语中法对照国际标准》责任主编于2011年获得世界中医药学会联合会第四届国际中医药贡献奖。2017年法国总统授予法国荣誉军团骑士勋章。

学术经验

在任应秋教授严格督导下对中医经典和各家学说下过刻苦功夫。临床拜师云南名医李幼昌、戴慧芬；跟随伤寒大家刘渡舟、温病大家赵绍琴、针灸名师张世雄、高立山等，打下扎实的临证基础。

40余年在临床和教学恪守“背靠经典，面对当代；守正创新，惠泽东西”的原则，在综合运用中药、针灸治疗当代欧洲疑难杂症、推介中医养生学和在欧洲高等医学教育领域创设中医教育等方面取得突出成绩，在国内外业界享有盛誉。

以针灸临床为例。在古代按时取穴方法的基础上，吸取西医和其他医学的新理论新经验，总结提出“时空针灸学”，以调构个体性气场为优势，擅长治疗癌症、心身疾病（例如抑郁症、焦虑症）、免疫性疾病、内分泌疾病（例如糖尿病、甲状腺疾病）、不孕不育症以及各种痛症等等，获得满意的即时效应、后续效应和长期效应，备受欧洲患者欢迎。时空针灸学有两大创新点，其一是“时间穴位的记忆功能”，其二是“空间穴位的同构功能”。时间穴位的记忆功能，突破了传统按时取穴仅仅用于就诊时穴的局限，将当代疾病谱中引起疾病的五大原始因素（精神心理刺激、自然灾害、意外事故、误治或者过度治疗、先天性因素）的相关时穴，作为清理病源的时间穴位来用，使得中医“治病求本”“上工守神”在针灸临床得以实施。空间穴位的同构功能，是在分析每一种古代按时取穴方法构成原理的基础上，将这些原理作为一个底盘来组织相应的穴位群组，使得按时敏感穴位得到进一步的激励支持。时间穴位和空间穴位二者结合发挥出一种特殊的增效作用，例如纳子法的时间敏感穴位，是在营气一日运行十二经脉五十营的基础上产生的，营气运行离不开任督二脉和阴跷脉（女性）阳跷脉（男性）的隐性介入，所以纳子法的空间穴位首先要运用十二正经经过经的穴位（大通经或者小通经）；第二要区别男女，男用阳跷脉交会穴申脉，女用阴跷脉交会穴照海；第三要用任督的大椎和天突；第四用激发营气的中脘、气海。这样综合有序地将时间穴位和空间穴位合为一体，比起单独运用时间穴位的疗效是大不一样的，它在构建气场运用能量的层面上，将古代按时取穴方法提高到能量治疗学的水平，从而获得“无问其病，以平为期”的优质疗效。2017年开始在云南省肿瘤医院开展了中国、法国、西班牙三国专家联合制定方案，运用时空针灸灵龟八法改善早期乳腺癌化疗不良反应的临床试验，将中医临床“因人因时因地因病而宜”的治疗特点，原原本本地组织进临床试验全过程，并且实现了临床流程的程序化和数字化，迈出了针灸临床试验“返璞归真”现代化的重要一步。

主要成果

制作时空针灸纳子法、纳甲法、灵龟八法和飞腾八法罗盘，获得国家专利。出版两部时空针灸专著，发表20余篇相关论文。通过云南省朱勉生专家/院士工作站、北京中医药大学、世界中医药学会联合会和世界针灸联合会的国际学术大会，有力提升了时空针灸在国内和国际针灸界的影响力。

发表10余篇中医国际教育论文，在参与编辑国际中医教材的全过程中，坚持按照中医学原创设计符合国际需求的教学计划和编辑相关教材。

遵照中医学“天人相应”理论内核，将道家养生术同藏象学说、经络学说、病因病机学说、治疗预防理念及主要方法融为一体，创编以《黄帝内经•素问》第22篇篇名命名的 “藏气法时功”。藏气法时功整套功法作为达芬奇医学院、居里医学院西医学习中医的开篇和考试课程，用特别方式彰显“体验医学”同“实验医学”对人体的认知、对健康以及疾病的认识和处理的根本不同。巴黎中国文化中心成立以来，将藏气法时功作为养生项目重点推广，获得法国社会各界高度赞扬，被誉为“在法国文化和医学环境里创编的中国道家养生术精品”。

刘 勇

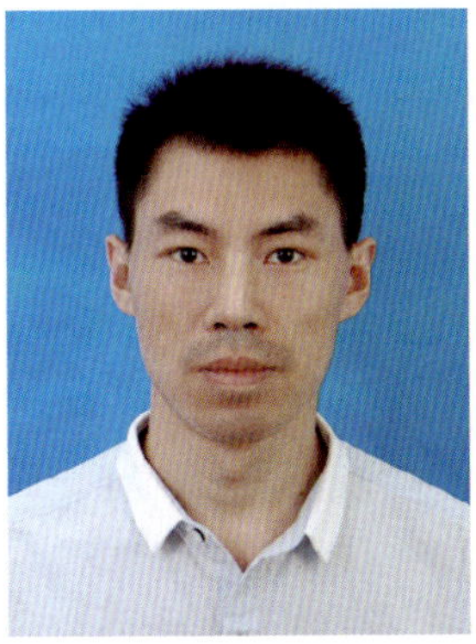

名人小传

刘勇，笔名无疾，主治中医师、执业中药师。毕业于广州中医药大学中医学专业。幼承家学，全国名中医苏宝刚教授入室弟子，先后师从多位中医名宿，尽得名师真传，广采百家，衷中参西，在浩瀚的岐黄之路得以心悟，酌古准今，颇得仲景微法。现任湖南中药大学第一附属医院（风湿免疫科）医生。社会兼职称：湖南省健康服务业协会中医专业委员会委员，湖南省针刀专业委员会委员，湖南省针灸学会会员，中医药特色疗法学术委员会委员。2017年当选中国医师协会全国百佳好医师。

刘勇与考入中医院校才开始学习中医的学生不同，他从小就喜欢中医中药，并常以草药换零花钱为乐趣。自幼在家中见到一本本医书，从小外公就教他背读药性赋、道德经、三字经等书籍，告诉说“学好这些今后好立世谋生”。也因自己身体缘故，儿时曾多次被中医中药从危急病况中救治回生，因为这样的机缘，使他对传统文化及中医中药学极其痴迷，并告诉自己今后一定要做一个能为他人治病的大夫。就是这样的梦想，高考第一志愿报的就是中医院校。1999年考入广州中医药大学，满怀憧憬地开始了中医的学习。令人遗憾的是，课堂里学了几年，临近毕业，自己的实际能力与理想却有较大的距离。直到大学最后一年的后半学期，机缘巧合认识了我的中医临床启蒙老师黄天贵医生。他是川蜀名医陈潮祖中医的大弟子，师曾这样评价黄老师：“黄师最善于用寻常之品，起重疾，却顽疴，就诊者塞门壅户”。在黄老师那里，我开始建立了对中医的信心，也开始给人看病开方，体会到了“学而时习之”的乐趣。后辗转到北京求学进修，认识了我的恩师北京中医药大学苏宝刚教授，全国名老中医，原《金匮》教研室主任，北京中医药大学当代五老之一，著其《金匮要略讲义》刘渡舟教授的入室弟子、衣钵传人。苏教授从事中医急诊和重症的研究五十余年，一直工作在临床的第一线，对学生要求极严，却又情如父子，学生感念师恩，每觉温馨不已！ 有时因门诊患者较多，记录病例时字迹十分潦草，会被老师痛批一顿。苏老要求学生西医功底一定要扎实，认为西医学好了，有利于更好地学习中医。在苏老的谆谆教诲之下，刘勇开始了中西汇通之路。2010年，在上海参加了李可老中医的名医传承工作室，有机会与李老和众位师兄学习交流李老的学术思想及经验，在有毒中药的使用和大剂量用药上有了新的认识，使自己的处方有了力度。回到南京后，专心做中医门诊，半日临证，半日读书，期间又研究了傅山、东垣、日本汉方医家学术思想及经验，衷中参西，临床疗效得到了很大的提升。

主要成就：

1. 参与编辑著作3部《中西医结合临床用药与研究》《中药炮制的研究现状与发展思路》《实用中药学》，在国家级刊物上发表论文10篇。

2. 临床经验，临证15年，运用传统中药剂型（汤、膏、丹、丸、散、酊），医诊数万名患者，以良好的疗效及服务赢得患者好评。擅长：中医内科、中医男科、中医女科、类风湿性关节炎、痛风、骨关节炎等疾病的调理与治疗。

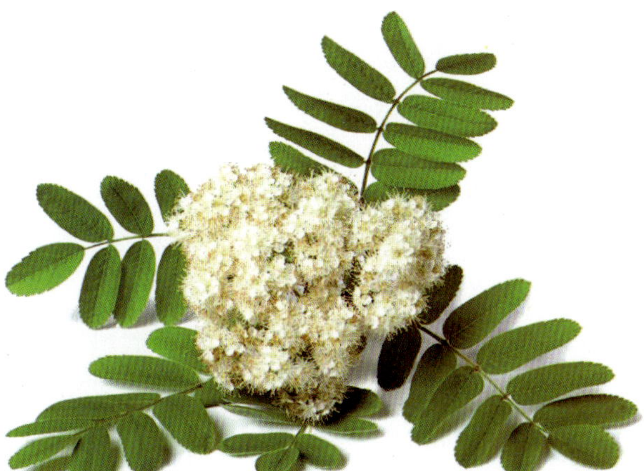

刘南萍

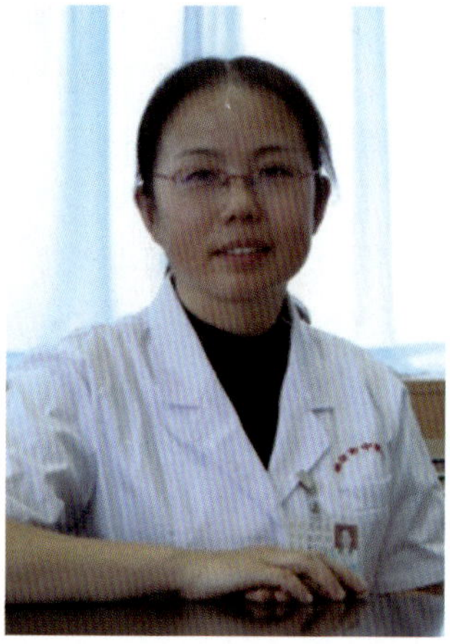

名人小传

刘南萍，主任医师，教授，1989年毕业于山东中医药大学中医系，在职硕士，现任潍坊市中医院儿科主任，主任中医师。师从全国名老中医张奇文教授及北京东直门医院儿科徐荣谦教授，系齐鲁医派潍坊蒯氏中医儿科第五代传人及“臣字门”第七代传人之一，师授医名“刘世臣”。兼任中国中医药促进会综合儿科分会常务理事、中医儿科共同体常务委员、中国医药卫生协会中医儿科文化分会常务委员、中国中医药高等教育研究会儿科分会理事，山东省医师协会中医儿科医师分会常委，潍坊市中医儿科专业委员会副主任委员，第一届潍坊市新生儿专业委员会副主任委员，山东中医药大学、潍坊医学院兼职教授，潍坊市首届优秀中医学科骨干，潍坊名医。先后进修于北京中日友好医院儿科、北京大学第一医院新生儿科、北京东直门医院徐荣谦名医工作室，中西医理论基础扎实，临床经验丰富，在急危重症的抢救工作方面更是卓有建树，更好地做到了中医理论与临床工作的结合，中医与西医的结合，内治与外治的结合，擅长中药治疗小儿发热、咳嗽、哮喘、过敏性鼻炎、扁桃体及腺样体肥大、抽动症、遗尿症、鞘膜积液、生长发育迟缓、过敏性紫癜、新生儿黄疸、肺炎等疾病，以及推拿治疗小儿发热、哮喘、腹泻、抽动症等。

1989年至1991年任山东省潍坊市潍城区康复医院住院医师；1991年至2004年历任山东省潍坊市市立二院住院医师、主治医师、副主任医师，兼任医院团总支书记，2004年至2011年任潍坊市中医院儿科副主任医师兼儿科副主任，2011年至今任潍坊市中医院儿科主任医师，2019年兼任潍坊市中医院总院区儿科主任。所带领的儿科团队继承和发扬了老一辈中医儿科名家之精髓，结合现代医学之精华，走出了一条以中医特色为主、中西医结合协同发展的新路子。现成为集中医医疗、教学、科研为一体的综合性学科，为山东省省级重点专科。是齐鲁医派蒯氏中医儿科建设单位。近年来经常深入学校、社区、幼儿园及做客当地电视台、广播电台进行中医药科普宣传工作，是当地颇具影响力的中医儿科专家。

学术经验

毕业后一直从事中西医结合医疗、教学、科研工作，对技术精益求精，主要研究方向：中西医结合临床呼吸、消化及新生儿疾病。重视望诊在儿科疾病中的应用，特别提出观鼻翼外形的软硬辨疾病的急缓，并鼻黏膜的色泽辨寒热的治疗思路；重视调理脾胃，在儿科难治性咳喘、荨麻疹、夜惊等疾病治疗中的重要性。提倡预防保健，重视小儿生生之气，对疾病治疗强调“三分医药，七分调理”。善用外治法，开发了针对发热、咳喘、口疮、便秘、厌食、积食、湿疹、汗证、遗尿等疾病的多种中药外敷疗法，开展集中西药内服、穴位贴敷、中药灌肠、针灸推拿、刺络放血、拔罐、耳穴压豆等内外治法为一体的特色治疗。针对儿童偏颇体质的调理，开发了体质辨识软件系统应用于临床。特别是针对部分易感儿及反复咳喘患儿，在每年三伏、三九均开展体质辨识并进行穴位贴敷治疗，以提高患儿免疫力，调节患儿体质。临床中异功散加减治疗小儿颈部淋巴结炎、五苓散加减治疗鞘膜积液、加味芎蝎散治疗过敏性咳嗽，善用柴胡汤剂系列治疗临床发热、咳嗽、不寐等。

主要成果

刘南萍教授先后主持了3项潍坊市科技局科研课题:2009年11月《寒喘颗粒对于小儿难治性哮喘NE、IL-8的影响》、2011年10月《清肺化痰糖浆与血清ECP、IgE含量水平相关性的研究》、2018年7月《散结化痰缩腺方治疗儿童腺样体肥大的临床研究》；其中《寒喘颗粒对于小儿难治性哮喘

NE、IL-8的影响》《清肺化痰糖浆与血清ECP、IgE含量水平相关性的研究》获得潍坊市科技进步奖2等奖。

先后在2000年8月《山东医药》发表“线粒体脑肌病1例”、2000年10月在《临床误诊误治》发表“发病急骤的婴幼儿糖尿病酮症酸中毒”、2001年6月在《中国当代儿科杂志》发表“近亲结婚致Ⅰ型糖尿病1例”、2002年8月在《中国糖尿病杂志》发表“婴幼儿糖尿病酮症酸中毒合并肺透明膜改变二例”、2008年9月在《山东中医药大学学报》发表“寒喘颗粒对于小儿难治性哮喘NE、IL-8的影响”、2010年5月在《潍坊医学院学报》发表“清肺化痰糖浆对肺炎支原体感染所致小儿哮喘血清ECP、IFN-γ的影响”，以及参会论文“臣字门”学术流派传承模式的历史演变”“望鼻在过敏性鼻炎辨证分型中的应用”“徐氏“平喘按摩法”治疗儿童支气管异物1例”等10余篇有价值的文章。

参与出版2019年《徐氏小儿按摩经》《儿科护理学》,2020年《儿童体质学》《徐老临证医案集萃》《亚健康咨询师培训教材》5部学术专著。近年来，积极参与中医药科普宣传工作，经常深入校园、幼儿园、社区等进行健康宣教，是当地颇具影响力的中医儿科专家。

张国豪

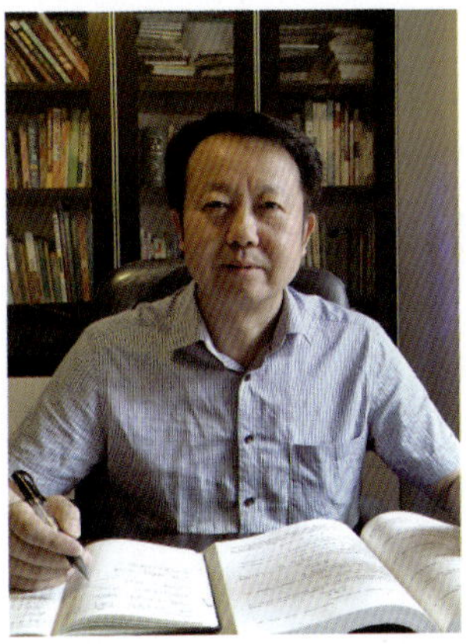

名人小传

张国豪，主任医师，教授，医学博士，博士后，遵义医科大学硕士研究生导师，贵州省名中医，遵义医药高等专科学校特聘教授，学科建设组专家，贵州省第二批名中医药学专家学术经验继承工作指导老师，中国中医药研究促进会优秀会长；中国国际医疗健康产业高峰论坛组委会评为建国七十周年中医药传承贡献奖；成都中医药大学医学博士；中国中医科学院广安门医院中西医结合专业博士后，贵州茅台集团医院院长；遵义市中西医结合学会常务理事，遵义市医学会内分泌专业委员会副主任委员，遵义市医学会消化专业委员会副主任委员；贵州省中西医结合学会常务理事；贵州省中西医结合学会诊断专业委员会副主任委员；中国中医药信息研究会中药调配与监测分会副会长；中国中医药促进会治未病与亚健康分会副会长；中国中医药协会药酒专业委员会常务副主任委员。

学术经验

毕业后一直从事中西医结合医疗、教学、科研和保健预防工作32年来，精研学术和临床，是贵州省著名中医药专家，接诊病人近20万人次，主要研究方向有：中医、中西医结合治疗妇科疾病（月经不调和子宫肌瘤）、内分泌疾病（糖尿病）、皮肤病（面部蝴蝶斑）及慢、特病的诊疗与预防，并具有较深的造诣。总结出了一套系统的辨证论治理论方法，疗效显著，善于从“痰瘀湿”立论治疗皮肤病和慢、特病及妇科病，“泄痰”“化瘀”“渗湿”三法合一，在防治慢特病方面研制出系列方剂，临床疗效显著，总有效率90%以上，探索出了一套治未病的理论体系和临床诊疗方案，为中医药大健康中国的未病先防探索出了行之有效的途径。

在中国药酒方面有较深入研究，主持了“适量饮酒对胰岛素代谢影响的作用机理研究”“白酒对肠道菌群稳态和黏膜免疫的影响及其对幽门螺杆菌作用机理的研究”“寿星宝保健酒抗衰老作用机理研究”等项目，为健康饮酒和饮健康酒作了较深入探索，开创趋利避害、健康饮酒新思路。

主要成果

培养了七名硕士研究生和二名师承弟子。

作为副主编编写了国家卫生健康委员会十二五、十三五规划教材《药事管理与法规》；国家十三五创新教材《中医药学概论》；作为主编编写了《揭开艾滋病神秘的面纱》《古今解酒醒酒妙方》；参加编写了《经典名方在艾滋病治疗中的应用》；主持和参与省部级、厅局级纵向课题10项，在各级学术期刊发表论文30余篇。

林于慧

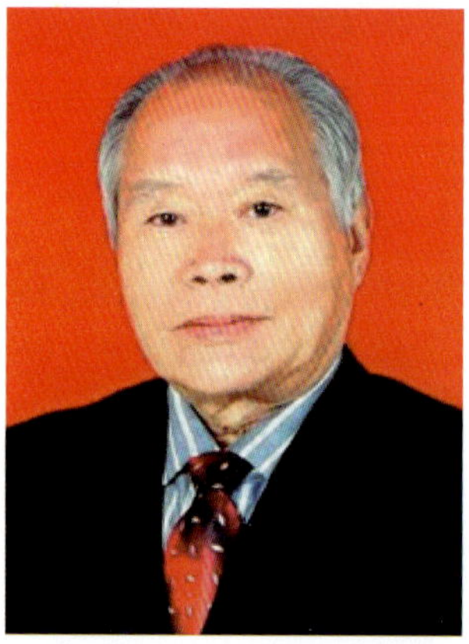

名人小传

林于慧，1943年生，福州市闽清县人。1966年毕业于福建医学院医疗系本科。高级全科中医师、流行病学主任医师、中国科学家协会会员、香港科学院医学顾问、国际中西医药业协会客座教授、福建省科普专家报告团巡讲员、中医博士、教授，全国卫生产业企业管理协会医药技术开发专业委员会专家委员、中国医药教育协会会员、国医网健康顾问、中国管理科学研究院学术委员会特约研究员、北京林于慧国际医药究院院长，曾任闽清六都医院院长，闽清县卫生防疫站书记，兼任中华医学会闽清分会常务副会长，《中华医药报》高级撰稿人，北京中科同济医学研究院院长，内科副主任医师，外科主治医师。

学术成果

林于慧对中西医结合治疗疑难杂症成效突出，其在内科、外科及中西医结合方面理论功底深厚，临床经验丰富，比较突出的有：“小切口阑尾切除术”“胃肠单层吻合术”“针麻原理辨证探讨”“肾周围性肾功能衰竭诊治”“巨大肝癌切除术”“显微输卵管吻合术”“中西医结合治疗顽固性头痛”等。中西医结合治疗急腹症、蛇伤、针麻三项科研成果获省卫生厅集体荣誉奖，尤其在不孕不育症的诊治及老年性慢性疾病的防治方面有突破性进展。1982年因业务工作成绩突出被评为福建省卫生系统先进工作者，在国内外发表多篇学术论文，比如：[1]林梅,林于慧,刘康培. 中西医结合治疗顽固性头痛[C]、中国中西医结合学会（CAIM）、世界中西医结合大会论文摘要集、中国中西医结合学会（CAIM）:中国中西医结合学会,1997:173.[2]林于慧,许传流.肾周围慢性脓肿致肾功能衰竭1例报告[J].福建医药杂志,1988(01):57-58.[3]林于慧,汪国珍.回肠憩室1例报告[J].福建医药杂志,1983(01):52-53。多篇论文在学术活动中被评为一等奖、二等奖，《小切口阑尾切除术》获国际金奖。出版个人专著《医海深深》一书，将毕生经验奉献社会。综合业绩参加全国首届“华佗杯”成就展，获突出贡献奖，被国家医学教育发展中心授予《共和国名医专家》称号。其悉心钻研祖国医学，发掘几年古典医药学精华，勤于实践总结，独创《林氏体能测试法》《五步诊断法》《三秒钟快速诊断法》，应用于临床，丰富了现有的医学诊断法。近期献出50多年研制成的验方《林氏感冒茶》，经国家相关部门批准为食字号，《林氏感冒茶》组方简单、服用方便、见效快速、价格便宜、纯中药无副作用、适应人群广，对流行性感冒的预防和普通感冒的治疗将发挥重要作用，是一项很好的民生事业，即将投产上市；其人体疾病反应点生物电脉冲点按器，现已注册国家发明专利号。

林天东

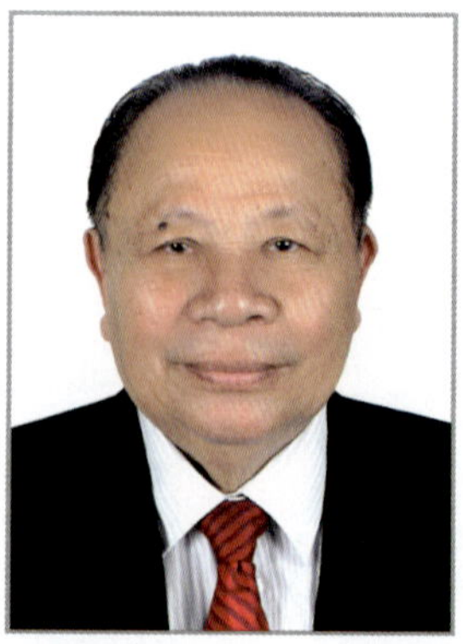

名人小传

林天东，字世光，主任中医师，原海南省中医院院长，获国务院特殊津贴专家，首届全国名中医，全国百名优秀医院院长，国家第三、六批名老中医药学术继承导师，全国中医优才导师，联合国医疗产业委员会主管专家，世界无边界生殖咨询专家，全国老年病、不孕不育、黎族医药学术带头人，海南省中医院首席中医专家，广州中医药大学教授，海南医学院教授，广东珠海市中西医结合医院高级顾问，博鳌超级中医院特聘专家；曾任中华中医药学会常务理事，中医药学会老年病学会副主任委员，中华中医药学会民间特色诊疗技术研究会副会长，中国民族医药学会黎医药学会会长，海南省医学会秘书长，海南省中医药学会秘书长，海南医学杂志常务副主编，中国热带医学副主编。

荣获“建国70周年全国中医药杰出贡献奖、中国民族医药学会突出贡献奖、中国民族医药学会学术著作一等奖、中华中医药学会学术著作三等奖、海南省有突出贡献优秀专家、海南省劳动模范、海南省首届中青年科技奖、海南省优秀党员”等殊荣。

林天东从事中医临床56年，临证善用经方，擅内科、男科、妇科，尤其精治老年病、不育症、不孕症、呼吸系统疾病、中医肝病、肿瘤等疑难杂症，其学术思想对国内外中医界影响极大：首创建琼州经方流派，并首次提出“南方以阳虚、寒病者多，宜用伤寒方”等观点，打破“南不用麻桂，北不用石膏知母”的禁锢，独创性提出“南方宜用麻桂，因温散之性可疗南方寒凉体质；北方宜用石膏知母，其清热之性可去北方之内燥”等论述；构建了海南地区不孕不育症中医诊疗体系，创造性提出“男方女用、女方男用”等临证思想；研究整合黎族医药文化，构建了以因“毒”致病与解“毒”治病理论和立道保健理论为核心的黎族医药理论体系。1987年撰写出版《中医肝病与病毒性肝炎》开创海南岛中医专业人员撰写中医专著之先河，分别担任主编、副主编的著作累计63部，获国家专利10项；1966年开始研究挖掘黎族医药并应用于临床，担任海南省政协委员，多次提案开展黎族医药调查、研究与开发，并奋力挖掘发展海南黎医药，撰写出版了《海南黎药》共3册、《黎族医药概论》，建立了中国黎医药学的医学理论体系，填补了中国民族黎医药学理论的空白，为中国民族黎医药挖掘和传承发展第一人。

孟仲歧

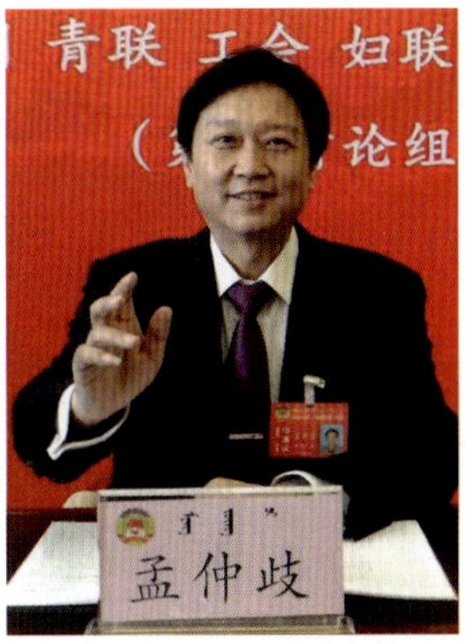

名人小传

孟仲歧，医学硕士、中医研究员、中国民主建国会会员，民建包头市委委员。男，汉族，1969年出生于内蒙古土右旗沙拉齐镇。先后毕业于内蒙古医学院中医系、北京中医药大学研究生部。现任包头市杏林中医研究院院长，国际传统医学研究院客座教授、博士生导师。历任中华医学会包头分会常务理事、内蒙古自治区青联委员，包头市第十届、十二届政协委员、第十三届包头市政协常委，东河区第十二届人大代表，东河区第五届政协委员第六届、八届、九届、十届政协常委，包头市东河区中医药协会副会长。

从事中医临床研究工作30载，发表论文论著30余篇（部），字计千万言。其中《“坎离熨”治疗骨质增生100例临床观察》一文被收入《中国名医特技精典》一书，并荣获中国中医药优秀成果二等奖。独立研创的新药——壮肾健脑系列产品已获国家专利，并荣获中国当代专利成果博览会金奖。与著名中医学家孟琳升先生合著《中医治癌大成》一书于1996年由北京科技出版社出版发行，字计二百余万。撰写《孟琳升辨时论治临床抉萃》参加了“全国首届时间医学子午流注学术研讨会”并被选为大会宣读论文，《‘三论’——〈内经〉医学的中坚》一文，参加了“首届国际《内经》学术研讨会”大会交流，《‘三论’——癌症诊治新思路》一文参加“首届全国中医药防治肿瘤学术会议”大会交流。《浅谈孟氏医学之诊疗特色》于2002年被评为包头市青年科技论文大赛二等奖。参与编写了《中国医药发展理论与实践大典》，该书于2003

年由中国国际医药科技出版社出版发行。参与编写了《中国国情报告中国医药发展研究报告》任副主编，该书字计二百余万。另外著有《孟氏医学论》《病机中心论在现代疾病中的运用》《时间医学在临床中的运用》《孟氏医学新悟》《孟氏医学心方》《孟琳升医学心识》《中药通俗演义》《方剂通俗演义》等著作。

仲歧治医，多有创新。研究癌症并推广至中医基础理论，提出指导思想是多维求协论，理论核心是藏象正邪论，诊治特色是病机中心论。从医30年来治愈患者无数，在包头市以及周边地区医名卓著，每于出诊时患者云集队如长龙，许多疑难杂症患者都应手而愈。1997年被评为包头市东河区十大杰出青年。1999年被收入《中国名医一万家》大型丛书，并被邀请参加了在人民大会堂的首发式。2003年参加了由原卫生部主办在人民大会堂举行的“中国首届医药发展高层论坛”，并被邀请作题为《孟氏医学主体构架-孟氏医学之魂》的学术演讲，获得与会者的好评，同时获得原国家原卫生部部长钱信忠先生题词的铜匾。2004又被原卫生部中国医师协会评选为“中国医坛百杰”人物，并由国家邮政总局发行制作了《世纪典藏鸡年贺岁国门名片》，向全世界定量发行5000套。2005年在包头市两会期间，包头市电视台、包头市日报社为展示政协委员风采，专门为孟仲歧先生制作了题为“爱心浇铸中医魂”的专题报道。2010年被内蒙古卫生厅授予“内蒙古自治区基层名中医”荣誉称号。2010年5月4日荣获“包头市五·四青年奖章获得者”称号。2015年撰写的《方剂通俗演义》评为包头市第十届文艺振兴奖。2017年在中国首届中医流派大会上获全国三十名中医传承之魂大奖,2018年8月19日被内蒙古自治区原卫计委评为“内蒙古自治区人民好医师”荣誉称号。2018年10月16日被授予“东河区名中医”称号。2019被中国中医药文化传媒评选为“2019年度全国德技双馨中医人风尚奖冠军”。其传略入编《中国中青年名中医列传》《中国专家人才库》《中国当代发明家与科学家大辞典》《中国人才世纪献词》《世界名医大典》等书。

荆浩彤

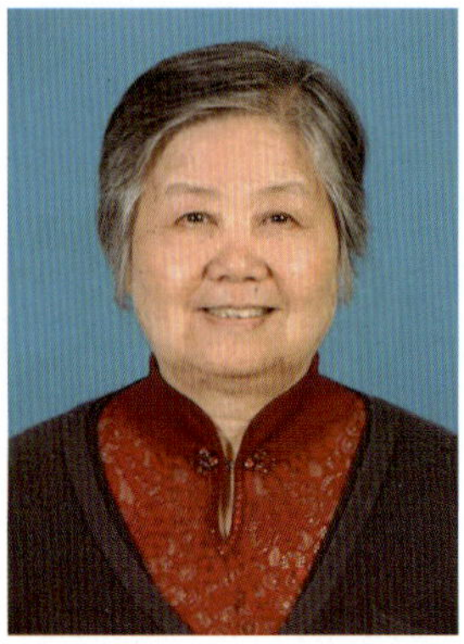

名人小传

荆浩彤，女，中医主治医师。1952年出生，从医50年，有丰富的临床经验。毕业于陕西中医学院。1968年下乡插队，1970年入伍，曾在第三、第四军医大学学习和工作。精通中西医理论，尤其喜欢研究周易文化，掌握精湛的周易推演技术。曾师从张延生老师系统学习了易经梅花易数。能够熟练的推演阴阳五行、八卦、生辰八字、八字合婚、梅花易数等。在临床实践中也经常运用这一国粹。擅长针灸，尤其是扁鹊针灸、超微针刀、圆利针治疗带状疱疹、乳腺增生、心脏病、小儿脑瘫、 颈腰椎疾病、肩周炎、关节炎、痛经、骨股头坏死、膝关节炎、足跟痛、梨状肌综合征、中风偏瘫、祛斑、祛痘、除皱、不孕不育等疑难杂症。近年又致力于健康管理、治未病的研究和实践；将国外的芳香疗法与中国的中医按摩刮痧相结合，对于抑郁症、焦虑症、干燥症等心身性疾病的治疗有了一个很大的推进和提高，收到了良好的疗效。另外艺术治疗、周易诊断治疗疾病也在摸索、实践中。曾经在四维养生学校做中医基础理论的授课。现在陕西省老年大学授课。退休后于2002年就开办了自己的诊所，诊所建立18年来，每年都有义诊为患有癌症或疑难杂症的患者免费或者减免医疗费用。培养了数千名中医与养生学生。用自己的医疗技术为患者服务，今后将更好地为人民服务。

学术经验

荆浩彤医生在研读了大量的医学古籍，加之多年的医学实践，终于找到了用脉诊来诊断和评定针灸的疗效。做到了诊断快速，运用阴阳五行来推断选穴。选用的穴位少，疗效精确，立竿见影，一分钟即可拔针的良好效果。

扁鹊针灸：

以《难经》脉诀为基础；以传统寸口脉作为诊断方法；以扁鹊阴阳脉法为蓝本；通过分经诊脉法，将十二经络与奇经八脉在指下的体现作为诊断依据，运用五行脉诀及经络升降出入特点，找出与之相应的十二经络相关穴位，用毫针进行针刺治疗，达到平脉的一种全新的针灸方法。

扁鹊针灸的特点：①以八纲来定性；②结合脏腑气血运行特点定经络；③运用特定穴作为治疗部位；④以平脉作为疗效作为疗效评判标准；⑤取穴少治疗时间1分钟，疗效立竿见影；⑥将传统针灸的刺激进行量化及标准化。

扁鹊针灸的治疗范围比较广泛。诸如内外妇儿科病症都可以治疗：男女不孕不育、心脑血管病，肾病综合征、糖尿病、高血压、癌症、前列腺炎、减肥、抑郁症、焦虑症等等。

临床案例

扁鹊针灸治疗脑白质变性（脱髓鞘）：患者徐某某，女，66岁。2018年春季期间，因摔了一跤，起来即感到眼冒绿光，非常漂亮，随即短暂失明。后面即感觉遇冷，或者姿势的改变都会引起发作。于2018年3月15日在西安西京医院做核磁共振检查，诊断为脱髓鞘。中医诊断为脑供血不足。于5月10日开始进行扁鹊针灸的治疗，第一个疗程还有一些加重的感觉，到第二个疗程的第三天即感视觉正常，没有再出现上述症状。三个疗程后基本正常。又因为免疫力低下，又扎了三个疗程。

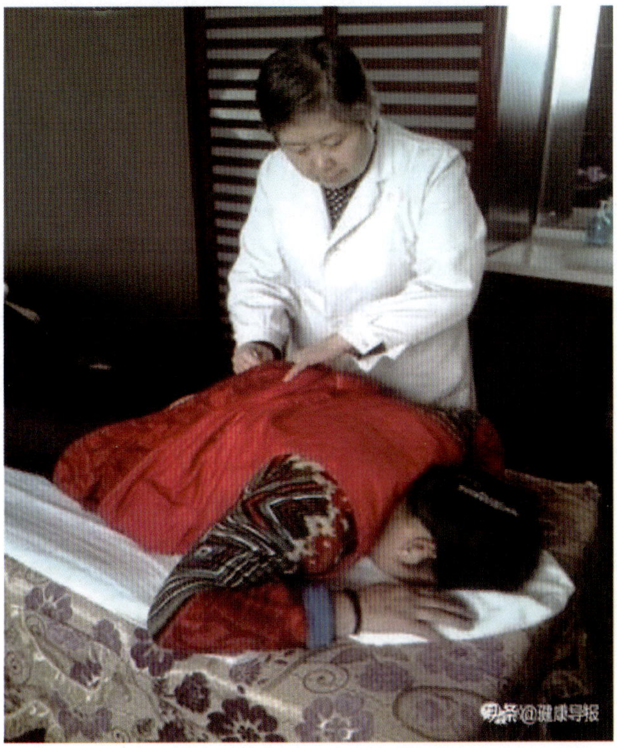

扁鹊针灸治疗阳痿早泄疗效显著：患者刘某某，男，48岁。近几年来常感房事早泄，疲乏无力，睡眠不好，阴囊潮湿，经常早醒。经查脉左右关脉浮，左右尺脉沉，左寸不升，右寸不降。舌边尖红，有少许黄苔。诊断为阳痿早泄、焦虑症。经扁鹊针灸治疗一个疗程后，患者明显感觉房事后疲乏感觉消失，三个疗程痊愈，自述恢复到28岁时的感觉。

夏先斗

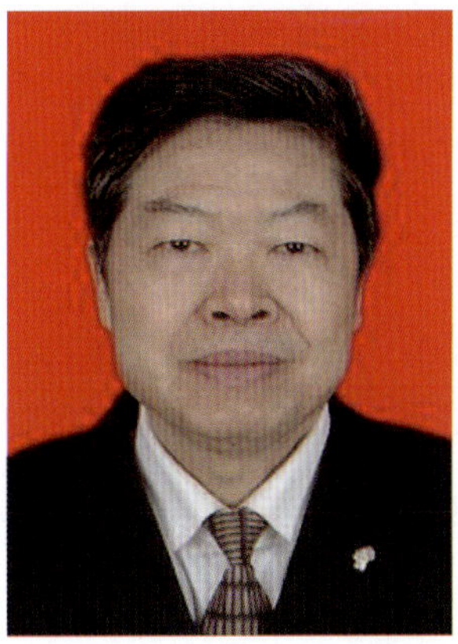

名人小传

夏先斗，主任中医师，四川省遂宁市皮肤病研究所所长、四川省名中医、中华名医理事会副会长、遂宁市首届十大名中医、市学术技术带头人、遂宁市第五届政协委员、中国疑难病研究协会专家技术委员、中国医师网健康顾问委员会副主任委员。他热爱中医药事业，技术精湛，精益求精。求医者遍及省内外及港澳地区。

2006年，四川省委省人民政府在全省评选“四川省首届十大名中医”。夏先斗主任中医师被评为60名候选人之一。评委会在公告的候选人简介中写道：“行医30多年，擅治银屑病、白癜风、扁平疣、尖锐湿疣、淋病等多种皮肤疑难病

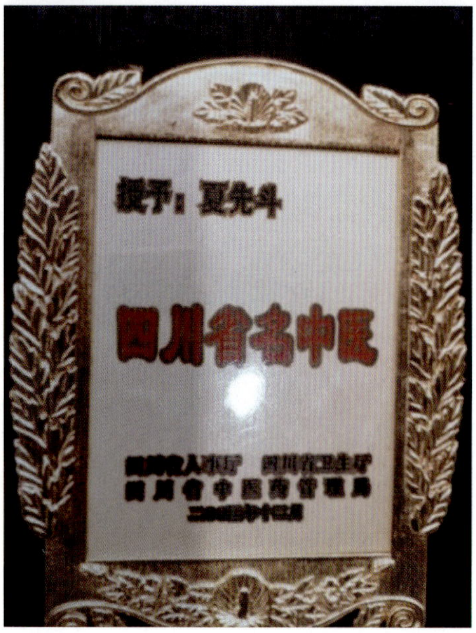

症”。实际上他擅治的病症更多，如痤疮、毛囊炎、荨麻疹、皮炎、湿疹、鱼鳞病、毛囊角化症、黄褐斑、雀斑、带状疱疹、生殖器疱疹、梅毒、脱发、牛皮癣等。为众多皮肤病、性病患者解除了难言之疾，深受人们敬爱。

2009年4月，夏先斗主任中医师在上海参加了由国家卫生部、科技部、中国科技协会、上海市人民政府举办的“国际健康生活方式博览会——中医‘治未病’高峰论坛”，并在大会上作了“中医治未病，我们在努力”的发言，受到与会代表的好评。

学术经验

夏先斗主任中医师用十多年时间研制而成的纯中药制剂“肤清舒搽剂”不仅有清热解毒、消炎散结、止痒敛疮之功，而且具有杀灭多种致病菌的效果。临床应用，不仅对毛囊炎、痒疹、痤疮、皮炎（如虫咬性皮炎、脂溢性皮炎等），脓疱疮、鱼鳞病、毛囊角化症、湿疹、烫伤、创伤和术后感染等有良好效果，而且用于病毒性皮肤病，如单纯性疱疹病毒（HSV）、生殖器疱疹（HSV-2）和水痘带状疱疹（VZV）病毒等也令人非常满意。经省市多家医院临床用于多种皮肤性疾病570例治疗观察，总有效率为98%，该搽剂现已获中国发明专利证书、川卫消证字批文，中国商标证书。并获“四川省人民政府名优特新产品

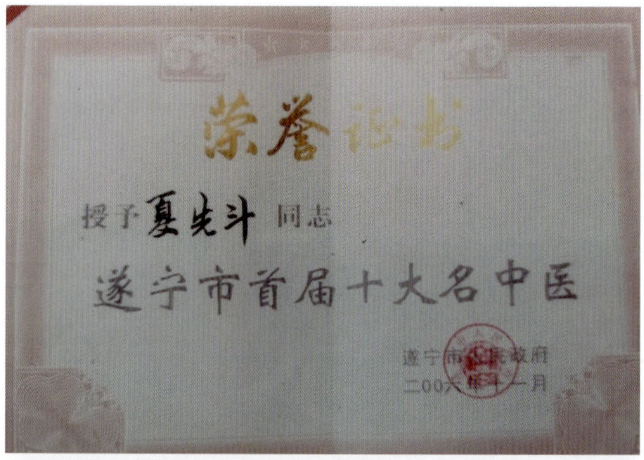

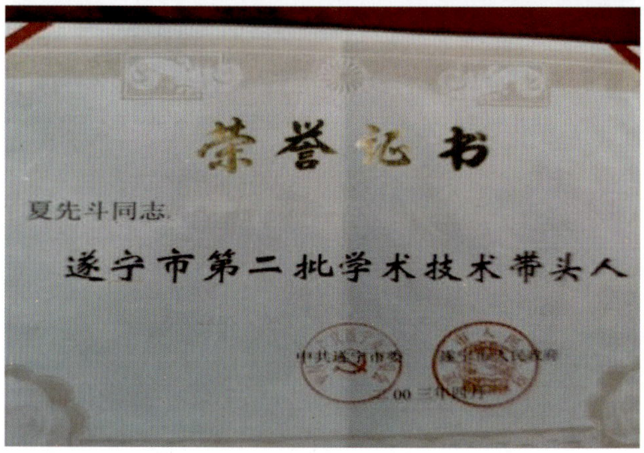

银奖”。被列为四川省重点科技攻关项目，现已通过省科技厅组织的专家委员会成果鉴定，结论为“研究结果达到国内同类研究先进水平”。并获遂宁市人民政府科技进步一等奖。

趣闻轶事

越洋航班上的救助：2019年11月4日晚上，夏先斗先生乘座澳大利亚悉尼至中国成都的中国国际航空公司CA430航班从悉尼机场起飞了，5日凌晨（菲律宾上空），机上一位20多岁（成都籍）的女子小腹突然剧烈疼痛，机上广播向乘客求助。夏先斗先生闻讯后即与一周姓女医师一起携手施救，经过测体温、量血压、按穴位、喂温开水等紧急专业救治，患者疼痛缓解，转危为安，安然度过了近十个小时的航程，平安抵达成都双流机场。众人称赞，机组人员赠送给夏先生“国航卡通冰箱贴”，以表感谢！

梁晶

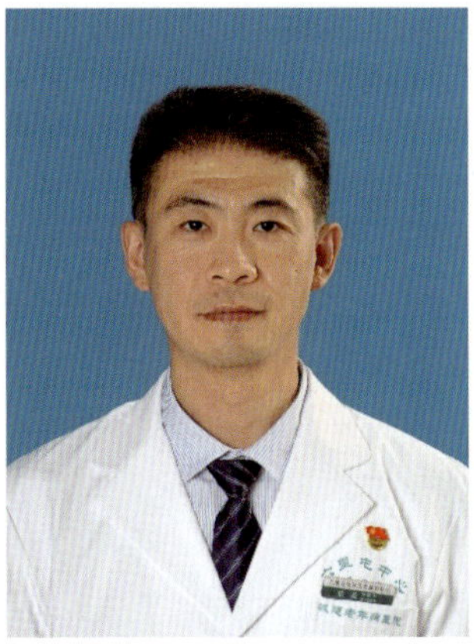

名人小传

梁晶，男，1982年生，山西大同人，中医内科副主任医师。2007年6月毕业于山西中医学院中医医疗系，获医学学士学位；2010年6月毕业于甘肃中医学院中医临床基础专业，获医学硕士学位；2010年7月-2012年4月就职于北京英智康复医院，任中医科主任；2012年5月至今就职于北京市朝阳区六里屯社区卫生服务中心，任中医科主任，长期从事中医内科及中医骨科的临床诊疗工作。担任中国中医药信息研究会中医药健康大数据分会理事、中国中医药研究促进会治未病与亚健康分会理事。

2016年参加北京市朝阳区中医药专家下基层暨学术经验继承工程跟师学习。2019年参加第二批北京中医药高层次人才扎根基层 “五联动示范工程”，为朝阳区社区卫生骨干人才。北京市社区中医健康管理骨干中医药健康教育课件评比二等奖。首届朝阳区中医药科普宣讲员选拔赛优秀奖。2016-2018年度连续三年北京城建置业有限公司党委授予党员先锋岗、优秀共产党员荣誉称号。

学术特色及经验

坚持“脉证结合”理论，中医经典著作《伤寒杂病论》记载：“观其脉证，知犯何逆，随证治之”。体现了脉、证在治疗疾病中的重要作用，在临床治疗疾病当中，应该做到脉与证相结合来判断疾病的病位、性质、转归及预后，这样可以使我们的辨证更准确，治疗更精准，效果更好，更快地为患者解除病痛。

坚持“治病求本”原则，治疗疾病过程中首先要弄清楚导致疾病的病因，只有明确了病因，才能从根本上去治疗疾病，解除疾病；同时还要弄清楚疾病是否治愈，在临上我们不能只看到患者症状的改变就认为治愈了疾病，同时还要体会患者的脉象，只有脉象从根本上好转了，疾病才完全治愈了。

毕业后一直从事中医内科病的医疗、科研工作，主要研究方向：呼吸内科、骨科，总结出一套系统的辨证施治理论和方药。在总结前人理论及经验的基础上，经过多年的临床实践，自拟清热润燥止咳方治疗亚急性咳嗽，疗效显著，本方具有抗炎、抗过敏作用，抑制气道变态反应，缓解气道炎症，达到良好的止咳化痰作用，为纯中药治疗亚急性咳嗽提供了一条新的思路。

腰椎间盘突出症主要是由于风寒湿等邪气滞留腰部所致 ，是临床常见的疾患之一。在治疗方面，他在大量临床实践和深入研究的基础上，根据腰突症的生理和病理特点，提出了采用“超声药物透入活血通络方治疗腰突症”的观点。此疗法可以明显降低腰椎间盘突出症患者口服药物治疗的副作用，提高了局部治疗药物浓度，可在短时间内降低疼痛程度，提高了治愈率，为优化中医临床治疗方案提供了新的依据；是治疗腰椎间盘突出症的一种高效、简便、易学、统一、安全的治疗方法，符合社区基层医疗的临床需求和特点，便于推广。

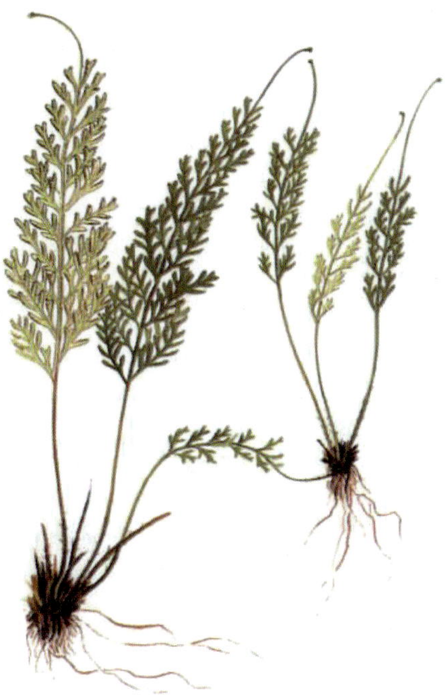

傅珊珊

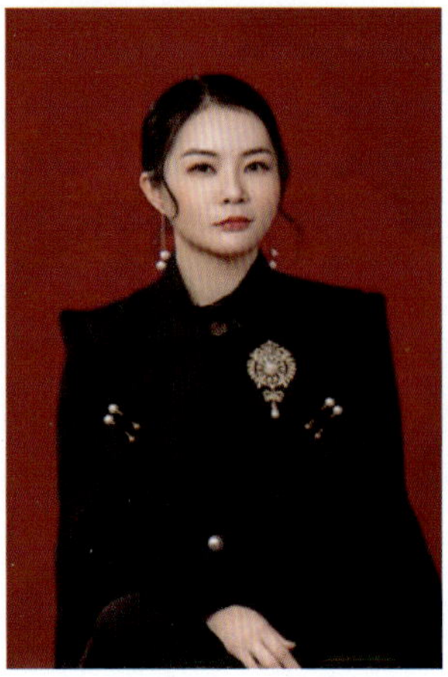

名人小传

傅珊珊，女，34岁。北京新宇中医医院中医小儿推拿科专家，晋安区岳峰镇新华社区卫生服务站副主任中医师，康乐悦元小儿推拿创始人，小儿推拿论坛特邀讲师，泰山医学院推拿系导师，全国卫生人才专业技术考试中心的培训基地主任，中国中医药研究促进会小儿推拿外治分会常务理事，中国小儿推拿高峰论坛特邀讲师。

学术经验

善于运用中医推拿技术治疗儿科杂病类。小儿推拿理论基于传统医学“天人合一，整体观念”，参考“三因学说”，以清代著名医家黄元御先生的著作《四圣心源》中提出的“一气周流”理论体系为学术理论核心，构建起本流派的学术思想架构，通俗易懂，疗效显著。临床实践中注意结合小儿生理（脏腑娇嫩，形气未充，生机蓬勃，发育迅速）和病理特点（发病容易，传变迅速，易寒易热，易虚易实，脏气清灵，易趋康复），手法轻柔深透、平稳着实，兼用不同药效介质，重在调畅气机，疏通精血，升发脾胃之气，运转中枢，宜降宜升，以恢复人体平衡，祛除病邪，保健强身。尤其擅长治疗小儿咳嗽、喘嗽、鹅口疮、小儿口疮、小儿乳蛾、厌食、积滞、小儿呕吐病、小儿泄泻病、小儿遗尿病等儿科常见病。适用范围：从新生儿（0岁）～14岁的儿童。尤用于学龄前儿童，效果最好。小儿推拿调理1～2次，不适症状明显好转。尤其咳嗽、发热等外感性疾病，小儿积食、腹泻、便秘等内科疾病，临床治愈率高达92.53%以上。本推拿手法，操作简便实用，无创伤，手法柔和，推拿时间短，见效快，避开常规操作禁忌，既能使患儿易于接受，又能达到比较满意的疗效。

《灵枢•经脉》中说“人始生，先成精”，《素问•阴阳应象大论》中说“精化为气”，《灵枢•刺节真邪论》言“真气者，所受于天，与谷气并而充身者也”。“人之有生，全赖此气”，气是构成人体和维持人体生命活动的基本物质，更是推动和调控脏腑生命活动的基本动力，充遍全身，无所不至，无时不有，以营养机体，防御病邪，维持正常的生理机能。人体之气偏盛偏衰，周流不畅，则易导致各种疾病产生，即所谓“正气存内，邪不可干，邪之所凑，其气必虚”。黄元御先生提出的“左升右降，中气斡旋，一气周流”的理论模型，是人体之气如环无端，周流全身的真实写照，是人体之气升降出入，交感转化的真实描述。人体之气若分为两性，则为一阴一阳，相携而行，昼行于阳，夜行于阴，气化无尽，像太极一样，动而生阳，静而生阴，两仪生四象，四象生八卦，无穷无尽。人体之气若分成五性，则为五脏之气，在上者降，在下者升，中焦脾胃为气机升降枢纽，相互交感，上出息道，贯注心脉以行血，后沿三焦布散全身，下入丹田以资助先天元气，顾护生命周全。人体之气若分成十二性，则为十二经脉之气，内联脏腑，外达枝节，上下贯通，内外联动，可谓“牵一息而动全身”。再论气血，“气为血之帅”，气能生血，气能行血，气能摄血，阴阳之中复有阴阳，全在一气而已。因此，调畅气机，舒通百脉，活血滋阴，固精补虚，最终达到扶正祛邪，治病防身的目的。

借喻“大自然”来说明气机问题，更加通俗易懂。首先，将人体比喻为“大自然”，按照传统中医理论，大地（土壤）对应脾胃，地底下对应肾，树木对应肝胆，天空对应肺和心。当气候回暖时，地下（对应肾）温度升高，阳光普照，树木（对应肝胆）吸收土壤（对应脾胃）中的水分和营养茁壮成长。其中，树叶在光合作用中释放了大量的水蒸气（阳载阴升），当水蒸气不断上升，上升过程中不断散发热量（对应心），将热量散布在天空，随着水蒸汽不断升高，形成云（对应肺），在这个过程中，树木生长了枝叶，创造了生命体存活的基础，整个大自然一片生机；当遇到冷空气，天上的云降而为雨（阴覆阳降），雨降到地面进入土壤（对应胃），最终流入地下（对应肾），如此循环反复这个不停循环的升、降过程就可以认为是“一气周流”。古人站在以自我为中心的角度认知世界，发现人体与大自然有很多类同的地方，完全可以类比。在大自然循环中，某一个环节出现问题引起自然灾害，类比于人体，就可以认为是一种疾病的产生。

傅氏小儿推拿技术基于“一气周流”理论，采用中医推拿手法，兼用不同药效介质，重在调畅气机，疏通精血，结合小儿生理特点（脏腑娇嫩，形气未充，生机蓬勃，发育迅速），升发脾胃之气，运转中枢，宜降宜升，以恢复人体平衡，祛除病邪，保健强身。傅氏小儿推拿技术还适用于成人，比如脖子僵硬，腰酸背痛等问题，同样效果显著。

临床案例：

林某，男，7岁，2017年2月初诊。主诉：感冒流涕。

现病史：小孩来时打喷嚏流涕，怕冷，常哭闹，大便不畅，饮食偏多，舌质淡红、苔薄白，脉浮滑。

诊断：外感风寒

辨证：风寒束肺

治则：疏风散寒，宣肺止涕

取穴：一窝风和小天心对揉，清胃、平肝、清肺，逆八卦、肺俞、太渊，开天门，推坎宫，揉太阳，揉耳后高骨。

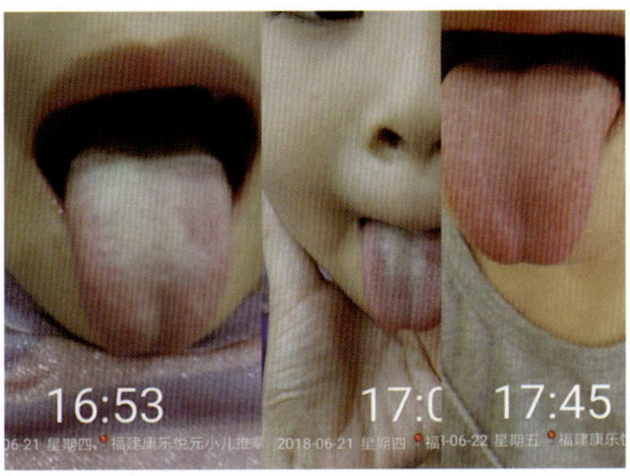

操作：①先一窝风和小天心对揉以达到通透表里；②清胃防止积食较重引起中焦不运化，引发肠腑不通；③平肝以清泻肝火止哭啼，并防肝火克伐脾胃；④清肺以驱邪，防止病邪深入而致咳，并让肺的宣发肃降功能正常运行；⑤逆八卦把气机调理一下，让气机正常升降出入；⑥肺俞调理肺的生理功能，气机正常运行；⑦太渊双向调理肺的功能；⑧开天门，推坎宫，揉太阳，揉耳后高骨为头部四大手法，专门祛除外邪。

疗效：患儿来时感冒流涕，做完推拿第二天，回访患儿妈妈，说其患儿没有流鼻涕了。

蔡　江

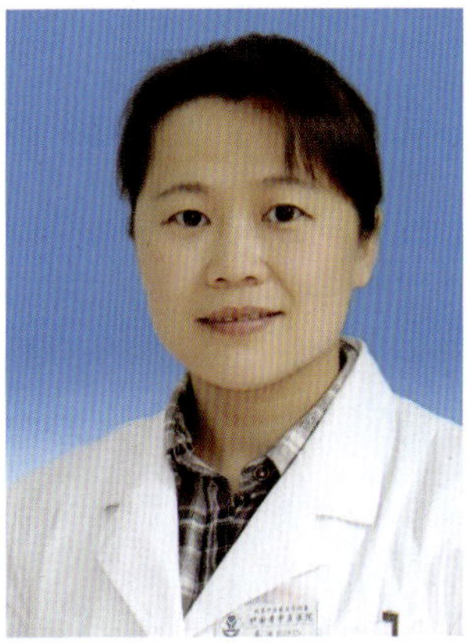

名人小传

蔡江，主任医师，毕业于山西中医药大学中医系，中医硕士。全国名老中医学术经验继承人。现任北京中医药大学附属护国寺中医医院儿科主任，主任中医师，北京中医药大学副教授。师从全国名老中医北京中医药大学东直门医院儿科徐荣谦教授，“臣字门”第七代传人之一，师授医名“蔡世臣”。兼任中华中医药学会儿科专业委员会委员，全国中医药高等教育学会儿科教育研究会常务理事，中国中医药研究促进会中医儿科医师合作共同体工作委员会秘书长，世界中联亚健康专业委员会常务理事，中国中医药研究促进会综合儿科分会常务理事，中国民族医药学会教育研究分会常务理事，中国民间中医医药研究开发协会中医妇幼推拿分会常务理事，北京中医药学会儿科专业委员会委员，北京中医药学会外治专业委员会委员等多项职务。

出身于五代中医世家，从小耳染目睹，对中医有着浓厚的兴趣。1997年正式开始从事临床，1997年至2009年在山西省儿童医院工作，医师。多次随省卫生厅“山里娃汽车医院”到省级贫困县义诊扶贫；2006年在广安门医院儿科进修学习；2009年至2013年北京市二龙路医院工作，主治医师；2012年先后在北京妇产医院、北京中医医院儿科进修学习；2013年成为第五批全国老中医药专家学术继承人、东直门医院徐荣谦名医工作室成员；2014年至今任北京中医药大学附属护国寺中医医院儿科主任，兼北京中医药大学副教授、副主任医师、主任医师。其所带领的儿科团队继承和发扬了老一辈中医儿科名家之精髓，结合现代医学之精华，走出了一条以中医特色为主、中西医结合协同发展的新路子。现成为集中医医疗、教学、科研为一体的综合性学科。曾多次参加国家关工委“六一健康快车”中国行义诊活动。为北京医疗精准扶贫专家团队赴革命老区阜平县义诊和技术培训。曾对口帮扶贫困县内蒙古莫力达瓦达斡尔族自治旗中蒙医院，带教儿科医护人员运用中医适宜技术并开展康复门诊等。

学术经验

毕业后一直从事中西医结合医疗、教学、科研工作，对技术精益求精，是全国著名中医专家。主要研究方向：运用“三阳学说”，从胆论治小儿疾病。儿科为哑科，治小儿病最难，在门诊中通过传统中医四诊望闻问切，诊断上尤为重视望诊、闻诊。望面色、望舌、望鼻、望形态等等甚为重要。重视固护脾胃，大力开展儿科非药物绿色疗法，减少药物的服用及副作用，充分发掘中医优势发挥中医特色，开展针灸推拿、穴位贴敷、耳穴压豆、中药熏洗、雾化吸入、刺络放血、拔罐、衣冠疗法等特色治疗。多年来，诊治病患二十余万人，积累大量经验，阅读了大量的中医文献，对多种疑难杂症进行了不懈的研究，如对小儿多发性抽动症、小儿厌食症、遗尿症、原因不明的发烧、失语、癫痫、孤独症等疾病，并取得了很好的治疗效果。善于运用大青龙汤加减治疗小儿咳喘、温胆汤加减治疗小儿多发性抽动症、荆翘饮加味治疗过敏性皮疹、花香散外敷治疗闭塞性细支气管炎、徐氏平喘按摩法对小儿有即时平喘之功等等。蔡教授中西医理论基础扎实，临床经验丰富，在长期的临床实践中，能够把各种学派、各家学说应用到具体的临床实践中。更好地做到了中医理论与临床工作的结合，中医与西医的结合，内治与外治的结合。

主要成果

蔡教授先后培养出大批本专科毕业生和港澳台学生。参与北京市社区儿科“春蕾”行动项目，培养儿科骨干人才。作为一名中医专家，蔡江教授先后主持和参与了“徐氏平喘摩法”治疗儿童哮喘的临床应用专项项目，“徐氏摩按-敷贴二维疗法”防治小儿哮喘缓解期的应用研究等市局级10多项科研项目。先后在国家级和省级核心学术期刊《中医杂志》《北京中医药大学学报》《长春中医药大学学报》《世界中医药》《中华综合临床医学杂志》《中国民间疗法》《光明中医》《中国医药导报》《中国中西医结合儿科学》等上发表20余篇有价值的文章，参编出版《小儿常见病中医自助手册》《中医儿科临证必备》《刘弼臣实用中医儿科学》《儿童亚健康学》《中医儿科学基础与亚健康》《典籍育儿精要》《徐氏小儿按摩经》《儿童体质学》《徐老临证医案集萃》等10余部学术专著。近年来，积极参与中医药科普宣传工作，参与卫健委中医进校园教材编写及授课，中医儿科课堂走入中小学教室中；撰写北京市社区《全科临床诊疗常规》中医儿科的内容等等，是当地颇具影响力的中医儿科专家。

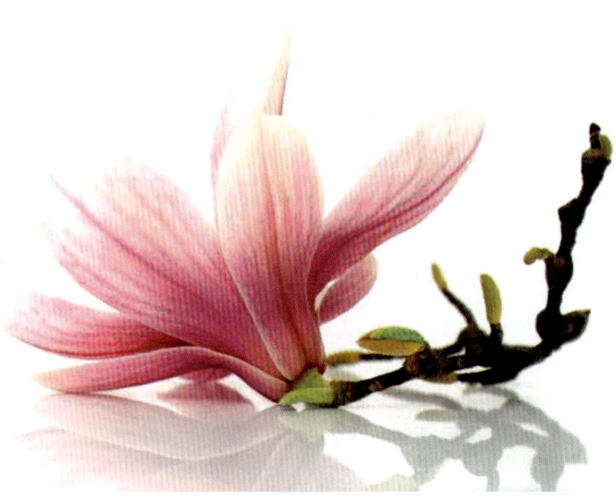

管遵惠

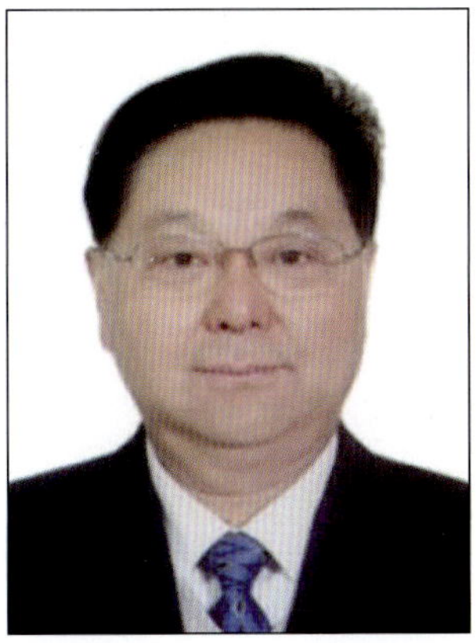

名人小传

管遵惠，昆明市中医医院主任医师，云南中医药大学兼职教授。加拿大中医药针灸学院客座教授，美国纽约传统中医学院客座教授，加拿大中医药针灸学会客座教授，加拿大安大略省中医药针灸学院客座教授，台湾长庚纪念医院客座教授，欧盟针灸学院终身客座教授，瑞士高等中医药学院终身教授，加拿大中医药针灸学会顾问，瑞士中西医结合学会高级顾问，云南省针灸学会副会长，中国针灸学会理事，云南省科学技术协会委员等。

管遵惠擅长经络辨证，对子午流注、灵龟八法等古法针灸及针刺手法等方面的研究，均有很深的造诣。1991年获“昆明市有突出贡献的优秀专家”称号；1992年享受国务院政府特殊津贴；1994年获“云南省有突出贡献优秀专业人才”称号；1996年云南省人民政府授予“云南省名中医”；1997年评为全国第二批老中医药专家学术经验继承工作指导老师；2002年被确定为云南省首批中医师带徒指导老师；2003年遴选为全国第三批老中医药专家学术经验继承工作指导老师；2011年国家中医药管理局确定为全国名老中医传承工作室建设项目专家；2012年确定为云南省第三批中医药师带徒指导老师；2012年确定为第一批全国中医学术流派传承工作室“管氏特殊针法学术流派传承工作室”项目负责人；2017年遴选为全国第六批老中医药专家学术经验继承工作指导老师；2019年确定为全国中医学术流派传承工作室第二轮建设项目“管氏特殊针法学术流派传承工作室”项目负责人。

学术经验

管遵惠传承和践行了管氏针灸学术流派的学术思想：“继承传统针灸；遵循经络辨证；传承经典理论；创新特殊针法”。2012年国家中医药管理局确定为第一批全国中医学术流派传承工作室“管氏特殊针法学术流派传承工作室”项目负责人。

针灸临床擅长经络辨证，整理先辈学术论文“经络辨证针灸法述要”在国内和日本连载发表。继承和发展了经络辨证理论，编纂出版《管氏针灸经络辨证针灸法》学术专著，作为管氏针灸学术流派针灸临床圭臬。

规范配穴处方，总结针灸取穴规律，制定出十六种针灸配穴法，出版《管氏两代名医针灸配穴经验及验案》，作为管氏针灸学术流派针灸临床配穴处方准绳。

发明GZH型热针仪，能根据治疗需要提高并控制针体的温度，使整个针身发热均匀，温度始终保持恒定；起到针刺、灸疗、温针灸、火针、电针等综合治疗效应。《GZH型热针仪的研制及临床应用》获1991年国家中医药科技进步三等奖。“GZH型热针仪治疗腰椎间盘突出症技术”遴选为国家中医药管理局第四批中医临床适宜技术推广计划项目。

传承父辈学术经验，继承和发展了舌针理论，通过针灸临床的实践与推广，形成了比较完整的管氏舌针学术体系。《舌针疗法的整理及临床研究》获云南省2011年度卫生科技成果奖二等奖，2016年12月获中国针灸学会科学技术奖三等奖。

首次将蜜蜂螫刺与中医针灸理论相结合，创立了管氏蜂针经穴疗法，进行了蜂针经穴疗法系统研究，总结出了一套比较完整规范的蜂针经穴系列治疗方法。蜂针经穴疗法治疗风湿性关节炎，类风湿性关节炎，肝硬化等慢性难治疾病，获得了一定的疗效。《蜂针经穴疗法的临床研究》科研项目获1999年云南省科技进步三等奖。对子午流注、灵龟八法的理论和临床应用有所创新和发展。《管正斋老中医子午流注灵龟八法学术经验的整理研究》获2007年云南省科技进步三等奖，2011年获中华中医药学会科学技术三等奖。

主要成果

1.在国外医学杂志和国际学术会议发表论文28篇，在国家级和省级以上医学刊物上发表学术论文147篇。先后带教18个国家的外国留学生、进修生200余人。

2.获国家级、省部级、昆明市科技进步奖13项。获国家发明专利及优秀发明奖6项。

3.编著出版学术专著17部：

（1）《论经络学说的理论及临床应用》，云南人民出版社，1984年7月第1版。本书获全国西北、西南地区优秀科技图书二等奖（1986年6月）；获云南省优秀科技图书二等奖（1987年2月）。

（2）《热针疗法》，云南科技出版社，2000年9月第1版。

（3）《杏林采叶》，云南民族出版社，2002年8月第1版。

（4）《杏轩针经-管正斋针灸学术经验精要》，云南科技出版社，2002年8月第1版。

（5）《管氏针灸经验集》，人民卫生出版社，2003年2月第1版。

（6）《中国现代百名中医临床家丛书—管遵惠》，中国中医药出版社，2007年4月第1版。

（7）《管氏针灸经络辨证针灸法》，中国中医药出版社，2013年3月第1版。

（8）《管遵惠针余笔谈》，人民卫生出版社，2013年5月第1版。

（9）《管氏特殊针法集萃》，中国中医药出版社，2014年9月第1版。

（10）《管氏针灸医学流派 管氏针灸三代传人医学论文选粹》，云南科技出版社，2015年5月第1版。

（11）《管遵惠学术经验撷菁》，云南科技出版社，2015年12月第1版。

（12）《管氏针灸经验集（第2版）》，人民卫生出版社，2016年7月第2版。

（13）《管遵惠医案》，人民卫生出版社，2016年12月第1版。

（14）《管氏特殊针法流派临床经验全图解》，人民卫生出版社，2017年5月第1版。

（15）《管氏五代家传师承教材 针灸必背医籍选 管氏针灸金匮》，中国古籍出版社，2019年3月第1版。

（16）《管氏两代名医针灸配穴经验与验案》，云南科技出版社，2019年7月第1版。

（17）On the Theory and practical Application of channels and Collaterals （经络的理论和实际应用）BALBOA PRESS出版社，2019年9月出版。

潘年松

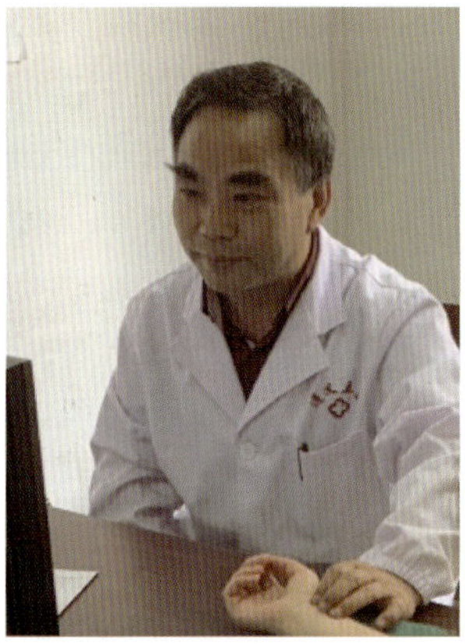

名人小传

潘年松，男，汉族，无党派人士，祖籍重庆市酉阳县，1964年1月9日出生于贵州省凤冈县天桥公社，统招硕士、统招博士，流动站博士后，执业中医师、教授、法医毒物鉴定授权签字人。1970年9月至1981年7月，完成了小、初、高的学习。1981年9月至1986年7月，在贵州中医药大学中医系就读。1986年8月至1996年8月，在凤冈县中医院从事中医临床工作，期间1992年6月至1993年6月在贵州医科大学附院皮肤科临床进修1年。1986年至今专、兼职从事中医临床工作。1996年9月至1999年7月，在河南中医药大学临床学院读中医内科临床硕士。1999年9月至2002年7月，在成都中医药大学临床学院读中医内科科学博士。2002年7月至2005年1月，在四川大学华西公共卫生学院公共卫生与预防医学博士后流动站从事博士后研究工作。2005年3月至今，在贵州省遵义中医学校担任教师，兼职副校长。该校于2006年6月20日合并升格成立遵义医药高等专科学校后，继续担任教师。2006年1月至2011年1月，任红花岗区第三届人大代表。2006年11月至2018年8月兼职副校长，之后保留原职级待遇。2007年1月至2012年1月兼任遵义市第三届政协委员。2007年12月按照破格条件晋升为教授。2008年1月至2013年1月，任贵州省第十届政协委员。2008年至今兼职贵阳医学院硕士生导师，以及担任法医毒物鉴定人和法医司法鉴定授权签字人。2012年至今受聘为全国中医药职业教育教学指导委员会成员。2016年至今受聘为全国亚健康干预效果测评中心专家委员会专家。2018年至今被推选为中国中医药研究促进会治未病与亚健康分会首任会长。

学术成果

1. 成贝牌九食九膳颗粒，已经被成都贝利微粉中药有限公司转化上市。

2. 舒呀舒牌食有伍颗粒，已经被成都市圣惠堂中药科技有限公司转化上市。

3. 主持项目新建的“遵义市中药民族药新药研究实验室”，已经在遵义医药高等专科学校转化使用。

4. 主持项目新建的“贵州省实验用兔养殖基地”获得一级生产许可证，已经在遵义医药高等专科学校转化使用。

5. 牵头完成的“黔产莪术质量可溯源性研究”成果，已经由遵义绿普森农业开发有限公司转化使用。

6. 牵头完成的“贵州凤冈锌硒茶实验研究”成果，已经由凤冈县人民政府转化使用。

7. 排名第一起草的《辣蓼种植技术规程》地方标准，已经由遵义绿普森农业开发有限公司转化使用。

8. 排名第一起草的《牛耳大黄种植技术规程》企业标准，已经由仁怀市后山芦竹山中药材种植农民专业合作社转化使用。

9. 排名第一起草的《黄连种植技术规程》企业标准，已经由仁怀市后山芦竹山中药材种植农民专业合作社转化使用。

编写著作

1. 《中药药理基础》主编，中国中医药出版社出版，全国通用教材。

2. 《中医学（第4版）》主编，人民卫生出版社出版，全国通用教材。

3. 《中医学（第5版）》主编，人民卫生出版社出版，全国通用教材。

4. 《中医学（第6版）》主编，人民卫生出版社出版，全国通用教材。

5. 《中医学实训及学习指导》主编，人民卫生出版社出版，全国通用教辅教材。

6. 《药事管理与法规》主编，人民卫生出版社出版，全国通用教材。

7. 《社区护理》主编，中国科技出版社出版，教材。

8. 《中药药理与应用》（第2版）副主编，人民卫生出版社出版，全国通用教材。

9. 《医学信息检索与利用》副主编，第四军医大学出版社出版，教材。

获得科技部备案认可的国家一级学术组织科技奖励

1. 莪术及其复方抗肿瘤成分最佳提取方法与黔产莪术质量可溯源性研究，获得中国民族医药学会颁发的“2017年度科学技术奖二等奖”。

2. 贵州凤冈锌硒茶实验研究，获得中国中医药研究促进会颁发的“2018年度国际合作二等奖”。

获奖荣誉

1. 2007年获得“2007年全国中医药行业最具影响力人物”荣誉称号。

2. 2013年获得“有贡献的贵州省政协委员”荣誉称号。

3. 2019年获得“中国国际医疗健康产业高峰论坛组委会”建国70周年“中医药传承贡献奖”荣誉称号。

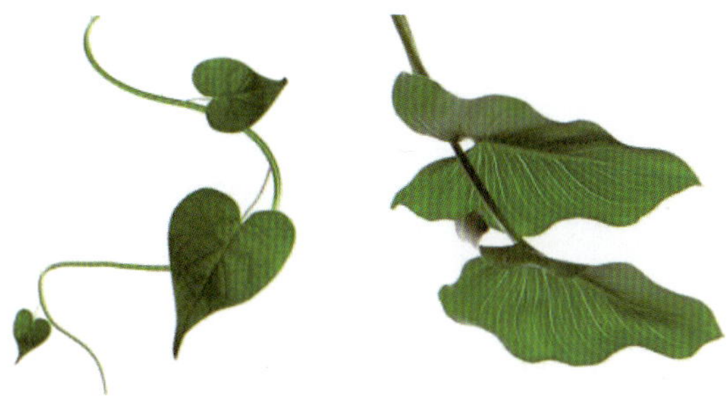

国医年鉴

GUOYI LIANJIAN

2020

世家传承

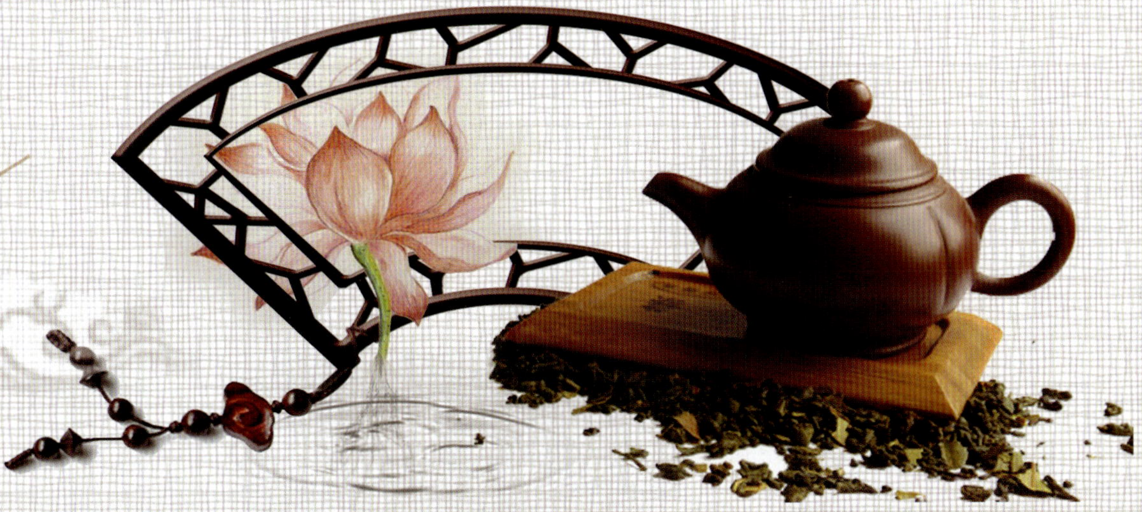

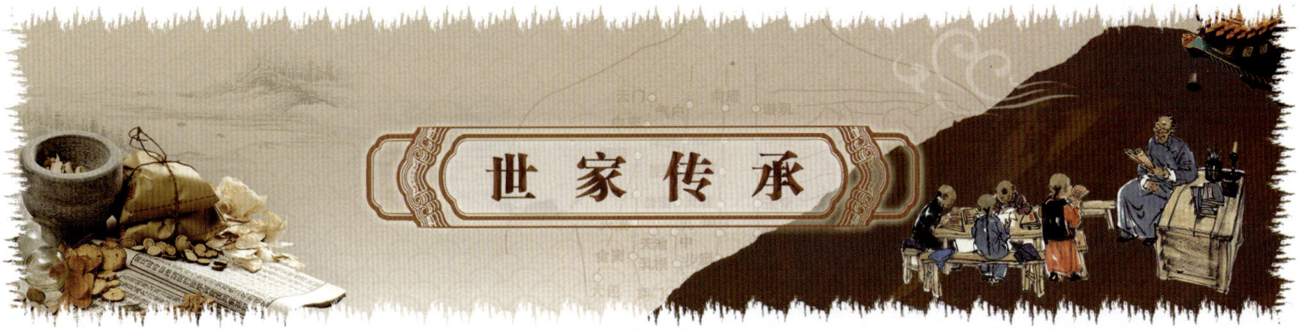

王氏世家

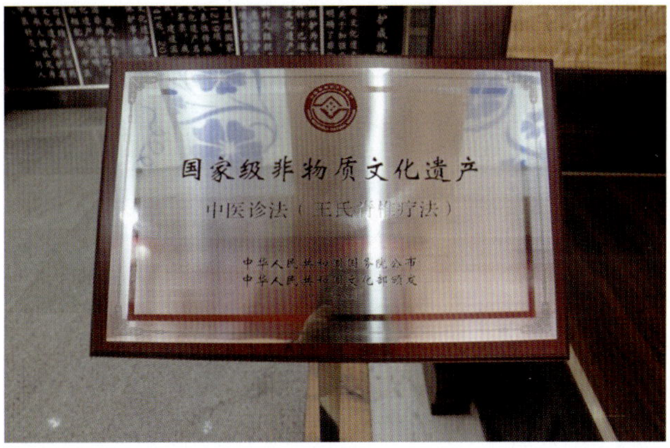

世家传略

王兴治，男，1953出生。北京王氏中医世家第十三代传人。自幼跟随爷爷学习，1985年后跟随父亲从事“王氏脊椎疗法”为百姓治病。上承祖训，奋发有为，传承发扬，其历史悠久，传承有序。从2001年起，开始带徒。曾在多家医疗机构从事脑血栓、颈椎、腰椎等疾病的治疗，受到广大患者的好评。至今已收徒弟8人，王氏脊椎疗法于2011年列入国家级非物质文化遗产保护名录，在党和政府的关怀下，这一独特的、安全有效的中医疗法，将会更好地服务于社会，绽放出更加绚丽的光彩。

特别是北京市级非物质文化遗产申办成功后，先后撰写了“王氏脊椎疗法”的规范，使传统的祖国医学更加符合卫生部门的各项要求，于2011年5月收购了北京国葆堂中医门诊部，作为祖传技法服务社会大众的固定场所，使“王氏脊椎疗法”更好地服务大众。

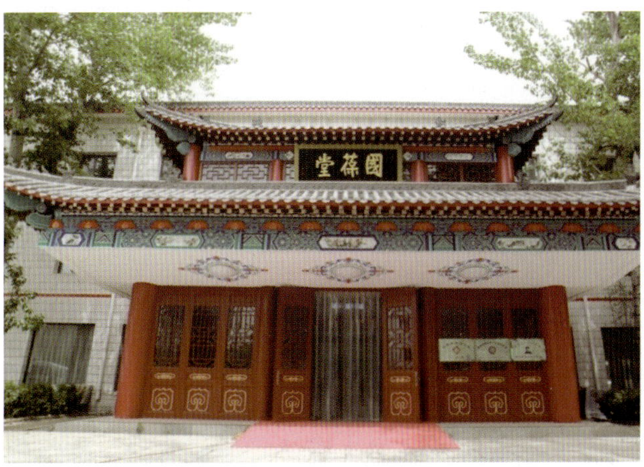

根据王氏家谱记载，其家门医术传承如下：第一代：王汝清（1611—1689年）；第二代：（此页家谱在“文革”中遗失）；第三代：（此页家谱在“文革”中遗失）；第四代：王昭恩（1721—1799年）； 第五代：王鸿祥（1743—1806年）；第六代：王庆德（1767—1812年）；第七代：王师珅（1790—1853年）；第八代：王家祺（1811—1852年）；第九代：王衍昌（1837—1898年）；第十代：王承均（1862—1930年）；第十一代：王泽珍（1890—1973年）；第十二代：王广太（1930年—）；第十三代：王兴治（1953年—）；第十四代：王旭（1987年—）。

“王氏脊椎疗法” 起源于清代顺治年间。清军入关时，在与明朝军队交战中屡屡受到毒箭枪伤的困扰，又因医疗技术所限，使得清军伤亡惨重，故而急征当时以毒伤治疗绝技著称的民间中医王汝清从军。

王汝清在原有疗法基础上综合吸纳传统中

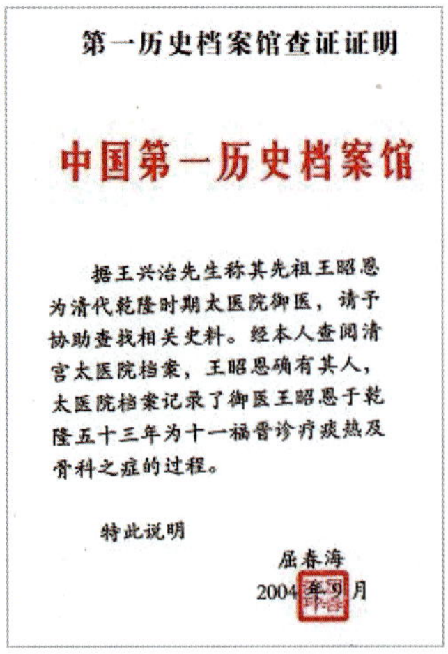

第一历史档案馆查证证明

中国第一历史档案馆

据王兴治先生称其先祖王昭恩为清代乾隆时期太医院御医，请予协助查找相关史料。经本人查阅清宫太医院档案，王昭恩确有其人，太医院档案记录了御医王昭恩于乾隆五十三年为十一福晋诊疗痰热及骨科之症的过程。

特此说明

屈春海

2004年9月

医其他治疗手法的精髓，特别是在中草药物组方配伍及使用上，加大药力、加强药效，很大程度上解决了清军因受毒箭枪伤阵亡的问题。由于该疗法疗效可靠、治愈率高，被留为清宫御用。

王汝清又继续潜心研究，针对当时常见多发的颈、腰、腿部病痛，深入探索，反复改进疗法，全面发挥配方药物局部渗透而达到的活血、通络、化瘀、滋养等综合作用，充分调动人体机能，以其独特的药物配方，逐步发展成为完整有效的“王氏脊椎疗法”。

乾隆年间王氏后代王昭恩再度入宫成为御医。后因清末战乱，该疗法又散失回到民间。相传至今已到第十四代。

学术经验

1.“王氏脊椎疗法”治疗腰、颈椎病

“王氏脊椎疗法”世代单传，不向外姓扩散。亦有祖训严格保密，保证其药方的独有性。发展至今，该疗法与现代医学技术相结合，得到进一步的发展和完善，突出体现了中医“外治与内调”“ 整体与局部”“ 长效与速效”的有机配合，使其在非手术治疗脊椎、关节、脑疾病等方面显现出独特优势和巨大潜力。

王氏脊椎疗法是根据中医“经脉所通，主治所及”的原理，选择以人体阳经为主，阴经为辅的经脉。综合了传统中医治疗方法的优点，运用内病外治、驱邪扶正的原则，采用防、治一体化的疗法施治，并积极地调动了人体自身的修复机能。经数千例临床实践证明，对于需要做手术的患者，通过王氏脊椎疗法的治疗，全部免除手术之苦。

王氏脊椎疗法治疗的机制：将体内致瘀、致病、致疼物质直接祛除，运用中草药激活体内细胞，通过促进自身血液循环加速机体修复，实现

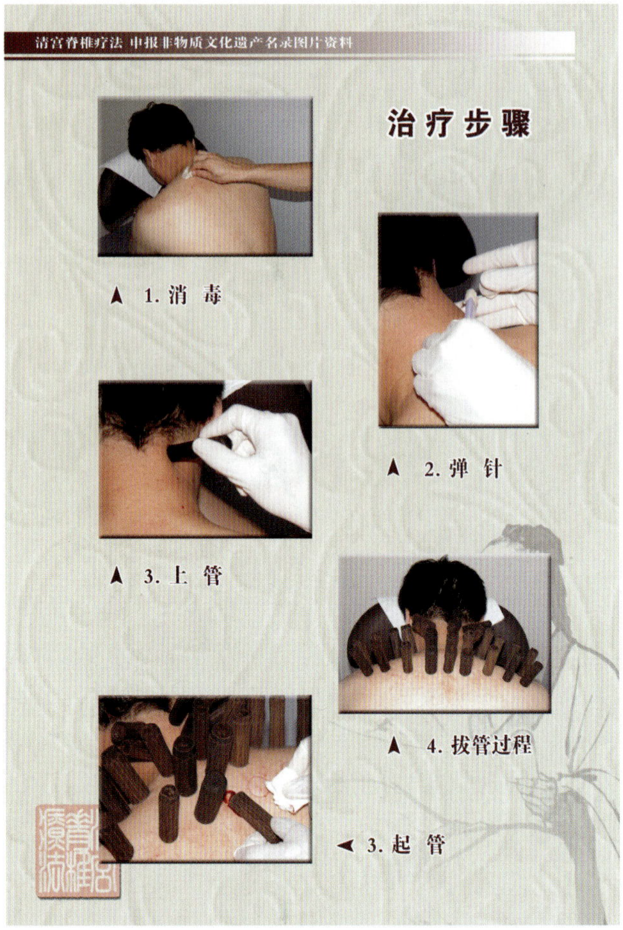

康复。

2. 王氏脑血栓疗法

王氏脑血栓疗法是秉承中医整体观和藏象理论，内病外治的一种独特疗法。王氏脑血栓疗法，能通过药物拔管，有效消除患者脑部皮层水肿，将致栓、致瘀、致病的物质以及病理产物祛除，从而增加大脑侧支循环的供养，直接改善大脑对肢体的支配功能，通过跟踪统计，对6年前做过的300多例患者的调查，至今无一例二次栓塞和反复发作的现象，可见此疗法对预防二次栓塞是十分有益的。对患者加快康复速度将是单一疗法无法比拟的。

目前西医国际上通用的一种康复办法是运动康复法，通过运动的方法增加大脑在运动过程中的记忆，从而提高大脑对肢体的支配功能。

治疗特色：①独特复合配方，提高患者康复的程度与速度；②活血祛瘀，增加脑局部给；③特色拔管辅助，以利于维持脑局部功能；④治疗

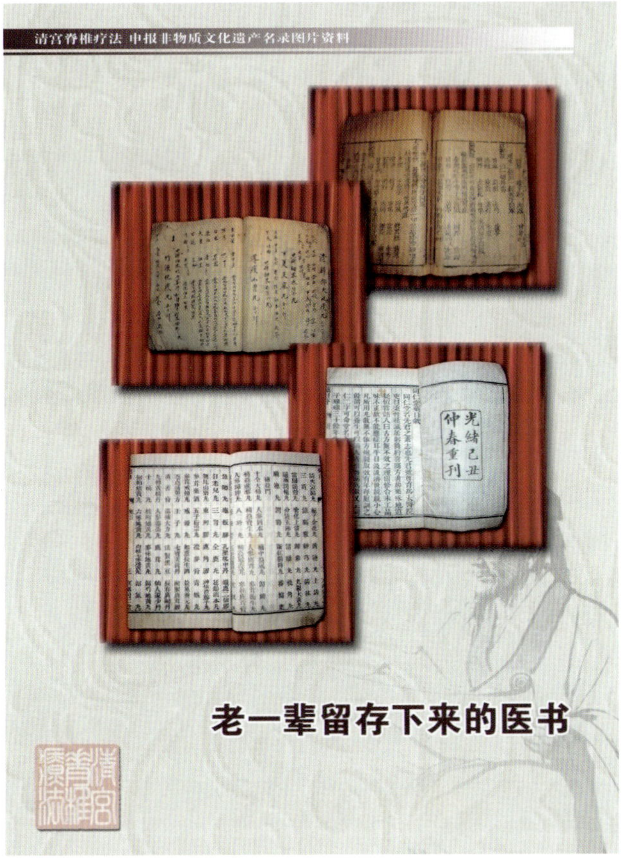

老一辈留存下来的医书

周期短，不易复发；既可防、又可治，达到防和治的双重目的。

脑中风防治的适应范围：45岁以上的人群，患有高血压、糖尿病、颈椎病、高血脂的人群，以及平时经常出现头痛、头晕、记忆力减退，出现头部麻木、单侧肢体麻木、行走时方向差、失眠等症状的人群应警惕脑血管疾病的发生，及时进行脑中风防治，以推迟和减少发病概率。

轶闻趣事

联合国教科文组织某前官员之夫人，有严重的腰椎和颈椎病，世界各地医生治疗效果都不明显，面临手术。她的女儿腰椎有病，且有较严重的厚皮症，面部僵化。去年底在北京听中国朋友介绍了这个疗法，特来试试。一次治疗，效果挺好。她们延长了在华时间。几次治疗之后，夫人说：“神奇啊！过去我每天早上那么痛苦的腰疼、脖子疼，怎么都找不到了？”她的女儿治腰椎的同时“搂草打兔子”，面部的厚皮症也缓解了，脸上开始有表情了。今年年初，她们再次来京旅游，同时安排时间做治疗。夫人说“我是怀着崇敬的心情来体会中国神奇的传统医学文化的。我愿意和你们一起配合，把中医医术介绍给世界人民”。

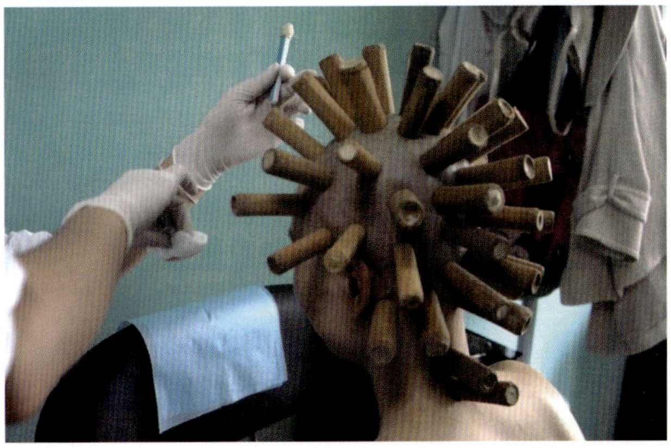

甘氏世家

世家传略

甘氏中医出自甘肃省皋兰县，至今已传承到第五代。其传承代系如下：

第一代，甘定田，字子明，学名映庚，1862—1899，甘肃皋兰人，清廷西北名将甘汝霖之三子，甘氏中医创始人。清末甘肃官医药局局长，陇右名医，善治中医内科、外科、瘟疫、伤寒等诸疾，后辈整理医案、论著各4册。

甘子明少年聪慧，敏而好学，通经史，明星象，研哲理，善书法，尤精医术。十四岁考上

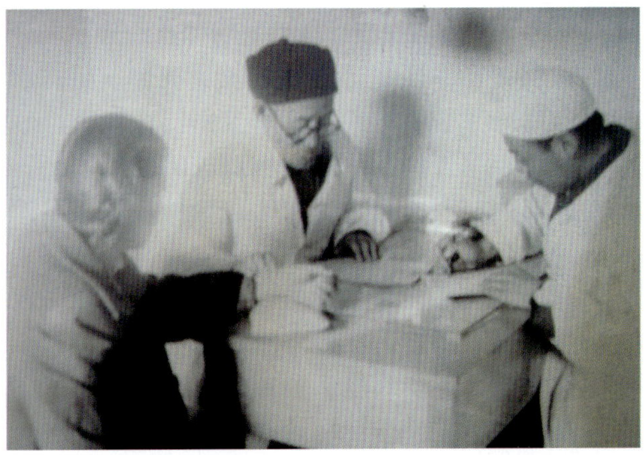

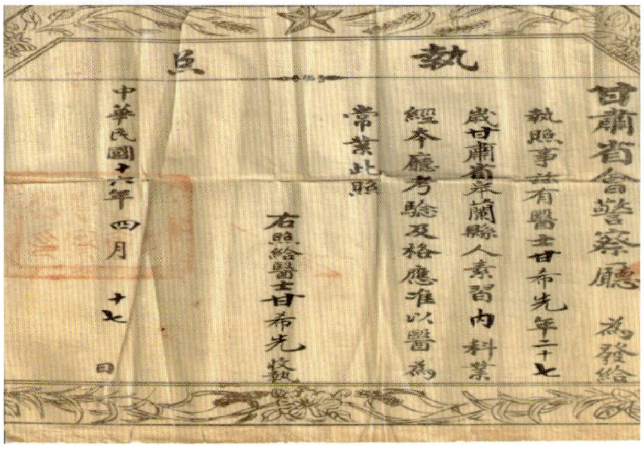
執照
甘肅省會警察廳 為發給
執照事茲有醫士甘希先年二十七
歲甘肅省皋蘭縣人素習內科業
經本廳考驗及格應准以醫為
常業此照
右照給醫士甘希先收執
中華民國十六年四月十七日

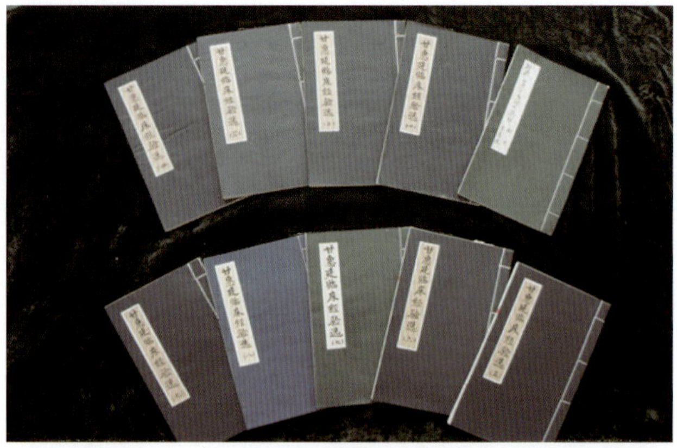

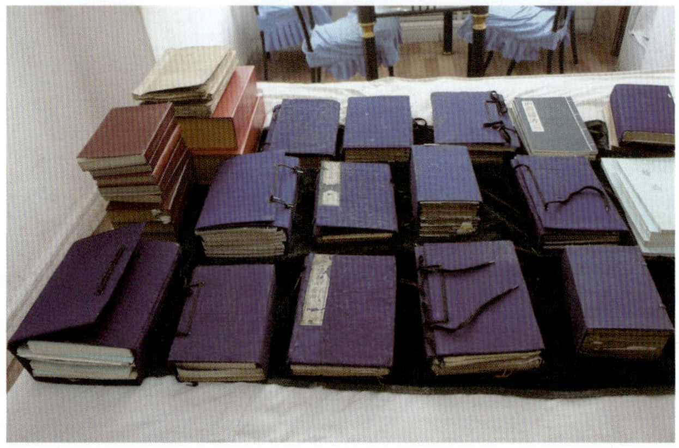

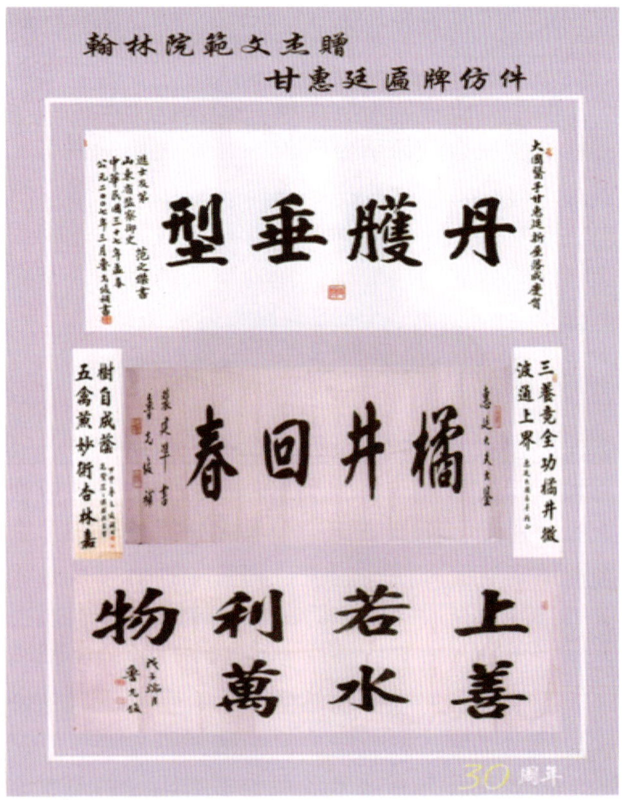
翰林院范文杰赠
甘惠廷匾牌仿件
丹臒垂型
橘井回春
上善若水利萬物
30周年

兰州府增生，参加兰山、五泉书院月试，屡列前茅，深得翰林张林炎、刘尔炘赏识。酷痴于岐黄大技，翻阅古籍病案，潜心钻研，谦逊多礼，先后拜诸多名医为师，深得诸师喜爱，大多倾囊而授。搜集整理了大量民间验方，结合西北高寒地区疾病病理特点，因地、因时制宜，独创适宜西北地区的行之有效的理、法、方、药。对流行时疫、伤寒、温病等治愈率较高，对内、儿、妇、金创外科等疑难杂症有相当的造诣。行医于城乡之间，医名远播，积德行善，时人称甘善人，求治者络绎不绝，门庭若市。因民众举荐，遂被清政府任聘为甘肃官医局局长。同榜秀才名医关子廉为副局长（陇上名医甘惠廷之师）（见甘肃文史资料，皋兰县志）。

甘子明行医以来，注重医德修养，留下祖训："医者，佛也，无佛心仁慈、无大悲恻隐，无舍身济世，愧医也"。他一生勤苦，逢病家相求，行走于山野，救助孤苦羸弱。经年累月，忙于医务，逢瘟疫流行，破家救荒，不惜性命，为乡民诊治，不幸染疾，积劳成疾，时年三十九，卒于任所，各界同悲，送葬乡民延绵数十里，至今仍有乡民供奉甘公牌位，以示感怀。

第二代，甘惠廷（又名维哲、希先），(1900—1978年)甘氏医学集大成者，甘肃四名医之一，陇上名医，平民医生。

甘惠廷双亲早逝，在族人的教导下，研习甘子明遗书及病案。毕业于甘肃甲等工业学校，拜甘肃名医关子廉（清末甘肃官医药局副局长）为师，学成后，游学江南，曾悬壶于河南、北京等地。民国时期曾任冯玉祥部队少校军医，中央国医馆甘肃分馆副馆长，中医研究室主任，并兼任皋兰同仁局医科主任。1939年，兰州成立红十字分会，义务应诊七八年，时年与名医牛孝威、董静庵、柯与参先生并称为甘肃四名医。1949年10月1日后，积极响应党的号召，组织联合诊所并任所长，曾参与筹建甘肃省中医院、兰州市中医院等。中华医学会第一批会员，甘肃省第一届人大代表，兰州市第四、第五、第六届人大代表，皋兰县第一届人大常委，皋兰县政府委员。行医50余年，活人无数。善治伤寒、脾胃、妇科等疑难诸病。一生独创数十特效医方，如治疗外感伤寒的“灵宝汤”“三清汤”“柴豉汤”“苏防杏仁汤”，调经的“加味逍遥汤”“加味少腹逐瘀汤”“荆炭柴胡汤”“柴胡桂枝鳖甲汤”，安胎的“苏梗归身汤”等等，素有“甘氏一贴药”“平民医生”之美誉。后辈整理医案论著12册。

第三代，甘文源，生于1932年9月，现已退休，系中医主治医师，2010年被城关区政府授予：“名中医”称号。先后在兰州市中医院、兰州市第一人民医院、市第二人民医院中医科工作，“六二六”运动中，下放到庆阳农村工作，回城后，在兰州市城关区人民医院中医科工作至退休，现在自家诊所坐诊。

自幼随家父甘惠廷学习中医，受祖父、家父所从事中医职业的影响，少年即接受了严格的中医教育，兼学习古典文化,熟读《医学三字经》《医宗金鉴》《伤寒论》《本草纲目》等。秉承祖父甘定田、家父甘惠廷之中医思想衣钵，1949年10月1日前，随家父在兰州安泰堂、永寿堂、皋兰同仁局、甘肃国医馆行医，患者甚多，边行医边钻研各种中医古籍，名家病案。

1949年10月1日后，在省人民医院工作期间，每日就诊人数常常多达百人以上，患者深夜排队挂号，常有一号难求的情况，在兰州社会上流传“老少甘大夫”之称，亦有“送子观音”之美誉。多次被邀为时任省、市领导、军区首长诊病。例如:为前国家领导人汪锋及夫人陈芳长期诊病，他们曾赠送过锦旗以示感谢。曾先后数次荣获市、区卫生部门及科技部门的荣誉和奖励。甘文源自述：“我已到了垂暮之年，一生所学已有继承之人，这是中医所幸，家族所幸，社会所幸。百年来，家族几代人行医，不因时局波折而辍止、不因中医衰颓而弃之。欣喜政府重新重视中医，这是百姓之福！中医之福！中医博大精深，继承下来尚需恒志，任重而道远，还望后学倍加努力，不要将国粹失传”。

第四代，甘德成，生于1971年，在职研究生学历，中医主治医师、中华医学会呼吸专业学会会员、兰州市第十四届人大代表、兰州市中医学会理事，兰州市城关区政府授予“学科带头人”“名中医”，被评为“甘肃群众喜爱的中青年名中医”。现任兰州市城关区人民医院业务副院长。秉承曾祖父甘定田、祖父甘惠廷、父甘文源之中医思想衣钵，继承了家传的伤寒杂病、老年病、妇科、脾胃病、呼吸等多病种的独特诊疗方法。例如：家传灵宝汤、三消汤、苏梗归身汤等七十余种；家父甘文源所创治疗妇科诸疾十九法、四十二方；治疗风湿疾病的七法，十六方等等，并应用于临床。在领导的关怀下，于2003年在中国中医研究院西苑医院进修深造，有幸侍诊于中医泰斗陈可冀院士、脾胃专家周建中、呼吸专家徐建中、心血管专家史大卓等，并结合自身实际，将所学融汇于家传中医。同时，在京期间，参与了西苑医院《老年性心血管病》专著的部分章节的撰写工作。

第五代，任星宇，生于1985年，山东中医药大学本科毕业，现在城关区靖远路社区卫生服务中心从事中医临床工作。自幼跟随外祖父甘文源生活，在家庭环境熏陶下，学习了甘氏中医的基本辨治思想。目前，在城关区名中医拜师大会上，拜舅父甘德成为师，随其临证，进一步学习中医家传理论，并应用于临床实践。

学术经验

1. 精研五运六气理论，运用于治未病的医学思想

甘肃常年干旱、饥荒、瘟疫盛行，民众大多生活贫困、身体羸弱、每逢瘟疫，无良医良药，死伤无数，哀嚎遍野。所以，预防瘟疫、制止流

行、治疗瘟疫则是当时医家的首要任务。甘定田当时担任甘肃官医局局长，自然首当其冲。根据遗留病案手记分析，每遇灾年，根据五运六气理论，推断瘟疫爆发状况，穷其病源，制定预防方药，下发各县区，以防蔓延流行，祸患百姓。

2. 百病生于气，顾护脾胃，为治病首要

甘定田依据西北干旱高寒等地域特点，依据四时节气变化，创立了独特的适宜本区域的理、法、方、药。他认为，西北高寒，天生阳虚，阴不足，故而治疗方面偏于温热滋补之法，尤以顾护脾胃为要。从整理的方药中，几乎方方可见健脾开胃之品。

3. 善用甘肃道地药材，多以单味、小方之剂型

甘氏中医世家对甘肃道地药材黄芪、川芎、红景天、锁阳等有独特的应用的方式，以及特有的中医辨证思路,应用在治疗心悸怔忡、虚劳等方面。擅长用小方治百病，这需要准确辨证和精准用药。

4. 外科金创、痈疽疮疡，留有丸散膏药秘方

甘肃地贫民穷，往往外伤、痈疽疮疡不能延医,大多外伤感染无法控制，高烧而亡。为减少这种令人痛心的不医而亡，甘定田自制很多丸散膏药，如：赶毒散、驱脓膏、破脓膏、生肌散、五柳透毒膏、清热败毒散等等。

5. 注重针灸推拿正骨手法辨治，推崇外治

甘定田认为，药皆有偏性，人参亦可杀人。对于疾病的认识上，先八纲辨证，分清虚实、轻重、缓急。例如：针对胃脘痛证，辨明虚实后，多采用针灸手法治疗,尽可能少用药物内服。

6. 预防春瘟、暑湿、秋痢、寒哮等,皆有良方

甘定田针对不同季节的流行疾病，分别做出不同的方剂、熏剂、吸入剂等，如预防春瘟的“雷公避瘟散”“止痢散”“定喘丹”等等，往往是广为散发，尤以“雷公避瘟散”（鼻腔吸入给药）最为著名。“非典”时期，作为中医世家，后辈曾广为无偿散发，预防感冒、瘟疫甚佳。

主要成果

1. 甘氏自创方剂：三消汤、灵宝汤、加味少府逐瘀汤、柴葛解肌汤等七十余方。在此基础上，通过漫长的实践，独创中医治疗妇科诸疾十九法、四十九方；治疗风湿疾病的七法、十六方；外感杂病七法、十二方；脾胃病十二法，三十六方；尤其是萎缩性胃炎癌前病变有七法、二十四方等。

2. 甘文源与子甘德成整理先祖医籍病案，已达数十卷。

刘氏世家

世家传略

刘氏中药世家早先行医，据传有千年历史，积累了许多验方。传统用药都是煎服法，为方便把部分方药制成粉给患者直接口服，后又不断改进制成颗粒、散剂、丹剂、水丸、蜜丸等多种中成药。将验方的名称、配伍剂量、功能主治，制作工艺等积编成册，逐渐形成了自家制作成药的《药典》。便起名号“顺兴堂”以制药为业，发展于明、鼎盛于清，形成了丸、散、膏、丹、眼药、膏药等系列中成药，畅销全国各地。

祖上的制药工艺及掌柜，一代传一位，传男不传女，传给下一代的长子。到了清光绪二十五年（1899年），当时的老掌柜，刘文利的五代之祖天祖父刘雨田为扩大规模，把买卖分给了两个儿子，各起名号东顺兴和西顺兴。当时“西顺兴”由刘文利的高祖父刘老兴掌管。到了民国

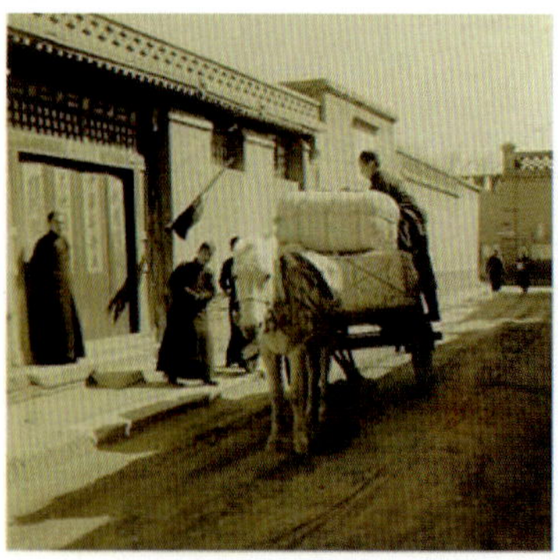

给西顺兴送药材的马车

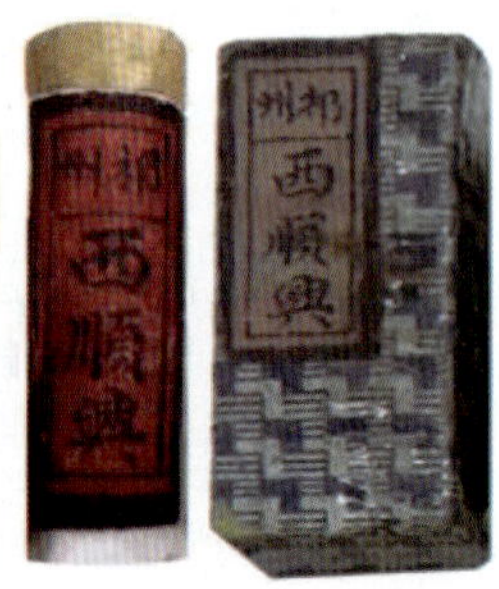

祁州西顺兴生产的药品

十九年（1930年），把掌柜传给了长子即刘文利的曾祖父刘建川，加上刘文利的祖父刘子云，都是当时制作成药的主力。

日本侵略中国后，常在刘家柜上做成药销售的赵宏儒，以西顺兴为联络点做起了中共党的地下交通站，发展刘子云为秘密交通员。1938年冬，交通站被日本鬼子破坏，刘建川被害。为恢复交通站，药号更名“西颐兴”，刘子云成了掌柜。刘子云忙于党的地下工作，他16岁的儿子刘丙辰就担起了制作成药的重任。到了解放战争时期，1946年春，聂荣臻司令员常来安国工作，召开会议。每次来都住在东河村刘掌柜的老家。所有情报先送到柜上西颐兴，刘子云掌柜再亲自转交给聂司令员。从东河到交通站不足一公里，来往非常方便。刘子云还有一手做饭的好手艺，除了接送情报还常为聂司令员做饭。1947年10月17日，地下党组织送来一份“石家庄敌第三军军长罗历戎16日率该军主力赴保北战场，企图南北夹击保北晋察冀野战军”的特急情报。当时，聂司令员没在安国，由于特殊情况，便使用秘密电台告知了聂司令员，聂司令员即刻制定作战计划，下达了在清风店全歼敌军的战略部署。这一仗打得非常漂亮，从军长到马夫无一漏网。1947年10月21日，清风店战役结束后，大部队来到安国休整，有好多伤员，刘掌柜率家人连夜赶制治伤药。这天朱德总司令员第二次来到安国，先看望了伤员，接着看望了整训的部队。这时在俘虏营里发现了穿着士兵衣服的清风店战役国民党军最高指挥官罗历戎。杨得志司令员和杨成武参谋长亲自把他带到东河村刘掌柜老家，朱德总司令和聂荣臻司令员即刻进行了审问。1947年10月25日，在刘掌柜老家院子里坐着从邻居家借来的高低不齐的凳子，召开了军事会议，朱德总司令员命令5天内做出50罐子治伤药。5天后的31号，又在这个院子里下达了解放石家庄的战斗命令，会后把50罐子治伤药分别取走。解放石家庄的战役自11月6日打响，至12日仅6天，石家庄得到了解放。在抗日战争和解放战争时期供部队使用的治伤药，就是刘氏中药传承使用至今的“去腐生肌镇痛膏”亦名“肌肤康”。现在这款家传膏药的技术持有人是刘丙辰的长子刘文利。

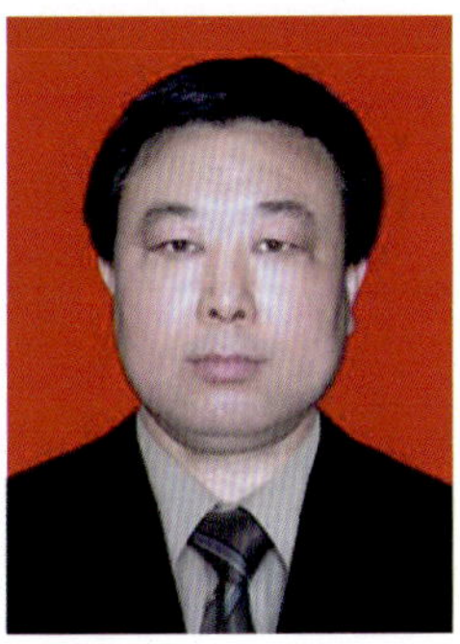

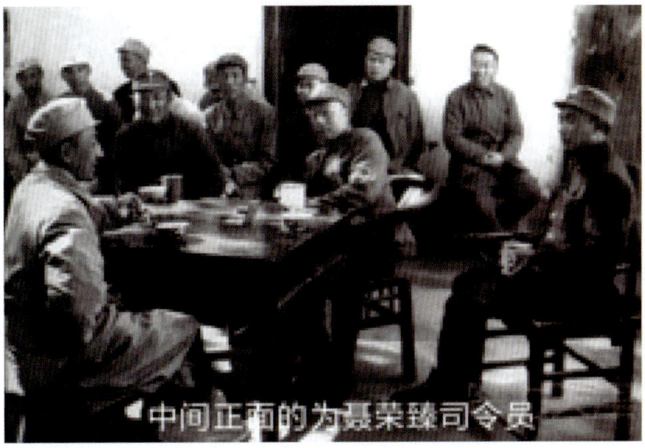

中间正面的为聂荣臻司令员

刘文利自幼耳濡目染着父亲（制药人）的为人和执业精神。家父传承给他的“去腐生肌镇痛膏”亦名“肌肤康”，是治疗伤口不愈合及各种皮肤糜烂的特效药，能治疗糖尿病导致的伤口不愈合。被市卫生局上报后成为“国家保护传承项目”。2018年4月18日，刘文利受邀去了河南禹州，参加了“世界中医药学会联合会一技之长专业委员会成立大会暨学术报告会”，并作了题为“中医药源于我中华民族、具有五千多年的历史、中医药的崛起势在必行”的学术报告，会后，被评为该学会的理事。该论文被该学会的《论文集》录入，验案论文被录入2018卷《国医年鉴》。2018年6月，被市政协聘为文史研究员，参与了《千年药都》的编写工作。2019年6月

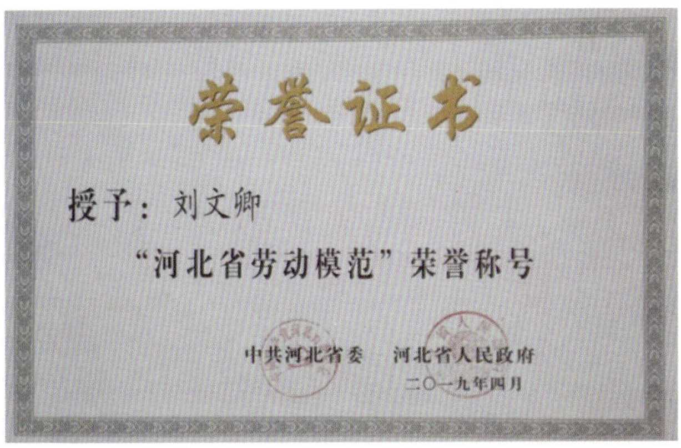

荣誉证书

授予：刘文卿

“河北省劳动模范”荣誉称号

中共河北省委 河北省人民政府

二〇一九年四月

1日，特约去了河南郑州，参加了中药外治研讨会。

刘文利的四弟刘文卿也传承家业，从事制药业40年，1996年就获“主管药剂师”技术职称。由于业绩卓越，2015年8月，荣获河北省八部委联合颁发的第五届“河北省能工巧匠”荣誉称号。2016年10月22日，《河北工人报》整版报道了刘文卿，其河北大功匠、能工巧匠的事迹。2019年5月1日荣获“河北省劳动模范”荣誉称号。

学术经验

刘氏家传药典记载了制药的配方和工艺，1949年10月1日后这本家传药典在安国药厂一直使用到1963年，才更换了国家统一公制计量单位，药典的原本由刘子云保存在家里，后来一次特别动荡中不幸烧毁。

刘氏家传《药典》上有一种治疗黄痂疮的特效药。黄痂疮是患病处一直流黄水，然后结痂还非常痒，挠过痒的手触摸别处就诱发新的黄痂疮，传染性很强。主要原料是“青竹里面的油”，先把青竹剁成两寸左右的竹节，装入铁桶，外面用木柴火炙烤提取，再和其他原料混合制成药膏。曾用于老家本村邻居，他的两个女儿都是一出生就患有黄痂疮，属于胎里带，在天津、北京治了十五年都没治愈，这十五年一直光头没留过头发。十六岁回老家时用过该药膏后痊愈，十七岁全家特意回老家含泪拜谢，两个女儿都留起了披肩发，成了非常漂亮的大姑娘。

主要成果

1. 1949年10月1日后组建了“安国·第一国药

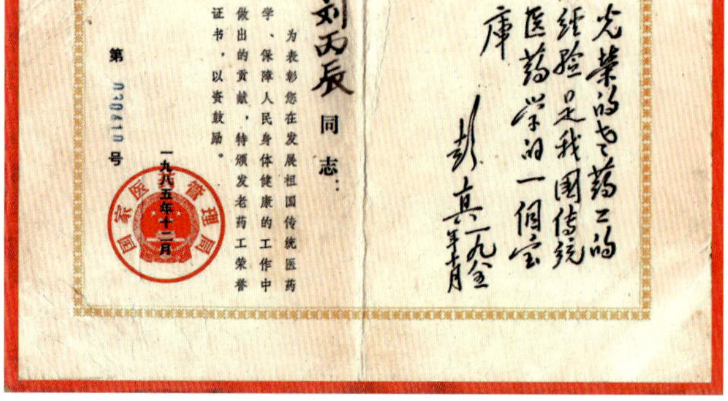

第030410号

刘丙辰同志：

为表彰您在发展祖国传统医药学、保障人民身体健康的工作中做出的贡献，特颁发老药工荣誉证书，以资鼓励。

国家医药管理局

一九八五年十二月

老药工的经验是我国传统医药学的一个宝库

彭真 一九八五年十二月

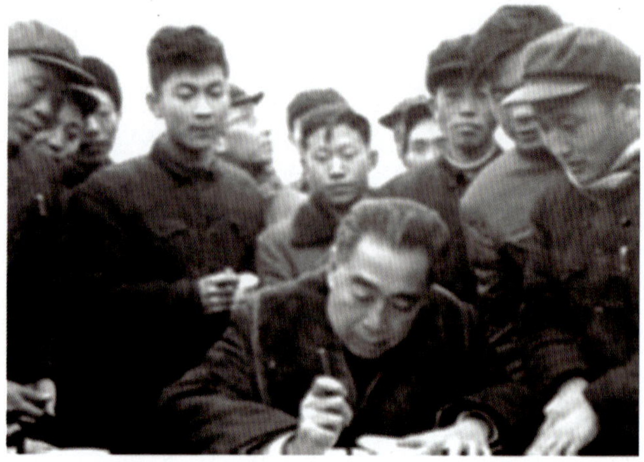

周总理在安国制药厂视察时题词

成药生产合作社”。入社时都是传统的手工，产量低供不应求。为提高产量成立了新技术改革领导小组，刘丙辰任组长，不到三年完成了机械化改造30多项，产值大幅度提高。1958年更名安国县制药厂。正在新技术改革进入高潮的时刻，12月24日，广受世人尊重的周恩来总理莅临药厂视察，刘丙辰一边带路一边讲解，周总理亲眼看到了改革后的成效，连连点头叫好。回到接待室刘丙辰又汇报了今后的改革设想和计划，周总理便挥笔题写了“敢想、敢说、敢干、苦干、实干、巧干”充满鼓励、肯定成绩的十二个大字。在这一题词的鼓舞下，曾在三年大饥荒的1959年，创生产总值910万元，1960年上缴利税168万元，创历史最高水平。

刘丙辰在厂期间，由于业绩突出技术全面，于1985年12月18日，受邀到北京，参加了全国老药工荣誉证书颁发大会，荣获由彭真委员长题词、国家医药管理局颁发的“老药工荣誉证书”。

2. 家传膏药“去腐生肌镇痛膏”亦名“肌肤康”发扬光大。该药膏传承于刘文利已有40多年，他向市卫生局上报后成为“国家保护传承项目”，治愈了多例伤口不愈合及各种皮肤糜烂的患者。举例如下。

外科主任医师谢某某，只要有血糖高的患者手术，术前必须前来求药，该药膏为血糖高的患者术后伤口愈合，起着至关重要的作用。

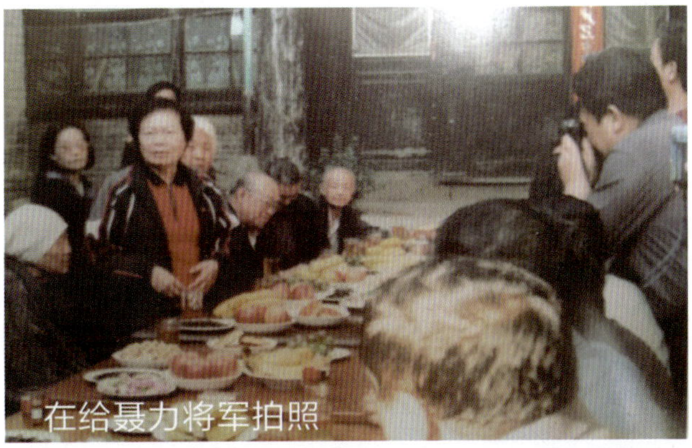
在给聂力将军拍照

安国市退休人员王某某，于2019年5月8日，在北京某医院做了心脏搭桥手术，腿部取血管处的伤口没有治愈。多次转院都没治愈，后又找到私家专科门诊，花费了两万余元，是越治越重，出现了糜烂现象。通过原工会主席介绍，使用了该药膏五周痊愈。

医生李某某，右前脚掌长了个鱼眼，术后过敏性感染，还不断向外向上糜烂，一直烂到踝关节以上，导致穿鞋困难、行走不便，用过该药膏后一周痊愈。

趣闻轶事

刘文利亲身经历：

2002年9月21日，世界第一女将军聂力，为完成父亲的嘱托，亲自来到安国特意看望为抗日战争和解放战争做出杰出贡献的亲人——刘子云。因我爷爷已去世，让我参加了会见。聂力将军表示悼念！感谢我爷爷对聂司令员的生活照顾，就像自家人一样，甚至比自己家里的人照顾的还周全。她表示今天来安国就是特意看望亲人来的，非常遗憾来的晚了。谈话中她重点讲到，在抗日战争和解放战争时期爷爷给部队送药，需要什么药就供什么药，尤其是治伤药用量最大，解决了部队没有西药治伤的大问题。又谈到聂司令员在安国生活居住、工作了两年多，召开了具有历史意义的“安国会议”。在此期间成立了华北局，坐镇指挥了青沧战役，正太战役、保北战役、清风店战役、解放石家庄的重大战役。在解放战争史上开创了夺取坚固设防城市的先例，拔除了国民党军在华北地区的一个战略要地，总结了解放固若金汤城市的经验。石家庄的解放控制了京广、正太铁路及公路交通要道，使晋察冀、晋冀鲁豫两大解放区连成了一片，为把大本营移驻西柏坡，指挥辽沈战役、平津战役和淮海战役创造了条件，为解放全中国打下了基础。

李氏世家

世家传略

明朝末年，扁鹊祠北边鸡亮村西沟的一个名叫李天云的李家弟子，十三岁就被送到了扁鹊祠道士院做学徒。他耳濡目染了道士治病救人的各种方术，也用心领会一二。赶上时局动荡，扁鹊祠一带起义军活动频繁，为避战乱，李天云打算辞别回家。道长见他忠诚老实，便授予他一种简单易学的中医秘方，实为传承千年的砭石辅以热熨灸疗的扁鹊中医术。并嘱托他，此术虽不能救死扶伤，但可为人治疗各种腰疼、腿疼等疑难杂症，今授尔其术，切记不可图利贪大，耕田之余为人祛疾，仅可稍取费用，添补家用。自此，李天云在耕田之余，上山采来艾叶等各种中草药，下河捡拾黑色光滑的小砾石子。按照道长所授，为人治疗风湿杂症，每每十分灵验，却分文不取。后来，李天云娶妻生子，立下家规。因医术为扁鹊医祖留传，医人之疾而不图谋利益，乃尊崇医道医德也。从此便在李氏家族遵循祖训，世代相传，选择热心助人，诚实可靠的子嗣加以传承。

直到清末民初，战乱频仍，秉持此术的第八代传人李春林，携家迁居内丘西部傍依晋冀官道隘口的七里会村，唯恐传承无续，为一双儿子取名李九续、李九传，寄寓续传九代，永久（九）相传之意。

1964年出生的李秋生是第十一代传承人，从小就同父亲一起穿梭于山中行医救人。在父亲的悉心教导下，他从小辨识中草药，学习每一种中草药的药性、药理及配方组成。后来，他博览《本草纲目》《黄帝内经》《汤头歌诀》等中医药典籍，对中医药学产生了浓厚的兴趣。16岁那年，李秋生同村里人一起到神头村赶扁鹊庙会。站在扁鹊庙前，仰望着雄伟苍劲，屹立在石头上的九龙翠柏、气势宏伟的扁鹊庙群，看到时隔两千多年，依然熙熙攘攘对扁鹊敬佩不已的善男信女，他平生第一次亲身领略到了一代医祖对世人的深刻影响。从此，他爱上了扁鹊，他暗暗发誓，一定要把扁鹊中医药文化传承发扬下去，做一个扁鹊式的人民爱戴的好医生。1983年，李秋生先后就读内丘卫生学校、健康报振兴中医刊授学院。经过五年学习，李秋生正式从事医药行业及医学研究。扁鹊一生行医采药，在太行山一带，有不少治病验方散落于民间。为了深入研究扁鹊中医药学文化，李秋生利用在山间行医的一切机会，搜集整理散落遗留在民间的有关扁鹊采挖中草药、行医治病、保健养生的故事和验方。20多年的时间，他踏遍太行山脉山西、河北、河南3省20余县的1100多个村庄，遍访名医，采访20000多位民间医者、药人，虚心求证，搜集、整理、归纳民间验方、秘方800余剂，终形成了一整套相对完整的扁鹊中医药理论和秘方，为他以后对扁鹊中医药文化的研究打下了坚实的理论基础。

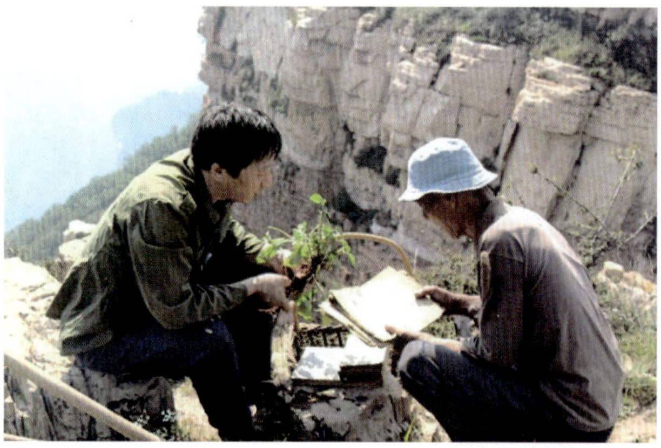

李秋生（左）在太行山一带采挖中草药

李秋生现任河北鹊神生物科技有限公司董事长、内丘县扁鹊医博天中医药研究院院长、非物质文化遗产“鹊神药石灸”第十一代传承人，现任中华传统中医学会副会长、世界中医药联合学会一技之长专业委员会常务理事、健康产业培训基地主任等职务。李秋生以“弘扬中华民族医学精髓，继承医祖扁鹊中医文化，传递扁鹊民间验方、秘方，解除人体病魔绿色疗法”为己任，为传承扁鹊中医文化做出了积极贡献。

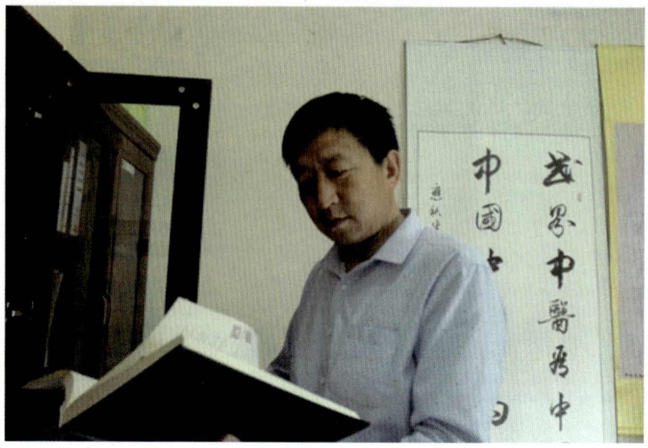

李秋生

学术经验

1. 独创“砭石能量泥”

《史记•扁鹊仓公列传》的记载：“扁鹊乃使弟子子阳厉针砥石，以取外三阳五会。有间，太子苏。乃使子豹为五分之熨，以八减之齐和煮之，以更熨两胁下”。而沿传的一种特殊的扁鹊中医疗法。其中的“针砥石”原本出自鹊山。砥石又称泜水，源自蓬鹊山之阴，砥石发源地。其针砥石也就是取之于泜水之砭石，即砭术，煮熨之法也就是所谓的熨帖灸术，中药材取之蓬鹊山的道地药材。鹊神药石灸是将砭、灸二术融合在一起的特殊疗法。

2019年《鹊神药石灸》荣获“燕赵老字号”，作为内丘县非物质文化遗产《鹊神药石灸》第十一代传承人的李秋生，经过30多年的潜心研究和学习，终于突破神医扁鹊传统的砭石疗法，由“石”变成“泥”，首家独创的“扁鹊砭石能量泥绿色透皮疗法”，适用于调理颈肩腰腿疼、风湿病及各种慢性疾病，绿色安全，效果独特，有效率达到90%以上。“扁鹊砭石能量泥”以砭石为主要材料，将砭石粉碎成微粉，在其中加入电气石粉、火山泥为基质，配以30多种中药微粉做成泥外敷，这样的能量泥富含负氧离子、纳米微晶，对人体具有抑菌、消炎等功效，能比砭石刺穴位产生更强的磁场，更直接地触及病灶，

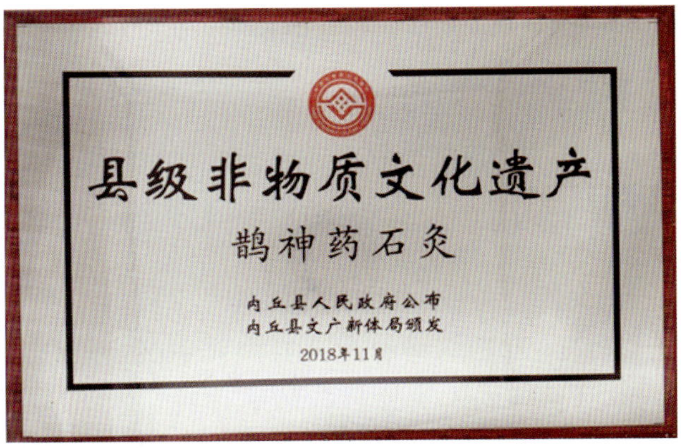
县级非物质文化遗产
鹊神药石灸
内丘县人民政府公布
内丘县文广新体局颁发
2018年11月

进而产生更快更强的疗效。

为提高疗效，李秋生将“扁鹊砭石能量泥”与中医的传统医疗方法相结合，集砭石疗、蜡疗、罐疗、火疗、热疗、药疗、灸疗、泥疗、磁疗、远红外疗法等“十位一体”的中医康养系统疗法。通过按摩、刮痧、拔罐、拍打等中医特技手法，结合鹊神通络开穴疗法，对患者身体进行系统化疏通调理，激发机体的功能，使局部及全身气血畅通，再外敷扁鹊砭石能量泥，利用扁鹊砭石能量泥热射渗透作用，带动中草药微粉强渗透于患处，再次加强局部的充血，使全身气血通畅，经络畅通，阴阳平衡，五脏滋润，身体康复。目前，李秋生的“扁鹊砭石能量泥绿色透皮疗法”已在市场运用二十多年，调理患者上万例，赢得广大患者的一致认可和高度赞扬，并于2015年获得国家发明专利。

2. 创用五维调理体系

随着时间的推移，治愈患者数量的不断增加，李秋生积累了大量的扁鹊中医药临床实践经验，“医道”得到了应有的历练和提高。他的医术越来越精湛，收集的验方、秘方越来越多，研制的新产品层出不穷，创造出了独特的治病方法，形成了一套有独到见解的医学理论——《鹊神时空医学》非药物综合疗法，获得国家中医药管理局高新适宜技术推广项目。

《鹊神时空医学》总体概括为五维系统，即“五行五音古疗、道医吐纳功法、中医特技疗法、通络热透技术、扁鹊砭石能量泥绿色疗法”，包括心静、气顺、血畅、经络通、五脏和合五大中医药调理技术原理。这一理论的创建，丰富了扁鹊中医药文化。

主要成果

首家独创的“扁鹊砭石能量泥绿色透皮疗法”，适用于调理颈肩腰腿疼、风湿病及各种慢性疾病，绿色安全，效果独特，有效率达到90%以上。“扁鹊砭石能量泥”以砭石为主要材料，将砭石粉碎成微粉，在其中加入电气石粉、火山泥为基质，配以30多种中药微粉做成泥外敷，这样的能量泥富含负氧离子、纳米微晶，对人体具有抑菌、消炎等功效，能比砭石刺穴位产生更强的磁场，更直接地触及病灶，进而产生更快更强的疗效。

对于《鹊神时空医学》非药物综合疗法的理论宣传，李秋生并非仅仅停留在理论宣传层面，而是紧紧抓住有利时机，及时开展了实体构建和人员培训，在全国进行宣传推广。多年来，扁鹊国际健康产业集团联合扁鹊医博天中医药研究院，建立扁鹊工作站300余个，举办《鹊神时空医学》非药物综合疗法公益培训活动111期，培训人员4100人，提供就业120人，帮助创业人员1250人，组织召开各种中医创新培训会、推介会、招商会、研讨会、发布会、鹊神企业项目说明会300多场；发放中医药科普信息10万多页；音像制品5000多份；提供中医技术咨询800多场等。

受益于社会，亦奉献于社会，这是李秋生铭记在心的使命。2016年1月，李秋生提出“个十百千万亿，点燃扁鹊中医文化传承火炬”的发展战略布局，即一个“鹊神”品牌、十大系列产品、百款扁鹊产业系列产品、千家扁鹊中医文化传承的医疗连锁机构、万店联盟健康产业工程、亿名《鹊神时空医学》非药物综合疗法的受益者。历经多年，李秋生带领团队，全力建设“鹊神”品牌，十大系列产品完成7项，60多款产品投入市场，加盟连锁合作机构400多家，已招募志愿者3000多人，采用《鹊神时空医学》非药物综合疗法，公益调理患者上万名。虽尚未达成目标，却已成绩斐然。

医学感悟

“世上多一种良方，人间少一份痛苦”，必将扁鹊中医药文化、扁鹊精神思想传承下去，发扬光大。“乘风破浪会有时，直挂云帆济沧海，扁鹊文化中医魂，鹊神传承天下知”。

张氏世家

世家传略

第一代：张子明，曾用名张雷，生于1902年，卒于1987年9月。甘肃榆中县人，早年参军入伍，积极投身革命，1933年3月，参加了由中共甘宁青特委组建的西北抗日义勇军，任参谋长，作战英勇，兵败后远赴银川。随后潜心研习中医，为当地百姓解除疾苦。1949年10月1日后返回兰州，在甘肃省第一干部休养所工作，承担干部医疗和保健工作。1956年调入甘肃省中医院，从事中医内科医疗工作，1969年受“文革”迫害，下放到榆中县人民医院工作至退休。

张子明从医50余载，精研岐黄，对医术精益求精，以脾胃立论，重视照顾脾胃气血，擅长中医内科及疑难杂病的诊治，尤其对肿瘤、水肿（肾病），脾胃病方面治疗有独到之处。现留有《张子明医案》文稿。并积极带教，多次参加榆中县卫生系统科技大会，享有较高的声誉。

第二代：张仁义，生于1942年8月，甘肃榆中县人。1962年毕业于兰州第八初级中学（现兰州十四中学），同年7月经卫生厅分配到甘肃省中医院畅家巷门诊部，师从周子駠老师学习中医内科四年。从医士、医师做起，一直工作在临床门诊一线。1978年划归甘肃中医学院畅家巷门诊部，1987年晋升为中医内科主治医师，曾任甘肃中医学院门诊部内科副主任，于2002年退休。退休之后，仍在畅家巷开诊，为广大百姓诊病，解除疾患。张仁义在秉承其父张子明学术思想的基础上，继承和发扬了周子駠的学术思想，在内科和妇科等方面积累了丰富的临床经验，对不孕不育、带下、月经病、崩漏、先兆流产等病的治疗尤为独到，深得广大患者的信赖。从医50余载，俭朴廉洁，为人朴实，平易近人，治学严谨。

第三代：张德宏，生于1968年1月，甘肃榆中县人，在甘肃省中医院骨科工作。任中医骨科主任医师，甘肃省中西医结合学会副秘书长，甘肃省中西医结合学会骨伤专业委员会秘书长，甘肃鑫报评选的首届甘肃群众喜爱的中青年名中医。

自幼受中医文化熏陶，1987年中学毕业后，考取甘肃中医学院中医医疗系，进行了5年的大学本科学习，对中医经典理论进行了系统、全面的学习。1992年7月分配至甘肃省中医院工作，1993年定科至医院骨科，从事骨科临床工作至今。1998年晋升为骨科主治医师，2003年晋升为骨科副主任医师，2009年晋升为骨科主任医师。在先祖父和父亲的影响和指导下，在骨科临床工作中，先后师从宋贵杰、路焕光、刘景邦和李盛华，对中医传统整骨手法得以继承，并善于归纳总结，现在李盛华老师的带领下进行“陇中”中医整骨手法的系统总结。按照骨折的三期辨证，重视中医药的应用，时时得到其父的教导，在临床工作中积累了很多的经验，尤其在创伤后的消肿止痛、活血化瘀和接骨续断的中医药辨证施治上有较高的造诣，得到了真传，对骨髓炎的中医药治疗疗效确切，长期观察未见复发。

第三代：张德胤，生于1972年10月，甘肃榆中县人，在甘肃省中医学院附属医院骨三科工作。任中医骨科住院医师，甘肃省中西医结合学会骨伤专业委员会委员。

自幼受家庭中医文化熏陶，1991年7月中专毕业，1992年4月分配至甘肃省中医学院附属医院工作，1993年定科至医院骨科，从事骨科临床工作至今。期间，于1994年9月至1996年7月在甘肃省中医学院成人大专班脱产学习，2002年7月至2004年7月在甘肃省中医学院成人本科班学习。在骨科临床工作中，师从宋贵杰教授，得以系统学习中医整骨手法。按照骨折的三期辨证，重视中医药的应用，时时得到父亲的教导，在临床工作中积累了很多的经验，尤其在创伤后的消肿止痛、活血化瘀，接骨续断的中医药辨证施治上有较高的造诣，得到了真传，对颈、腰椎病的中医手法治疗及中医药治疗疗效确切。

学术经验

1. 张子明以脾胃立论，重视照顾脾胃气血，擅长中医内科及疑难杂病的诊治，尤其对肿瘤、水肿（肾病），消化系统诸病方面治疗有独到之处，现留有《张子明医案》文稿。

2.张仁义在秉承其父学术思想的基础上，继承和发扬了周子飒的学术思想，在内科和妇科等方面积累了丰富的临床经验，对不孕不育、带下、月经病、崩漏、先兆流产等病的治疗尤为独到，深得广大患者的信赖。其学术思想有待进一步整理。

3.张德宏运用本院制剂消定膏外敷治疗痛风性关节炎。

消定膏为黑褐色软膏，主要成分为黑木耳、儿茶、生大黄等。方中黑木耳可滋养益胃，补血止血，补气强身。研究发现，黑木耳可防治血液凝固；大黄可清热泻火、凉血解毒、逐瘀通经。药理研究表明，大黄素能够抑制黄嘌呤氧化酶和尿酸生成，具有抗炎、镇痛、降血脂等作用；儿茶可收湿敛疮，生肌止血。诸药合用，共奏清热消炎，消肿止痛，活血散瘀之效。双氯芬酸钠缓释胶囊为非甾体类消炎药(NSAID)，NSAID是治疗急性痛风性关节炎的一线药物，具有解热、镇痛、抗炎等功效，非甾体类消炎药是通过抑制环氧化酶(COX)，阻断花生四烯酸合成前列腺素(PG)而产生治疗作用，临床观察双氯芬酸钠缓释胶囊有较强消炎、止痛和退热作用。选用消定膏外敷结合双氯芬酸钠缓释胶囊口服治疗，具有显著协同作用，且副反应小，见效快，消肿止痛明显。

4.张德胤运用黄柏丹参煎剂局部灌洗治疗慢性骨髓炎。

药物制取:药物组成为黄柏、丹参、硼酸。取黄柏、丹参各1000g，加蒸馏水10000mL，浸泡48h，过滤后装入500mL盐水瓶，隔汤煮沸30min，静止沉淀24后加入无菌蒸馏水补足500mL，并于每500mL溶液加入硼酸7g，最后制取的溶液每500g含黄柏50g，丹参50g，硼酸7g。

给药方法：凡窦道经久不愈有死骨、死腔、纤维瘢痕者，行病灶清除，摘除死骨，清除炎性肉芽组织尽可能地剔除瘢痕组织，将感染性死腔打开，植入闭式灌注冲洗管。引流管一定要通畅，可采用套管冲洗引流管，保持整个冲洗过程畅通无阻。对于手指、足部的慢性骨髓炎可直接浸泡，然后用黄柏丹参液灌注冲洗。用量为：第1周每日约2000～3000mL，待冲洗液清亮后，逐步减至每日1000mL，治疗周期为15—30天。治疗期间，按中医消、托、补原则，给予补益气血、清热解毒、活血透托的“仙方活命饮”加味，每日200mL，分2次口服。

该方黄柏性味苦寒，是传统清热解毒药物。化学成分主要含小檗碱，是一种广谱的抑菌生物碱。丹参性凉味苦，活血化瘀是其主要作用。化学成分主要是丹参酮A和隐丹参酮。据文献报道，丹参酮对金黄色葡萄球菌，特别是对耐药菌株有抑制作用。硼酸是中医传统的消毒敛疮药物。三味药物组方应用，机理符合中医祛淤生新、去腐生肌的理论。

主要成果

论著

1.张德宏为第一作者已公开发表的学术论文：

（1）经皮三枚鱼鳞针内固定治疗股骨颈骨折的疗效分析，甘肃中医学院学报，2001年4期。

（2）踝关节腓侧副韧带损伤82例治疗体会，甘肃中医，2002年5期。

（3）组合式外固定架在下肢骨感染治疗中的应用，第十三届全国中西医结合骨伤科学术研讨会，2005年9月20日。

（4）Pemberton＋Salter手术治疗发育性髋关节脱位，中华实用中西医杂志，2006年1期。

（5）空心松质骨螺钉内固定治疗儿童股骨颈骨折；中华实用中西医杂志，2008年8月第18期。

（6）消定膏外敷治疗痛风性关节炎29例，甘肃中医，2009 年2期。

（7）第一跖骨头外移截骨治疗外翻的临床研究，甘肃中医学院学报，2009年3期。

（8）经颈前路手术治疗下颈椎骨折脱位合并脊髓损伤，中国中医骨伤科杂志，2009年6期。

（9）经皮椎体成形术及球囊椎体后凸成形术的临床应用进展，中华实用中西医杂志，2008年12期。

（10）浅谈OA系统在医院管理中的作用，卫生职业教育，2011年9月18期。

2. 张德胤参加撰写并已公开发表的学术论文：

（1）甲状旁腺机能亢进棕色瘤误诊1例，中国骨伤，2009年9期。

（2）单臂外固定支架在下肢骨感染治疗中的临床运用，甘肃中医学院学报，2005年5期。

（3）黄柏丹参煎剂局部灌洗治疗慢性骨髓炎，甘肃中医学院学报，2004年1期。

科研课题

1. 张德宏完成了以下科研课题：

（1）省科技厅自然课基金项目——拇外翻第一骨头外移截骨与足部负重比例变化的临床前应用基础研究，国内领先水平。主持人。

（2）省级科研——改良L-梯形钢板治疗胫骨平台V1型骨折的研究，排名第三。

（3）省级科研——锚定法单开门颈椎管扩大成形术的临床应用研究、经皮激光汽化减压配合手法调衡治疗腰椎间盘突出症的临床及相关实验研究，排名第四。

2. 张德胤2008年申请国家实用型专利一项:肱骨外科颈骨折夹板。

傅氏世家

世家传略

湖南益阳傅氏世家以正骨术为家传。傅氏正骨医派起于清末，第一代傅克和，早年师从少林武僧学习武术和疗伤，18岁行医，后成为湖南地方名医，载入当时县志。多年医疗实践中，傅氏正骨疗伤形成独到方药，并带徒传承，自成体系。

傅氏正骨医派祖训（医训）：正骨正型，正己正人，大医精诚，大爱无垠。

第一代，傅克和，男（1906—1978年），湖南省著名骨伤科名老中医师。

傅克和青少年时期拜师南少林武僧，法名贤灵子，学习武术和疗伤。史传南少林为中州少林的分支，由武僧泰弥勒率8名少林弟子入湘而起。泰弥勒在湖南新化横牛山收徒授艺，传授少林拳棍，到清朝末年，南少林已传了十八代，第十九代为傅克和家乡桃花江的彭氏，他传承南少林颇有建树，也是傅克和入门正骨疗伤的师傅。在现存的一本民国时期的手抄本上，证实了傅克和及其师傅彭子仁（字紫臣）以及源溯到上上代师祖均有记载。傅克和深得师傅武功和骨伤医技真传，据桃江县志记载，他幼时即拜彭子仁为师，18岁起运用所学悬壶济世，1950年参加县卫生医疗队伍。其人清风瘦骨，武可登檐，医能正骨，相传为病人接骨时口中念念有词，不经意间手到骨正，然后施以小夹板外固定。常以自采草药予病人内服外敷，药到病除。他仗义疏财，乐善好施，医德高尚，医技精湛。系桃江县中医院及桃江县伤科医院骨伤科创始人，退休后一段时间虽卧病在床，仍在县内多家医院指导其儿子傅汉元及徒弟医人无数，武侠风采，大医精诚，实为后人效仿之楷模。

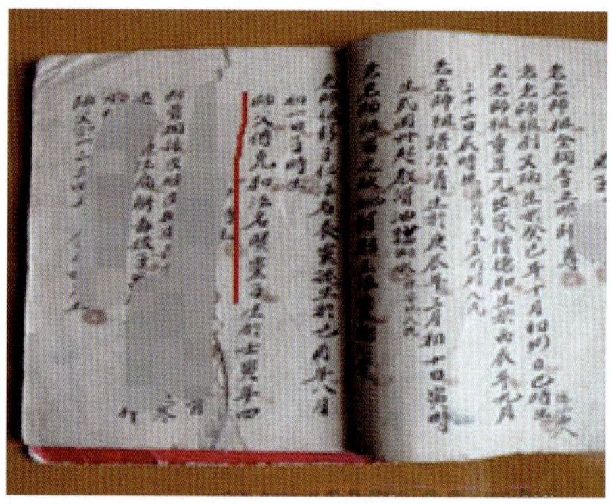

现存民国时期手抄本

第二代，傅汉元（曾用名傅翰垣）（1938—2018年），傅克和之子。傅汉元少年时即随父学医采药，手抄经方，潜心研习，深得其父真传。他于1960年即加入桃江县卫生医疗队伍，1989年晋升为中医主治医师，曾为湖南省中医骨伤科学会会员。先后随父在桃江县中医院、桃江县伤科医院行医数十载。父子为桃江县伤科医院骨伤科创始人，为桃江的骨伤科事业开创了先河。其间曾引进湖南省中医学院附属第一医院骨科专家团队进驻二年，带领团队创建了该院骨伤科的辉煌，曾担任该院业务副院长多年，吸引该院周边及宁乡、益阳、安化、沅江等省内外多地骨伤病患，实为当代优秀的传统正骨名医。

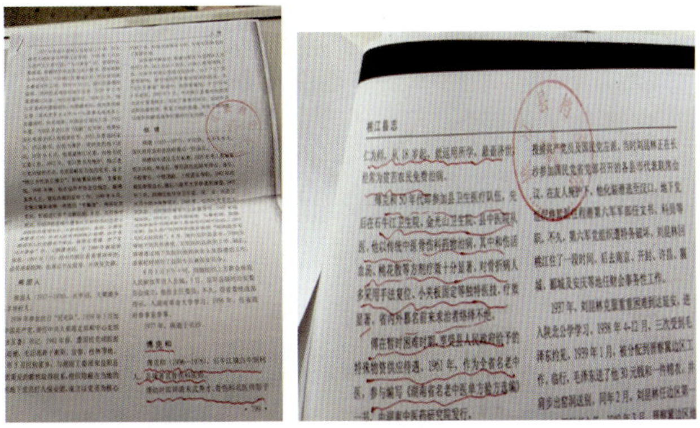

桃江县志记载

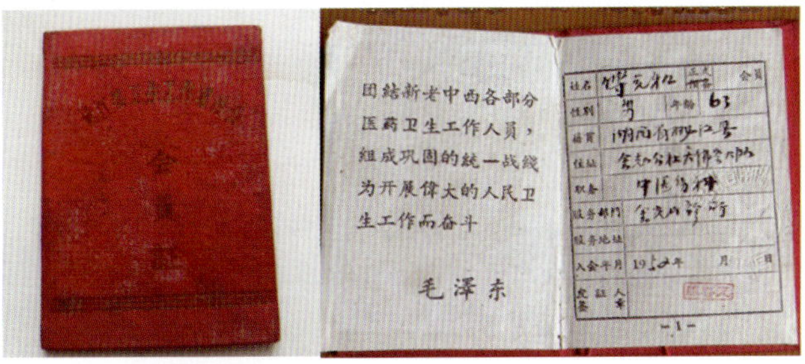

傅克和卫生工作会员证（1952年）

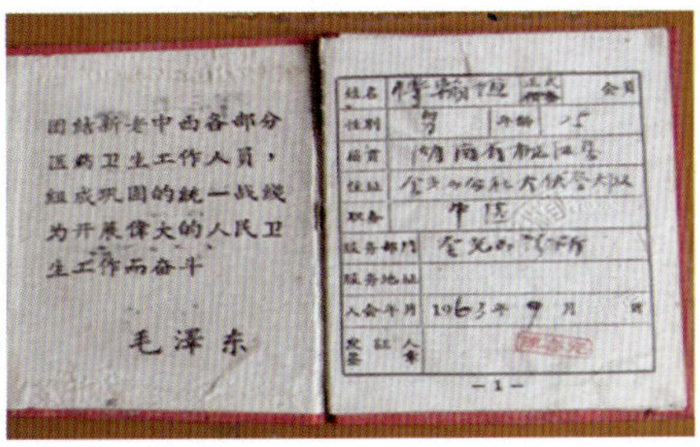

傅汉元（曾用名傅翰垣）卫生工作证（1963年9月）

第三代，傅武男，傅汉元先生长子。傅武男1989年毕业于益阳市卫校中医班，2007年晋升中医骨伤科主治医师，任桃江县伤科医院骨伤科主任至今。先后在省级多家医院进修深造，热衷于学术交流和医技提升，博取众家之长，并于2019年11月专程赴河南，到具有二百多年正骨历史闻名于世的洛阳正骨医院取经研习，在正骨手法、骨折微创治疗、颈肩腰腿痛等方面得到了进一步的提升和发展。已从事临床工作三十多年，能谨从祖训和师训，心系病患，淡泊名利，医人济世，尤对骨折手法复位及风湿腰腿痛等具有丰富的临床经验及独特的疗效，并通过传承、拓展，汲取现代医学之精髓，将祖传医技发扬光大。

在医疗实践中，根据祖传经方、验方，结合临床予以发挥，研制了系列内服、外用等制剂，其研制的湿敷膏药对外伤骨折、疮疡（未发脓）等的红、肿、热、痛可以代替静脉输液，硬膏药对骨伤、风湿腰腿痛等疗效显著，以上两种膏药在1997年已获桃江县科技进步奖，并允许在当地医院调剂使用，现将进一步打造升级，以更好地造福于广大患者。

傅艳阳，傅氏祖传骨科第三代传承人，傅汉元先生次子。初中毕业后考入衡阳卫校西医班学习，卫校毕业后被招入部队服役三年，曾在部队卫生队行医。退役后即分配于桃江县伤科医院随父及兄长从事骨伤科，一方面传承家学，还先后在桃江县人民医院、益阳市中心医院进修深造，对骨折手法复位及开放复位内固定等治疗均有很好的造诣。多年来担任桃江县伤科医院业务副院长，与兄长傅武男可谓是中西（医）并重，尽显大医之本色。

第四代　傅梦帆，傅武男先生之子。

傅梦帆其萌萌梦想成真，理想之帆飞进！父亲傅武男给儿子取名时就寄予了深深的期望。儿子怀揣家父厚望，高中毕业后即入伍当兵，在部队摸爬滚打，锤炼身心，新兵训练后进部队卫生队，保卫祖国的同时不忘报效人民。退伍后即重返校园，温习功课，后通过高考考入湖南中医药大学就读中医专业本科。因受医学世家的熏陶，严父慈母的谆谆教诲及家风、家业的感召，虽初出茅庐，但规范在心，立志秉承父业，踏实前行，期待着日后的青出于蓝而胜于蓝。

兰俐，傅武男之妻。沅江市卫校毕业，跟随公公及丈夫学习骨伤科近二十年，为傅武男先生经公证的首个弟子，并兼具西药及中药执业药师，对骨伤、骨病的理、法、方、药等均已熟练掌握，夫妻在骨伤、骨病及各种痛症等方面相互协作、举案齐眉，为共同打造品牌骨科而不断努力，为发掘和弘扬祖国医学而不遗余力，与时俱进，奋进不止。

学术经验

第一代傅克和根据古典医籍，结合临床，常自采草药或以中药数味共研细末，对化脓性伤口或伤口久不愈合者疗效显著，有“金枪末药”之称。

骨折手法方面，运用所学武功，融入正骨方法中，巧妙结合，能使患者骨正而少痛或无痛，手法正骨达到了炉火纯青的地步。骨折复位后再予以小夹板外固定，并用传统骨伤科中药内服，其中“桃花散”“和伤活血汤”等方剂疗效显著。

第三代傅武男，利用祖传经方、验方予以发挥，自制湿敷膏药对外伤及疮疡早期红肿热痛等疗效显著，可代替静脉输液改善症状。自制硬膏药对陈旧性损伤及风湿腰腿痛等疗效显著。以上两种膏药已于1997年获桃江县科技进步奖，并获准在当地医院调剂使用，现正进一步打造升级中。

傅武男在祖传经方、验方的基础上，自拟方剂对骨不连、骨折久不愈合者连续服用二到三个月一般可治愈。

逸闻轶事

1．相传第一代傅克和先生在给病人正骨时，手持一把斧头，对准病人患肢，瞬间欲砍下去之状，同时口中一声呦呵，患者吓得患肢肌肉猛一收缩，术者随之弃斧用手将断骨对上，然后施以小夹板外固定。这样正骨于无形，可谓是他当时的一接骨奇招。

2．傅克和退休后在其儿子傅汉元单位桃江县伤科医院长住，因跟师傅彭子仁练就了一身少林武功，常习惯在晚餐后拿着一烟袋蹲马步于医院对门一池塘边上，且连续蹲上两三个小时是常事。

以上轶闻均为后人所津津乐道。

国医年鉴

GUOYI LIANJIAN

2020

中医特色个人秀

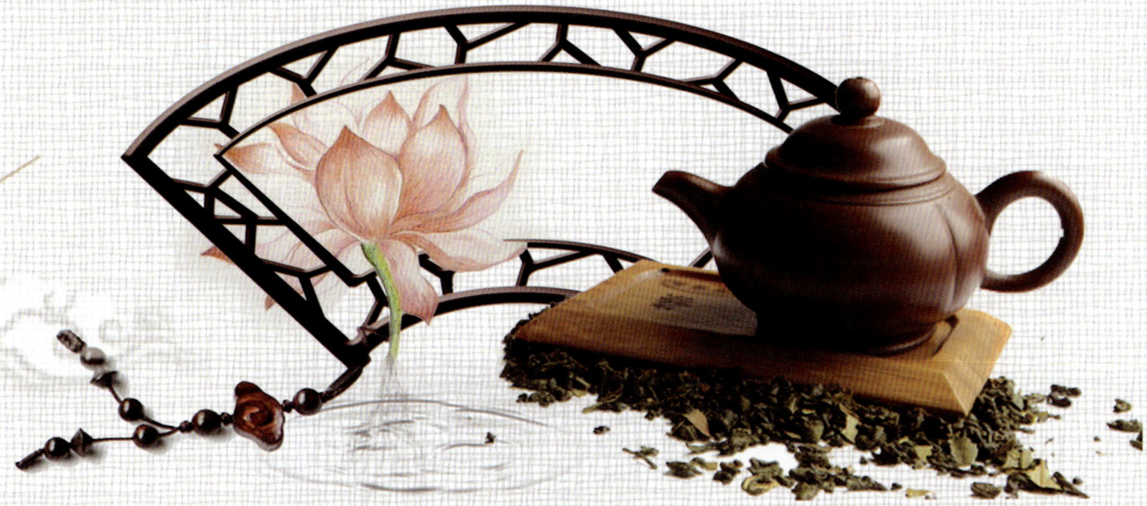

中医特色个人秀

王 森

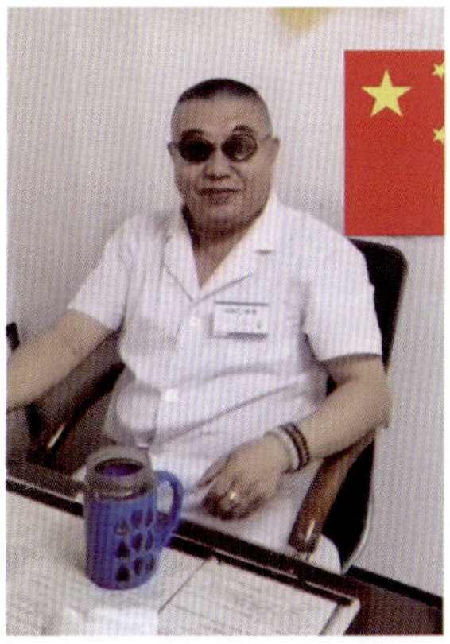

王森，祖传中医，源于明朝永乐，祖上曾效力明王朝，至今已嫡传十代。望、闻、问、切深得传统中医理论精髓，临床运用得心应手。丹、散、丸、汤用药巧妙，擅长治疗各科疑难杂症。治疗技法独特，内外同治，固本培元。兼顾养生治未病。崇尚医者仁慈，修德济世。

擅长治疗精神病类；抑郁症、癔症、癫痫等。

1.祖传中医妇科：不孕不育、月经不调、带下崩漏、宫寒血瘀等妇科杂症。

2.中医内科：高血压、冠心病、脑血栓形成、脑梗死、脑出血后遗症、咳嗽、哮喘、肺气肿、过敏性鼻炎、四时感冒、胃炎、胃溃疡、反流食道炎、胆汁反流性胃炎、胆囊炎、肝炎、肝硬化、糖尿病、肾病、肾病综合征、肾小球肾炎、肾盂肾炎、各种水肿、痛风、单纯性肥胖、高脂血症。

3.皮肤科：湿疹、皮炎、多发性毛囊炎、银屑病、痤疮、荨麻疹。

4.膏滋方疗法：用膏滋方治疗提高肿瘤术后、放化疗后扶正自我再修能力，调阴阳、气血、滋补等治疗。

5.用中药制剂治疗癌症晚期剧痛；减轻患者痛苦，提高生存质量，全面调理身体，补充营养，延长生命存活周期。最擅长食道癌、胃癌、肝癌、十二指肠癌、胰腺癌、结直肠癌的治疗；提高患者生存期，防止复发、转移。治疗中晚期肾癌、前列腺癌、乳腺癌、卵巢癌、肺癌、恶性淋巴瘤、骨肉瘤、恶性胸腹水等。在各种西医化疗方案耐药时，联合应用多种抗癌中药注射液和减轻放化疗的毒副作用，并且在控制肿瘤进展方面，有独到的疗法。

王 福 伟

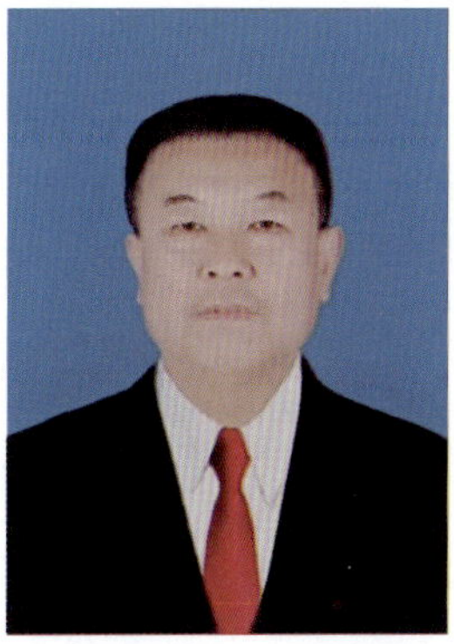

王福伟，男，1963年出生，职务：副院长，骨科主任。1980年毕业于吉林省德惠市六中，跟随祖父学习中医骨伤；1982—1985年在长春中医学院骨科进修学习；1985—1988年在松柏医院工作；1988—2000年在中医院工作；2000年开设中医骨伤门诊；2013年在内蒙古赤峰市巴林左旗骨伤医院工作至今。专长：擅长治疗各种类型的骨折、骨病，把祖传的中医瞬间接骨手法巧妙地运用于临床，对四肢骨折、颈肩腰腿病、风湿、类风湿、缺血性骨坏死、骨性关节炎、强直性脊柱炎，临床诊断治疗经验丰富。

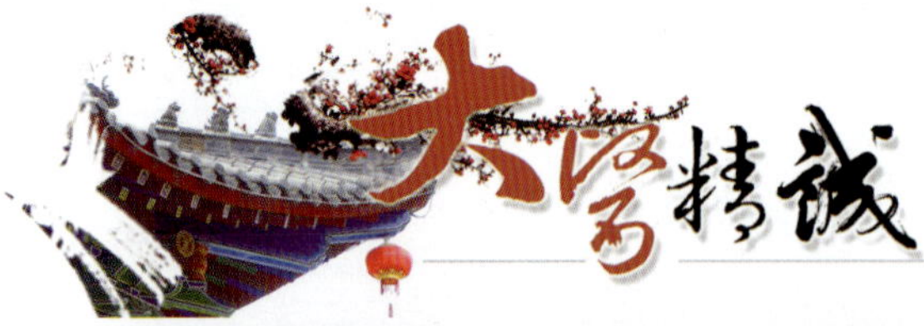

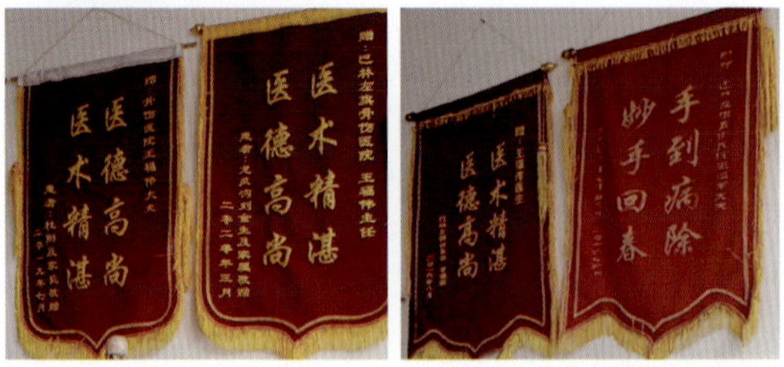

王福伟院长办公室一角 治愈患者赠予锦旗

接骨手法是骨伤科治法之一，即正骨手法。指医者用手之动作，使骨折、脱臼及软组织损伤复原之方法。王福伟院长17岁随祖父学习中医骨法，从临床体会到，只有提高手法技巧，才能弘扬中医正骨，遂进修长春中医学院骨科。祖传手法的实践应用，结合科班学习，王福伟院长医术精进。《医宗金鉴》云：“手法者，诚正骨之首务哉”，说明其手法的重要性。工作期间，对中医事业的前景充满信心，把全部精力投入到正骨临床工作，连续数年总结出不少好的经验，并毫无保留地把多年积累的正骨经验传给下一代，培养多名正骨人才。王福伟院长讲：中医正骨入门的时候没有捷径，唯有不断地集中注意力去感受和感知。

生活中，王院长不爱言语，然而每当面对患者，宛如换了一个人，和患者侃侃而谈。俗语说：“医者父母心”，古人是形容良医济人于病痛之中，用像患者父母一样的心为患者医治。王院长明白，一个医生首先要有良好的医技才能更好地服务患者。早在进修期间，他就积极学习，注重更新知识，积累医疗经验，一直以来他积极学习并结合自己多年的治疗水平，不断探索临床诊断的治疗方法，为乡里乡亲、周边群众解除了病痛的折磨。除了医技，医德也是行医中最重要的关键因素，如果一个医生的医德不好，哪怕你的医学技术再高再好，也不可能全心全意服务于人民。

王院长自述：从医40年，我要学习的东西依然还有很多，感谢我的祖父带我走入中医，这么多年的坚持把中医骨伤治疗发扬并传承下去是我最大的自豪，看着患者有气无力走入医院，在我们医疗工作者的努力下，健健康康地走出医院就是我最大的职业幸福感。

代楚松

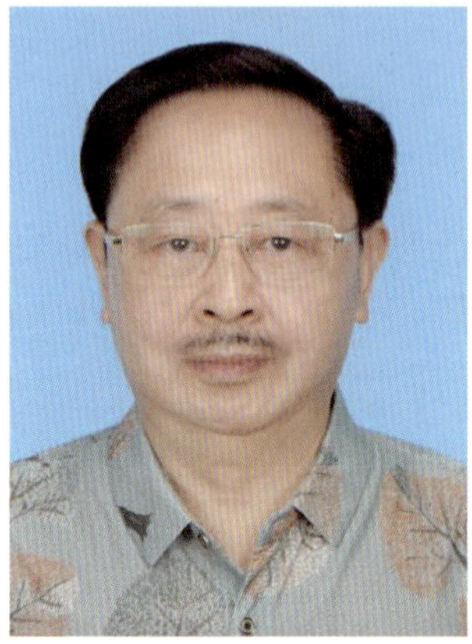

代楚松，男，现年73岁，毕业于湖北中医药大学（湖北中医学院医学院），中医主任医师、教授，曾为香港中医药大学脉经客座教授。从事中医临床五十余载，五代中医世家（曾祖父宫廷御医）传人。父亲代光锡为湖北一代名医，叔父代干成新中国成立初期即在北京中南海医院为中央领导保健中医。7岁随家人习医，细研家传医学典籍，在祖传中医诊断及古今的基础上结合自己近半个世纪的临床总结，将家传医学发扬光大。

擅长：不孕不育、提早闭经、红崩、白带异常、月经不调、高血压、高血脂、糖尿病、心脑血管疾病、中风偏瘫、肝炎、甲减、胃炎、鼻炎、前列腺炎、阳痿早泄、精子稀少及无精、黄褐斑、荨麻疹等皮肤疾病和小儿全科以及30天中药化解肾、胆、尿管结石。

特色：精于脉诊，诊治无需患者言语，把脉基本能判明病情，深受患者信任。

慧诚堂中医馆（慈颐康中医）专家代楚松老中医说：凡是女子疾病，多与气血亏虚有关。气血不和，气滞血瘀，各种问题接踵而来：月经不调、经血少、痛经、停经、面色暗黄、灰暗、色斑沉着、皱纹、皮肤松弛、肥胖臃肿、乳腺增生、囊肿、心烦意乱、潮热盗汗、手脚冰凉、失眠多梦、便秘、更年期综合征等。

根据在临床工作中为上万女性调理好的成功经验，代楚松医生总结出：停经是由于肝肾不足，气血亏虚，血脉失通所致。但停经有虚实之分，虚者多因气血不足和肾虚，实者多由寒凝、气滞和血瘀。治疗上，因气血不足则应补益气血；因肾虚则需补益下元；因寒凝则需温经散寒；因气滞则需疏肝理气；因血瘀则需活血化瘀。所以停经用中药来调理是明智的选择，可根据不同症状实行辨证施治施治。

代楚松教授总结出“三驾马车”治疗套餐：

第一：辨证论治，脉象诊疗。代教授把脉有个原则，不看不问，先看再问！不用患者描述病情，脉枕一放，3～5分钟说出你的病情，很多患者就是叹服于此！成为代医生的铁粉和义务传播者。

第二：宫廷御医秘制配方为您调经养血。代楚松教授其父亲是利川市中医院名老中医，其父结合30年临床医学经验及数万例病例，研制出家传保密配方的调经一号和调经二号，甄选原产地的地道药材，为女性健康提供有效的解决方案。

第三：中医辨证施治，内服汤+丸彻底解决停经根源。中医中药主要是从停经病因辨证施治，可以从根本上调补各脏腑趋于协调，任督二脉趋于平和，使阴阳归于平衡，这样才能使停经病情得以痊愈。对于气血虚弱型停经、气滞血瘀型停经、痰湿凝滞型停经、肝肾不足型停经、肾虚精亏型停经经过中医中药调理和治疗，其特点是见效快，疗效确切。中药可以消散经脉郁结，补气养血，从而达到气血双盛，标本兼治，快速提高免疫力，彻底调整阴阳平衡，从而促进女性荷尔蒙恢复正常。

边兆和

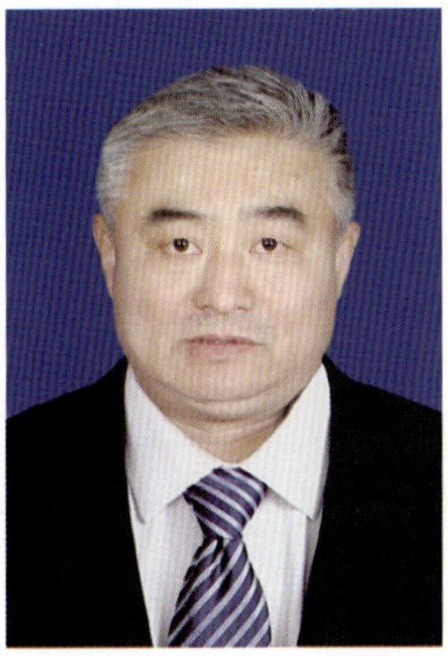

边兆和，北京兆和中医不孕不育研究院院长。北京兆和中医不孕不育研究院是一家以传承、弘扬中医文化为己任，倡导师承学习，注重临床实践的集中医研究与诊疗为一体的专业诊疗机构，其前身为观世堂，成立于20世纪50年代初，位于山东郓城。创始人边道喜先生一生致力于中医妇科的研究，早年大量研究经典，注重临证实践，积累了丰富的经验，尤其涉及中医妇科疾病及不孕不育症的治疗方面，有着独特的方法，为无数患者解决了病痛，带来了健康，深受患者爱戴，是一方名老中医。

边兆和自小对中医有着极其浓厚的兴趣，家里医书满屋，药物俱全，来诊的患者络绎不绝。这为边兆和学习中医提供了极其优渥的条件，在传承祖辈的医学成就基础上不断积累自身经验。在中医妇科疾病及男女不孕不育方面具有丰富的诊疗经验，在辨证施治整体法则的运用方面更有独到之处，尤其对糖尿病、慢性胃病及月经不调、闭经、卵巢囊肿、输卵管不通尤为突出，曾撰写和公开发表论文多篇，受到各级专家的好评。特别是“大黄牡丹皮汤治验”对女子输卵管不通有独特的疗效，发表在多个会刊之上。前来就诊的既有寻常百姓，也有不远千里慕名而来的外国友人。边兆和先生的患者也渐渐成了他的拥护者，很多人看病只找边医生，只信边医生，随口问街边的百姓，都知道观世堂边氏大夫。

2014年，观世堂申请成立中医不孕不育症研究院，2015年观世堂获批为中医不孕不育症研究院，随后边兆和先生多次作为确有专长人员赴国内外交流经验与心得，进行技术指导，举办专业讲座。

勤求古训，博采众方，传承中医事业，发扬中医文化，把祖传医药发扬光大，不断开拓进取。2016年3月20日，申请了两个治疗男女不孕不育的专利，专利号为：201610194439.1，以便更好的服务于广大患者。

北京边兆和中医不孕不育症研究院，有多名中医研究生在此进行中医研究。边兆和被中联国康研究院聘为中华国医经方研究员。

在用药方面，秉持“道地采购、天然纯正、遵古炮制、做良心药”的基本原则，坚信良医好药，才有好疗效。对每一味药材品质精益求精，还原中药本来的真气与正味，打造让医生满意、患者放心的精品中药。以往，来诊的患者皆是经由治愈者介绍而来。今天，我们坚持认为只有通过提高自身医术，为患者解决问题才是中医立足之本。我们严格要求：精益求精，做到每一味药，不差分毫。每一剂方，用之确凿，做一名纯粹的中医，回归医者本色：精研医术，诚修医德。

未来我们倡导临床实践与学术研讨并重，充分挖掘纯中医医疗的特色与优势，追求行业卓越，为患者提供最专业的中医药服务。

成　名

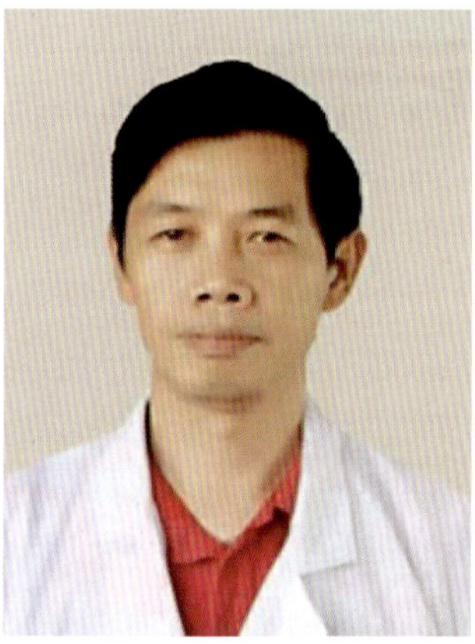

成名，中医师，湖北省阳新县人，从事中医临床30余年。他在儿时就是一名好学的孩子，特别是在幼年时期，祖母和年幼的表弟突发疾病而无钱医治离世的痛苦，至今还在心灵中留下挥之不去的阴影，那时也让他产生要当一名医生的念头，立志做一个好中医。他在草医祖父的影响下，经常上山挖药，从识别草药开始，学习祖辈留传下来的中医药方，并临床实践，勤做笔记，从中参悟中医药的奥妙。

成名为了寻找中医更好的秘方，他踏进大别山区李时珍故乡，在大中医学家的故土学习中医医术。他把《本草纲目》这本老祖宗遗产物作为突破口，并从中华民族几千年养生理念、实践经验以及在疾病预防、治疗、康复中逐步领悟中华民族伟大特色中医，识别上万种中药材，在实践中获得各种治疗疾病的良方，并且一一记录下来。随着年龄的增长，他发现自家祖传的一点秘验方已经满足不了他对中华民族医学认知，有些秘方在高科技产业发展的今天已经满足不了现代人对身体保健的需求，于是他决定自费参加全国各种中医药学培训班与交流会，并从中学习中华民族传统医学的奥妙，以为广大群众的健康长寿做出自己的一点贡献。比如运用益气活血调肾法治疗慢性肾病效果理想；用益气活血健脾法治疗慢性肝病效果不错；用益气健脾平喘法治疗肺气肿、哮喘效果显著；用温阳调肾种子方治疗不孕不育效果理想；用益气化瘀通络法治心脑血管病效果很好。

成名一边读经典，如《黄帝内经》等，一边拜师学艺，学习名家临床经验，并在实践中进行检验。30余来年的实践经验，成名逐步擅长用中医药治疗胃肠道疾病、肝病、肾病、呼吸道疾病、心脑血管病、风湿骨病、妇科病、不孕不育症等多种疑难病症，其挖掘民间秘方、验方，结合个人经验组合方剂“咳喘灵方”“胃痛灵方”“腰腿痛灵方”“腹泻灵方”“心脑血管病良方”“龟鸡气血双补方”等10多个，临床效果非常明显，目前已通过有关专家的论证，准备申请中医药专利保护。

为了更好地发挥中医世家的优势，成名曾多次拜访国医大师及中医名家张大宁、朱良春、沈绍功、郝万山、孙光荣等，一有时间就去参与各种中医学术交流会，向全国各地名老中医学习。2020年1月还被中医世家联盟邀请，作为“中医世家”的优秀代表出席联盟大会，与各家中医学术流派进行交流。

为了身体力行“传承”二字，发现大儿子成家泰从小喜欢中医后，成名从儿子六七岁便开始教他识别中药，长大一点教他看中医经典。中专毕业后成家泰长期在成名身边学习，至今有十年临床经验了。提及儿子，成名像所有父亲一样表现出了自豪，“他对中医很热爱，悟性也不错，经常提出自己对中医的见解，我鼓励他多学习，多总结，发表文章。他已经把我临床经验写了30余篇医案，目前已归纳成集，计划出一本中医的书”。

爷爷成善造、父亲成良必都会挖中草药，那时农村人无钱治病，头疼脑热，生疖肿，拉肚子，痛经等，都是上山挖些中草药来给生病的村里人外敷或内服。比如有人拉肚子挖点地锦草、白头翁、马齿苋，洗干净，煎水服用，一般服两三次就可病愈。比如生了疖肿，挖点天南星、七叶一枝花，捣碎外敷，一般敷三次就可治愈。

成名小时候也经常跟爷爷，父亲上山挖药，他们认识很多中草药，如柴胡、沙参、白及、玉竹、薄荷、淡竹叶等几百种中草药。那时家里穷，有些药挖来当主食吃，如百合、黄精、桔梗、枸杞子、马齿苋、蒲公英等，现在可算是山珍。有时采药晒干，铡成小片，拿去卖了换钱补贴家用。草医算是中医行业里面最苦最低下的，帮了人家治病，还不收钱。遇到讲人情味的人给你送点鸡蛋等土特产，没有任何收入，纯粹尽义务。爷爷和父亲都是农村里很善良的人，热心帮助他人，口碑还不错。我受他们影响对中医有特殊爱好，总觉得救人是很有功德的事。医传三代，必有福报。所以我也让大儿子成家泰学中医，治病救人积德行善。

医者仁心，大医精诚。成名认为中医需有一颗悬壶济世之心，有大侠之风范，最高境界为心中了然，天人合一，甚至不药而医病。大凡患者乃情志因素致病诸多，治病先治心，心安则病去大半也。医以易为神，术因德而高。医者必须有仁心仁术，仁术因修道而上升到更高的境界。光有术，而无道，路不长，传承难，何谈发扬光大？医者既要修术，又要修道，术与道兼修则可仁爱天下。

朱思纯

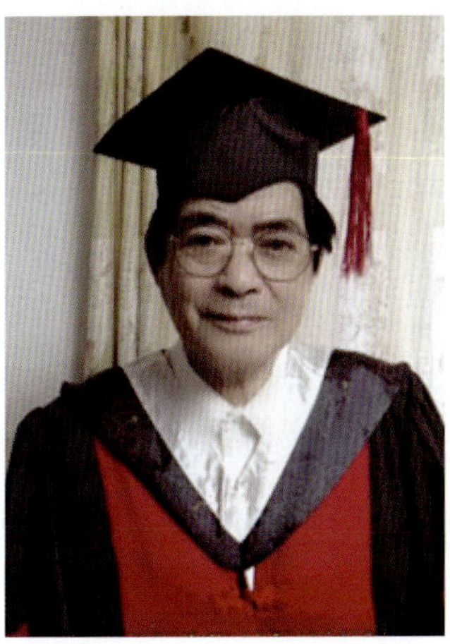

朱思纯，男，汉族，1938年出生于原河北省丰润区新军屯镇一个中医世家。中共党员，丰南二、三、四届政协委员，基层人大代表。中医副主任医师、唐山名中医、百名名医。获：唐山市政府授予先进专业技术工作者称号，唐山卫生系统优秀知识分子称号，河北省卫生厅科技进步二等奖，中华人民共和国发明专利，并随中国医学代表团出席在美国召开的世界传统医学大会获金杯二等奖。

朱思纯从医60年，秉持中医学之“大医精诚”，为人民健康刻苦钻研中医理论，总结临床经验，不断提高自己的医术，医救了数以万计人的生命。他精医术、讲医德，不断提高对疑难病和多发病的疗效，成为人民健康的忠诚卫士。风湿病是农村常见病中的顽症，数以万计的患者饱受病痛折磨，甚至丧失劳动能力。朱思纯大夫对此看在眼里疼在心里，他决心攻克风湿病，不惜一切代价多次前往北京，原中医研究院（现中国中医科学院）请教名医岳美中教授，通过登门拜访求师学艺，苦研经典，博采众方，在医疗实践中不断总结经验，精心研讨，最终研制出专治风湿病的专方“痹痛灵”，使多年因风湿病瘫痪在床的患者有了新的希望，先后治愈和好转的风湿病患者逾三万人。他视患者如亲人，把患者的痛苦挂在自己心上，几十年来，不管刮风下雨、白天还是黑夜、过年过节，只要有患者找他诊病他都会及时到。在农村行医，交通不便，他从不要车接送，克服一切困难，为患者服务，当地群众说：朱大夫是四个一的大夫，即：一张笑脸，一副耐心，一股子认真劲，一治就千方百计。他是一个很廉洁的大夫，几十年来，跑遍农村的千家万户，没吃过患者一顿饭，没拿过一针一线，从不接受任何礼品。他说：“治病是医生天职，只要能把患者治好，我比什么都高兴”。他就是这样的性格品质。他还说：“我的医术是靠党和人民培养的，靠医术谋私，给党丢脸，对不起患者的信任，贬低自己的身价，丢掉医生的形象”。他在成绩面前不停步，不断攀登医技高峰。多年来，通过自己不断进取，由一名医士晋升为副主任医师，并担任中医门诊主任。经过多年研究实践，总结临床经验，在研制成药上也有新的突破，研制的成方有：“溃疡宁”方，专治溃疡病、胃窦炎、慢性胃炎；“痹消灵”方，专治风湿病。他发明的“椎体康胶囊”，1992年申报国家专利，获得专利银奖，1993年通过省卫生厅鉴定，达到国内先进水平，获得省卫生厅科技进步二奖。他参加国际会议三次，国内学术会议九次，发表论文20余篇。总之，他为发展具有悠久历史的中医事业做出了自己贡献。

刘俊霁

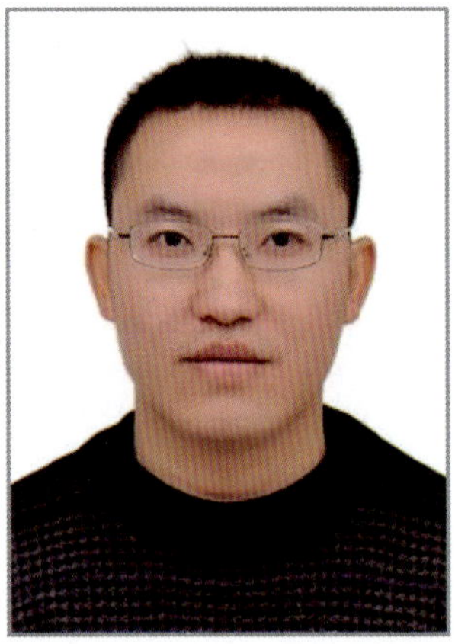

刘俊霁，男，汉族，生于1986年。祖传五代中医，2005年考入成都中医药大学，2010年毕业于中西医结合班，后拜名老中医周恩明为师，潜心学习，取得执业医师资格。有临床经验十余年，把中医经典和老师的经验指导用于临床，运用中医整体观念、辨证论治、理法方药、调养结合的指导思想，重视脾胃、肝肾的学术观点，并用于临床慢病有奇特功效。

脾胃为后天之本，属土，脾土胃之海也。刘俊霁根据经验方制成健脾散补后天不足，擅长治疗肠胃疾病。继承老师学术肝肾同源的观点，用黄精玉竹粉，强肝肾、补筋骨。在肾脏为先天之根，肾属水、肝属木、脾属土、肺属金、心属火，五行的相生相克，脏腑机制正常运转的经典学术思想的指导下，其临床用药屡屡见效，治好了无数疑难病患者，使其的名声传遍大江南北，远近闻名。刘俊霁表示将不忘初心，牢记使命，传承好中医，为人民服务，为人类健康事业做贡献！

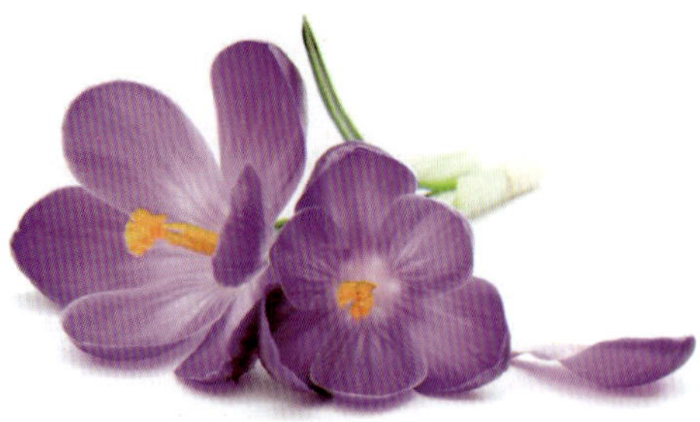

刘智庆

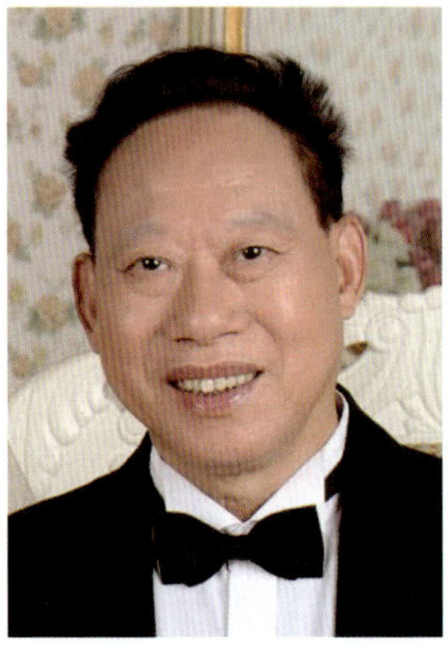

刘智庆，主任医师(正教授级)，江西省吉安县人，1967年毕业于江西医学院医疗系本科。现任北京智庆中医药科技院院长、珠海智庆微循环门诊部主任，中国企业家创新智库临床微循环首席专家、北京协和医学院微循环研究所客座教授、美国加州圣克鲁斯五系中医学院客座教授、美国三藩市中国针灸研究院顾问、美国朱氏头皮针研究暨教育基金会医学顾问、世界高血压联盟盟员、香港微循环学会会长、国际疼痛研究会副会长，曾任中国微循环学会理事、中国微循环学杂志编委、江西省微循环学会副会长。

他从医五十多年，1976年开始从事临床循环研究，经过四十多年的探索，他独创了一套临床微循环的诊断、治疗和预防体系，开拓了改善微循环、疏通微血管的中西医结合疗法的新途径， 并于1992年10月创办了首家微循环临床医疗机构——珠海市微循环医疗康复中心。他治愈过四十余年

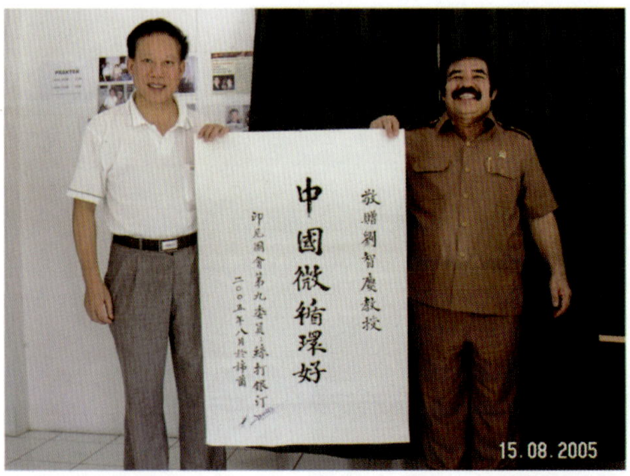

印尼国会议员丝打银汀敬献刘智庆题词：中国微循环好

的头痛顽症、 10余年的眩晕、12年的面瘫。对冠心病、高血压、中风偏瘫、糖尿病、风湿病、痛风、脉管炎和肿瘤等疾病的治疗有独到之处。他先后到美国、日本、俄罗斯、菲律宾、泰国、印尼、沙特，以及全国各地包括香港进行学术交流和讲学,受到欢迎。1995年在美国三藩市举行的中国针灸——微针疗法国际交流大会上,他的论文“微循环临床与针灸”引起了学术界的轰动，被选为大会副秘书长，为祖国赢得了荣誉。同年他还获得了第二届世界传统医学大会授予的“民族医药之星”的光荣称号。他先后在国内外发表有价值的论文20多篇，撰编了《实用微循环学》和《临床微循环检测学》专著，获优秀科技成果奖两项,带教了微循环专科进修生15名。他的“微循环与健康”讲座从国内讲到国外，受到广大听众的欢迎。微循环医疗和微循环治“未病”与养生是一门新兴医学。刘智庆经过四十多年的临床微循环研究发现，在大血管发病之前微血管早已发生了病变,而且微血管病变的发展是缓慢而不为人所知的，人们觉察不到这种病变，人没有发病之前， 微循环检测可发现微血管病变，这就是“未病”,因为微血管病变已经开始了，只是人们没有觉察到而已，经过日积月累经过几年、十几年、几十年之后势必发病，甚至是大病、凶病！因此,微循环检查是诊断未病的最佳手段。改善微循环、 疏通微血管的特色疗法是治“未病”的最佳方法。2003年他和香港盛方发展公司合作生产了“微奇血络通胶囊”和“微奇心脑舒胶囊”,2012年在此基础上又研制成“微奇养生片”，用以改善微循环，治“未病”与养生提供了有效方法。此外,他还研发和生产了改善皮肤微循环的新型美容产品——“微奇国际美容面膜”，并首次向世界宣布美容新概念——改善皮肤微循环是皮肤白里透红与众不同的基础疗法。由于他在微循环领域内的贡献,1987年他由初级医师破格越级晋升为副主任医师，后来又晋升为主任医师，成了国内外著名临床微循环专家，他得到了原国家副总理余秋里等各级领导的接见。他的事迹被国内外多家媒体报道，并被 “中国英才”“东方之子”“世界科技专家与人才”等大型辞典所记载,而且还被英国剑桥传记中心收录于“世界医学名人”英文版内。

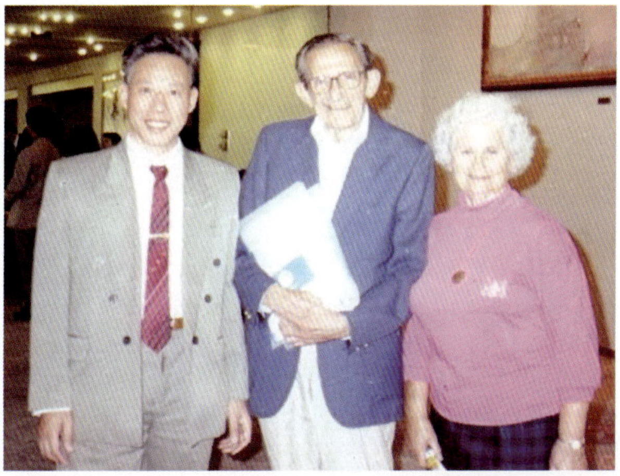
刘智庆教授和世界微循环之父会晤于日本大阪

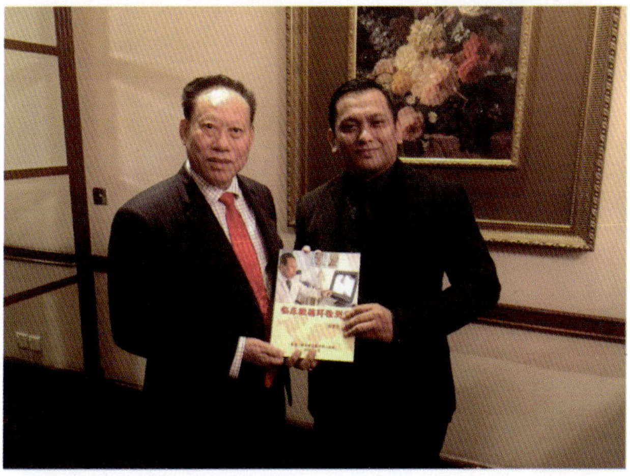
刘智庆教授向马来西亚王子赠送著作

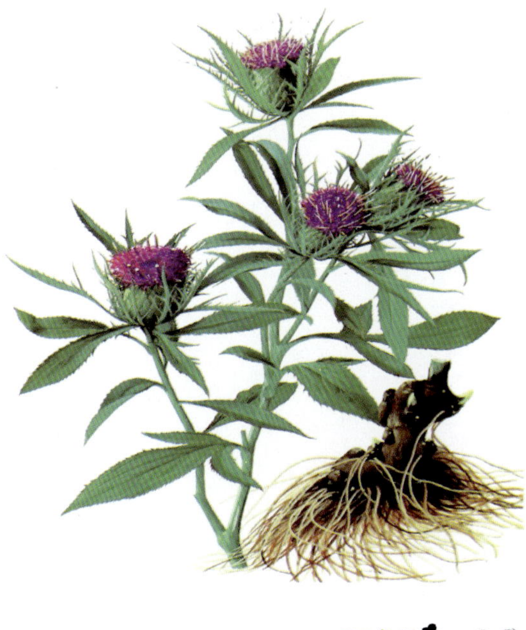

闫世福

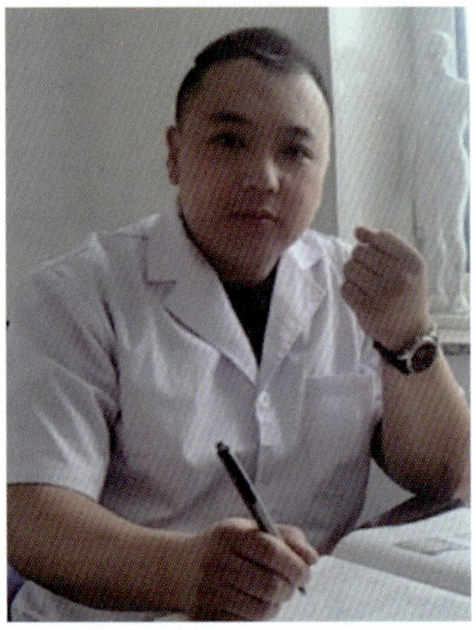

闫世福，男，1983年6月21日出生于黑龙江省讷河市，毕业于齐齐哈尔医学院全科医学系。由于在医学方面天赋极高，受到老师器重，师承于中华针刀医学会会长施晓阳教授，凭借其高明的医术，在乡村里帮助了许多患者，得到了许多村民的认可，因此荣获“最美乡村医生”荣誉称号。在多年的从医实践中，闫世福刻苦钻研医术，不断积累经验，曾成功接治不少省内外无法解决的疑难患者。现为中华针刀医师会员、中华针刀医学会委员、讷河市闫氏针灸医学研究所所长、红针疗法学术带头人。

闫世福有自己擅长的领域和疗法，相对于其他疗法，他更擅长运用红针、小针刀、银质针及中药诊疗。对腰椎间盘突出、颈椎病、肩周炎、膝关节骨性关节炎、中风后遗症、冠心病等领域更是有深入的研究，使众多患者回到正常人的生活。

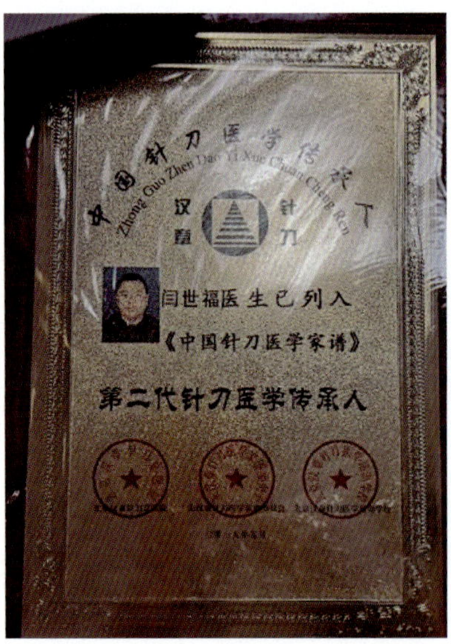

中国针刀医学传承
闫世福医生已列入
《中国针刀医学家谱》
第二代针刀医学传承人

执着追求、乐于奉献是闫世福的真实写照，十多年来，他始终把自己的理想和追求植根于医学事业，以他坚忍不拔、朴实无华的情操诠释了一名医生救死扶伤的天职，用爱心和责任担起广大患者生命的重托！

案例分享：骨质增生、滑膜炎。患者，王某某，女，58岁，2018年2月19日就诊。主诉双膝关节疼10年余，以左侧为重，加重1月，疼痛难以行走。今日在市人民医院核磁共振检查示双侧骨质增生、双侧关节腔积液，半月板前后角变性等。近几年不间断治疗，如烤电、膏药、注射玻璃酸钠等治疗，效果不理想，经人介绍前来咨询，就诊。

治疗方案:①针灸：齿勾针疗法松解两侧副韧带及髌下脂肪垫。②中药：附子15g，干姜15g，苍术15g，薏苡仁30g，龟板50g(先煎90分钟），黄芪20g,补骨脂12g,怀牛膝12g,白芍12g,仙鹤草12g,威灵仙12g,川芎12g,枳壳12g,甘草12g,泽泻15,丹参12g，当归20g,女贞子15g,乳香6g,没药6g。14剂，水煎服，一日一剂。

治疗效果:患者连续治疗一个疗程后，能适当做部分家务，嘱多休息，少活动；又巩固治疗20天诸症皆消，活动自如，临床治愈。

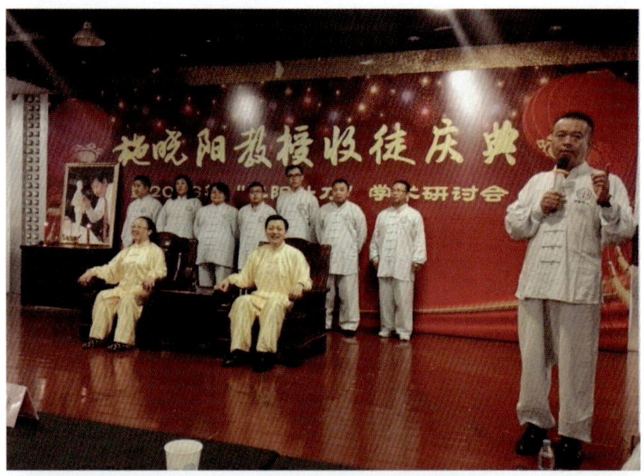

施晓阳教授收徒庆典

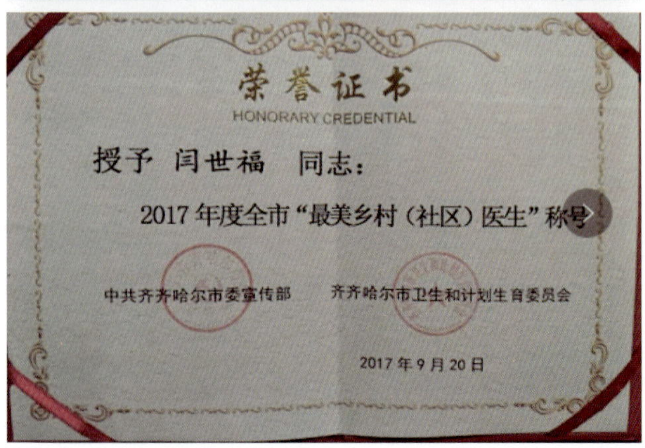

荣誉证书
HONORARY CREDENTIAL
授予 闫世福 同志：
2017 年度全市“最美乡村（社区）医生”称号
中共齐齐哈尔市委宣传部
齐齐哈尔市卫生和计划生育委员会
2017 年 9 月 20 日

江宗维

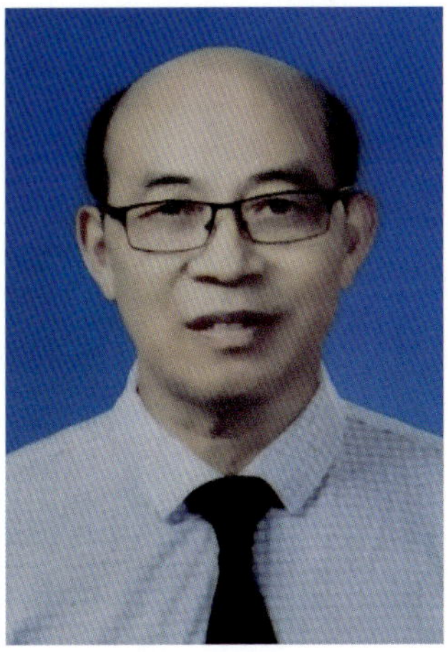

江宗维，教授，现年62岁的他生于重庆市江津区的一个中医世家，重庆四大名医江丙艮侄子（他的伯父是制药大家），江家第四代中医传人，1986年成都中医学院毕业，1997年新疆医学院毕业，1999年获中华人民共和国医师资格证书，2017年获全国社区肿瘤筛查指导委员会健康科普奖，2017年被国医大师李佃贵收为弟子，2018年成为北京李佃贵国医科学研究院中心学术委员会委员。

江宗维作为一名中医的传承人，历经50多年的刻苦钻研，艰苦跋涉，访遍名医，足迹踏遍全国20多个省，拜59位中医专家为师，集中华南北之所长于一身。他尊师古训、博采众长、穷极本源、广收博蓄，精于研究，整理、研究了良性、恶性肿瘤组方有70余种，一病一方，辛勤的耕耘最后终于有了收获，江宗维用了全身的心血，终于独创了“五宝疗法”，临床治愈了许多曾在医院诊疗后绝望的患者。

自新型冠状病毒感染的肺炎疫情发生以来，全国人民众志成城，共抗病毒，表现了强大的凝聚力。全国各级社会所办的医疗机构积极贯彻落实习近平总书记重要指示和党中央决策部署，坚决服从党中央统一指挥调度，主动服从防控工作大局，全力以赴抗击疫情，为控制疫情蔓延做出了重要贡献。新疆阿克苏中医志愿者江宗维就是非公立医疗机构的中医志愿者其中一员。第一时间奔赴抗击疫情一线，充分发挥中医药优势助力疫情防控。

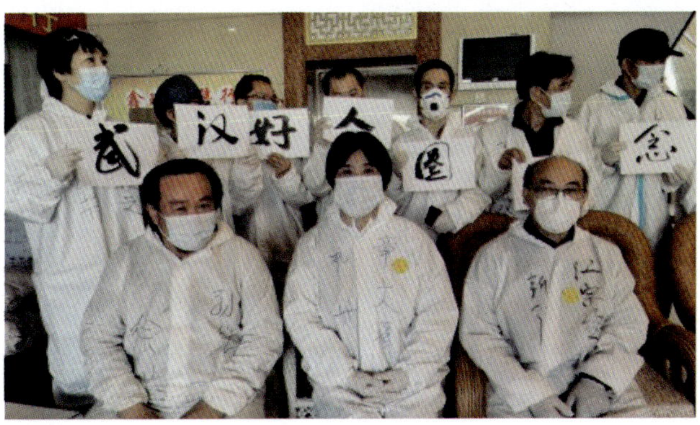

李春哲

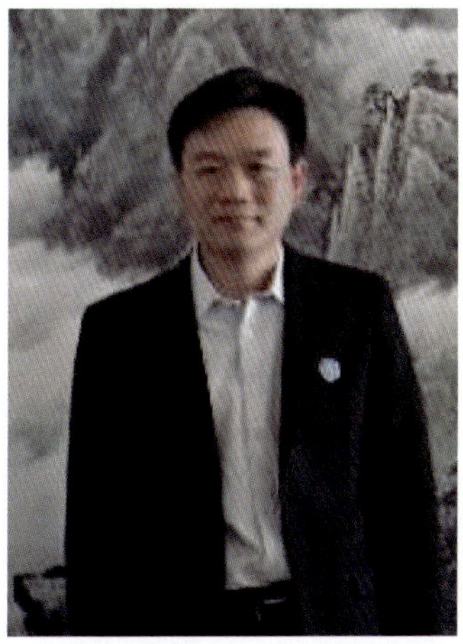

李春哲，男，1973年生于内蒙古巴林左旗，著名中医专家；中国共产党党员，1998年毕业于长春中医药大学，到2018年止，先后取得了执业医师证、执业中药师证、中医主治医师证。其成为医学名家网荣誉委员、入编了《新时代华章》、华医头条网健康顾问委员会副主任委员，获得了中国新长城组委会“2020中国长城品牌”荣誉称号，获邀中国名家数据库•名家百科、第七届中华中医药创新论坛“特邀嘉宾”，2019中医药事业奉献者专家论坛组委会授予“中医药事业奉献者”，被千盛文化传媒评选为“文明行医示范户冠军”，并参与了2019中医药事业奉献者专家论坛；现居于吉林省长春市九台区，开设有李春哲中医内科诊所。

曾在基层工作20余年中，积累丰富的临床经验，善于用经方治疗各种常见疾病及疑难杂症，心脑血管疾病，通过中医辨证治疗女子多囊卵巢、不孕不育、男子死精、精子畸形等取得一定疗效，百姓间靠口碑相传冠以“名医”誉满一方。

李春哲对男子不育症：死精、精子畸形、精子成活率低等有丰富的诊疗经验。临床上遇到很多不育症的患者多处求医无果，使多个家庭产生了不和谐，甚至是家庭破裂。作为医者看到这些感到很痛心，决心研究研究这个病。

在临床上根据个人的体质，饮食起居习惯，先天禀赋的不同，还有现代社会快节奏的生活压力，使求医者表现出了不同的症状。李春哲根据患者不同的症状，分成以下四个证型用五子衍宗丸加减治疗。

1. 患者出现腰膝酸软，畏寒肢冷，小便清长，阳痿，舌淡苔白，脉沉弱等肾阳虚症状时，用下面方剂组合：金贵肾气丸+五子衍宗丸+徐长卿+穿地龙或者右归丸+五子衍宗丸+徐长卿+穿地龙加减。

2. 肾阴虚腰膝酸软，眩晕耳鸣，五心烦热，潮热盗汗，遗精，舌红少津，脉细数等证，用下面的方剂组合：六味地黄丸+五子衍宗丸+徐长卿+穿山龙或者左归丸+五子衍宗丸+徐长卿+穿地龙加减治疗。

3. 肾气不足，腰膝酸软，神疲乏力，性冷淡，精少，舌淡脉弱等证，用下面的方剂组合：都气丸+五子衍宗丸+徐长卿+黄芪+党参加减治疗。

4. 肝郁肾精亏虚，主要症状是肝郁的症状和肾精亏虚的症状并见。用下面的方剂组合治疗：逍遥丸+五子衍宗丸+徐长卿+穿地龙加减治疗。

以上是李春哲在临床上对这个病的分型和治疗用方，通过20多年的临床，经过一百多个病例分四组等分临床实践治疗反馈，疗效均在70% 左右。患者喜得贵子或千金，作为医者很高兴。

冠状病毒疫情肆虐，总书记多次强调“坚持中西医结合，组织优势医疗力量，拿出更多有效治疗方案”。发挥我国中医药独特优势，以最快速度打赢疫情阻击战。祖国医药事业再次“亮剑”，为贡献中医力量，李春哲医师为抗疫情献计献方：

防治病毒性肺炎中药方：红茶5克、葱白10克、生姜10克、白术15克、黄芪20克、防风10克、双花10克、连翘10克。

方解：肺，主气司呼吸，主宣发肃降，通调水道。朝百脉，主治节，在志为忧，在液为涕，在体合皮，其华在毛，在窍为鼻。脾，主运化，主升清，在志为思，在液为涕，在窍为口。

这次疫情主要是瘟疫之气从口鼻而入，所以提前补脾益肺提高人身体免疫力是重中之重，正气存内，邪不可干。

红茶：增加人体新陈代谢，葱白温通人体的阳气，生姜温中止呕，解表散寒，双花连翘清热解毒，抗病毒。

黄芪、白术、防风（防风既可以用于风寒表证，也可用于风热表证）都归脾经，脾属土，土生金，金属肺，补脾胃生肺金。

预防方法：三剂为一个疗程，一日一剂。上方药先浸泡30分钟，加水熬煮水开后20分钟倒出液体一小碗，然后再加水熬煮水开后20分钟倒出液体。两次混合，分三次服用，6个小时一次。6岁到12岁之间的孩子一剂药分两天服用。3岁到6岁孩子一剂药分4天服用。3岁以下不建议服用。注意饮食清淡，保持心情乐观。

李春伸

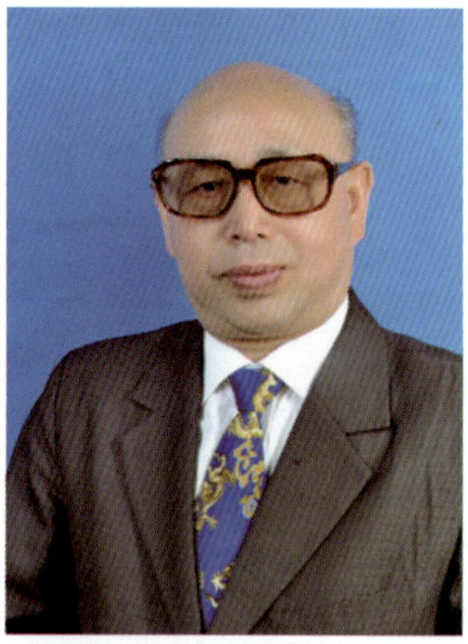

李春伸，蒙古族人，1958年出生，整体医学创始人，医学博士，中国当代名医，中国科学家论坛委员会会员，国医头条顾问，当代医药领路人，中西医结合执业医师。

现任：中国国际医学科学院分院院长、中国国际科学院特色医药研究院副院长、北京李春伸整体医学研究院院长、北京博旺中医院院长、北京宝芝堂医学研究院副院长、北京宝芝堂医学研究通辽分院院长、西安市李春伸整体医学研究院院长、中国医师协会治未病西安服务指导站站长、中国医师网主任委员兼医事顾问、中华医药实用新技术岗位职业标准修订（鉴定）工作组专家、中国国医名师网全国理事会首席专家、

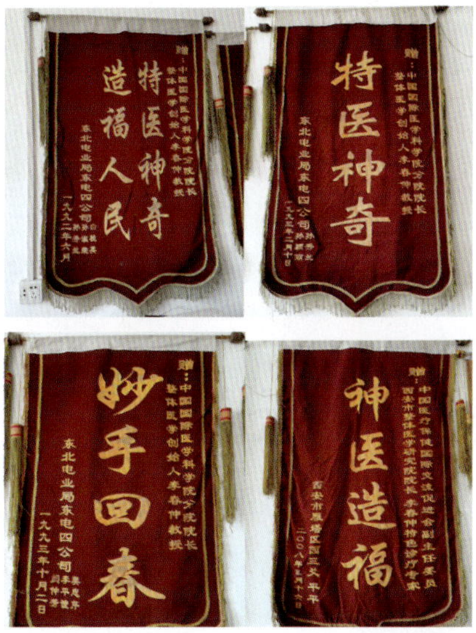

北京大学传统文化产业课题组中医养生专家、原著张仲景撰写的《伤寒论》白云阁藏本再版特约编委、国医大师孙光荣中和医派馆特聘专家、中国国史编修馆办公厅《光辉历程》编委会编委、《中国特色医疗大典》编委会编委、《中华之辉——与时俱进写春秋》副主任编委、《中国当代名医名院概览》编委会编委、《中国特色医疗大典》编委会编委、《中国当代医疗保健精英业绩金典》副主编、《华夏医宝——国医名师经验录》大型史册特约编委。

李春伸于1983年成功创立整体医学，此项创新打破了医史“单病、单医、单药”的治疗方式，不再分内、外、儿、妇、五官、骨伤诸科，而是将人一体多种病症一次性的同步进行治疗。对早、中期各类肿瘤、肿块、囊肿、癌症、结石、阑尾等不用手术，同样达到彻底根除的疗效，特别是多年久治不愈的疑难杂症、综合征、癌症的最理想治疗方式（除年迈体弱的高血压，

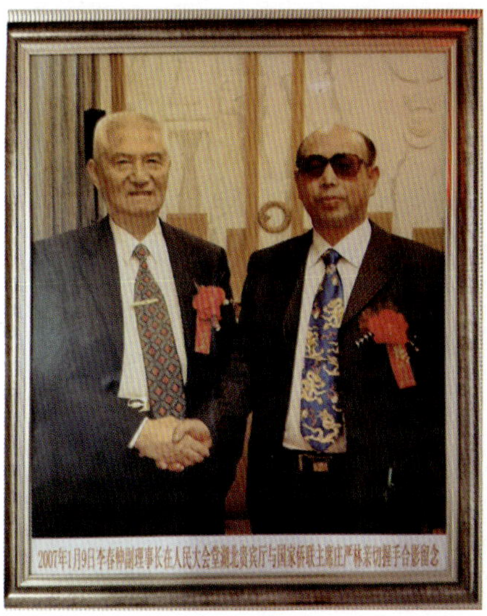

脑血栓、晚期癌症外。晚期癌症，只能帮助减轻死亡时的痛苦及延长生命）。整体医学的诞生，它标志着“疑难杂症——无疑难”“综合征——无综合”、早发现早治疗更无“癌症”目标的实现，也意味着集祛病、康复、美容、美体、营养、养生、疾病预防、益寿延年最理想的科学医学理论体系的建立。多年来的医学实践证明，整体医学是“疑难杂症”“综合征”“亚健康人群”的最佳治疗方式。

在积极治疗病患的同时，他还把自己的科研理论以及医学实践整理成各种论著进行发表，在引起医学界关注的同时，更多的是想把自己的成果分享给医学同仁，以期整体医学这一创新能够起到更大的作用。长久以来，李春伸笔耕不辍，在国内外重要医学期刊上发表了百余篇论文，多次在重要的论坛上获得奖杯和荣誉证书。

不计回报的辛勤付出，换来了众多病患的喜笑颜开，也得到了社会各阶层的认可。

吴俊涛

吴俊涛，男，深圳市否泰健康管理有限公司董事长，中医否泰理论创立者。远程望舌治疗各种疑难杂症。拥有普通外科中级、全科医学中级、中西医结合内科中级、国家执业医师、国家执业中药师等职称。1989年毕业于宜昌医学专科学校（现三峡大学）。早年临床上从事外科工作，曾在多家三甲医院学习进修普外科、骨科、中医皮肤科、中医内科、针灸等多个学科。后来转向中医的学习和研究，通过长期的临床观察和研究，发现各种慢性病都是机体由“泰”到“否”的病理过程。通过将传统中医理论与《周易》的否泰理论相结合，从而创立了中医否泰新理论，并创制了否泰丸（汤）。此理论在治疗严重痘痘、脂溢性脱发、慢性鼻炎鼻窦炎、酒糟鼻、慢性咽炎、慢性心肺疾病、慢性胃肠疾病、慢性前列腺炎、阳痿早泄、输卵管堵塞、不孕症、妇科杂症、死精弱精症、风湿及类风湿性关节炎、强直性脊柱炎、股骨头坏死、慢性腰腿疼痛、慢性肝肾疾病（肝硬化、肾功能衰竭）、慢性荨麻疹、湿疹、血管炎、带状疱疹后遗症、腋臭、严重口臭、顽固性便秘、各种肛周疾病（痔疮、肛瘘、

湿疹等）、肿瘤癌症、艾滋病、阴滋病、焦虑症、精神分裂症等各种慢性疾病方面，效果明显好于传统中医的治疗。

吴俊涛在临床工作中不断学习提高，数年中陆续考取了国家中西医结合内科中级资格，全科医学证书等。近年来撰写中医否泰理论文章数十篇，十余万字。否泰论是对传统中医的扶阳派、补土派及攻邪派的部分理论进行合理重构，彻底批判了传统中医的寒凉派和滋阴派。帮助机体阳气恢复，重建生命高效体系，排除体内邪气是为否泰论的中心观点。比较有代表性的文章如：《中医否泰论PPT(泰山之巅)》《传统中医理论体系的坍塌与重构》《否泰论治疗疑难杂症案例及病机分析》《我看当世中医之现状》《逻辑常识与中医临床》《用中医思维看疾病与健康》《我是这样思考中医的》等。

吴俊涛以否泰论公开诊室诊疗，特色是不用把脉，仅凭舌苔、舌下、面部望诊判断机体脏腑机能和疾病状态，并能大致推测出患者的脉象。中医虽说讲究：望、闻、问、切四诊合参。然而又有“望而知之谓之神”一说。随着网络的普及，医生可以远程看见病人，却又无法把脉，大大限制了中医远程看病治疗的能力。从长期研究舌诊、面诊，结合慢性病由“泰”到“否”的发病机制，可以比较准确地由舌诊、面诊推断出机体脏腑的机能和疾病的状态。并且按照否泰新论的思想，组方邮寄中药（可以代煎中药和制丸）。从而实现网络远程看病，更好地满足广大患者足不出户治疗疑难杂症的需求。

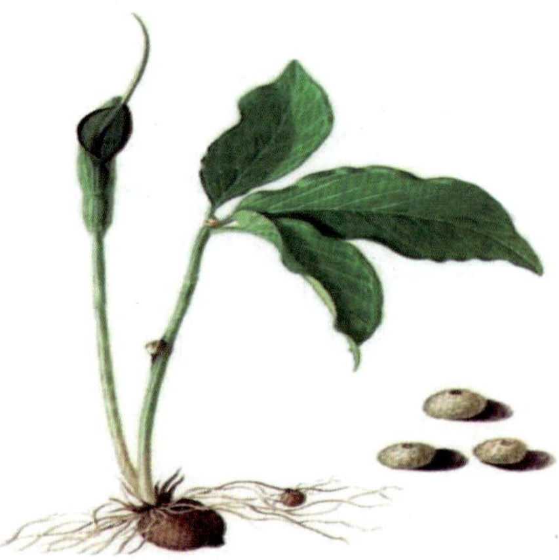

吴登清

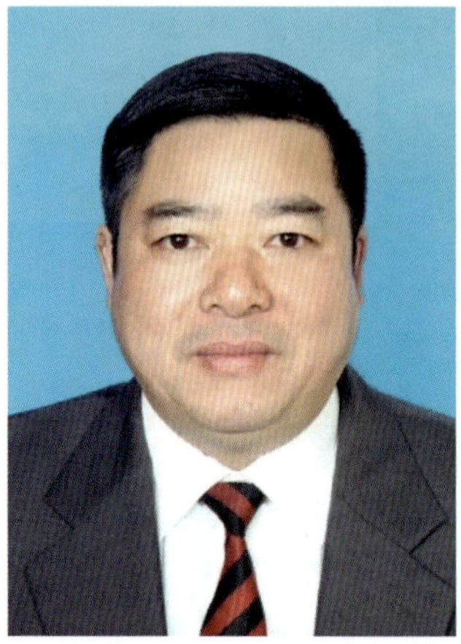

吴登清，盐城市亭湖区人，省市自强模范、市六届、七届人大代表、全国第五次残代会代表、盐城市肢残人协会主席。2012年12月，吴登清自强不息、造福为民的事迹入围中央电视台最美乡村医生。

吴登清两岁时因小儿麻痹症瘫痪，但以超人的毅力，以手代脚爬行读书。为了实现站立的梦想，吴登清没有惧怕病魔，他先后做了10次手术，21岁时终于借着双拐站了起来。自此，吴登清便确立了“矢志从医、拯救病难”的人生志向。为了学医治病救人，吴登清不怕吃苦，手摇轮椅车日均往返40多公里，去市卫校学习中医，并于1989年创办了盐城市光明中医诊所（现为盐城市吴登清中医诊所）

从医30年来，吴登清针对苏北地区临海地潮、空气湿度大，颈肩腰腿关节痛是多发病与常见病的特点，致力于中医药的创新创造，以独特的医疗方案，使10多万患者恢复健康。从爬行到站立，从受助于人到为万千患者服务，吴登清实

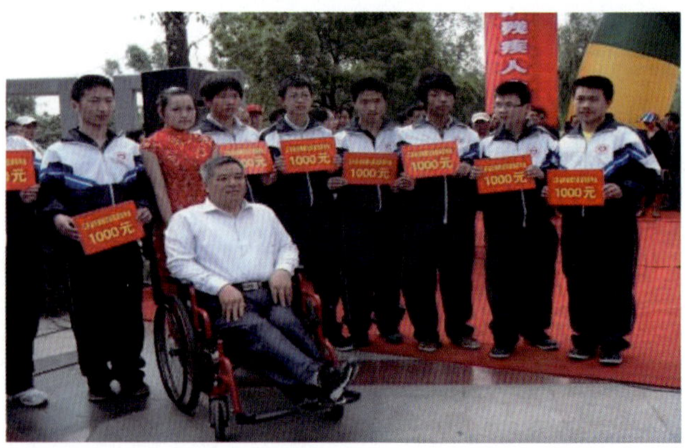

现了华丽转身。他为患者免费诊病1万余例，为弱势群体减免医药费30余万元，给1万多人次无偿邮寄各类药品。

多年来，吴登清一直热心社会公益事业。每年春节前，他总是要带着诊疗器材与年货到社区敬老院，查看老人们的身体状况，开出健康处方，给他们送年礼，还不定期租车把老人们带出敬老院，进城下乡观光。每年的“全国助残日”与“国际残疾人日”，吴登清总是带着家人与诊所的工作人员，走进残疾人家庭与贫困户，为他们体检与义诊。他在全省倡导并捐款设立首个特教奖学金“吴登清爱心基金”，先后资助过60多名残疾学生，扶持了15名社会青年和残疾人自谋职业，帮助过40多位残疾人自主创业。

吴登清被百姓誉为“最美乡村医生”和“值得信赖的亲人”，多次受到国家和省、市相关部门表彰：2010年7月荣获“助人为乐”“中国好人”称号；2010年9月当选第二届盐城市道德模范；2014年5月被评为“全国自强模范”；2018年3月被评为江苏省岗位学雷锋标兵。央视《新闻联播》《新闻30分》栏目以及《人民日报》《中国中医药报》《新华日报》等众多新闻媒体，多次报道过他的感人事迹。

吴登清是爱岗敬业、奉献社会的先进典范，是雷锋精神的忠实传承者和社会主义核心价值观的模范践行者。2019年2月吴登清入选第五批全国岗位学雷锋标兵。

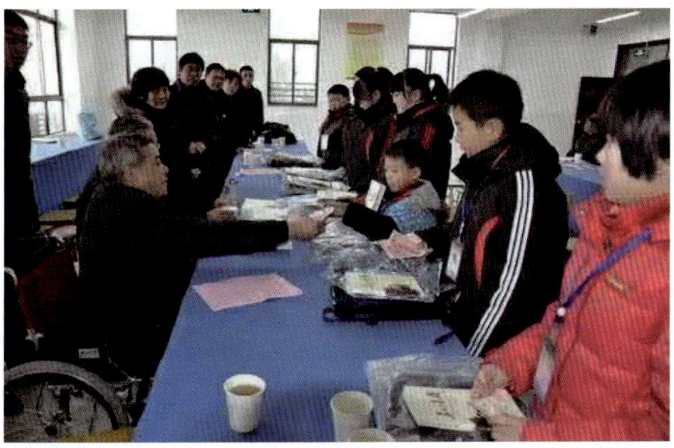

吴瑞谦

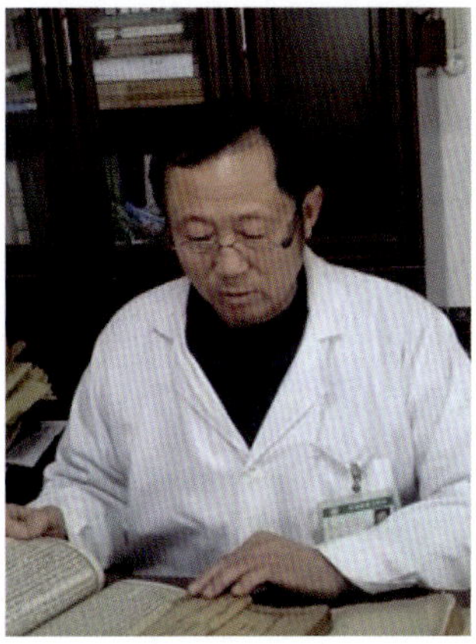

吴瑞谦，字通宇，号博谦，1958年出生，河北廊坊人，主任医师，医学博士，固安县第五届、六届政协委员，廊坊市书法协会会员，现任固安吴瑞谦中医门诊部主任医师。

出身于中医世家，自幼随父学医，承蒙家学，学术严谨，实得其真传，从事临床工作40余载。曾拜师国医大师、中央领导保健医、中央文史馆馆员张大宁，以及中国工程院院士、国医大师石学敏。在工作之余撰写论文20余篇，分别在国内外刊物发表。对多种疑难病的治疗方效显著，尤其治疗肿瘤(癌症)，肾病(尿毒症)，各种肝病(肝硬化)，顽固性胃、肠道疾病(溃疡)，妇科杂症，心、脑血管，皮肤癣类等顽疾都有独特的治疗方法。其中治疗肿瘤(癌症)的“归龍乳血散”和治疗肝、肾病的“肝毒清”分别取得了国家专利，河北省科技成果和廊坊市科技成果奖。

因治疗肿瘤、肝、肾、胃、肠道、妇科疾病有着独特的方法和疗效显著，曾被多家新闻媒体以多次报道，患者间相互推介，来自全国各地20多个省、市、自治区及香港地区，以及美国、俄罗斯等国家的肿瘤、肝、肾病及疑难病患者前来就诊，都取得了满意疗效。现为中国医药教育协会军地医学人才教育中

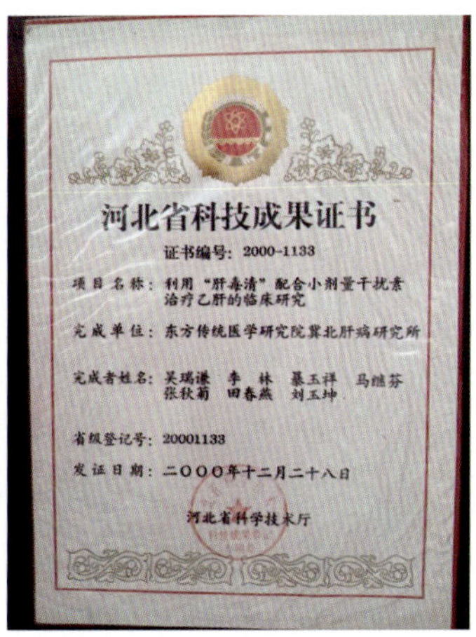

河北省科技成果证书

证书编号：2000-1133

项目名称：利用“肝毒清”配合小剂量干扰素治疗乙肝的临床研究

完成单位：东方传统医学研究院冀北肝病研究所

完成者姓名：吴瑞谦 李林 綦玉祥 马继芬 张秋菊 田春燕 刘玉坤

省级登记号：20001133

发证日期：二〇〇〇年十二月二十八日

河北省科学技术厅

心特聘副教授，中国文化研究会传统医学专业委员会全国委员，廊坊国际中医协会理事等职。其业绩被载入《固安县志》《固安县政协志》《固安县科学技术志》《中国专家人才库》《中国特色名医大辞典》，论文被《传统医学博士论文集》《国际民族医药》《中国临床医学研究》《中国针灸》《中医治疗疑难病名医名院》《中国中医疑难病博学荟萃》所录用。2016年8月，在泰国首都曼谷召开的世界传统医学大会上演讲了他的治癌思路和“归龙乳血散”的临床疗效一文，受到来自20多个国家和地区医疗界同仁的共同认可和赞誉。能使部分肿瘤患者生存下来，同时克服了一直被医学界公认的癌性疼痛、发烧等一大难题，大大提高了患者的生存质量，疗法还能使部分肿瘤患者得以长期生存，为此，在大会上被评选为传统医学“终身成就奖”。

何美林

何美林，男，汉族，1965年生，福建莆田人。中国管理科学研究院中医药产业研究中心研究员，华医头条网健康顾问委员会副主任委员，中国管理科学研究院商学院企业家理事会成员，《中华崛起——人才强国》大型文献特邀副主编，中国民族医药协会健康科普分会理事，第八届世界健康产业大会注册会员，中国民营科技促进会常务理事，广东圣揭生物医学科技有限公司法定代表人。

专业特长：各种骨病、骨科类疑难杂症、类风湿性关节炎及软骨头的研究，研究开发药食同源食疗“圣揭植物饮料等系列产品”，并通过了国家批准的食品生产许可证及国家食品安全企业标准备案和国家知识产权商标注册，现已批量生产。“圣揭植物饮料”系列产品适用于骨科类骨头快速愈合等多种慢性病、疑难杂症的调理、修复、愈合，起到快速康复的效果。何美林凭借谦虚好学的精神和执着钻研的毅力，用他的配方治愈了一个个骨折、骨裂、脚断和腰椎间盘突出及久治不愈的疑难杂症案例，让一个个不可能变成可能。

何美林介绍说，“圣揭植物饮料”选用18种药食同源产品和民间秘方酿造而成，它的食用方法与众不同，根据骨科类症状的不同，“圣揭植物饮料”可以分别与白豆腐或猪龙骨头一起并加入矿泉水通过蒸煮食用。骨质疏松、骨折、骨裂、骨头断、腰椎间盘突出的人群，饮用“圣揭植物饮料”能辅助骨头在8～12天实现康复，老年人或骨折严重的人群在25天实现康复。常言道“伤筋动骨一百天”，饮用“圣揭植物饮料”不到一个月可实现“伤筋动骨二十五天”。

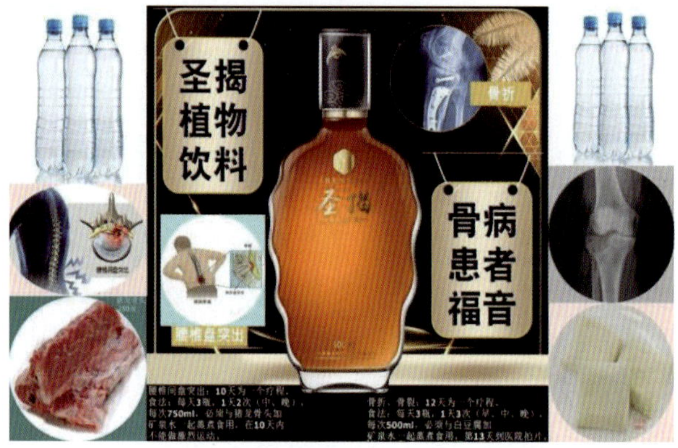

“圣揭植物饮料”的科学食疗方法

骨折、骨裂、骨头断的人群：食用“圣揭植物饮料”之前，应先到医院进行骨头复位，复位三天后即可食用本品。

1. 每天的食用量不超过1500mL（3瓶），一日3次，每次500mL。

2. 必须与200克白豆腐一起并加入1000lm的矿泉水进行蒸煮方可食用，蒸煮时间约20分钟。

3. 年龄在40岁以下骨折、骨裂程度较轻的，只需连续食用8天，骨头就能基本愈合。

4. 长期未痊愈的人群应连续食用12天，骨头就能基本愈合。建议第13天到医院拍片查看骨头的康复程度，以医院检查为准。

5. 老年人或骨折、骨裂、脚断较严重的人群必须连续食用25天，骨头就能基本愈合。

6. 如食用本产品的同时晚上再搭配48°的圣揭堂露酒100mL～150mL效果会更佳。

腰椎间盘突出的人群：食用“圣揭植物饮料”之前，应先到医院进行复位，复位后即可食用本品。

1. 每天的食用量不超过1500mL，一日2次，每次750mL。

2. 必须与200～250g的猪龙骨头一起并加入1000mL矿泉水进行蒸煮方可食用，蒸煮时间约30分钟。

3. 腰椎间盘突出的人群必须连续食用10天，治愈后不再复发。

4. 如食用本品的同时晚上再搭配48°的圣揭堂露酒100mL～150mL效果会更佳。

5. 在食用本品期间必须静养10天，不能做剧烈运动。

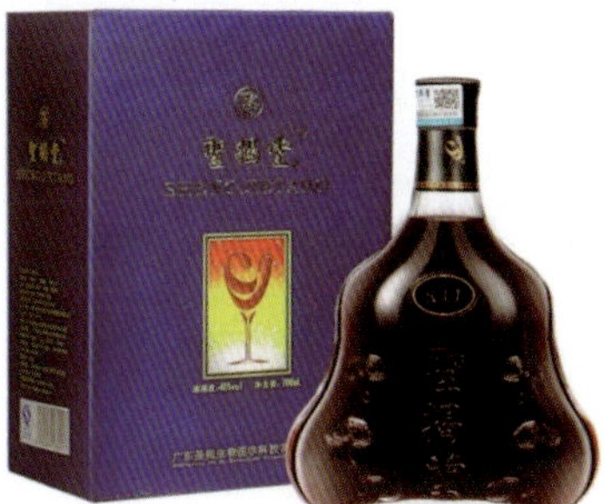

何美林用经方中药及其他辅助治疗手段，目前已经攻克了骨痨、骨质增生、类风湿性关节炎、烫伤、烧伤等方面的几大疑难病。其综合治疗方法疗效确实，这些产品也即将问世。何美林以打造“圣揭植物饮料”等系列产品世界知名品牌为长期目标，计划在三年内将“圣揭”系列产品推向国际市场，并将组织研发机构对软骨头、强直性脊柱炎的难关予以攻克，让更多的消费者因他的健康产品而获益。

张永伦

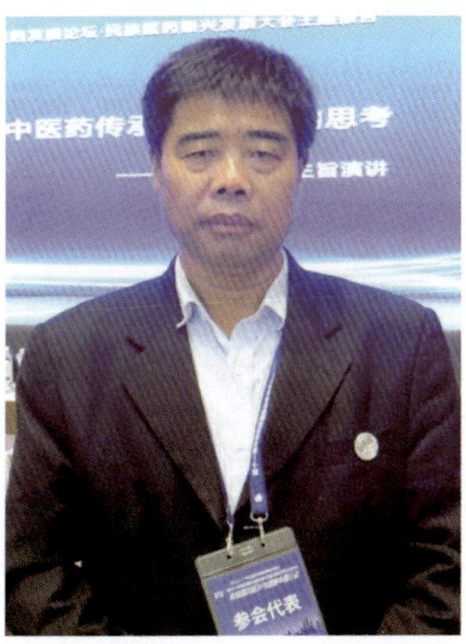

张永伦，男，57岁。江苏省宿迁市人。中医专科，国家一级按摩师，针灸师，针刀传承人。

从业三十年来，张医师认真研究《伤寒论》《金匮要略》等古典著作，曾在南京中医药大学跟王鲁芬教授随诊学习中医诊治。并随徐兰凤、鞠传军教授进行针灸带教。拜有“东方之子”之称的奚中奋教授学习针灸推拿，针刀师从施晓阳教授。他兢兢业业从事中医事业三十年，默默为中医药事业的传承与创新奉献着。临床技能专长：①颈肩腰腿疼痛五分钟缓解术，不打针不吃药。②对急慢性内科、外科、妇科、男科、老年病等有独特用药处方。③小儿出生7日后，一些常见症状的调理（黄疸、厌食、夜啼、各种不舒服、小儿发育不良，不打针不吃药）。④自创膏剂适用于感冒发热，及疼痛、风湿、伤寒等症，3～5分钟起效。⑤针对风湿、类风湿、强直性脊柱炎、中风偏瘫后遗症、股骨头坏死、乳腺类症等有独特疗法。

张海强

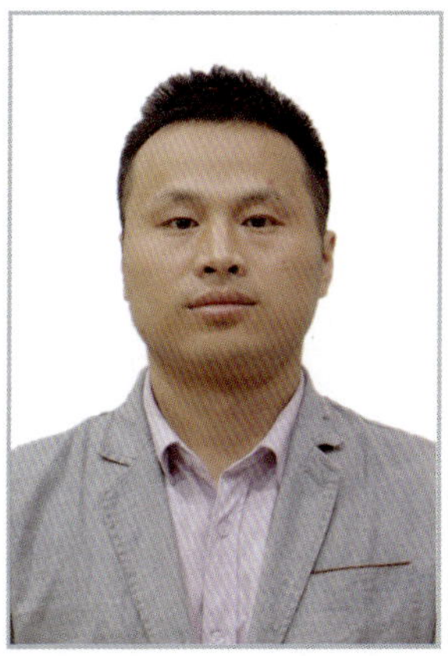

张海强，男，河北曲周县人，毕业于河北医科大学，本科学历，国家执业医师，国家卫生部反射疗法师，高级健康管理师，中国传统医学研究会风湿病研究所研究员，北京名医名方研究推广中心特邀研究员，荣获国家专利4项。临床研究20余年，对常见病、慢性病及疑难病治疗有独到之处，尤其对颈椎病、腰椎间盘突出疾病诊治，积累了丰富的临床经验，使众多腰椎间盘突出患者得到了有效的治疗，避免手术之苦，深受患者和同仁高度赞扬。发表论文多篇，“风湿病特色诊疗”一文在全国风湿病特色诊疗研讨会获得“中国传统医学优秀成果奖”，并颁发镀金奖章“特医精英”一枚；1998年获得医药重大科技成果奖”牌匾；1999年荣获“医德双馨”奖匾；2000年“九步贴膏”获得卫生部“天然药物研究开发优秀成果奖”，荣获国家发明专利，专利号：zl200610172595.4；2018年“海强九步贴治疗腰痛病”由河北省版权局颁发作品登记证书，登记号：冀作登字2018-A-05403；2019年“海强九步贴”获得商标证书，被列为全国重点专利推广项目推广。

九步膏贴是祖国医学中的一种特色外治疗法，直接敷贴于患处，它能将药物通过皮毛，穴位，经络而起作用，使药物之气透皮而入直达病所，起到药效和穴效双重效果，达到事半功倍的特殊效果，其治疗方便，起效迅速，可治疗多年沉疴。贴膏药治病具有取材方便、操作简单、费用低廉、安全无痛苦、不需住院，快速治愈病痛之特点，易被人们所接受，非常适合不便服药者或不愿服药者使用，确有推广价值，深受当地及周边地区群众信赖和赞扬。

九步贴膏药是由生乳香、川芎、冰片等十几味中药精制而成的膏贴剂，具有祛风散寒、舒筋活血、开窍透骨、通利关节、改善血液循环、促进组织修复之功效。对于因风寒湿邪，气滞血瘀引起的肩周炎、颈椎病、骨质增生、腰椎间盘突出、跌打损伤、坐骨神经痛、腰腿疼痛、扭挫伤等各种疼痛具有较好效果。

目前，九步贴膏药仍坚持家传，愿该九步贴膏药能够为更多的患者服务，传承家传中医医术，使其发扬光大，造福更多的患者，亦可为同仁们提供借鉴交流，并传承下去，使祖国医学的这一成果广泛应用于民众，服务于社会，发扬光大。

张德东

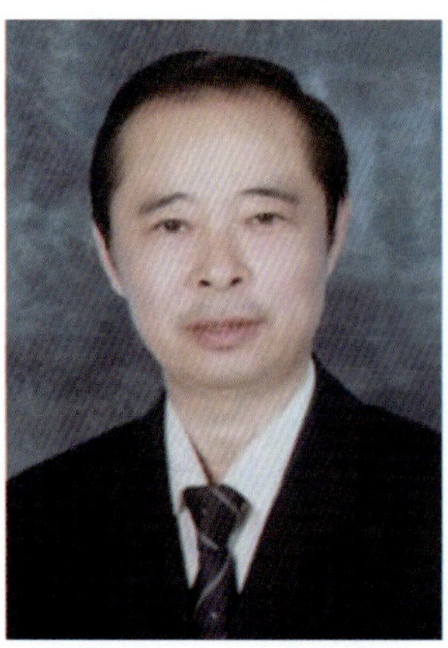

张德东，男，中医骨科博士，主任医师，呼伦贝尔市政协委员，内蒙古阿荣旗大河湾骨科医院法人，北京福德康民中医药研究院院长，中关村华促会中医药骨伤病疗法传承专业委员会会长，中国中医药信息学会中西汇通分会副会长，擅长治疗各种类型的骨折、骨病，把祖传的中医瞬间接骨手法巧妙地运用于临床，对四肢骨折、颈肩腰腿病、风湿、类风湿、缺血性骨坏死、骨性关节炎、强直性脊柱炎，临床诊断治疗经验丰富。倡导骨折、骨病，手法治疗回归自然，参加编写国家“十三五”普通高等教育本科部委级规划教材《颈椎整脊学》为主编，《关节损伤诊疗学》《骨病临床诊断学》《骨科手术学》《骨科内伤学》为副主编。在骨伤专业期刊发表论文20余篇，获国家两项发明专利。

张德东儿时的梦想是当一名像父亲一样的医生。张氏中医正骨手法，是张德东家传的中医正骨绝技，在阿荣旗乃至内蒙古都远近闻名。随着对祖传中医正骨手法的娴熟掌握和不断创新改进，张德东的医术名声开始从大河湾镇到呼伦贝尔、内蒙古自治区乃至周边省市，前来求治的患者一天天多了起来。让每一位前来求治的骨折患者，特别是重症和远道而来的患者都能得到及时治疗，张德东在2013年1月1日创立阿荣旗唯一一家从事骨伤科疾病研究与治疗的专业医院——大河湾骨科医院。

阿荣旗大河湾骨科医院是经内蒙古自治区呼伦贝尔市卫生行政部门批准注册的营利性医疗机构，专业从事骨伤科疾病研究与治疗的专业医院。医院以张氏百年祖传治疗骨伤秘方为基础，结合现代科技为核心技术，对骨折、骨病以中医治疗为主，运用祖传手法复位，弘扬中医文化，传承国粹，回归自然，继承祖业，树百年品牌。设有中医骨科、西医骨科、内科、外科、妇科、康复科、手术室、医学影像科、医学检验科、药剂科等常规科室和辅助科室。

传承光大中医药文化，也不摒弃西医文化。谈到对中西医的理解，张德东说，就骨病而言，借鉴著名中西医结合医学科学家胡维勤教授“西医很强大，中医更伟大”的提法，可以说成是“一个高明的医生用西医的手术治疗骨折，一个更高明的医生用中医的手法治疗骨折”。张德东介绍，中西医都有各自的学术观点，也各有优势，西医要求绝对解剖部位手术治疗，而中医注重骨折复位后的功能康复。中医接骨的神奇在于不手术，无创伤，且愈合快，无后遗症，还可以减少患者的病痛，为患者节省费用。大河湾骨科医院主要以中医骨科为主，同时还建有手术室，根据不同患者病情，采用不同的治疗手段。比如，对四肢闭合性骨折包括腰椎的骨折，在不压迫神经的情况下，采用中医治疗;对于严重的开放性骨折，采用西医手术治疗;像一些开放性骨折的患者，就要选用中西医结合的方法，西医手术复位、采用祖传内服接骨中药，后期结合中药熏蒸等方法进行康复治疗，使患者很快恢复。张德东最大的欣慰是看着患者康复，微笑着走出医院；最大的幸福是探索创新治疗骨病的方法与手段，艰辛也甘甜；最大的愿望是以天下苍生安康为念，让世间和谐共生。

陆载团

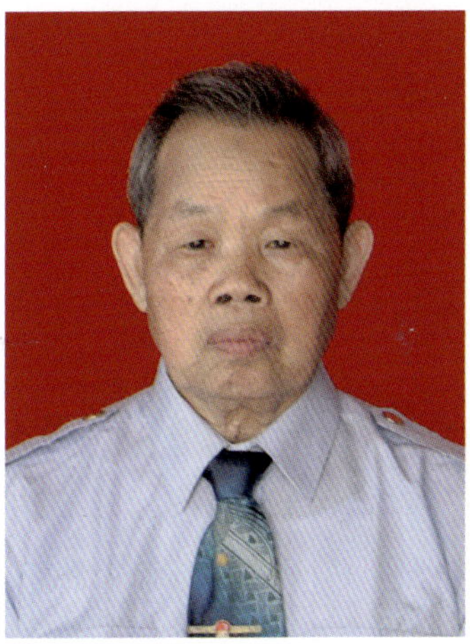

陆载团，男，1940年生，壮族，广西南宁武鸣区人，退役军人，从事国家公务员工作40年。服役期间参加了战役两次。第一次战役于1965年6月至1973年8月，援越抗美战役，第二次战役是退役后于1979年3月17日，国家宣布对越边境自卫还击战，带领民兵担架队跟随参战部队一同上战场。

陆载团退休后，由于家人身体多病，深受病痛折磨，激发了学医的念头。从此就经常光临新华书店购买有关医学保健类书籍，从保健科普读本逐渐到阅读专业医学书籍，学习《黄帝内经》养生智慧，通过“图解养生疗法”学会刮痧、拔罐、艾灸等。2012年创办武鸣区安稳经络保健部，进行了工商登记注册。安稳经络保健部主要针对中老年人群常见病开展了治疗，如：疼、痛、酸、麻、肿胀、四肢冰凉等，采用中医外治方法为主调理。由于这些方法的保健功效经过上千年实际应用证实有效，不仅可以用于日常保健，还能对一些疑难杂症有辅助治疗作用。陆载团表示，将不断总结和实践，提升服务能力和水平，为广大中老年朋友的幸福晚年生活保驾护航。

陆载团学习从未间断，他还要投资进院校参加培训。2013年10月11日在广西壮族自治区民族研究院培训部培训学习，培训科目共11项，医学知识技能学习期满，成绩合格特发此证。2014年4月通过人力资源和社会劳动保障部，中国就业中心培训技术指导中心，举办的康复理疗师（高级）岗位培训考核，经审核，具备相应的专业和知识技能，特发此证。同时在2017年11月，得到广西名中医牙廷艺教授疑难病特色诊疗和壮医特色疗法传承牌匾。最为可贵的是他将理论与实践相结合治疗，解决患者病痛。在开展为民康复理疗活动中，始终以病人为师，治好病人的病，才是最好的答卷，做到医好一位病人，奉献一份爱心，结交一位朋友，收获一份快乐，这是他服务患者的宗旨。

经历八年的磨炼，对人体经络查找痛点通过按摩、拔罐、针刺、放血等治疗手段，疗效显著，患者也不食药、不打针的手法，且有立竿见影的效果，疗效显著，得到患者的好评。并得到中国医药教育协会医药产业创新发展促进工作委员会选为“2018年全国中医药杰出人物”刊登在中国新闻联合出版社2019年5月15日网页第一版上。得到这些成绩，感谢牙廷艺教授、付小珍老师的栽培，所取得的成绩与两位恩师是分不开的。

附几例典型案例如下：

案例一：宁某，女，67岁，壮族，武鸣区达洞村人。2016年11月12日在武鸣人民医院住院10天，入院时患者语言不清楚、左侧肢体乏力、半边瘫痪、高血压、三个小时心律失常，诊断结果为脑梗死。这位患者是陆医师的亲戚，陆医师在住院病房点按其颈椎枕骨下沿背部、膀胱经络、上肢左侧手指头和下肢左侧脚趾头、刺激大脑神经等部位。不到十分钟，患者上下肢同时恢复正常，疗效非常显著，基本做到手到病除。如今康复已经三年多了，生活自理，活动方便，还能做家务。附：出院后患者精神一般、语言清楚、左侧肢体乏力改善、行走平稳。

案例二：覃某，女，68岁，广西武鸣区共济村人。本人陈述：左腿臀部麻到脚板，非常难受，仅能站立不能坐。已住院一个月均未能解除，住院费花费了一万多元。患者从2017年12月13日到12月31日，在安稳经络保健部理疗4次，理疗费240元，本部采用中壮医特色疗法，同时配合外用中草药酒施治后，患者腿麻症状消失，疗效显著。患者感激不尽，送锦旗向陆载团医师表达谢意！

案例三：潘某，性别男，年龄78岁。本人陈述：头晕、走路脚步不听大脑指挥，所有大医院均住院治疗过，花费十几万元，自己负担五六万均治不好病，下肢麻、疼痛不止很难受（不固定地方），贫血、下肢到脚板冰凉。患者于2018年11月8日至12月10日止到本部理疗8次，共花费480元。本部采用中壮医特色治疗方法，通过整体调理配合中草药酒，再结合推拿、按摩、火罐来回走罐认定此病状为人体经络循环功能障碍，经络不通畅等原因。当次疏通患者感到全身轻松、心情愉快。不吃止痛药，睡眠好，血压正常；疼痛、脚麻、脚冰的现象全部消除，疗效显著。已康复一年多，患者得福，医者高兴。

案例四：覃某，女，壮族，45岁，是一位武鸣区壮酒厂女强人。2010年期间，一身肿痛湿气严重，身体肥胖，下肢弯曲不能伸直，而且委中穴长凸型1cm左右，上下楼以及行走困难，患腰椎间盘突出、高血压、高血脂、高胆固醇等三高疾病。通过多次反复、按摩、拔罐、针刺、放血，配合外用药酒等排毒手段，得到了有效地解除。取得了明显效果，并高兴赞许陆医师，特意送给陆医师一面锦旗，表示谢意！2019年7月8日回访覃某，时年55岁的她，通过治疗后身体保持健康状态，四肢灵活、头脑敏捷、月月例假正常、红光满面、皮肤光泽亮丽。10年时间，由于注重养生，病情没有复发，获得了延年益寿的效果。

案例五 ：覃某，女，66岁，广西南宁市武鸣区人。本人陈述：颈椎病、肩周炎、高血压、眼睛花、视物不清、手脚四季冰凉、头痛，从28岁到64岁住过院，长期服止痛药及中草药均无效。

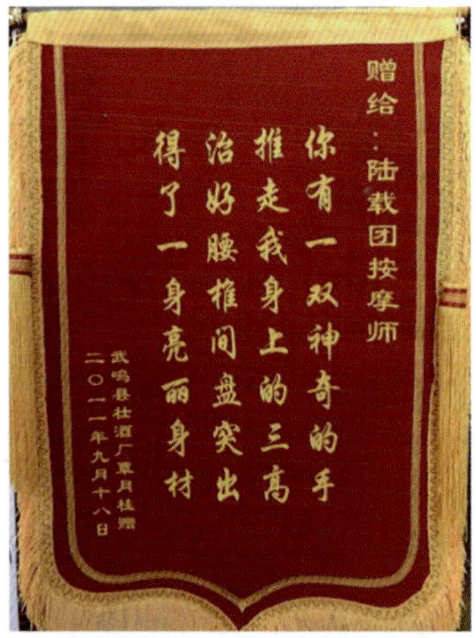
赠给：陆载团按摩师
你有一双神奇的手
推走我身上的三高
治好腰椎间盘突出
得了一身亮丽身材
武鸣县壮酒厂覃月枝赠
二〇一一年九月十八日

患者于2018年4月10日至6月19日到本部共理疗8次，颈椎病、肩周炎、高血压、眼睛视物不清，手脚四季冰凉症状消除。引起头痛的病因是：头顶百位穴长出5cm大的湿气软包，通过多次的刺血排瘀毒后，头痛消除，解脱长期服药的痛苦，已经恢复两年，但是好景不长，新的疾病再次来袭，于2020年5月29日来本部。①左边半身不舒服，下肢从臀部到脚板疼痛、麻木、冰凉等，小腿肌肉萎缩、颜色变黄、行走软无力。②眼花流泪水，视物不清。③症状已有一个月，服中草药12剂服后均无效果。

检查确诊：①上肢左手经络堵塞、结节、五指冰凉。②臀部两侧点施压酸痛，下肢左腿内外两侧经络堵塞点压酸痛，小腿肌肉萎缩1cm，皮肤颜色变黄、脚背麻木、冰凉等症状。③头顶百会穴长湿气8～10cm软包。

采用治疗方法：

①头部手法点压梳理，配合三七、川乌外用药酒按摩油、刮痧，针刺放血排毒祛湿，颈椎枕骨下沿脖子上两条经筋疏通消除经络循环障碍。②背部膀胱经先梳理，后用外用药酒，推拿两至

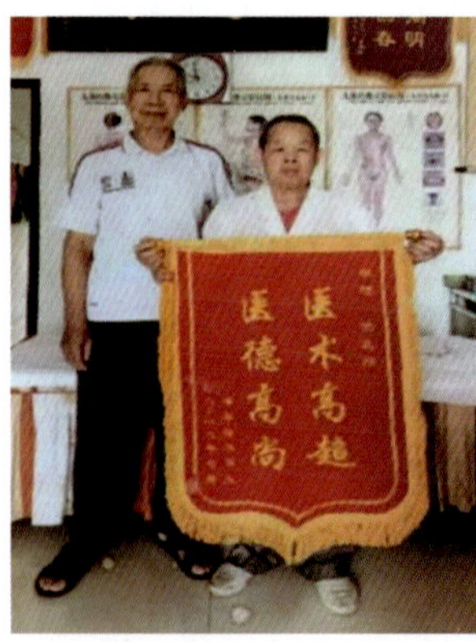
医术高超
医德高尚

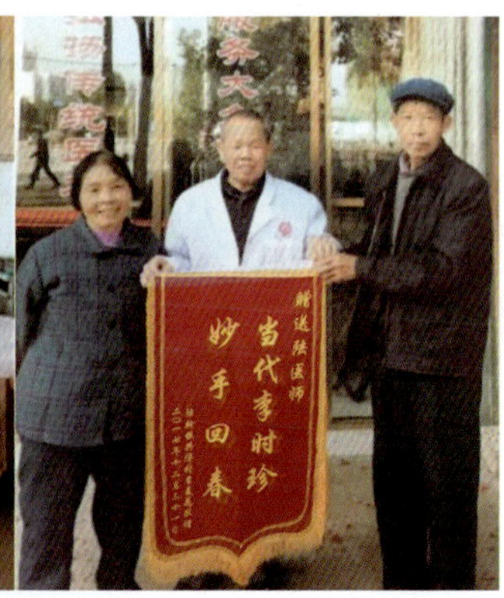
当代李时珍
妙手回春

三次，再用按摩油，施行火罐沿经络来回走罐激活并畅通经络。③臀两侧及下肢进行整体调理，手法结合火罐走罐，拔湿气并施行针刺放血排毒，配合外用药酒进行施治。

施术后效血压评定：

第一次 5月29日

左手100～60mmHg 右手150～100mmHg

第二次 6月3日

左手110～80mmHg 右手110～80mmHg

第三次 6月6日

左手100～80mmHg 右手110～80mmHg

第四次 6月12日

左手115～80mmHg 右手120～80mmHg

头部及下肢症状变化康复观察如下：

①头顶湿气严重软包4次针刺放血排毒后头痛消除。

②左上肢经络堵塞结节手冰凉消除。

③臀部及左下肢小腿肌肉萎缩皮肤变黄色，通过4次理疗后经络内外酸痛、小腿萎缩、脚麻、冰凉等症状基本消除，进入康复期。

④行走自如，不痛了，已经萎缩的小腿患者自己用布带量看看同正常的腿尺寸、颜色等没有多大差别。患者非常高兴，并且赠送一面锦旗表示感谢。

⑤告诉患者，康复后，要注意饮食，严禁吃生冷的食物，可以每天用三七粉3～6g，坚持自我保健。

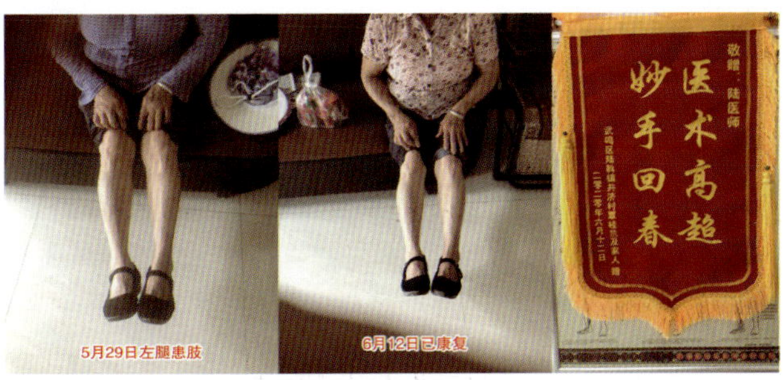

陈巨荣

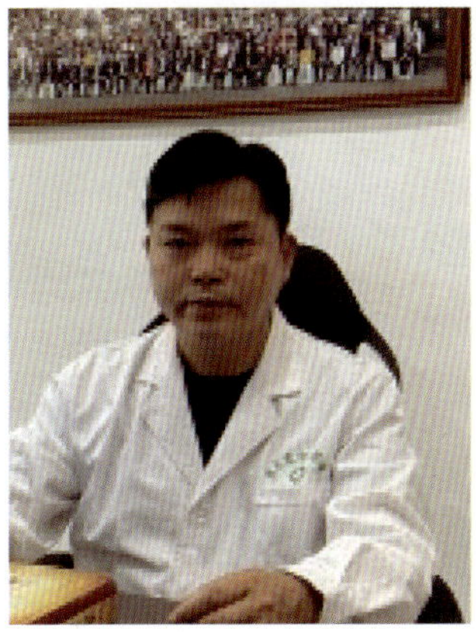

陈巨荣，男，汉族，1967年生，籍贯浙江省瑞安市湖岭镇。现为中国民族医药学会会员、中国医药教育协会会员、瑞安市中草药研究会副会长、瑞安市中草药研究会民间特色疗法技术研究中心主任、瑞安市民间推拿刮痧协会理事。

从小爱好草药，30多年来广学各地名师，经多位民间医生的指点，学习研究民间草药偏方、单方、验方。1997年在温州城区开设“陈巨荣草药铺”经多年研究，目前以草药内服法调理：淋巴瘤、血小板减少、痔疮、副伤寒、急慢性胆囊炎、尿道结石、水火烫伤、鱼蟹中毒、毒虫叮咬、跌打内伤、扁平疣、腰肌劳损、病毒性疱疹及神经痛、胃炎、急慢性肠炎、腹腔淋巴结、急慢性肝炎、新生儿盘肠气痛、小儿食积、小儿肠绞痛、不孕不育、腺肌症、盆腔炎、子宫肌瘤、阴道炎、产后腹痛、宫颈癌、淋病、梅毒等，疗效显著，无副作用。

痔疮为常见的疾病，其发病率较高，陈巨荣前往各地拜师学艺，曾经听民间一位老医生说过，痔疮有72种，其主要表现为便血、疼痛瘙痒、痔核脱出、水肿、肛门坠胀外翻不适、甚至剧烈的疼痛、出血量大，严重影响了正常的生活和心情，以及排便功能。多年来陈巨荣以民间的草药偏方为基础，按个人的情况加减来调理痔疮有独特功效，无副作用，一般5副药，95%以上的患者可以恢复正常。

民间草药学无止境、博大精深，是中华民族优秀的文化遗产，草药神奇的疗效，令世人叹服，临床调理各种疾病及疑难杂症，形成了民间

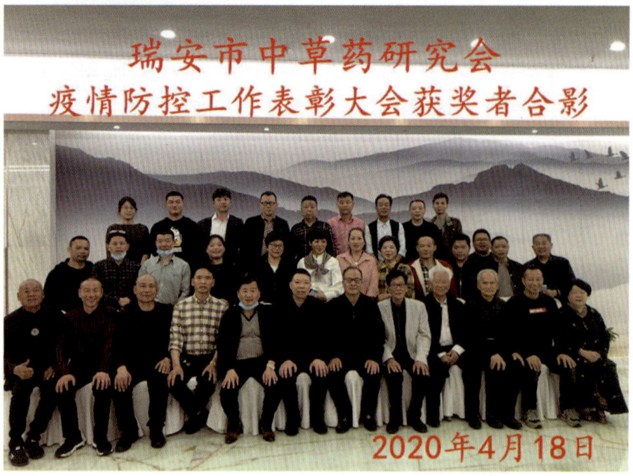
瑞安市中草药研究会
疫情防控工作表彰大会获奖者合影
2020年4月18日

医生的风格。陈巨荣立志继承、弘扬传统中药的偏方、单方、验方，积极努力学习，以致力于为人类的健康事业而奋斗终生。

陈巨荣先生作为中草药研究会副会长，在抗击新冠肺炎疫情中身先士卒，研究会接到104国道瑞平线监控任务后听从组织的按排，每次值班往返湖岭到瑞安，他认真职守，能够在工作中发现问题及时商议解决方案，有时加班从深夜0点至次日6点。他说“尽快控制疫情利国利民，直接关系每一个人的生命安全与幸福”。所以，他希望在抗击疫情战斗中多做点实事，也确实带领大家做出了成绩。

陈宝洪

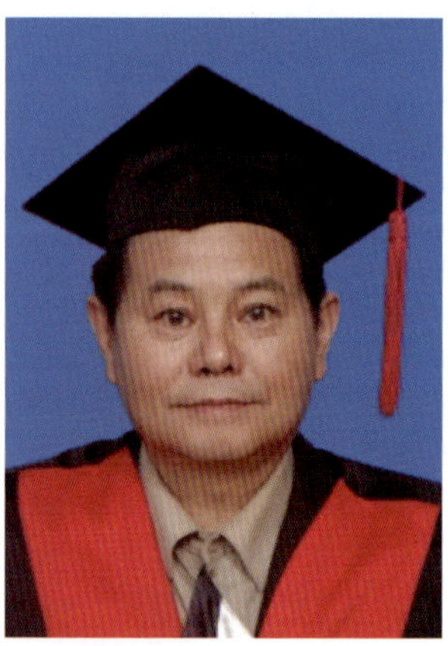

陈宝洪，男，字开瑞，哈尼族，1951年生，云南省普洱市。其先后进修于墨江县卫校、县中医院、县人民医院、北京医药卫生专修学院中医大专；乡村主治医师、北京陈宝洪中医研究院院长，在普洱市思茅区茶马古镇陈宝洪医馆坐诊。主治脾胃病，中医通法治未病，药食同源益寿长！

陈宝洪院长历经26年的民间医生、25年的乡村医生防治工作，挽救了不少生命。依据多年来积攒的经验，传承发展了中医通法治未病的研发工作，为推动全民族健康而不懈努力。经几十年的验证，研制出了“中医通法治未病”系列产品，把人体五脏六腑、十二经络的寒湿、痰瘀、毒素、宿便，通过平滑肌、胃肠吸收等，将药效通达全身，清泻而不伤正，达到预防大于治疗康养的实质性作用。

陈宝洪中医研究院内有：九九灵通虚实颗粒(Q/CBH001—018)；哈尼九九灵通片(Q/CBH003—018)；九九灵通复元丸N0117818031121)；人参桔梗压片糖果(Q/LSSK0053S—2019)；人参山药压片糖果(Q/LSSK0052S—2019)；黄精茯苓压片糖果(Q/LSSK0054S—2019)；高良姜鸡内金压片糖果(Q/LSSK0051S—2019)；砂仁鸡内金压片糖果(Q/LSK0049S—2019)；红枣干姜压片糖果(Q/LSSK0050S—2019)；陈氏哈尼骨痛膏(Q/BC001—2019)；陈氏哈尼止疼喷剂(Q/BCBH002—2019)；昆布藿香压片糖果(Q/TZCBH0001—2020)；绿茶鸡内金压片糖果(Q/TZCBH0002—2020)等13个成品分批上市。

陈宝洪先后与中医代表团赴我国台湾、香港、澳门等地区以及朝鲜、缅甸、德国、荷兰、卢森堡、比利时、法国、美国、俄罗斯等国家考察，并将“九九灵通丸”推出国门。

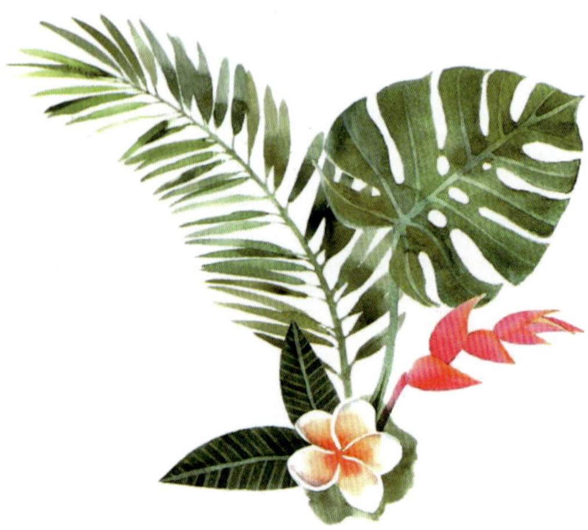

周大寿

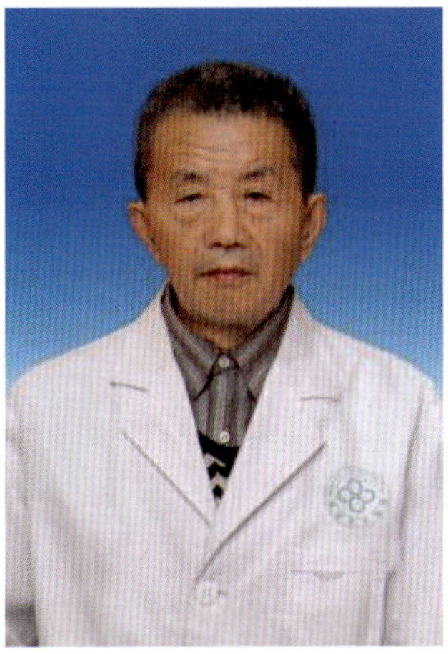

周大寿，四川三台人，地方知名老中医师。20世纪60年代初中毕业后，于1962年开始跟随三台县西平名老中医师吴致明先生学习中医，并一直陪伴在老师身边行医，直到1977年老师去世。周大寿先生从学医开始至今一直在家乡为父老乡亲治病。坚持理论和临床结合，师古而不泥古，创新不离经典的治学态度，并身体力行，50余年来坚持为广大农村的百姓治病，因长期行医经验丰富，对患者认真负责，救人无数，还治愈了民间的许多疑难重症，深受老百姓欢迎和拥戴。他擅长治疗中医内科各种疑难杂症。临证时一丝不苟，疗效显著。尤其对男科、妇科，特别是不育、不孕症的治疗具有丰富的经验和独到的研究，使很多家尽享天伦之乐。

周远兴

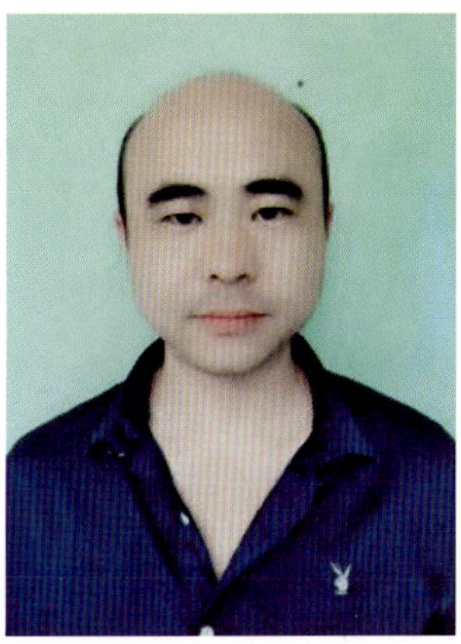

周远兴，男，生于1978年。1995跟随父亲周恩明上山挖中草药，一方面学习辨认药材，另外学习如何加工应用其防治疾病。积累了一些基本知识后，对中医药防病调理慢病极为感兴趣，开始学习中医遣方用药，陆续拜多名老中医学习至今，特别在治疗“三高”病（高血压、高血糖、高脂血症），肝胆、脾胃、风湿骨病有专长。

周恩明

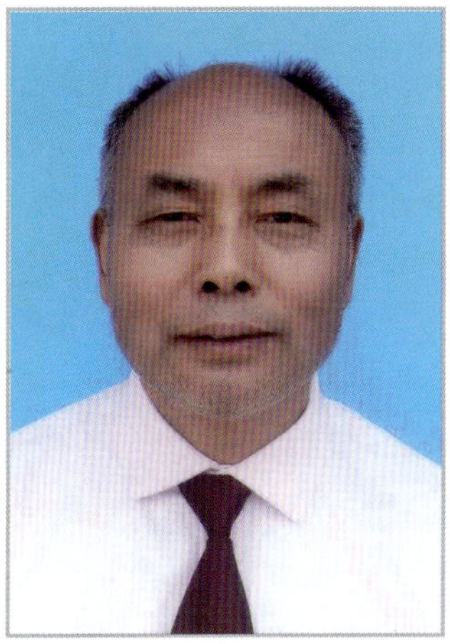

周恩明先生，中医副主任医师。祖上五代行医，现为第六代传人，又师从巴蜀名老中医博采众长。行医特色坚持“治病先治寒，寒散病治完，万病皆从寒上起，固阳护本为起源”的原则，对治疗心脑血管疾病、三高慢病、缺血性股骨头坏死、皮肤疾病、不孕不育症等疑难杂症有独到之处，通过中医诊疗和调养，已让众多病友康复和改善，被病友称赞为“妙手圣医”。

周恩明先生总结行医47年的临床经验，博采众长，创新中医四通一正疗法,浅学易懂。2017年所撰写的《论中医药治疗风湿与骨痹》荣获中华中医药特色医疗(优秀文集)成果奖；2018年《关于心血管疾病与胸痹的论述》和《关于肠胃疾病的论述》荣获第二届中医药健康服务业发展暨慢病防治国际论坛“优秀论文奖”；2019年所撰写的《颈、肩、腰、腿痛的辨治经验》荣获中国民间中医医药研究特色医疗学术成果；其精选五个中医验方入选北京2019年健康服务高峰论坛会刊；2019年参编的《中医药治疗痛症经验汇要》由中国科技文献出版社出版。

周恩明先生现任四川四圣康源生物科技有限公司董事长兼技术总监；国医网健康顾问主任委员；北京中科宏宇中医研究院专家委员；绵阳中医研究院副院长；绵阳德康疼痛医院老中医专家；四川御方民医馆特聘老中医。

庞世斌

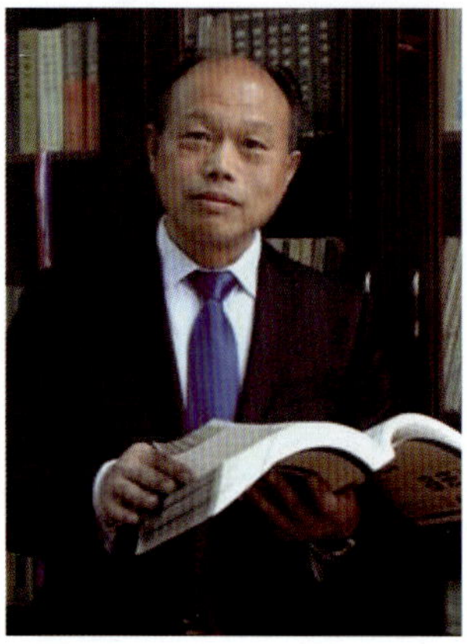

庞世斌，男，回族，1955年出生于河南周口中医世家，毕业于河南中医学院。1981—1982年师从于北京宣武中医院名老中医刘春圃、周道伟。为中国民间中医医药研究开发协会中医药抗衰老医学分会名誉副会长、常务理事，周口市非物质文化遗产项目传承人，国医网健康顾问主任委员，《上医新传》执行主编，庞泰和堂第十一代传人，周口庞泰和堂、庞世斌中医诊所所长，北京庞泰和堂中医研究院院长，中国中医药信息学会中西医学汇通分会副会长，中国生命关怀协会健康中国发展委员会副会长，《大国崛起的中医》编委会顾问。2014年3月受邀参加中华中医学会组织的马来西亚国际中医药特色技术传承发展大会、西班牙中医学院学术交流活动；2015年4月参加由“中华医药学会”主办第二届国际中医脉学大会；2016年4月参加首届全国“互联网＋”中医药应用技术峰会并做主题讲座；2016年3月应邀参加由中华中医药学会组织、由台湾省行政院卫生署主办的台北市中医师公会承办的第86届国医节，并于会议做主旨发言；2016年9月由中华中医药学会推荐入选国家级一流中医药智库－民间中医人才库；2016年受邀到京接受华人频道《华人会客厅》专题访谈，凤凰卫视专题采访，入编《中华名医薪火传承录》并出任该书副主编；2017为《聚焦中国人》重要专家封底人物；2018年8月被中国生命关怀协会慢性病防治援助工作委员会聘为慢性病指导专家，在北京庞泰和堂中医药研究院任中国生命关怀协会慢性病防治援助工作委员会副理事长。

他，智者仁心，德艺兼修，精勤不倦，探索不息。擅长辨证施治，治疗各种慢性疾病、疑难杂症，达到调理人体功能平衡；更加注重临床实践与疗效，治疗疑难病症多见奇效，并积累了大量的效验医案，充分展现中医的特征和优势。擅长治疗：心血管疾病、心功能不全、中风后遗症、血症（再生障碍性贫血）、老年性痴呆、肝硬化、消渴病、胃肠疾病、痛风、癫痫痹症、偏头痛（三叉神经痛）、月经不调、崩漏、绝经前后综合征、习惯性流产、产前产后诸症、湿疹、过敏性紫癜和其他过敏性疾病及内伤发热、郁证、失眠、眩晕、耳鸣、自汗、盗汗、反复感冒、咳喘哮诸症。

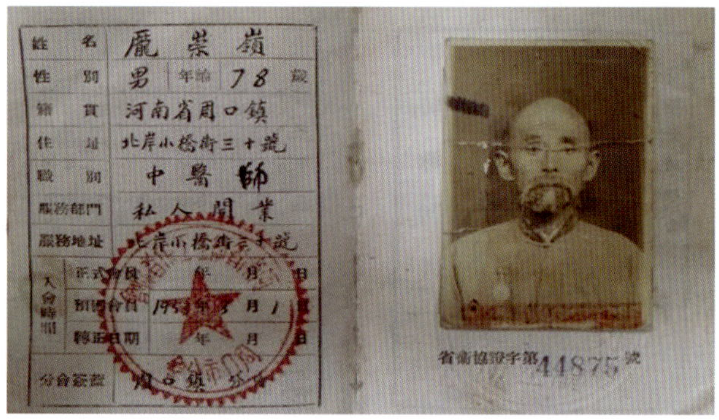

三百多年的金字招牌

庞泰和堂中医内科，是周口市非物质文化遗产项目，从清·康熙二十二年（1683年）庞元章创立至今，已传承了十二世，历时近340年。庞泰和堂创始人庞元章，原籍河北沧州，自幼读书颖悟，学以勤奋，弱冠即小试于乡里，中举后得一名人勉以“良医功同良相，仁人即是济世”，后弃儒习医。庞元章从师于明末清初大医学家汪昂之弟子为师，侍诊左右，业与年进，学验俱丰，辨证精确，疗效显著，誉驰遐迩，曾于十七世纪中叶悬壶许昌。清·康熙二十二年（1683年），庞元章举家南迁，在周家口开设“泰和堂”中医内科诊所，悬壶不久即名声大噪，求医者络绎不绝。庞泰和堂庞氏中医传到第九代庞崇岭，他在认真总结前辈诊疗经验的前提下，对制药标准进行了严格的规范和提高，并在他的努力下进一步改进和完善了家传秘方，效果更加显著。抗日战争前，淮阳专署专员之子患麻疹（麻毒闭肺，即麻疹肺炎），危在旦夕，遍请10多位名医均无计可施，后经庞崇岭细心调治，很快痊愈。专员感激之至，亲笔题字：“遵岐黄、济苍生”，刻匾额相赠，并让其子认庞崇岭为义父。

庞泰和堂中医内科之所以历经数百年而经久不衰，和其历代注重传承人的培养和恪守古训不无关系。庞泰和堂中医内科历代传承人恪守“天心之仁爱，医人之本分事耳”“医者天职之使，无可或亏”“讲信义，重厚德，以义为上，义利共存”的传统古训，树立“修合无人见，存心有天知”“人而无信，不知其可也”的自律意识，形成了其厚重的文化底蕴。庞泰和堂传承近340年，除了“天心仁爱”，还有的就是精湛的医术。其创始人师从明末清初大医学家汪昂之弟子为师，也就是说从创立之日起，就是名医名家所传。辨证施治既是中医的精华，也是庞泰和堂的根本。就是运用四诊所获得的客观资料（即证候），用中医理论（三因、四诊、六经、八纲、脏腑、气血等等）分析辨证，从而提高认识病因、病理、病机、病位，同时注意病情的发展趋势与邪正盛衰。在此基础上根据不同证候，而采用相应的治疗方法，遣方用药。辨证施治既不同于对症治疗，也不同于西医的辨病治疗，它把人体的内在联系、疾病的发展变化规律联系起来。辨证施治可以说是病因疗法。庞世斌认为，西化的中医不是中医，他不反对中西医结合，但反对中医西化。在很多领域西医有其明显的特点和优势，如外科领域，但中医对有些病症又有自己的特点和优势。我们可以学习、利用西医的某些优点和长处，但不能放弃中医辨证施治的根本。很多病种在西医束手无策时，中医却有很好的治疗手段和疗效。

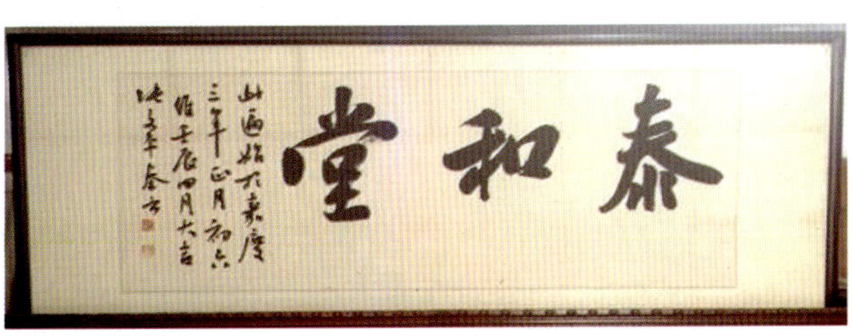

创新是传承的根本

庞泰和堂传承近340年，与它坚持创新密切相关。庞世斌11岁随父亲学习中医，并侍诊左右，耳濡目染，在思维方法，理论与实践之间逐渐架起了一种思维模式的桥梁，打下了中医坚实的基础。19岁随父业医，当过乡村医生，在北京宣武中医院进修过中医内科，从师于北京宣武中医院名老中医刘春圃、周道伟，还到河南中医学院学习并毕业。他从医几十年，不仅家学渊远，并师从名医，还到正规中医学院深造，既有家传秘方，又博采众长。他讲究辨证施治，审证求因，调理人体功能平衡，注重临床实践与疗效。他擅治心血管疾病、心功能不全、中风后遗症、血症（再生障碍性贫血）、老年性痴呆、肝硬化、消渴，各种胃肠疾病，痛风、癫痫痹症、偏头痛（三叉神经痛），各种月经不调、崩漏、绝经前后综合征、习惯性流产、产前产后诸症，各种内伤发热、郁证、失眠、眩晕、耳鸣、自汗、盗汗、反复感冒、咳喘哮诸症，以及湿疹、过敏性紫癜和其他过敏性疾病等。尤其对西医判定的肝癌晚期病人、紫癜性肾炎积累了大量的效验医案，充分展现中医的特征和优势。

庞世斌因其传承“庞泰和堂”中医内科精华，并大胆创新，多次被国家中医药管理局、中华中医药学会等单位组织邀请参加国内外学术交流活动，并多次在国际国内中医学术交流活动中做主旨发言。他将依托国家中医药政策，立足传承中医药发展的理念，对自己几十年来从医积累的病例病案，如肺癌、肝癌、喘症、泄泻等，进行系统化整理、研究、并进一步完善，以便传承和发扬；对其创制的复肝乐元散（丸）、痛风清瘀散（丸）、固本回春散（丸）三方以及家传的“救急散”等，也将充分发挥市场主导机制，利用传统及互联网＋模式等手段，进行高效快速推广，让其成为主流用药，以救治病患；对有志于学习庞泰和堂精湛医术的人亦将悉心传授，让历经近340年的非物质文化遗产重放光彩，让庞泰和堂成为护佑一方人民健康的保护神。

郑志军

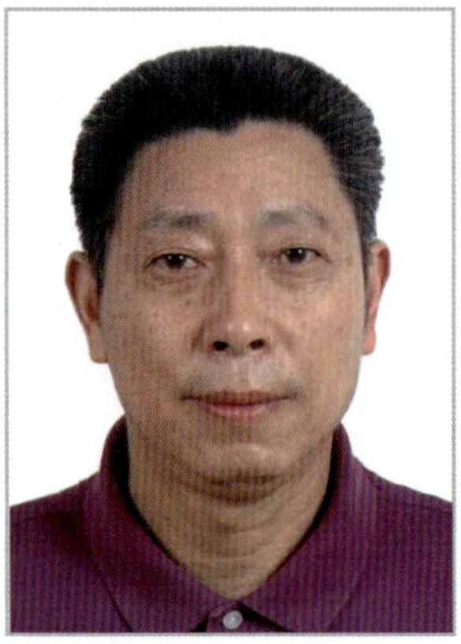

郑志军，男，1960年生于浙江绍兴嵊州市，道学名:郑崇望。中国道教全真第二十六代弟子，历任浙江天台山涩山洞道院道长，首届绍兴市道教协会会员，2007届国际易经科学研究院理事，中国道家阴阳针刺疗法临床应用研究人，世界非物质文化遗产中医针灸代表性传承人张缙教授亲传弟子，北京中医药大学邱雅昌教授董氏奇穴传人，中国推拿协会副会长张怀月博士亲传弟子，北京长俊肿瘤医学研究院院长杨长俊博士亲传弟子，中国靶向针法创始人唐政夫头针疗法亲传弟子，首届世界针灸康养大会会员，第九届世界针灸学会联合会传承工作委员会参议员，中国针灸推拿协会会员，中国中医针灸师、中医康复理疗师、中医志愿者，参加首届衢江杨继洲学术思想及针刺手法高峰论坛，第十届全国名老中医高峰论坛特邀嘉宾，第七届中华中医药创新论坛特邀嘉宾，第十届全国名老中医绝技演示交流大会特邀嘉宾，中国华医头条网顾问委员会聘请为健康顾问委员。

2018年4月参加由中国医药卫生培训中心召开的第二届中医文化节暨特色特效技术展示交流会，荣获“中医针灸调理脑梗偏瘫一等奖”；2018年12月参加由中国国际医药学会召开的第二届大众健康暨中医药合作技术展示交流会，荣获“针刺特效疗法调理老年痴呆症一等奖”。

郑志军从事研究多种针刺疗法与干细胞基因疗法相结合攻克各类疑难杂症，已经有多病种成功病例，如癌症、脑瘤、脑萎缩、脑积水头晕、老年痴呆症、截瘫、面瘫、中风偏瘫后遗症、各类肌肤溃疡、癫痫、骨膜炎、脉管炎、半月板损伤、各类结节与增生、胆管瘤、心脑血管病、前列腺肿瘤与增生，解除各类风湿病症已数不胜数，可以对顽固性、持久性、原发性的部分疾病，如患帕金森多年的脑血管破裂后遗症和肌肉萎缩性脑梗死后遗症等，改变现状，基本以速效速治为主，以最短时间改善病情。

2018年9月14日至2018年10月30日用中医针刺与干细胞疗法结合，成功救治了一位65岁男性。他因患肾癌，于2017年切除左肾后，2018年8月检测已扩散到右肾，双叶肺癌加淋巴癌及前胸后背穿痛，经医院断定其生命已不会超过两个月，来郑志军医生处求治至今已存活近两年。2017年9月至2018年6月用针刺疗法成功治愈了多位老年痴呆症、老年健忘乱语症等老年疾病患者。2018年8月11日至2018年8月25日用针刺疗法，同时让两名八岁已截瘫8个多月，经多家医院治疗未显效的小女孩重新站起。2018年5月11日至2018年6月7日用针刺疗法成功治愈了由脑萎缩引起的中枢神经阻梗的脑积水头晕的56岁女性患者，回访至今无复发。2018年7月13日至2018年8月29日，用针刺疗法和中药配方结合，成功治愈了一位36岁男性患者。其全身肌肉萎缩、智力衰退、不识路途，某医院诊断已瞳孔放大而不能再治。郑志军让这位患者他重新走路，如同重获新生。2019年4月28日至2019年6月2日，用针刺疗法与干细胞基因疗法结合疗法为一位患有脑膜瘤伴有多发性脑结节的65岁女性成功解除痛苦。

郭长水

郭长水，生于1950年。从事中医学习与临床40多年，曾先后去许昌市中医院、河南中医学院第一附属医院、中国中医科学院西苑医院参加心脑血管病的临床进修，从师于李普、李秀林、孙怡、何绍奇、翁维良等国家级名老中医。2002年在桂林专病专科学术交流会上荣获金马奖奖杯。2012年受聘为北京顺理医学研究院心脑血管病首席专家。其为郭长水中医速成培训体系创始人，

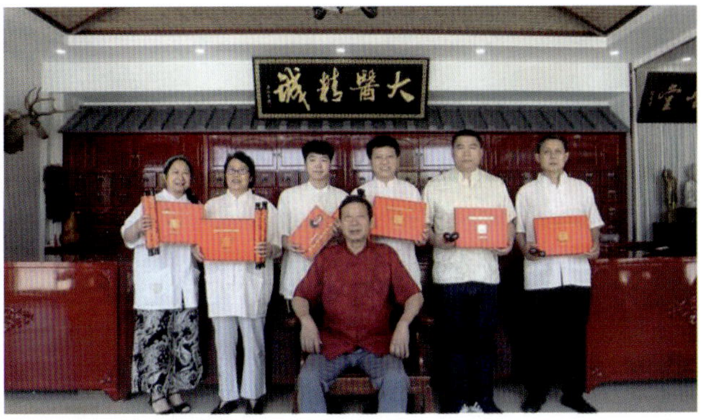

远程望舌诊病领头人。

郭长水多年来致力于《伤寒论》《黄帝内经》及火神派的探讨研究，擅用经方治疗疑难杂症，辨证以阴阳为纲，治疗以排毒与扶正为治病大法，通过望舌辨证调理一切疑难杂症，并受到广大患者的赞扬与好评，现开展远程诊疗、中医实战速成培训，其患者及学员辐射全国各地。

为什么病越治越多，为什么病久治不愈，临床治病大多跟着症状走，好像一棵大树，看到的是树叶，根本不知道根在哪里，临床出现头疼医头，脚疼医脚治标不治本的现象。正如养生学家讲的灭四害不知道打扫卫生一个道理。其实古人早告诉我们：见病医病，医家大忌（明•周之干《慎斋遗书•辨证施治》）。见痰休治痰，见血休治血，见汗不发汗，有热莫攻热…… ——明•李中梓《医宗必读》。郭氏中医认为由于中医教育的西化细化，临床远远偏离了治病求本，大多跟着症状走，一病多症，一症多方，一方多药，教材编写牵强附会，自圆其说，一遇疑难证候，仍然无法解决，临床辨证难以切中病机，一些高明的中医临床家也只能抓住一点，少及其余，严重地影响着辨证的精确度，其实疾病可分为三大部分，病体、病症、病因。中医速成即是根据现代人发病病因，如：风、寒、暑、湿、燥、火……选出相对应的中药，组成固定模块小方，模拟中医电脑诊疗系统，像学习拼音一样简单，声母加韵母即可拼凑一个妙方，其变化无穷，标本兼顾把所有症状一网打尽，临床常用药不到50味，是多年来的临床探索与创新，是中医辨证论治群体化与个体化的组合，也相当于异病同治，同病异治。初学者一天即可掌握核心内容不走弯路，让医道精湛者，百尺竿头更进一步。

黄廷江

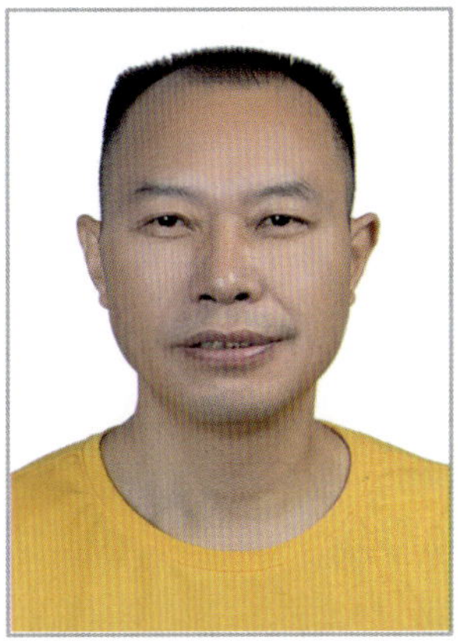

鼻炎救星黄廷江，黄氏鼻炎第七代传人。国家认证民族医师，国家非遗中医技艺高级传承师，国家中医药管理局“中医调理师”师资人才库专家，遵义康民医院中医鼻科研究中心主任，中国苗医苗药研究院研究员，世界苗医苗药开发集团专家委员会主任委员，北京旭光中医研究院特聘专家。

自幼研习祖传苗医苗药，行医40年。同时兼容并蓄，云游云南深山、广西边陲、西藏腹地、内蒙古深处，行程万里，融会苗医、藏医、侗医、蒙医、中医等祖国医学体系精髓，具备扎实深厚的中医理论功底和丰富的临床经验。在中医治疗乙肝、不孕不育、鼻咽癌等疑难病方面见解独到，成果丰沛。“黄廷江鼻炎膏”和“仡佬族古法正骨技艺”已入选国家级非物质文化遗产，国家非遗中医技艺传承师实训基地。已申请国家发明专利（专利名称：一种鼻炎膏的配方及其制备方法，申请号：201910896367.9）。

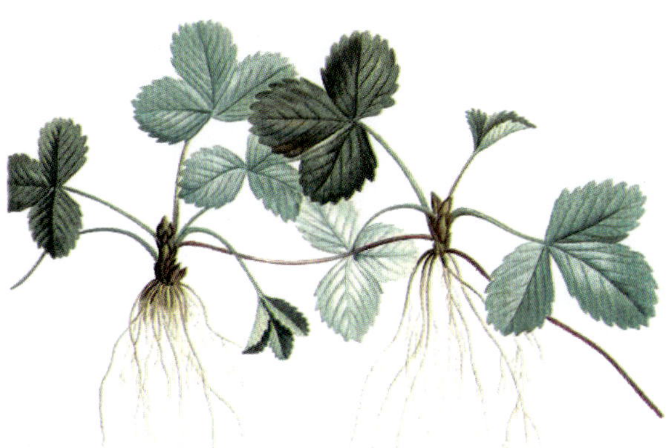

崔庆峰

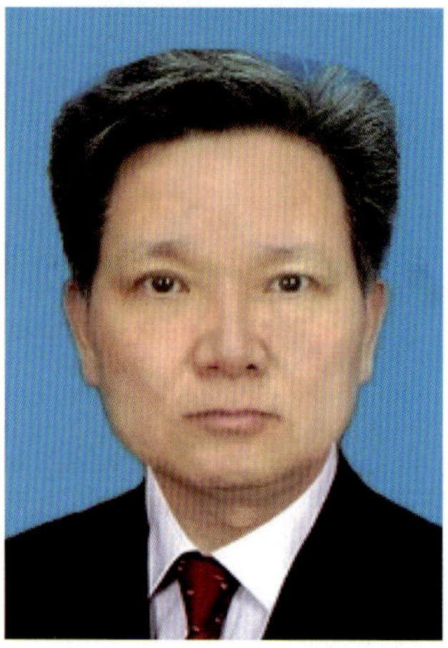

崔庆峰，男，54岁，执业中医师，“心医学”研究应用者。毕业于山东中医药大学，中医执业30年。北京恒盛春天健康照护中心和北京祐臻堂中医诊所中医专家、世界中医药学会联合会中医药文化专业委员会理事、唐山市心理卫生学会理事。著有《中医保健疗法集成》《长寿必读》《医易研究》。多次参加全国性学术交流会，发表学术文章多篇。擅长治疗癌症、高血压、糖尿病、高脂血症、脂肪肝、失眠、抑郁症、面瘫、三叉神经痛、遗尿、颈椎病、腰椎病、风湿类风湿疾病、胃病等，对中医文化、道医有一定的造诣和研究，应用针灸、中药、性理疗法、系统排列、观想训练可以疗愈一些疑难疾病。

心医学，是心身医学的一个分支，它是以特定的话语为工具来调动人的意识，打开心结、情结，释放、疏解情绪压力所致的心理能量的瘀塞、阻滞，打开情感能量通道，调整身体的生理功能，提升自愈力、免疫力，研究疾病康复的一门学问。它与古中医的祝由术类似，是祝由术的延伸和发展。据研究资料统计，70%的疾病与情绪有关，疾病不是一天形成的，一般都是日积月累，由量变到质变，积累到一定的程度而爆发，出现了可以让人感觉到的痛苦症状，甚至形成了有形的肿块、瘤体、结节、条索、赘生物、增生。经研究，癌症的形成，一是与免疫力低下有关；二是与饮食摄入毒素有关；三是与情绪有关。情绪所致的癌症，均属于情志病，属于七情内伤病。七情是人体对外界客观事物的不同反映，是生命活动的正常现象，不会使人发病。但在突然、强烈或长期性的情志刺激下，超过了正常的生理活动范围，而又不能适应时，使脏腑气血功能紊乱，就会导致疾病的发生，这时的七情就成为致病因素，故称为内伤七情。

心医学的“心”，不是我们平时理解的血肉之心——心脏，而是中医学所说的“神明之心”，它与思维、记忆、心智密切相关，“心灵”是它的代名词。心医学，是由崔庆峰先生历经30年，在参阅岐黄经典，修习禅坐，涉猎佛道儒文化，博采众家之长，融会贯通，实证了通督强身的“元气说”之后，结合临床，形成了独到的见地，总结、升华成了这门学问。一次剧烈的争吵，让您愤怒难平；一次痛苦的经历，让您难以忘怀；一次利益的争夺，让您彻夜难眠；一次爱情的背叛，让您怒火中烧；一次不齿的行为，让您恐惧不安；一次屈辱的感情，让您郁郁寡欢；一次不当的流产，让您良心亏欠。千万种事情，亿万种情绪，都是疾病的种子，都是致病的因素。简而言之，“百病皆由心生”。治病求本，挖树寻根。心病还须心药医。明医医“心”。医者，意也。

傅云章

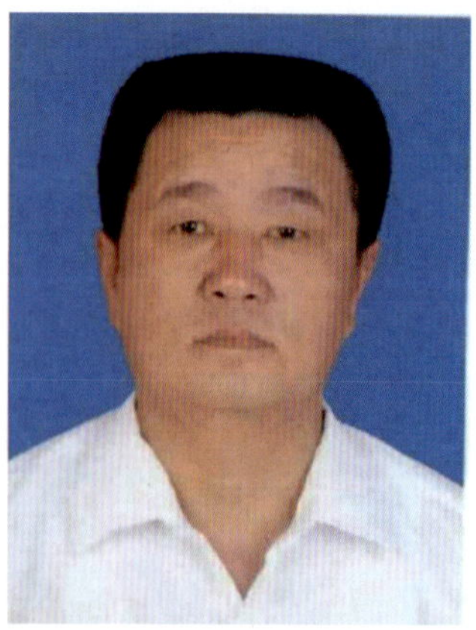

傅云章，男，62岁，中共党员，复原军人。1981年复原后进入村卫生室任主任兼防疫员至今，从事基层基本医疗及防疫工作，现为安徽省六安市霍邱县周集镇园艺卫生室法人代表。行医几十年，逐渐积累经验形成自己的特色。

特色诊疗范围：癫痫（羊角风）、各种原因引起的顽固性头疼、乳腺增生、男性乳房肿块、疮、疖、毛囊炎、甲沟炎、带状疱疹、溃疡性伤口、颈肩腰腿痛、椎间盘突出、骨折、关节脱位等。

傅云章经手治疗的癫痫患者，基本都在各大医院进行过诊治，由于效果不理想，后经口碑相传或介绍来就诊。傅云章对患者均以纯中药进行诊疗，效果显著。

经过长期临床实践，在诊疗乳腺增生过程中，以扶正、祛毒、化癖为治疗要点，运用中药研制出外用软膏及药水。乳腺增生外用软膏及药水，采用十多味中药，运用现代技术炮制而成。该药物中独特且有效成分可以直接作用于病变部位，达身体内部，药物的高浓度直接作用于乳房增生细胞使其软化消散，以达到治疗目的。在长期治疗乳腺疾病的临床中，一般乳腺增生患者运用本品后，肿块逐渐消失，1～2个月可完全康复，无任何毒副作用，并彻底根除，不易复发（治疗期间不需打针吃药，只外用膏药或药水），治愈率不低于90%。全国各地前来就医的患者都是靠口碑相传，慕名而来。能为患者解除疾苦，还给患者一个幸福的家庭，是傅云章最大的快乐。

案例分享：患者程某某，就诊时13岁，6岁时经过阜阳地区医院、安医附院、南京江东门医院检查确诊为癫痫病。期间服用过多种药物，均不见效。前来就诊时每3～5天发作一次，经过傅医师诊断之后，利用双钩、防风等独有的发表、散风、散邪、清热平肝、清暑化湿、升发清阳、扶正固表、息风止痉、行通经络的功效；加之独到的炮制方法提取所有药物的有效成分，研制出一种效果非凡的治癫糖浆。患者服用80天后效果明显，临床治愈，后未复发。孩子病治愈后，家长很是高兴和感激，特地在当地电视台为傅医师点歌表示感谢。

黎帝明

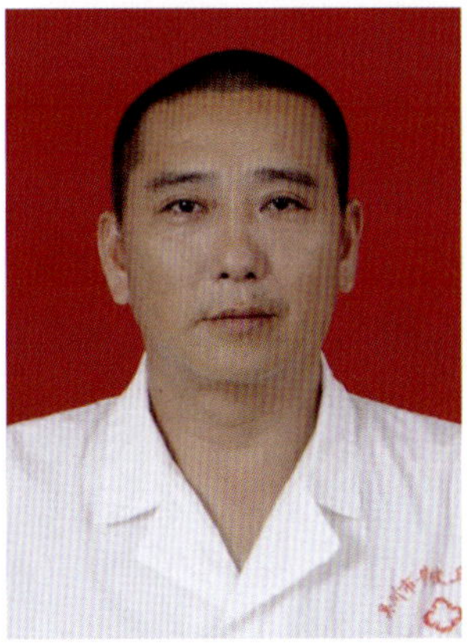

黎帝明，男，中共党员，1975年生，广东吴川人，乡村医生。1997年毕业于广西南宁市卫生学校，2010年在北京中医药大学进修，2014年在全国液针刀疗法培训中心进修，毕业后就职于吴川市黄坡镇枚陈村委会卫生站至今，现任卫生站负责人。长期从事中西医结合全科工作，熟练掌握门诊慢性病治疗方法，并全面开展公共卫生、家庭医生（签约）的工作。2004年获评吴川市医疗卫生先进个人。从医期间，钻研中医，为方便患者治疗、减少煎药及服药的繁琐，勤求古训，博采众长，收集百种偏方、民间验方，结合临床，成功研制了具有自主知识产权，已注册国家商标，具有独特外治特色的纯中药制剂《黎氏透骨液》及散剂，治疗跌打扭伤、风湿骨病、颈椎病、腰椎病、腰椎间盘突出、腰肌劳损、肩周炎等疑难杂症，已为患者带来了福音，引起社会广泛关注。

案例1：邓某，女，53岁。多年头晕、头痛、头重，到多处就诊治疗，未见明显效果。2019年突然头晕，头痛，加重，经朋友介绍到本卫生站治疗。CT检查，颈椎c3～c5椎增生，用“黎氏透骨液”擦颈部穴位，并按压、手法复位后再用“黎氏透骨散”加“透骨液”和白醋调匀敷患处，用保鲜膜盖上，烤灯2小时，第二天患者不疼，症状好转，经过15天治疗痊愈。

案例2：陈某，男68岁，因多年右膝关节疼痛难忍，不能行走，经过多种方法治疗，没有明显的效果。CT检查，半月板损伤及关节增生。经人介绍到本卫生站治疗，用“黎氏透骨液及散剂”添加“雪上一支高粉”调匀敷右膝关节处，用保鲜膜盖上，烤灯2小时，第三天患者复诊能自行，经过十多天的治疗，痊愈。

案例3：庞某某，女，45岁。其因骑摩托车跌倒扭伤，右手腕、右膝关节红肿，有紫色瘀血，当时不能行走，当天送到县级人民医院治疗十天后，病状无好转。出院后经朋友介绍到本卫生站治疗。敷药三天后，患者右膝关节消肿、紫瘀消失，能自己行走，经过五天药物治疗痊愈。

案例4：麦某，女，67岁。其有腰椎增生病史，腰酸腿麻多年，经多家三甲医院治疗未见明显效果。2015年2月16号突然疼痛，不能活动行走，经DR检查，腰椎间盘突出14椎脱位。经朋友推荐到本卫生站治疗。经过手法复位后，用本药液擦患处并按压，再用本方药粉调匀敷患处，用保鲜膜盖上，烤灯至2小时，第二天患者能独自行走，经过十天治疗痊愈，至今未复发。

国医年鉴

GUOYI LIANJIAN

2020

学术流派

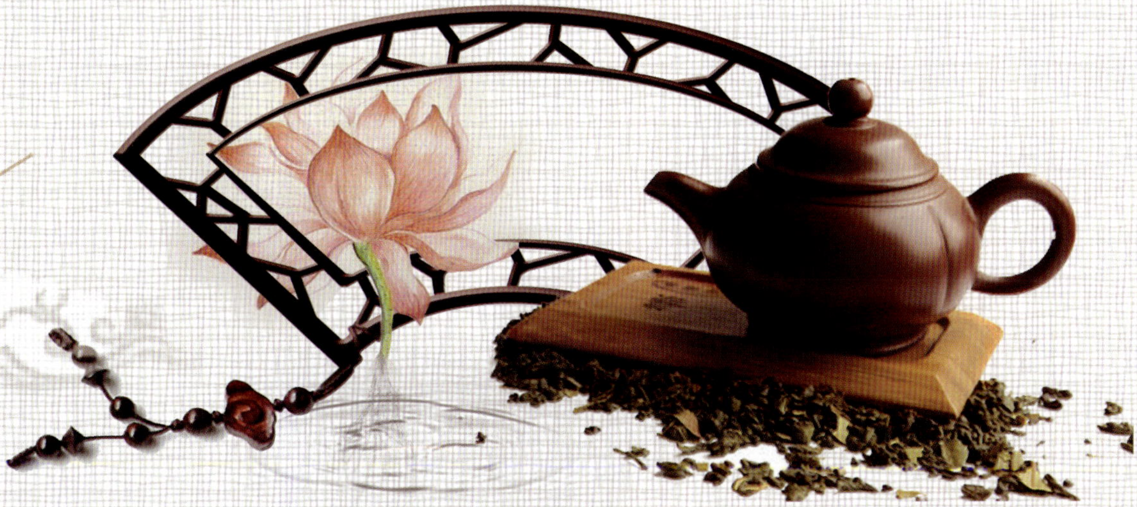

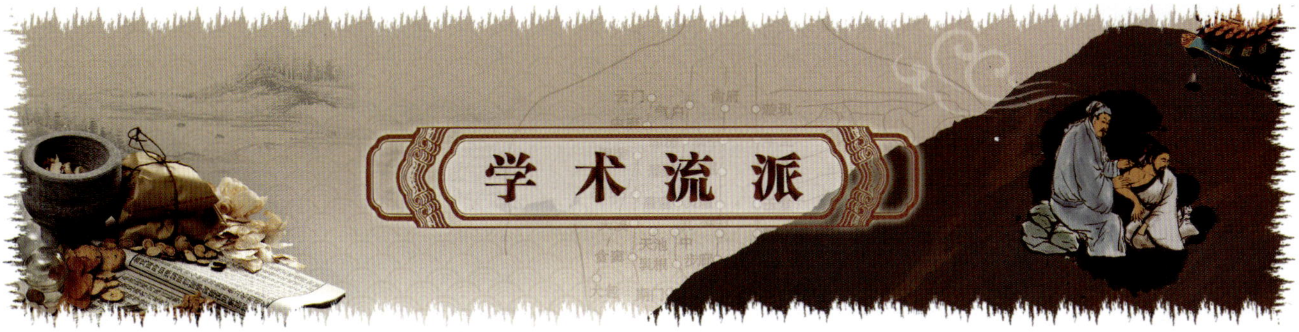

臣字门学术流派

传承历史

“臣字门学术流派” 创立于清代中叶，第一代创始人朱良臣，江西人。其子朱冠臣子承父业，从此开创了“臣字门学术流派”。

“臣字学派”是中医儿科界的学派之一，至今已历七代，传承近300载，谱系清楚，独具特色，疗效显著，学术经验得到广泛运用与发展，在全国中医界有较大影响。

第二代传人朱冠臣为太平天国军医，随太平军来到江苏。太平天国失败后，因避乱世，隐居于长江下游北岸的江苏仪征业医。以北宋“儿科鼻祖——钱乙”学术思想为指导，创制新方，以“五脏证治”基础，化裁古方，柔润清养，补运兼施，补不留邪，攻不伤正。因医术精湛，至清末医名益著，有“小儿神医”之称。

第三代传人姜继臣素性淡泊，不求名利，精诚于医。根据“三有余、四不足”的小儿生理病理特点，特别重视调理脾胃，认为“有诸内而形诸外”，从望面色、审苗窍来辨别脏腑的寒热虚实。沿用古方，还大量收录各类简便方。注重外治法在儿科疾病中的应用，使“臣”字门儿科中医术影响力更大。

第四代传人孙谨臣（1885—1973年），少年曾攻举子业，后因废除科举，乃随其父学医。因里内姜继臣与其父交谊至厚，孙谨臣慕其名而从之，历五载，得其真传，善以外治法治疗小儿内病。孙谨臣认为小儿“族则以嗣宗，国则以承业，乃一代蓓蕾也”。凡有诊视，不分贵贱，必悉心治疗。民国时期儿科疾病流行，有年，当地天花流行，《县志》载：“痘毒攻心”的十居八九，孙参用滑寿口腔内诊法，结合“参附龙牡救逆汤”治疗，获救者数以百计，被民间喻为“神医”。有患者赠送楹联：“升降宣通，收功于精奇严谨；望闻问切，妙用在佐使君臣”，上下联末字嵌“谨臣”之名，横批“思邈心传”（隐喻孙姓）。孙谨臣传道授徒时特别强调“医者意也，治病者法也，主治者意也，择法而不精，徒法也。语意而不明徒意也”。教导弟子求“意”的关键在于“思维”。“思维”与道家的“悟道”，佛家“参禅”理同一般。务求“理清道明”。

第五代传人刘弼臣（原名刘世仁1925年5月1日—2008年9月29日）、孙亮臣（孙浩，1928年～），师从孙谨臣。

刘弼臣与孙亮臣谊属姑表兄弟，分别行医在北京、江苏仪征。刘弼臣原名刘世仁，刘弼臣的青少年时代是在战争和动乱中度过的，他从“不为良相，当为良医”的古训中受到启发，决心学医济世活人，以增强民族素质。遂于14岁中学辍学后拜孙谨臣先生为师，取医名“弼臣”，寓意“治世以文，弼亮之臣攸赖”，成为“臣字门”的第五代传人，从此走上了中医之路。刘弼臣从师学医3年，学成后在家乡朴席镇行医，1955年入江苏省中医学校师资培训班学习。北京中医药大学初创时期，刘弼臣教授奉调进京，50余个春秋奉献在其岗位上，传道授业、治病救人。1990年被国家中医药管理局、原卫生部、劳动人事部确定为首届全国老中医药专家学术经验指导老师。刘弼臣教授由于医术精湛，被誉为“京城小儿王”。他在中医儿科基础理论上倡导“少阳学说”；吸取钱乙和历代儿科医家小儿面部望诊精华，结合临床探索，总结出小儿面部望诊经验歌诀；在“五脏证治”临证辨治体系的基础上，形成“以五脏证治为主，突出从肺论治”的临床辨治特色，创立了中医儿科四大学术流派之一的“调肺学派”。

孙浩涉病多广，临证治法得当，用药独特，每多奇效，医术精湛，名重江淮地区。孙浩在潜心临床的同时，对臣字门儿科的学术经验进行系统研究，整理其父的临床经验，从20世纪70年代起，陆续发表论文130余篇，集成学术专著两部，奠定了仪征臣字门儿科在全国中医界的学术地位。他虽身处基层，却先后被推选为第六届江苏省中医药学会副会长（会长由厅领导担任）、第七届名誉会长，江苏省儿科专业委员会主任委员，全国中医儿科学会常务理事，南京中医学院博士论文答辩委员会主席、师承博士生导师，被国家中医药管理局确定为全国名老中医药专家学术继承指导老师，并批准建立全国名老中医药专家孙浩学术继承工作室。孙浩、刘弼臣二者同出师门，又皆各领风骚，为业界公认的中医儿科一代宗师。

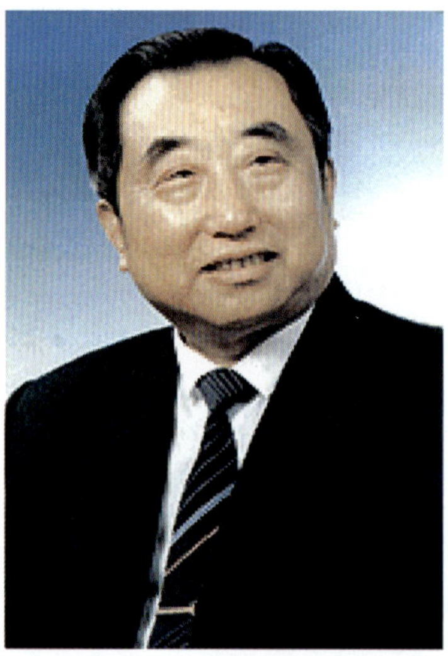

刘弼臣

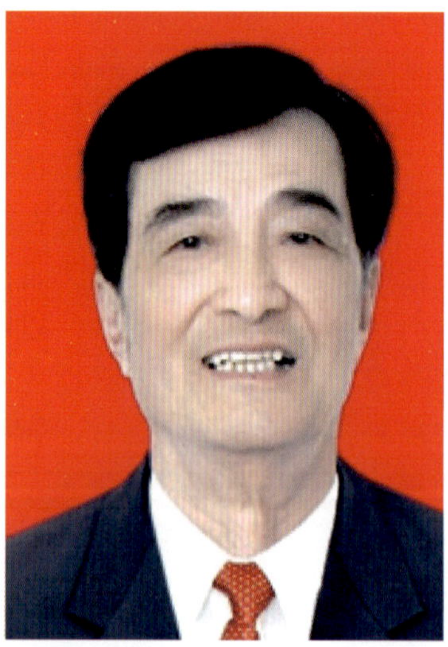

孙亮臣

第六代传人徐济臣（徐荣谦1950年8月3日出生～）、王洪臣（王洪玲1949年出生～）。

徐济臣（徐荣谦）出身于吉林省蛟河市一个中医世家，耳濡目染，受到中医的熏陶。幼承庭训，自8岁起随父亲学习中医，初始以诵背《药性四百味》《汤头歌诀》与《频湖脉学》三大基础著作，为中医入门打下坚实的基础。“文革”停课3年，时逢父亲病休在家，又系统随父亲学习3年。系统研读了《中医学概论》《医宗金鉴》等中医经典著作，为日后从事中医事业奠定了理论的基础。1968年作为知识青年插队到吉林省蛟河县新站公社河南大队河南生产队后，经过卫生所培训2个月后，成为河南生产队卫生员。1972年参加吉林省蛟河县首届赤脚医生学习班学习1年，毕业后，先在河南大队卫生所做赤脚医生，悬壶于乡里；后到八一九二国防工地蛟河民工营担任卫生员。1974年考入北京中医学院中医系学习，1978年毕业后留校分配到附属东直门医院儿科工作至今。1990年根据“两部一局”文件精神，被选拔为全国首批500位名老中医刘弼臣教授的学术继承人。又成为“臣字门学派”的第六代传人，师授医名“徐济臣”，随师学习5年，以优异成绩出师。2006年被北京中医药大学“名医工程”选拔为10名“名医提升对象”之一，尔后相继游学拜师于四川省名医王静安、吉林省名医王烈（现为中医儿科唯一一名国医大师）、山东省名医张奇文。在兼收并蓄，博采众长，广纳精华，拓展思路的基础上，勤求古训，探源求端，意会参悟，由博返约。徐济臣完善了“少阳学说”的理论体系；创造性提出人体“正常体态”的 “三阳学说”；提出儿童具有“芽儿”特点的九种体质学说；创立了特色的“徐氏诊法”，与弟子共同创立了“徐氏摩按法”，提出“轻摩以调其五脏六腑，重按以理其肌肉筋膜”的按摩理论。形成了以“元阳学说”“少阳学说”为中医儿科基础理论，以“五脏证治”为基础，突出“从调胆论治与调肺论治相结合”“伤寒六经辨治与温病卫气营血辨证相结合”内外兼治以医疗特色的中医儿科“少阳学派”。

徐荣谦（徐济臣）现为北京中医药大学东直

门医院儿科主任医师、教授、博士生导师。国家级第五批师承制指导老师；北京市第四批师承制指导老师；北京中医药传承“双百工程”指导老师；“小儿王”刘弼臣教授的开山大弟子，“臣字门学术流派”第六代嫡系传人，医名“徐济臣”。北京市《中医儿科学》精品课程学科带头人；教育部精品课程“中医儿科学”学科带头人；国家二级重点学科《中医儿科学》的学科带头人。第三批北京同仁堂 “中医大师”。中国中医药研究促进会小儿推拿与外治分会名誉会长。中华中医药学会少儿推拿传承发展共同体名誉主席。全国中医药高等教育学会儿科教育研究会理事长。中国中医药研究促进会综合儿科分会会长。中国中医药研究促进会中医儿科医师合作共同体工作委员会主席。中国医药卫生文化协会中医儿科文化分会会长。中和亚健康服务中心理事长。

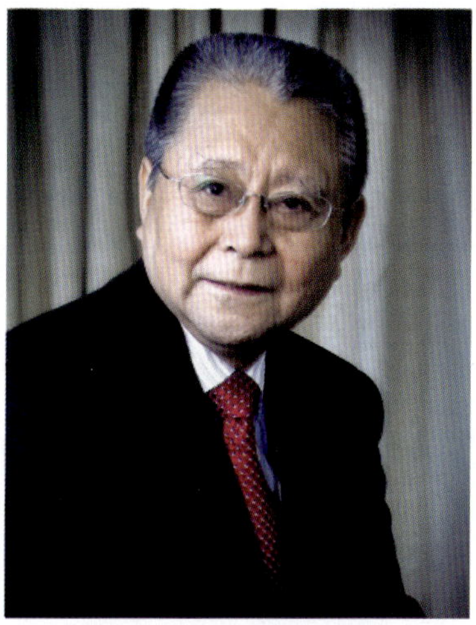

徐济臣

徐济臣从医60余载，悬壶49载，专业中医儿科44年。

（一）理论创新：①首创婴儿“元阳论”。②首创人体“正常体态”的“三阳学说”，完善了“少阳学说”。③首创儿童三种体态与“儿童体质学说”。④首创“湿毒论”用于指导“儿童新冠肺炎”的防治。⑤首创神、魂、意、魄、志临证辨治思路。⑥首创“调志论”，创新解读《素问·四气调神大论》养生观。⑦与弟子共同创新《徐氏小儿按摩经》与“洗髓操”的康体理论。

形成了“以五脏证治为根本，在继承刘弼臣从肺论治医疗特色的基础上；突出神、魂、意、魄、志论治与从胆论治相结合；温病卫气营血辨证论治与伤寒六经辨证论治相结合；内外兼治相结合的临床医疗特色”。初步形成了中医儿科“少阳学派”的理论体系。

（二）医疗特色： 擅长治疗小儿肺系之过敏性鼻炎、腺样体肥大、慢性咳嗽、反复感冒、哮喘、儿童闭塞性细支气管炎、小儿肺炎；脾胃系之厌食、腹泻、重症肌无力；心系之病毒性心肌炎、紫癜；肝系之儿童多动症、抽动障碍、睡惊症、紧张状态、自闭症、焦虑症、癫痫、睑板腺囊肿；肾系疾患之小儿肾炎、肾病、小儿生长发育迟缓等病证。

王洪臣（王洪玲）1976年毕业于上海第一医学院医疗系。同年分配到北京中医药大学东直门医院儿科工作至今。来院后曾参加西学中班，1991年9月8日起师从著名老中医刘弼臣教授，系统学习了中医基础理论，受益匪浅，作为全国首届第二批国家级学术继承人王洪玲，授医名“王洪臣”。

门派特征

（一）臣字门门规

以“振兴中医，造福儿童，兴我中华，强盛国家”的理念而制定门规如下：

遵纪守法，爱党爱国。
忠于民族，献身国家。
自爱互敬，孝顺父母。
尊师重道，永不叛师。
求真务实，奉献中医。
不义之财，分毫莫取。
无欲无求，大慈恻隐。
见彼苦恼，若己有之。
贵贱贫富，妍蚩愚智，
怨亲善友，普同一等。
勿避险巇，昼夜寒暑，
饥渴疲劳，一心赴救。
明贤治病，以济危急，
爱护童稚，保我赤子。
勤奋好学，勇于探索。

发展学术，光大师门。

（二）臣字门学术流派的门派标志

“臣字门学术流派”第七代授医名大会上第六代嫡系传人徐济臣（徐荣谦）秉先师刘弼臣的教诲及为医者之准则制定臣字门门规及臣字门学术流派的门派标志（LOGO）。

臣字门学术流派标志来源于中国传统文化，将书法、篆刻与中医文化有机结合，图中小篆“儿”始自秦国，源于扁鹊传中记载“来入咸阳，闻秦人爱小儿，即为小儿医”即儿科医生最早的记载，以此寓意中医儿科的源起于秦地遵医师扁鹊。“儿”外半包围结构为“臣”字，二者相结合意“臣字门”医生历代以来用心、用医疗技术呵护儿童的发展，红色的圆形印背景，切合“臣字门学术学派”刘弼臣、徐荣谦教授提出“少阳学说”小儿如出生之太阳，一阳也。俗语云“一阳复始，万象更新”。

（三）传承谱字

学术流派的“百花齐放，百家争鸣”是推动中医事业发展的动力。“金元四大家学术流派”的学术争鸣极大地促进了明代中医事业的大发展。纵观“臣字门学术流派”能够绵延200余年而不衰，生命力十分顽强。但前六代门人中仅有两代是两个传人，其余四代皆为单传。由此，导致“臣字门学术流派”影响有限。当今，党和国家十分重视中医，中医事业的发展迎来了第二个春天。“臣字门学术流派”第六代嫡系传人徐济臣（徐荣谦）决定开山收徒。以2016年前确实随师临床实践的各级弟子、博士后、博士研究生、硕士研究生以及本科生为基础，采取自愿报名原则，老师同意后，即为“臣字门学术流派”第七代传人的候选人，经过传统拜师礼仪程序，再授予“医名”，方正式成为“臣字门学术流派”第七代传人。

为了“臣字门学术流派”传承谱系辈分更加清晰明了，以第六代嫡系传人徐济臣的“济”字为起点，定为“济世兴中华”的未来“传承谱字”。

第六代嫡系传人徐济臣（徐荣谦）教授，希望弟子们通过拜师学习，对技术精益求精，发扬救死扶伤精神。遵守门规，掌握“臣字门学术流派”门内的“学术思想与临床医疗特色”，造福百姓，服务儿童。在充分继承刘弼臣、徐济臣（徐荣谦）教授学术思想的基础上不断创新、超越，光大“臣字门学术流派”，进一步发展“臣字门学术流派”，为振兴中医儿科事业，保我中华儿女世代康健而努力。

传承谱系

医脉传承　护我儿童　振兴中华

近三百载“臣字门学术流派”世代相传，传承有序，谱系清楚，人才辈出 “臣字门学术流派”传承谱系：

第一代　朱良臣

第二代　朱冠臣

第三代　姜继臣

第四代　孙谨臣

第五代　刘弼臣（刘世仁）

　　　　孙亮臣（孙 浩）

第六代　徐济臣（徐荣谦）

　　　　王洪臣（王洪玲）

第七代　按姓氏笔画排序

马　界

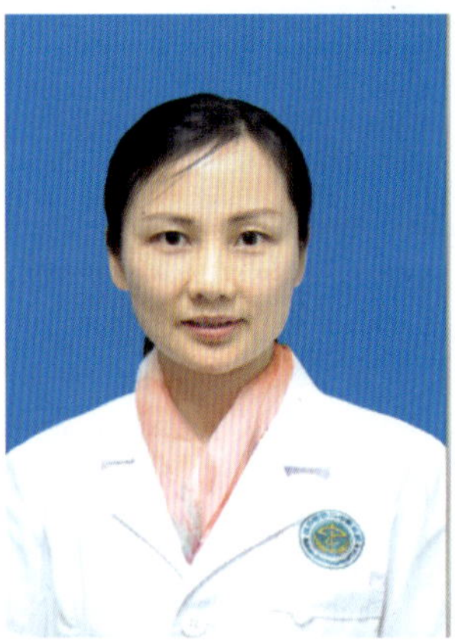

马界，女，出生于1977年1月；毕业于成都中医药大学，研究生学历，博士学位，中西医结合主任医师，成都中医药大学兼职硕士生导师。工作于四川省第二中医医院，现任医院治未病中心主任、党支部书记。师从全国名老中医北京中医药大学东直门医院儿科徐荣谦教授，“臣字门”第七代传人之一，师授医名：马世臣。

马界（马世臣）兼任中华中医药学会亚健康分会常务委员；中国卫生产业企业管理协会治未病分会常务理事等职务。四川省学术和技术带头人后备人选，省拔尖中青年中医师，四川省专家服务团专家，从事临床及科研工作23年，全面掌握中医、针灸、穴位埋线等多种临床诊疗技术。尤其擅长运用师承创新技术“综合整固疗法”进行脊柱调养；以穴位埋线、针药结合“内调外治法”对内分泌失调人群的多种临床问题如肥胖症、黄褐斑、痤疮、痛经及亚健康人群、慢病人群进行干预，提出脊柱调养及健康养生需从“娃娃抓起”新理念。先研主持、参与了国家自然基金课题1项，省科技厅应用基础课题1项，负责、主研了省公益性科研院所基本科研费专项资金项目5项，省干保课题1项。公开发表学术论文30余篇，参编专著2部。经常在电视台、网络及报纸进行健康养生科普宣传讲座，多次在省内外学术交流会上做主题讲座，曾在《大众健康报》开设养生保健专栏。

马　豪

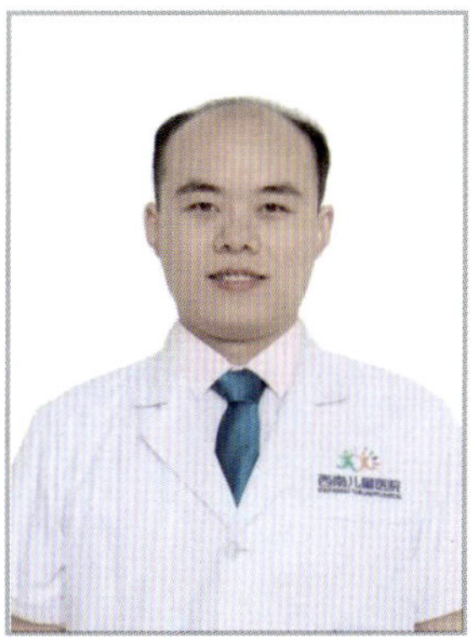

马豪，男，汉族，出生于1987年6月，现居住地：四川成都，学历：本科职务：西南儿童医院中医科主任，中医执业医师，就职于成都西南儿童医院，“臣字门”第七代传人。医名：马斯臣。

马豪（马斯臣），毕业于河南中医学院，从事小儿诊疗临床工作近10年。曾在河南中医学院一附属医院进修学习。师从北京中医药大学东直门医院儿科主任医师徐荣谦教授。现担任全国中医药儿童工程科普讲师团讲师、中国中医药研究促进会综合儿科分会理事、中国中医药研究促进会综合儿科分会中医儿科医师合作共同体工作委员会委员；熟练掌握多种感觉刺激模式、神经生理模式等现代诊疗模式。擅长运用中医推拿、穴位按摩结合现代诊疗模式，对儿童多动症、抽动症、孤独症、遗尿症、癫痫、脑瘫等疾病进行康复诊疗，特别是在整脊模式诊疗抽动症和免疫球蛋白植入诊疗脑瘫方面有独到之处。又擅长：小儿推拿、小儿诊疗独特模式，如免疫球蛋白植入诊疗脑瘫、小儿抽动症、注意缺陷多动障碍、小儿遗尿、矮小症等;Rood模式、Bobath模式、关节松动模式以及各种现代医疗手法诊疗模式。

马海鹏

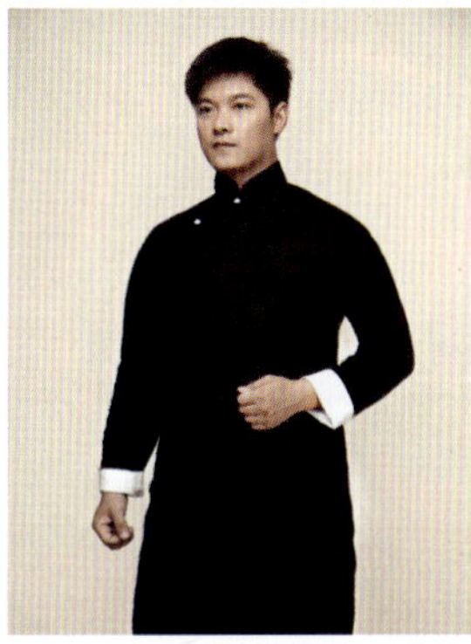

马海鹏，男，出生于1982年3月；师从全国名老中医北京中医药大学东直门医院儿科徐荣谦教授，“臣字门”第七代传人之一，师授医名:马仕臣。

马海鹏（马仕臣），中国中医药信息学会中医养生瑜伽部主任，故宫学校特聘老师，北京大学国际女企业家研修班主讲师，湖南卫视《味道中国》百集节气养生纪录片总顾问。致力于中医养生与瑜伽相结合的教学研究，开创了以《黄帝内经》与《瑜伽经》为指导思想，并适应当下国人体质的中医养生瑜伽体系。

王　珍

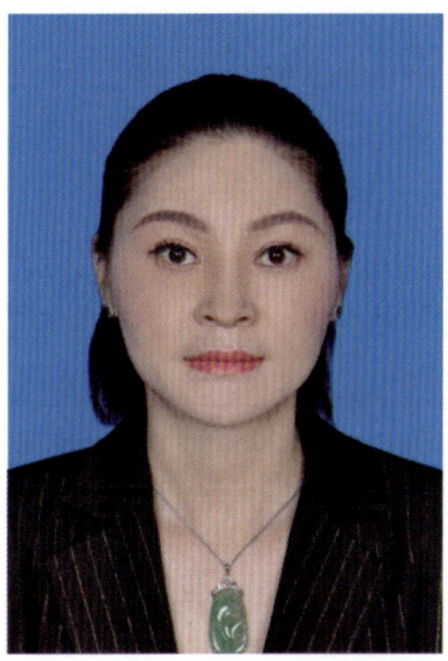

王珍，女，汉族，出生于1979年6月，中国中医药研究促进会中医儿科医师合作共同体工作委员会理事，中华中医药学会少儿推拿传承发展共同体委员，中国医药卫生文化协会委员会理事，广东省中医药儿童健康工程办公室主任，广州晨升生物科技有限公司执行董事，北京市中和亚健康科学研究院产后修复研究所副所

长，福建晨升生物科技有限公司执行董事。“臣字门”第七代传人，师授医名：王媤臣。

王珍（王媤臣），从事亚健康行业20多年，8年的国外深造，有着丰富的从业经验。她已成为妇儿健康产业的翘楚，这20年多以来，每年365天，其中200多天几乎都在出差的路上，讲课、培训、分享、辅导成为她的日常。世界在不断变化，不变的是她的初心，用生命服务生命的质量，帮助产后妈妈们重拾自信，让更多女性享受身心幸福，拥抱健康美丽，让美由内而外优雅绽放，让儿童的健康成长，在举手投足间绽放无穷的魅力，她是王珍，你的美好，有她守护。

王　茹

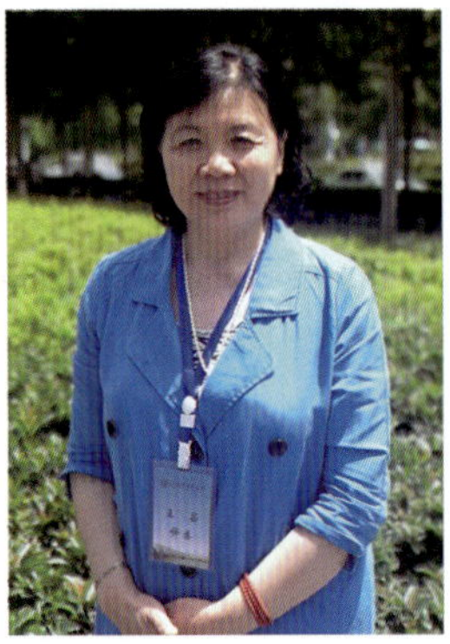

王茹，女，出生于1959年06月，毕业于河北中医学院，硕士研究生，硕士学位。任教授，主任医师，儿科教研室主任；硕士生导师；河北省高等学校中医药教学名师。师从全国名老中医北京中医药大学东直门医院儿科徐荣谦教授，“臣字门”第七代传人之一，师授医名:王世臣。

王茹（王世臣）是全国和河北省儿科学术带头人，河北省高等学校中医药教学名师。从事中医儿科教学和临床30余年。临床上颇受百姓的爱戴，培养了众多各个层次的学生。擅长小儿多动症、抽搐症、小儿脑瘫、癫痫、五迟五软，以及小儿咳嗽、哮喘、发热、反复感冒、鼻炎；积滞、呕吐、厌食、腹泻、便秘、腹痛、等常见疾病的中医药治疗和小儿推拿治疗。公开发表专业论文50余篇，主持和参与国家自然基金、省科技厅、省中医管理局课题10余项，获得省厅级科技进步一、二等奖6项。编写教材和著作有《中西医结合儿科学》“十二五”规划教材，主编，科学出版社出版；《绿色育儿宝典》主编，河北少年儿童出版社；《胎孕产蓐育芽儿》主编，中国中医药出版社；《王其飞医集》主编，香港医药出版社；《中西医结合儿科学》新世纪全国统编教材，副主编，中国中医药出版社；《中西医结合儿科学》“十三五”规划教材，编委，中国中医药出版社；《中国老年脾胃病学术研究》副主编，天津科技出版社；《河北历代名医学术思想研究》编委、绘图，中国科学技术出版社；《老年脾胃病与张锡纯学术研究》编委，中国医药科技出版社，1994年出版；《长寿大全》编委，河北科技出版社；《中医长寿学》编委，辽宁科学技术出版社。

王　胜

王胜，男，出生于1979年11月，毕业于东北师范大学，本科学历,学士学位。现工作于河南中科医药研究院，任常务副院长；河南中科医药研究院常务副院长；全国亚健康穴位贴敷技术推广办公室副主任。王胜师从全国名老中医北京中医药大学东直门医院儿科徐荣谦教授，“臣字门”第七代传人之一，师授医名:王司臣。

王胜（王司臣）现主要负责河南中科医药研究院的运营、业务拓展及负责穴位贴敷相关产品的研发及销售，主要从事中医健康相关产业及儿童健康相关产业。

王　堃

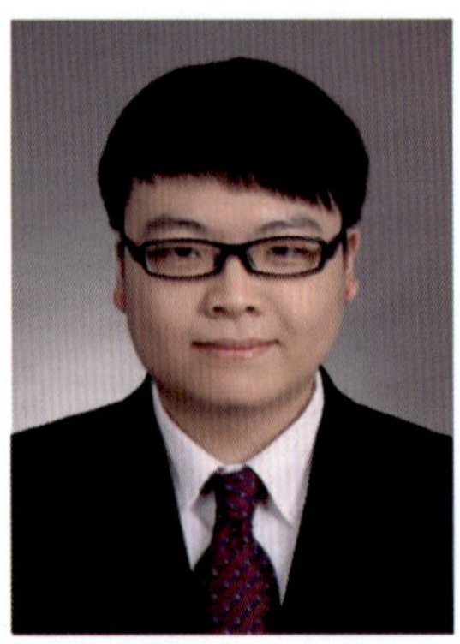

王堃，男，汉族，出生于1987年9月，硕士研究生，现居于北京。“臣字门”第七代传人，师授医名：王侍臣。

现为北京市门头沟区妇幼保健院主管中药师，执业药师，中药临床药师，硕士学位。2013年毕业于北京中医药大学中药药理系，2014年取得执业药师资格，2018年取得中药临床药师资格，临床药师培训期间拜师于徐荣谦教授，擅长儿童常见疾病的用药监护与指导，妊娠期及哺乳期合理用药。

王 瑶

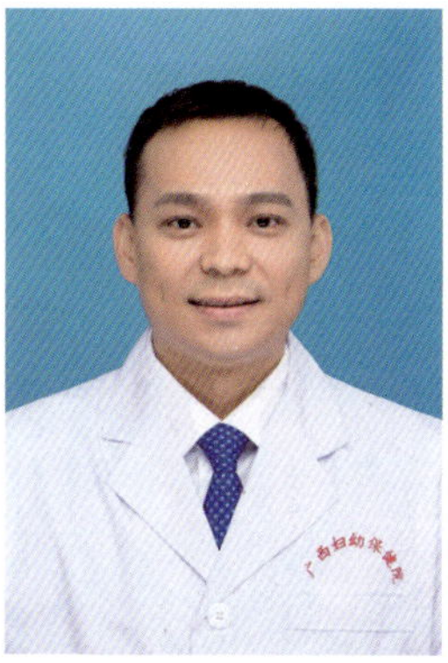

王瑶，男，汉族，出生于1982年5月，学士学位，中西医结合专业，主治医师、中医科副主任。任职于广西壮族自治区妇幼保健院。师从全国名老中医北京中医药大学东直门医院儿科徐荣谦教授，“臣字门”第七代传人，师授医名：王伺臣。

王瑶（王伺臣）2007毕业于广西中医药大学中西医结合临床专业，任广西中医药学会第八届理事会理事，广西中医学会妇科分会委员。曾至广东佛山南海妇幼保健院进修。对中医儿科、妇科常见病、多发病多有研究。擅长：小儿感冒，咳嗽，消化不良、疳积、小儿脾胃调养；妇女月经不调、多囊卵巢综合征、孕前体质调理等有丰富临床经验。临床中常能熟练应用多种传统疗法如腹针、火针、飞针、艾灸、埋线、刺络放血等结合中药内服治疗各种病症。

王小惠

王小惠，女，出生于1963年，山西省晋中市中医院儿科主任，主任医师。师承“京城小儿王”徐荣谦教授，“臣字门”学术流派第七代弟子，师授医名：王世臣。

王小惠（王世臣），现为全国中医药高等教育学会儿科教育研究会理事，中国医药卫生文化协会中医儿科文化分会常务委员，中国中医药研究促进会综合儿科分会理事，山西省中医药学会

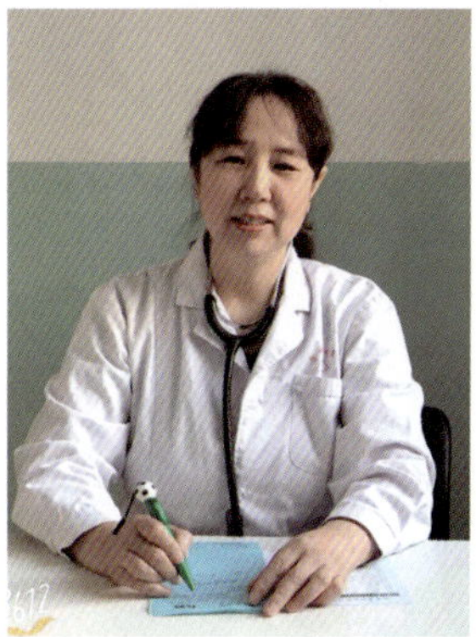

儿科第二届专业委员会委员，山西省中医药学会少儿推拿专业委员会副主任委员，晋中医学会儿科分会副主任委员等。王小惠从毕业后，一直从事儿科临床一线工作，擅长运用中西医结合的理论与技术，治疗儿科常见病、多发病及疑难危急重症，特别是对于儿童呼吸道疾病、脾胃病、儿童营养与发育性疾病、儿童心理行为性疾病等的治疗有着丰富的临床经验，同时运用中医药的技术开展小儿推拿按摩、刮痧、艾灸、拔罐，中药穴位贴敷疗法等外治疗法。

王文丽

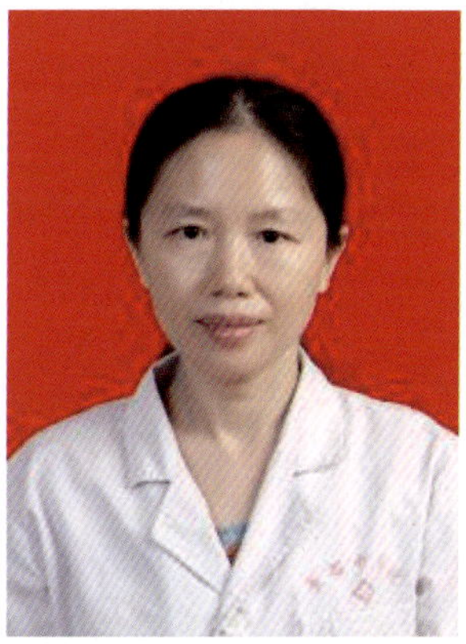

王文丽，女，汉族，出生于1968年3月，1991年6月本科毕业于湖北中医药大学中医专业。一直就职于湖北省黄石市中医医院儿科，主任医师，现任儿科主任，湖北中医药大学教授、硕研导师。师从全国名老中医北京中医药大学东直门医院儿科徐荣谦教授，“臣字门”第七代传人，师授医名：王实臣。

王文丽（王实臣）中华中医药学会儿科分会委员；湖北省中医药学会儿科专业委员会常务委员；武汉市中医药学会儿科专业委员会副主任委员；黄石市医学会儿科分会常委。从事儿内科工作30年，擅长中西医结合治疗小儿常见病、多发病，对儿童反复呼吸道感染、儿童慢性咳嗽、儿童过敏性鼻炎、小儿抽动症、小儿遗尿症、小儿肾病综合征、过敏性紫癜及紫癜性肾炎、 IgA肾病及无症状性血尿、蛋白尿等小儿疾病，中西医诊疗临床经验丰富。

王双玲

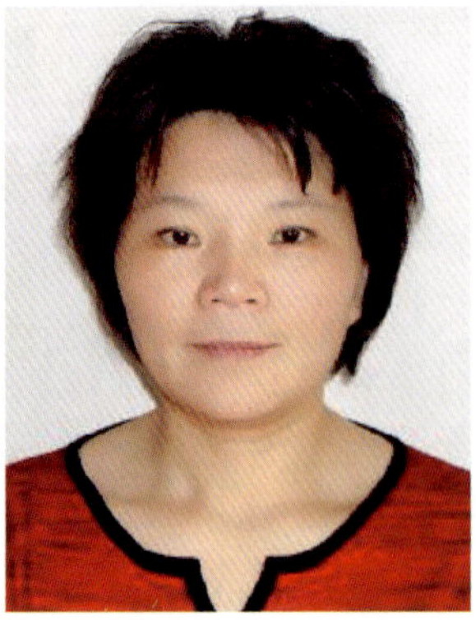

王双玲，女，回族，1971年9月出生，现居住于北京市通州区，硕士研究生学历，副主任医师，就职于北京中医药大学东直门医院通州院区。师从全国名老中医北京中医药大学东直门医院儿科徐荣谦教授，“臣字门”第七代传人，师授医名：王斯臣。

王双玲（王斯臣）社会任职：北京中医药协会第六届急诊专业委员会委员；世界中医药学会联合会温病专业委员会委员；北京神经内科学会中西医结合专业委员会第一届委员会委员；中国中医药研究促进会儿科分会常务理事；中国中医药研究促进会儿科医师合作共同体工作委员会委员；擅治疾病：心、脑血管及呼吸系统危急重症的中西医结合救治；中西医结合治疗风温肺热病、喘病、心衰病、肺胀、中风病、眩晕、头痛病、失眠等。

王永梅

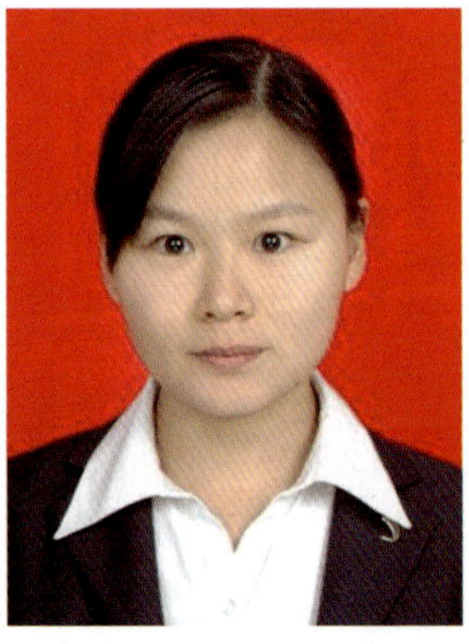

王永梅，女，汉族出生于1984年12月，现居于苏州市，硕士研究生学历，副主任医师，就职于苏州高新区人民医院。师从全国名老中医北京中医药大学东直门医院儿科徐荣谦教授，“臣字门”学术流派第七代传人，师授医名：王诗臣。

王永梅（王诗臣），毕业于云南中医学院中西医结合专业儿科方向；中国中医药研究促进会综合儿科分会理事、全国中医药高等教育学会儿科教育研究会第二届理事会理事；参与市级科研课题2项，院管课题1项，专业论文2篇。擅长治疗小儿呼吸、消化系统疾病如儿童慢性咳嗽、肺炎、哮喘、反复感冒、腹泻、食积等；在儿童疑难病症方面也有独特的见解。

王亚晶

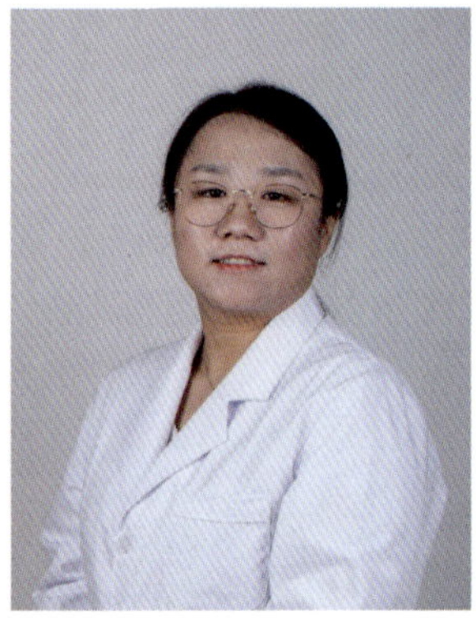

王亚晶，女，汉，出生于1989年7月，现居住于北京市通州区，硕士研究生学历，毕业于北京中医药大学，就职于首都儿科研究所附属儿童医院，主治医师。师从全国名老中医北京中医药大学东直门医院儿科徐荣谦教授，“臣字门”第七代传人，师授医名：王时臣。

王亚晶（王时臣）2014年毕业于北京中医药大学，2014年就职在首都儿科研究所附属儿童医院中医科，2014-2016年于北京中医院大学东直门医院规培期间拜师徐荣谦教授。

王秋莉

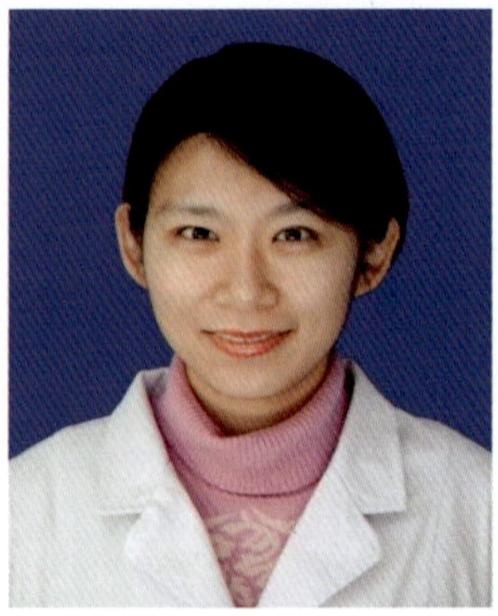

王秋莉，女，出生于1986年8月，硕士研究生学历，现居住于北京，主治医师，就职于北京市和平里医院。“臣字门”第七代弟子，师授医名：王嗣臣。

王秋莉（王嗣臣），北京市和平里医院主治医师，毕业于北京中医药大学中医儿科专业，师从国家级名老中医徐荣谦教授。擅长治疗小儿反复呼吸道感染、咳嗽、厌食、腹痛、便秘等疾病，对咳嗽变异性哮喘、过敏性紫癜、抽动秽语综合征等疑难病有一定诊疗经验。参与多项市级、区级、院级科研课题，2018年东城区优秀青年人才，第四批东城区名中医工作室余惠平学术继承人。

王菊霞

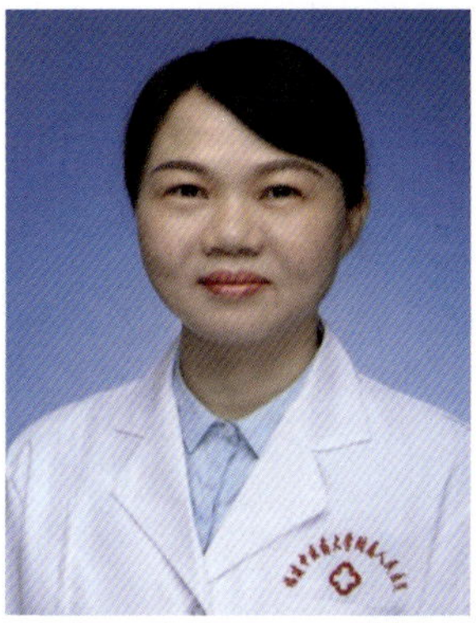

王菊霞，女，汉族出生于1974年2月，中西医结合硕士，中医儿科主任医师，就职于福建中医药大学附属人民医院儿科。第六批全国老中医药专家学术经验继承人，“臣字门”派第七代传人，师授医名：王傀臣。

王菊霞（王傀臣），1996年8月至今，在福建中医药大学附属人民医院儿科工作。曾进修于北京市儿童医院和福州军区总院，参加2016年国家中医药管理局主办的中医儿科紧缺人才高级研修班学习。参与《儿科医嘱速查手册》《曾章超儿科学术经验集》等著作编辑工作，主持省厅级课题3项，发表论文10余篇。现为中华中医药学会儿科分会常务委员，福建中医药学会儿科分会及外治分会委员。长期从事儿科临床和教学工作，对儿科常见病和多发病的中西医诊治有丰富的临床经验。擅长儿童性早熟、矮小症、紫癜、鼻炎等疾病的诊治，和中医体质调理、身高促进。

王瑞萍

王瑞萍，女，出生于1962年6月，主任医师，教授，七年制硕士生导师，“臣字门”学术流派第七代弟子，师授医名：王士臣。

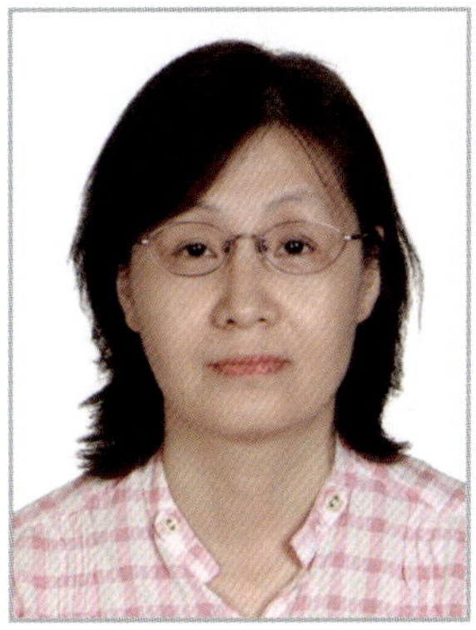

王瑞萍（王士臣），毕业于北京中医药大学中医系，现任北京中医药大学东直门医院东区儿科主任，全国医药卫生文化协会中医儿科文化分会副会长兼秘书长，全国中医药高等教育学会儿科教育研究会常务理事兼副秘书长，中国中医药研究促进会综合儿科分会常务理事兼副秘书长，中国中医药研究促进会中医儿科医师合作共同体工作委员会常务委员，北京市中和亚健康科学研究院儿童健康研究所副所长。从事儿科医教研工作35年，主持及参加国家级、省部级、司局级等课题20余项，获省部级成果奖二等奖1项，发表论文13篇，合编著作5部。擅长中医治疗慢性咳嗽、哮喘、过敏性鼻炎、腺样体肥大、抽动症、厌食、腹泻、便秘、腹痛、面瘫、湿疹、荨麻疹 、心肌炎、紫癜肾病等病证。

王翠萍

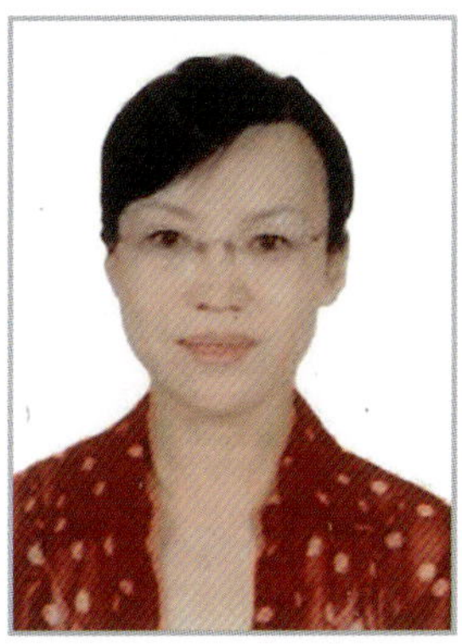

王翠萍，女，汉族，出生于1963年5月，现居于山西省太原市，本科学历，健康管理师，高级工程师，共产党员，源圣康（北京）健康科技研究院有限公司总经理，“臣字门”派第七代传承人，师授医名：王偲臣。

自2016年创立源圣康（北京）健康科技研究院有限公司，开始转入亚健康中医“治未病”健康养生行业，先后加入中和亚健康服务中心，加盟成立了中和康贝源圣康儿童亚健康调理中心，以红外热成像体质测评技术九种体质辨识为依托，通过医养结合，名医专家坐诊，在临床实践中，建立“培元固本”的养生理论，师从“京城小儿王”北京中医药大学徐荣谦教授，“臣字门”学术流派第七代弟子。其儿童健康检测和重点疾病的筛查，做到早发现早治疗和控制疾病的发生及发展，从而提高生命质量，为儿童健康事业做出贡献。

社会兼职：

中华中医药学会理事；

世界中医药学会联合会委员；

全国中医药儿童健康工程办公室（太原地区）副主任；

山西省中老年亚健康专业指导委员会副主任；

山西省老年医学学会健康促进分会常务理事。

邓晓霓

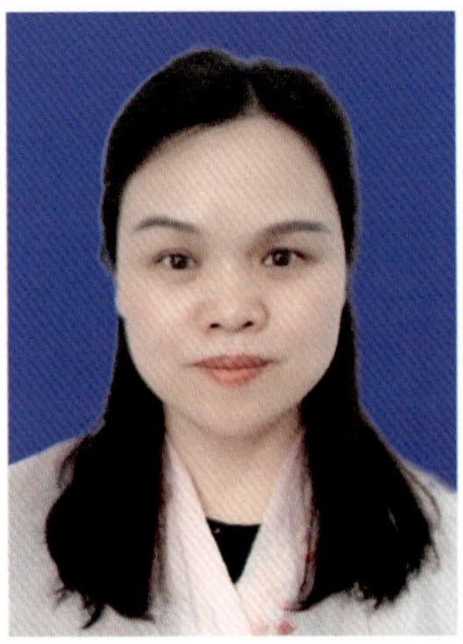

邓晓霓，女，含族，出生于1971年1月17日，现居住于云南省昆明市，大专学历，任云南菲康商贸有限公司和云南普恩泽健康管理有限公司总经理。师从全国名老中医北京中医药大学东直门医院儿科徐荣谦教授，“臣字门”第七代传人，师授医名：邓世臣。

邓晓霓（邓世臣）2015年成立公司至今，一直致力于儿童营养的研究与推广，用扎实的专业知识调理了很多医学认为是难题的症状，获得了无数宝妈和合作伙伴的高度认同。擅长调理婴幼儿的消化系统，免疫系统和呼吸系统的常见问题。已经积累了无数的案例，如：吐奶、肠绞痛、便秘、腹泻、贫血、哮喘、久咳不愈、心脏隔膜缺损、高蛋白过敏、湿疹、免疫力差等。

艾　斯

艾斯，女，汉族，出生于1983年1月，现居住地（就业城市）：福建省福州市，博士研究生，副主任医师，就职于福建中医药大学附属人民医院。传承代系：“臣字门”第七代弟子，师授医名：艾世臣。

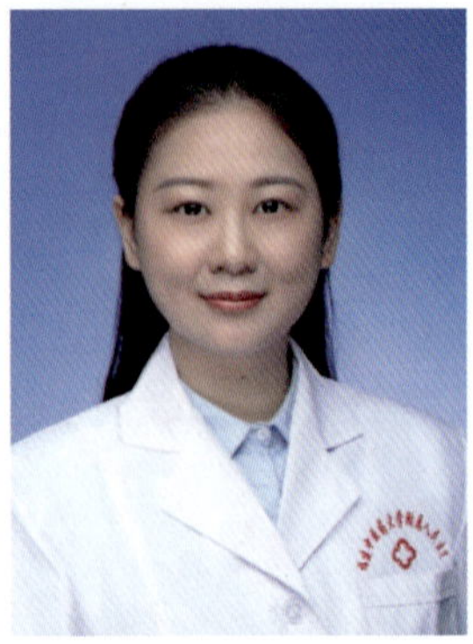

艾斯（艾世臣），毕业于福建中医药大学，从事中医儿科学工作10余年，硕士研究生导师，获中西医结合临床博士学位，第六批全国老中医药专家学术经验继承人。承担国家自然科学基金青年基金项目、福建省自然科学基金面上项目、福建省卫生厅青年基金项目、福建省卫健委青年骨干项目各1项；作为第二参研人，参与国家自然科学基金面上项目3项；福建省自然科学基金面上项目3项；福建省医学创新项目及福建省卫生厅中医药临床基地课题等科研项目。曾荣获省部级科技成果奖4项。发表国家级学术论文20余篇；SCI期刊源论著5篇；参与编写教材或专著7部；其中有3部为副主编。

石　勇

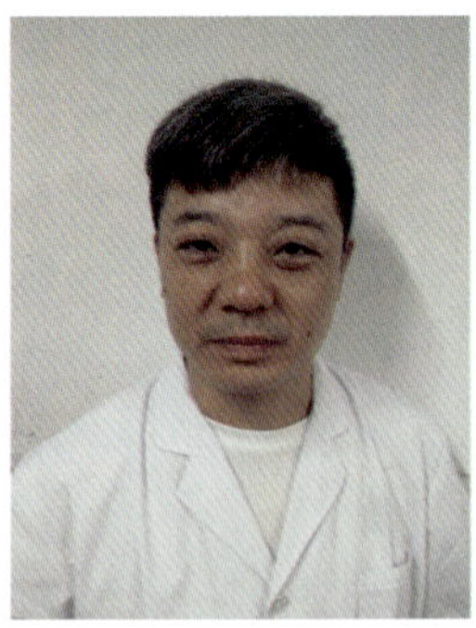

石勇，男，出生于1976年12月20日，本科学历，现居于浙江省。就职于柳市镇翔金垟第二卫生室，中医主治，“臣字门”第七代弟子，师授医名：石世臣。

师承：国家级名老中医徐荣谦教授、医宗派传人老中医徐炳华。2007年起一直从事基层中医儿科诊疗工作。毕业于北京中医药大学。从医23年。擅长中医儿科:咳喘、抽动秽语综合征、各类杂症的中医药治疗。

叶 翠

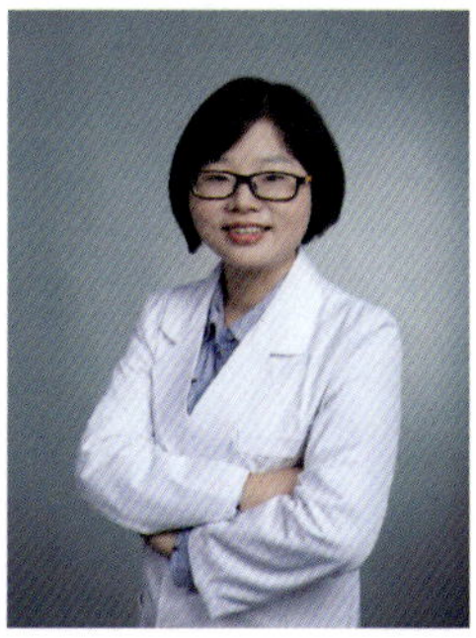

叶翠，女，汉族，出生于1983年11月，现居住于北京，硕士研究生学历，主治中医师，就职于北京爱育华妇儿医院。“臣字门”派第七代传人，师授医名：叶世臣。

叶翠（叶世臣），2009年毕业于南京中医药大学中医儿科专业，曾就职于八一儿童医院（北京东区儿童医院）。现任中国中医药研究促进会综合儿科分会理事，世界中医药联合会儿童保健与健康教育分会会员。

史文丽

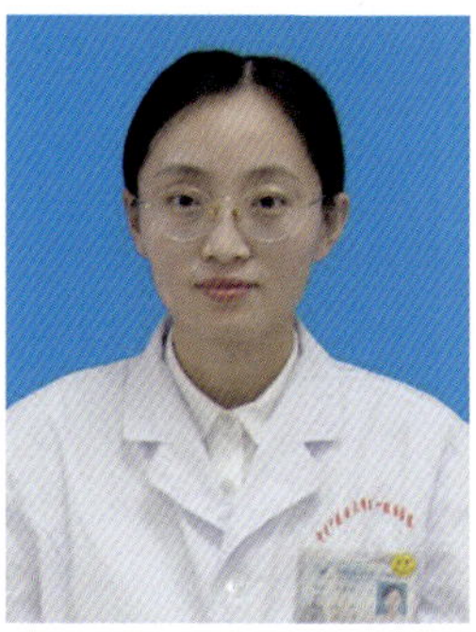

史文丽，女，出生于1985年10月，毕业于北京中医药大学，博士研究生学历，主治医师。师从全国名老中医北京中医药大学东直门医院儿科徐荣谦教授，“臣字门”第七代传人之一，师授医名：史士臣。

史文丽（史士臣）工作于河南中医药大学第一附属医院，擅长治疗儿童神经精神系统疾病：癫痫、抽动障碍、脑性瘫痪、注意力缺陷多动障碍、孤独症谱系障碍、智力障碍、语言障碍等。

付一德

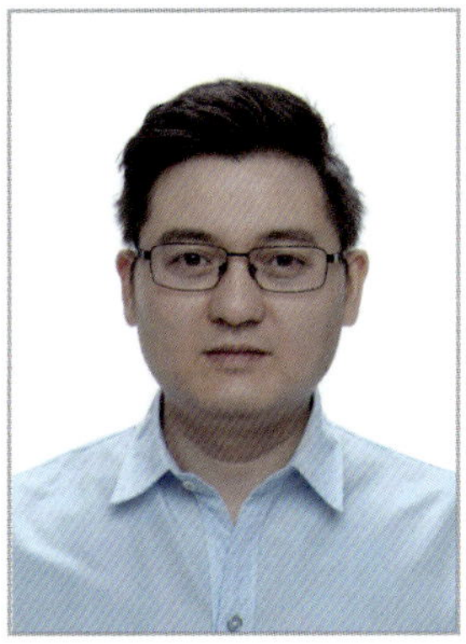

付一德，男，出生于1978年2月，毕业于上海大学，研究生学历，硕士学位。现担任乌鲁木齐市秉钧商贸有限公司总经理；师从全国名老中医北京中医药大学东直门医院儿科徐荣谦教授，“臣字门”第七代传人之一，师授医名：付世臣。

付一德（付世臣），中国中医药研究促进会综合儿科分会理事、中国中医药研究促进会中医儿科医师合作共同体工作委员会委员。

白雨鑫

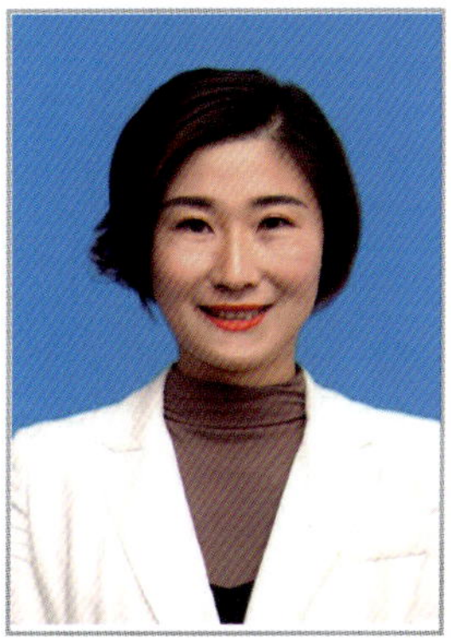

白雨鑫，女，汉，出生于1983年10月，现居住于（就业城市）陕西省榆林市横山区。专科学历，嘉宝康母婴管理健康有限公司总经理。“臣子门”派第七代传人，师授医名：白世臣。

白雨鑫（白世臣），2002年毕业于西南大学，2008年开始从事母婴行业，2013年荣获高级育儿师证书，2015年荣获高级营养师证书，2018年开办少儿亚健康调理门店，并与2018年注册嘉宝康母婴健康管理公司，成功申报中和康贝榆林地区首家黄十字三星级门店。2018-2019年，陆续荣获亚健康职业技能水平等级讲师、中医儿科医师合作共同体工作委员会委员、亚健康职业技能水平等级考评员，同时也为母婴行业同仁了解黄十字亚健康打开了窗口，2018年接待了上百位同行朋友了解儿童亚健康产业。

冯芬

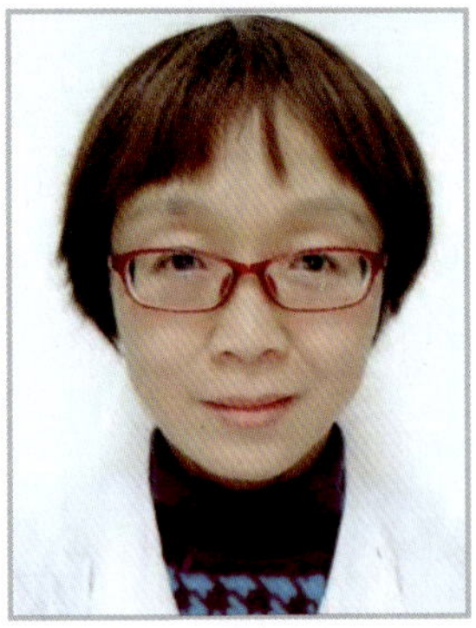

冯芬，女，汉族，出生于1969年1月，现居于山西晋中榆次，硕士研究生学历，晋中卫校高级讲师，主治中医师，就职于晋中卫校，师从全国名老中医北京中医药大学东直门医院儿科徐荣谦教授，“臣字门”第七代传人，师授医名：冯斯臣。

冯芬（冯斯臣）1992年本科毕业于山西中医学院中医专业，2005年硕士毕业于山西医科大学中西结合临床，1992年7月毕业分配到晋中市中医院，2007年1月调到晋中卫校。兼任山西省中医药学会少儿推拿共同体工作委员会委员，师从京城“小儿王”徐荣谦教授。

临床擅长运用中医药治疗小儿反复呼吸道感染、小儿厌食、便秘、腹泻、腺样体肥大；善于推拿艾灸配合治疗小儿常见疾病。以及成人脾胃病、妇科病等。

冯晓纯

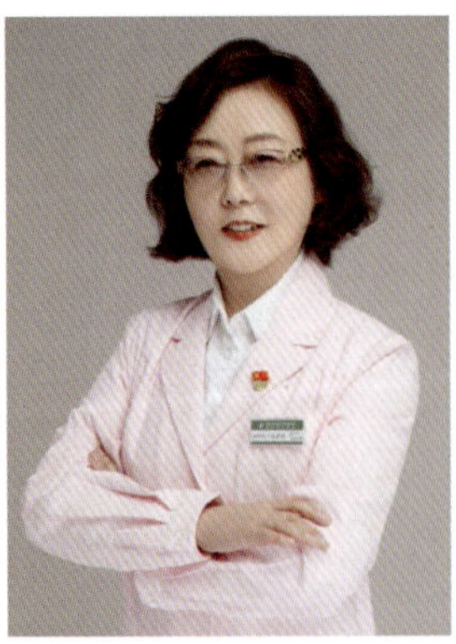

冯晓纯，女，汉族，出生于1960年4月，现居于吉林省长春市，硕士学历，中共党员，就职于长春中医药大学附属医院儿童诊疗中心，职称：主任医师、二级教授、博士研究生导师，职务：长春中医药大学附属医院儿童诊疗中心副主任。师从全国名老中医北京中医药大学东直门医院儿科徐荣谦教授，“臣字门”第七代传人，师授医名：冯世臣。

冯晓纯（冯世臣）获得全国优秀科技工作者，吉林省青年突出贡献人才，吉林省名中医，长春中医药大学校名师荣誉。传承代系：首位中医儿科国医大师王烈教授第三批学术继承人。兼职：中华中医药学会儿科分会副主任委员，中国中医药研究促进会综合儿科分会及手法诊疗分会副会长，中国中医药研究促进会小儿推拿外治专业委员会副主任委员，国家卫生计生委儿童用药专家委员会委员等。北京市中和亚健康研究院儿童健康研究所副所长等。从事中医儿科临床、教学、科研工作30余年，主编、参编著作、教材10余部，发表学术论文百余篇。荣获各种科技进步奖16项。擅长治疗小儿热、咳、喘、泻、便秘、紫癜、肾病、心肌炎、抽动症等疾病。

冯海音

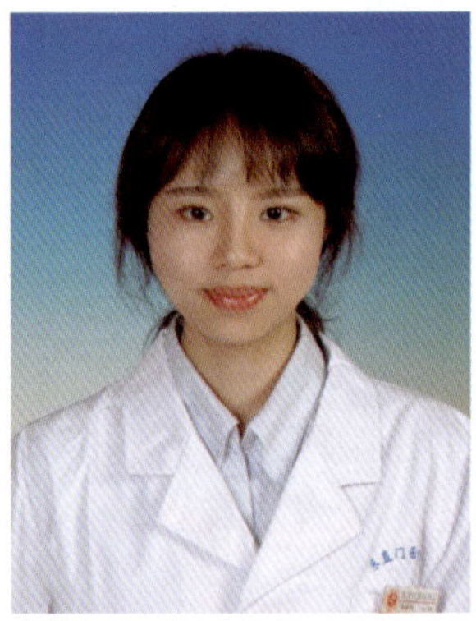

冯海音，女，汉族，出生于1988年6月，现居住于北京，硕士研究生学历，就职于北京中医药大学东直门医院，主治医师，师从全国名老中医北京中医药大学东直门医院儿科徐荣谦教授，“臣字门”第七代传人，师授医名：冯士臣。

冯海音（冯世臣）儿科硕士，毕业于北京中医药大学中医临床七年制，师从国家级名老中医徐荣谦教授，中国中医药研究促进会综合儿科分会理事，臣字门派第七代传人。曾负责《儿童实用中医养生保健培训教材》《儿科疾病安全用药手册》《四季养肺保儿康》等著作的编写。擅长中西医结合治疗儿科常见病、多发病，对于小儿反复呼吸道感染，抽动秽语综合征、小儿厌食症、急慢性咳嗽等疾病有较深入的研究。

朱 蕾

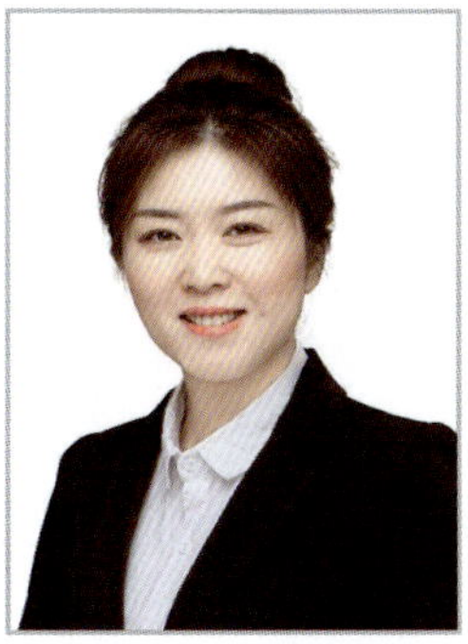

朱蕾，女，汉族，出生于1979年4月，现居于新疆乌鲁木齐，本科学历，毕业于陕西中医学院，为乌鲁木齐市秉钧商贸有限公司负责人。师从全国名老中医北京中医药大学东直门医院儿科徐荣谦教授，“臣字门”第七代传人，师授医名：朱诗臣。

朱蕾（朱诗臣）现任全国中医药儿童健康工程新疆办公室主任，获得亚健康执业技能水平等级鉴定考评员证，少儿亚健康推拿调理师证。兼任中国中医药研究促进会综合儿科分会理事，中国中医药研究促进会中医儿科医师合作共同体工作委员会委员。

一个资深大健康领域践行者，从2018年担任起国家中医药儿童健康工程新疆的推广工作，新疆地处祖国边陲，经济、文化相对落后其他发达城市，亚健康理念和认知也相对薄弱，中医养生保健行业更是一片混乱。本着让越来越多的人掌握科学的中医药预防保健知识，提高人们对亚健康的认识的初心。将以医院为依托，开设亚健康调理中心，以不同的亚健康调治方法为依托，开设专门的服务机构，为广大的亚健康人群提供专业的服务，为更多的新疆人增加就业机会，并努力培养更多的亚健康专业人才。在砥砺前行的路上遇到恩师允纳门下，使弟子成为“臣字门”第七代弟子。弟子愿终生追随杖履，谨遵师教，团结同道，刻苦钻研，传承医道！

朱明全

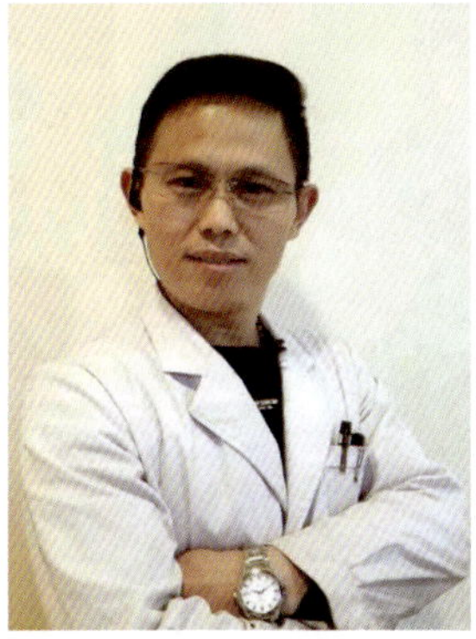

朱明全，男，汉族，出生于1974年1月，专科学历，现居于河南驻马店。驻马店岐黄健康管理有限公司，驻马店亚健康咨询管理有限公司董事长，师从全国名老中医北京中医药大学东直门医院儿科徐荣谦教授，“臣字门”第七代传人，师授医名：朱斯臣。

朱明全（朱斯臣）现任驻马店中医药儿童健康工程推广办公室主任。兼任世界中医学会联合会亚健康专业委员会常务会理事，中国中医药研究会儿科理事，中国中医药研究促进会综合儿科分会委员，中华中医药学会亚健康分会会员。从业20余年，擅长小儿推拿及成人颈椎病，腰椎间盘突出，月经不调，脏腑点穴以及各种调理手法。多年的临床经验丰富，精心打造一套温灸推拿独特手法，快速通过针灸，点穴，温通经络，快速解决各种疼痛。

朱官印

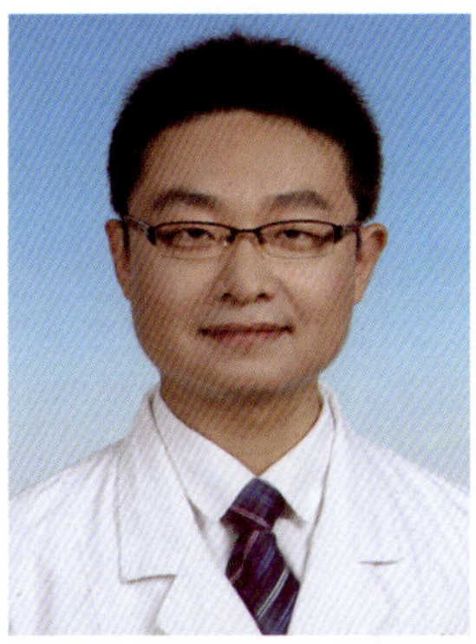

朱官印，男，汉族，出生于1986年1月，现居于北京，硕士研究生学历，主治医师，就职于北京按摩医院，“臣字门”第七代传人，师授医名：朱世臣。

朱官印（朱世臣），2014年毕业于陕西中医药大学针灸推拿学专业，2014-2016年在北京中医药大学东直门医院住院医师规范化培训，期间拜师徐荣谦教授。2016年至今在北京按摩医院针灸科工作，2017年拜师刘景源教授，2019年拜师王麟鹏教授。擅长以针灸、火针、中药等方法为主治疗眩晕类疾病；颈肩腰腿痛等骨科疾病；面瘫、面肌痉挛、中风等神经类疾病；痛经、月经失调等妇科疾病；湿疹、带状疱疹等皮肤科疾病。

朱洧仪

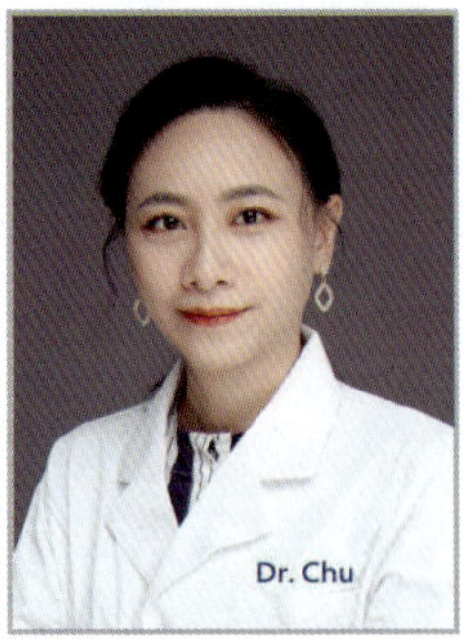

朱洧仪，女，汉族，籍贯：台湾籍，出生于1987年5月，现居住地（就业城市）：江苏无锡，学历：硕士，职务职称：主治医师，工作单位：无锡康德汇综合门诊部，“臣字门”学派第七代传人，师授医名：朱士臣。

朱洧仪（朱士臣），毕业于北京中医药大学，师从国家级名老中医、臣字们学派第六代传人徐荣谦教授；发表学术论文10余篇，参与多本教材及中医养生科普读物编写；作为医师兼讲师为多家教育机构、家长群体、白领族群等，进行中医养生、女性保养、中医儿童调护及小儿推拿的普及和培训。

善用中医中药、针法灸疗、刺络放血、小儿推拿、贴敷外治等方法，治疗各种儿科常见病证、内科杂病、妇科常见病，以及过敏体质调理、青春期调理。善治小儿鼻炎、哮喘、反复扁桃体炎、腺样体肥大、抽动秽语综合征、厌食、便秘、疳证、夜惊等儿科疾病，善儿童及青少年长高调理。善调成人慢性疲劳综合征、更年期综合征、焦虑紧张状态、妇女月经不调、胃食管返流、胃炎，以及各种亚健康状态。

乔俊忠

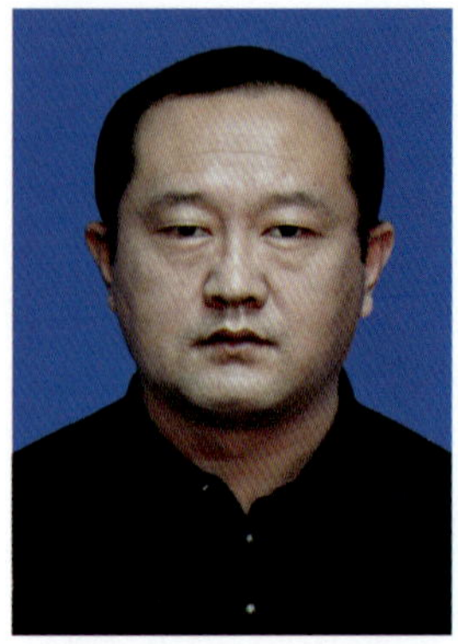

乔俊忠，男，出生于1976年10月15日；毕业于陕西中医药大学，本科学历,学士学位，执业医师。任全国亚健康干预效果测评中心儿童调理中心主任，兼任世界中医药学会联合会理事、中华中医药学会亚健康分会委员、中国中医药研究促进会中医儿科医师合作共同体工作委员会委员、中国中医药研究促进会综合儿科分会理事、世界中医药联合会亚健康专业委员会委员、全国少儿推拿专家委员会委员、全国儿童中医养生保健专家委员会委员；师从全国名老中医北京中医药大学东直门医院儿科徐荣谦教授，“臣字门”第七代传人之一，师授医名:乔世臣。

乔俊忠（乔世臣）一直致力于中医儿科临床、科研、教学工作，善于运用中医小儿推拿及中西医结合方法治疗儿科常见病和多发病，并系统总结了中医小儿推拿的预防保健理论与促进疾病康复的方法，具有较强的推拿理论水平和较高的手法技巧，临床疗效突出。有十几年的临床实践经验，通过儿童体质辨识、咨询、判断、评估、干预、综合调理方案等解决儿童常见亚健康症状，各种偏颇体质达到辅助治疗作用，效果显著。

伍利芬

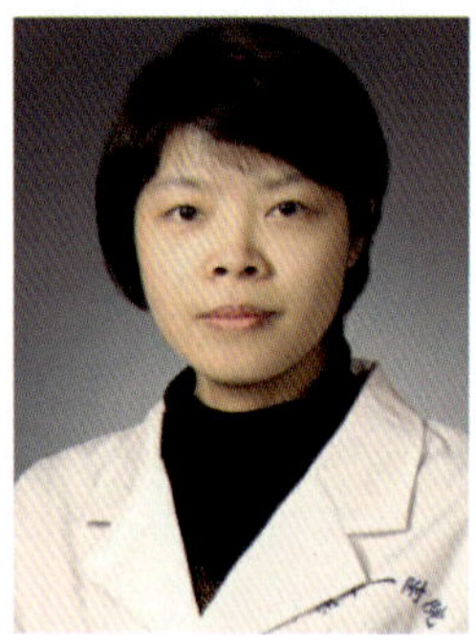

伍利芬，女，汉族，出生于1982年1月，现居住地（就业城市）：北京，学历：硕士，职务职称：主治医师，工作单位：清华大学第一附属医院。“臣字门”派第七代传人。师授医名：伍世臣。

伍利芬（伍世臣）。2008年毕业于北京中医药大学，七年制本硕连读，中医儿科硕士，师从北京中医药大学东直门医院儿科主任医师徐荣谦教授。现担任中国民族医药学会教育研究分会理事，全国中医药高等教育学会儿科研究会理事，中国中医药研究促进会综合儿科分会理事。《徐氏小儿按摩经》副主编，《临床常见病的中医诊疗》第二主编，《中医诊断治疗学》副主编，《中医育儿丛书》编委，《针灸名家医案精选导读》编委；发表学术论文10余篇。擅长治疗痛症、颈椎病、腰椎病、面瘫、中风、带状疱疹、湿疹、呼吸系统疾病、消化系统疾病、小儿近视、小儿遗尿、小儿抽动秽语综合征、小儿考试紧张综合征等。

刘 静

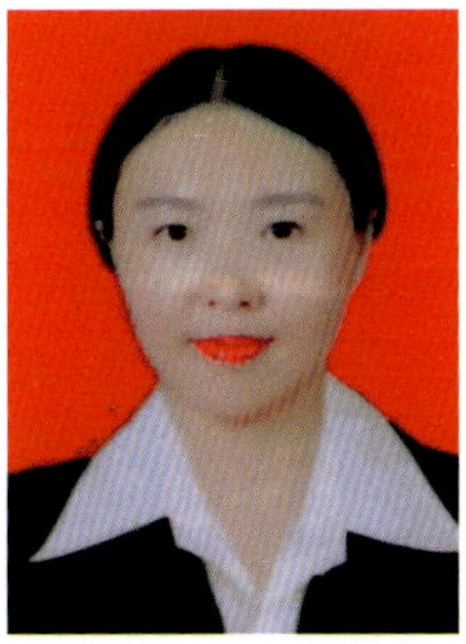

刘静，女，汉族，出生于1984年12月2日，学历：大专，现居住地：延安市。任陕西菁乐汇母婴健康管理有限公司总经理，师从全国名老中医北京中医药大学东直门医院儿科徐荣谦教授，“臣字门”第七代传人，师授医名：刘仕臣。

刘静（刘仕臣）亚健康执业技能水平培训基地负责人，中国中医药研究促进会综合儿科分会委员，2010-2017年从事母婴健康管理，店面服务工作，2018年专注儿童健康事业，同年开办中和康贝少儿亚健康调理中心店，在延安地区推广中医药儿童健康工程项目。并荣获保健调理师证，少儿亚健康推拿调理师证，亚健康执业技能水平考评员证，亚健康执业技能水平等级讲师。

刘尚建

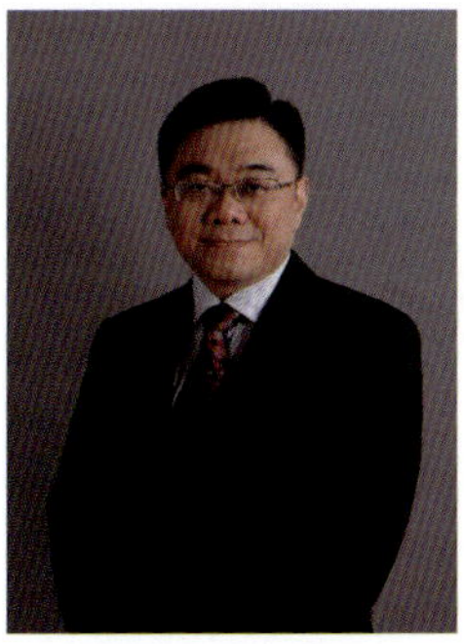

刘尚建，男，出生于1974年4月；毕业于北京中医药大学，研究生学历，硕士学位，主任医师，副教授，北京中医药大学硕士研究生导师。国家第五批名老中医药专家徐荣谦学术继承人，国家中医药管理局徐荣谦名医传承工作室负责人，北京中医药大学“岐黄中医药基金传承发展奖”优秀继承人，师从全国名老中医北京中医药大学东直门医院儿科徐荣谦教授，“臣字门”第七代传人之一，师授医名:刘士臣。

刘尚建（刘士臣）中国中药协会亚健康药物研究专业委员会副主任委员；世界中医药学会联合会内科专业委员会理事；中华中医药学会内科分会委员；北京中医药学会肾病专业委员会委员；中国中医药研究促进会综合儿科分会常务理事；中国民族医药学会教育研究分会理事；洛阳秦氏妇科第九代传人。长期从事临床科研教学工作，发表学术论文90篇；主编参编出版专著12部；主持或参与国家级，省级，校级课题20余项。荣获中华中医药学会科技进步二等奖两项，三等奖一项。擅长治疗肾病、肾功能不全、蛋白尿、血尿、腰痛、肾小球肾炎、反复泌尿系感染、甲亢、甲减、甲状腺结节等病症及内科疑难杂病。

刘南萍

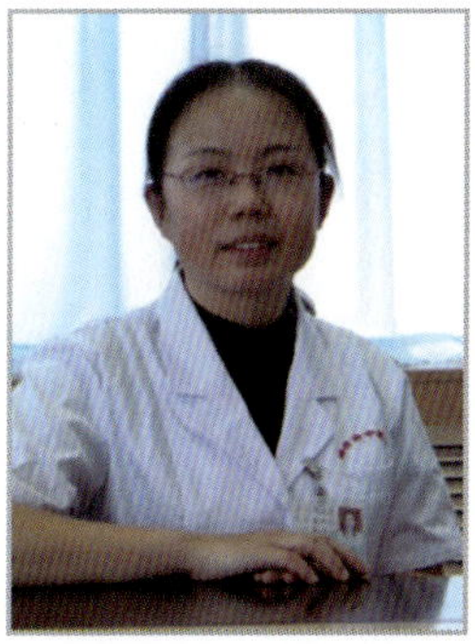

刘南萍，女，汉族，1965年12月生人。1989年毕业于山东中医药大学中医系，在职硕士，现任潍坊市中医院儿科主任，主任中医师。师从全国名老中医张奇文教授及北京东直门医院儿科徐荣谦教授，系齐鲁医派潍坊蒯氏中医儿科第五代传人及“臣字门”第七代传人之一，师授医名：刘世臣。

刘南萍（刘世臣），兼任中国中医药促进会综合儿科分会常务理事、中医儿科共同体常务委员、中国医药卫生协会中医儿科文化分会常务委员、中国中医药高等教育研究会儿科分会理事，山东省医师协会中医儿科医师分会常委，潍坊市中医儿科专业委员会副主任委员，山东中医药大学、潍坊医学院兼职教授，潍坊市首届优秀中医学科骨干，潍坊名医。擅长中药治疗小儿发热、咳嗽、哮喘、过敏性鼻炎、扁桃体及腺样体肥大、抽动症、遗尿症、鞘膜积液、生长发育迟缓、过敏性紫癜、新生儿黄疸、肺炎等疾病，以及推拿治疗小儿发热、哮喘、腹泻、抽动症等。

刘素云

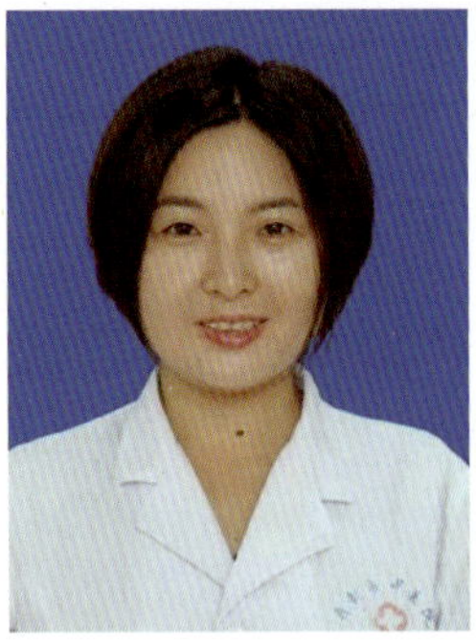

刘素云，女，出生于1984年10月；毕业于河南中医药大学，研究生学历，硕士学位，主治医师。现工作于开封市中医院。师从全国名老中医北京中医药大学东直门医院儿科徐荣谦教授，“臣字门”第七代传人之一，师授医名:刘斯臣。

刘素云(刘斯臣)中国中医药研究促进会综合儿科分会理事，全国中医药高等教育学会儿科教育研究会第二届理事会理事；参与市级科研课题4项；发表专业论文10篇。擅长治疗小儿紫癜、紫癜肾、肾病、遗尿等，在呼吸、消化系统疾病如咳嗽、肺炎、哮喘、反复感冒、腹泻、食积等方面也有独特的见解。

刘振武

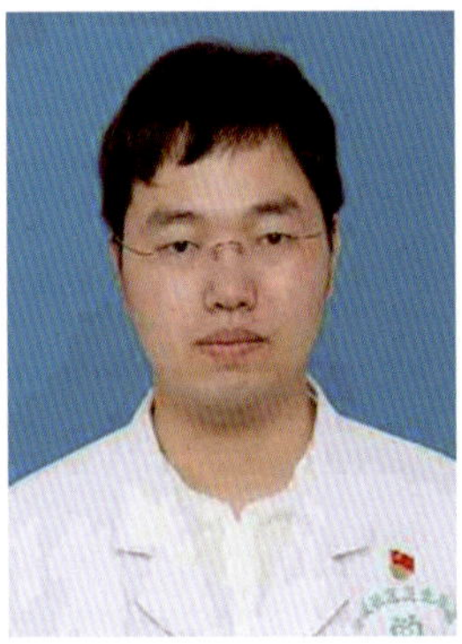

刘振武，男，出生于1986年11月；毕业于华北煤炭医学院，本科学历，学士学位，主治医师。2009年8月至今于北京市通州区潞城社区卫生服务中心工作，现担任中医科科长，师从全国名老中医北京中医药大学东直门医院儿科徐荣谦教授，“臣字门”第七代传人之一，师授医名：刘司臣。

刘振武（刘司臣）扎根于基层卫生机构，从事中医诊疗工作十多年，擅长针药并用治疗社区常见病，例如：颈椎病、腰椎病、失眠、颈腰腿痛、脾胃病、小儿咳嗽和便秘等。2016年荣获“2011-2015年北京市乡村医生岗位培训优秀师资”；2017年荣获“2017年北京市孝星”称号；2019年荣获2019年北京市通州区卫生健康系统“优秀医生”称号。

刘莉萍

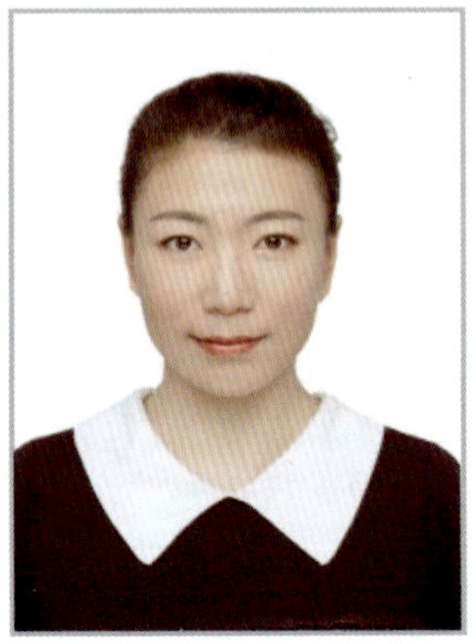

刘莉萍，女，出生于1981年3月；毕业于湖北中医药大学，研究生学历，硕士学位，主治医师。现工作于新疆维吾尔自治区中医医院，师从全国名老中医北京中医药大学东直门医院儿科徐荣谦教授，“臣字门”第七代传人之一，师授医名:刘嗣臣。

刘莉萍（刘嗣臣），中国中医药研究促进会综合儿科分会常务理事；全国中医高等教育学会儿科教育研究会理事。2017-2018年跟随老师徐荣谦教授深入学习“臣字门”中医儿科诊疗方法，对于儿童咳嗽变异性哮喘、哮喘、泄泻、厌食、积滞、反复呼吸道感染、过敏性鼻炎、过敏性紫癜、性早熟、抽动障碍、遗尿的中医中药治疗疗效，其治疗经验具有独到之处。曾在国家级、省级医学杂志发表8篇与儿科相关论文。

刘殿玉

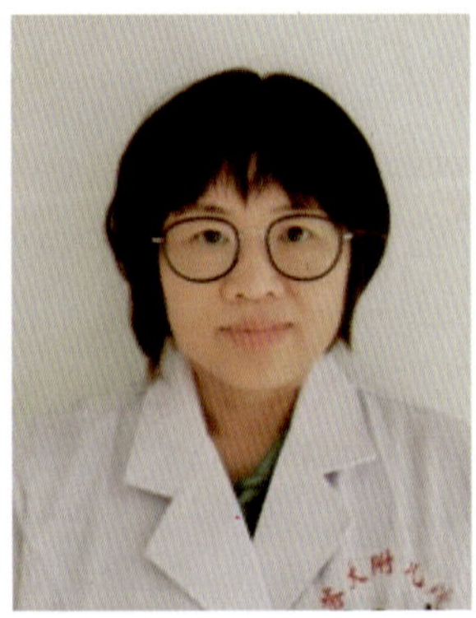

刘殿玉，女，汉族，出生于1964年10月，现居住地：苏州，学历：博士，工作单位：苏州大学附属儿童医院中医科，主任医师“臣字门”第七代传人。师授医名：刘诗臣。

刘殿玉（刘诗臣），主要擅长中西医结合治疗儿科疾病，在中医治疗反复呼吸道感染、鼻窦炎、慢性咳嗽、厌食、胃肠炎、多汗、遗尿、多动、抽动等疾病方面积累了丰富经验。任全国中医药高等教育学会儿科教育研究会常务理事，中国医药卫生文化协会中医儿科文化分会常务委员，中国中医药信息研究会儿科分会常务理事，中国中药协会儿童健康与药物研究专业委员会委员，江苏省中西医结合学会儿科专业委员会常务委员，江苏省中西医结合学会儿科专业委员会多动症抽动症研究协作组委员。

江治霞

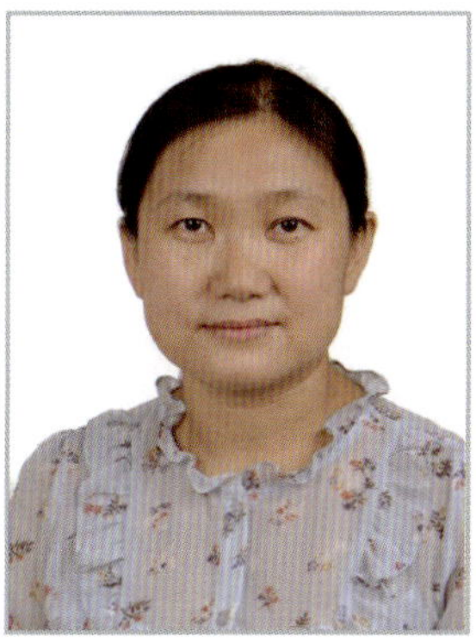

江治霞，女，出生于1979年10月；毕业于湖北中医药大学，研究生学历，硕士学位，主治医师，工作于武汉儿童医院。师从全国名老中医北京中医药大学东直门医院儿科徐荣谦教授，“臣字门”第七代传人之一，师授医名：江世臣。

江治霞（江世臣）在武汉儿童医院从事儿科中西医结合临床工作十余年，擅长中西医结合调治小儿常见呼吸系统疾病，如上呼吸道感染、支气管炎、肺炎、反复呼吸道感染、过敏性鼻炎、咳嗽变异性哮喘等；消化系统疾病，如腹泻、便秘、厌食、消化不良等。对小儿遗尿、免疫性血小板减少、不明原因发热等的中西医结合诊治也有一定的临床经验。

孙天飞

孙天飞，男，出生于1992年4月，毕业于成都中医药大学，本科学历，学士学位，执业医师；工作单位：首都儿科研究所附属儿童医院，师从全国名老中医北京中医药大学东直门医院儿科徐荣

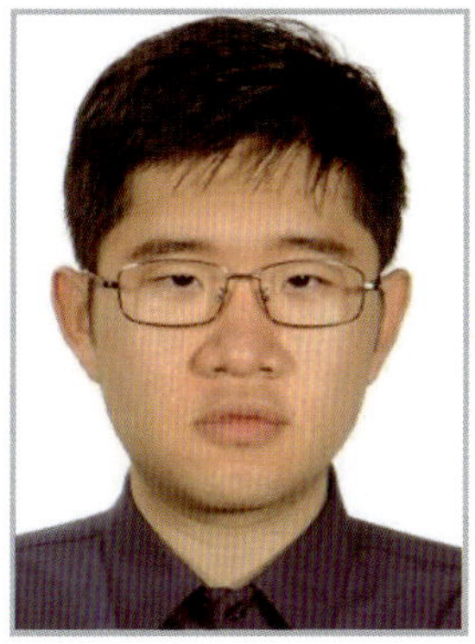

谦教授，“臣字门”第七代传人之一，师授医名：孙斯臣。

孙天飞（孙斯臣），2016-2019年于北京中医院大学东直门医院规培期间拜师徐荣谦教授，2017年师从北京中医药大学东方医院儿科导师吴力群，现在首都儿科研究所附属儿童医院中医科工作。

孙洮玉

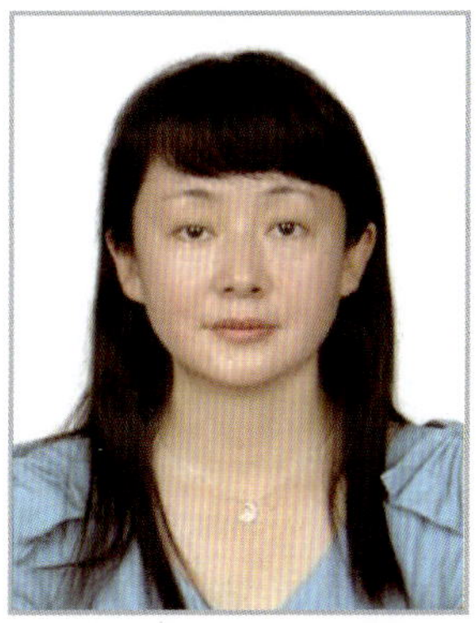

孙洮玉，女，出生于1977年7月，毕业于北京中医药大学，现任北京中医药大学东直门医院儿科副主任医师，副教授，硕士研究生导师。为中国中医药研究促进会中医儿科医师合作共同体工作委员会常务委员、中国中西医结合学会儿科专业委员会呼吸学组委员，中华全国中医儿科流派传承创新共同体委员、中国中药协会儿科健康与药物研究专业委员会委员、国家中医药管理局中医师资格认证中心命审题专家、北京中医药大学中医儿科学临床学系委员兼秘书；师从全国名老中医北京中医药大学东直门医院儿科徐荣谦教授，“臣字门”第七代传人之一，师授医名：孙士臣。

孙洮玉（孙洮玉）长期从事中医药防治小儿疾病的临床、教学、科研工作，从事儿科呼吸和消化系统疾病的中医药防治。主持及参与国家级、部省级及校级多项课题，发表学术论文10余篇，SCI收录1篇，主编及参编多本专著。

孙雅兰

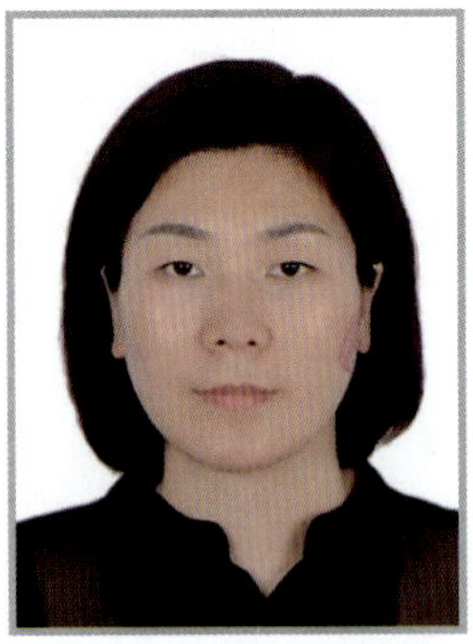

孙雅兰，女，汉族 出生年月：1980年10月，学历：本科，现居住地：广东广州。现任翔元职业培训学校董事、翔元堂中医研究院负责人、全国桩功推拿研发中心负责人。师从全国名老中医北京中医药大学东直门医院儿科徐荣谦教授，“臣字门”第七代传人之一，师授医名：孙诗臣。

孙雅兰（孙诗臣），兼任世界中医药学会联合会亚健康分会理事、中华中医药学会少儿推拿传承发展共同体常务委员、中国医药卫生文化协会中医儿科分会委员、中国中医药研究促进会儿科分会委员等职务。作为翔元中医养生调理品牌创始人，多年来秉承中医养生保健知识传播，组织实施走进校园、社区公益活动百余场，惠及上万个家庭。2017年成立翔元堂中医研究院，其重点在于诊疗技术挖掘推广，组织专家团队研发并创新支撑品牌的技术与产品，同期翔元职业培训学校挂牌，培养其具有中医特色的技术及技能专业人员、育婴师、灸疗师、中医少儿推拿调理师、亚健康调理师、亚健康咨询师。孙雅兰擅长亚健康调理中心的团队打造。

苏 米

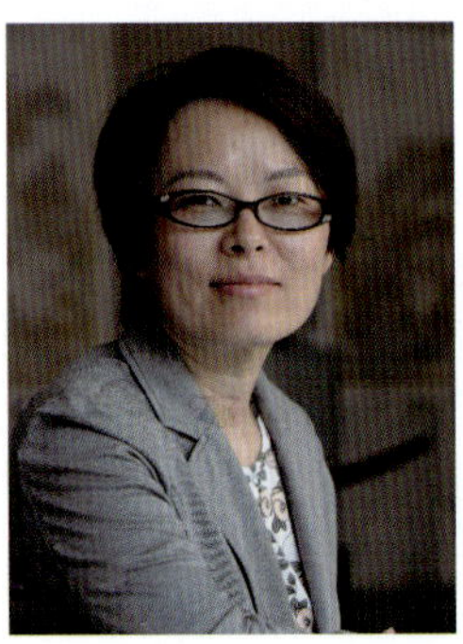

苏米，女，汉族，出生于1976年2月，现居住地：江苏苏州，大学本科学历，为苏州市广播电视总台编辑，“臣字门”第七代弟子，医名：苏世臣。

苏米（苏世臣），一位资深健康传播媒体人，就职于苏州市广播电视总台，负责融媒体健康传播。自2003年起一直致力于健康传播，在健康医疗领域摸爬滚打的近20年中，由一位纯粹的媒体人转变为健康管理师、健康公益讲师。现在她除了是一个媒体人，还有着许多社会公益身份，为中国保健协会食物营养与安全专业委员会专家委员、苏州市抗衰老学会副秘书长，获国家人社局注册的高级健康管理师、儿童营养讲师……目前也是苏州图书馆市民大讲堂特约健康讲师、苏州总工会职工大讲坛健康讲师、苏州市老年大学养生系老师。现在每个月承担着四五次的健康公益讲座。

2013年起自学中医，希望也能“留神医药，精究方术，上以疗君亲之疾，下以救贫贱之厄，中以保身长全，以养其生”。然而自学之路异常艰难，一直祈求能得名师指点。得徐老垂怜，允纳门下，使弟子成为“臣字门”第七代弟子。弟子愿终生追随杖履，谨遵师教，团结同道，刻苦钻研，传承医道！

李 柏

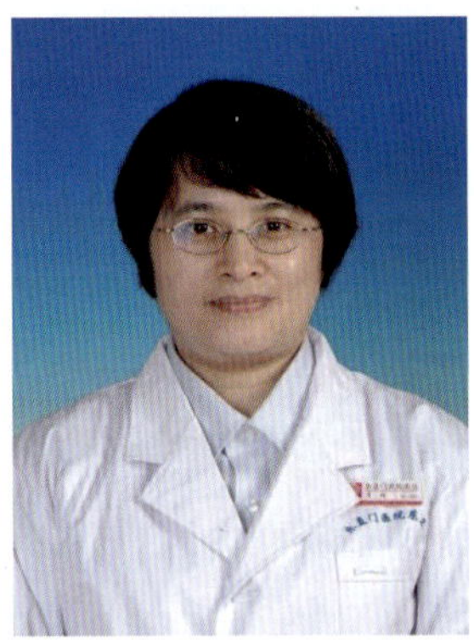

李柏，女，汉族，出生于1973年11月，现居住地：北京，学历：硕士研究生，工作单位：东直门医院通州院区，职称：主任医师，传承代系：臣子门第七代弟子，师授医名：李伺臣。

李柏（李伺臣），1998年毕业于北京中医药大学中医学七年制专业，就职于东直门医院通州院区（原名北京市通州区中医医院），目前工作于脾胃病科。为中华中医药学会感染病分会会员，北京抗癌协会中西医结合专业委员会委员，北京中医药学会肿瘤专业委员会委员。发表论文10余篇。2017年底参加国家中医药管理局第四批优秀人才培养项目，拜师国家级名中医徐荣谦教授，跟随国家级名中医肖承悰教授、宋乃光教授侍诊学习。擅长诊治脾胃、肝胆系统疾病，肿瘤的中医药调治。

李　涛

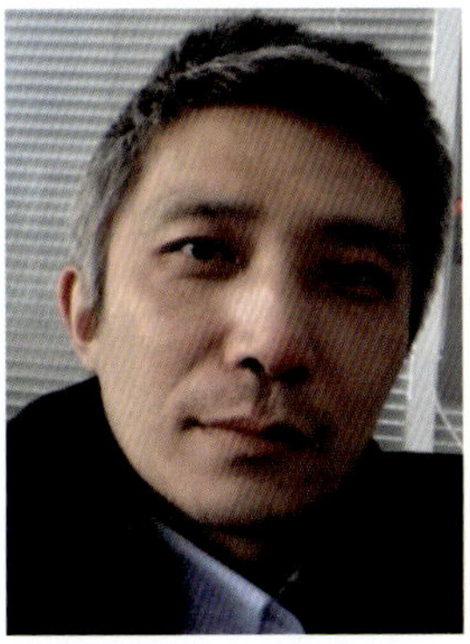

李涛，男，汉，出生于1980年12月4日，居住地：北京，学历：本科，硕士在读，职称：主治医师，工作单位：北京市西城区新街口社区卫生服务中心。臣子门派第七代传人，师授医名：李嗣臣。

李涛（李嗣臣），毕业于北京中医药大学，长期工作在临床一线，十余年累计就诊患者十二万余人次。在中医儿科、呼吸系统疾病、消化系统疾病、骨关节病、中医筋伤等方面略有见长。参与编写“臣字门”学术流派《徐氏小儿按摩经》一书，担任副主编；参与编写《四季养肺保儿康》担任编委。

李　梦

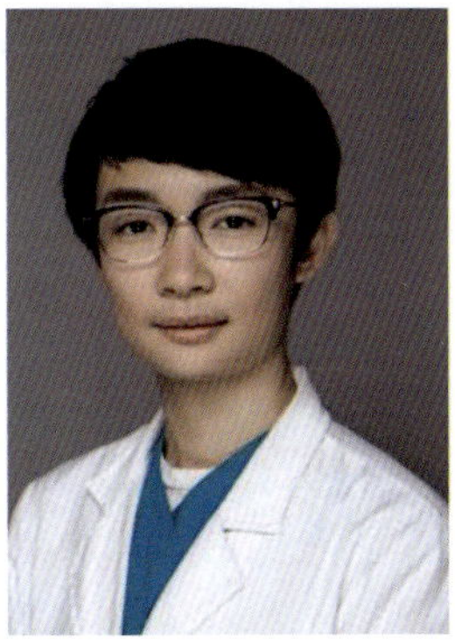

李梦，女，汉，出生于1989年2月，现居住地：北京，学历：硕士，职务职称：住院医师，工作单位：北京嫣然天使儿童医院。臣字门派第七代传人，师授医名：李实臣。

李梦（李实臣），2014年毕业于天津中医药大学中医儿科学专业，2015年于北京嫣然天使儿童医院工作任职，2017年于东直门中医院各科室轮转进行住院医师规范化培训，并在规范化培训期间拜师于徐荣谦教授。擅长中西医结合（包括中医外治法）治疗小儿常见呼吸系统疾病，如感冒、咳嗽、咳嗽变异性哮喘、过敏性鼻炎等，消化系统疾病，如厌食、便秘、腹泻等。

李　静

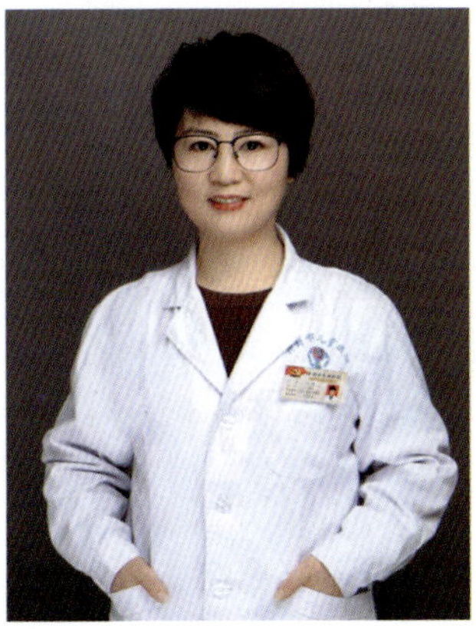

李静，女，汉，出生于1979年9月，现居住地：河南开封，学历：硕士，就职于开封市儿童医院中医科，主任，副主任医师。“臣子门”第七代传人，师授医名：李斯臣。

李静（李斯臣），2007年毕业于河南中医药大学中医儿科专业，现为全国中医药高等教育学会儿科教育研究会常务理事，中国中医药研究促进会综合儿科分会理事。师从国家级名老中医徐荣谦、河南省名中医赵坤，中医儿科“臣字门”学术流派第七代传人。擅长中西医治疗儿科多发病、常见病，尤其擅长中医治疗难治性咳嗽、重症肺炎、哮喘等呼吸系统疾病，并擅长中医外治疗方法在儿科等疾病的应用。

李　静

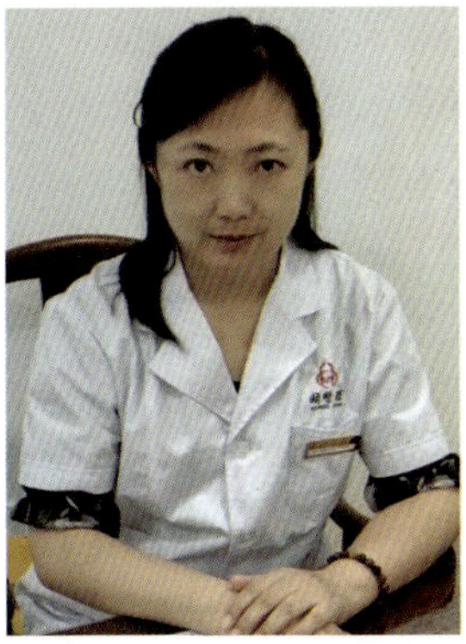

李静，女，出生于1974年1月，医学博士，师承博士后，主任医师，教授，硕士研究生导师，现居住吉林省长春市。任长春中医药大学附属医院儿童诊疗中心门诊副主任。“臣字门”第七代传承人，师授医名；李世臣。

李静（李世臣），任吉林省中医药学会儿科专业委员会副主任委员、吉林省儿科协会感染学组副组长、东北三省小儿心血管学组常务委员、东北三省儿科内分泌遗传代谢与精准医学专业委员会委员、世界中医药学会联合会亚健康专业委员会常务理事、世界中医药学会联合会儿科专业委员会常务理事、中国中医药信息学会儿科分会常务理事、中华中医药学会儿科分会委员、中华中医药学会亚健康分会常务理事、中国中医药信息研究会名医学术传承信息化分会常务理事、中国中医药研究促进会综合儿科分会理事、全国高等教育学会中医儿科分会常务理事、中华中医药学会儿童肺炎联盟委员会委员。被评为优秀本科师承指导教师。主持和参加国家自然科学基金项目、省部级及厅局级课题30余项；共发表省级以上学术论文20余篇；参编和主编著作、教材8部；获得省部级奖励3项，获得成果5项。

李 燕

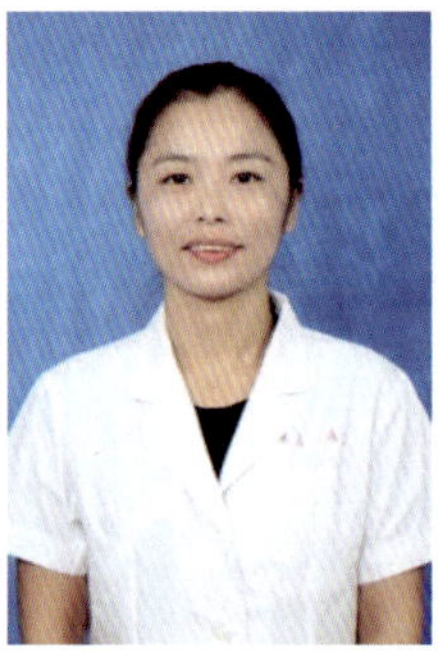

李燕，女，1982年2月出生，博士，工作单位：北京中医药大学东直门医院，副主任医师，硕士研究生导师。臣字门第七代弟子，师授医名：李诗臣。

李燕（李诗臣），2011年毕业于北京中医药大学中医儿科学专业。从事中医儿科临床、教学、科研工作，主要研究方向是中医药防治小儿呼吸系统、消化系统及精神行为系统疾病。尤其擅长小儿呼吸系统（反复呼吸道感染、咳嗽、鼻炎、哮喘）、消化系统（小儿厌食、积滞、腹泻、便秘）及精神行为系统（多发性抽动症）等疾病的中医药治疗。主持教育部高等学校博士学科点专项科研基金及校级青年教师项目各1项；先后参与国家自然基金及校级课题8余项。在国家级核心期刊等发表学术论文及参编著作多篇。现任全国中医药高等教育学会儿科教育研究会理事，中华中医药学会感染病分会委员，中国中药协会儿科健康与药物研究专业委员会委员，中国中医药研究促进会综合儿科分会理事。

李天力

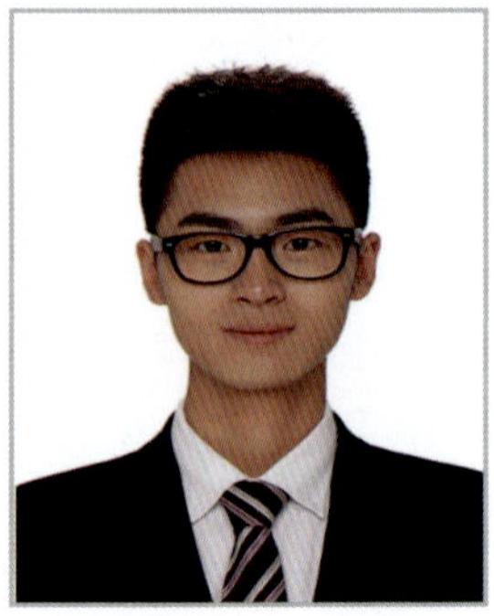

李天力，男，出生于1994年9月；毕业于北京中医药大学，研究生学历，硕士学位。师从全国名老中医北京中医药大学东直门医院儿科徐荣谦教授，“臣字门”第七代传人之一，师授医名:李仕臣。

李天力（李仕臣），2012-2017年于北京中医药大学就读中医学专业，跟随老师徐荣谦教授学习。在校期间，参与多项临床指南及中医药专家共识的编撰，参与多项国家级大学生课题；获得多项校级奖学金；以第一作者在核心期刊发表学术论文4篇。

李金懋

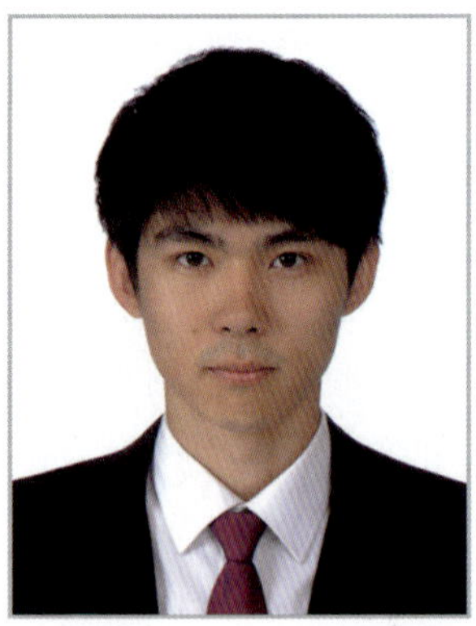

李金懋，男，出生于1993年8月，学历：博士在读，现居住地：北京，工作单位：北京中医药大学第三附属医院。“臣字门”派第七代传人。师授医名：李仕臣。

李金懋（李仕臣），中共党员，中医内科学博士在读。2012考入北京中医药大学岐黄国医班，中医学专业，本科阶段跟从徐荣谦教授学习3年余，于2017年完成本科阶段，并正式拜师于徐荣谦教授，后在北京中医药大学第三临床附属医院攻读博士学位，研究方向中医心内科。连续三年获得优秀党员，多次获得校级、企业奖学金。博士阶段参与国自然课题研究，以第一作者在核心期刊发表学术论文2篇。

李建保

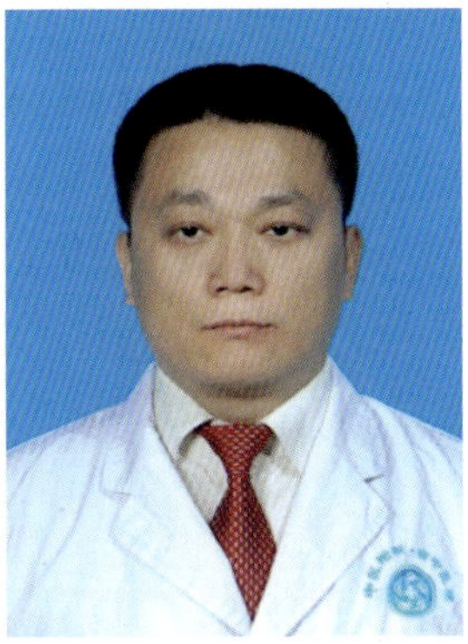

李建保,男,汉,出生于1977年6月，现居住地：四川成都，学历：博士研究生，职称：主任医师，教授，工作单位：成都中医药大学附属医院。“臣字门”派第七代传人。师授医名：李士臣。

李建保（李士臣）现为全国中医药高等教育学会儿科教育研究会常务理事，中国中医药研究促进会儿科分会常务理事，中国中医儿科医师合作共同体工作委员会常务理事，世界中医药学会联合会亚健康专业委员会常务理事，四川省中医药管理局学术技术带头人后备人选、四川省学术技术带头人后备人选。先后毕业于山西中医学院、成都中医药大学，获中医儿科学、硕、博士学位。主要从事中医儿科学的临床、教学及科研工作，研究方向为“中医五运六气与肺系病证的相关性研究”。近年来主持国家自然基金项目1项，参与国家、省部各级课题5项，发表论文20余篇，参编儿科专著5部。

李奕菊

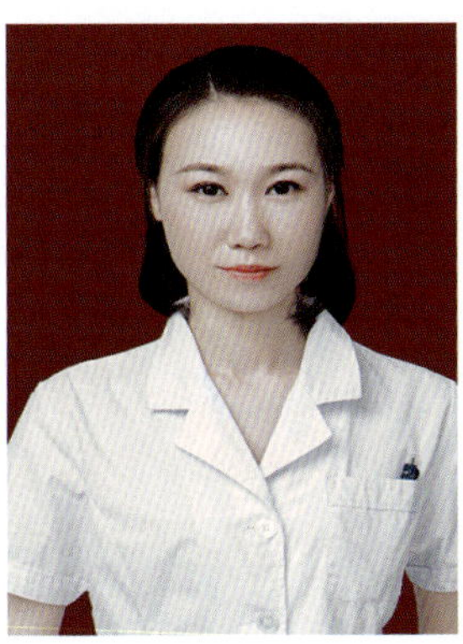

李奕菊，女，出生于1988年2月；毕业于北京中医药大学,本科学历,学士学位。航空总医院中医科工作，主治医师。师从全国名老中医北京中医药大学东直门医院儿科徐荣谦教授，“臣字门”第七代传人之一，师授医名：李时臣。

李奕菊（李时臣），临床上多以药推结合治疗小儿常见病、多发病，尤对小儿咳嗽、过敏性鼻炎、哮喘、腺样体肥大、消化不良、便秘、腹泻、注意力不集中、小儿遗尿等常见病治疗效果显著。

李洁敏

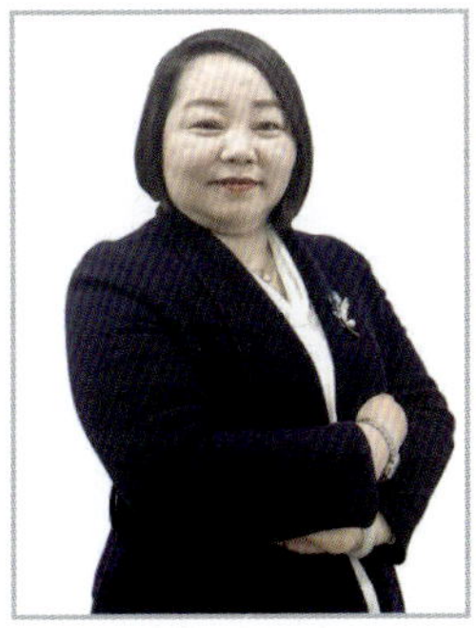

李洁敏,女,汉,出生于1978年6月，学历：本科，现居住地：四川成都，职务：成都康馨源医疗集团有限公司董事长。“臣字门”派第七代传人，师授医名：李媤臣。

李洁敏（李媤臣），为世界中医药学会联合会亚健康专业委员会常务会理事、中国中医药研究促进会综合儿科分会委员、中国中医药研究促进会中医全科与养生分会委员、中国中药协会亚健康药物研究专业委员会常务委员、中医儿科文化分会委员、四川中医药儿童健康工程推广办公室主任。参与亚健康学术及产业建设十余载，在亚健康人才培养方面开设培训班、亚健康大讲堂（100多场），培训学员1万多人次，期间参与《徐氏按摩经》的编撰工作；其中发展中医药师资团队培训覆盖全国多个城市，其中分别在四川、河南、湖南、山东、广州等地开办亚健康专业人才培训100多期；服务中医健康养生机构1000多家；孵化亚健康调理中心4S店300多家；中医亚健康专科建设项目30多家，为亚健康发展做出了突出的贡献。

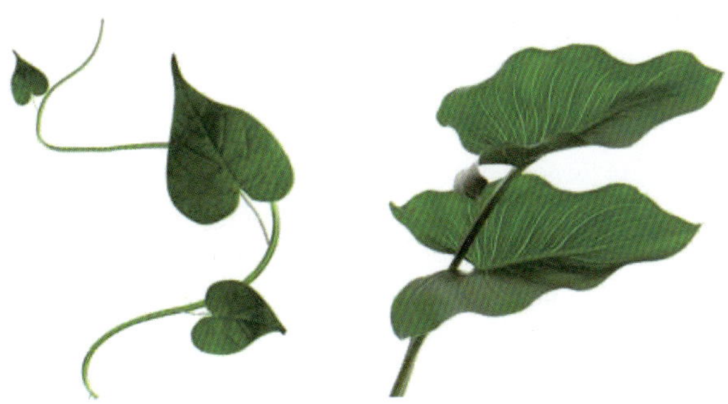

李继杰

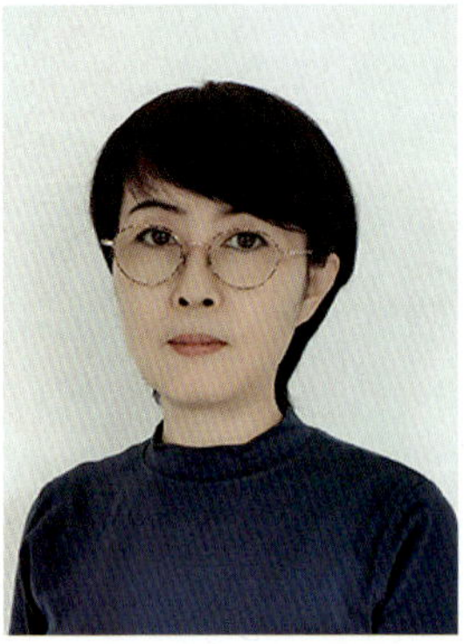

李继杰，女，1965年出生，汉族，北京人，毕业于北京工商管理学院，本科学历，现任中和亚健康服务中心教育培训部副主任、全国中医药儿童健康工程办公室副主任、北京市中和亚健康科学研究院儿童健康研究所所长助理。师从全国名老中医北京中医药大学东直门医院儿科徐荣谦教授，“臣字门”第七代传人之一，师授医名：李侍臣。

李继杰(李侍臣)，为世界中医药学会联合会亚健康专业委员会常务理事、中华中医药学会亚健康分会常务委员、中华中医药学会治未病分会常务委员、中华中医药学会少儿推拿传承发展共同体副秘书长、全国儿童中医养生保健专家委员会副秘书长、全国少儿推拿调理专家委员会副秘书长。作为国家中医药儿童健康工程试点工作的推动者和实践者，组织实施“‘手’护孩子健康工程”“国家中医药儿童健康工程试点工作——儿童体质数据普查”等大型公益活动百余场。参加院内课题5项，为《国医年鉴》总编委会编委，参编《儿童亚健康学》《徐氏小儿按摩经》等多部著作。

李梓源

李梓源，男，出生于1975年5月；毕业于陕西中医学院，中西医双本科学历，学士学位。中西医结合执业医师，全科医学执业医师，执业中药师，国家二级保健按摩师。2001年毕业至今一直扎根农村，现就职于宝鸡市渭滨区神农镇姜城堡村卫生室，从事中西医结合全科医学诊疗及儿童医疗预防保健等工作。师从全国名老中医北京中

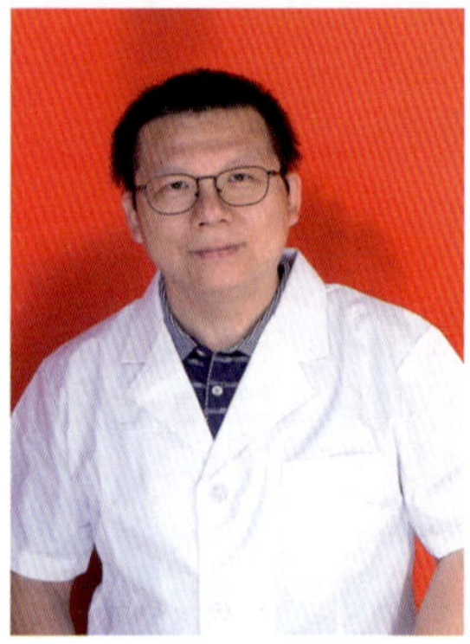

医药大学东直门医院儿科徐荣谦教授，“臣字门”第七代传人之一，师授医名：李驷臣。

李梓源（李驷臣），为中国中医药研究促进会中医儿科医生合作共同体委员会委员、中国医药卫生文化协会中医儿科文化分会委员、中国中医药信息研究会中医中药原创技术研究分会理事、陕西省针灸学会中医适宜技术推广专业委员会委员、杨凌示范区陕西太白草医药学会副秘书长。擅长运用中医综合疗法治疗基层成人和儿童之常见病、多发病及疑难杂病。在儿科厌食、积食、肠淋、腹泻、便秘、体虚易感、生长发育、夜啼、多动、咳喘、化脓性扁桃体炎、疱疹性咽峡炎、发热等疾病的治疗效果良好。

李敦臣

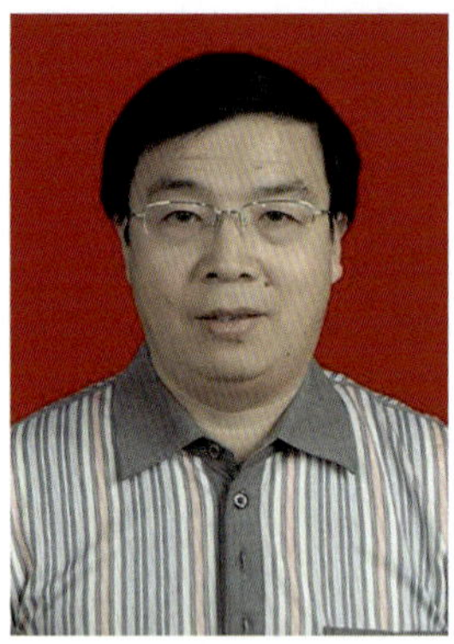

李敦臣，男，出生于1965年8月，毕业于泰山医学院，本科学历，学士学位，副主任医师，副教授。现工作于山东省第一医科大学第二附属医院。师从全国名老中医北京中医药大学东直门医院儿科徐荣谦教授，“臣字门”第七代传人之一，师授医名：李驷臣。

李敦臣（李驷臣），为中国中西医融合儿童健康委员会委员、中国中医药研究促进会疑难杂症分会常务理事、中国中医药研究促进会中医儿科医师合作共同体工作委员会委员、山东省中西医结合委员会委员、中国医药卫生文化协会中医儿科文化分会委员、泰安市儿童保健委员会委员。擅长中西医结合治疗儿童常见病、多发病及儿童疑难杂症，效果显著。发表论文10余篇，参编著作两部。

杨 颖

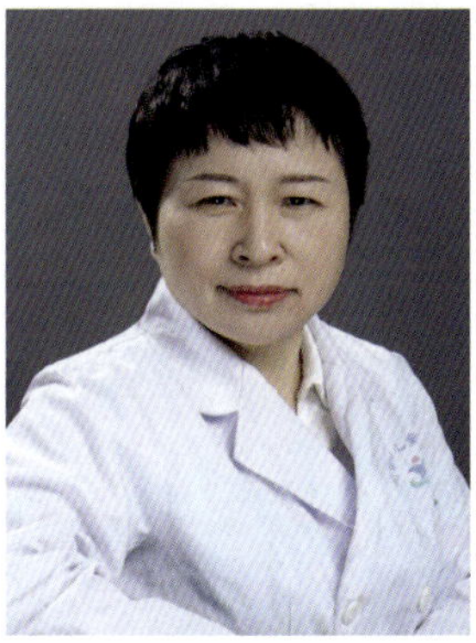

杨颖，女，汉族，出生于1970年11月，现居住地：郑州，学历：北京中医药大学中医儿科专业博士，工作单位：河南省儿童医院主任中医师、主任医师。师从全国名老中医北京中医药大学东直门医院儿科徐荣谦教授，“臣字门”第七代传人，师授医名：杨世臣。

杨颖（杨世臣）河南省儿童医院博士专家，北京中医药大学中医儿科专业博士毕业，英国伦敦大学圣乔治医院儿童呼吸和哮喘专业访问学者。擅长运用中西医两法治疗儿科常见疾病，善于用中医特色治疗，如小儿推拿捏脊、针灸、穴位贴敷，对儿童哮喘、亚健康状态、肺炎、反复呼吸道感染、厌食、积滞、腹泻、食物（牛奶、鸡蛋）过敏、遗尿、过敏性紫癜、多发性抽动症等，结合中药进行治疗，疗效确切。承担多项国家级和省级科研课题，发表SCI 和中文核心期刊20余篇。

杨亚萍

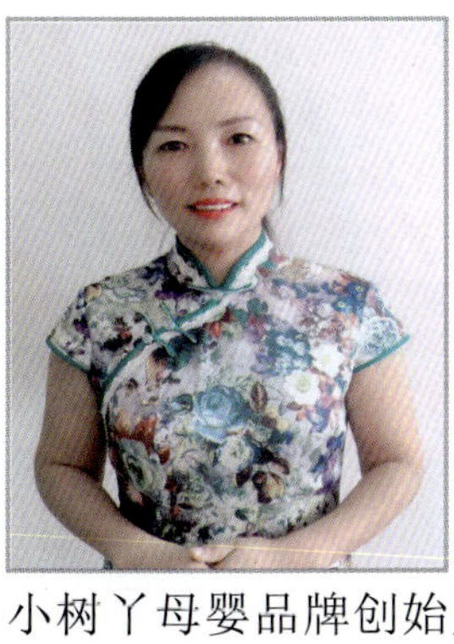

杨亚萍，女，汉族，1982年12月出生，西安交通大学本科学历，现居住陕西省西安市，师承“京城小儿王”徐荣谦，“臣字门”第七代传人，师授医名：杨诗臣。

杨亚萍（杨诗臣），小树丫母婴品牌创始人，御庭馨产后修复中心董事长，御庭馨月子会所、御庭馨少儿亚健康推拿调理中心负责人，亚健康执业讲师。兼任中国中医药研究促进会综合儿科分会委员、中国医药卫生协会中医儿科文化分会委员、亚健康执业考评员。2003年就职于陕西省美容化妆品业协会；2005年任西京大学办公室主任；2008年开始创办小树丫母婴，正式从事母婴健康行业。先后考取国家高级公共营养师、高级育婴师、高级人力资源管理师，之后陆续创建御庭馨产后修复中心、御庭馨少儿亚健康推拿调理中心、御庭馨月子会所。作为13年专业从事母婴事业的专业人，敬畏生命，发心为爱，以人为本，打造有中医特色专业化母婴健康服务体系为己任，愿把亚健康问题消灭在萌芽，深度服务母婴健康，千万家庭幸福！以感恩大爱之心，立百年健康品牌！

杨华艳

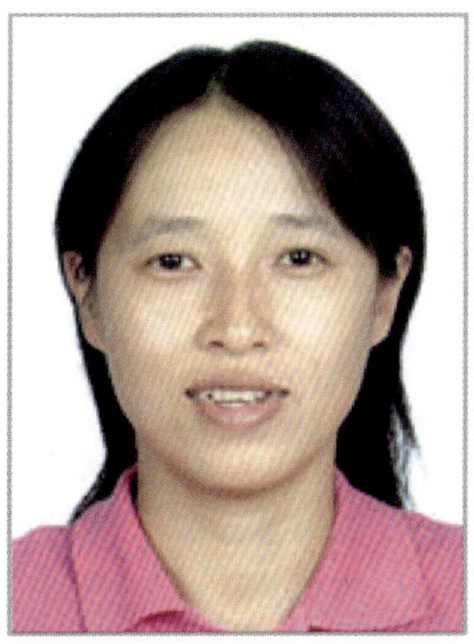

杨华艳，女，汉族，出生于1981年12月，现居住地：北京市平谷区，学历：硕士研究生，职务职称：中医科副主任，副主任医师，工作单位：北京市平谷区医院。师从全国名老中医北京中医药大学东直门医院儿科徐荣谦教授，“臣字门”第七代传人，师授医名：杨斯臣。

杨华艳（杨斯臣），2005年本科毕业于北京中医药大学，2008年硕士毕业于中国中医科学院，2008年7月就职于平谷区医院中医科，2019年3月师从京城“小儿王”徐荣谦教授，跟师学习半年余，临床善于运用中药治疗小儿反复呼吸道感染、小儿便秘、小儿厌食、抽动症；善于针药配合治疗脑血管疾病、脾胃病、妇科病、风湿病等。兼任中国中医药研究促进会中医儿科医师合作共同体工作委员会委员。

杨耀宗

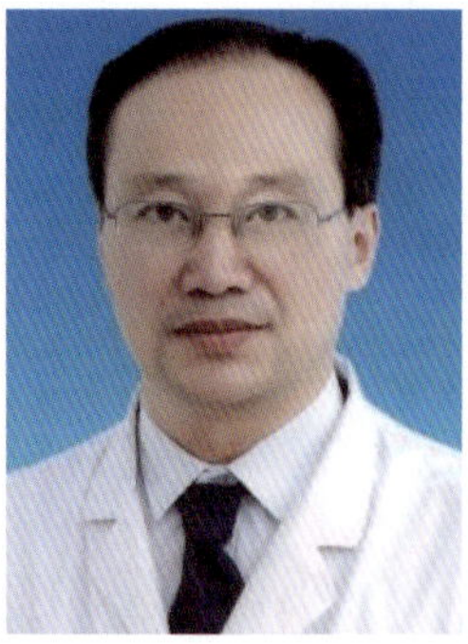

杨耀宗，男，回族，出生于1974年2月，现居住地：宁夏吴忠市，学历：硕士研究生，职务职称：副主任医师，工作单位：宁夏吴忠市人民医院。师从全国名老中医北京中医药大学东直门医院儿科徐荣谦教授，“臣字门”第七代传人，师授医名：杨士臣。

杨耀宗（杨士臣），副主任医师、医学硕士。2003-2006年于宁夏医科大学外科研究生毕业，从事外科、急危重症医学多年。2018年于北京中医药大学东直门医院进修中医一年，期间拜师于徐荣谦教授，跟师学习约一年。属于西学中，现在吴忠市人民医院康复针灸科工作。擅长中西医结合、针灸治疗各种疑难杂症。

肖钦文

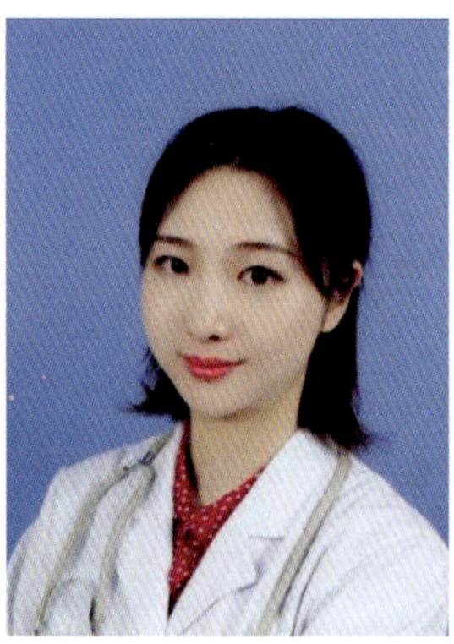

肖钦文，女，汉族，出生于1991年3月，现居住地（就业城市）：四川省成都市，学历：博士研究生，职称：助理研究员、主治医师，工作单位：成都中医药大学。传承代系：“臣字门”第七代弟子，师授医名：肖世臣。

肖钦文（肖世臣），成都中医药大学中医学在站博士后，博士毕业于成都中医药大学中西医结合临床专业，硕士毕业于北京中医药大学中医临床七年制（中医儿科方向）。师从四川省名中医何成诗教授、国家级名老中医徐荣谦教授。作为课题负责人在研省级课题1项、校级课题1项。曾工作于成都市中西医结合医院儿科，负责中医临床、教学及科研工作，中医儿科临床工作经验较为丰富，能熟练掌握儿童常见病、多发病的诊断治疗。擅长诊疗各种儿童常见病，如感冒、发热、咳嗽、哮喘、过敏性鼻炎、厌食、疳积、腹泻、便秘、遗尿、过敏性紫癜、抽动-秽语综合征、睡惊症、病毒性心肌炎、传染性单核细胞增多症、发育迟缓等。

吴玉晶

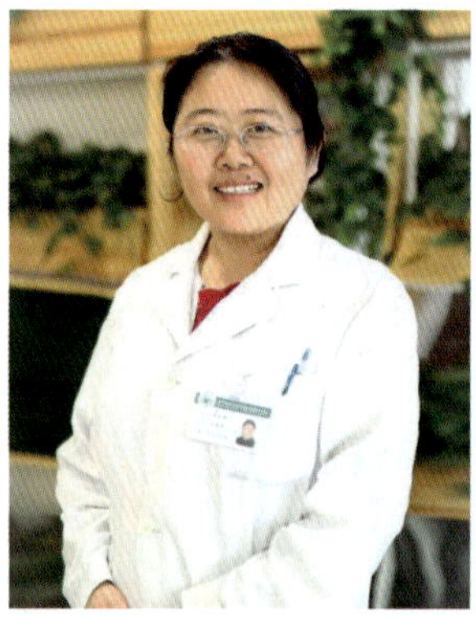

吴玉晶，女，出生于1977年11月，毕业于上海中医药大学，研究生学历，硕士学位，主治医师。2005年毕业至今于首都医科大学附属北京潞河医院就职，从事中西医结合门诊诊疗及儿童医疗预防保健等工作。师从全国名老中医北京中医药大学东直门医院儿科徐荣谦教授，“臣字门”第七代传人之一，师授医名：吴世臣。

吴玉晶（吴世臣），为中国中医药研究促进会综合儿科分会理事、中国中医药研究促进会中医儿科医师合作共同体工作委员会委员。擅长中西医结合治疗小儿常见病、多发病，如：反复呼吸道感染、过敏性鼻炎、支气管炎、厌食、便秘、抽动-秽语综合征、厌食、积滞、咳嗽、腹泻、便秘、体虚易感、生长发育障碍、过敏性紫癜等。参编《中医儿科临证必备》《中医儿科学基础与亚健康》《儿童体质学》《徐荣谦临证医案集萃》。

利佳世

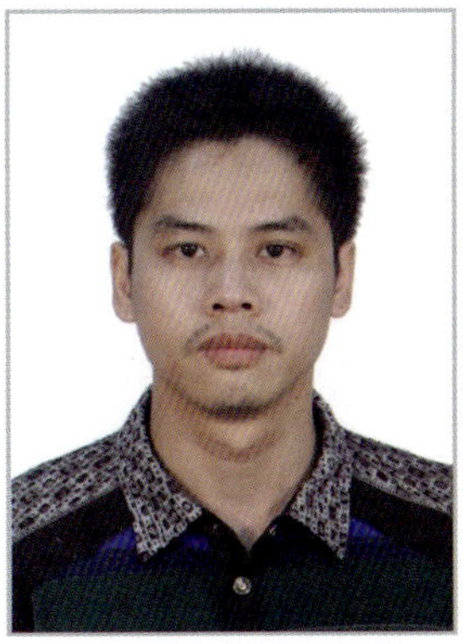

利佳世，男，出生于1984年5月；毕业于北京中医药大学，研究生学历，硕士学位，主治医师。现工作于广西医科大学第二附属医院中医科，擅长于治疗慢性咳嗽、急慢性支气管炎、支气管扩张症、急慢性胃炎、胃溃疡、小儿厌食等消化系统疾病。师从全国名老中医北京中医药大学东直门医院儿科徐荣谦教授，“臣字门”第七代传人之一，师授医名：利斯臣。

余艳平

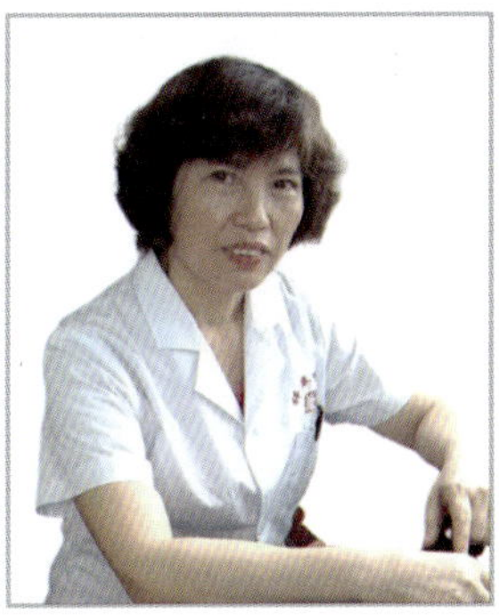

余艳平，女，汉，出生于1967年8月20日，现居住地：湖南岳阳，学历：专科，工作单位：岳阳市祥康中医康复医院，职务中医儿科主任。师从全国名老中医北京中医药大学东直门医院儿科徐荣谦教授，“臣字门”第七代传人，师授医名：余世臣。

余艳平（余世臣）出生于中医世家，1992年毕业于岳阳市卫校西医临床专业，受家父的影响，在临床工作中一直坚持自学中医，对小儿推拿情有独钟，于2011年停薪留职在山西运城河东少儿推拿学校进行系统的少儿推拿知识学习。于2015年至2017年分别辗转于河北、山东青岛学习脏腑推拿和玄磁罐调理技术及小儿足底平衡疗法。把中医的内服和外治有机结合于少儿推拿临床，对于某些重病大病可增强临床疗效。2019年3月师从京城“小儿王”徐荣谦教授。余世臣至今一直致力于少儿亚健康调理技术的研究和推广，并结合营养和药食同源方，根据少儿的不同体质管理少儿健康。擅长调理：小儿感冒、咳喘、抽动症、多动症、反复呼吸道感染、脾虚、厌食症、鼻炎、腺样体肥大、便秘、腹泻、消化不良、夜啼。

沈建豪

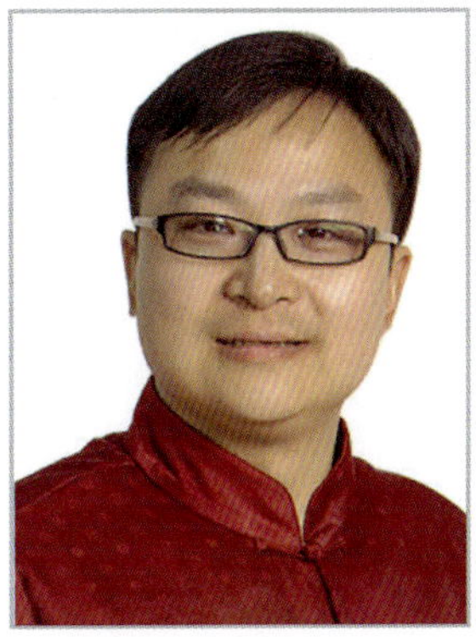

沈建豪，男，出生于1973年8月4日，学历：本科，现居住地：上海，工作单位：上海俊辰儿童健康调理中心。传承代系：“臣字门”第七代弟子，师授医名：沈世臣。

沈建豪（沈世臣），师承：国家级名老中医徐荣谦教授、海派儿科推拿创立人金义成、沪上已故妇幼科名家汪延麟。1995年起从事小儿推拿临床和社会普及实践工作25年。2011年起加入全国中医药儿童健康工程社区预防保健规范化机构有关课题和试点工作，为上海俊辰儿童健康调理中心创始人。至今共做各类中医文化、儿科普及讲座400余场。历任中国中医药研究促进会小儿推拿外治分会副会长、全国儿童中医养生保健专家委员会副秘书长、上海中医药儿童健康工程试点工作推广办公室主任、北京中和亚健康科学研究院儿童体质研究中心副主任等职。著作有《小儿推拿保健学》主编，《中国推拿全书》（药摩篇）执行主编等。

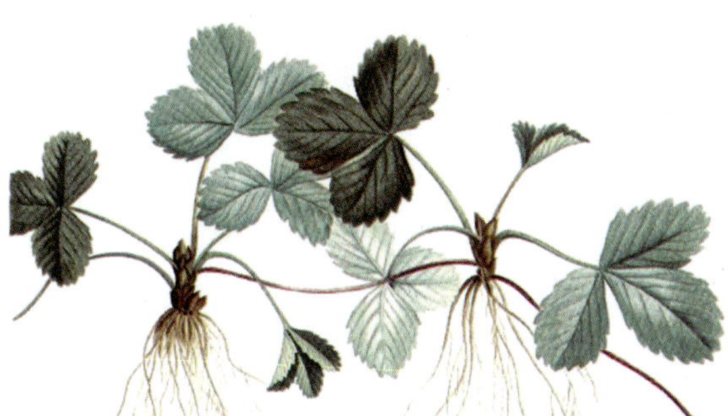

张艺凡

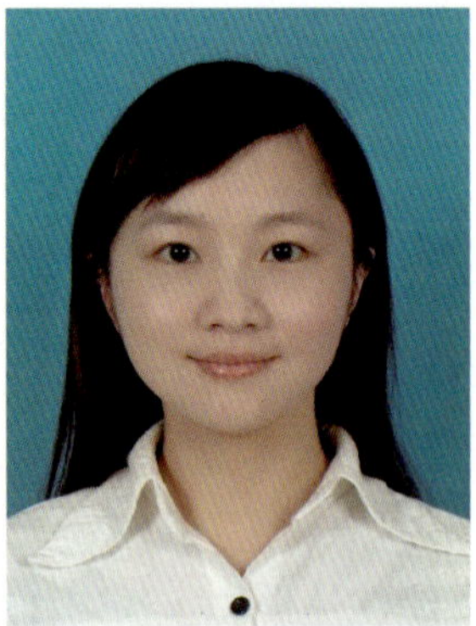

张艺凡，女，汉族，出生于1987年1月，现居住于四川省成都市，学历：博士研究生，职称：主治医师，工作单位：成都市第一人民医院。传承代系：“臣字门”第七代弟子，师授医名：张诗臣。

张艺凡（张诗臣），博士毕业于成都中医药大学中西医结合临床专业，硕士及本科毕业于北京中医药大学中医临床七年制（中医儿科方向）。师从国家级名老中医徐荣谦教授、四川省名中医何成诗教授。作为课题负责人在研市级课题1项。现工作于成都市中西医结合医院呼吸与危重症医学科二病区，负责临床、教学及科研工作，有较为丰富的呼吸系统疾病临床工作经验。熟练掌呼吸系统常见病、多发病的诊断治疗。中医临床方面擅长诊疗各种儿童常见病，如感冒、发热、咳嗽、哮喘、过敏性鼻炎等。

张艾民

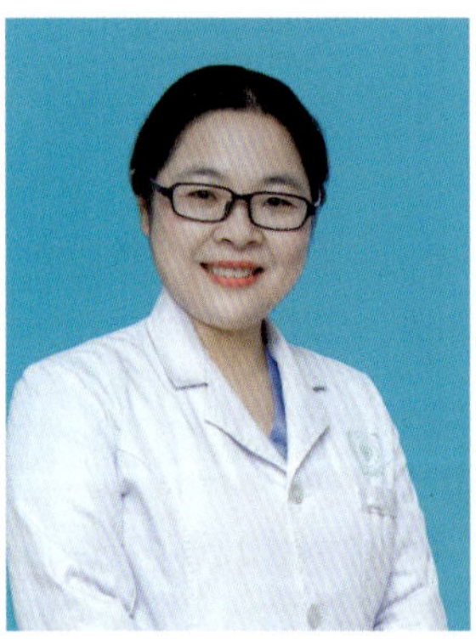

张艾民，女，出生于1978年4月，学历：硕士研究生，现居住地：山东淄博，职称：主治医师，工作单位：淄博市妇幼保健院。传承代系：“臣字门”第七代弟子，师授医名：张仕臣。

张艾民（张仕臣），2005年毕业于上海中医药大学，中医儿科临床硕士研究生，同年进入淄博市妇幼保健院，从事中西医结合临床工作11年，2016年，在院领导的帮助下，重新组建中医科，成立淄博市妇幼保健院国医堂，继续从事儿科中西医结合工作。擅长采用经方、推拿及中医外治法治疗儿科常见疾病，如发热、咳喘、腹泻等，尤其擅长治疗儿童过敏性紫癜、哮喘以及成人、儿童胃炎，成人下肢水肿等。

张占玲

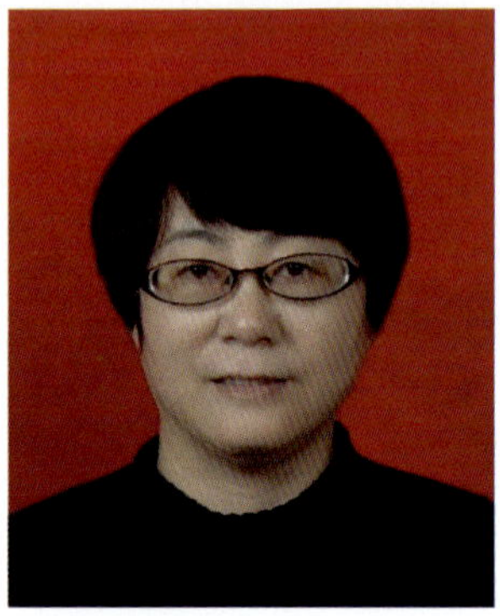

张占玲，女，汉族，出生于1968年1月，现居住地：河北保定，学历：硕士研究生，职务：保定市第一中医院。儿科主任，职称：主任中医师，工作单位：保定市第一中医院，传承代系：“臣字门”流派第七代传人，师授医名：张士臣。

张占玲（张士臣），现为河北中医学院硕士研究生导师，北京中医药大学兼职教授，中国中医药研究促进会综合儿科分会常务理事，中国中医药研究促进会中医儿科医师合作共同体委员会常务委员，河北省中医药学会儿科专业委员会副主任委员，保定市中医药学会儿科专业委员会主任委员，徐荣谦全国名老中医传承工作室保定市第一中医院传承工作室分站负责人，保定市名中医。

从事中医儿科临床、教学、科研工作30年，对小儿发热、咳嗽等呼吸道疾病及小儿腹泻、厌食等消化道疾病形成了自己的诊疗特色；对小儿哮喘、心肌炎、抽动症等疾病的治疗积累了丰富的经验；擅用飞针治疗小儿发热、咳喘、腹泻等疾病。发表医学论文30余篇，出版《中医儿科学》等医学著作4部，主持的科研课题获市科技进步奖3项。

张秀萍

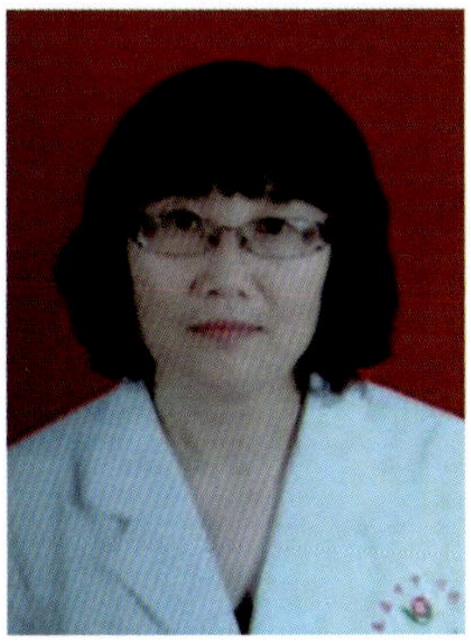

张秀萍，女，出生于1966年8月，副主任医师，毕业于山东中医药大学中医系。“臣字门”学术流派第七代弟子，师授医名：张世臣。

张秀萍（张世臣），就职于山东省枣庄市中医医院山东省枣庄市中医医院。为中国中医药研究促进会儿科分会常务理事，世界中联亚健康专业委员会委员，山东中医药学会脉学专业委员会委员，山东省医师协会儿科医师分会委员，枣庄市预防医学会委员，枣庄市五岁以下儿童死亡评审委员会委员。擅长中医绿色疗法，在应用中医特色疗法治疗儿科常见病、多发病及儿科疑难杂症等方面积累了丰富的临床经验；擅长中西医结合治疗小儿反复上呼吸道感染、小儿肺炎、腹泻、病毒性心肌炎、肾病综合征及儿童免疫力低下等疾病。在应用中医中药辨证治疗小儿遗尿、厌食、过敏性紫癜、哮喘、咳嗽、儿童多动症、抽动症等方面积累了丰富的临床经验。

张学青

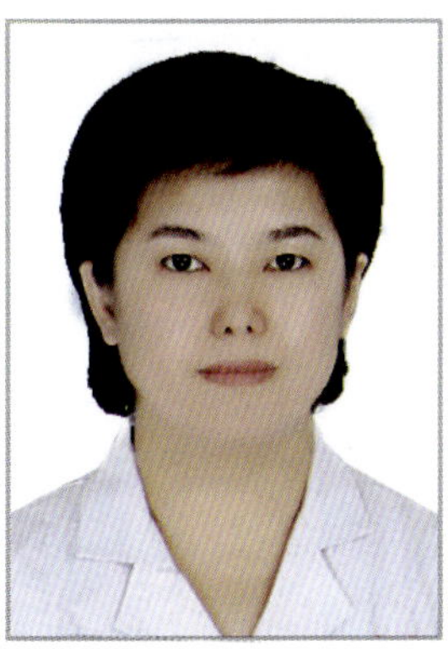

张学青，女，达斡尔族，出生于1969年10月，本科学历，副主任医师，副教授，现居新疆维吾尔自治区乌鲁木齐市。徐荣谦全国名老中医传承工作室新疆医科大学附属中医医院传承工作室分站负责人。“臣字门”第七代传承人，师授医名：张诗臣。

张学青（张诗臣），现为新疆维吾尔自治区中医医院儿科主任，教研室主任；全国中医药高等教育学会儿科教育研究会副理事长，中国中医药研究促进会综合儿科分会副会长，中国中医药研究促进会中医儿科医师合作共同体工作委员会副主席，中国医药卫生文化协会中医儿科文化分会常务委员，中国中药协会儿童健康与药物研究专业委员会药物研究与评价组委员，中国中西医结合学会儿科分会呼吸学组委员。

张宝伟

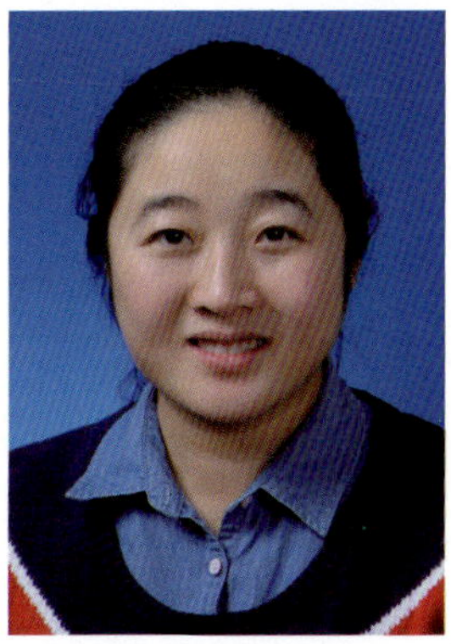

张宝伟，女，汉　出生于1986年6月4日，学历：大专，现居住地：河北高碑店，职称：执业护士，职务：高碑店市中医医院治未病中心主任，工作单位：高碑店市中医医院。师从全国名老中医北京中医药大学东直门医院儿科徐荣谦教授，“臣字门”第七代传人，师授医名：张司臣。

张宝伟（张司臣）2007年6月毕业于河北省职工医学院，同年在中国人年解放军第二炮兵总医院（火箭军总医院）担任护士一职。2014年因为自己的孩子，接触到了中医小儿推拿，由西医转行到中医，在不断地学习应用过程当中，发现小儿推拿不但自己孩子受益也想让更多的孩子也受益，希望能把小儿推拿作为一生的事业去奋斗。通过不断的学习、实践在2016年7月份建立了亚健康专业培训基地，组建了自己的小团队。首先，在专家团队的支持下，帮助更多的孩子通过中医的绿色疗法拥有健康；其次，通过公益讲座和小儿推拿妈妈讲堂培训班帮助更多的幼儿家长学习中医育儿的知识，掌握一些简单的推拿方法帮助更多的孩子，同时到社区、幼儿园做公益活动，组织开展讲座共11次，交流中医育儿保健经验；为社区和幼儿园的儿童体质测评，共建立健康档案1000余份。张宝伟2018年

4月任职高碑店中医医院治未病科主任，从事治未病与防治亚健康工作。

张晓燕

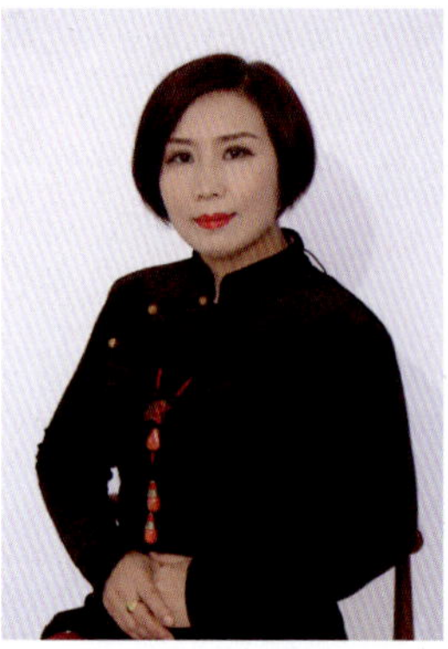

张晓燕 女，汉族，出生于1971年7月，大专学历，现居住陕西省西安市，师从全国名老中医北京中医药大学东直门医院儿科徐荣谦教授，“臣字门”第七代传人之一，师授医名：张嗣臣。

张晓燕（张嗣臣），现担任全国中医药儿童健康工程（陕云贵）办公室主任，陕西远瞻健康管理有限公司创始人，兼任中国中医药研究促进会综合儿科分会常务理事，全国儿童中医养生保健专家委员会委员，全国少儿推拿调理专家委员会委员，世界中医药联合会亚健康专业委员会理事，中国中医药研究促进会中医儿科医师合作共同体工作委员会常务委员。

从事21年亚健康行业，擅长运用中医体质养生调理亚健康人群，具有丰富的店面运营实战经验，2017年成立了陕西远瞻健康管理有限公司，与国家中医药管理局业务主管的中和亚健康服务中心、全国中医药儿童健康工程办公室达成战略合作，成立了陕云贵中医药儿童健康工程办公室，把“关爱儿童、利在千秋”作为使命和责任，全力致力于儿童健康事业。以儿童健康为抓手，打造规范专业母婴健康管理体系。在全国第一家创建1+6全家庭健康管理体系的企业。

张晶洁

张晶洁，女，汉族，出生于1984年9月，现居住地：北京，学历：博士研究生，工作单位：北京市昌平区中西医结合医院儿科，职称：副主任医师。师从全国名老中医北京中医药大学东直

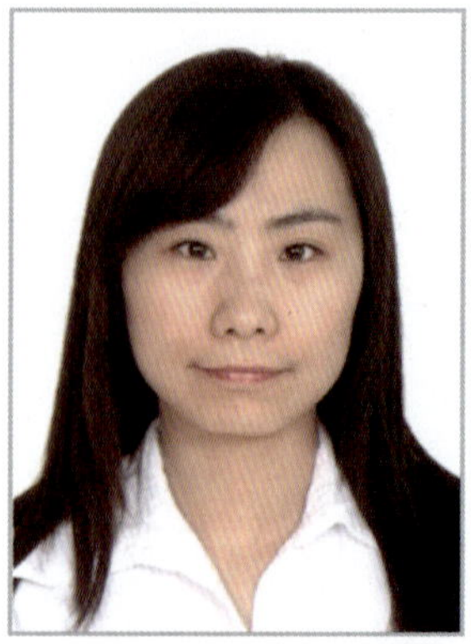

门医院儿科徐荣谦教授，“臣字门”第七代传人，师授医名：张仕臣。

张晶洁（张仕臣）2012年7月博士毕业于北京中医药大学中医儿科专业，具有较扎实的中医儿科基础理论知识，并掌握现代西医儿科临床理论。擅长运用中医综合治疗方法治疗儿童慢性咳嗽、咳嗽变异性哮喘、过敏性鼻炎、抽动秽语综合征、便秘、厌食、泄泻、支气管肺炎等儿科疾病。突出中医治疗优势，解决西医治疗难点，治疗患儿上千例。曾主持及参与多项国家、北京市科研课题项目。在国家核心期刊发表多篇科研论文。2部中医类教材编委。

陈　洋

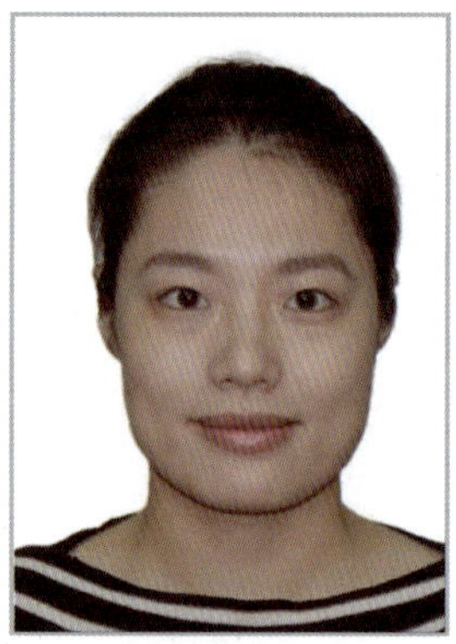

陈洋，女，汉族，出生于1986年9月，现居住地：北京市，学历：研究生，职称：主治医师，工作单位：北京市通州区永顺社区卫生服务中心。师从全国名老中医北京中医药大学东直门医院儿科徐荣谦教授，“臣字门”第七代传人，师授医名：陈世臣。

陈洋（陈世臣）2013年6月毕业于北京中医药大学，2013年9月起于北京市通州区永顺社区卫生服务中心任职，2013年8月到2015年7月于北京中医药大学东直门医院进行住院医师规范化培训，2017年9月参加北京中医药大学东直门医院举办的中医名家学术思想传承与实践培训班学习，期间拜师徐荣谦教授学习中医儿科。在基层卫生机构中从事中医诊疗工作多年，擅长针药并用治疗社区常见病，并系统学习了小儿推拿，指尖推拿，董氏针灸。

陈　朝

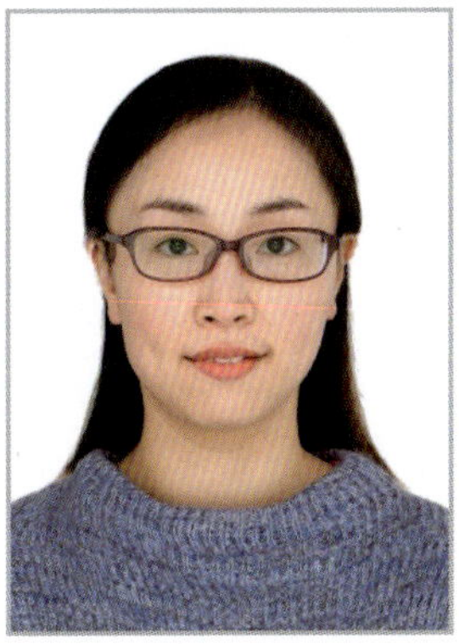

陈朝，女，汉，出生于1984年12月，现居住地（就业城市）：江苏扬州，学历：本科，主治中医师，工作单位：江苏省扬州市中医院。臣字门派第七代传人，师授医名：陈士臣。

陈朝（陈士臣），2008年毕业于南京中医药大学中医学专业，大学本科学历，从事中医临床工作12年，现任扬州市中医院儿科主治中医师。2013年师从于扬州中医儿科“谦”字门第七代传人李耀谦主任，继续深入地学习中医儿科专业知识。2017年师从于北京“小儿王”刘弼臣弟子、享受国家特殊津贴专家、北京东直门医院儿科主任--徐荣谦教授，深入学习“臣字门”中医儿科术。曾在国家级省级医学杂志发表《儿童哮喘缓解期的防治进展》《儿童三伏贴治疗过敏性哮喘的疗效评价》等多篇论文。现任中国中医药研究促进会中医儿科医师合作共同体工作委员会委员；江苏中医药学会儿科专业分会青年委员。对于儿童慢性咳嗽、哮喘、泄泻、遗尿的中医中药治疗，有一定的治疗经验及独到之处。

陈飞扬

陈飞扬，男，汉族，出生于1975年8月，现居住地：北京市朝阳区，学历：硕士研究生，职称：国际中级心理咨询师，工作单位：中国机关工委“六一健康快车”项目办公室。师从全国名老中医北京中医药大学东直门医院儿科徐荣谦教授，“臣字门”第七代传人，师授医名：陈斯臣。

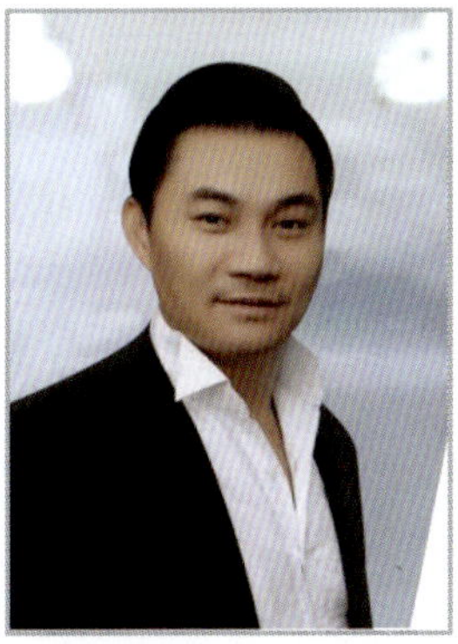

陈飞扬（陈斯臣）毕业于上海社会科学院社会心理学专业，国际中级心理咨询师；现任中国关心下一代工作委员会“六一健康快车”项目办公室常务副主任；中国中医药研究促进会综合儿科分会中医儿科医师合共体副主席；中国心理学会心理学标准与服务研究委员会委员；中国优生优育协会特殊教育专委会常务委员；广东食品药品管理学院客座教授；六一健康产业集团总裁CEO。

林春豪

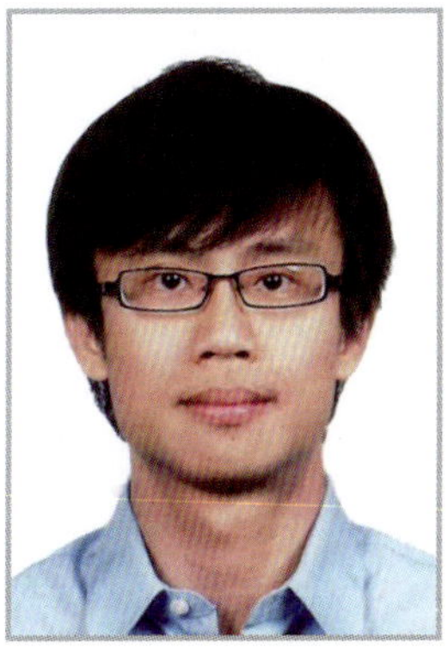

林春豪，男（印度尼西亚）。出生于1983年5月，现居住地：印尼首都雅加达。2002年入学北京中医药大学，2010年中医儿科硕士研究生毕业。在2007-2011期间跟师抄方，并随师到中国各地开会，担任英文翻译工作，学习“臣字门”中医儿科。师从全国名老中医北京中医药大学东直门医院儿科徐荣谦教授，“臣字门”第七代传人，师授医名：林世臣。

林春豪（林世臣）毕业回国后于2013年在雅加达自立《杏林春堂》中医诊所。印尼唯一以中医专治儿科疾病的中医诊所。治疗上采取中药、针灸、按摩、药浴、食疗等多种方法，对儿童过敏性鼻炎、咳嗽、消化不良、湿疹等有较好疗效，对成人肺系疾病、脾胃病、痛症、失眠等病症的医治同样疗效显著。

林耀展

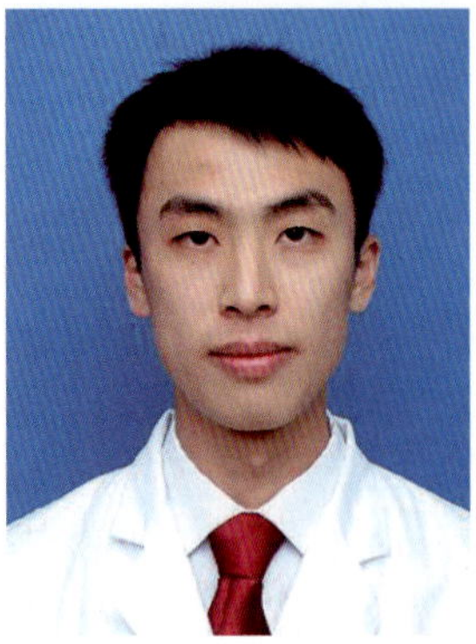

林耀展，男，汉族，出生于1993年3月，现居住地：广东省佛山市，学历：本科，职务/职称：团委委员/康复治疗师，工作单位：广东省佛山市南海区妇幼保健院。“臣字门”派中医学术思想第七代传承人，师授医名：林士臣。

林耀展（林士臣），全国名老中医药专家徐荣谦传承工作室（佛山站）秘书，参与编写亚健康专业系列教材《悬磁灸疗罐艾灸疗法》。为广东省针推结合专业委员会委员，广东省针灸灸法专业委员会委员，广东省中西医结合专业特色疗法委员会青年委员；擅长运用徐氏小儿按摩手法治疗小儿呼吸系统疾病、消化系统疾病、小儿遗尿等疾病。特别是在临床上治疗小儿肌性斜颈、青少年脊柱侧弯等肌骨疾病有较好的效果。

金　义

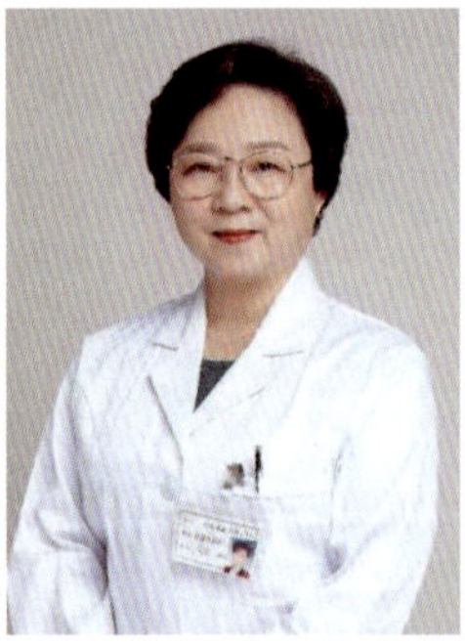

金义，女，出生于1962年2月；浙江省义乌金义中医诊所所长，主治中医师。师从全国名老中医北京中医药大学东直门医院儿科徐荣谦教授，“臣字门”第七代传人之一，师授医名：金世臣。

金义（金世臣），海派儿科推拿分会副会长；中华中医儿科肺炎联盟理事；世界中医药学会联合会经皮给药专委会理事；中国中医药促进会综合儿科分会理事；中国中医药促进会小儿推拿分会理事。担任：《儿童体质学》编委；《中国推拿大全》编委。从事中医儿科基层工作40余年，潜心研究中医儿科治疗机理，探索古代名医钱乙等儿科大师的治疗理论，针对现代儿童体质，结合传统经方，运用中医外治法治疗儿童厌食、积食、疳积、腹泻、便秘、生长发育、抽动、多动、咳喘、发热、取得良好效果。另在运用经方加外治疗法对成人亚健康调理，月经不调、不孕不育、孕前产后的调理及美容瘦身等方面也有独到研究和实践，得到患者广泛认可。2017年6月被人民网、健康时报、中国医药报评为首届“全国百位最美基层好医生”，在北京人民日报社受到国家卫健委领导颁奖。

周　群

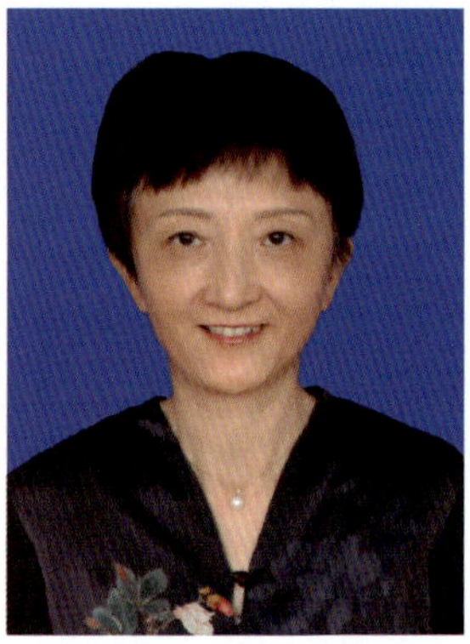

周群，女，汉族，出生于1962年11月，现住江苏省射阳县，本科学历，主任中医师，工作于江苏省射阳县中医院。“臣字门”第七代传人，被授医名：周世臣。

周群（周世臣），从事儿科临床工作38年，曾任科主任，现为中国医药卫生文化协会中医儿科文化分会委员、中国中医药研究促进会中医儿科医师合作共同体工作委员会常务委员、中国中医药研究促进会综合儿科分会理事，连续六届江苏省中医药学会儿科分会常务委员会委员，盐城市中西医结合学会儿科委员会副主任委员等。将徐荣谦老师的学术理论和临床经验融合进自己的临床工作，在治疗疑难、危重、复杂病例上取得了很好的临床疗效。擅长治疗小儿哮喘、咳嗽、泄泻、鼻炎、鼻窦炎、霰粒肿、过敏性紫癜、抽动障碍、性早熟等疾病。

周俊亮

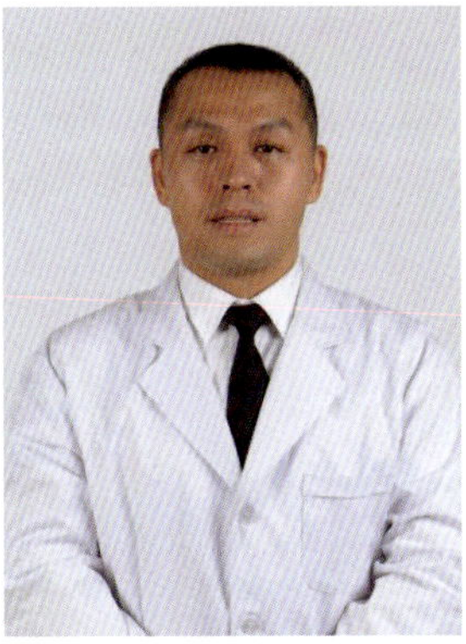

周俊亮，男，汉族，出生于1975年10月，学历：博士，政治面貌：九三学社社员，现居住地：广东省佛山市，工作单位：广东省佛山市南海区妇幼保健院，职称：主任中医师、硕士研究生导师，职务：佛山市南海区妇幼保健院中医科主任。师从全国名老中医北京中医药大学东直门医院儿科徐荣谦教授，“臣字门”第七代传人，师授医名：周斯臣。

周俊亮（周斯臣）兼职：中国中医药研究促进会治未病与亚健康分会副会长，广东省妇幼保健协会中医保健专业委员会主任委员，中国妇幼保健协会中医药分会理事，北京市中和亚健康科学研究院儿童健康研究所副所长等。经过近30年的医学理论学习和临床工作，掌握了中医儿科、妇科常见病、多发病，儿童保健、孕前保健的诊疗技术，以及儿童保健中医传统疗法技术。擅长古针法、腹针、陈氏飞针、调周针法、火针、穴位埋线、穴位贴敷、耳穴压豆、艾灸、天灸、小儿推拿、小儿捏脊、儿童药浴、中医药膳保健、中医体质辨识、亚健康保健等技术，每年诊治患者超过2万多人次。对待病人热情和蔼，医患关系和谐。主编、参编著作、教材9部，发表学术论文10余篇。荣获各种科技进步奖2项。

周钰苑

周钰苑，女，出生于1994年6月，博士在读，现居住北京，就职于北京中医药大学第三附属医院。“臣字门”派第七代传人，师授医名：周士臣。

周钰苑（周士臣），共青团团员，中医内科

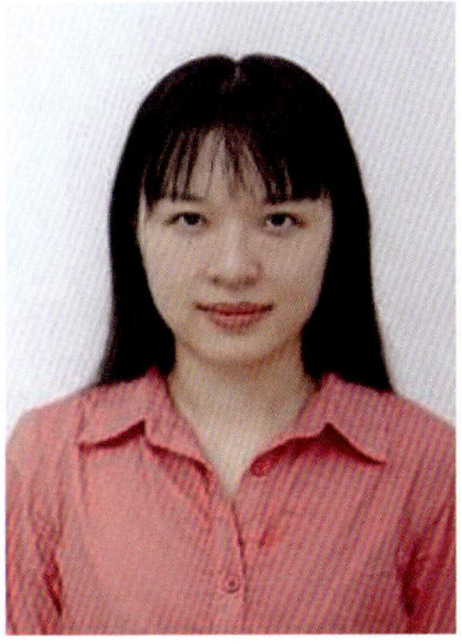

学博士在读。2012-2017年就读于北京中医药大学岐黄国医班，中医学专业，本科阶段跟从徐荣谦教授学习3年余，于2017年正式拜师于徐荣谦教授。2017年后于北京中医药大学第三临床附属医院攻读博士学位，中医消化内科专业。

赵欣欣

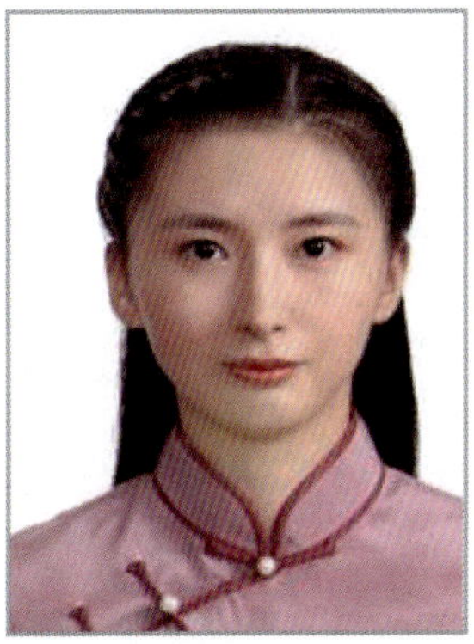

赵欣欣，女，汉族，出生于1992年11月，现居住北京，本科学历，就职于北京市中和亚健康科学研究院，现任学会秘书。师从京城“小儿王”徐荣谦教授，“臣字门”派第七代传承人，师授医名：赵世臣。

赵欣欣（赵世臣），2015年在北京市委宣传部、市委讲师团共同组织开展的北京市“我们的价值观”和“京华英雄”活动中获“健康卫士”称号。2017年成为呼吸康复研讨会成员，参与呼吸康复训练、呼吸操的研发等项目。

郝丽丽

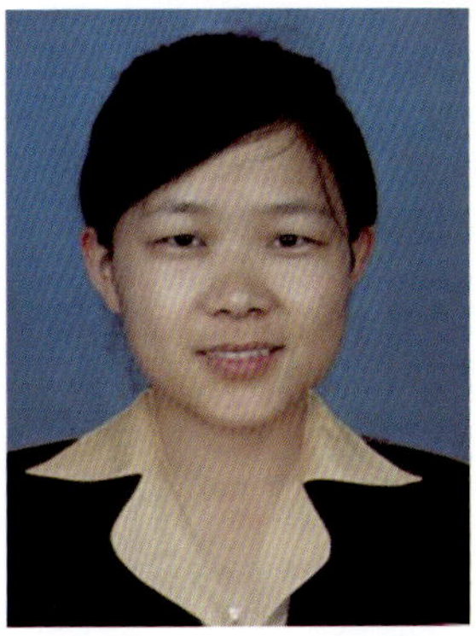

郝丽丽，女，出生于1984年11月，毕业于中国中医科学院,研究生学历,硕士学位，副主任医师。2013年7月至今就职于北京市通州区漷县社区卫生服务中心。师从全国名老中医北京中医药大学东直门医院儿科徐荣谦教授，

"臣字门"第七代传人之一，师授医名:郝世臣。

郝丽丽(郝世臣)扎根基层卫生机构，从事中医诊疗工作，擅长针药并用治疗社区常见病，例如：颈椎病、腰椎病、失眠、脾胃病、月经不调、小儿咳嗽和便秘等。

钟玉明

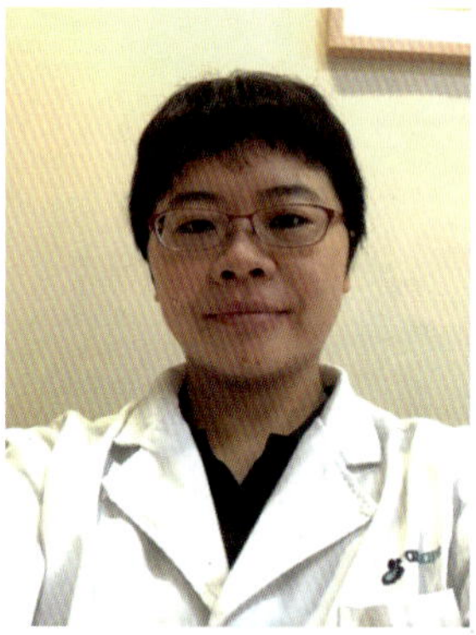

钟玉明，女，汉，出生于1982年2月13日，现居住地：北京，学历：博士，职务职称：主治医师。工作单位：北京美中宜和妇儿医院中医科。师从全国名老中医北京中医药大学东直门医院儿科徐荣谦教授，"臣字门"第七代传人，师授医名：钟世臣。

钟玉明（钟世臣）2007毕业于北京中医药大学中医系，2010年毕业于长春中医药大学针推系，2013年北京中医药大学临床儿科专业博士毕业。善用火针、针灸刮刺疗法治疗儿童脊柱侧弯S弯，儿童棘突错位导致长期过敏咳嗽、哮喘、儿童神经性抽动症、头痛、耳鸣等疾病；成人侧弯、骨盆高低不一、腰凸、长短腿、高低肩、富贵包、中风后遗症、膝关节退化、静脉曲张，脊柱棘突错位导致失眠、头痛头晕、长期咳嗽及心脏系统症状等疾病。其治疗疼痛小，疗效极佳。博士期间师从儿科徐荣谦教授；担任诸多国家级及自主临床课题：参与撰写数十篇论文并发表于核心期刊。对儿童中医中药的临床应用有诸多体会，对反复性小儿肺炎、支气管炎、咳嗽、发烧、哮喘、腹泻、厌食、呕吐、腹痛等有较好的临床疗效。利用绿色外治疗法以小儿推拿、快针等治疗厌食、身高矮小、发烧、腹胀腹痛、呕吐、长期反复发烧，用快针治疗扁桃体肥大等疾病皆有不错的临床效果。

郜菲

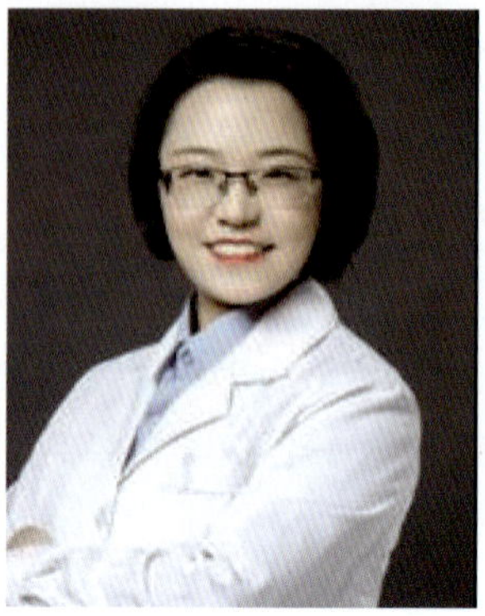

郜菲，女，汉族，出生于1985年9月，现居住地：北京，学历：硕士，北京惠民中医儿童医院主治医师。师从国家级名老中医徐荣谦教授，"臣字门"学派第七代弟子，师授医名：郜世臣。

郜菲（郜世臣）2011年毕业于河北医科大学，从事中医儿科工作10年余。多次被评为北京市东城区优秀人才。中国中医药研究促进会中医儿科合作共同体委员，中国中医药研究促进会儿科分会委员，为全国中医药高等教育学会儿科研究会委员。擅长运用中医药及中医适宜技术治疗儿童过敏性鼻炎、腺样体肥大、慢性咳嗽、哮喘、厌食、便秘、功能性腹泻腹痛、湿疹、荨麻疹、小儿肌性斜颈、青春期痛经等病症。

袁园

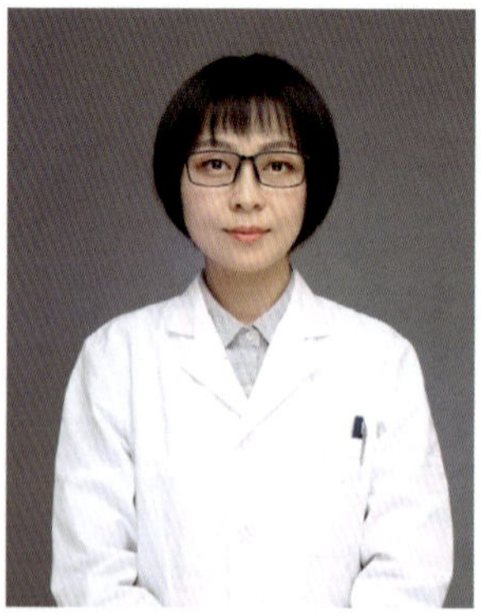

袁园，女，汉族，出生于1983年12月，现居苏州，2002年入学北京中医药大学，2009年中医学七年制本硕连读毕业。在2007-2008年期间跟师抄方，学习"臣字门"中医儿科，师授医名：袁世臣。

袁园（袁世臣），毕业后曾就职于苏大附二院中医科，任主治中医师。后辞职，先后在北京同仁堂、官锦中医门诊部、籍雷中医诊所等中医诊所就职。治疗上以外治法结合内服中药，针灸、推拿、药浴、食疗均采，对儿童过敏性鼻炎、咳嗽、消化不良、湿疹等有较好疗效，诊治成人肺系疾病、脾胃病、痛症、失眠等疗效显著。

夏桂选

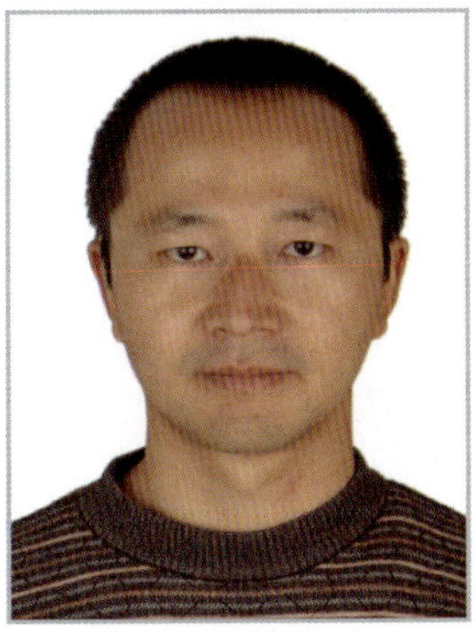

夏桂选，男，汉族，出生于1983年6月，现住：北京，工作单位：北京王府中西医结合医院，学历：博士，职称：主治医师，传承代系：臣字门派第七代弟子，师授医名：夏世臣。

夏桂选（夏世臣），北京中医药大学首位中医儿科博士，全国中医药教育学会儿科分会理事，中国中医药促进会综合儿科分会委员，中医药文化协会儿科分会委员；参与编写家庭中医系列丛书《小儿常见病中医自助手册》《刘弼臣实用中医儿科学》等著作，擅长中医治疗内外妇儿科常见病、多发病、疑难病。

倪玉婷

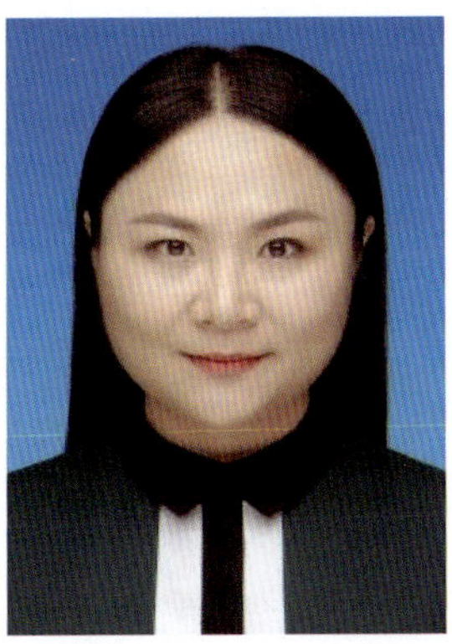

倪玉婷，女，汉族，出生于1984年12月，现居住地:北京,学历:博士研究生,工作单位：北京市宣武中医医院儿科,职称：主治医师。师从全国名老中医北京中医药大学东直门医院儿科徐荣谦教授，“臣字门”第七代传人，师授医名：倪世臣。

倪玉婷（倪世臣）2015年7月博士毕业于北京中医药大学中医儿科专业，师从全国著名中医儿科专家徐荣谦教授。发表论文10余篇，参加多项国家课题研究。擅脉诊、手法调治疾病，临床擅长治疗慢性咳嗽、过敏性鼻炎、哮喘、厌食、发育迟缓、性早熟、儿童多动症、抽动秽语综合征、胃炎、痛经、湿疹等。

徐　静

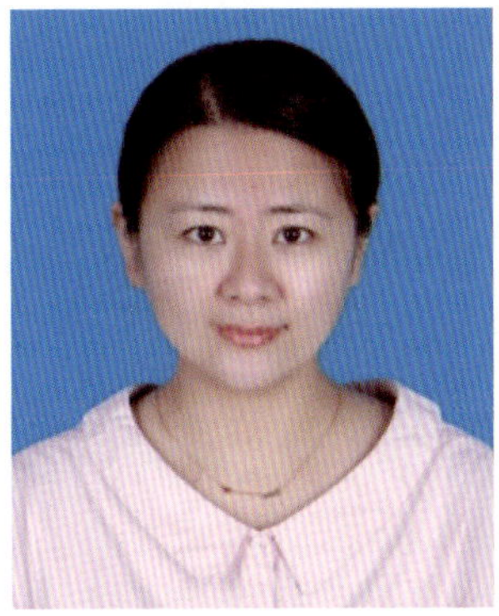

徐静，女，汉族，出生于1987年6月，现居住地：江苏扬州，学历：本科，硕士在读，工作单位：江苏省扬州市中医院，职务职称：主治中医师。“臣字门”派第七代传人，师授医名：徐士臣。

徐静（徐士臣），2011年毕业于江西中医药大学，后一直从事于中医儿科工作，目前就职于江苏省扬州市中医院，2016年拜徐荣谦老师为师，学习并传承中医儿科学。擅长运用中西医结合的方法治疗儿科常见疾病，尤其擅长于运用中药结合推拿手法，治疗小儿厌食、便秘等疾病。

徐光宇

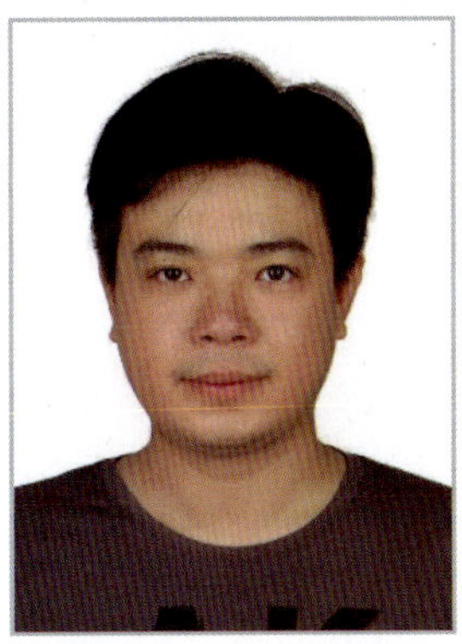

徐光宇，男，汉族，出生于1982年2月11日，现居住地：北京市，学历：本科。师从全国名老中医北京中医药大学东直门医院儿科徐荣谦教授，“臣字门”第七代传人，师授医名：徐世臣。

徐光宇（徐世臣）2009年毕业于北京中医药大学（大专），2013年毕业于北京中医药大学（本科），2010年根据五十二号文件，师从徐荣谦教授，跟师进行临床学习、抄方，2013年中医师承考试出师。

郭子磊

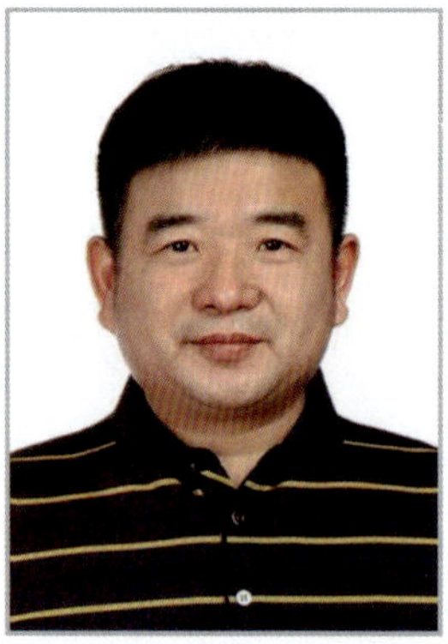

郭子磊，男，汉族，出生于1973年5月，现居住在河南省郑州市，毕业于河南中医药大学，现为河南中科医药研究院院长。“臣字门”中医学术流派第七代弟子，师授医名：郭世臣。

郭子磊（郭世臣），长期从事医疗保健工作学习，对中医药外治调理，保健品营养食品有一定研究，先后推出有儿童常见亚健康症状及体质调理穴位贴敷外治技术。其立志为在中医药健康事业的发展，为民族的大健康做出更多的努力。

郭永峰

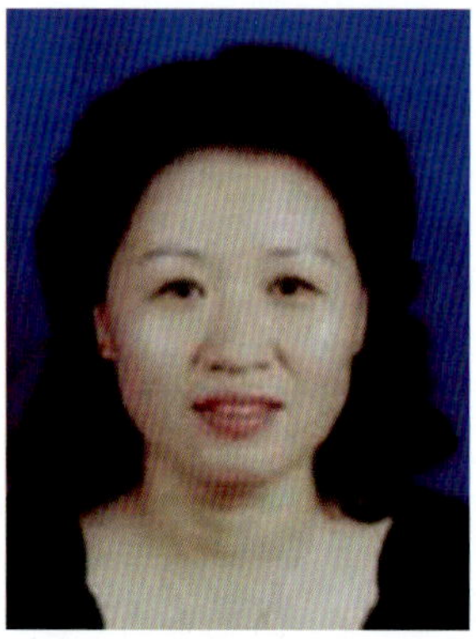

郭永峰，女，出生于1965年9月，现居于山西省太原市，本科，主任医师，高级经济师，源圣康（北京）健康科技研究院有限公司董事长。“臣字门”派第七代传承人，师授医名：郭士臣

从医30余年积累了丰富的临床经验，幼承医训，擅长以中西医结合治疗内科、妇科、儿科、脾胃等，2016年成立源圣康（北京）健康科技研究院有限公司，转入亚健康“治未病”健康养生行业，将中医药贯穿于预防保健治疗康复等各个环节，显示出独特的治疗优势。建立了“培元固本”的养生理论，内外兼修，调节脏腑功能，心神合一达到了阴平阳秘，精神乃治的临床疗效。

师从“京城小儿王”北京中医药大学徐荣谦教授，“臣字门”学术流派第七代弟子，多年来，以中西医结合诊疗儿童常见病、多发病、儿童疑难杂症效果显著。

社会兼职：

中华中医药学会理事

世界中医药学会联合会委员

全国中医药儿童健康工程办公室（太原地区）主任

中医养生康复医疗专业委员会常务理事

中国中医药研究促进会综合儿科分会常务理事

山西省中老年亚健康专业指导委员会主任

山西省老年医学学会常务理事

唐　敏

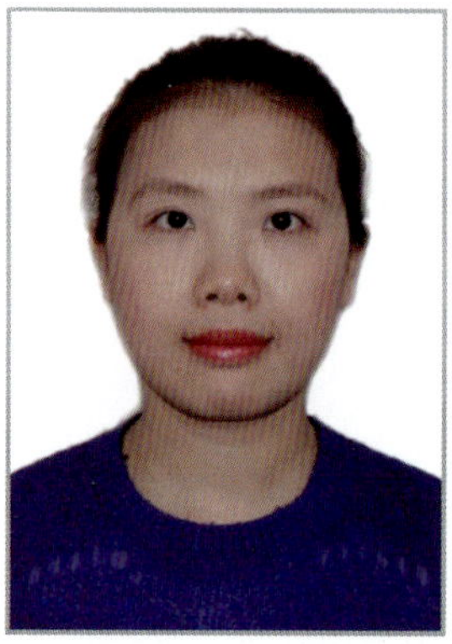

唐敏，女，出生于1984年2月，本科，现居于成都，成都中童儿童康复医院执业医师。“臣字门”第七代弟子，师授医名：唐世臣。

成都中童儿童康复医院常务院长，本科，毕业于陕西中医药大学中西医临床专业，师从国家级名老中医徐荣谦教授。

唐叶枫

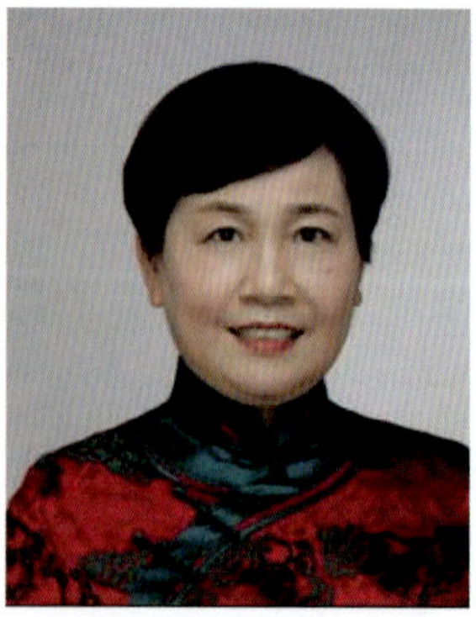

唐叶枫，女，出生于1962年7月，中共党员。2019年3月，师从国家名老中医徐荣谦老师，成为第三批“臣字门”第七代传承弟子，师授医名：唐士臣。

唐叶枫（唐士臣），先后毕业于苏州医学院附属卫校护理、南京大学国民经济管理专业，现任职务苏州大学附属儿童医院副调研员、研究员；苏州大学政治与公共管理学院MPA导师。苏州工业园区元圆健康促进服务中心创始人，中国老年保健协会食品安全专委会副主任委员，中国医师协会儿童健康专会儿童肥胖学组委员，中华中医药学会治未病分会第一届委员会委员，中国医药卫生文化协会中医儿科文化分会常务委员。

展爱军

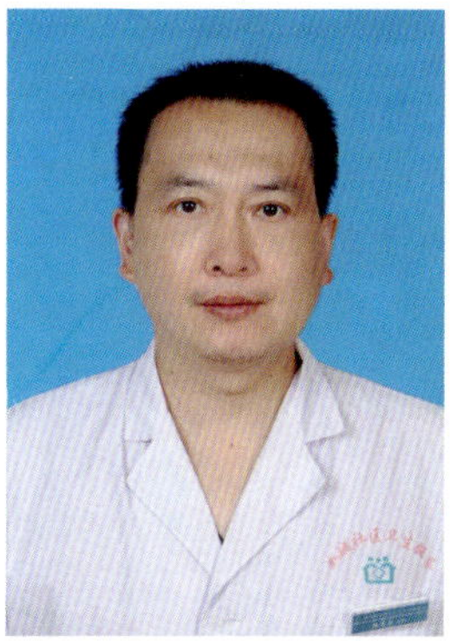

展爱军，男，汉族出生于1974年11月2日，现居住地：江苏省如皋市，学历：大专，职称：执业医师、执业药师、亚健康咨询师、少儿亚健康推拿调理师，工作单位：江苏省如皋市如城街道宏坝花港社区卫生服务站，江苏省南通市如皋市中和康贝儿童亚健康调理中心。师从全国名老中医北京中医药大学东直门医院儿科徐荣谦教授，“臣字门”第七代传人，师授医名：展世臣。

展爱军（展世臣）现任如皋市如城街道宏坝花港社区卫生服务站站长，如皋市中和康贝儿童亚健康调理中心主任，兼任中国中医药研究促进会综合儿科分会理事，中国中医药研究促进会中医儿科医师合作共同体工作委员会委员。参与编写《徐氏小儿按摩经》任编委；获得亚健康咨询师、少儿亚健康推拿调理师证书，获得亚健康执业技能水平等级鉴定考评员证书。善于运用中医小儿推拿及中西医结合方法调理通过儿童体质辨识、咨询、判断、评估、干预、综合调理方案等解决儿童常见亚健康症状，各种偏颇体质达到辅助治疗作用，效果显著。

桑 勉

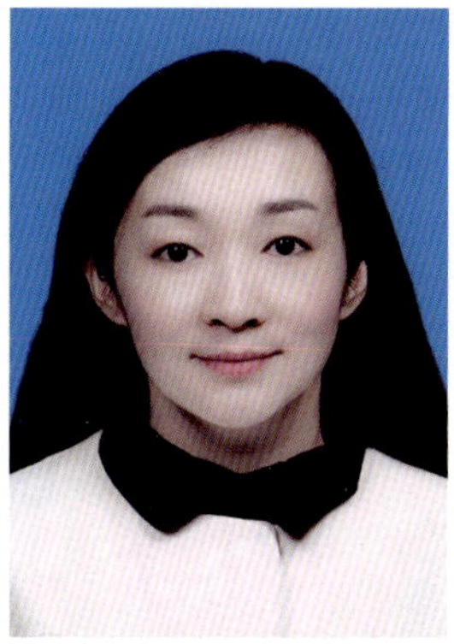

桑勉，女，1980年7月出生，北京中医药大学东直门医院 副主任医师，副教授，硕士生导师，临床医学博士。“臣字门”第七代弟子，师授医名：桑世臣。

桑勉（桑世臣），现为国家中医药高等教育学会儿科教育研究会理事，中国中药协会儿科健康与药物研究专业委员会委员，中国中医药研究促进会综合儿科分会常务理事，北京中医药大学临床学系中医儿科学系委员。擅长治疗小儿常见病多发病，对于小儿反复呼吸道感染、小儿肺炎、哮喘、过敏性鼻炎、小儿厌食、婴幼儿喂养有较深入的研究。主持及参加多项国家级、省部级及校级课题。撰写及发表SCI论文1篇，核心期刊论文多篇，参编十一五国家重点图书《刘弼臣实用中医儿科学》，北京中医药大学特色教材《中医儿科学》《常见病中成药临床合理使用丛书－儿科分册》《中医儿科临证必备》等多部著作。

黄博明

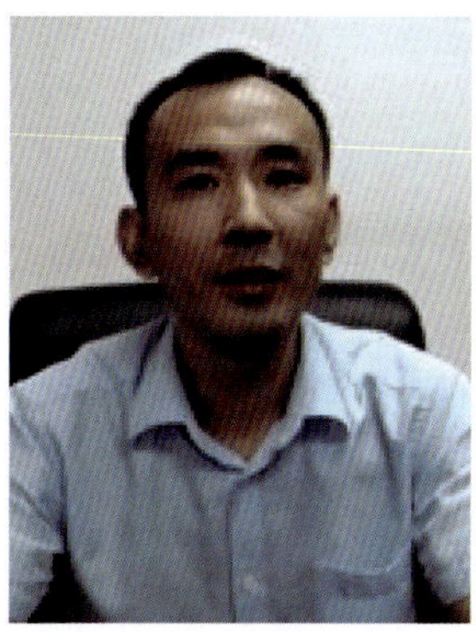

黄博明，男，出生于1979年，毕业于陕西中医药大学,本科学历,学士学位。2000—2008年，在陕西中医药大学继续教育学院从事教育工作；2008年至今，在中和亚健康服务中心教育培训部工作，现担任中和亚健康服务中心主任助理兼教育培训部主任、全国中医药儿童健康工程办公室主任、北京市中和亚健康科学研究

院儿童健康研究所副所长。师从全国名老中医北京中医药大学东直门医院儿科徐荣谦教授，“臣字门”第七代传人之一，师授医名：黄世臣。

黄博明（黄世臣），为中国中医药研究促进会综合儿科分会副会长；中国民族医药学会教育分会常务副秘书长；世界中医药学会联合会亚健康专业委员会常务理事；中华中医药学会亚健康分会常务委员；全国中医药高等教育学会儿科分会常务理事；全国儿童中医养生保健专家委员会秘书长；全国少儿推拿调理专家委员会秘书长。担任《亚健康系列教材》《三十六行养生谈》总编委会编委，参与世界卫生组织课题《中医药干预亚健康人群标准和规范》，发表《启动创新人才培养，助跑亚健康产业新发展》《提高公民中医养生保健素养从娃娃抓起》等多篇文章；组织实施《全国少儿亚健康推拿调理技能大赛》《全国中医药与儿童健康学术大会》等学术会议百余场。

曹向兵

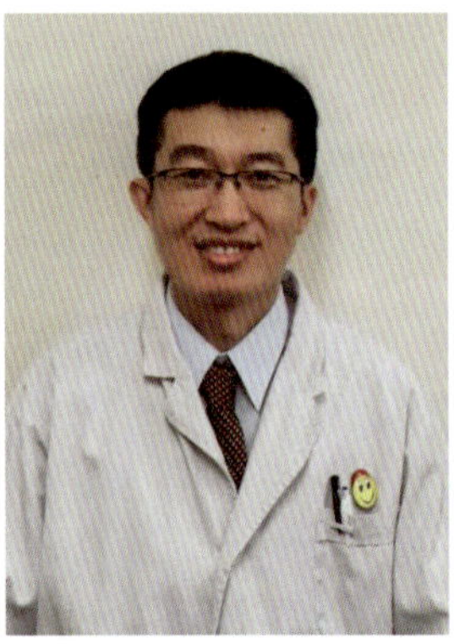

曹向兵，男，汉，出生于1976年3月，现居住地(就业城市)：黑龙江省哈尔滨市，学历：本科，职称：副主任医师，工作单位：黑龙江工程学院医院，传承代系：“臣字门”学术流派第七代传人，师授医名：曹士臣。

曹向兵（曹士臣）出身中医世家，自幼深得家传，祖父为齐齐哈尔市中医儿科名医曹文耀。毕业于黑龙江中医药大学。临床上能熟练运用中、西医理论，采用药物、针灸、推拿等方法治疗内科、儿科常见病。获得黑龙江省医疗卫生新技术应用奖二等奖1项（第二完成人），参与黑龙江省中医药学会青年创新科研项目1项（在研项目，第二作者）。发表学术论文8篇，参与专著1部（副主编），参编黑龙江省《大学生健康教育》教材1部（副主编）。

现为黑龙江省中医药学会治未病（亚健康）专业委员会委员、黑龙江省医疗保健国际交流促进会呼吸与急重症医学分会委员、黑龙江省龙江医派研究会民间特色诊疗技术专业委员会委员。先后获得黑龙江省学校卫生工作先进个人、省结核病防治优秀志愿者、区健康教育先进个人、区结核病防治工作先进个人等荣誉称号。

曹向东

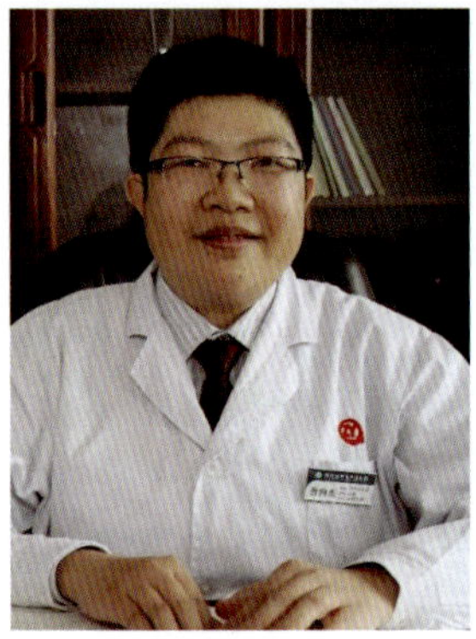

曹向东，男，汉族，1973年7月出生，现居住齐齐哈尔市。毕业于长春中医学院，本科学历。主任医师。齐齐哈尔市中医医院南院儿童康复科副主任。国家级名老中医徐荣谦弟子，“臣字门”学术流派第七代传人，师授医名：曹世臣。

曹向东（曹世臣）为黑龙江省首批青年名中医，黑龙江省中西医结合学会儿科分会副会长，黑龙江省中医药学会小儿推拿专业委员会副主任委员、知名专家，黑龙江省医学会儿科分会儿童康复学组副组长，齐齐哈尔市优秀科技工作者，齐齐哈尔市优秀专业技术人才，齐齐哈尔市中医医院膏方专家。主持科研获得黑龙江省中医药管理局科学技术进步3项三等奖，黑龙江省医疗新技术应用1项二等奖。主持在研黑龙江省中医药管理局青年创新科研项目1项，齐齐哈尔市科研项目1项。参与科研获黑龙江省中医药管理局科学技术进步二等奖（第4）1项。发表在国家级刊物上的论文10余篇，撰写著作2部。曹向东出身中医世家，自幼得家传。祖父为齐齐哈尔市儿科名医曹文耀。擅长治疗肺炎、发热、厌食、腹泻、缺氧缺血性脑病、语言发育迟缓、感觉统合失调、失眠、抽动症、面瘫等疾病。

塔 娜

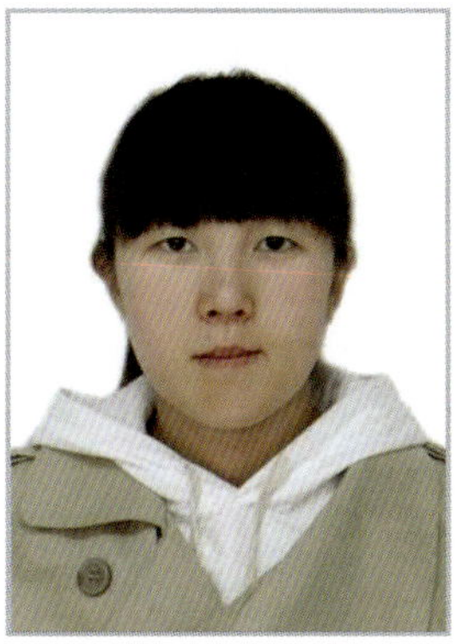

塔娜，女，达斡尔族，出生于1984年8月，现居住地：黑龙江省哈尔滨市，学历：硕士，职务：主治医师，职称：中西医执业医师，工作单位：黑龙江中医药大学附属第二医院，传承代系："臣字门"派第七代传人，师授医名：塔娜世臣。

塔娜（塔娜世臣），毕业于黑龙江中医药大学，从事小儿诊疗临床工作近8年，并承担大学本科教学任务，曾在北京东直门医院进修学习。师从北京中医药大学东直门医院儿科主任医师徐荣谦教授。现为黑龙江中西医结合儿科呼吸分会委员、黑龙江小儿抽动症分会常委、中国中医药研究促进会综合儿科分会中医儿科医师合作共同体工作委员会委员。熟练掌握儿科常见呼吸、消化等常见病的诊断及治疗。参与编写《中医儿科实用方剂学》《中医儿科临床诊疗思维》《儿科疾病辨证思路与方法》，并发表论文在SCI1篇、国家核心期刊2篇。

彭蓉晏

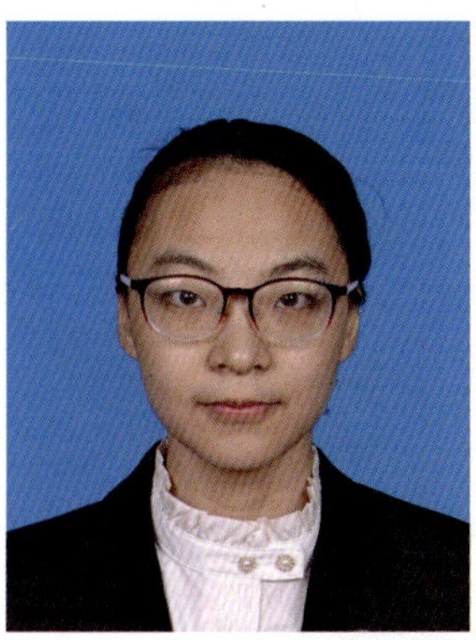

彭蓉晏，女，汉族，出生于1997年1月，现居住地：北京，学历：博士在读，工作单位：北京中医药大学。臣字门派第七代传人。师授医名：彭世臣。

彭蓉晏（彭世臣），医学博士在读，中共党员。2015-2020年于北京中医药大学就读中医学专业本科，2017年于新加坡南洋理工大学生物学系交流学习3个月，2020年起于北京中医药大学就读中医学博士。本科期间拜师于徐荣谦教授，跟师学习3年余。北京中医药大学优秀毕业生，北京中医药大学优秀共青团员，多年获校级一等奖学金，本科在校期间，参与多项国家级大学生课题，以第一作者发表于核心期刊学术论文1篇。

韩晓莉

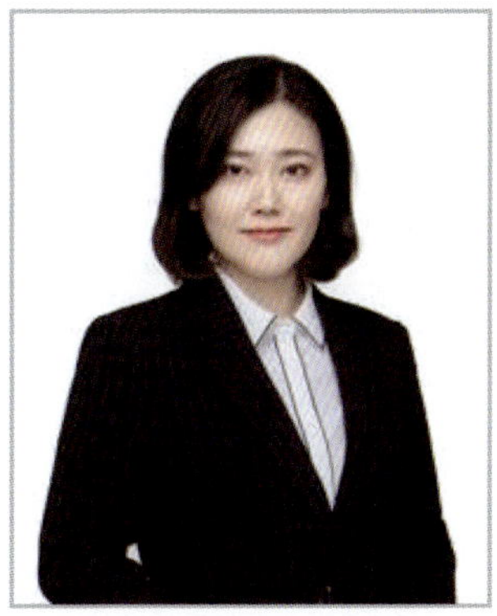

韩晓莉，女，出生于1981年8月，学历：本科，现居住地：新疆维吾尔自治区乌鲁木齐市，工作单位：乌鲁木齐市秉钧商贸有限公司。师从全国名老中医北京中医药大学东直门医院儿科徐荣谦教授，"臣字门"第七代传人之一，师授医名：韩世臣。

韩晓莉（韩世臣）现担任乌鲁木齐市秉钧商贸有限公司副总经理；兼职中国中医药研究促进会综合儿科分会理事、中国中医药研究促进会中医儿科医师合作共同体工作委员会委员。

程 宁

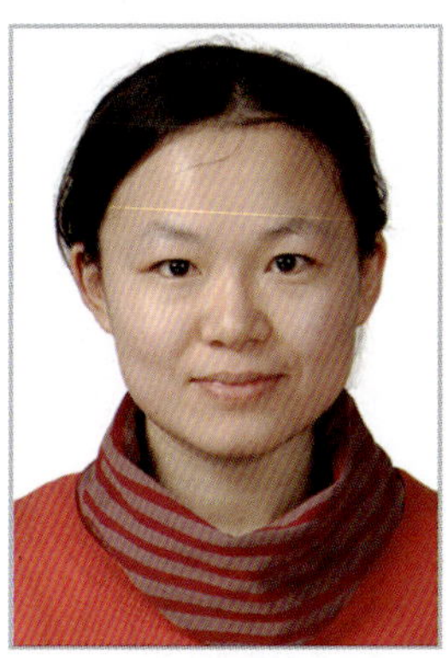

程宁，女，汉族，出生于1984年10月，毕业于北京大学、河北医科大学，中共党员，中医在职研究生，心理学学士，现就读于中国中医科学院，国家二级心理咨询师。现所在地：北京市朝阳区。工作单位：北京市朝阳区孙河社区卫生服务中心。师从于国家级名老中医药专家徐荣谦教授，为"臣字门学术流派"第七代传人，师授医名"程世臣"。

现为世界中医药学会联合会亚健康专业委员会理事；中国民间中医医药研究开发协会中医妇幼推拿分会常务理事；台湾慈济慈善事业基金会国际人医会成员。参与编写《儿童亚健康学》《中医育儿》丛书及《图解小儿推拿》《四季养肺保儿康》等书。

焦姣姣

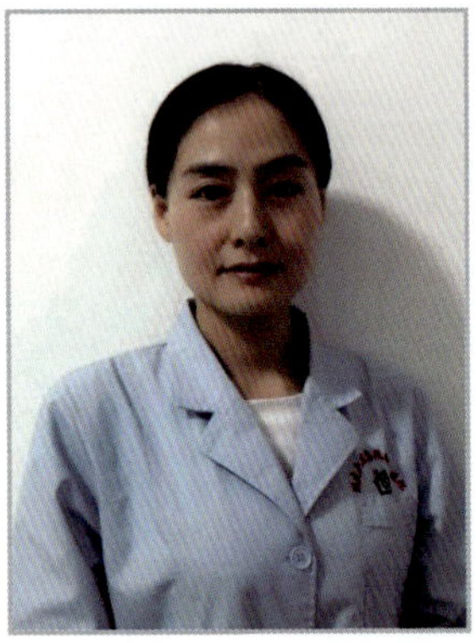

焦姣姣，女，出生于1977年8月；毕业于陕西中医学院，专科学历。就职于陕六建职工医院治未病中心。师从全国名老中医北京中医药大学东直门医院儿科徐荣谦教授，“臣字门”第七代传人之一，师授医名：焦世臣。

焦姣姣（焦世臣），为全国中医药儿童工程科普讲师团讲师；中国中医药研究促进会综合儿科分会委员；中国中医药研究促进会中医儿科医师合作共同体工作委员会委员；中国中医药研究促进会儿科分会理事。从事社区全科临床工作近20年，曾在陕西中研院针灸科进修学习，并从师刘森亭刘老学习耳穴疗法，擅长儿童亚健康的中医调理及日常食疗养护。参编《徐氏小儿按摩经》。

靳晓霞

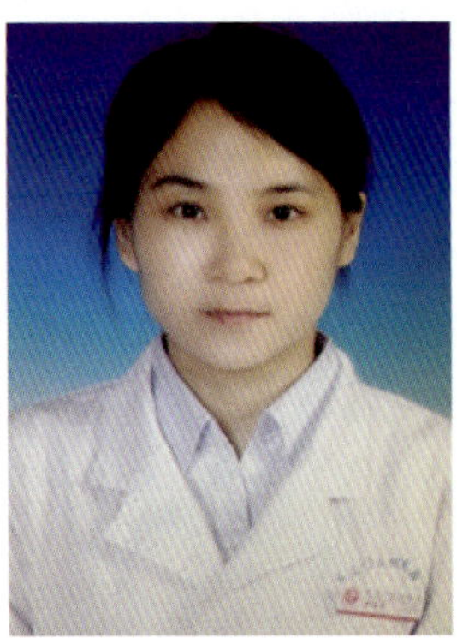

靳晓霞，女，出生于1984年7月；毕业于北京中医药大学，研究生学历，博士学位。任职于北京中医药大学东直门医院，主治医师。师从全国名老中医北京中医药大学东直门医院儿科徐荣谦教授，“臣字门”第七代传人之一，师授医名：靳世臣。

靳晓霞（靳世臣），为全国中医药教育学会儿科分会理事；中国中医药促进会综合儿科分会委员；中国医药文化协会中医儿科分会委员。参编家庭中医系列丛书《小儿常见病中医自助手册》《刘弼臣实用中医儿科学》等。擅长于中西医结合治疗儿科常见病、多发病，尤擅儿童反复呼吸道感染、厌食、咳嗽、抽动障碍等疾病的中医治疗。

简丽妹

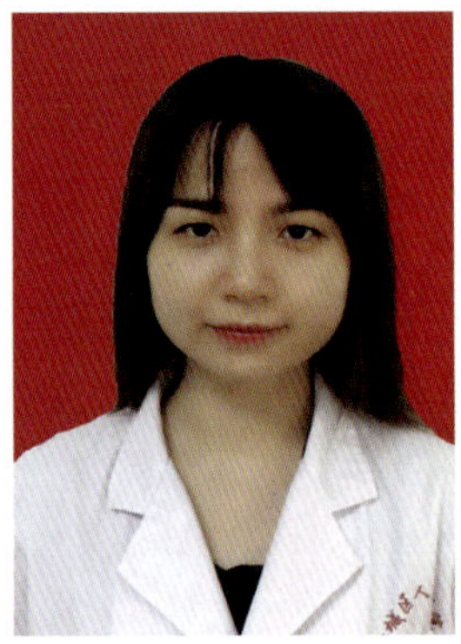

简丽妹，女，出生于1992年4月，硕士研究生，现居于佛山市南海区桂城文华北路俊怡花园，就职于佛山市禅城区人民医院，中西医结合医师。“臣字门”第七代弟子，师授医名：简世臣。

擅长用中西医结合特色疗法治疗成人及儿童脊柱侧弯、颈肩腰腿痛、头痛、足跟痛、关节炎等急、慢性疼痛。对妇女产后康复，如产后腹直肌分离、骶髂关节紊乱、盆底肌功能障碍、耻骨联合分离等产后疼痛有一定的诊疗经验。运用小儿推拿、药膳等调理儿童疳积、咳嗽、鼻炎等疾病。对失眠、肥胖、便秘、疲劳综合征等亚健康体质的调理效果显著。2019—2020年参与编写亚健康系列教材，如《悬磁灸罐艾灸法》。为广东省临床医学会岭南飞针专业协会委员。

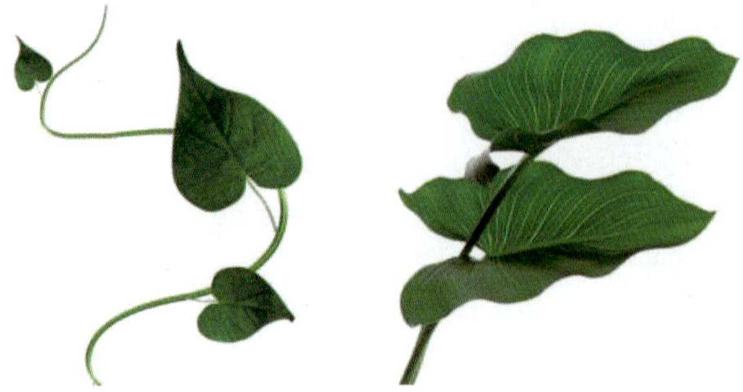

蔡 江

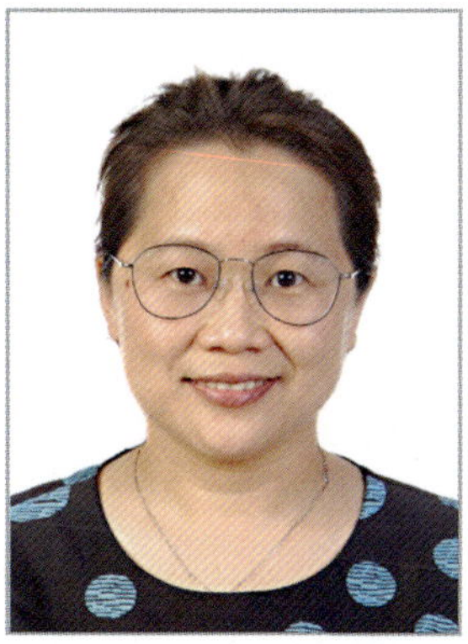

蔡江，主任医师，1975年10月出生。毕业于山西中医药大学中医系，中医硕士，全国名老中医学术经验继承人。现任北京中医药大学附属护国寺中医医院儿科主任，主任中医师，北京中医药大学副教授。师从全国名老中医北京中医药大学东直门医院儿科徐荣谦教授，“臣字门”第七代传人之一，师授医名：蔡世臣。

蔡江（蔡世臣），兼任中华中医药学会儿科专业委员会委员,全国中医药高等教育学会儿科教育研究会常务理事,中国中医药研究促进会中医儿科医师合作共同体工作委员会秘书长,世界中联亚健康专业委员会常务理事,中国中医药研究促进会综合儿科分会常务理事,中国民族医药学会教育研究分会常务理事,中国民间中医医药研究开发协会中医妇幼推拿分会常务理事,北京中医药学会儿科专业委员会委员,北京中医药学会外治专业委员会委员等多项职务。从事儿科医教研工作20余年，发表论文20余篇，参编儿科专著10余部。擅长治疗小儿呼吸系统疾病、消化系统疾病、小儿遗尿，小儿抽动秽语综合征，小儿多动症等。

熊小丽

熊小丽，女，汉族，出生于1977年2月，现居住武汉，临床医学博士学位，副主任医师，武汉儿童医院，臣字门学术流派第七代传人，师授医名：熊世臣。

熊小丽（熊世臣），武汉儿童医院中西医结合科副主任医师，医学博士，硕士生导师。为中华中医药学会儿科分会委员，中华医学会感染病分会全国小儿肝病和感染学组委员，中国中医药

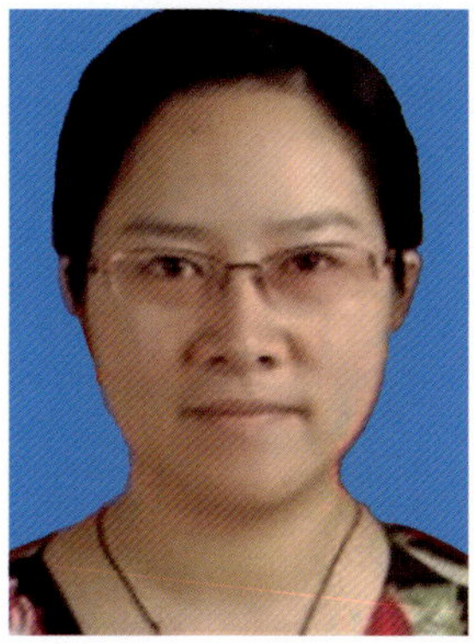

研究促进会综合儿科分会理事，湖北省肝胆疾病学会第一届肝胆诊疗专业委员会委员，湖北省医学生物免疫学会感染专委会委员，湖北省亚健康学会理事，湖北省儿科医疗联盟中西医结合专科分联盟副主任委员，武汉市中医药学会儿科分会秘书，武汉市中西医结合学会儿科专业委员会委员，武汉医师协会青年医师分会理事，国家自然科学基金评审专家。2014年入选“武汉市中青年医学骨干人才培养工程主持”，2017年入选武汉市“黄鹤英才（专项）计划”，2019年入选“湖北省医学青年拔尖人才”。主持国家自然科学基金青年基金1项，湖北省卫健委项目2项，武汉市应用计划基础项目1项，武汉市青年晨光计划项目1项，武汉市卫健委项目1项，参与国家自然科学基金等项目5项，获中华中医药学会，湖北省及武汉市科技进步三等奖3项，发表SCI论文7篇，核心期刊论文30余篇。

樊义波

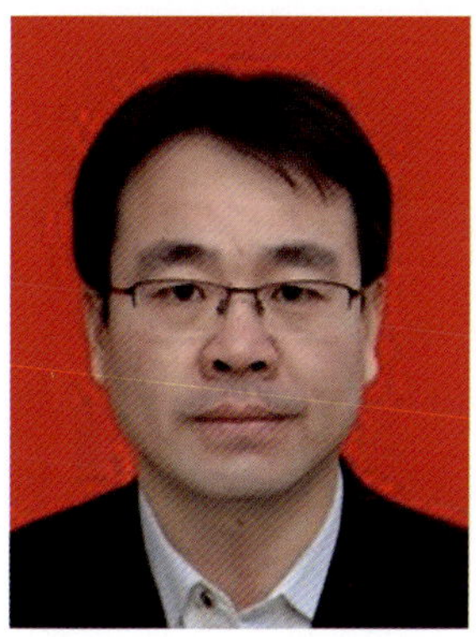

樊义波，男，汉族，出生于1977年4月18日，现居住地：北京朝阳区，学历：本科，职称：中医执业医师，工作单位：中和亚健康服务中心全国中医药儿童健康工程办公室。师从全国名老中医北京中医药大学东直门医院儿科徐荣谦教授，“臣字门”第七代传人，师授医名：樊世臣。

樊义波（樊世臣）毕业于山西医科大学，从事小儿诊疗临床工作近20年。曾在山西中医研究所及青岛盲校进修学习三字经派、德仁儿推、又在成都廖品东教授处学习少儿推拿及中医外治

疗法，现担任全国中医药儿童工程科普讲师团讲师、中国中医药研究促进会综合儿科分会中医儿科医师合作共同体工作委员会委员。擅长运用中医推拿、穴位按摩、贴敷、艾灸、拔罐等，对儿童常见病、多发病及鼻炎、腺样体肥大、遗尿、多动症、抽动症、脑瘫等疾病进行康复诊疗。

颜　平

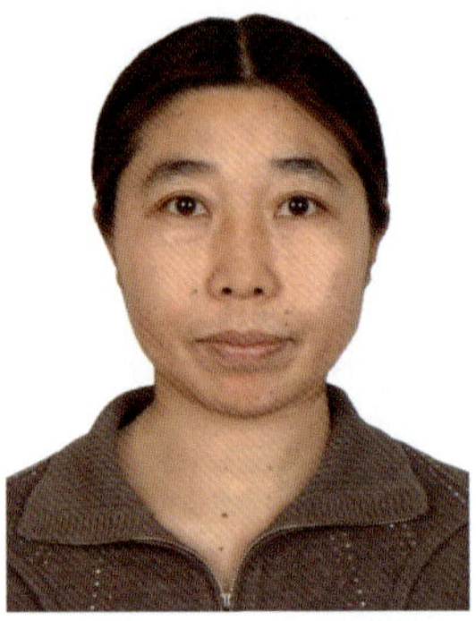

颜平，女，汉族，出生于1971年1月，现居住山东曲阜，医学博士，副主任医师，就职于曲阜师范大学。师承“京城小儿王”徐荣谦教授，“臣字门”学术流派第七代传人，师授医名：颜世臣。

颜平（颜世臣），硕士毕业于浙江中医药大学，博士毕业于山东中医药大学。长期从事中医教学及临床工作。服务基层患者，对中医儿科病、中医妇科病有所领悟。尤其对小儿哮喘、腺样体肥大、淋巴结肿大、盗汗的治疗效果明显，对妇科不孕不育、月经失调、带下病等效果显著。

潘　鸿

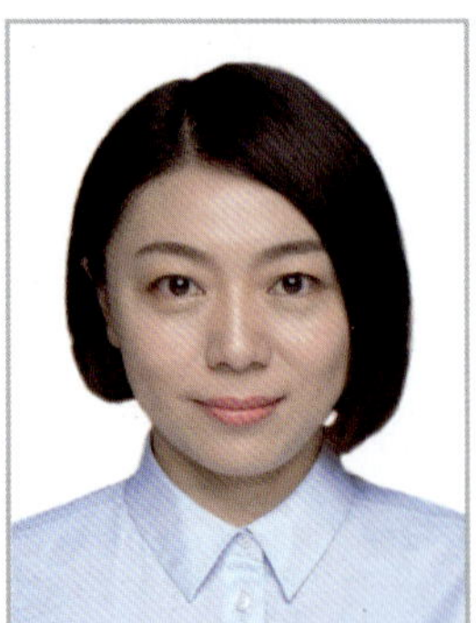

潘鸿，女，汉族，出生于1980年4月，现居住地（就业城市）：北京市，学历：博士研究生，职称：副主任医师，工作单位：北京市海淀区中医医院。传承代系：“臣字门”第七代弟子，师授医名：潘士臣。

潘鸿（潘士臣），副主任医师，医学博士。为中国医药卫生文化协会中医儿科文化分会副秘书长兼常务理事；中国中医药研究促进会综合儿科分会常务理事；全国中医高等教育学会儿科教育研究会理事；中国民间中医医药研究开发协会中医妇幼推拿分会常务理事。曾发表学术论文20余篇，第一作者15篇，其中SCI收录2篇；参编教材及科普书籍6本。参与国家级、省级及院级课题共6项。获得吉林省科学技术二等奖1项。从事儿科诊疗工作10多年，擅长中医药治疗儿科呼吸系统及消化系统疾病，尤其擅长咳嗽变异型哮喘、哮喘、抽动障碍、便秘、积滞等疾病的中医药治疗。

霍红梅

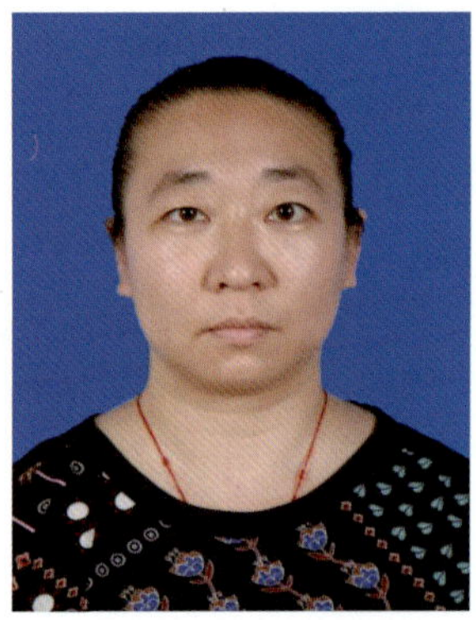

霍红梅，女，汉，出生于1981年11月，现居住地（就业城市）：海南省三亚市　学历：硕士研究生，职务职称：中医儿科副主任医师，工作单位：海南省三亚市中医院。“臣字门”派第七代传人，师授医名：霍世臣。

霍红梅（霍世臣），2008年毕业于南京中医药大学中医儿科学专业，硕士学历，从事中医儿科临床工作11年，现任三亚市中医院中医儿科副主任医师。2017年师从于北京“小儿王”刘弼臣弟子、享受国家特殊津贴专家、北京东直门医院儿科主任——徐荣谦教授，深入学习“臣”字门中医儿科学。发表《布地奈德雾化吸入联合麻杏石甘汤加减对肺炎高热小儿血清CRP影响及临床疗效研究》《消食理气方外敷推拿治疗小儿腹痛临床观察》等多篇论文。现任中国中医药研究促进会中医儿科医师合作共同体工作委员；中国中西医结合学会儿科专业委员会小儿外治学组委员；海南省医学会儿科分会委员。对于小儿厌食、腹痛、鼻炎、慢性咳嗽、哮喘、泄泻、遗尿的中医中药治疗，有一定的治疗经验及独到之处。

戴丽梅

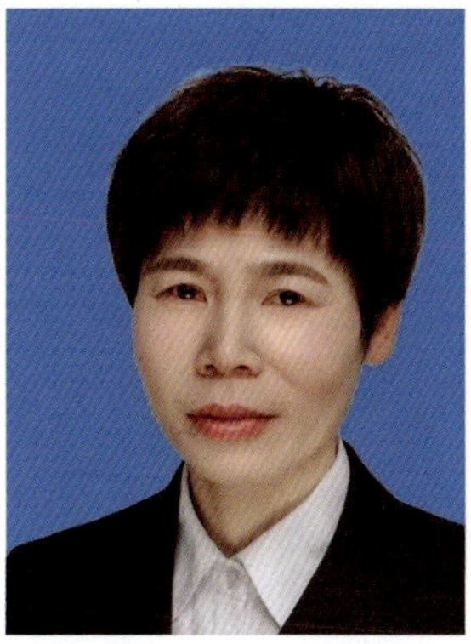

戴丽梅，女，汉，出于1972年5月，现居住地：苏州常熟，学历：大专，职称：中医内科医师，工作单位：常熟市启元堂健康管理有限公司。师从全国名老中医北京中医药大学东直门医院儿科徐荣谦教授，“臣字门”第七代传人，师授医名：戴世臣。

戴丽梅（戴世臣），大健康产业繁荣践行者，在医疗领域奋斗了19年，2002年起创办第一家中医养生机构，2014年成立启元堂健康管理有限公司，2017年成立分公司，目前在常熟市有4家直营店。2015年担任国家中医药儿童健康工程常熟地区的推广工作，为了培养更多的亚健康专业人员，公司以儿童健康工程平台为依托，联合各大相关机构开办了少儿亚健康推拿调理与科普宣教妈妈班培训，宣传推广儿童健康工程的规范服务项目，为更多的失业人员解决了再就业问题，在砥砺前行的路上遇到恩师，弟子愿终生追随杖履，谨遵师教，团结同道，刻苦钻研，传承医道。

附：

（一）倡导“少阳学说”

少阳学说源于《黄帝内经》的阴阳学说。小儿“体禀少阳”学说源于明代万密斋，他在《育婴秘诀•五脏证治部论》中云：“春乃少阳之气，万物之所以发生者也。小儿初生曰芽儿者，谓如草木之芽，受气初生，其气方盛，亦少阳之气方长未已”。 少阳在天，象征着东方，在季节上象征着春季；在人体象征着少火，少火即是人体生命之源，维系着小儿生生之气；在脏象征着肝，在腑象征着胆；在植物则象征着茸芽。此即《素问•阴阳应象大论》所云“少火生气”之意。小儿初生如草木方萌，时刻都处于不断的生长发育中。清代张锡纯在《医学衷中参西录》中提出：“盖小儿虽为少阳之体，而少阳实为稚阳”。故此，刘弼臣教授根据万密斋、张锡纯等医家的学术思想，结合自身对小儿生理病理的深刻理解，基于“纯阳学说”和“稚阴稚阳学说”长期并存在的局面，提出小儿“少阳学说”，并倡导用少阳学说涵盖“纯阳”和“稚阴稚阳”的观点。

（二）创立“少阳学派”

徐荣谦教授继承刘弼臣教授“少阳学说”与“从肺论治”的“调肺学派” 学术思想，将“少阳学说”指导下“从肺论治”特色，扩展为“从肺论治与从胆论治”相结合的医疗特色。根据小儿多温热病，又易于受凉感冒的特点，将“温邪上受，由口鼻而入”的“温病理论”与“寒从足下生，由太阳传少阳”的“伤寒理论”结合起来，形成了“以五脏证治为基础，突出从胆论治与从肺论治相结合，伤寒与温病相结合”，充分体现了“少阳学术流派”的医疗特色。又进一步提出了“小儿以阳气占主导地位的阴阳平衡是不稳定的阴阳平衡。小儿这种以阳气升腾引领阴液生发，形成阴阳平衡不断地更迭替换，体现了小儿‘阳生阴长’的生理特点”。临证“从胆论治”突出了少阳经络，使得“少阳学说”的理论与临床实践的联系更加紧密，丝丝入扣。

（三）提出人体体态“三阳学说”和儿童九种体质学说

徐荣谦教授根据“天癸”来临与离去的规律，提出了客观反映人体体态“三阳学说”。客观展现人生全过程中的人体体态变化规律。即儿童“阳生阴长”生理特点的“少阳体态”、青壮年“阴平阳秘”生理特点的“太阳体态”与老年人“阳微阴衰”生理特点的“夕阳体态”。并依据小儿“少阳体态”的生理特点提出了小儿健康体态、亚健康体态与疾病体态。进而，在王琦教授“体质学说”的启发下，根据小儿“阴阳平衡不稳定”的生理特点，一旦调护失宜，就容易出现“偏颇现象”，提出了儿童九种体质学说。即儿童健康体态的“平和体质”；儿童亚健康体态的八种“偏颇体质”（偏肺虚体质、偏脾虚体质、偏肾虚体质、偏肝亢体质、偏阳热体质、偏阴虚体质、偏怯弱体质与特禀体质）以及需要辨证论治的儿童疾病状态。将儿童“亚健康体态”与“疾病体态”彻底区分开来。经上万例儿童体质调研，结果符合儿童体质现状。

（四）临证用药以“和”为贵

臣字门中医儿科根据小儿“稚阳稚阴，易虚易实”的小儿生理病理特点，汲取先贤经验，提出在治疗用药时以“和”为贵。孙浩认为“和”法的临床意义大致有三：一指“和解”，二指“调和”，三指“缓和”。在脾胃病中，因脾胃具有相反相成的生理性质，每易形成错杂之证。脾胃有病，每虚多实少或虚实夹杂。而“和”法可以通过调和脾胃达到“中焦如衡”的目的。所以提出“虚证宜补，但不可骤补，必须补中寓泻；满证宜消，但不可剧消，必须消中兼补；湿证宜燥，但不可太燥，必须燥中寓濡；阴虚宜滋，但不可过滋，必须滋中潜化”的治疗原则。并据此创制了补中寓泻(消)，善调脾胃之偏；消中兼补，防损脾胃之气；燥中寓濡，适应脾胃之性；阴中潜化，毋遏脾胃之阳4条治疗方法。所以在“调和脏腑(脾胃)”时需用药“缓和”。（摘自高军《“臣”字门中医儿科治疗用药以“和”为贵经验浅析》一文，中医儿科杂志2013年11月刊第6卷第9期）

（五）臣字门历代传人论著

1.《刘弼臣实用中医儿科学》徐荣谦主编/2018-08-01/中国中医药出版社.

2.《儿童亚健康学》徐荣谦主编/2019-03-01/中国中医药出版社.

3.《徐氏小儿按摩经》徐荣谦主编/2019-09-11/中国中医药出版社.

4.《中医儿科学》徐荣谦主编/2013-11/中国中医药出版社.

5.《儿科疾病安全用药手册》徐荣谦/2015-06-01/科学出版社.

6.《养好脾和肺宝宝不积食　不咳嗽　长大个》徐荣谦/2016-02-01/化学工业出版社.

7.《徐荣谦:养好宝宝脾和胃》徐荣谦/2018-05-01/中国轻工业出版社.

8.《小儿推拿一学就会》徐荣谦/2019-08-01/化学工业.

9.《徐荣谦：小儿推拿护理大全》徐荣谦编著/2020-03-01/中国轻工业出版社.

10.徐荣谦，李静.修订“儿童闭塞性细支气管炎”中医诊疗方案——经中国中医药研究促进会综合儿科分会学术委员会讨论通过[J].世界中西医结合杂志，2020，15(04):770-772.

11.徐荣谦，曹淼，程宁.人体体态与儿童体质[J].中医儿科杂志，2017，13(01):27-29.

12.徐荣谦.小儿病外治之范本——评《图解小儿病中医外治法》一书[J].中国中西医结合儿科学，2016，8(01):18.

13.徐荣谦.小儿胃脘痛临证辨治[J].中国中西医结合儿科学，2014，6(05):392-393.

14.徐荣谦.从胆论治儿童紧张状态的病因与临证辨治[J].中华中医药杂志，2014，29(10):3134-3136.

15.徐荣谦，王俊宏，夏桂选，李燕，张晶洁，王秋莉，古文财，利佳世，倪玉婷.小儿抽动-秽语综合征“刘氏症状规律”[J].中华中医药杂志，2011，26(12):2912-2913.

16.徐荣谦.冬病夏治外敷中药疗法治疗寒哮之我见[J].中华中医药杂志，2011，26(06):1338-1340.

17.徐荣谦.摩按手法治疗儿童喘证与呕吐[J].光明中医，2011，26(04):745-746.

18.徐荣谦.“治未病”之我见[J].中国中医药现代远程教育，2010，8(17):1-2.

19.徐荣谦.儿科中药的煎、服法[J].光明中医，2010，25(08):1516-1517.

20.徐荣谦. 以“治未病”理论指导预防小儿哮喘的生活调护与饮食调理[C]. 中华中医药学会(China Association of Chinese Medicine).中国中医药现代远程教育——第三届中医药继续教育高峰论坛暨2009’中华中医药学会继续教育分会年会论文选集.中华中医药学会(China Association of Chinese Medicine):中华中医药学会，2009，60-61.

21.徐荣谦.痹证辨证论治之我见[J].中国中西医结合儿科学，2009，1(01):10-12.

22.徐荣谦，王洪玲，张虹，王俊宏，孙洮玉，刘弼臣. 中医儿科"调肺学派"形成探微[J]. 北京中医药, 2008, 27(12):940-943.

23. 徐荣谦. 慢性阻塞性肺疾病的中医临证辨治[J]. 中华全科医师杂志, 2008(08):522-523.

24. 徐荣谦, 王洪玲, 张虹, 王俊宏, 孙洮玉. "少阳为枢"是"少阳学说"理论的核心[J]. 中华中医药杂志, 2008(05):373-375.

25. 徐荣谦. 按主症辨证论治小儿肺炎[J]. 世界中医药, 2007(06), 361-362.

26. 徐荣谦. 试论小儿"体禀少阳"[C]. 中华中医药学会儿科分会、全国中医药高等教育学会儿科教学研究会. 第24届全国中医儿科学术研讨会、中医药高等教育儿科教学研讨会、儿科名中医讲习班论文汇编. 中华中医药学会儿科分会、全国中医药高等教育学会儿科教学研究会: 中华中医药学会, 2007, 628-633.

27. 徐荣谦. 中医儿科"调肺学派"形成的探索[C]. 中华中医药学会儿科分会、全国中医药高等教育学会儿科教学研究会. 第24届全国中医儿科学术研讨会、中医药高等教育儿科教学研讨会、儿科名中医讲习班论文汇编. 中华中医药学会儿科分会、全国中医药高等教育学会儿科教学研究会: 中华中医药学会, 2007, 25-31.

28. 徐荣谦, 孙洮玉, 王洪玲, 张虹, 王俊宏, 刘弼臣. 刘弼臣教授临证用药特色精粹[J]. 中华中医药杂志, 2007(10):693-694.

29. 徐荣谦. 从风、痰、惊、瘀辨治小儿癫痫发作期[J]. 江苏中医药, 2007(09):3.

30. 徐荣谦, 王洪玲, 张虹, 王俊宏, 孙洮玉, 刘弼臣. 刘弼臣成才之路[J]. 世界中医药, 2007(03):177-179.

31. 徐荣谦. 小儿肺炎临床用药经验与体会[J]. 世界中西医结合杂志, 2007(04):190-192.

32. 徐荣谦. 按主症辨证论治小儿哮喘[J]. 世界中西医结合杂志, 2007(02):63-64.

33. 徐荣谦. 小儿哮喘的分期论治[J]. 中医儿科杂志, 2006(06):15-17.

34. 徐荣谦, 孙洮玉. 刘弼臣教授治疗多发性抽动症的经验撷萃[J]. 北京中医药大学学报(中医临床版), 2006(06):32-33.

35. 徐荣谦, 刘昌艺. 刘弼臣对小儿"五脏证治, 突出调肺"的经验介绍[J]. 世界中医药, 2006(01):32-33.

36. 徐荣谦. 小儿哮喘的中医辨证论治[C]. 中华中医药学会儿科分会、全国中医药高等教育学会儿科分会. 第23届全国中医儿科学术研讨会暨儿科名中医讲习班论文汇编. 中华中医药学会儿科分会、全国中医药高等教育学会儿科分会: 中华中医药学会, 2006, 38-45.

37. 徐荣谦, 孙洮玉. 刘弼臣教授治疗多发性抽动症的经验撷萃[C]. 中华中医药学会儿科分会、全国中医药高等教育学会儿科分会. 第23届全国中医儿科学术研讨会暨儿科名中医讲习班论文汇编. 中华中医药学会儿科分会、全国中医药高等教育学会儿科分会: 中华中医药学会, 2006:76-79.

38. 徐荣谦. 试论"少阳学说"[J]. 中国中医药现代远程教育, 2004, 2(07):11-13.

39. 徐荣谦. 前言[C]. 中华中医药学会儿科分会、全国中医药高等教育学会儿科分会. 刘弼臣教授从医六十五周年学术思想研讨会暨中华中医药学会儿科分会与全国中医药高等教育学会儿科分会全国学术交流大会论文汇编. 中华中医药学会儿科分会、全国中医药高等教育学会儿科分会: 中华中医药学会, 2004, 6-7.

40. 徐荣谦. 刘弼臣教授对小儿"体禀少阳"的阐发[C]. 中华中医药学会儿科分会、全国中医药高等教育学会儿科分会. 刘弼臣教授从医六十五周年学术思想研讨会暨中华中医药学会儿科分会与全国中医药高等教育学会儿科分会全国学术交流大会论文汇编. 中华中医药学会儿科分会、全国中医药高等教育学会儿科分会: 中华中医药学会, 2004, 18-22.

41. 徐荣谦. 少阳学说与小儿体质特点[J]. 中医杂志, 2004(02):155-156.

42. 徐荣谦. 培养高层次中医儿科人才[J]. 中医教育, 2003(05):38-39.

43. 徐荣谦. 通络熄风法治疗小儿癫痫38例临床疗效观察[J]. 中国临床医生, 2000(12):38-39.

44. 徐荣谦, 刘玲. "少阳学说"与小儿生理病理特点[J]. 中国医药学报, 1999(04):10-11.

45. 徐荣谦，刘玲，HenanProvince，解春湘，刘弼臣. FUZI XIEXIN TANG FOR TREATMENT OF INTRACTABLE PEDIATRIC DISEASES[J]. Journal of Traditional Chinese Medicine, 1999(03):185-189.

46. 徐荣谦，刘玲. 通络熄风法治疗小儿癫痫38例[J]. 北京中医药大学学报, 1999(04):74.

47. 徐荣谦，袁美凤. 小儿厌食症的诊疗标准[J]. 中国临床医生, 1999(03):32.

48. 徐荣谦. 蠲痹清热汤治疗幼年型类风湿病26例[J]. 中国中西医结合杂志, 1998(10):597.

49. 徐荣谦. 刘弼臣教授学术思想及临床经验简介(续六)[J]. 中国农村医学, 1997(11):21-23.

50. 徐荣谦. 刘弼臣教授学术思想及临床经验简介(续五)[J]. 中国农村医学, 1997(10):19-21.

51. 徐荣谦. 刘弼臣教授学术思想及临床经验简介(续四)[J]. 中国农村医学, 1997(09):30-31.

52. 徐荣谦. 刘弼臣教授学术思想及临床经验简介(续三)[J]. 中国农村医学, 1997(08):23-26.

53. 徐荣谦. 刘弼臣教授学术思想及临床经验简介(续二)[J]. 中国农村医学, 1997(07):11-13.

54. 徐荣谦. 刘弼臣教授学术思想及临床经验简介(续一)[J]. 中国农村医学, 1997(06):20-21.

55. 徐荣谦. 刘弼臣教授学术思想及临床经验简介(一)[J]. 中国农村医学, 1997(05):22-24.

56. 徐荣谦. 58例小儿胃炎的胃电图分析[J]. 基础医学与临床, 1995(S1):46.

57. 徐荣谦. 浅谈小儿突发“面如妆”的辨治[J]. 新中医, 1995(05):56.

58. 徐荣谦. 刘弼臣教授从肺论治小儿疾病举隅[J]. 四川中医, 1995(02):40-42.

59. 徐荣谦. “荆翘饮”治疗小儿出疹性疾病[J]. 中国医药学报, 1995(02):38-39.

60. 徐荣谦. 熄风通络法治疗小儿脑积水32例[J]. 北京中医药大学学报, 1995(01):26-27.

61. 徐荣谦. 从肺论治小儿肾病综合征22例临床疗效分析[J]. 黑龙江中医药, 1994(04):11-13.

62. 徐荣谦. 中药健脑散治疗小儿病毒性脑炎后遗症38例[J]. 北京中医药大学学报, 1994(02):54.

63. 徐荣谦，尹丹. “开胃进食口服液”治疗肝气犯胃型小儿厌食证临床观察——附113例临床疗效分析[J]. 中国农村医学, 1994(02):39-41.

64. 徐荣谦，刘弼臣. 小儿抽动—秽语综合征从肺论治52例分析[J]. 中医杂志, 1993(11):678-679.

65. 徐荣谦. 小儿目下暗斑的临床意义[J]. 中医杂志, 1988(03):69-70.

66. 徐荣谦. 小儿夜惊症1例治验[J]. 中医杂志, 1986(03):26.

湘西鹤州医派

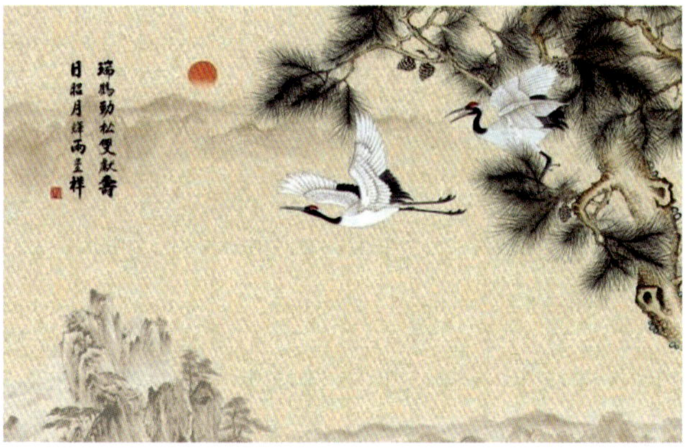

湘西，中华民族主要的发祥地，八千年湖文明的核心区，千古帝王将相的隐居地。鹤州，怀化及邻近县区的古称，湘西及五溪流域的中心，古老中国最后的净土。医派，医不传承三世不可为医，徒不播及三省不能称派，传三世播三省方为医派。

“湘西鹤洲医派”是在国家中医药管理局大力倡导传承中医流派学术思想的意见指导下，在国家中医药管理局中医流派推广办公室的大力支持下，由我国近代小儿推拿鼻祖湘西刘开运教授的入室弟子——湖南医药学院康复保健学院首任院长、中医药特色诊疗技术培训中心主任彭进教授2012年牵头开始创建，中和亚健康服务中心携同中华医促会儿科分会、中华中医药学会亚健康分会等单位，于2017年5月20日在山西运城正式启动开始向全国推广。

湘西鹤州医派创始人彭进祖上业医8代以上；还师从我国著名中医全科大家、近代小儿推拿鼻祖刘开运教授16年。刘开运乃御医后人，刘氏家族在湘西业医300多年。彭进学验俱丰，其先后学习了针灸推拿、中医医疗、西医临床、皮肤性病防治、养生保健、美容、康复治疗等专业。其从事临床30年、兼教学24年，乃怀化首届“名中医”，我国著名的推拿专家、儿科专家、亚健康防治专家及美容学者，其学生弟子遍布全国。

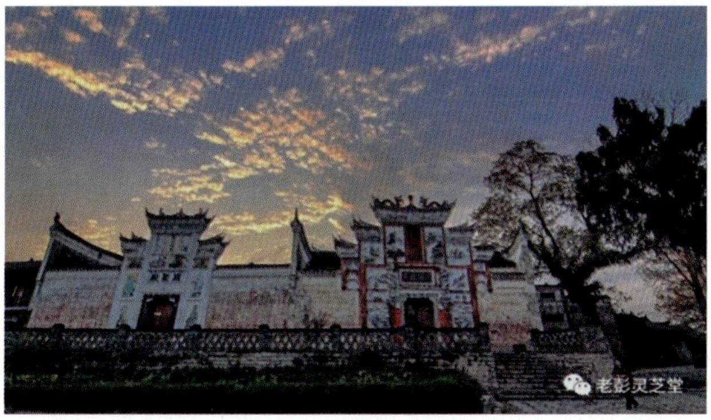

湘西鹤州医派，是直接传承内经、伤寒等古典中医的学术流派。是在全面整合湘西怀化地域中医、民间医、民族医学术思想与临床经验的基础上，努力挖掘《黄帝内经》《伤寒杂病论》等经典的精髓，融家传师承于一炉，继承并创造性地发展了一代宗师刘开运教授的“大全科、大整体、扶正为主、扶阳为重、以柔克刚”的学术思想和经验，临证中坚持“正气为本”“阳主阴从”“至柔者至强”的观念，综合运用千年湘西古老的中草医药、针灸、推拿、食疗、茶疗、气功、祝由，结合国学、国艺、养护等十大类手段，广泛开展各科常见病和疑难病以及亚健康的医疗保健、养生康复工作。

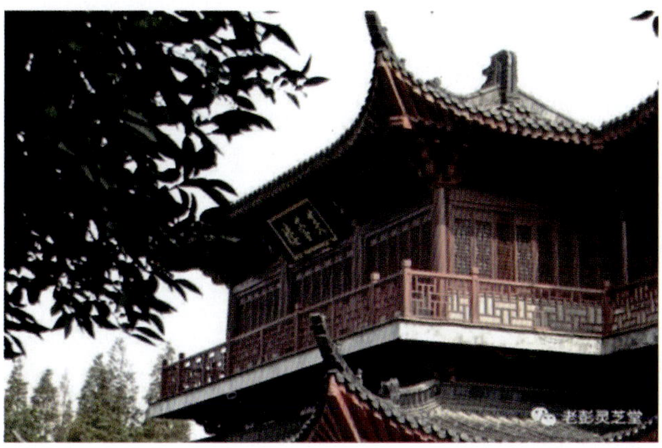

湘西鹤州医派传承和发展的刘氏小儿推拿特色诊疗技术，源自明代宫廷，是中华小儿推拿第一大流派，也是唯一进入国家中医学术流派的小儿推拿流派，其从1958年起被原卫生部作为规范推向全国。

鹤州医派医学手段十合一，鹤州医派用十法求十全，一推拿按摩二药三针灸，四气功导引五茶六食疗，七祝由求神八养九国学，十琴棋书画诗乐剑酒花。

鹤州医派始终以“传承古典全科中医、倡导自然绿色疗法、弘扬中华传统文化”为宗旨，以挖掘、继承、弘扬真中医为己任，以开办真正的中医进修大学，创办普济民众的中医产业链为途径！

湘西鹤州医派，计利应计天下利，求名须求万世名；始终坚持为天地立心，为生民立命，为往圣续绝学，为万世开太平。鹤州医派医艺结合，做的是文化，出的是健康！

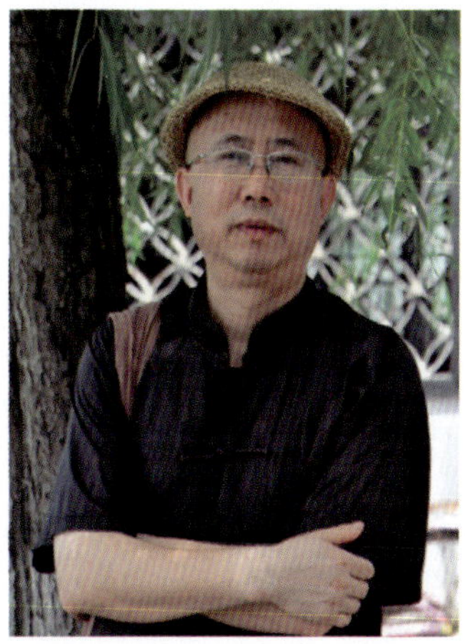
湘西鹤州医派创始人彭进

彭进，男，51岁，副教授、主任医师，湖南医药学院康复保健学院首任院长，怀化首届名中医，我国著名的推拿专家、儿科专家、亚健康防治专家及美容学者，湘西鹤州医派创始人。

现为湖南医药学院中医药特色诊疗技术培训中心主任、湖南医药学院国医堂负责人、怀化市中医康复技术研发中心主任、湖南医药学院职业技能鉴定所所长，还兼湖南医药学院针灸推拿、医学美容技术、康复治疗、健康服务与管理学术带头人，吉首大学客座教授，广州中医药大学保健技术研究所特聘研究员。

现任中华中医药学会少儿推拿发展共同体

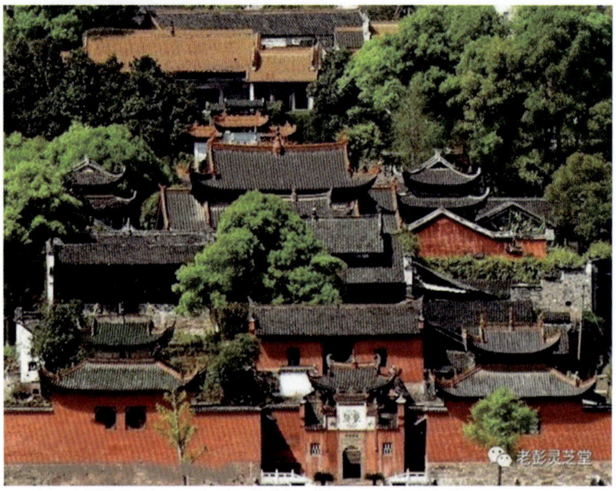

联盟副主席，全国儿童养生保健专家委员会副主任委员，中国民族医药学会教育分会副秘书长，中华中医药学会亚健康分会常务理事，中华中医药学会治未病专业委员会常务委员，中华中医药学会继续教育专业委员会常务委员，湖南省中医药学会推拿专业委员会副主任委员，湖南省中医药学会治未病与亚健康分会副主任委员，湖南省针灸学会常务理事，湖南针灸学会小儿推拿专业委员会副主任委员，湖南省针灸学会推拿康复专业委员会副主任委员，湖南省医学会康复教育专业委员会委员，湖南省康复协会中医药专长绝技分会副主任委员，湖南省太极拳协会常务理事，怀化市彭祖文化研究会会长，怀化市中医药学会副会长，怀化民族民间医药学会副会长，曾任第四、第五届中华中医药学会亚健康专业委员会副秘书长、一届中国民族医药学会教育分会副秘书长，等等。

其祖上业医八代以上，先后学习了针灸推拿、中医医疗、西医临床、皮肤性病防治、养生保健、美容、康复治疗等专业。师从我国著名中医全科大家、中国近代小儿推拿鼻祖、湖湘五经针灸推拿流派的宗师刘开运教授16年，先后工作于怀化市中医院、怀化医专等6家单位，从事临床工作30年、兼教学24年。

【学术方向】其直接传承内经、伤寒等古典中医的学术思想，是在全面整合湘西怀化地域中医、民间医学、民族医学术思想与临床经验的基础上，努力挖掘《黄帝内经》《伤寒杂病论》等经典的精髓，融家传师承于一炉，继承并创造性地发展了一代宗师刘开运教授的“大全科、大整体、扶正为主、扶阳为重、以柔克刚”的学术思想和经验。以疑难病防治、中医养生康复为学术研究方向。临证中运用《黄帝内经》《伤寒杂病论》等古典中医整体、辨证、全科的思想，坚持“正气为本”“阳主阴从”“至柔者至强”的观念，综合运用中药、针灸、推拿、食疗、气功导引、祝由等方法和手段，用大方、用复方，多扶正、重扶阳，寒热并用、表里同治，通过“理、法、方、药（针、灸、推拿等）”来扶正以祛邪、扶阳以散邪、以柔来克刚，广泛地开展各种常见病和疑难病以及亚健康的医疗保健康复工作。

【特长】能熟练运用中医的“理、法、方、药（针灸推拿）”，能综合运用千年湘西古老的中草医药、针灸、推拿、食疗、茶疗、气功、祝由，结合国学、国艺、养护等十大类手段，广泛开展各科常见病和疑难病以及亚健康的医疗保健康复工作，擅治颈肩腰腿痛、眩晕、头痛、胃肠疾病、肝炎、肾炎、咽喉炎、高血压病、高脂血症、失眠、结石，以及妇、儿、皮肤等科常见病和慢性病，对耳聋耳鸣、肿瘤、癌症、糖尿病、不孕不育、中风后遗症、脑瘫、截瘫、重症肌无力、尿毒症、帕金森氏症等疑难病也有一些独到的经验。

【成果】1998年创建的“灵芝堂”现已成为怀化“六十年六十大品牌”之一。其始终以“正针推之名、扬针推之威、振兴中医事业、弘扬中华文化”为宗旨，不遗余力地“传承中医国粹、倡导绿色疗法”。创建了湖南医药学院的针灸推拿系和康复保健学院，创办了湖南医药学院针灸推拿、医学美容、康复治疗健康服务与管理专业，培养相关专业学生数千人，培训欧美发达国家针推进修医生近百人。

还认真总结了湘西中医针灸推拿的学术经验，博采众家之长，发表论文20余篇，自编内部教材和教辅资料19本，为怀化市卫生系统主编《中医养生康复必读》，还主编、参编国家“十三·五”高校本科规划教材8本、研究生教材1本，赢得了社会各界人士的广泛赞誉。

汤氏医派

传承历史

“汤氏医派” 起源于祖师汤海南公，至今已相传五代，历经一百四十余年，世代行医，遵循古道，专注于中医气味气机疗法研究，且勇于创新，独创“汤氏医派中医气味气机仪治未病特色诊疗技术”，疗效显著，名闻三湘。

第一代，承字派。汤海南（1845年-1929年），派名，承南。男，于1885年首创香疗和气疗，由于医术精湛，医德高尚，名扬乡里。定“行医乃为善之道”的家训，乐善好施，亲自带徒教学，言传身教，并总结了大量临床经验及学术见解，惠及后人。

第二代，医字派。汤瀚卿（1891年-1952年）派名，医瀚。男，汤海南之五子，子承父业，自幼学文习武，熟读经典中医古籍，香疗及气疗功法相当突出，且武艺精湛，对于中医治疗跌打损伤经验丰富。

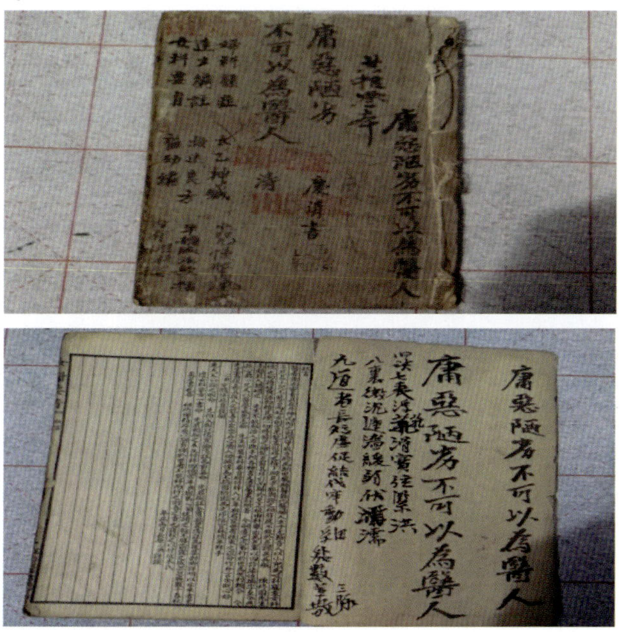

汤氏古医籍

陈景云（1882年-1965年），派名，医云。男，受汤海南赏识，收为学徒，学有所成后，助其自立门户，后陈将其女陈玉芝嫁给汤海南之孙汤碧桂。1944年因日本侵略轰炸长沙，遂搬迁益阳南县。1951年被国家授予首批由中南军政委员会发给的中医师执照。老年移居长沙养老，上门求医者仍络绎不绝。

第三代，道字派。陈玉芝（1902—1978年），派名，道芝。汤碧桂之妻，陈景云之女,对行医治病、医学书籍是耳濡目染。虽丈夫英年早逝，家道中落，但其鼓励子女自强不息，学习医术，为汤氏医术医德的传承及中医古典书籍的保存贡献诸多。

第四代，德字派。汤宗德，派名，德宗。男，1938年出生。中医副主任医师，汤碧桂与陈玉芝夫妇之子。因父早亡，少年寄养外祖父陈景云家，1952年随外祖父陈景云学医，为人清廉正派，以“身着白衣不沾尘”自勉，在60多年的中医临床工作中勇于研究，善于总结，积累了丰富的经验；同时支持中医事业的发展，带徒教学，培养了一大批基层中医人才。精通中医古籍并善于吸取现代医学知识，为广大群众排忧解难，广获民众赞誉。20世纪80年代自创“梦觉神枕”及“静养丹田法”功法歌诀：梦中静坐练丹田，舌抵天河任督连；经络畅通除百病，气药功法得延年。同时利用空药瓶、塑料管、气囊等制造了气囊式气味疗法器。1992年入选湖南省中医学会中医名人志。退休后一直坚持为上门求医的群众应诊。

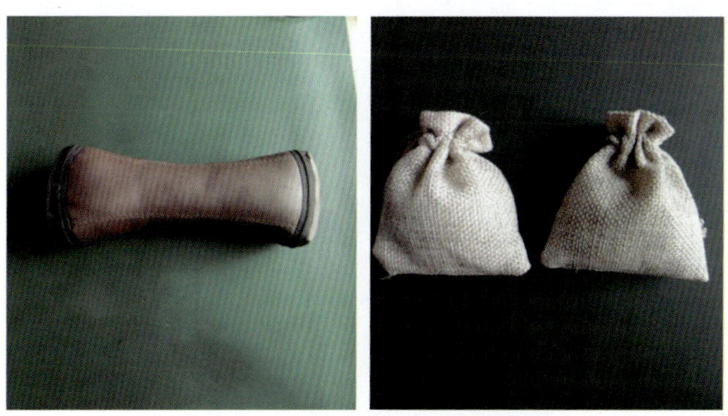

梦觉神枕及香囊

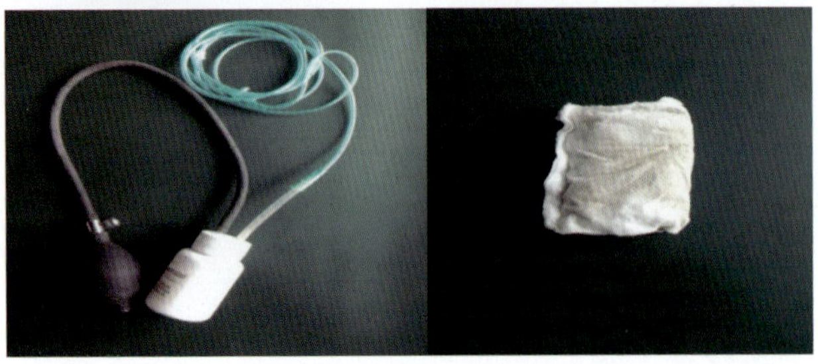

手动气囊式气味疗法器及手工中药包

第五代，常字派。汤宏勇（常宏）、汤红辉（常辉）、汤宏武（常武）、汤世球（常世）。汤宏勇，出生于中医世家，1978年随父学习中医中药，师承益阳市名老中医胡国良、汤宗德。1985年参加光明中医函授大学湖南分校学习，为两位国医大师熊继柏、孙光荣的学生。从事医疗工作30余年，积累了丰富的临床实践经验，尤其擅长对中医内科、妇科、皮肤科等疑难杂病的治疗，创立“温和调理，和谐轻松”的自然疗法和自然康复新理念，首创“气息疗法”增强人体气机功能，达到强身健体，祛病延年的目的。

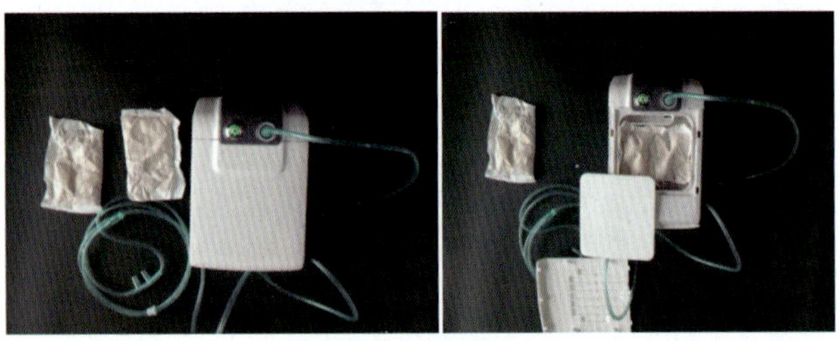

第一次开发的台式气味疗法仪及中药包

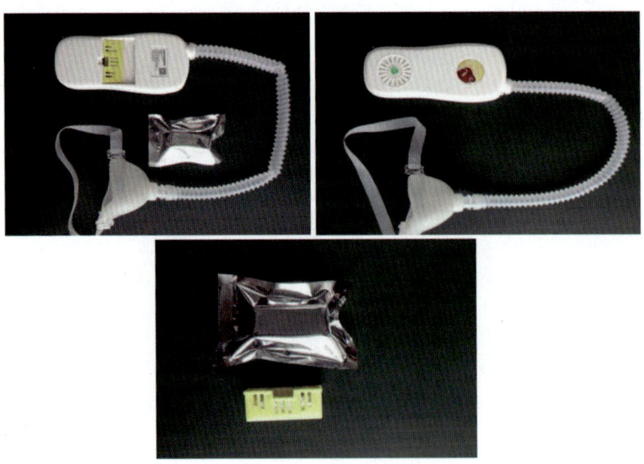

第二次开发的便携式气味疗法仪及中药包

罗宏斌，派名，常斌。1975年师从汤宗德学习中医，1977年恢复高考考入中山医学院医学系深造。现任广州市医师协会内分泌分会常委、广东省健康管理委员会内分泌分会委员、《糖尿病之友》杂志编委。擅长于诊治内分泌病和代谢性疾病，特别是在糖尿病、甲状腺疾病和性腺疾病的诊断和治疗方面有较深造诣。

李鹄鸣，派名，常鸣。男，教授，留德博士，享受国务院政府津贴专家，湖南省跨世纪学术带头人，鹄鸣山医派传承人。师从湖南著名的汤氏医派四代传人汤宗德老先生。

邬诗政，派名，常政。湖南省中医药和中西医结合学会第三届治未病与亚健康专业委员会委员，曾任南县人民医院院长。1997年拜汤宗德名老中医为师，积累了丰富的临床经验，对常见病、多发病的处理得心应手。

夏建文，派名，常文。湖南省中医药和中西医结合学会第三届治未病与亚健康专业委员会委员，曾任南县妇幼保健院院长。具有较好的专业理论基础和临床实践经验。于1997年拜汤宗德名老中医为师，深得临证心得，在其医德的熏陶下，博学众长，善于总结，对呼吸系统、消化系统、心脑血管系统的常见病、多发病、疑难杂症有丰富临床经验。

第六代，存字派。汤鉴，派名，存鉴。师承祖父汤宗德及父亲汤宏勇及湖南中医药大学杨志波教授，2008年就读于湖南中医药大学。现继续跟随中华中医药学会皮肤科分会杨志波教授深造学习，不断夯实中医理论及临床实践。

李利权，派名，存利。1997年2月承师于当地名老中医汤宗德老先生及汤宏勇门下学医。在工作中谨遵师傅医训，在学术上秉承师派“重脾胃之后天之本，和肾气先天之本，调脏腑之阴阳平衡”的观点，在当地深得百姓认可和信赖！

学术思想

1. 在《黄帝内经》“余知百病生于气也，怒则气上……”。“气和而生，津液相乘，神乃自生”。朱丹溪：“气血冲和，万病不生，一有怫郁，诸病生焉。故人身诸病，皆生于郁”。的理论指导下，汤氏家族历经5代，创立并发展了《汤氏医派气机理论》及“温和调理，和谐轻松，以自然之道，养自然之身”的惜生理念。

2. 利用“温和调理，和谐轻松”的自然疗法和自然康复新理念，首创“气息疗法”增强人体气机功能，增强新陈代谢，强身健体，祛病延年。

3. 在继承前人芳香疗法的基础上，运用中医气味归经理论与临床实践，根据古方神圣辟瘟丹，利用白芷、艾叶、苍术、山奈、公丁香、薄荷脑、菖蒲等芳香、易挥发之药物按适当比例粉碎制备成气味易散发的中药空气过滤包。其散发出的植物清香气味能够最大限度地到达鼻腔，起到祛风散寒、除湿通窍、清热解毒、除肿消胀之效，以达到治疗目的。

4. 本着“气为百病之长”的特点，从气论治，运用于中医内科、妇科、男科等疑难杂病的治疗。擅长治疗哮喘、支气管炎、心血管疾病、糖尿病、阳痿早泄、男女不孕不育、月经不调、痛经、胃炎、便秘等。

5. 汤氏卧式气机疗法：首先全身放松，平躺，闭目，轻叩齿，手放于身体的两侧，用鼻缓慢吸气至腹腔，同时缩阴、双手慢慢地向肚脐靠拢，左手在下，掌心向下，脚尖向上钩，尽力吸满；闭气，意念气聚于肚脐，时间以个人耐受力而定；全身放松，口微张，将吸至下丹田没有转化为热能的游离气体缓慢呼出至尽为一个周期，同时提肛、双手慢慢放回身体两侧，如此循环往复的练习5—10分钟，每天三次。

医派特征

1. 汤氏医训

身着白衣不沾尘，动机纯朴为人民；
举止安和宜醇谨，学习经典要求精。
虚心好学除骄气，忌心勿起树医风；
出诊毋俱风和雨，扶危莫道富贵贫。
世人气和都福康，何愁医者苦与辛；
虽云语沸行宜稳，壮志常怀圆好梦。

2. 汤氏医派的标志

“汤氏医派”第五代嫡系传人汤宏勇医师对汤海南公遗学学术思想进行整理、挖掘，秉承着医德常存，人民福康的传承意志，根据“温和调理，和谐轻松”的自然疗法和自然康复新理念，制定了汤氏医派的门派标志（LOGO）。

汤氏医派 LOGO 将中国传自然文化与中医药有机结合，图中主体是以一棵参天不老松，寓意人体健康长寿，象征生命的蓬勃和生生不息，亭亭如盖的树顶衍生成“祥云”图案，“祥云”最早起源于周代中晚期，云气神奇美妙，自然形态变幻魅力超凡，千年来中华民众将其视为吉祥、高升的象征，其二者的融合，代表中医天地人的整体观念，同时，圆形背景由其一分为二，棕色和黄色分别代表阴和阳，是中医自然阴阳学说的体现，这阐明了“汤氏医派”与传统中医文化相源相承的紧密联系，同时也表现了汤氏希望当下中医能事业蓬勃发展，人人康健长寿的美好愿景。

3. 传承谱字

汤氏医派自汤海南公创立以来，至今已有一百四十余年的传承历史，是有着仁爱精神的中医世家，其经历了从1896-1948年的兴盛，到1949-1976年的衰退，再到从1977年起又开始走入复兴的历史阶段。汤氏医派能在艰难时刻也能维持对中医事业的承继，并再次走向复兴发展，传承谱字发挥的作用功不可没。它使汤氏的传承谱系更加清晰明了，同时也时刻提醒汤氏后人，自身济世为民的医学责任，督促其进步发展。

汤海南公，为鼓励后人继承岐黄之术，遵循行医为善的家训，以“承”字为起点，制定了“承医道，德长存，动机纯，为人民，气和顺，都福康，怀壮志，方圆梦”的传承谱字。这寄托了他希望后人通过继承或拜师学医，能精于医道，重德行，遵守汤氏医训，始终不忘医者为民的责任，服务百姓的美好愿景。

传承谱系

承医道，德常存，动机纯，为人民，气和顺，都福康，怀壮志，方圆梦

第一代　汤海南
第二代　汤瀚卿　陈景云
第三代　陈玉芝
第四代　汤德宗

第五代　汤宏勇　夏建文　罗宏斌
　　　　汤宏武　李鹄鸣　汤红辉
　　　　郭诗政　汤世球

第六代　汤　鉴　李存利

一百五十载“汤氏医派”世代相传，传承有序，人才辈出 “汤氏医派”部分传承谱系人：

代表性传承人简介

第四代，德字派传人

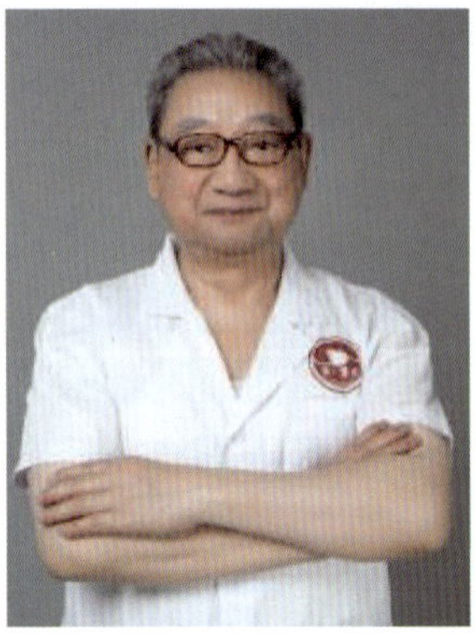

汤宗德，派名，德宗。男，1938年出生。中医副主任医师。1976年任中鱼口医院主任、院长等职。1984年当选并连任南县政协一、二、三届委员，同年光荣加入中国共产党。1987年被评为“四化”先进工作者；1992年授予益阳地区名老中医称号，同年入选《湖南省中医学会中医名人志》；1998年聘任《现代名医大典》特约编委；2004年出席在北京人民大会堂召开的全国第二届名医大会。在60多年的中医临床工作中勇于研究，善于总结，编写多篇论文，曾在学会及省中医杂志发表。对内、妇、儿、风湿、男性病等疑难杂症治疗经验丰富，治疗睡眠障碍深得病人好评，对乙脑、痿证、心血管病、不孕不育及肿瘤等疑难杂病的治疗有较深造诣。2007年患结肠癌和直肠癌中晚期，在湘雅医院术后，拒绝化疗，坚持自服中药和气机疗法训练，至今84岁还坚持正常接诊患者。

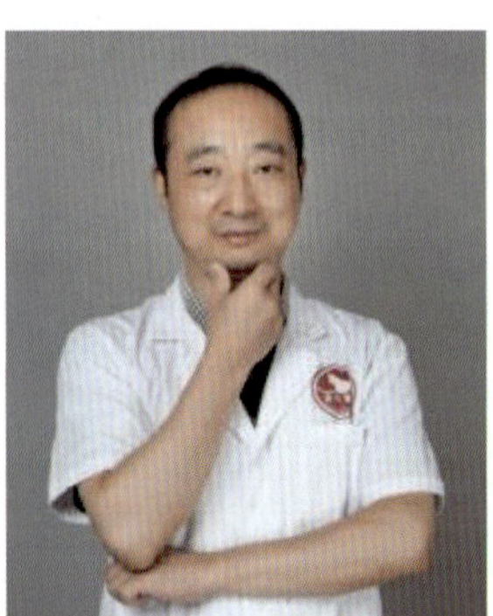

第五代，常字派传人

汤宏勇，派名，常宏，男，1964年出生，湖南南县人，出生于中医世家。1978年随父学习中医中药，师承益阳市名老中医胡国良、汤宗德，1985年参加光明中医函授大学湖南分校学习，为两位国医大师熊继柏、孙光荣的学生。现任世界中医药学会联合会亚健康分会理事，中华中医药学会治未病分会常务理事，北京中和亚健康科学研究院高级研究员，湖南省中医药和中西医结合学会国际合作专业委员会常务委员，是《二十一世纪人才库》第一卷和《世界医学名人录》入选者。从事医疗工作30余年，积累了丰富的临床实践经验，尤其擅长对中医内科、妇科、皮肤科等疑难杂病的治疗。发表多篇学术论文，并被选入《中国当代效验方药荟萃》《香港国际名医宝典》等书籍，获得过“国际医学交流优秀成果金杯奖”和“发展中国民间中医药学术贡献奖”等多个奖项，并获医疗器械国家发明和实用新型专利10余项。

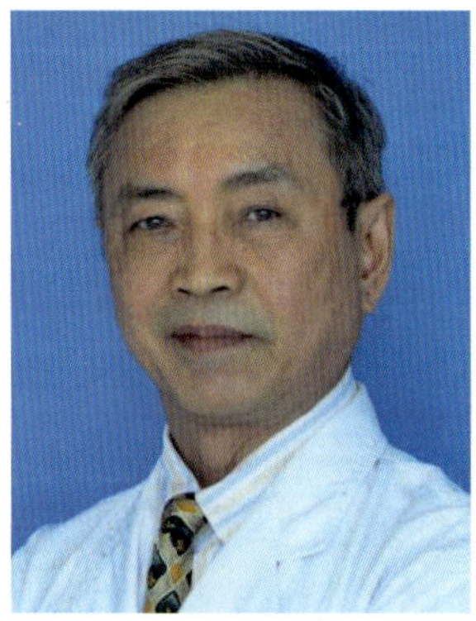

罗宏斌，派名，常斌，男，主任医师，教授，硕士研究生导师，广州市劳动模范，享受政府特殊津贴专家。1975年师从汤宗德学习中医，1977年恢复高考考入中山医学院医学系深造。现任广州市医师协会内分泌分会常委、广东省健康管理委员会内分泌分会委员、《糖尿病之友》杂志编委。擅长于诊治内分泌病和代谢性疾病。特别是在糖尿病、甲状腺疾病和性腺疾病的诊断和治疗方面有较深造诣。参研过4项国家级科研项目，主持省、市、自治区科研项目5项，发表科研论文20多篇，合编医学专著5部，获得国家专利2项。

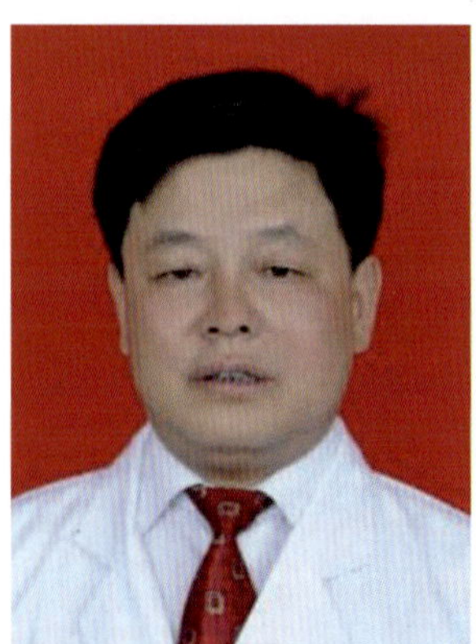

夏建文，派名，常文。中医内科副主任医师，毕业于湖南省中医学院。湖南省中医药和中西医结合学会第三届治未病与亚健康专业委员会委员，曾任南县妇幼保健院院长。具有较好的专业理论基础和临床实践经验。于1997年拜汤宗德名老中医为师，深得临证心得，在其医德的熏陶下，博学众长，善于总结，对呼吸系统、消化系统、心脑血管系统的常见病、多发病、疑难杂症有丰富临床经验。

汤氏医派学术贡献

1. 第二代陈景云，治疗已数月未愈的手足麻木，用灵仙、苍术、北风、生黄芪、桂枝、白芍、茯苓、半夏、青皮、陈皮、粉草、薏苡仁、木瓜、生姜、红枣组成的风痹方治疗，只用20多剂，方中注重理气祛湿能取得较好疗效。

2. 第四代汤宗德，在继承陈景云的学术经验基础之上用麦门冬粥治疗痿症，并在《湖南中医杂志》1991年第三期发表。

3. 第五代汤宏勇，根据家传秘方，结合10多年的临床经验，自创外用“万应散”，对复发性口腔炎、舌炎、齿龈炎、皮肤溃疡、金疮、烧烫伤等疗效甚佳，刊载《特效方药荟萃》一书中。该方选用苦寒入心、脾、胃经的大黄、地榆，佐以血竭、枯矾配制而成，大黄半生半熟，地榆生用，四药共碾细末。

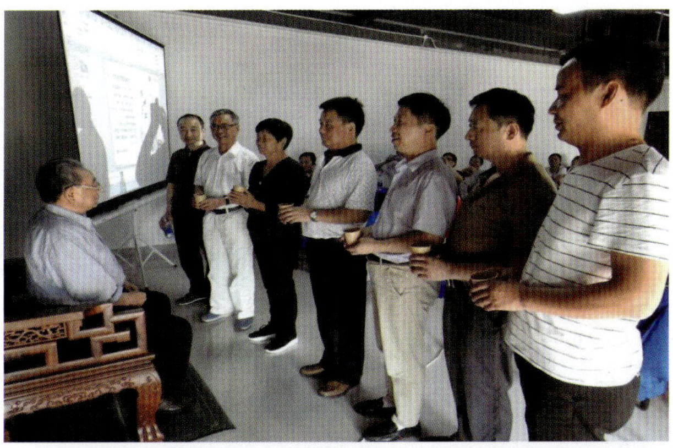

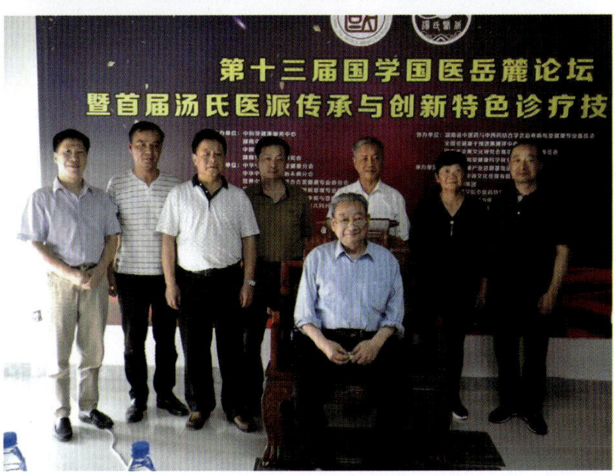
第十三届国学国医岳麓论坛
暨首届汤氏医派传承与创新特色诊疗技

4. 第五代汤宏勇，用定喘汤加减及肺俞穴注射敷贴等汤氏三联疗法，治疗哮喘5-15天能止咳平喘，坚持3-6个月调理，并坚持练习气息疗法，复发率极低。创导保值治疗新概念，杜绝鱼龙混杂，虚假宣传，维护消费者利益。

5. 现在已正式成立汤氏医派开始医道技艺传承。

6. 第五代汤宏勇，独创了“汤氏医派中医气味气机仪治未病特色诊疗技术”。

德瑜推拿医派

“德瑜推拿医派”是由国家二级教授，国家中医药管理局中医药重点学科推拿学科带头人，湖南省高层次卫生人才225工程湖南省医学（推拿）学科带头人，湖南省新世纪121工程人才人选，株洲市名中医，湖南中医药高等专科学校推拿研究所所长王德瑜教授。在湖南省中医药管理局，中华中医药学会亚健康分会有关领导的指导及见证下，于2019年中华中医药学会亚健康分会年会暨第十次“治未病”及亚健康防治论坛的大会上正式成立成立。

其从小习武，因武学中医，师承湖南省推拿前辈、名中医顾嘉雄教授，湖南中医药高等专科学校推拿专业创始人、学术、学科带头人，遵循“医武同源”和“师承相授”的理念和核心，一直从事推拿技艺传承性教学、临床、科研和对外技术服务基层一线工作30余年，不忘初心、牢记使命，以德树人，追求德技双馨、工匠精神，循序渐进、滴水穿石，坚守沉淀，一直坚守推拿专业教学、临床、科研和技术服务一线工作，走过了摸索、整理、提升和特色形成四个阶段。形成的 “德瑜”推拿技艺传承特色和品牌。传承并弘扬中医传统外治调理推拿技艺瑰宝，取得了很好的社会效益。

德瑜推拿医派核心精神

德瑜推拿医派主要讲究医武精神：救死扶伤、服务健康、爱岗敬业、恪尽职守、大医精诚、公平公正等，在磨炼推拿技术的同时也必须勤练功法，保全自身，爱护他人。

德瑜推拿医派核心思想

推广中医文化，传承推拿技术，树立行业标准，提升中医养生行业专业水平，服务于大众，让更多亚健康人群远离痛苦与疾病。

德瑜推拿医派师训

为人风格：与人为善、诚实谦和、严于自律、敢于承责。

处事风格：忠孝做人、务实为本、稳劲做事、敬业精进。

学习风格：博学精广、学贯中西、突出特色、传承创新。

行医风格：推拿技艺、养治并重、保全形神、基于科学。

团队风格：尊贤尚德、精诚协作、优势互补、持续前行。

信念风格：医释儒道、笃学高雅、中华传统、气贯环宇。

德瑜推拿医派标志

德瑜推拿医派

门派第子服饰展示

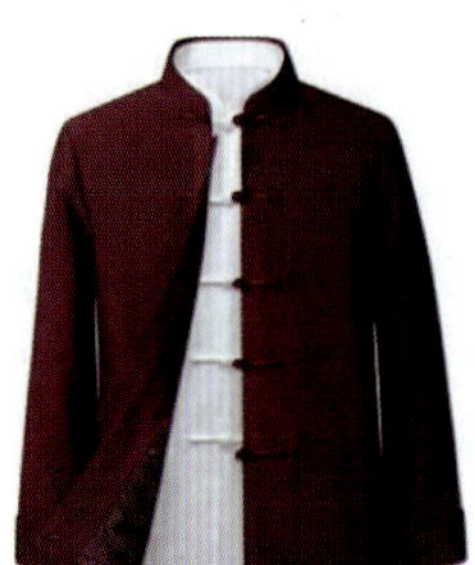

红衣弟子

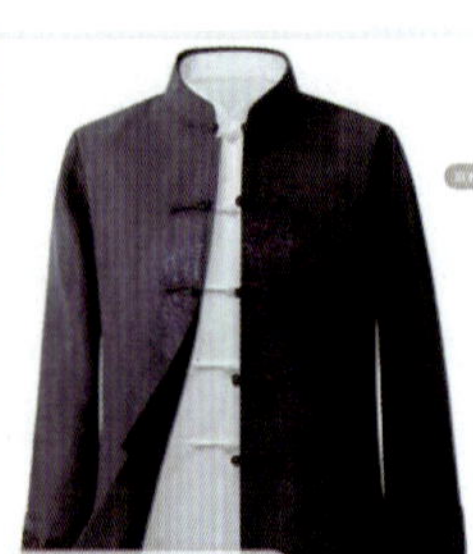

蓝衣弟子

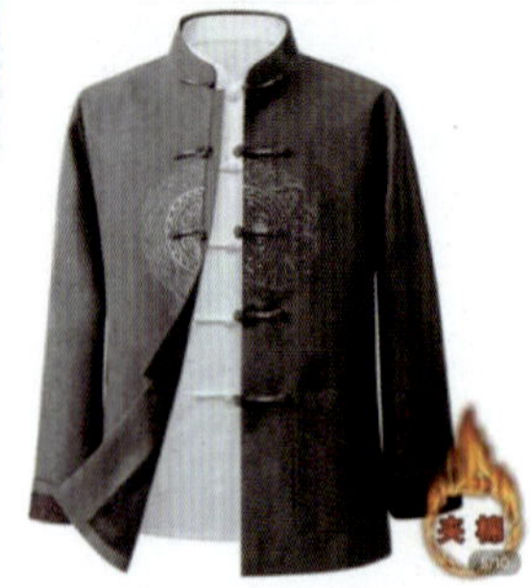

青衣弟子

河东少儿推拿流派

一、源流及传承谱系

（一）源流

1. 扁鹊　扁鹊（公元前407年-公元前310年）是战国时期著名的医学家。西汉初年韩婴所著的《韩诗外传》就记载了扁鹊在河东（现在山西运城一带）行医时医治虢国太子的经过：“扁鹊过虢侯，世子暴病而死。……扁鹊入，砥针砺石，取三阳五输，为先轩之灶，八拭之阳，子同药，子明灸阳，子游按摩，子仪反神，子越扶形，于是世子复生”。这说明推拿按摩在战国时期已成为重要的治病方法之一。司马迁的《史记》所记载的扁鹊治疗虢国太子尸厥与《韩诗外传》相同：“其后扁鹊过虢，虢太子死，……扁鹊乃使弟子子阳厉针砥石，以取外三阳五会。有閒，太子苏。乃使子豹为五分之熨，以八减之齐和煮之，以更熨两胁下，太子起坐。更适阴阳，但服汤二旬而复故”。虢国即现在运城的芮城、平陆县一带。据有关史料和现存文物考证，扁鹊带领弟子在河东（现在的山西运城区域）用推拿、针灸为百姓治病，深受欢迎。后人为纪念扁鹊而修建的神医扁鹊之庙依然完好地保存在永济市清华镇，扁鹊的推拿医术在河东民间世代相传，直至今日。

2. 第一代：杨钊（1920年-1998年），山西浮山人。早年读私塾时就学会了流传于河东大地的少儿推拿技术。抗日战争时期，他凭借高超的少儿推拿医术为掩护，在运城一带从事党的地下工作，是当时小有名气的少儿推拿医生。1983年离休后，发挥余热，继续挖掘整理流传于运城一带的少儿推拿资料，认真研究少儿推拿医术，挂牌义务行医，利用一技之长，无偿为儿童推拿治病共计10余万人次。他主编的《育儿保健临床推拿三百例》由山西教育出版社出版发行。1996年，山西省电视台和中央教育电视台联合为杨钊拍摄了50集少儿推拿电视专题片，通过卫星电视向全球播放，将少儿推拿这个神奇而悠久的绿色疗法推向了世界。1984年，杨钊接收孙德仁为入室弟子，将自己的毕生经验倾囊传授。1992年，杨钊倾其全力帮助孙德仁成立了山西省运城中医小儿推拿学校（现更名为山西省河东中医少儿推拿学校），担任学校的名誉校长。杨钊先生不仅是孙德仁从事少儿推拿的启蒙老师，也是挖掘、整理河东少儿推拿流派理论与技术的有功之人，是推动河东少儿推拿流派走向成熟的重要人物。

3.第二代：孙德仁，男，汉族，1956年1月出生。现居住山西省运城市盐湖区；大学本科学历；中医主任医师。现工作于山西省河东中医少儿推拿学校。河东少儿推拿流派的第二代传承人。

1983年毕业于山西中医学院并分配到山西运城地区中医院儿科。拜河东少儿推拿名家杨钊为师，得其亲传。后拜海派儿科推拿大家金义成教授为师。潜心学习研究河东民间儿科名医任化天的“按摩胸腹法”及全国小儿推拿各流派的推拿技术及学术思想，在扁鹊推拿的基础上，博采众长，汇通创新。首创少儿亚健康推拿调理分支学科，完善了河东少儿推拿流派的理论和手法体系，使河东少儿推拿流派焕发活力，再现辉煌。孙德仁也成为河东少儿推拿流派走向成熟的关键人，是当代河东少儿推拿流派继往开来的代表性人物。

1992年，孙德仁在恩师杨钊的大力帮助下，创办了山西省河东中医少儿推拿学校（原名称为山西运城中医小儿推拿学校），潜心致力于少儿推拿教学、临床、科研工作，培养了数以万计的少儿推拿专业人才，遍及京、沪、浙、湘、闽、晋、秦、豫、冀、内蒙古自治区等地，走出了一条以少儿推拿养生保健为特色的治未病之路。

2014年-2015年，学校承担了山西省中医药管理局委托的“全省基层医疗机构小儿推拿技术培训班”20期共计2000余人的培训工作。2014年，鉴于孙德仁在少儿推拿领域所取得的成绩和贡献，他被聘为山西省中西医结合医院名中医工作室师带徒指导老师。2015年5月，孙德仁当选全国少儿推拿调理专家委员会主任委员。

河东少儿推拿流派在推广普及少儿推拿工作中所取得的成绩也得到了国家有关部门的认可和好评。2009年，河东少儿推拿流派的代表人孙德仁应邀参加了由国家中医药管理局人事教育司立项的“亚健康学科体系的建设”工程，作为主编承担了《亚健康专业系列教材》之一的《少儿亚健康推拿调理》编写工作；2010年承担国家中医药管理局立项、中华中医药学会提出并发布实施的《中医养生保健技术操作规范·少儿推拿》起草工作；2011年承担国家中医药管理局立项、中华中医药学会亚健康分会提出、审定的《亚健康服务规范·少儿推拿调理》起草工作；2010-2019年，孙德仁作为总主编，组织领导了由中国中医药出版社出版发行的《少儿推拿专业系列教材》共计11本的编辑工作，并担任其中7本教材的主编。受北京世纪悦然文化传播有限公司的委托，孙德仁主编的少儿推拿科普著作《父母是孩子最好的推拿调理师》由中国轻工业出版社出版发行，此书的出版发行取得了良好的社会效益，获得众多读者的好评。受北京藏象教育咨询有限公司委托，孙德仁主编了国家卫健委能力建设和继续教育中心、中国健康促进基金会共同立项的岗位能力提升指定培训教材《中国健康服务业岗位能力提升培训项目系列教材·少儿推拿保健》，该教材由吉林出版社出版发行。2016年，孙德仁受世界中医药学会联合会儿童保健与健康教育专业委员会和北京保护健康协会的委托，主编了《少儿推拿实用教程》，该教程由中国轻工业出版社出版发行。2017年，再次受北京世纪悦然文化传播有限公司的委托，孙德仁主编的科普著作《孙德仁小儿推拿百病消》一书由中国轻工业出版社出版发行。2018年12月，孙德仁参与编写的

《中国推拿全书》由湖南科学技术出版社出版发行。2019年1月，孙德仁担任副主编的《中国儿科推拿》由河南科学技术出版社出版发行。2019年9月孙德仁主编的第三本少儿推拿科普著作《小儿推拿简易图解》由中国轻工业出版社出版发行。2019年10月，孙德仁主编的《少儿心理行为异常推拿调理》由中国中医药出版社出版发行，将少儿心理行为异常引入推拿治疗调理是河东少儿推拿流派的创新之作，前无古人。2020年1月，孙德仁担任副主编的《小儿脏腑推拿》由人民卫生出版社出版发行。

2012年孙德仁参加“山西省农村卫生适宜技术研究与应用”项目并获“山西省科技进步一等奖”。

对中医学锲而不舍的追求和推广普及少儿推拿事业、为儿童身心健康方面做出的杰出贡献，使孙德仁于2017年成为山西省名中医。2017年10月，孙德仁当选山西省中医药学会少儿推拿专业委员会主任委员。2018年11月，孙德仁当选为中华中医药学会少儿推拿传承发展共同体主席。2019年9月，孙德仁被北京中医药大学聘请为中医临床特聘专家。

（二）传承谱系

为使河东少儿推拿流派后继有人，发扬光大，自2011年至今，河东少儿推拿流派的当代掌门人孙德仁共接收了王建红、张九龙、郑建军等徒弟，谱写了河东少儿推拿流派继往开来的传承新篇章。

第一代　杨　钊

第二代　孙德仁

第三代　王建红　黄博明　张九龙　贺　磊
郑建军　师晓乐　梁晓阳　李晓斌
张淑贤　杨晓红　王峰峰　夏慧萍
吴佳荣　许　冰　吕红玲　陶牡丹
王　娜　陈博睿　冯俊平　任俊太
刘冰赞　魏　萌　周炳南　闫震乾
杨　岩　王　刚

二、学术思想

（一）保健与治疗相融

河东少儿推拿流派注重养生保健，首创少儿亚健康推拿调理分支学科，创新少儿亚健康理论并付诸于实践。不仅使小儿推拿拓展为少儿推拿，并将其应用范围扩展到养生保健、调理亚健康状态、调理少儿心理行为异常等领域，融养生、保健、治疗为一体，强调“以人疗人”“用生命影响生命”，是“绿色医疗”理念的具体实践。

（二）先天后天统一观

先天与后天虽有区别，然其相互资助，相互促进，密不可分。少儿推拿理论认为，少儿先天与后天统一于神阙穴。神阙穴乃神之所舍，生命力之所在；又是神气通行出入之门户，为胎儿从母体获取营养以维持其生命活动之通道。故神阙穴为先天之本源、生命之通路，又为后天之根源，十二经之发源地，乃经络之总枢，经气之海，与人体五脏六腑、脑髓胞宫、五官九窍、四肢百骸、皮毛骨肉有着密切的生理、病理联系。

河东少儿推拿流派独特的“神阙静振法”就作用于神阙穴。

（三）经络系脏腑，命根在脚上

少儿推拿调治临床疑难杂症时，除常用穴位手法外，多用循经推拿法。根据《黄帝内经》“年少则求之于经”理论，认为“经气内连脏腑，外络形身，主外内出入之枢也”“五脏之道，皆出于经隧，以行血气。血气不和，百病乃变化而生”；“经隧有邪，则变生百病。知者守其经隧而调之，是谓调经”“善治者，知邪入于经，即从经而外解”。

少儿推拿手法作用于体表局部，通过经络行气血、濡筋骨的作用影响到内脏及其他部位，改善和调整脏腑功能，使脏腑阴阳得到平衡。这种调和气血、平衡阴阳的作用是通过经络而发挥的，故“年少则求之于经”是少儿推拿之理论核心，亦是少儿推拿治病求本之道。

依据“上病治下，滋苗灌根，以脾肾为资生立命之本”（《孟河马培之医案论精要•噎膈》），“病在上，取之下”（《素问•五常政大论》），少儿推拿引入了足部全息胚反射疗法。以轻快柔和的手法刺激少儿足部特效穴，改善五脏六腑功能，增强少儿体质和抗病能力，针对脑瘫、抽动症、肌性斜颈、哮喘、腹泻、近视等多种先天不足与后天失调病症，取得了很好的效果。

（四）注重脾胃

脾胃为后天之本，气血生化之源。脾胃学说，是少儿养生保健、调理少儿亚健康状态和治疗少儿疾病的基本理论和核心。少儿推拿在理论上特别强调脾胃学说的重要性，认为脾胃功能的强弱直接影响少儿的生长发育和对疾病的抵抗能力。因此，调理脾胃功能是少儿养生保健、调理少儿亚健康状态和治疗少儿疾病的关键，也是少儿推拿临床实践的理论基础。

（五）从胆论治

“从胆论治”从 “凡十一脏取决于胆”引申而来，既阐述了胆在少儿生理病理上的实际意义，又与少儿推拿密切相关。胆具有防御和消除某些精神刺激（如大惊、卒恐等）影响的功能，以维持和控制气血的正常运行，对确保脏腑相互之间的协调关系有着重要作用。少儿“脏腑脆弱，易于惊恐”，胆气虚弱，则正气虚弱，内伤外感，极易伤少儿稚嫩之胆气，使其阴阳失调，气血紊乱，发生疾病。

胆气伤则波及五脏：波及于心，则神不守舍；波及于肝，则疏泄失职；波及于脾，则运化失司；波及于肺，则宣肃失常；波及于肾，则摄纳失权。少儿推拿就是通过一定的手法作用于相应的穴位，促进和加强肝胆之疏泄功能，壮胆益气。俟少阳胆之功能正常，气机调畅，升降出入有序，阴阳气血平衡，“气以胆壮，邪不能干”，诸脏皆安。“从胆论治”对于指导少儿推拿临床实践具有重要意义。

三、技术特点

（一）形神合一

在少儿推拿调理治疗过程中，要全神贯注，心无杂念，形神合一。要求施术者摒除杂念，专心致志，使神发于心、神御于气、气贯于手，使手的感应性和灵敏性都达到最佳状态，此即“医者于用法时，具全副善念慈心，无半点浮词躁之，则一切神而明之，存乎其人矣”之意。正所谓“一旦临证，机触于外，巧生于内，手随心转，法从手出”，手到意到，意到气到，气到功到，功到则效果自见，这是形神合一的完美状态。

（二）手法要求

少儿推拿手法操作要达到轻、快、柔、实，即：轻快柔和，平稳着实，持久均匀，深透有力。可以简要的总结为：轻而不浮，快而不乱，柔而不滞，实而不断。

四、特殊手法及特效穴

（一）神阙静振法

神阙静振法是河东少儿推拿流派的独特操作技法。

神阙静振法操作时要求手热心静，全神贯注，所谓“气行似泉、神静如岳”，是河东少儿推拿流派神阙静振法之操作要领。

1．呼按吸提　施术者将手烤热或搓热，手心（内劳宫）轻覆少儿神阙穴（肚脐）上，手要轻，心要静，聚精会神于手掌，细心感受少儿之呼吸，随少儿之呼吸逐渐调节自身呼吸以配合 少儿呼吸，当两者呼吸达到同一频率后再逐渐以施术者自身呼吸去引导少儿之呼吸，呼按吸提，不即不离，动中有静，静中有动，动静结合，形成共振，是神阙静振法的关键。

2．动静结合　动静结合之动，从外而言，是随少儿呼吸之节奏呼按吸提，形成共振，是为动；从内而言，是指少儿之气机升降有序，气行似泉，此亦动，即所谓静中有动。动静结合之静，从外而言，施术者之操作手应轻覆少儿神阙穴上，无按、压、摩、揉、推等动作，是为静；从内而言，施术者当心无旁骛，凝聚于手，神静如岳，此亦静，即所谓动中有静。

3．临床应用　神阙静振法功能健脾补肾、和胃理肠、温经通络、散结通滞，具有驱外感诸邪、清内生诸积、调阴阳气血、理脏腑气机之效。

神阙静振法技法独特，疗效显著，操作简单，安全舒适，无任何痛苦，更无副作用，所以不论是少儿的日常养生保健，抑或少儿亚健康状态，还是脾系、肺系常见病症，或是少儿心理行为异常，都可以运用神阙静振法进行调理、治疗。

神阙静振法操作大法为“聚神、调息、持久”，要求施术者聚精会神，细心感受少儿之呼吸，随少儿之呼吸逐渐调节自身呼吸以配合少儿呼吸，当两者呼吸达到同一频率后再逐渐以施术者自身呼吸去引导少儿之呼吸，呼按吸提，形成共振，神阙静振法的操作时间不应少于20分钟。

（二）循经推拿法

循经推拿法是以中医理论为基础，经络学说为依据，辨证论治为原则，沿着少儿十二条正经在体表的循行路径施以推拿手法的一种纯自然疗法。通过疏通经络，调和气血，调节脏腑，使气机升降有序，阴阳平衡，达到调理少儿亚健康状态、治疗少儿病症、增强少儿体质之目的。循经推拿法是河东少儿推拿流派的特色疗法。

1. 操作　在经络循行的四肢及头部路径相应皮部施以推按、推揉、点、揉、按、弹拨等操作手法，审虚实迎随补泻，循经络整体调理，阳性点着重处置，五腧穴随证加减。

2. 临床应用　根据少儿亚健康状态或病症表现，四诊合参，确定病因病机，辨证选择相应经脉施术并以相关腧穴为推拿重点。

（三）特定穴

1. 止泻穴

位置：足外踝向下作垂直线，与赤白肉际相交处。

操作：点法或按揉法。

临床应用：此穴为河东少儿推拿流派经验穴，主治少儿腹泻，特别是虚证、寒证之腹泻必用止泻穴。

2. 止咳穴

位置：足拇指跖骨外侧，行间穴与太冲穴成一带状区。

操作：推揉法或推按法。

临床应用：主治少儿咳嗽之症，不论外感内伤，皆配以止咳穴。

3. 镇静穴

位置：双足拇指的整个指腹。

操作：旋推法。

临床应用：对少儿因惊吓等原因引起的夜啼、夜眠不安、腹泻、厌食等，必用镇静穴。旋推镇静穴还有增高、益智之功效。治疗脑瘫患儿亦常用旋推镇静穴。

4. 消食穴

位置：足底部第1跖骨底与楔骨间成一带状区。

操作：推揉法或推按法。

临床应用：对少儿常见之食欲不振、消化不良、疳积等脾胃病症，必用消食穴。

国医年鉴

GUOYI LIANJIAN

2020

治未病与亚健康

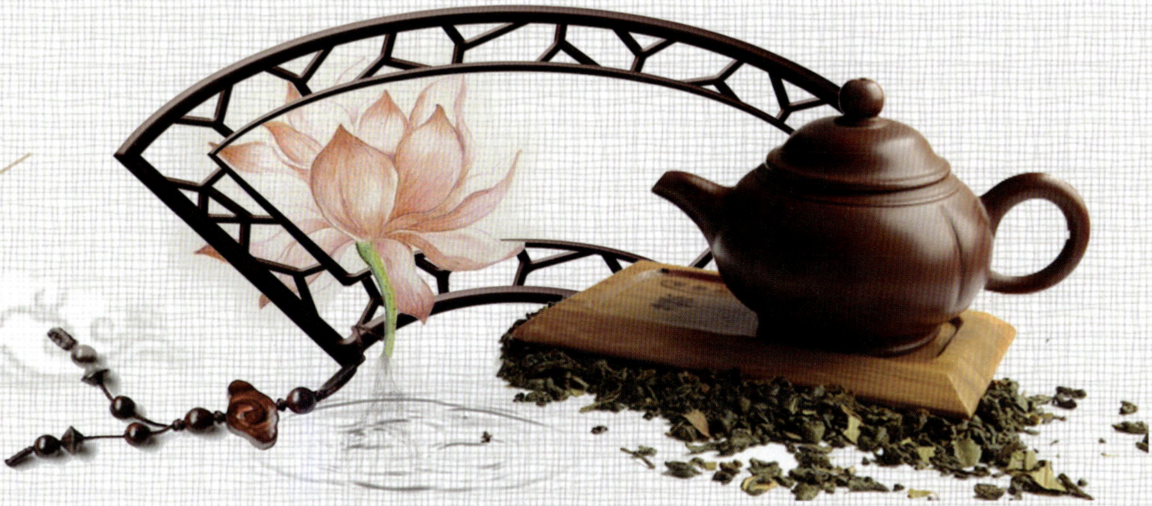

治未病与亚健康

治未病健康工程进展

三足鼎立 亚健康产业总部基地花落长沙

目前大健康产业发展迅速，从全国范围来看，健康产业已经呈现出区域化、规模化、集约化、特色化的趋势。由于广州、上海发展健康产业较早，形成了中医美容看广州，日化护理看上海的格局。之前基于中医与亚健康理论的专业调理产品生产厂家、科研机构、专业服务机构等分布于全国各地，并没有聚集并形成产业规模。

健康中国是国家战略，市场规模巨大，按照国家中医药管理局发布的《中医药健康服务发展规划（2015-2020）》要求，明确提出2020年实现中医药健康服务产值3万亿。其中，据不完全统计亚健康产业可以实现产值1万亿。在此背景下，2019年1月27日，由中和亚健康服务中心、世界中医药学会联合会亚健康专业委员会、中华中医药学会亚健康分会、中华中医药学会治未病分会共同主办的“大健康产业集群化建设与运营模式研讨会暨亚健康产业总部基地首批企业入驻仪式”在中和大汉健康城暨中国亚健康产业总部基地隆重召开，主题是大健康产业背景下的共商、共建、共享、共赢。

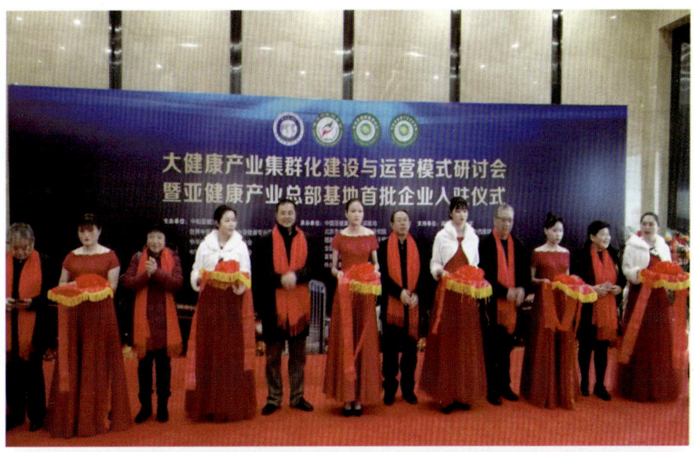

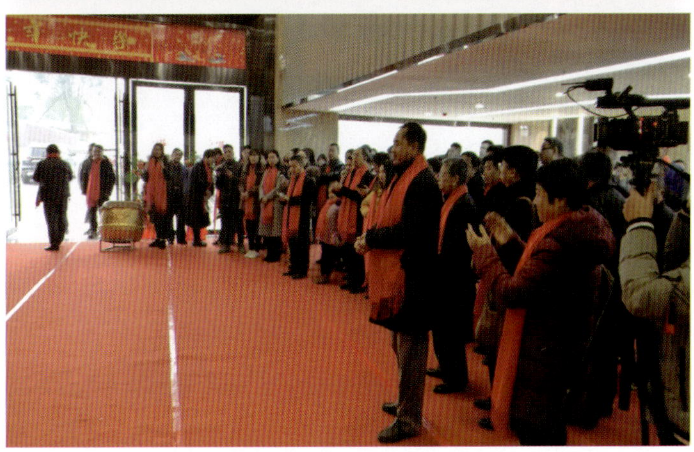

会议现场

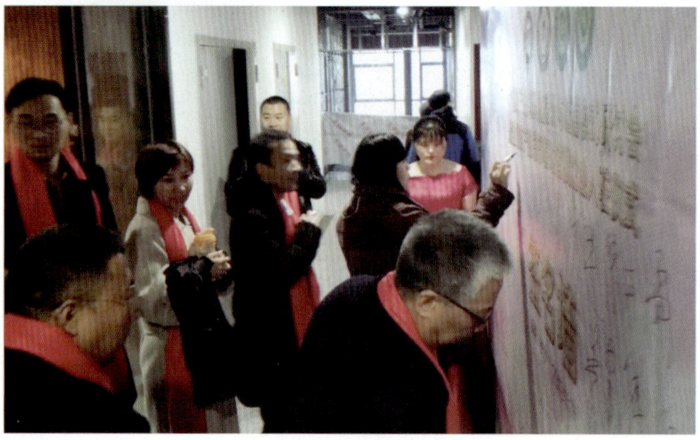

签名墙签名

会议由中国亚健康产业总部基地运营管理中心徐莉亚执行主任主持，国内主管行业相关领导和众多大健康领域的大咖、国内外的知名专家、知名企业领导出席了会议。

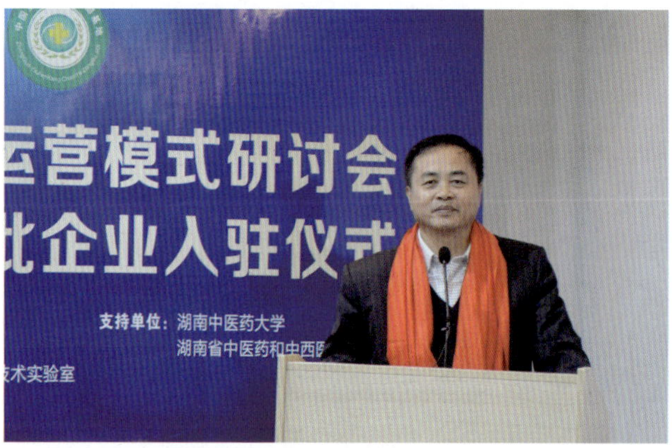

世界中医药学会联合会亚健康专业委员会会长、中和亚健康服务中心创建主任孙涛教授致辞

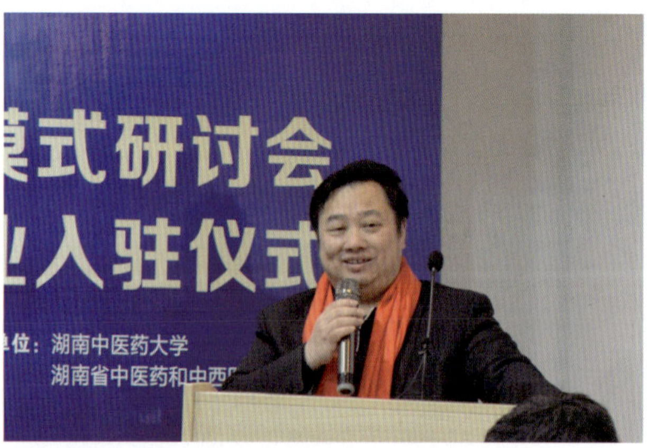

中国亚健康产业总部基地运营管理中心主任、中和亚健康服务中心顾问朱嵘研究员致辞

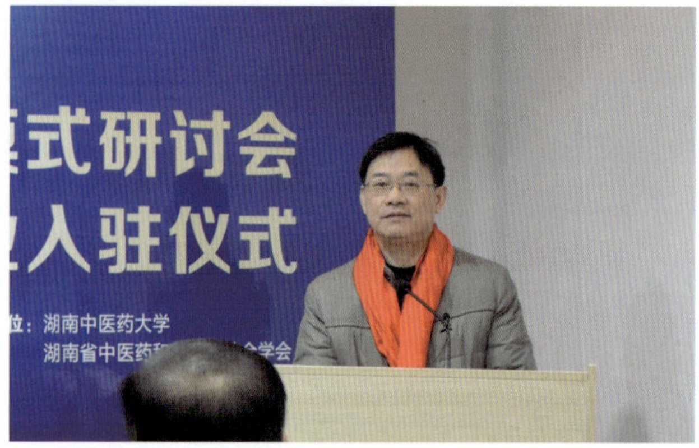

湖南省中医药管理局副局长毛泽禾在会上致辞

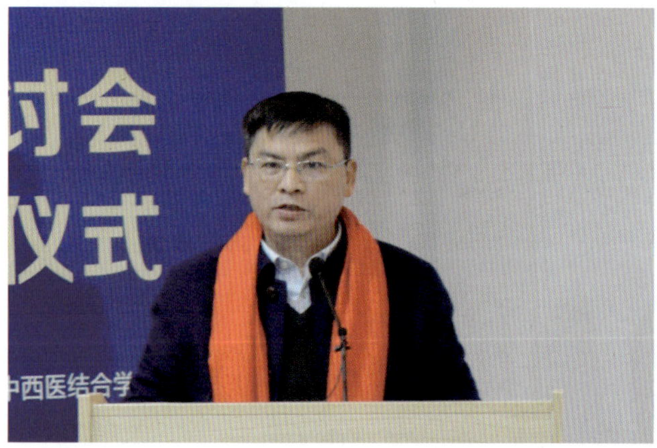

湖南中医药大学教务处处长 李铁浪教授致辞

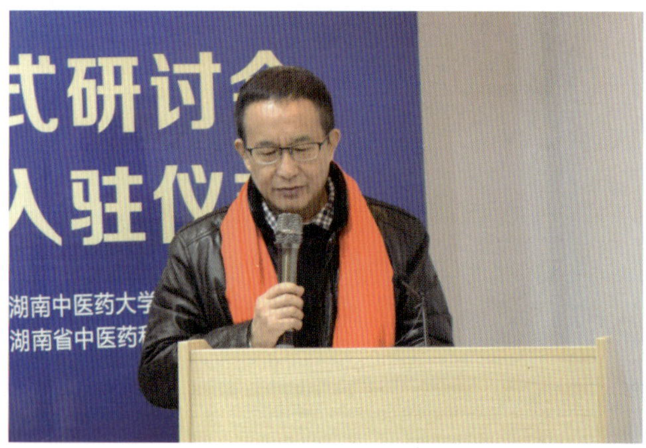

湖南省中医药管理局原副局长、湖南省中医药和中西医结合学会李国忠副会长致辞

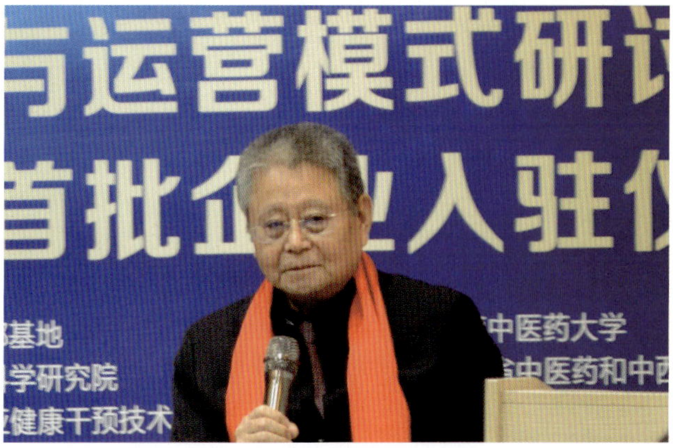

中国中医药研究促进会中医儿科医师合作共同体工作委员会主席、北京市中和亚健康科学研究院儿童研究所所在徐荣谦教授致辞

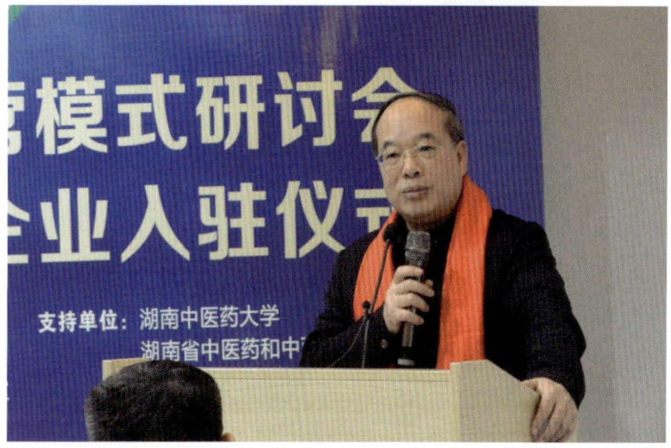

中华中医药学会治未病分会秘书长、湖南中医药大学中医药学院党委书记刘富林教授致辞

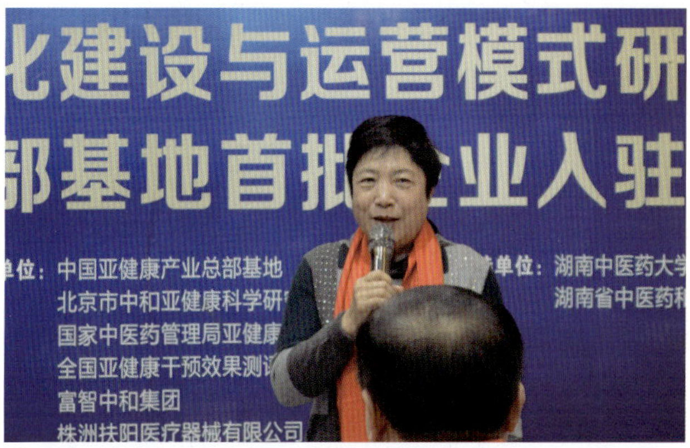

北京市中和亚健康科学研究院院长魏育林研究员致辞

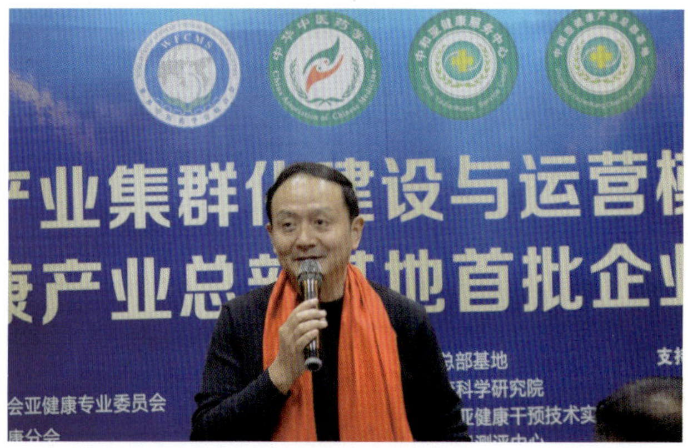

国家中医药管理局亚健康干预技术实验室主任刘东波博士致辞

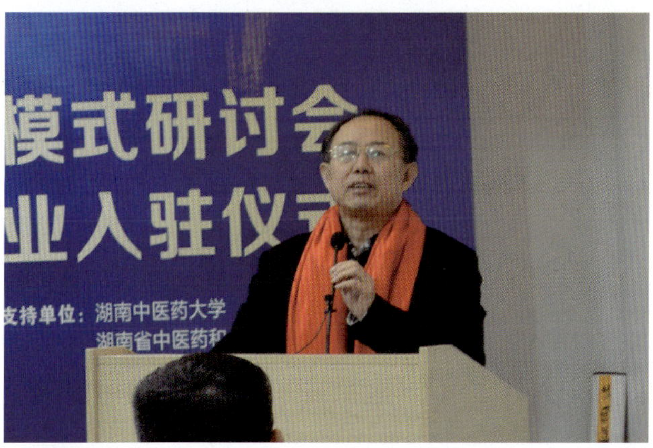

中华中医药学会少儿推拿传承发展共同体主席、北京市中和亚健康科学研究院少儿亚健康推拿研究所所在孙德仁教授致辞

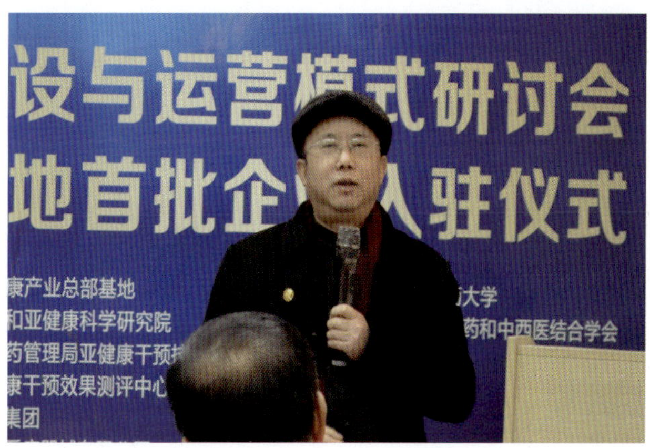

湖南医药学院康复医学与保健学院院长、湖南医药学院医疗技术培训学校筹建副主任彭进教授致辞

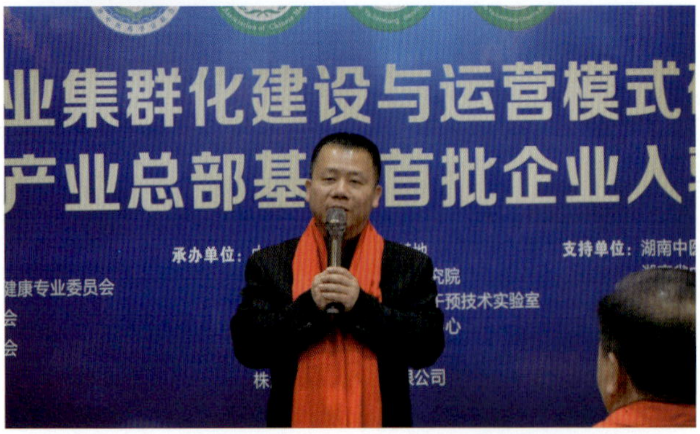

北京市中和亚健康科学研究院扶阳外治研究所所长胡木明先生致辞

本次会议重点讨论了大健康产业政、产、学、研、用、服、金七位一体协调发展过程中在扶持政策、学科建设、人才培养、科研临床、文化科普、产业推动、资本运作等等方面急需解决的问题和办法。其中一个亮点就是如何在产业集群模式中资源共享、抱团发展，构建一个“共商、共建、共享、共赢”的亚健康产业发展共同体。

国家中医药管理局医政司领导莅临指导中和亚健康服务中心工作

2019年4月16日下午，国家中医药管理局医政司赵文华副司长、医政司中西医结合与民族医药处副处长王瑾等一行莅临我中心，在中心法人孙涛的陪同下，参观并了解中心各个部门的工作。首先来到我中心红外测评室，现场观看了国家中医药管理局重大行业科研项目测评设备的实施情况。

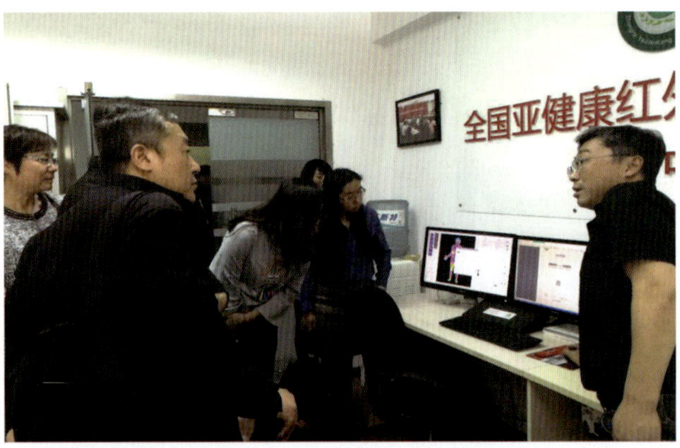

参观结束后，和中心法人孙涛以及中心各部门负责人共同座谈。座谈期间，中心法人孙涛从学术研究、科研实施、教育培训、标准制订、产业发展等方面对中心的工作情况进行了汇报。医政司领导听取汇报后，对中心取得的成绩表示肯定。医政司领导表示：医政司作为中心的对口业务主管部门，会对中心开展的工作进行支持并做好监督指导。希望中心保持现有的工作作风，继续严格按照国家有关法律法规、国家中医药管理局的有关规定及社会组织的章程展开工作。同时对下一步工作提出宝贵建议。

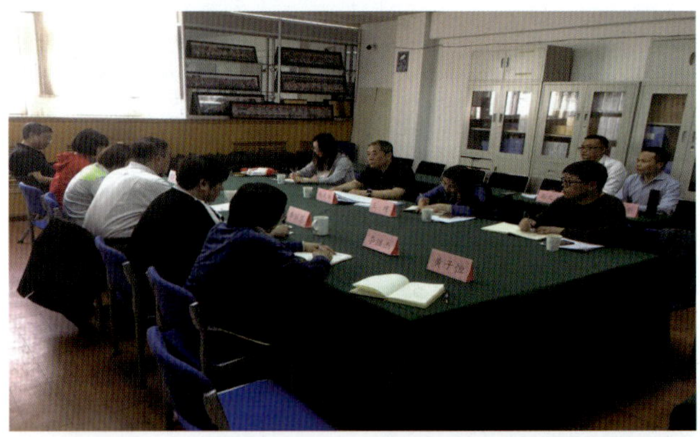

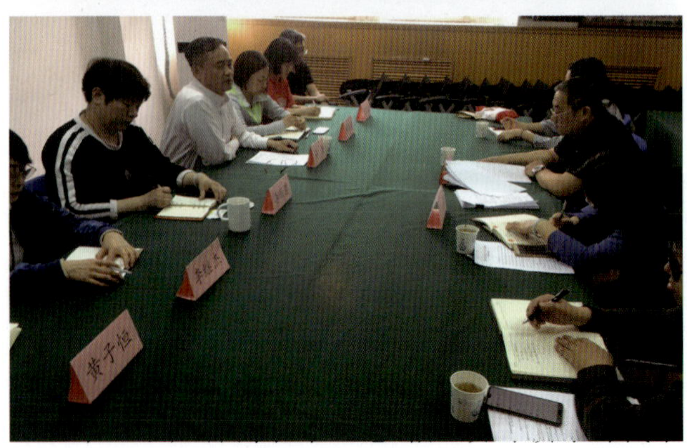

心工作的指导。我中心会认真贯彻并落实国家有关要求，进一步加强细化管理工作，继续改善和提升服务水平，充分发挥社会组织在中医药事业传承发展中的作用。

中国中医药研究促进会治未病与亚健康分会2019年学术年会盛大开幕

伴随着2019海南三亚国际康养产业博览会4月20日的召开，中国中医药研究促进会治未病与亚健康分会2019年学术年会也借此东风，在三亚红树林国际会展中心盛大开幕。本次三亚国际康养产业博览会是由中和亚健康服务中心主办，通过本次大会推动中医康养旅游的国际化进程，助力中国（海南）自由贸易试验区的建设，促进三亚市医疗旅游及健康产业的发展。

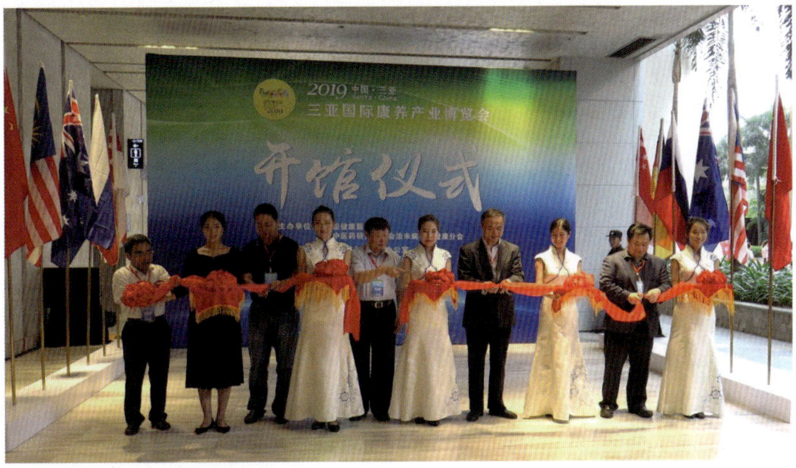

2019海南三亚国际康养产业博览会开馆仪式

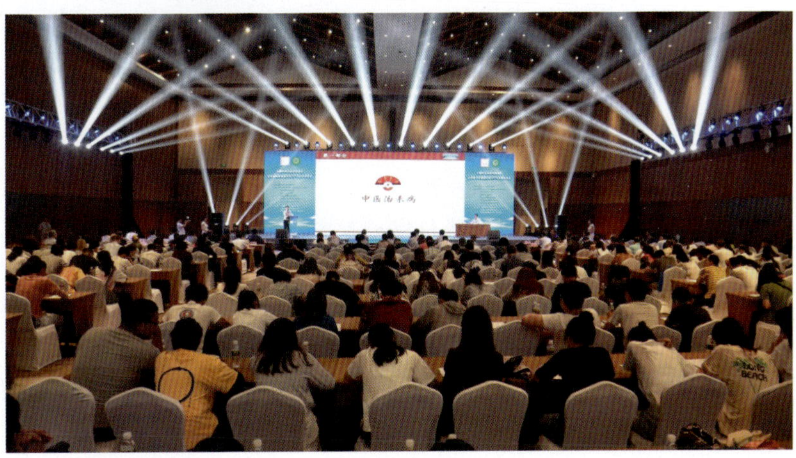

大会现场

本次康博会，除了三亚国际医疗健康产业高峰论坛、嘉年华、专场推介及项目考察活动以外，有一个重头戏就是中国中医药研究促进会治未病与亚健康分会2019年学术年会的召开。据了解，此次学术年会可谓重磅嘉宾济济一堂，出席会议的有国家中医药管理局原副局长、中国中医药信息研究会吴刚会长、国家中医药管理局机关服务局原局长、世界中医药学会联合会亚健康专业委员会会长、中和亚健康服务中心创建主任孙涛教授、中国中医药研究促进会陈建强副秘书长、中华中医药学会治未病分会主任委员、湖南中医药大学副校长何清湖教授、三亚市商务局会展科苑峥科长、中国中医药研究促进会治未病与亚健康分会会长潘年松教授、中国中医药研究促进会治未病与亚健康分会副会长兼秘书长、中国亚健康产业总部基地运营管理中心主任朱嵘研究员、澳大利亚中医药学会会长郑建华博士等，另外还有中国中医药研究促进会治未病与亚健康分会各位委员、全国各省市医院院长、全国知名企业负责人等。

在这次中国中医药研究促进会治未病与亚健康分会2019年学术年会上分为一个主论坛和三个分会场，主论坛主要总结了年会过去一年的成绩，以及治未病与亚健康的发展。分会场包括健康酒文化传播高峰论坛、《茶与亚健康》编写会议、《酒与亚健康》编撰研讨会议、中医治未病与亚健康学术会议等三个部分，与会代表热烈发言、进言进策，为治未病与亚健康下一步的工作指明了方向。

参加此次会议的还有中医养生保健机构、抗衰老机构、健康中心、医疗美容机构、私人定制旅游机构等，并在中医药康养小镇、中成药、中药艾灸、非处方药品、民族药、中药、滋补中药材、中医药旅游及养生、康复理疗中心、康复及辅助器械、有机食品和饮品类、绿色食品等方面进行了深入研究。现场众多新媒体朋友给予鼎力支持并对大会进行了广泛报道。（史亚文　陈建坡）

第二届中俄“一带一路”传统医药与亚健康国际学术大会暨2019年度世界中联慢病管理专业委员会学术年会暨首届艾灸养生高峰论坛

2019年5月22日，第二届中俄“一带一路”传统医药与亚健康国际学术大会暨2019年度世界中联慢病管理专业委员会学术年会暨首届艾灸养生高峰论坛在俄罗斯莫斯科隆重开幕。本届大会以“‘一带一路’中医艾灸的临床应用与国际传播”为主题。世界中医药学会联合会学术部潘平主任、财务部蒲小红主任，世界中联亚健康专业委员会孙涛会长，北京市中医医院张声生主任、俄罗斯中医药专家学会郑国成会长、王浩执行会长，莫斯科传统东方医学研究所尤苏波夫•伊戈尔•亚历山德罗维奇所长，俄罗斯人民友谊大学塔塔琳茨娃•赖莎•娅卡夫列夫娜教授、日本亚健康研究所株式会社柯彬所长、世界中联慢病管理专业委员会杨国强秘书长等领导和专家出席了大会。中、俄、日等150余名企事业单位代表参加了会议。

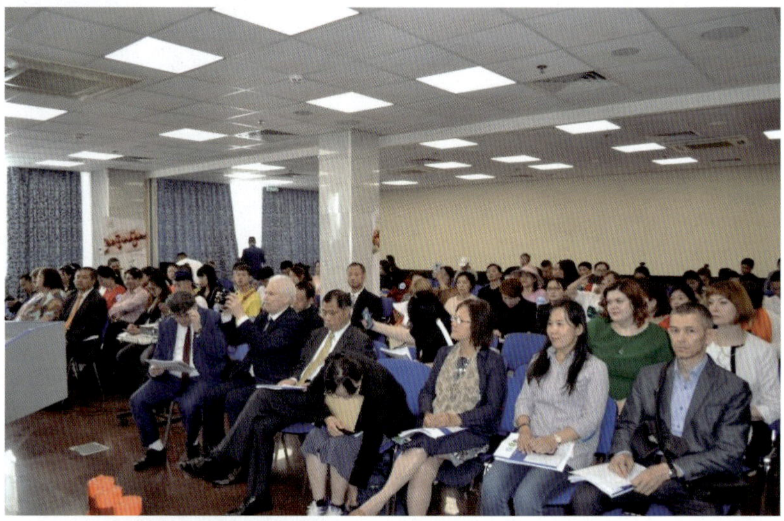

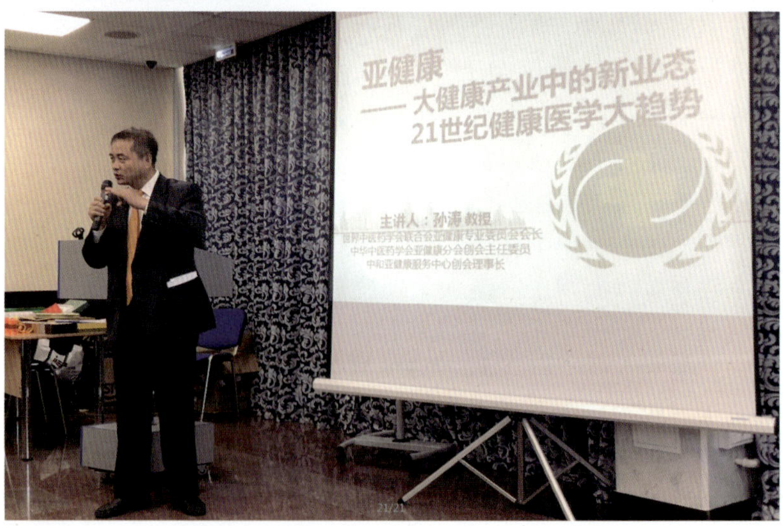

大会开幕式由俄罗斯中医药专家学会会长郑国成主持。中俄两国主办单位领导分别致开幕词。世界中医药学会联合会亚健康专业委员会会长孙涛在开幕式上发表了讲话，中俄两国人民交往友好，俄罗斯作为一带一路上的国家，在今年召开中医药会议意义重大。20世纪80年代中期，苏联学者N. 布赫曼（Berkman）提出在疾病和健康之间存在中间状态，这个中间状态可称之为“第三状态”；20世纪90年代中期，中国学者王育学提出疾病和健康之间存在的中间状

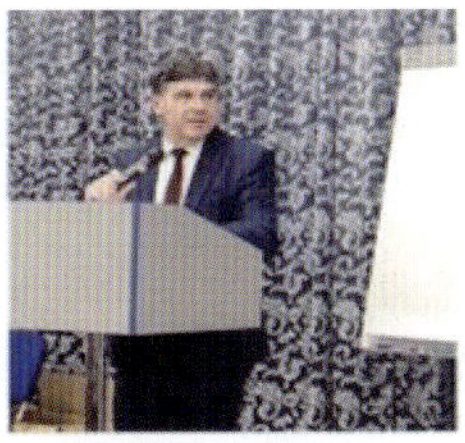
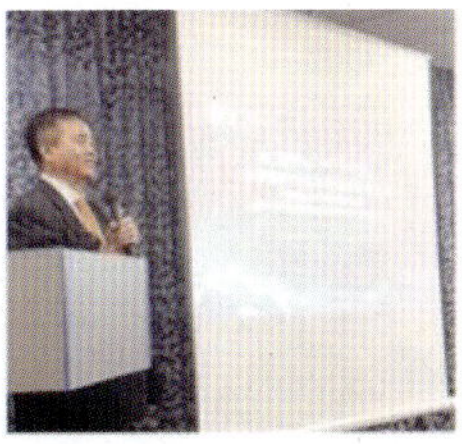
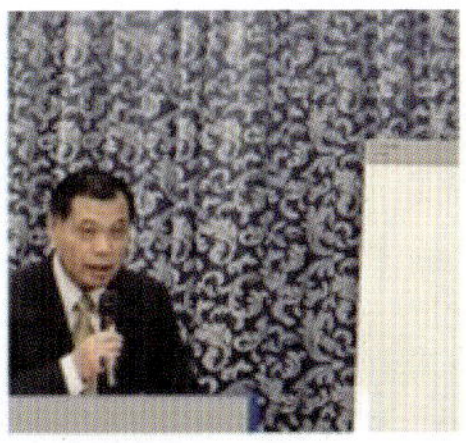
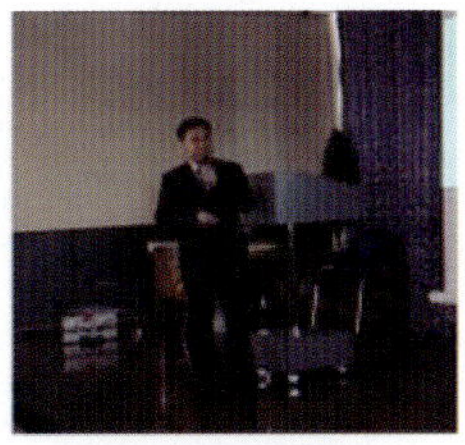
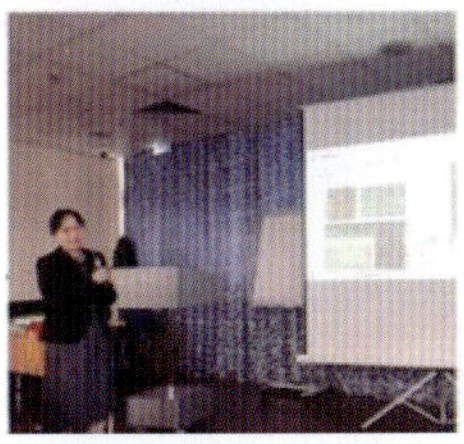
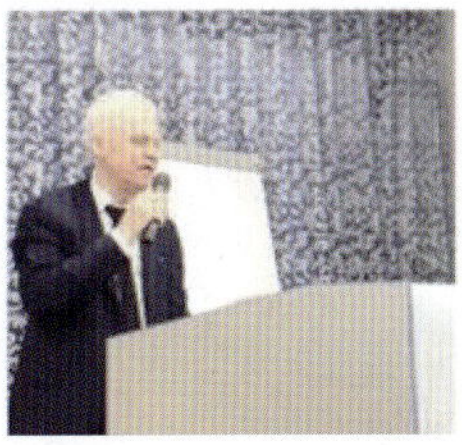
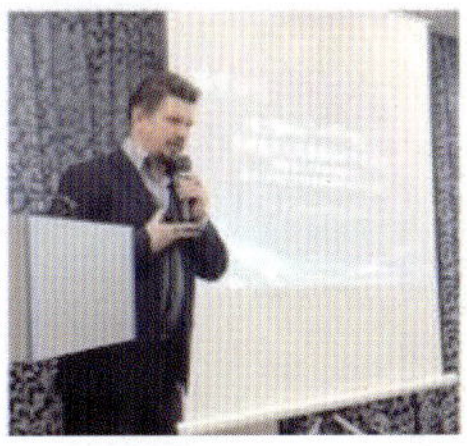
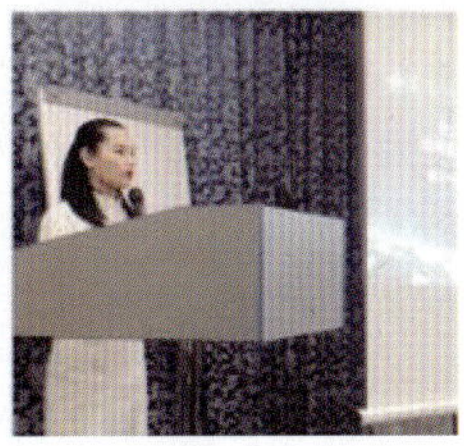
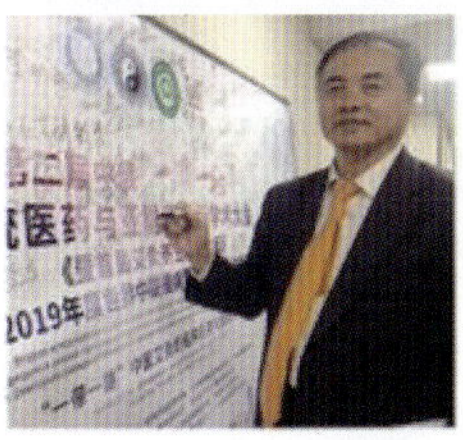
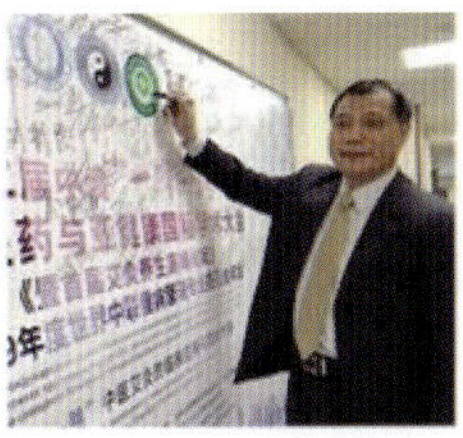
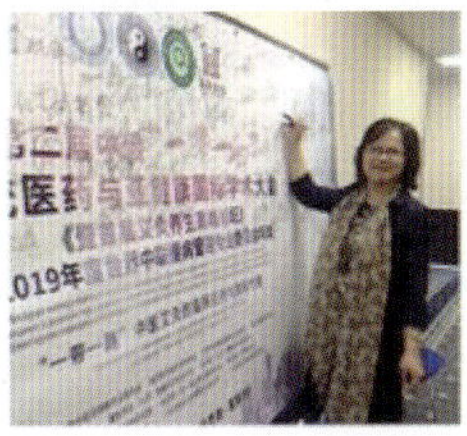
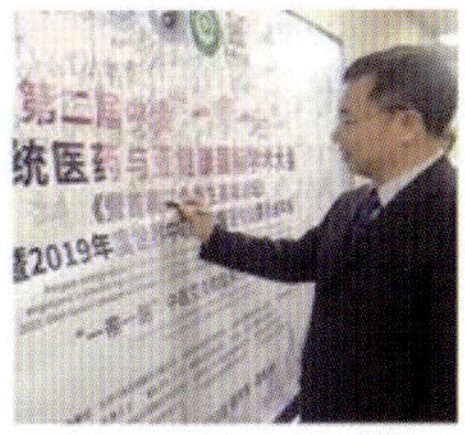
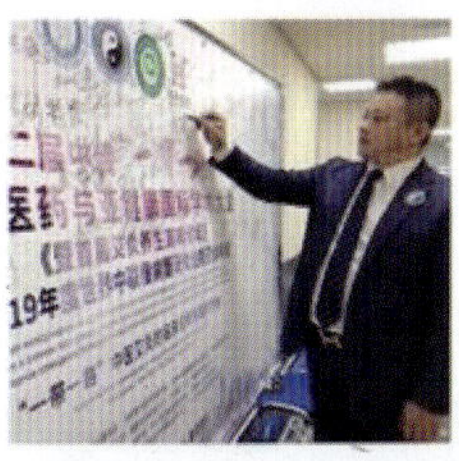
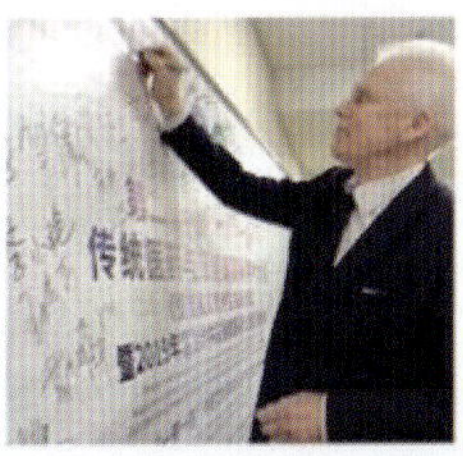
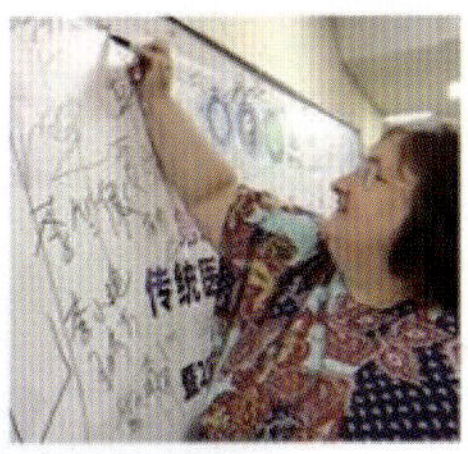
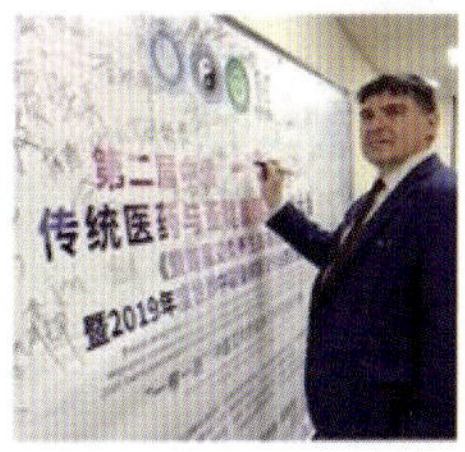

态应称之为“亚健康状态”。本次会议围绕中医药与亚健康，以“艾灸”为载体，有利地推动中国传统医药文化各类技术在俄罗斯的推广与应用。随后潘平、尤苏波夫•伊戈尔•亚历山德罗维奇、王浩、塔塔琳茨娃•赖莎•娅卡夫列夫娜、杨国强、朱拉弗列夫•亚历山大•康斯坦丁诺维、彼萨列夫斯克伊戈尔 耶夫根尼叶维奇、柔家集团雷子逸总经理分别致欢迎词。

大会围绕中医“一带一路”、亚健康的国际现状与发展、艾灸在老年健康中的积极作用、中医传统技术方法在俄罗斯的运用、日本未病亚健康动态，以及艾灸在亚健康调理过程中所起到的重要作用等展开友好交流，气氛热烈。会上还为优秀代表颁发了“优秀单位推动”奖。

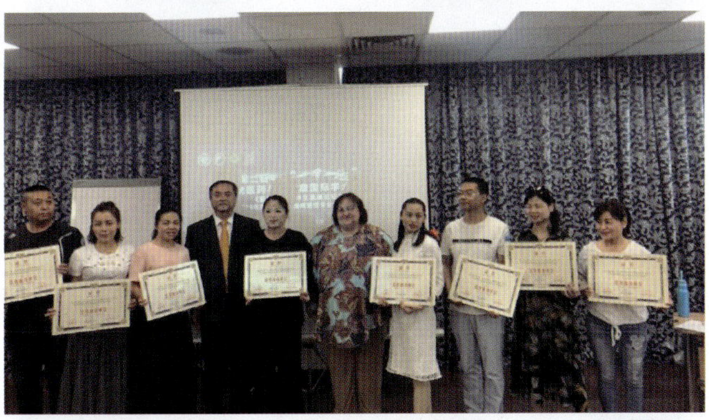

会后，孙涛会长一行5人与莫斯科市有中医技术的医院做了参观交流，并就如何加强双方合作交流进行了深入讨论。

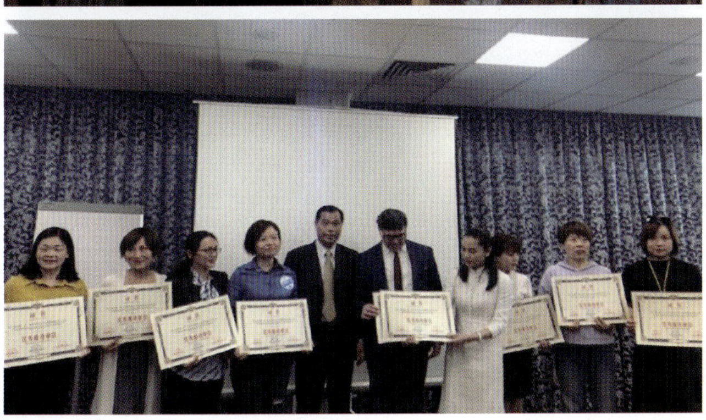
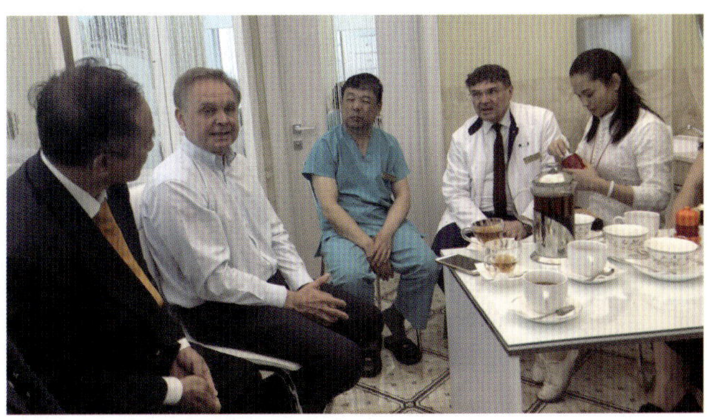

中华中医药学会团体标准《中医养生保健技术规范》第一次专家共识会在湖南中医药大学召开

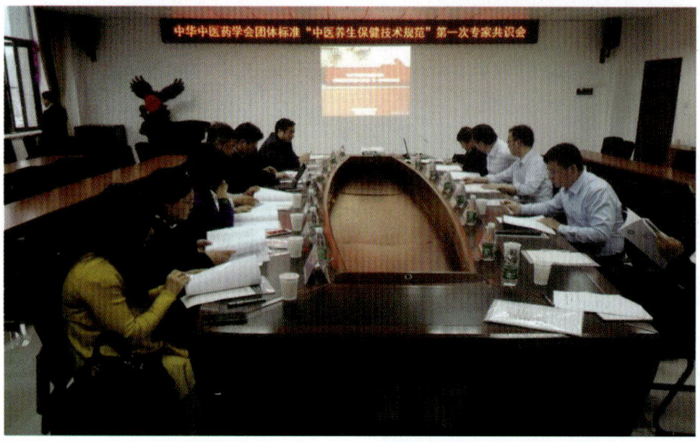

与会专家对标准进行讨论的现场场景

2019年5月16日下午，中和亚健康服务中心、湖南中医药大学共同承办了中华中医药学会团体标准《中医养生保健技术规范》第一次专家共识会，会议由国家中医药管理局机关服务局原局长、中和亚健康服务中心创会主任、世中联亚健康专业委员会会长孙涛教授主持，出席此次会议的有：中国针灸学会副会长杨金生教授；湖南省中医药和中西结合学会会长邵湘宁教授；中华中医药学会治未病分会主任委员、湖南中医药大学副校长何清湖教授；世中联亚健康专业委员会副会长、河南中医药大学第三附属医院党委书记周运峰教授；中国中医科学院中医临床基础医学研究所养生保健研究室主任彭锦研究员；中国中医药研究促进会治未病与亚健康分会副主任委员兼秘书长、亚健康产业总部基地运营管理中心主任朱嵘研究员；湖南中医药大学针灸推拿学院院长岳增辉教授；湖南中医药大学教务处处长李铁浪教授；湖南中医药大学针灸推拿学院副院长顾星教授；四川省第二中医治未病中心主任马界教授；贵州中医药大学第二附属医院治未病中心主任曹永芬教授；中和亚健康服务中心学术部李丽慧主任；湖南中医药大学附属第二中西医结合医院副院长刘密教授。

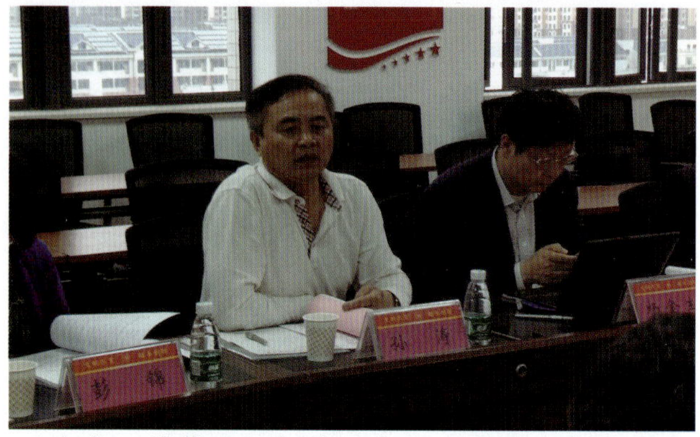

国家中医药管理局机关服务局原局长、中和亚健康服务中心创会主任孙涛教授主持会议

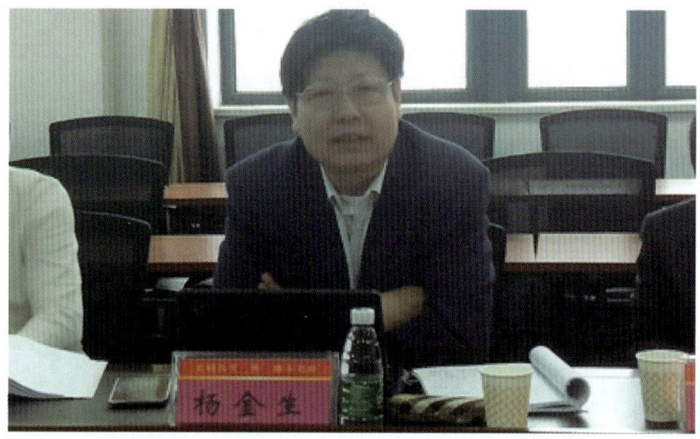

中国针灸学会副会长杨金生教授发言

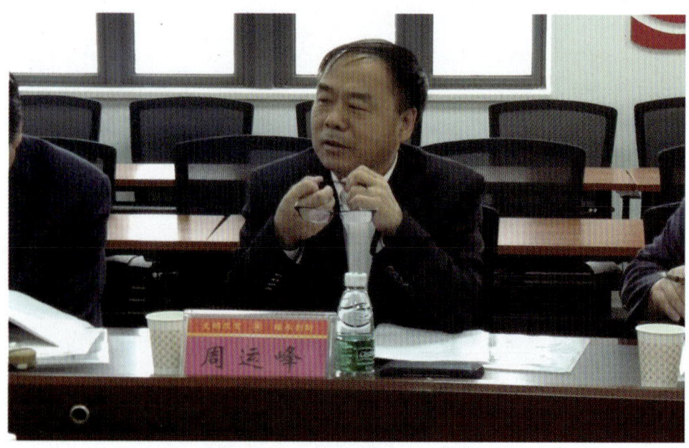

河南中医药大学第三附属医院党委书记周运峰教授发言

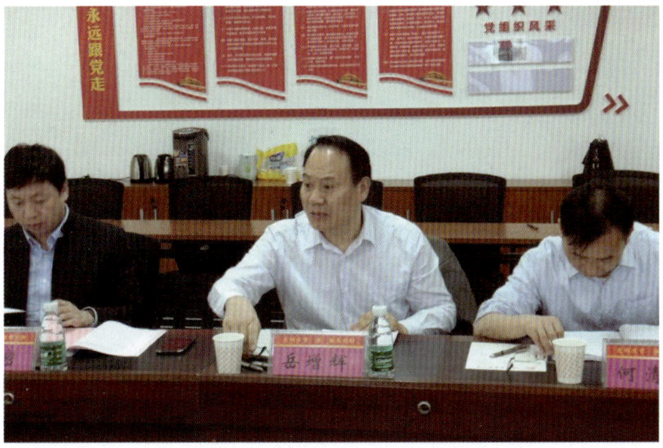

湖南中医药大学针灸推拿学院院长岳增辉教授发言

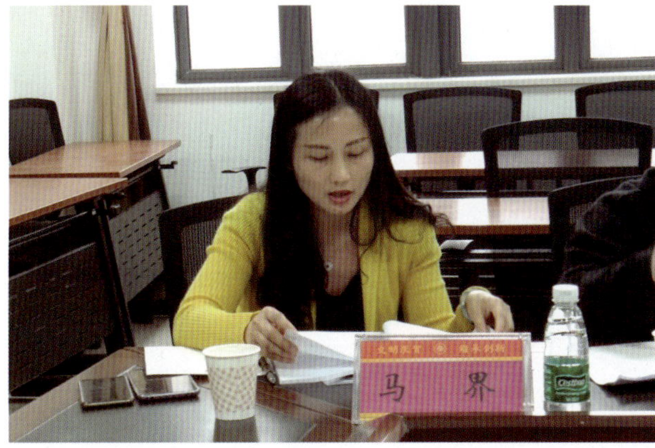

四川省第二中医治未病中心主任马界教授发言

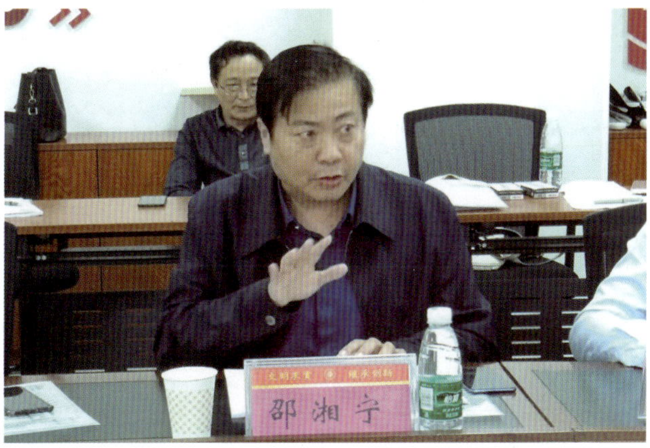

湖南省中医药和中西结合学会会长邵湘宁教授发言

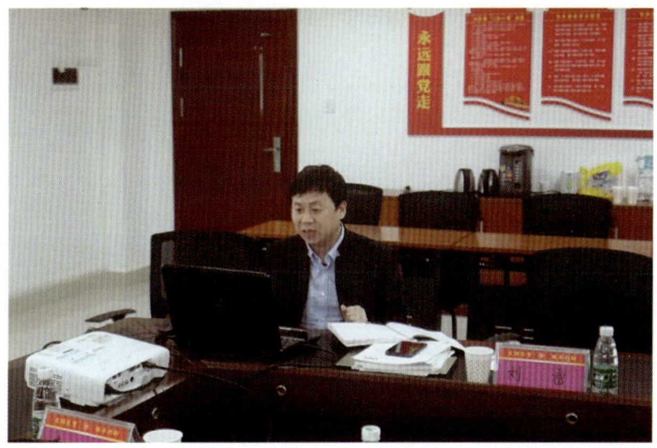

湖南中医药大学附属第二中西医结合医院副院长刘密教授介绍标准规范研制情况发言

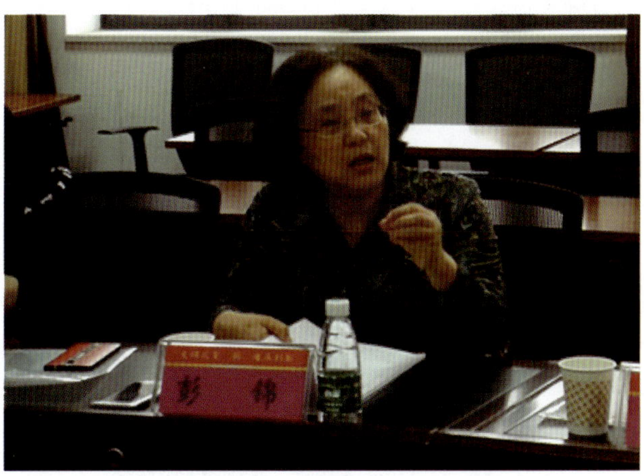

中国中医科学院中医临床基础医学研究所养生保健研究室主任彭锦研究员发言

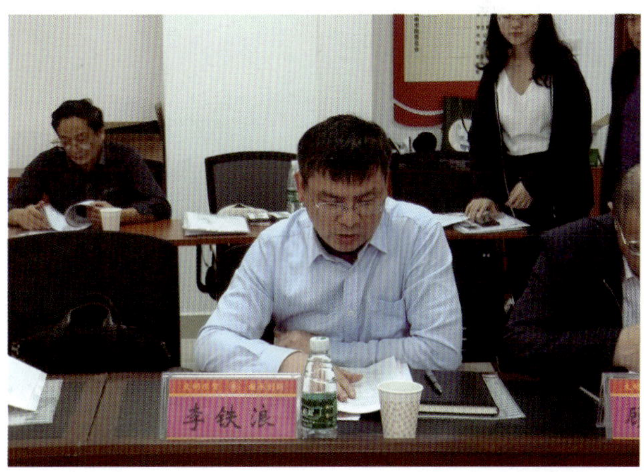

湖南中医药大学教务处处长李铁浪教授发言

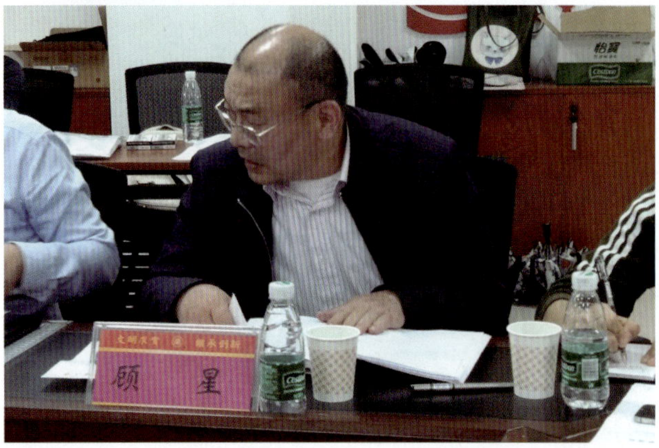

湖南中医药大学针灸推拿学院副院长顾星教授发言

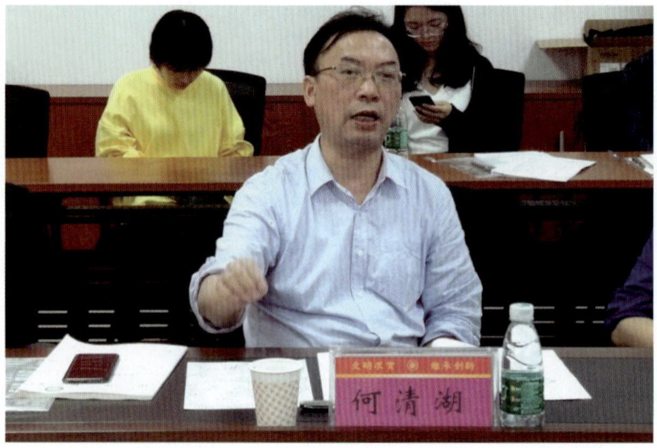

湖南中医药大学副校长何清湖教授总结发言

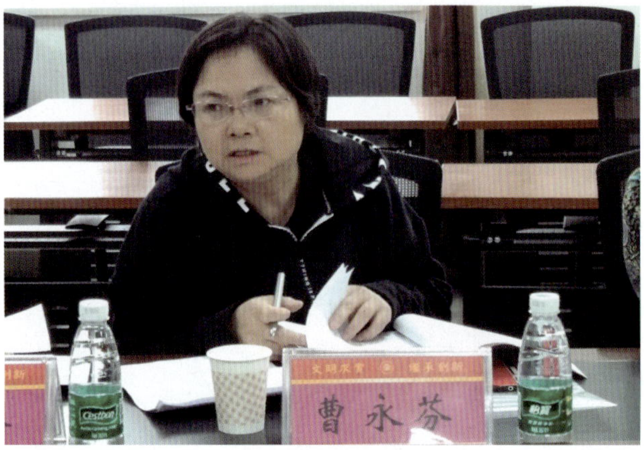

贵州中医药大学第二附属医院治未病中心主任曹永芬教授发言

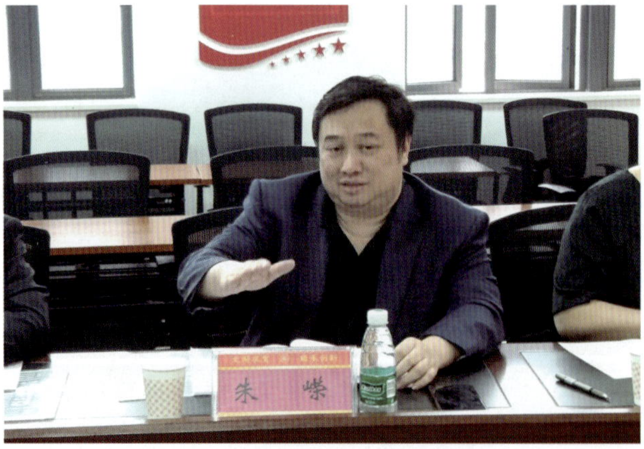

亚健康产业总部基地运营管理中心主任朱嵘研究员发言

会议中，首先由孙涛教授介绍了中华中医药学会团体标准《中医养生保健技术规范》立项背景，然后刘密教授介绍了中华中医药学会团体标准《中医养生保健技术规范》研制情况，紧接着全体专家讨论，肯定了成绩，也并分别指出了《中医养生保健技术规范》中推拿、砭术、刮痧、拔罐、艾灸五个部分中存在的不足。最后由何清湖教授进行了总结。

中华中医药学会团体标准《中医养生保健技术规范》第一次专家共识会议的召开对进一步完善中医养生保健技术的制定具有重要的意义。

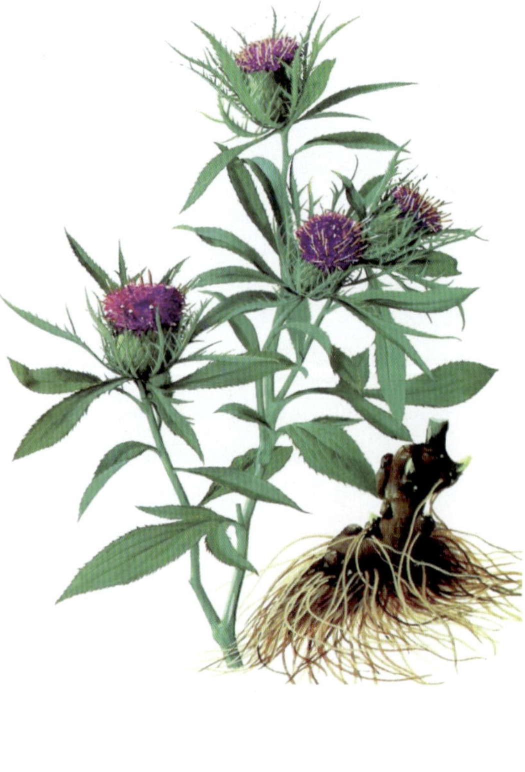

全国首家中医新学术流派传承与创新平台落户长沙

2019年6月29日，“第三届中国•长沙大健康产业国际高峰论坛暨中医新学术流派传承与创新平台建设与运营研讨会”在湖南长沙湘江新区中和大汉健康城隆重召开。本次论坛的主题是《中医新学术流派与大健康产业》。

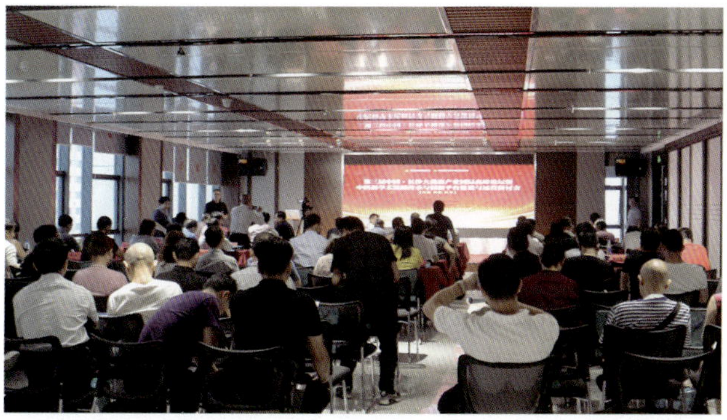

本次论坛由中和亚健康服务中心、世界中医药学会联合会亚健康专业委员会、中华中医药学会治未病分会主办。由中国亚健康产业总部基地运营管理中心、世界中医药学会联合会国医堂馆与社区服务专业委员会、富智中和集团承办。由湖南中医药与中西医结合学会治未病与亚健康专业委员会、湖南中医药与中西医结合学会国际合作专业委员会协办，并获得湖南中医药大学的大力支持。

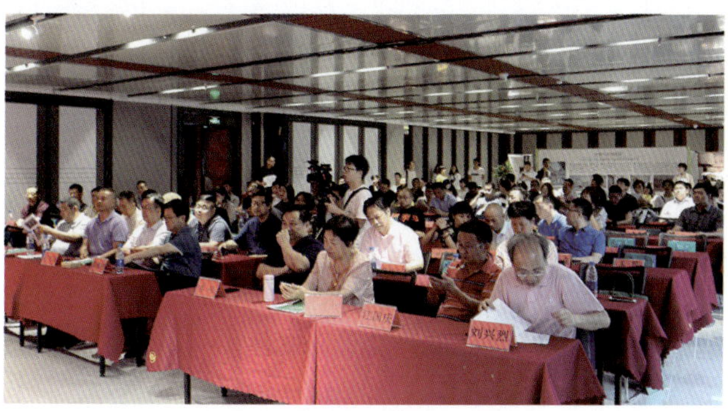

29日上午来自全国各地近百家中医流派代表机构、传承人；相关单位领导、专家；以及特邀嘉宾纷纷入场。会议在中国亚健康产业总部基地运营管理中心执行主任徐莉亚女士的主持下正式开始。

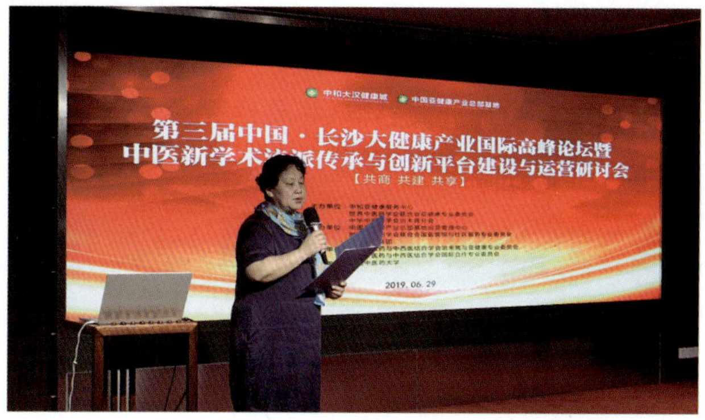

徐莉亚女士主持

由国家中医药管理局机关服务局原局长，中和亚健康服务中心创会主任、世界中医药学会联合会亚健康专业委员会会长孙涛教授，中华中医药学会治未病分会主任委员、湖南中医药大学何清湖副校长，安徽中医药高等专科学校马波副校长，世界中医药学会联合会亚健康专业委员会秘书长、北京市中和亚健康科学研究院院长魏育林研究员，中华中医药学会治未病分会秘书长、湖南中医药大学中医学院书记刘富林教授，世界中医药学会联合会国医堂馆与社区服务专业委员会罗云副会长兼秘书长，湖南省中医药管理局国际合作交流处陈栋材处长分别致辞。

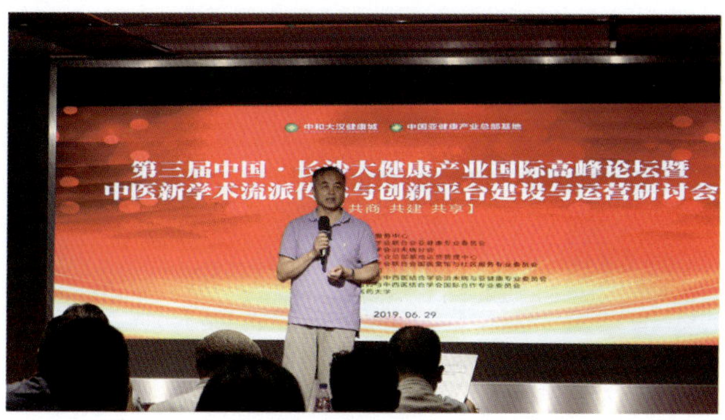

孙涛教授致辞

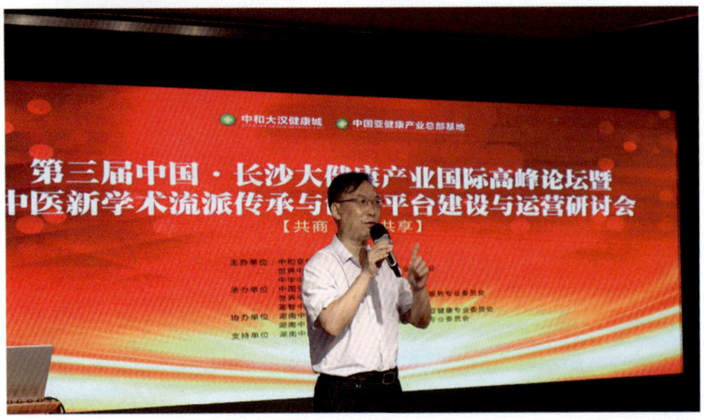

何清湖副校长致辞

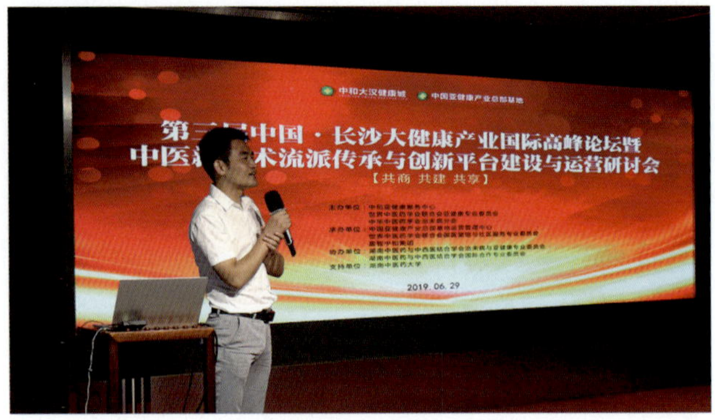

罗云致辞

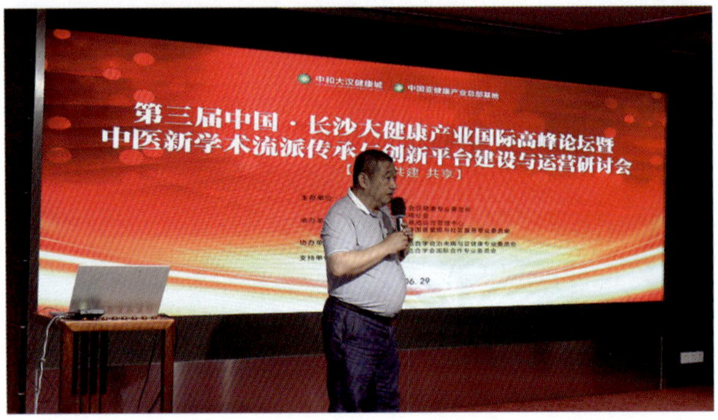

马波副校长致辞

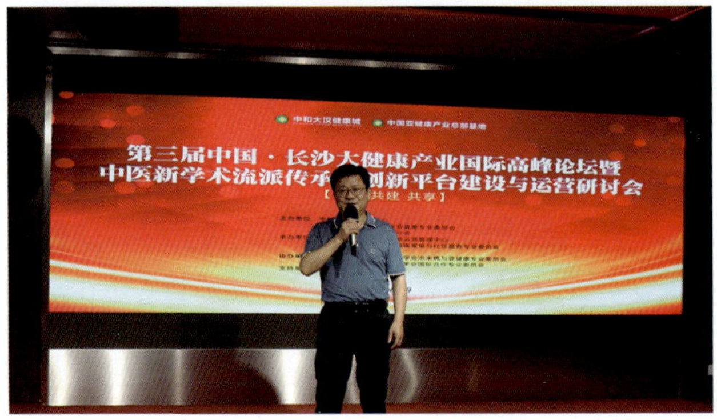

陈栋材处长致辞

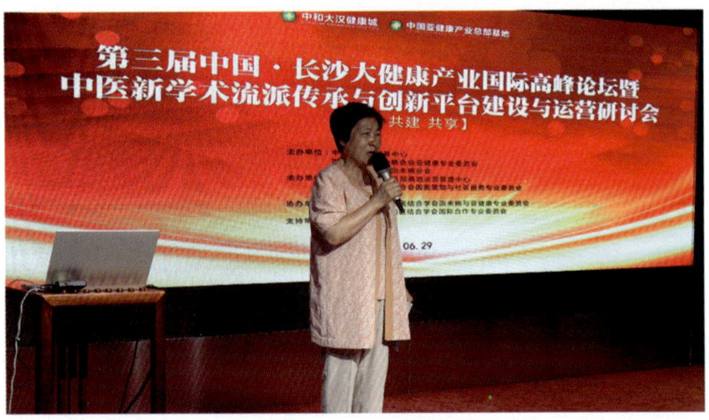

魏育林研究员致辞

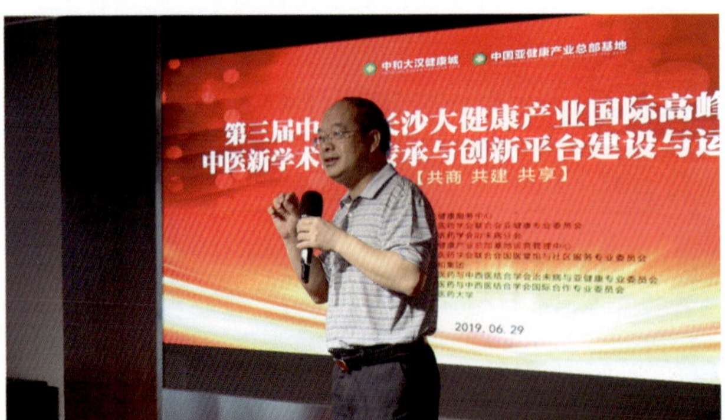

刘富林教授致辞

上午论坛结束后，当天下午紧接着举行了“中医新学术流派传承与创新平台”项目交流会。交流会上参会嘉宾与中和大汉国医院运营团队就中医新学术流派传承与创新平台的运营模式及入驻模式展开了交流。

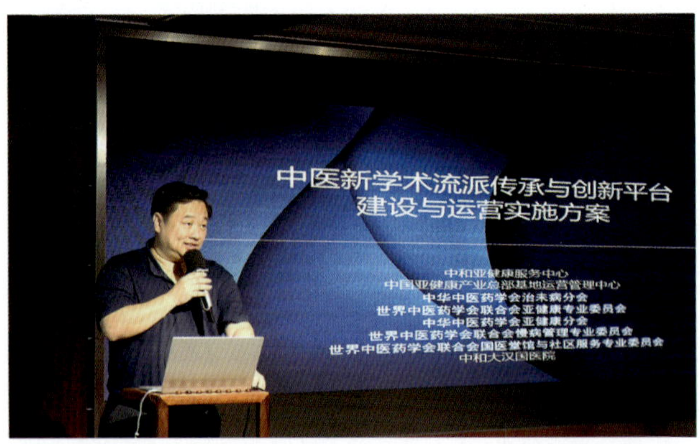

中国亚健康产业总部基地运营管理中心主任朱嵘研究员作主题报告：中医新学术流派传承与创新平台建设与运营实施方案

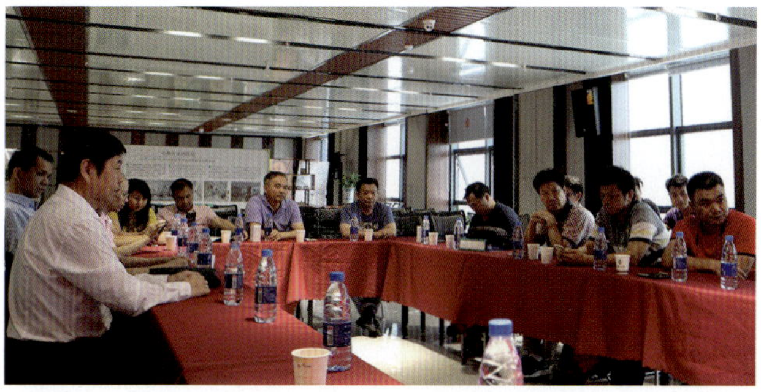

中和大汉国医院的中医新学术流派传承与创新平台：坐落于国家级望城经济技术开发区核心地带的大汉金桥600亿级市场集群商圈，拥有超大型商贸物流综合体，有近万的商家数十万人的商业群体，紧邻长沙高铁西站，与长沙火车站、长沙南站组成长沙三大铁路交通枢纽。平台首期总面积约6000㎡，第一期计划从现有的近500家知名中医学术流派中择优引进30家予以支持，依托中和亚健康服务中心、中国亚健康产业总部基地运营管理中心、世界中医药学会联合会亚健康专业委员会、中华中医药学会治未病分会、中华中医药学会亚健康分会、世界中医药学会联合会慢病管理专业委员会、世界中医药学会联合会国医堂馆与社区服务专业委员会、多家中医药医学院校、中和大汉国医院等单位，充分发挥其优势，通过资源共享，合作共建等方式打造出国内最具影响力的中医新学术流派传承与创新平台。平台主要在开展中医学术流派学术研究、师承教育、临床技术培训及研究、设计学术流派研究专项、推动技术转化及成果推广、研究学术流派培育的政策保障机制等方面展开活动。(搜狐新闻：公益记录者 杨宇澄 张添强)

中和亚健康服务中心第二届理事会换届会议暨第三届理事会第一次会议成功召开

六月底的长沙本应骄阳似火，一场喜雨，使得南国长沙暑热顿解，草木苍翠，生机盎然。中和亚健康服务中心第二届理事会业已届满，圆满地完成了历史使命。2019年6月30日在湖南省长沙市中国亚健康产业总部基地会议室召开了中和亚健康服务中心理事会的换届选举会议。

会议首先召开了中和亚健康服务中心第二届理事会。第二届理事会全体理事及全体代表参加了会议，第二届理事会监事列席了会议。第二届理事会理事长、中和亚健康服务中心党支部书记孙涛同志主持会议并做报告。与会代表分别听取并通过了孙涛理事长的关于《第二届理事会工作汇报》。同时还听取和通过了《第二届监事会工作汇报》。

与会代表选举产生了25名理事，7位常务理事组成了中和亚健康服务中心第三届理事会。会议一致选举徐荣谦同志担任中和亚健康服务中心第三届理事会理事长。接着，当选的理事长徐荣谦主持召开了中和亚健康服务中心第三届理事第一次理事会。中和亚健康服务中心三届一次理事会提名并推举魏育林同志为中和亚健康服务中心主任，选举李丽慧同志、李国忠同志为中心副主任。会议提名并推选出3位监事。

徐荣谦同志代表第三届理事会讲话，并对新一届理事会的工作做出说明，魏育林同志则对中心2019年的工作做出了说明。理事会通过了中心的《员工代表大会制度》《印章管理制度》《证件管理制度》《档案管理制度》《财务管理制度》等十四项制度，并一致同意于本年12月份在长沙举办2019中国国际亚健康产业博览会。

会议上一致同意孙光荣国医大师出任中和亚健康服务中心第三届理事会的总顾问，并决定以孙光荣国医大师提出的“亚健康事业发展的十大关键”：大方向、大格局、大视野、大胸襟、大专家、大队伍、大项目、大基地、大服务、大效益来指导中心开展工作。

最后，徐荣谦理事长指出中心第二届理事会在孙涛理事长领导下7年间取得了骄人的成绩！希望中和亚健康服务中心国家中医药管理局相关职能部门的领导下，中和亚健康服务中心第三届理事会团结中心的全体成员，严格遵守国家各项法律法规，在相关单位和专家的大力支持下，努力工作，取得更大的成绩！

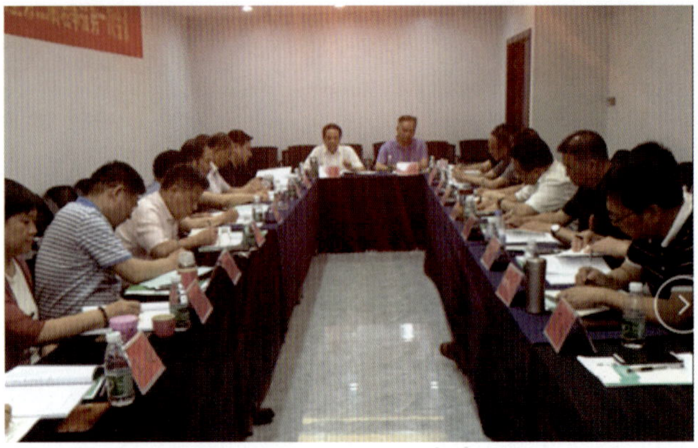

中华中医药学会团体标准《中医养生保健技术规范》第二次专家共识会在北京召开

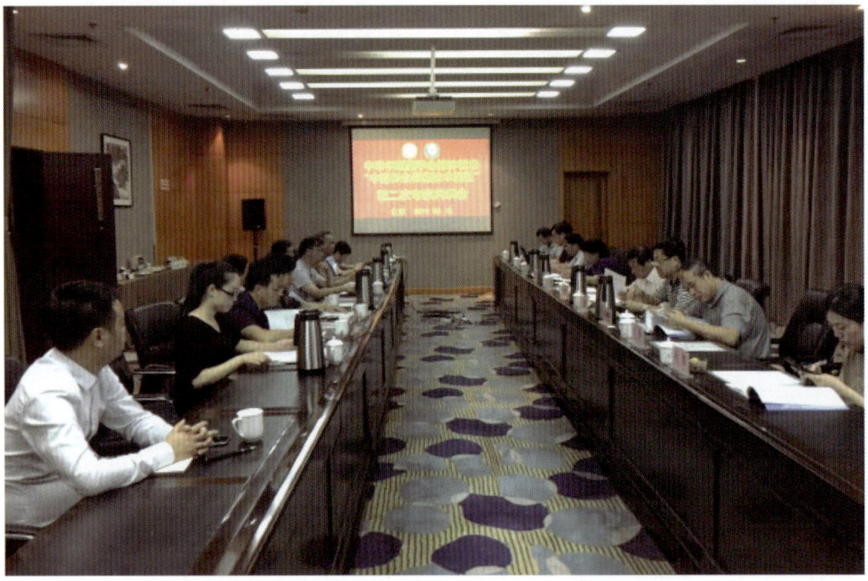

与会专家对标准进行讨论的现场场景

2019年8月10日上午，中和亚健康服务中心、湖南中医药大学共同承办了中华中医药学会团体标准《中医养生保健技术规范》第二次专家共识会，会议由国家中医药管理局机关服务局原局长、世界中医药学会联合会亚健康专业委员会会长、中华中医药学会亚健康分会名誉主任委员、中和亚健康服务中心党组织书记孙涛教授主持，出席此次会议的人员有：中华中医药学会标准部郭宇博主任；北京中医药大学东直门医院疼痛诊疗中心、推拿诊疗中心主任、中国民族医药学会推拿分会执行主委刘长信教授；湖南省中医药和中西结合学会会长邵湘宁教授；中国中医科学院西苑医院治未病中心主任张晋教授；湖南中医药大学教评中心主任陈楚淘教授；河南中医药大学针灸推拿学院、第三附属医院党委书记、中国中医药信息研究会药浴与手法分会会长周运峰教授；中国中医科学院广安门医院科研处副处长、中华中医药学会亚健康分会常务委员郭玉峰主任；卫健委中日友好医院推拿科主任、中华中医药学会疼痛分会主任委员唐学章教授；中国中医科学院中医临床医学研究所常务副所长谢雁鸣研究员。以及课题组专家：湖南中医药大学副校长、中华中医药学会治未病分会主任委员何清湖教授；中国亚健康产业总部基地运营管理中心主任朱嵘研究员；北京市中和亚健康科学研究院院长、世界中医药学会联合会亚健康专业委员会秘书长魏育林教授；湖南中医药大学附属第二中西医结合医院副院长刘密教授、中和亚健康服务中心李丽慧副主任等。

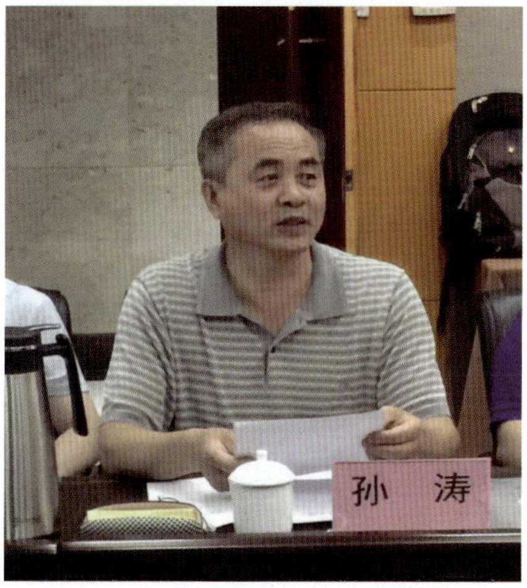

国家中医药管理局机关服务局原局长、世界中医药学会联合会亚健康专业委员会会长、中华中医药学会亚健康分会名誉主任委员、中和亚健康服务中心党组织书记孙涛教授主持会议

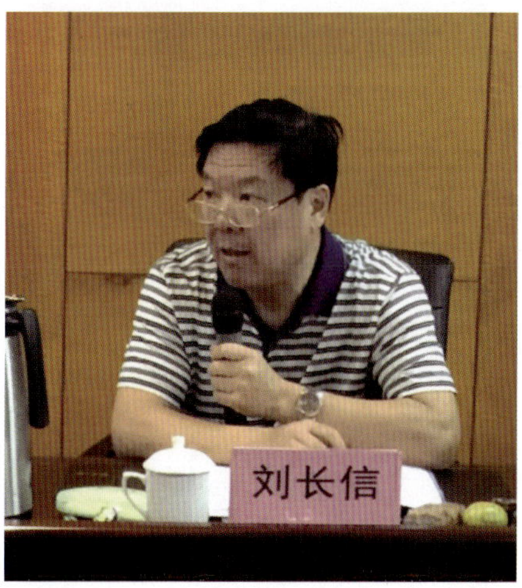

北京中医药大学东直门医院疼痛诊疗中心、推拿诊疗中心主任、中国民族医药学会推拿分会执行主委刘长信教授发言

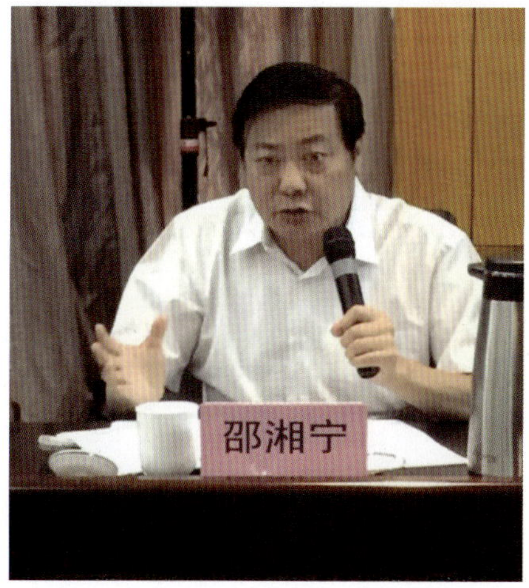

湖南省中医和中西结合学会会长邵湘宁教授发言

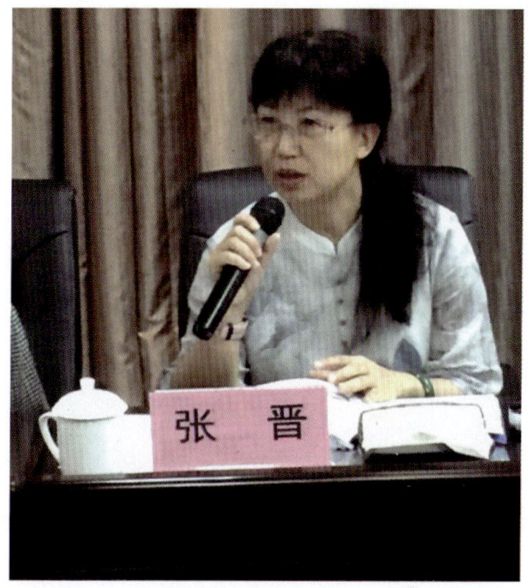

中国中医科学院西苑医院治未病中心主任张晋教授发言

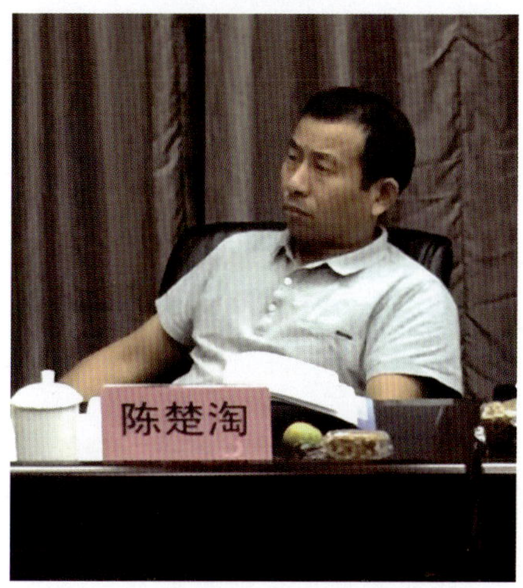

湖南中医药大学教评中心主任陈楚淘教授发言

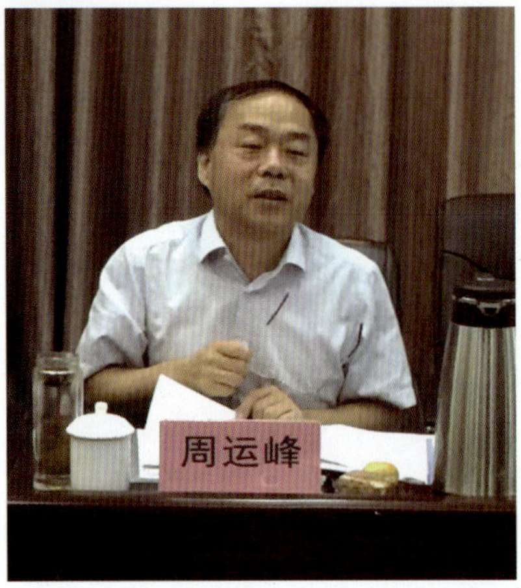

河南中医药大学针灸推拿学院、第三附属医院党委书记、中国中医药信息研究会药浴与手法分会会长周运峰教授发言

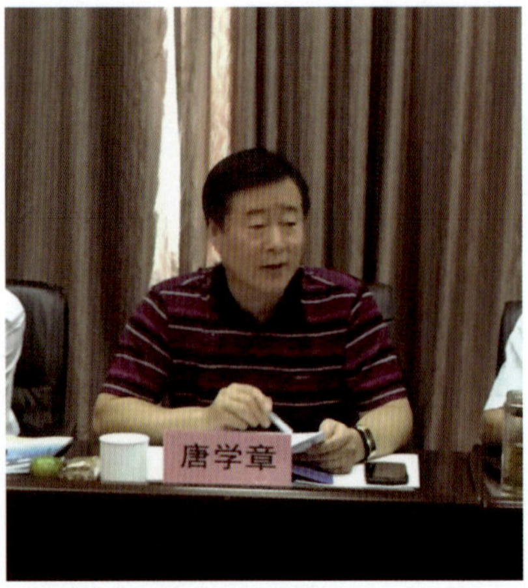

卫健委中日友好医院推拿科主任、中华中医药学会疼痛分会主任委员 唐学章教授发言

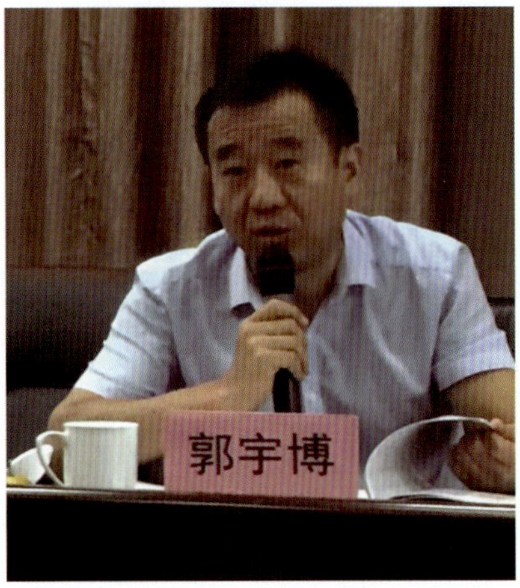

中华中医药学会标准部郭宇博主任发言

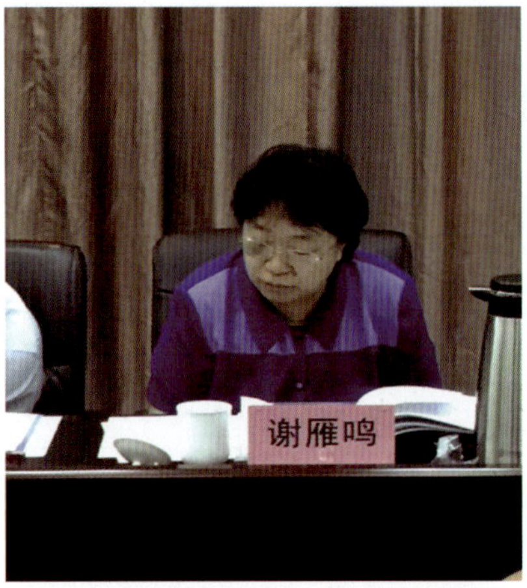

中国中医科学院中医临床医学研究所常务副所长谢雁鸣研究员发言

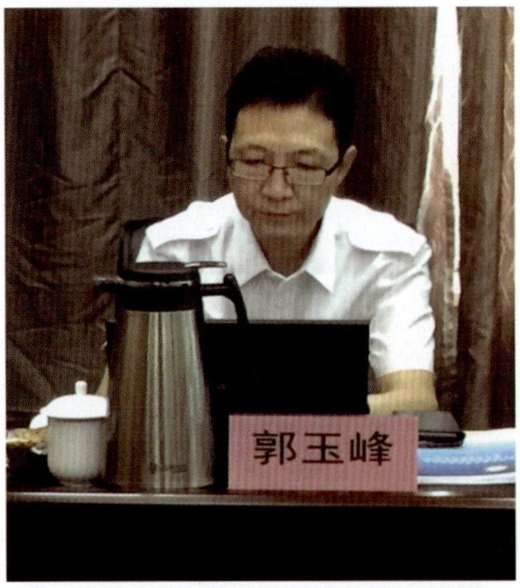

中国中医科学院广安门医院科研处副处长、中华中医药学会亚健康分会常务委员郭玉峰主任发言

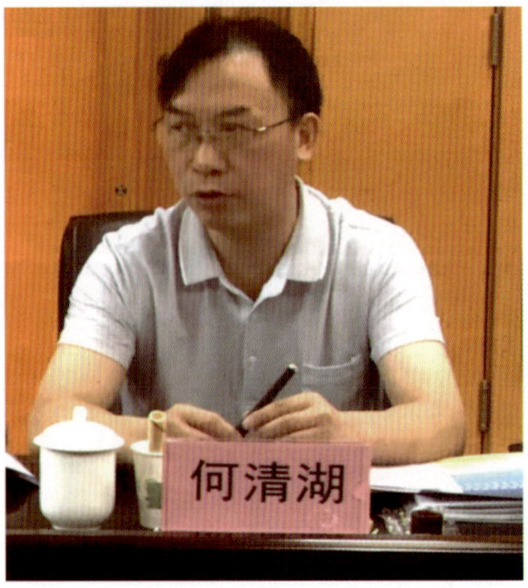

湖南中医药大学副校长、中华中医药学会治未病分会会长何清湖教授发言

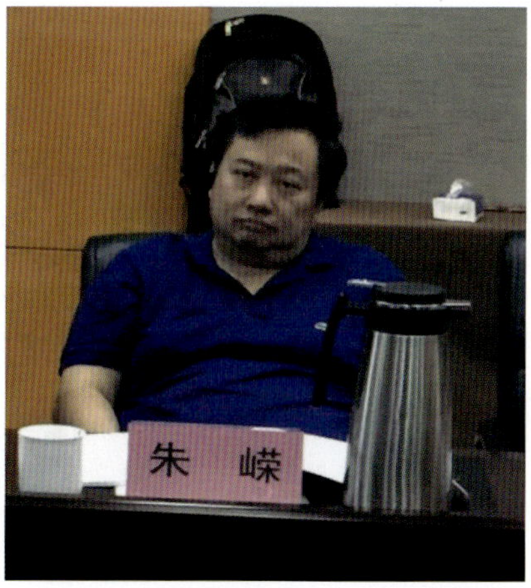

中国亚健康产业总部基地运营管理中心主任朱嵘研究员发言

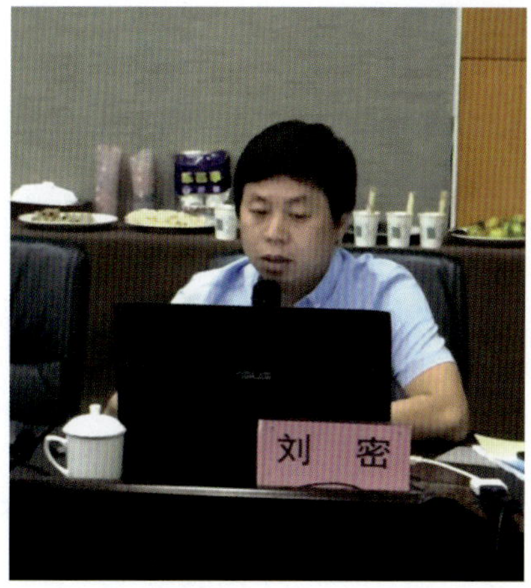

湖南中医药大学附属第二中西医结合医院副院长刘密教授发言

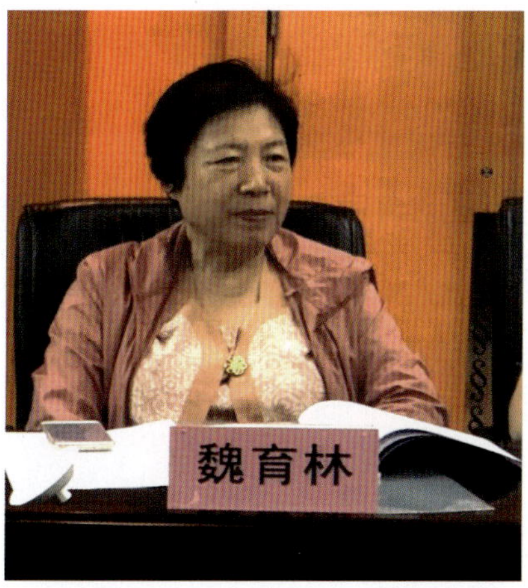

北京市中和亚健康科学研究院院长魏育林教授发言

会议中，首先由孙涛教授介绍了本次会议的到场专家，接着由刘密教授介绍了中华中医药学会团体标准《中医养生保健技术规范》研制进展情况，以及中华中医药学会标准部郭宇博主任讲解《团体标准审查要点》。在会议讨论时，各位专家就《中医养生保健技术规范》中推拿、砭术、刮痧、拔罐、艾灸五个部分分别提出各自的观点和建议。最后由何清湖教授进行了总结。

中华中医药学会团体标准《中医养生保健技术规范》第二次专家共识会议的召开重在落实上次专家共识会议的相关要求，让下一步工作的安排更加明确，进一步确保了中医养生保健技术的制定工作有条不紊的进行。

中国中药协会亚健康药物研究专业委员会成立

2019年9月21日，湖南省长沙市中国亚健康产业总部基地人头攒动，气氛热烈，来自全国20几个省、市、自治区的专家及企业家汇集一堂，隆重举行“中国中药协会亚健康药物研究专业委员会成立大会暨首届全国亚健康药物研究高峰论坛”。国家中医药管理局、中国中医药出版社、中和亚健康服务中心、湖南中医药大学、中华中医药学会治未病分会、中华中医药学会亚健康分会、世界中医药学会联合会亚健康专业委员会、中国中医药研究促进会治未病与亚健康专业委员会、湖南省中医药与中西医结合学会等单位的领导和嘉宾出席了会议。

习近平总书记2014年12月在江苏考察时指出：“没有全民健康，就没有全面小康”。而我国民众介于健康与疾病之间的亚健康状态日趋增多，严重影响实现人民幸福生活和全面建成小康

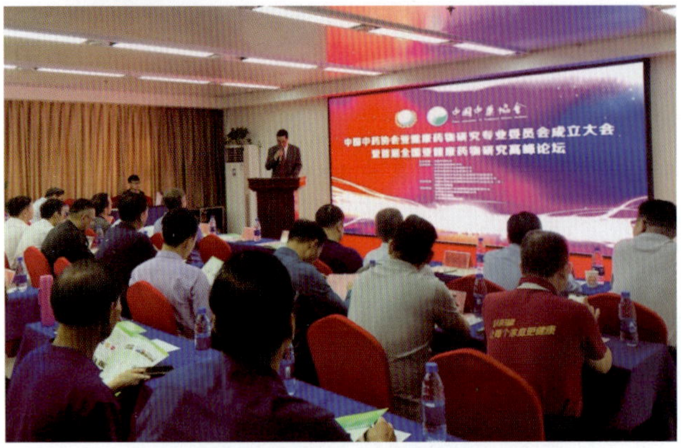

社会的进程。如何“用中国式办法”解决好“世界性难题”，如何利用好我国的中医药资源，搭建亚健康药物研究、生产与服务的产学研合作平台，积极、有序为亚健康人群提供全方位的服务，已成为我国当务之急的重要工作。

为了有效整合中医药行业资源，动员和组织中医药及健康产品生产、经营和服务企业、高等院校、科研机构以及广大专家学者投身中药干预亚健康研究与服务事业，合理构建预防保健服务体系，加强亚健康知识普及和传播，加速亚健康药物研究与服务人才的培养，促进亚健康研究科技成果转化，中国中药协会决定成立中国中药协会亚健康药物研究专业委员会，由中和亚健康服务中心牵头，石家庄以岭药业股份有限公司、步长药业集团、九芝堂股份有限公司、中国亚健康产业总部基地运营管理中心及富智中和集团联合发起并组织筹备。

经过9月20日晚庄重的选举大会，中国中药协会亚健康药物研究专业委员会正式成立，选举产生了专委会的主任委员、副主任委员、常务委员，并通过认命秘书处人选。中国亚健康产业总部基地运营管理中心主任、富智中和集团董事长、我国著名亚健康产业管理专家朱嵘研究员当选为中国中药协会亚健康药物研究专业委员会第一届委员会主任委员。成立大会颁发了主任委员、副主任委员、秘书长、副秘书长、常委以及委员证书，聘请世界中医药学会联合会亚健康专业委员会会长、中和亚健康服务中心创建主任孙涛教授；中华中医药学会治未病分会主任委员、湖南中医药大学副校长何清湖教授作为顾问；还为中国中药协会亚健康药物研究专业委员会常务理事单位及理事单位颁发了铜牌。

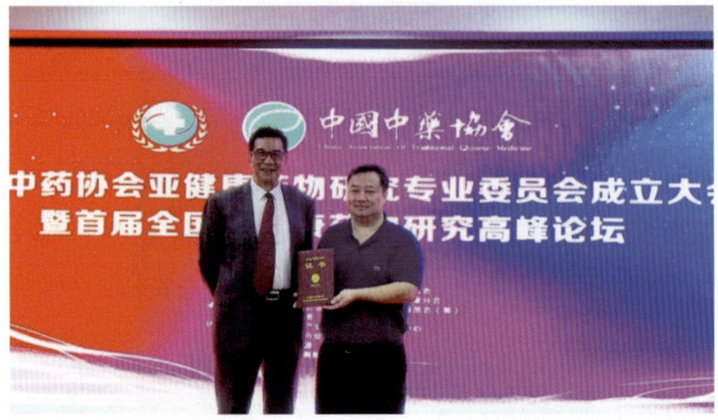

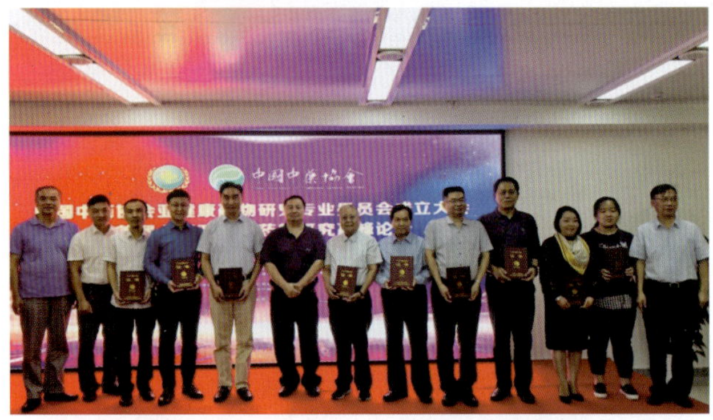

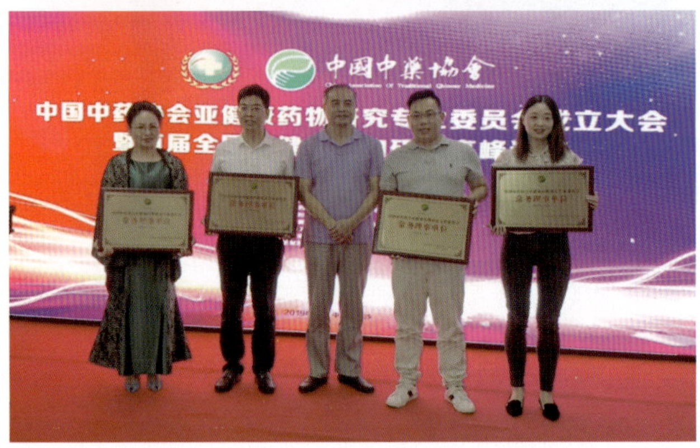

21日下午，专委会组织召开了《亚健康中成药应用指南》编撰研讨会，何清湖教授主持会议。

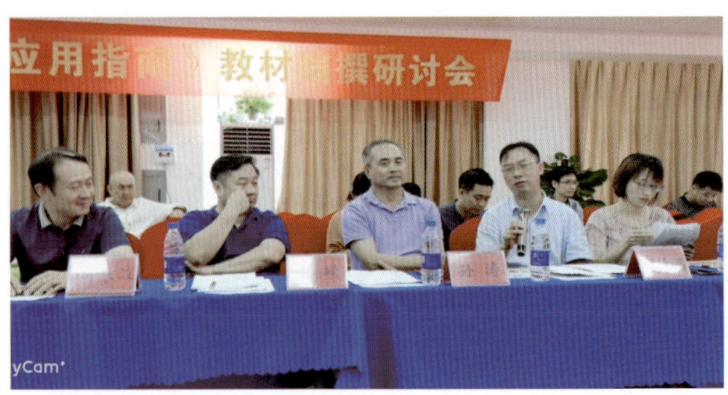

据悉，中国中药协会亚健康药物研究专业委员会成立后，将搭建中国中药协会中医药与亚健康方面的产业、科研与学术平台，探索可持续地开展有组织、有计划、有交流、有合作、有督导的亚健康药物研究与服务的新道路；联合医疗、保健、科研、教育、文化、体育、旅游、食品等多个方面的力量，整合资源，互补优势，共同探索，研制亚健康药物检测标准、亚健康药物干预效果评估标准等；研究出一套提供亚健康药物服务的新办法。同时，明确提出了最近一阶段的重点工作计划：1.制定中医药亚健康药物研发、生产与服务的第一个五年规划；2.制定《亚健康中成药应用指南》；3.联合中和亚健康服务中心以及其他相关学会共同举办“第三届中国-长沙国际亚健康产业博览会”；4.举办好2020年中国中药协会亚健康药物研究专业委员会年会暨第二届全国亚健康药物研究高峰论坛等。

教育部职业教育培训评价组织申报研讨会暨《保健调理职业技能规范:职业技能等级标准》专家评审会 在珠海召开

2019年11月16日，教育部职业教育“1+X”职业技能等级证书之保健调理申报研讨会第一次会议在广东珠海市召开。此次会议由中和亚健康服务中心、富智中和（北京）健康科技有限公司（以下简称“富智中和”）及各中医药大学、职业院校联合召开。中和亚健康服务中心党支部书记孙涛、富智中和董事长朱嵘出席并主持会议。湖南中医药大学副校长何清湖，河南中医药大学第三附属医院党委书记周运峰，湖南医药学院特培中心主任彭进，安徽中医药高等专科学校副校长马波，湖南中医药高等专科学校校长陈燕、副校长陈卫平，四川中医药高等专科学校教研室主任王巧利，江西中医药高等专科学校教材设备科科长吴淑娥，湖北中医药高等专科学校综合科科长汪洋，山西河东中医少儿推拿学校校长孙德仁，芜湖医药卫生学校校长刘会林等领导专家参与了此次会议。

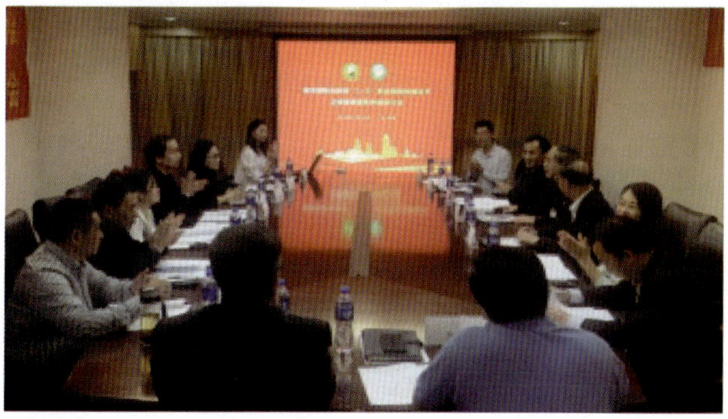

孙涛书记在致辞中说明了当前国家职业教育改革的形势与中心人才培训的任务，指出要落实深化复合型技术技能人才培养培训模式和评价模式改革要求，结合中医保健服务产业发展亟待扩大专业人才队伍、提升服务供给层次水平的实际，做好保健调理职业技能等级标准的制订与评价组织申报工作，促进健康服务业健康发展。孙涛书记表示将高度重视、全力支持职业技能等级标准开发和鉴定工作。

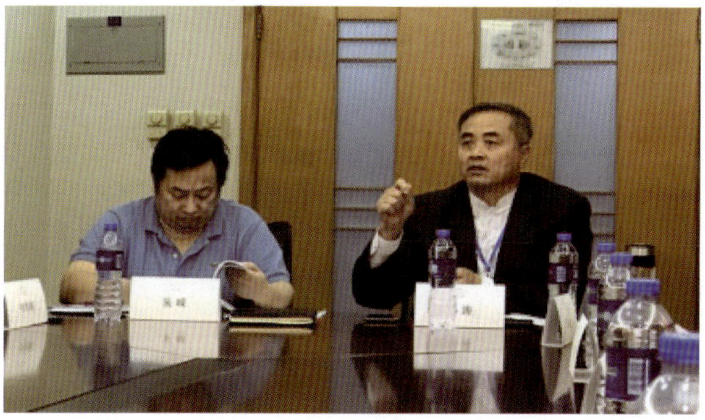

富智中和董事长朱嵘就《保健调理职业技能等级标准》的开发背景、前期工作成果进行了简要的介绍。

保健调理职业技能等级标准和证书开发工作组组长、富智中和教育培训部黄博明主任分别就保健调理职业技能等级标准、培训指导方案、考核大纲等标准的框架内容、适用范围向与会领导和专家进行了汇报。

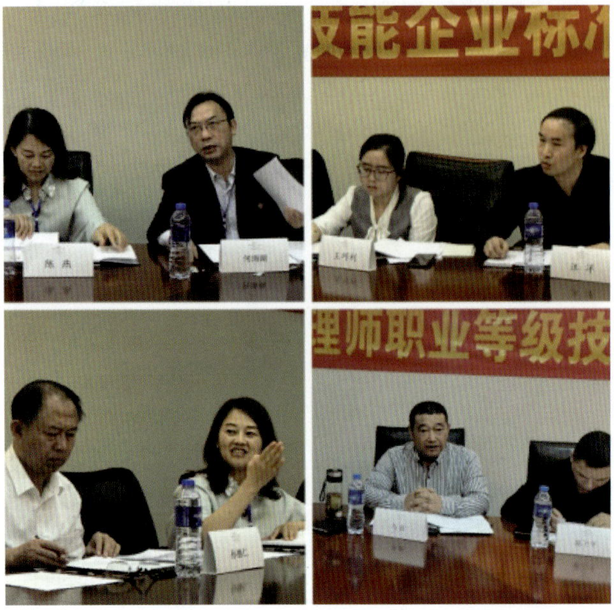

在保健调理师国家职业技能标准开发工作组组长周运峰教授与何清湖教授主持下，与会专家对保健调理职业技能等级标准进行了认真审核，肯定了标准开发的前一段工作，同时也对进一步按照教育部的要求进行修改提出了中肯意见。专家评审组认为：保健调理职业技能等级标准、培训指导方案、考核大纲与国家职业教育改革的办学定位、标准等级和岗位层级相符合，理论知识与实操技能比例分配恰当，具有较高的科学性；标准紧扣中医养生保健服务的行业需求和发展趋势，并借鉴了国内外最新的实践成果，具有较强的前瞻性；标准紧扣养生保健服务岗位核心技能的应用，是基于国内一线调研、数据对比分析、行业企业和院校专家深度交流讨论而形成的，易于推广，具有很强的适用性。建议标准编写组按照评审建议尽快修改、完善，报相关部门按程序发布，作为中医保健服务行业保健调理职业技能鉴定企业标准实施。黄博明主任代表标准开发专家表示，标准开发组将根据专家评审意见，保质保量完成好保健调理职业等级技能标准研究与开发工作。

为推动保健调理及其他中医药职业技能等级标准的开发及培训，会议提出，中医职业院校与中医养生保健品牌企业应联合成立“新时代中医药职业教育创新工程共同体”，顺应职业教育改革发展大势，汇集力量，整合资源，共同打造社会化的中医药职业教育人才机制，促进“育训用”紧密衔接，推动中医药职业人才教育高质量发展。

2019年中华中医药学会亚健康分会年会暨第十次中医“治未病”及亚健康防治论坛在长沙中国亚健康总部基地成功召开

2019年12月7日上午，由中华中医药学会主办，中华中医药学会亚健康分会、中和亚健康服务中心承办，北京市中和亚健康科学研究院、中国亚健康产业总部基地运营管理中心、富智中和集团、北京三和同舟会议会展有限公司协办的“2019年中华中医药学会亚健康分会年会暨第十次中医‘治未病’及亚健康防治论坛”在湖南长沙中国亚健康产业总部基地召开。大会以“智慧中医 健康中国”为主题，围绕亚健康新学术动态、智慧中医、亚健康服务模式、亚健康诊断标准和中医药亚健康干预评价体系建立、亚健康服务规范等展开了深入研讨。

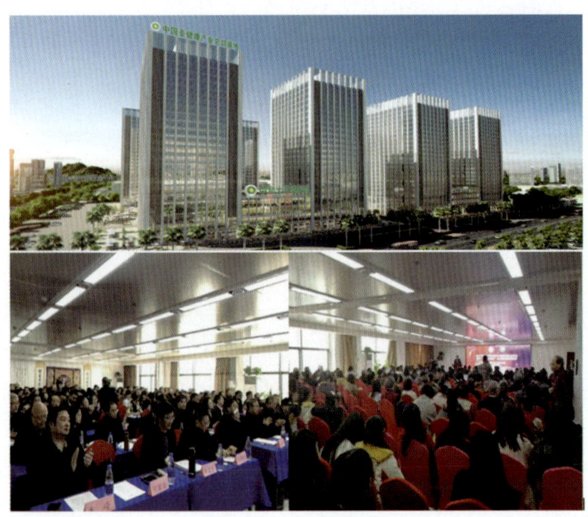

会议现场图片

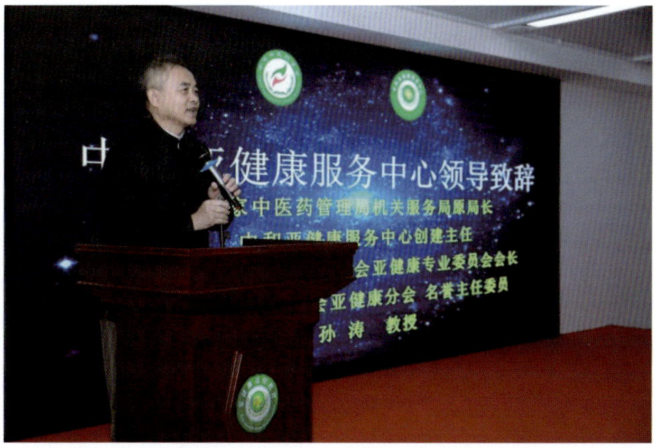

中华中医药学会亚健康分会名誉主任委员、中和亚健康服务中心创建主任
孙涛教授出席会议并发表重要讲话

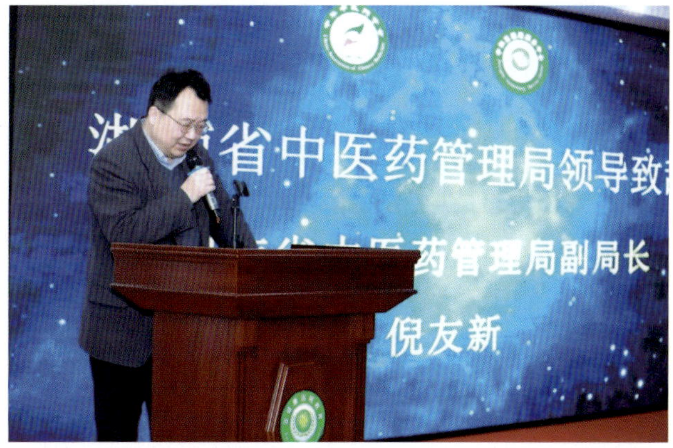

湖南省中医药管理局倪友新副局长发表重要讲话

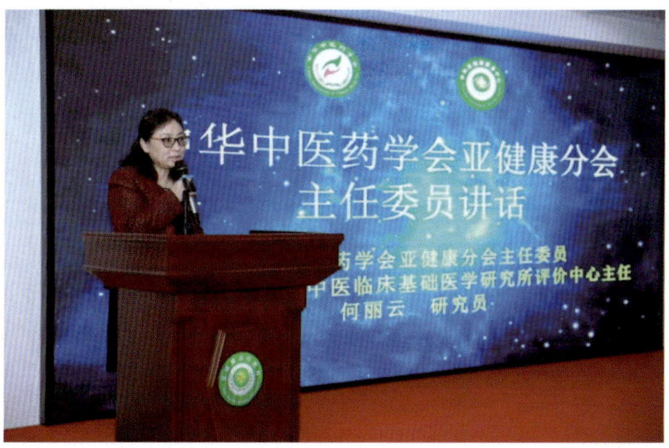

何丽云研究员

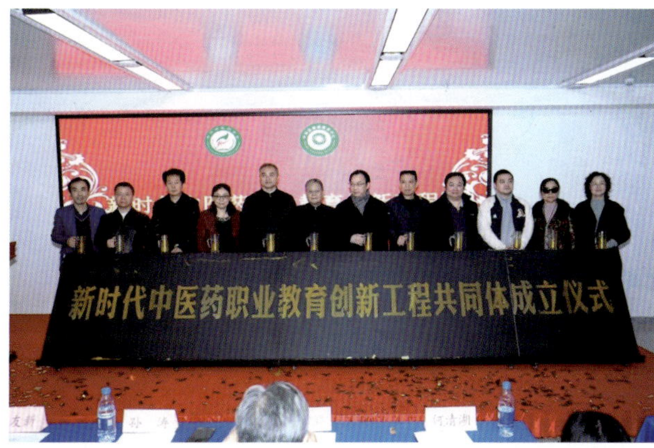

新时代中医药职业教育创新工程共同体成立仪式

中华中医药学会亚健康分会主任委员、中国中医科学院中医临床基础医学研究所临床评价中心主任何丽云研究员做了年度工作报告，对2019年工作进行总结，并对2020年工作做出规划。

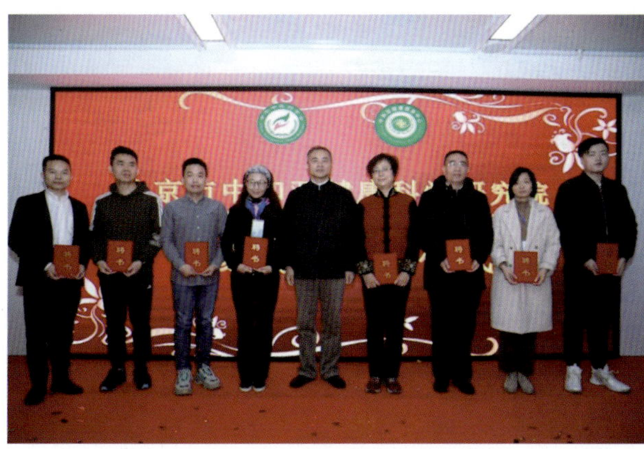

北京市中和亚健康科学研究院医用红外诊断技术研究所专家聘书颁发仪式

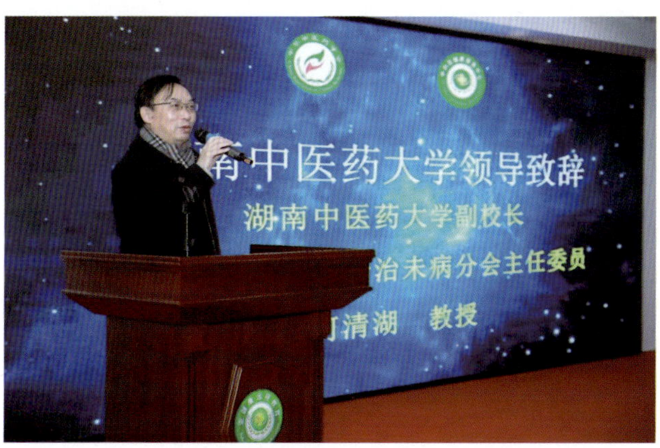

湖南中医药大学副校长何清湖教授致辞

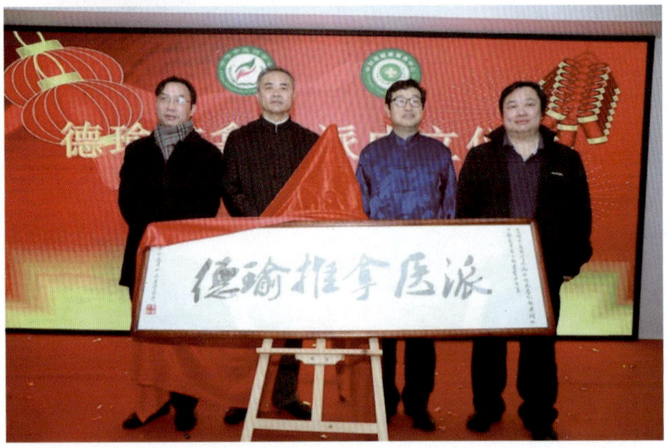

德瑜推拿医派成立仪式

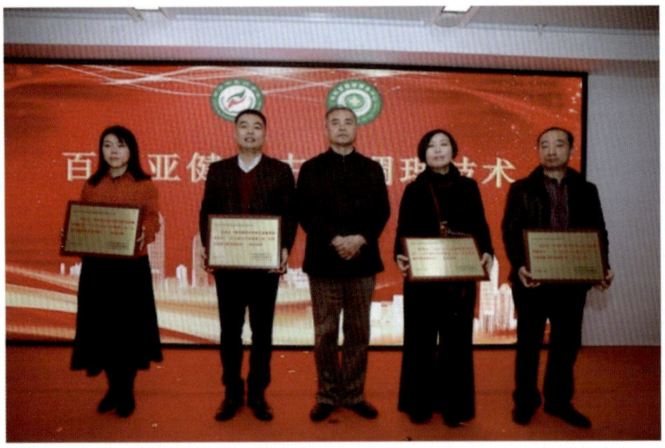

百项亚健康中医调理技术授牌仪式

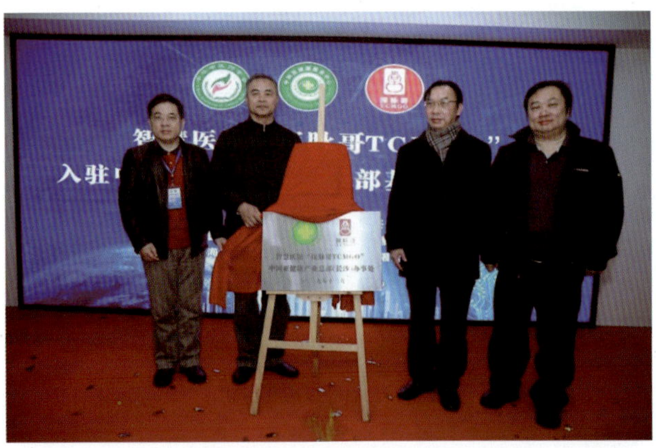

智慧医馆"探脉哥TCMGO"入驻中国亚健康产业总部基地揭牌仪式

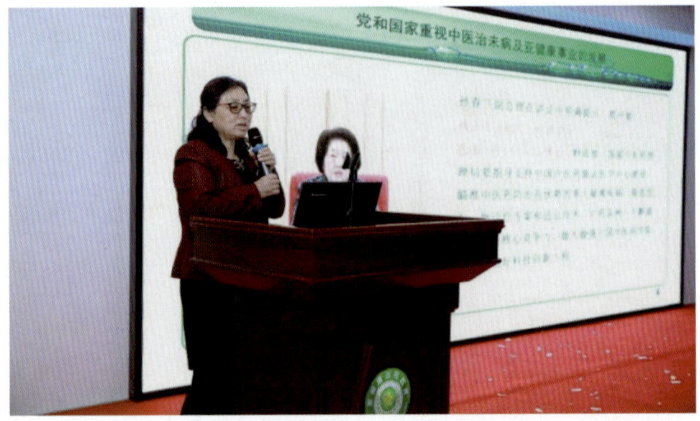

中华中医药学会亚健康分会主任委员；中国中医科学院中医临床基础医学研究所评价中心主任何丽云研究员作了《中医治未病的真实世界研究机遇与挑战》专题报告

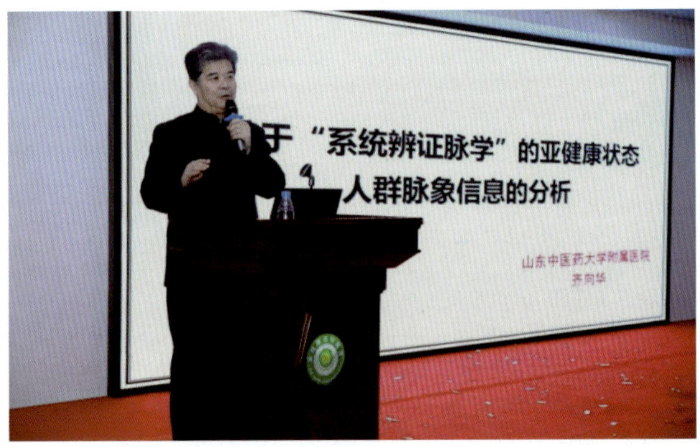

国家中医药管理局中医脑病学重点学科带头人；山东中医药大学脉象研究中心主任齐向华教授作了《基于“系统辨证脉学”的亚健康状态人群脉象信息分析》专题报告

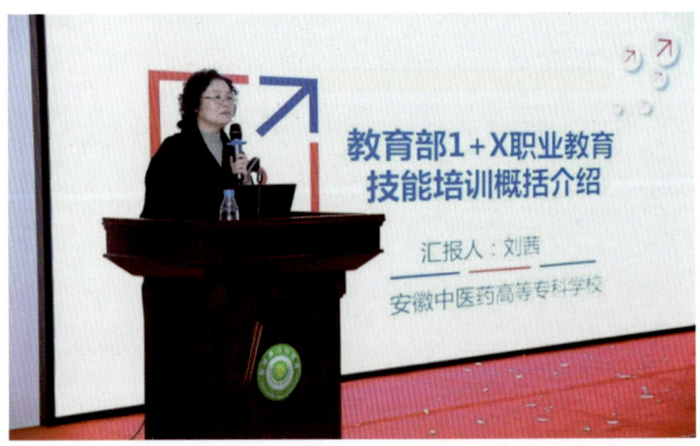

安徽中医药高等专科学校康复保健系主任刘茜副教授作了《教育部“1+X”职业教育技能培训概括介绍》专题报告

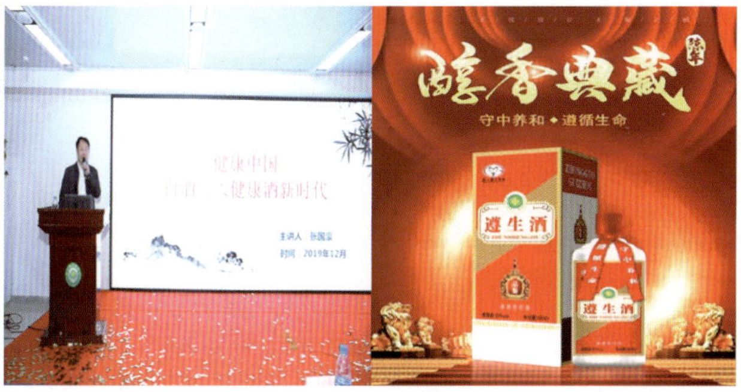

中国中医药促进会治未病与亚健康专业委员会副主任委员；贵州茅台集团医院院长张国豪博士作了《健康中国——白酒进入健康酒新时代》专题报告

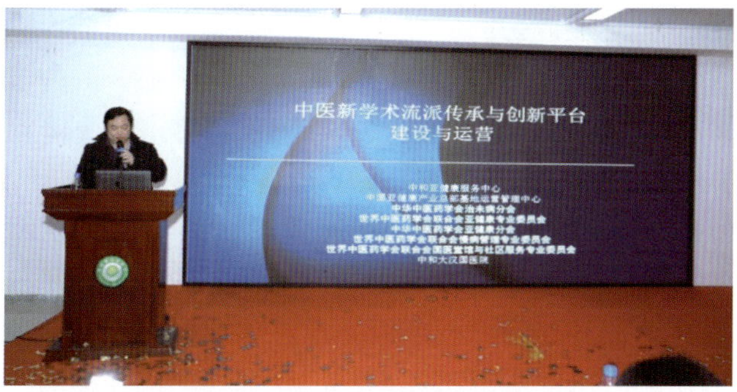

中国中药协会亚健康药物研究专业委员会主任委员；中国亚健康产业总部基地运营管理中心主任朱嵘研究员作了《中医新学术流派传承与创新平台建设与运营》专题报告

在学术论坛上，中华中医药学会治未病分会副秘书长付中原；广东省人工智能中医工程技术研究中心特聘专家张文安博士；汤氏医派第六代传承人汤宏勇研究员；广州中医药大学潘华峰副校长；山西中医学院杨育同主任；四川省乐山市中医医院汤一新主任；曲靖市第一人民医院治未病中心袁建平主任分别做了《中医治未病与亚健康防治的突破口——新职业病防治医用红外技术推广工程》《人工智能支持下的基层中医药服务能力提升初步实践》《汤氏气味气机疗法在治未病中的应用探讨》《互联网＋智慧中医平台对慢性胃炎患者健康管理研究》《基于“治未病”理论开展临床亚健康状态个体精准化治疗模式的研究》《疗效是检验医学医术的根本标准》《综合医院治未病学科探索与实践》的学术报告。本次会议的成功召开具有较高的学术价值，进一步深化了中医药与亚健康领域在智慧中医层面的深入研究，对于继承和弘扬中医这一中国优秀传统文化具有重要的理论价值。其意味智慧中医发展进入了新时期、新时代、新形势、新服务的新格局。互联网、大数据、人工智能的涌现发展，必将为提升中医药与亚健康发展优化释放出巨大空间，为此必将推动亚健康的发展和完善。

亚健康分会全体参会代表不忘初心，将本着初心为国，使命佑民，做到真正造福社会，增进百姓福祉之目的。对于促进中医健康发展具有积极的现实意义。

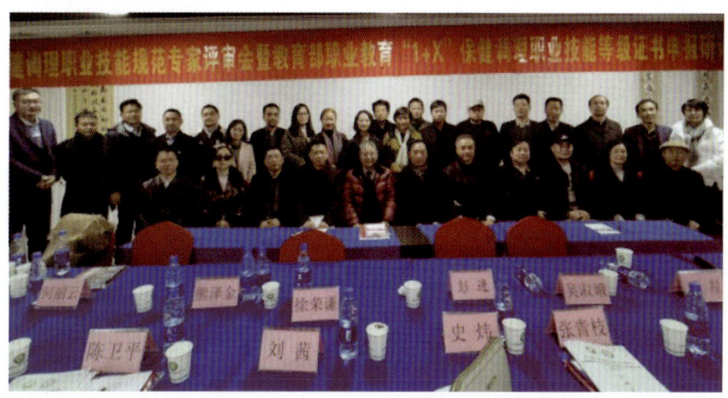

江苏省徐州市中医院 推拿保障儿童健康

2019年以来，江苏省徐州市中医院儿科和推拿科开展联合诊疗，为不满12岁的患儿提供推拿治疗，缓解患儿病痛。

儿科医生为患儿辨证论治，开具推拿处方，由推拿科医师进行推拿治疗，期间病情如有反复，可随时联系首诊医生，保障患儿健康。

小儿推拿运用各种手法刺激穴位，使经络通畅、气血流通，以达到调整脏腑功能、治病保健目的，广泛应用于小儿泄泻、呕吐、食积、感冒、哮喘、发热等疾病。

该院中医师提醒，蜂窝织炎、骨髓炎等急性感染性病变，各种恶性肿瘤，急性肝炎、肺结核等急性传染病，皮肤烫伤、擦伤及心脏病等患儿不宜选择推拿疗法。

特色调理技术

柔嘉辨别阴阳体质艾灸亚健康调理技术

柔嘉企业艾灸品牌，是一款创新专利艾灸养生产品。传承五千年中医养生文化，将古代传统灸疗技术发展创新与中草药油调理，并融合现代养生技术，让身体的亚健康状态快速改善，保持生命的自然健康活力。

秉承《黄帝内经》中提到“圣人不治已病，治未病；不治已乱，治未乱……”最终达到不病而治，不治而愈。“上医治未病”的最高养生境界。

《黄帝内经》：“人生有形，不离阴阳”。人体机能的下降和衰老，都是阴阳失去平衡的表现。再复杂的疾病都可以用“阴阳失调”和“阴胜则寒，阳胜则热；阳虚则寒，阴虚则热”的理论来概括。

中医讲究辨证施治，阴虚和阳虚有大不同，如果不辨识到底是哪种虚，而盲目施灸的话，不但对身体无益，反而伤身。

分辨体质的阴阳，这是养生的基础，也是艾灸的第一步。

【原理】

判断身体的体质，要通过中医辨证才准确。其实，阴虚是因为我们的身体血液供应不足、津液不足，导致内部火旺而造成的；阳虚是因为气不足，导致的热量不足，出现手脚冰凉，畏寒的症状。只要及时调理，很快就可以恢复健康。

阴在下，从下面循左边升，升则为清阳；阳在上，从上面循右边降，降则为浊阴。中气衰旺，直接决定着气机升降。如果脾土不升，清阳就下陷；如果胃土不降，浊气就上逆。浊阴上逆和清阳下陷，就是阴虚和阳虚的由来。

阳虚则寒：阳虚是人体的阳气虚损，阳虚不能制约阴，则阴相对的偏盛，而出现寒象，所以称“阳虚则寒”。

（一）阴虚

阴尽管盛于下，其实是生于上的。阳中有阴液，就是阴最初的阴根。心脏外面是有心包的，这个心包和心脏之间是有阴液的，就是阴根。阴的本性就是沉静，亲下的，然后肺金收敛它，往下降，到肾水中收藏，这个阴降，金水收藏，全依赖胃土下降。如果胃土不降了，而上逆，不能金收水藏了，胆气也不降了，也上逆，这样把本来跟这个肺胃下降的心包相火，跟着上逆，火不降，反过来开始烘烤心脏，心液一旦消耗，就像发动机里面的润滑油少了，就会滋生内热，这就是阴虚。

阴虚火旺，是指脏腑阴分亏虚，失于滋养，虚热内生的表现。心、肝、肺、脾、肾，均可出现此种情况，临床以肾阴虚较为常见，症状包括潮热盗汗，心烦、失眠，或男子早泄、遗精，女子经少或经闭，或骨蒸发热、腰膝酸软、耳鸣等。

阴虚在调理中应注意：人们只知道，阴虚生内热，在治疗时用寒凉的方法降火，这如同不撤“薪”，只添“水”是解决不了问题的。

（二）阳虚

阳虽然盛于上，但是，是在下面肾水中生的。肾中之气，就是阳根，阳气浮动，阳根一生，天性就是亲上的，阳气上升，才会木生火长。木火生长全赖脾土之升。如果脾土不升，肝木也不升，也化不成心火，木火不升，肾气沦陷，则必然导致肾寒，这就是阳虚。

阳虚，是指阳气虚衰的病理现象。阳气有温暖肢体．脏腑的作用。如阳虚则机体功能减退，容易出现虚寒的征象。如精神疲惫，大便溏薄，小便清长，口淡无味，面色发白，四肢不温，乏力短气，虚汗自出，舌质淡嫩，舌体胖大且有齿痕，苔白滑润，脉细弱无力等。其中，畏寒怕冷，四肢不温，是阳虚的最主要症状。尤其是背部和腹部特别怕冷，一到冬天就手冷过肘、足冷过膝。女性阳虚者，可见白带偏多，清稀透明，每当受寒或疲劳时，白带就增多。阳气犹如自然界的太阳，阳气不足，则内环境就会处于一种“寒冷”状态。

阳虚者还会经常腹泻，尤其是清晨起床时最为明显。阳气虚，没有火力，水谷转化不彻底，就会经常拉肚子，而且完谷不化。吃进去的东西，根本没有消化，又出去了，小便又稀又长。在饮食上，喜热饮，恶寒凉，胃得热则舒。阳气不足者，还常表现出情绪不佳，易于悲哀，因此必须加强精神调养。

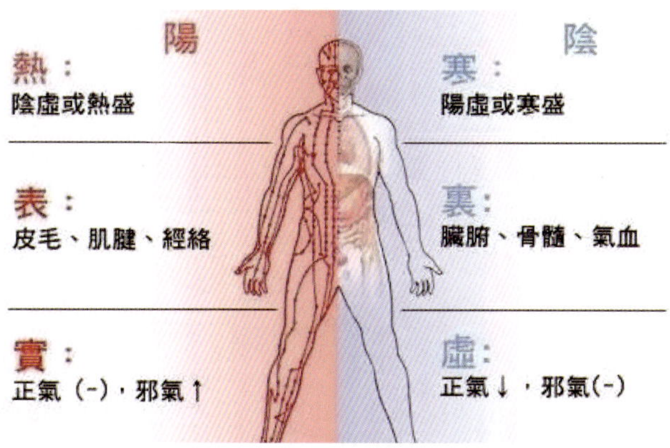

神医华佗曾说过：虚则补之，实则泻之，寒则温之，热则凉之。艾灸即可补又可泄，基本的施灸规则是：实热则多灸四肢，虚寒则多灸腰腹部。柔嘉红外旋磁灸，通过灸法加配穴，对症精准，调理阴阳。

【适合人群】

亚健康人群。阴虚火旺、阳虚寒凉的对症艾灸调理者首选。

【调理方法】

（一）手法调理

阴虚体质：柔嘉阴虚体质套　能量油5mL+滋阴理气油3mL+养阴培元液3mL调和使用。

背面：展油，推通督脉。

腹面：展油，1.推通任脉。

2.按摩心肺区。开穴：合谷、内关、风池、天突、膻中。

3.按摩胃腹部。开穴：上脘、中脘、下脘、水分、神阙、天枢、大横、气海、关元、中极、水道。

4.推通腿部肾经、肝经、脾经。

（二）艾灸调理

1.六合理疗罐

肩颈部走罐、定罐。（10分钟）图

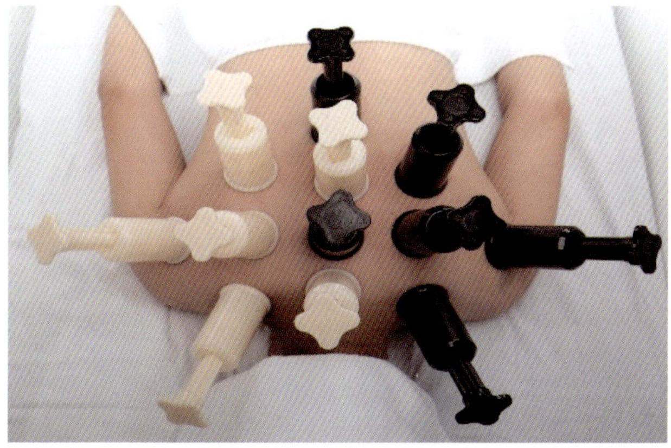

胃腹部走罐，定罐。（10分钟）图

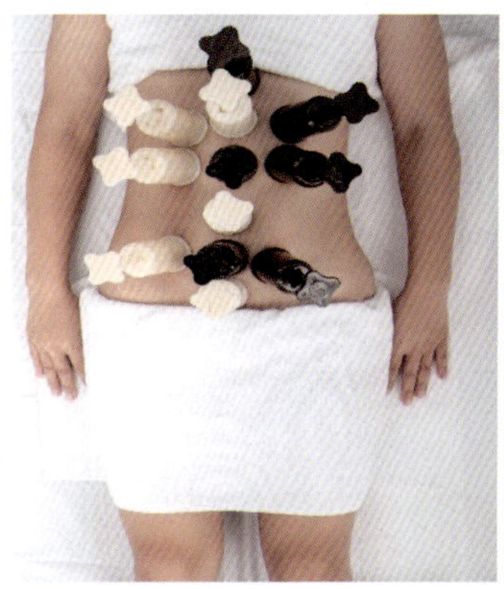

2.红外线旋磁灸

（1）十八阵法

旋磁　除烦滋阴灸

此灸法主要针对因青春发育期间和长期上火的患者，有滋阴降火，安神调理的功能，同时对因上火出现的失眠、多梦、烦躁、易怒，都有很好的滋阴调理功能，被称为神奇的降火灸。

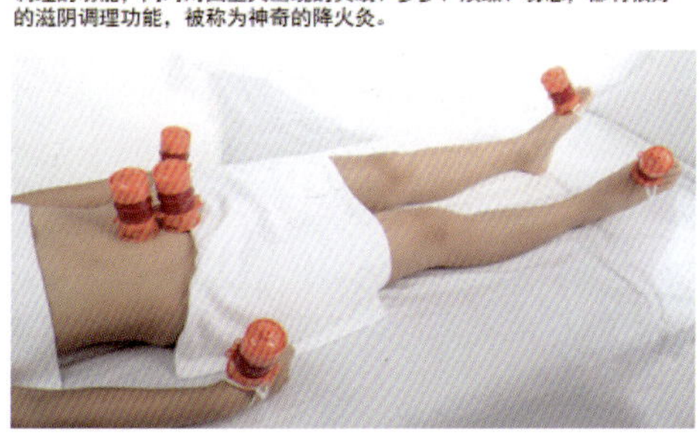

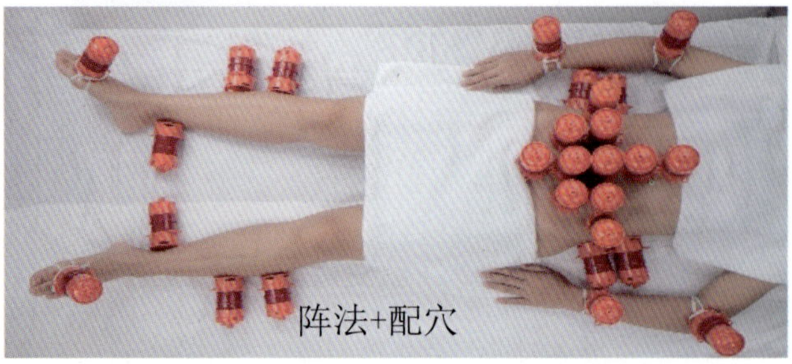

（2）配穴：太溪、三阴交、涌泉、复溜、阴陵泉

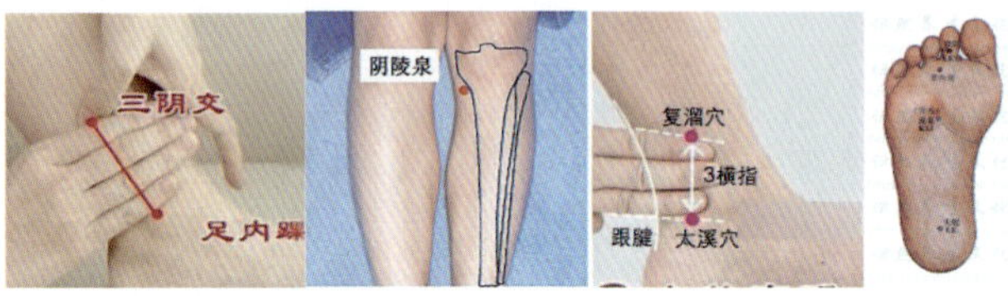

3、天灸：阴虚体质不宜，可贴痛点。

（一）手法调理

阳虚体质：柔嘉阳虚体质套　能量油5mL+调阳理气油3mL+通督正阳液3mL调和使用。

背部：展油：1.推通督脉。

2.按摩全背部，开穴：大椎、心俞、脾俞、肝俞、肾俞、腰眼、命门、长强、八髎。

3.推通腿部：膀胱经、胃经、胆经

（二）艾灸调理

1.六合理疗罐

背部走罐，定罐。见图：

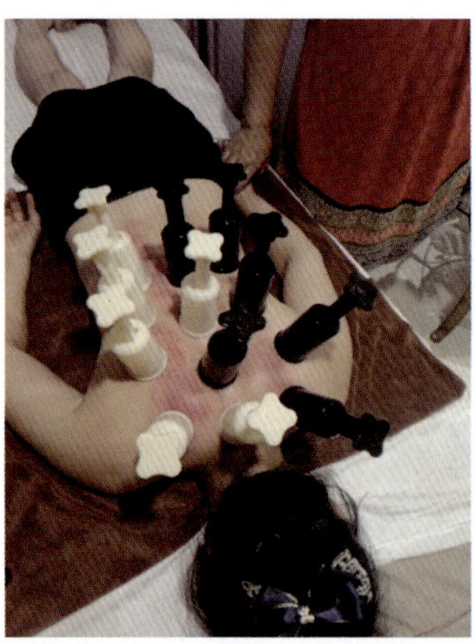

2.红外线旋磁灸

（1）阵法

旋磁　双龙戏珠灸

双龙戏珠灸适合所有人群，其主要特点是提高身体正气（阳气），提高人体免疫力，加强气体循环，尤其对怕冷、怕风、身体发冷、四肢出汗、身体无力、面色暗黄、手脚冰凉、肾气虚弱、气血不足、身体出现无名疼痛、经脉曲张等症状最有很好的调理的效果。

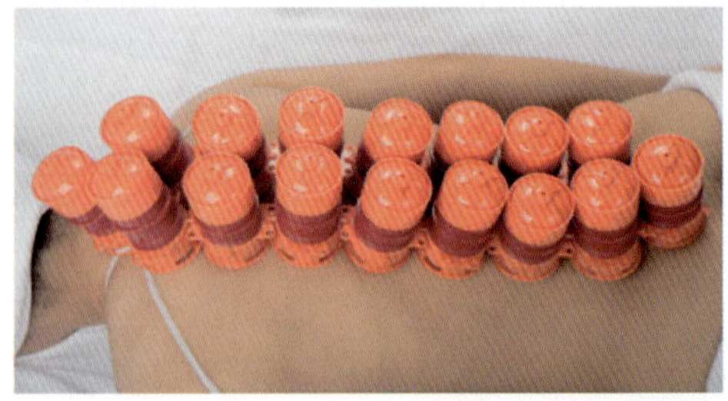

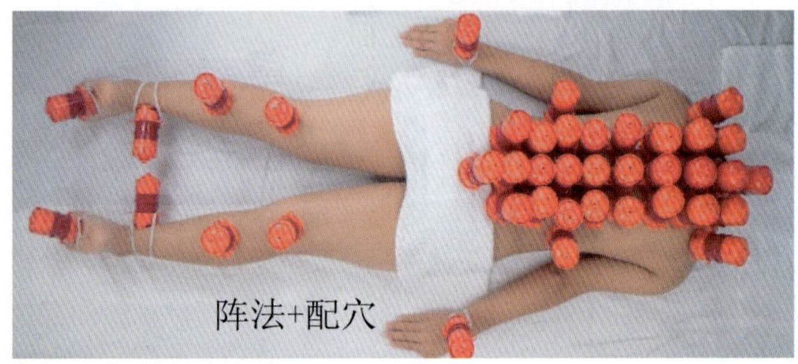

2.配穴：百会、中脘、足三里、神阙、关元、涌泉

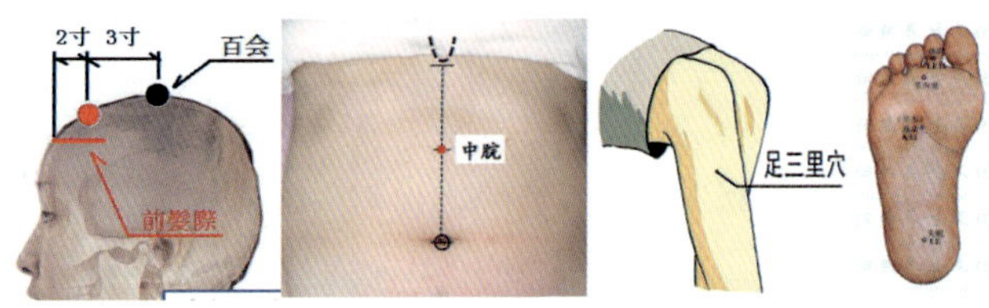

3.天灸

神阙、大椎、命门、足三里、涌泉、阿是穴

【注意事项】

（一）艾灸前

保持室内温度适宜，不可受风。饭后一小时，方可艾灸。

（二）艾灸中

1.不过饥或过饱，勿吃食物，保持情绪稳定舒缓放松。

2.艾灸过程中多喝温热开水。勿喝冷水。

3.艾灸过程中，注意灸罐的温度调节。保暖，将艾烟盖严全部吸收入体内。

4.艾灸中皮肤表面出现水气，是体内湿气排出。

（三）艾灸后

1.灸后2小时内勿沾凉水，不食寒冷食品，勿喝冷水。

2. 灸后注意保暖，休息，情绪，睡眠。

（1）阴虚体质：

①艾灸前先辨别体质，对症调理以保证效果。长期坚持方能收到预期效果。

②先清泻，再适当温补。

③以疏通中下焦，艾灸中下焦为主，引火归元。

④先少量灸，根据身体改善情况，可逐渐增加灸量。

⑤灸后多喝温开水。

（2）阳虚体质：

①艾灸前先辨别体质，对症调理以保证效果。长期坚持方能收到预期效果。

②灸量循序渐进，开始灸量不可过大，因为虚不受补。

③先打通全身经络，促进气血循环，让艾灸成分发挥作用。

④注意保暖，减少体力消耗。

【养生建议】

（一）阴虚体质

1. 饮食方面 不吃伤阴的食物，如：温燥的、辛辣的、香浓的食物;油炸煎炒的食物。

2. 注意良好的生活习惯，保证睡眠。安排好工作有条不紊。控制好情绪，不急不燥，应遵循“恬淡虚无”“精神内守”之养神大法。

3. 要尽量避开烈日酷暑，不要汗出太多。

4. 滋阴润肺，要多吃一些清凉滋润的，如沙参、麦冬、玉竹、百合、雪梨，柿子等。

5. 放慢生活节奏，坚持阴虚体质的调理。

（二）阳虚体质

1. 精神调养。阳气不足的人常表现出情绪不佳，如肝阳虚者善恐、心阳虚者善悲。因此，要善于调节自己的感情，消除或减少不良情绪的影响。

2. 注意保暖，防风寒。

3. 加强体育锻炼，因“动则生阳”，故阳虚体质之人，要加强体育锻炼。如散步、慢跑、球类、舞蹈、保健功等。

4. 饮食调养，应多食有壮阳作用的食品，如羊肉、狗肉、鹿肉、鸡肉。根据“春夏养阳”的法则，夏日三伏，每伏可食附子粥或羊肉附子汤一次，配合天地阳旺之时，以壮人体之阳，最为有效。

5. 坚持艾灸调理。

【结束语】

人身上的疾病有成千上万种，但不管疾病有多少种、有多么难治，它们的病理只有一个，那就是阴阳失调。人体的阴阳是相对平衡的，如果阴盛，阳气就会受损如果阳盛，阴液就会受损，所以，《黄帝内经》说“阴胜则阳病，阳胜则阴病”。

所以养生要懂阴阳，该补阴时补阴，该补阳时补阳，这样才是养生基础之法。掌握了这套法则，艾灸起来就能事半功倍！

《黄帝内经》说“生之本，本于阴阳”。生命是一种阴阳平衡的状态，如果这种平衡状态被彻底打破了，生命也就结束了。所以想要获得长期的健康，就必须时刻保持阴阳的平衡！

【临床案例】

安徽合肥丹妮诗美容院，吴姐，36岁。平时口干，口苦，口有异味。五心烦热，有便秘，下肢有寒凉。来美容院，填了“阴阳体质检测表”，明显阴虚体质，当时对症做了“滋阴降火灸”。做完后感觉很舒服，身体轻松很多。接下来为她定制“体质调理疗程”。按时做了3个月，症状明显好转，口气清新了，排便通畅了，心情变好了，肤色提亮了。顾客说，比吃什么灵丹妙药都管事。带回“颠崖姜红”艾药膏贴，家居维持巩固效果。

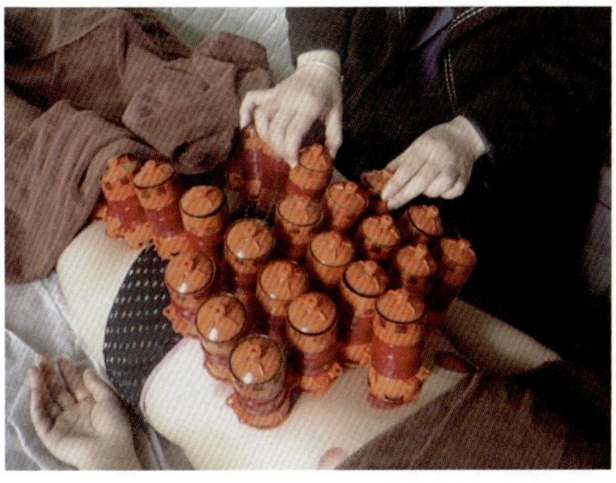

柔嘉远红外旋磁艾灸二十四节气养生灸亚健康调理技术

二十四节气所反映的物候特征，说明了自然界的一切生活都与节气密切相关，人也不能脱离天地气息而生存，人体的五脏六腑、七窍四肢、筋骨皮肉等组织的机能活动。也无不受节气变化的影响。“阴阳四时者，万物之终始也，生死之本也，逆之灾害生，从之则苛疾不起，是谓道也”。这清楚地说明了人在养生中要顾应四季阴阳之根本。

养生专家指出，二十四节气不仅是指导农业生产的“圣经”，也是指导人们养生、保健的秘宝。这是因为人与自然界是一个统一的整体，人的生命活动也必然与二十四节气紧密相连。一年四季的变化随时影响着人体，二十四节气的变化不一，也必定会引起人的生理和心理机能不断地发生更替。因此，非常有必要依从二十四节气的要求，进行养生保健。

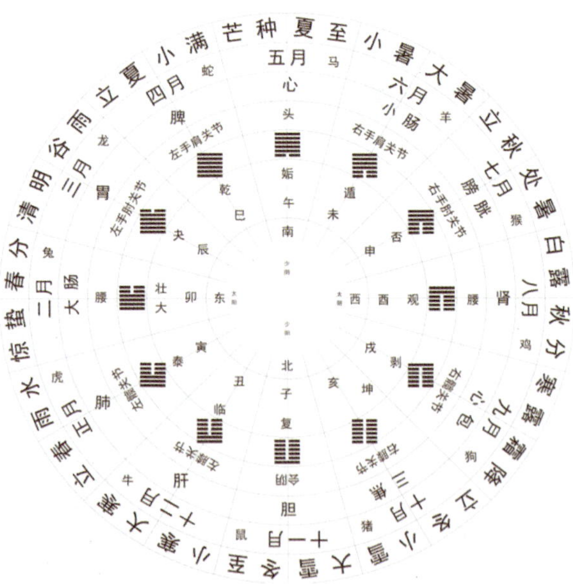

一、二十四节气养生灸

（一）人体经络与二十四节气

人体十二经络在一年里面的一进一出，恰好对应着二十四个节气。经络上有365个穴位，而自然界一年有365天，这也是人体与自然相联系的一个表现。我们知道每隔四年的二月份，是润月，多一天，那么这一年就变成366天，而人体也会对应每四年出现一次膏肓穴，这个膏肓穴就叫作第366穴。在人患病的过程中，如果生病四年都还没有痊愈，那就会危及生命，这就是古语所说的“病入膏肓”。在治疗的过程中，膏肓穴出现的这一天，也是很关键的。如果利用二月份润月这一天，通过膏肓穴对人体进行调整，则可有效治疗与调节疾病。

我们人体又是如何与二十四节气对应的呢？我们知道人体有十二经脉，阴经通于脏，阳经通于腑，十二经脉和十二脏腑结合起来，形成二十四经脉与二十四节气相吻合、相对应的关系。

十二经脉	十二脏腑	二十四节气
足厥阴肝经	肝脏	惊蛰 春分
足少阳胆经	胆腑	清明 谷雨
手厥阴心包经	心脏、大脑	立夏 小满
手少阴心经	心脏	芒种 夏至
手太阳小肠经	小肠腑	小暑 大暑
足太阴脾经	脾脏	立秋 处暑
足阳明胃经	胃腑	白露 秋分
手太阴肺经	肺脏	寒露 霜降
手阳明大肠经	肠腑	立冬 小雪
足少阴肾经	肾脏	大雪 冬至
足太阳膀胱经	膀胱腑	小寒 大寒
手少阳三焦经	六腑之和	立春 雨水

（二）人体脊柱与二十四节气

脊柱是人体最大的能量传输中心，通过神经系统的传递，可与人体五脏六腑相通。人体的脊柱由颈椎7节，胸椎12节，腰椎5节共24节椎体组成，恰与一年24个节气相吻合。

据《黄帝内经》所载，人体每一个器官的能量，都是由特定的脊椎位置所控制，与大自然二十四个节气所对应。这种巧合正是体现了人为小宇宙、天地为大宇宙之观点。正常人的脊柱内的变化，冬至从第5节腰椎开始，每个节气上移一个椎体，一年内完成一次脊柱整体变化，这正符合地球绕太阳运转一周轨迹的变化原理。

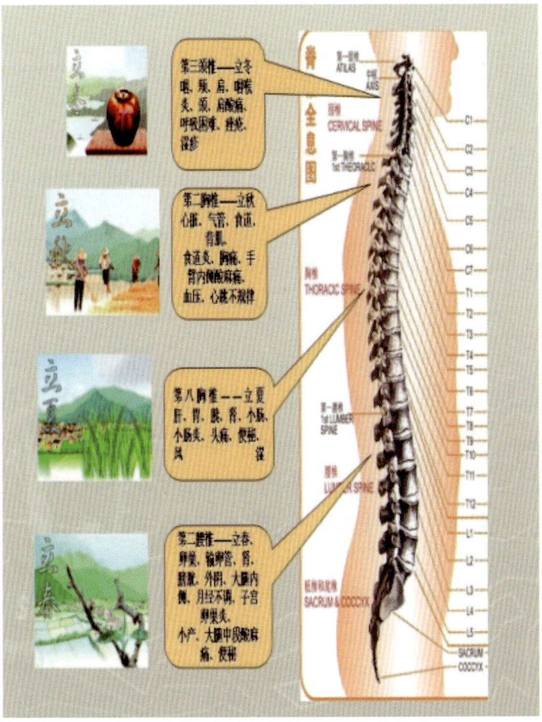

1. 颈椎

第一颈椎——大雪、头、耳、鼻、喉、脸、头痛、失眠、眼疾、记忆减退、眩晕

第二颈椎——小雪、喉、舌、声带、口、昏眩、耳鸣、扁桃腺炎、腮腺炎、直肠炎

第三颈椎——立冬、咽、颊、肩、咽喉炎、颈、肩酸痛、呼吸困难、痤疮、湿疹

第四颈椎——霜降、颈部肌肉、臂、肩酸痛、牙痛、甲状腺、

第五颈椎——寒露、手肘、食道、气管、气管炎、咽喉炎、手臂酸痛上臂或手腕痛、甲状炎、五十肩、大拇指指酸麻痛

第六颈椎——秋分、甲状腺、手腕肌、大拇指、上臂或手腕痛、甲状腺炎、五十肩、大拇指酸麻痛

第七颈椎——白露、甲状腺、中指、肱肌、甲状腺炎、手臂外侧、中指、肱肌、无名指酸麻痛

2. 胸椎

（胸椎十二节）

第一胸椎——处暑、心脏、气管、食道、前臂、心脏病、气管炎、气喘、手腕痛、胸痛、手臂内侧酸麻痛

第二胸椎——立秋、心脏、气管、食道、背肌、食道炎、胸痛、手臂内侧酸麻痛、血压、心跳不规律

第三胸椎——大暑、肺、支气管、食道、胸腔、支气管炎、肺炎、食道炎、肋膜炎

第四胸椎——小暑、肺、食道、乳房、乳腺炎、慢性胃病

第五胸椎——夏至、肝、胆、胃、脾、肝炎、胆囊炎、低血压、胃炎、面疱

第六胸椎——芒种、胰、胃、胆、肝炎、胃炎、胆囊炎、胃胀、食欲不振

第七胸椎——小满、肾、胰、十二指肠、胃溃疡、糖尿病、十二指肠炎、扁桃腺炎

第八胸椎——立夏、肝、胃、胰、肾、小肠、小肠炎、头痛、便秘、风湿

第九胸椎——谷雨、小肠、肾上腺、肾上炎、过敏、频尿、湿疹、膀胱炎、排尿困难、不孕、下腹痛

第十胸椎——清明、肾、盲肠、大肠、肾炎、水肿、痛风、不孕、输尿管炎、带状疱疹、静脉曲张

第十一胸椎——春分、肾、大肠、输尿管、肾炎、输尿管炎、大肠炎、性无能、痤疮、痢疾、水肿、牛皮癣

第十二胸椎——惊蛰、肾、大肠、淋巴、输尿管、膀胱、膀胱炎、不孕、生殖器疾病、风湿关节炎、输尿管炎。

3. 腰椎

（腰椎五节）

第一腰椎——雨水、大肠、输尿管、股四头肌、大腿前侧、大腿痛、便秘、尿床、疝气

第二腰椎——立春、第二腰椎 卵巢、输卵管、肾、膀胱、外阴、大腿内侧、月经不调、子宫卵巢炎、小产、大腿中段酸麻痛、便秘

第三腰椎——大寒、第三腰椎 生殖器、下腰、坐骨神经、月经不调、生殖器疾病、水肿、坐骨神经痛、血压不正常。

第四腰椎——小寒、前列腺、下腰、坐骨神经、下腰痛、小腿痛、坐骨神经痛、前列腺障碍

第五腰椎——冬至、子宫、膀胱、直肠、足、膀胱障碍、小腿至足踝酸麻痛、痔疮、尿酸。

4. 尾椎与骶椎

尾椎 直肠、肛门、大腿后侧、前列腺、脊椎弯曲、髋骨关节炎、臀部痛、前列腺炎、踝骨痛

骶椎 直肠、肛门、痔疮、瘙痒症、肛门炎。

（三）传承发展中国古老的二十四节气灸

1. 二十四节气灸的意义

根据中医“天人合一”思想，“天”的变化自然影响人体，而节气对人体影响有两个方面。

（1）由于节气前后气候变化比较大，一个人如果有旧患或宿疾，他的适应能力和机体抵抗力就弱，往往会在这个时候发病或病情加重。据医学统计，心脏病、中风、哮喘等疾病，多发于节气前后和半夜。因为当外界气候条件的变化，超过身体的应变能力时，人就会生病。这正是《黄帝内经》所讲的“邪之所腠，其气必虚”。

（2）由于宇宙能量在节气前后变化较大，如果我们在这个时候运用一些特殊的方法进行干预，把宇宙能量转化为我所用将起到事半功倍的作用。节气灸就是在中医理论指导下成功地把宇宙能量转化为我所用的典范。通过做节气灸，不但可以起到最佳的治疗效果，还可以调节机体免疫力、提高抗病能力。这样，当外界环境及气候等因素发生变化时，人就不容易生病，正如《黄帝内经》中所说的“正气存内，邪不可干”。

2. 二十四节气灸的作用

节气灸，是在特定的时令节气，选择具有强壮作用的腧穴进行艾灸，以温壮元阳，激发经气，调动机体潜能，提高机体抗病与应变能力。“节气灸”为我国历代医家及百姓所喜闻乐见并沿用至今，在传统防病保健领域里占有特殊的地位。

（1）扶正祛邪：用以预防治疗感冒、体虚易感、慢性气管炎、过敏性鼻炎、哮喘、荨麻疹等呼吸系统疾病及过敏性疾病。

（2）助阳祛寒：用以治疗胃寒、胃胀、胃痛、腹胀、腹泻等脾胃病及颈肩腰腿疼痛、畏寒、手脚寒凉、风湿、类风湿、骨性关节病等。

（3）疏肝理气：用以治疗失眠、易怒、焦虑、抑郁等。

（4）扶阳固本，强身健体，调整五脏正气，增强身体抗病能力。

二、三伏灸、三九灸

三伏天和三九天灸治，根据《黄帝内经》，春夏养阳，秋冬养阴；夏养三伏，冬补三九。前者乃“冬病夏治”，后者乃“夏病冬治”之理。

三伏灸在最热的季节，三九灸在最冷的季节；三伏灸在每年夏季最热的三伏天，顺应大自然阳热降伏收藏的力量，以艾灸的阳热之力补充人体阳气；三九灸在每年冬季最冷的三九天，顺应大自然阳热萌动上升的力量，以艾灸的阳热之力，来补充人体阳根，帮助人体阳气源源不断的生化。

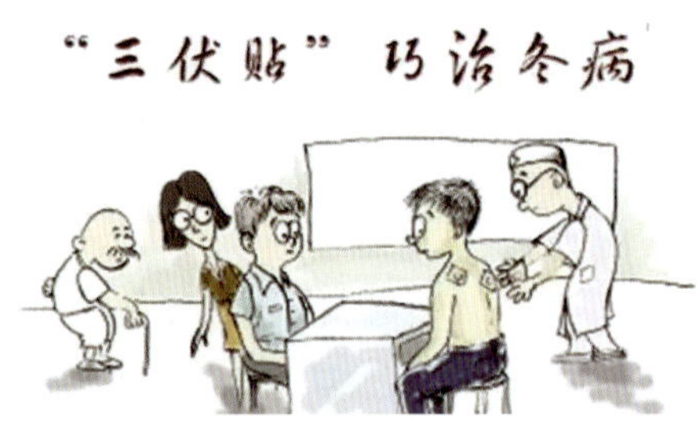
“三伏贴”巧治冬病

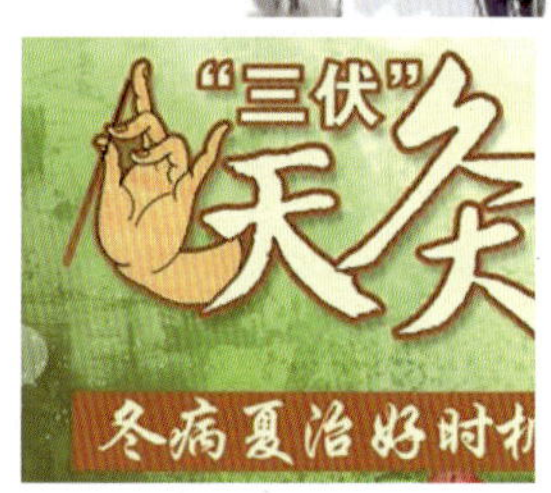
“三伏”天灸
冬病夏治好时机

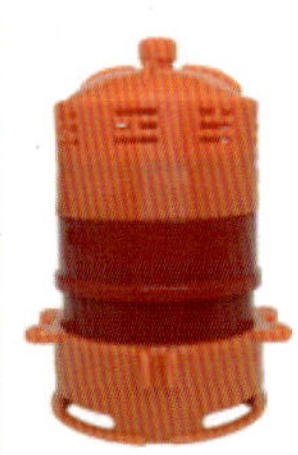

三九灸，是三伏灸的延续和加强。三伏灸，是三九灸的延续和加强。二者互为始终，相互加强，相互补充；二者都是扶助正气、调节人体免疫机能，达到增强人体抗病能力的作用；二者出发点基本相同，但灸养的目的不同，《内经》指出：“春夏养阳，秋冬养阴”，春夏不可伤中下之阳，秋冬不可伤中上之阴。夏养三伏、冬补三九，“三九灸”与“三伏灸”相配合，能显著提高人体抵抗力。

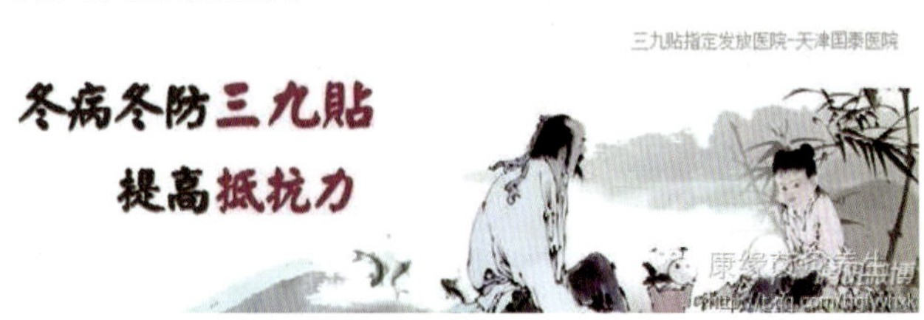
三九贴指定发放医院-天津国泰医院
冬病冬防三九贴
提高抵抗力

三、专项技术

根据二十四节气养生原理，以及流传至今的二十四节气灸的中医科学，柔嘉艾灸成功开发出二十四节气养生灸专项技术。

（一）功效

《黄帝内经》有“天有八纪”之说。即春分，秋分，春至，夏至，立春，立夏，立秋，立冬。这些八纪，都是一年中节气阴阳，寒热交替的纽枢，而冬至和夏至是阴阳主气交接的节气，二至对疾病影响很大，俗语说，重病难过冬至，过了冬至可过年，此时用艾灸辨证取穴强壮身体，是最佳选择。

1. 将养生细化到二十四节气，调理的针对性强，健康效果更显著。

2. 将持续养生的观念再次普及到众人。且将防病，康复调理做得更细致，更加深入人心。将艾灸养生的专业化做了极大的提升。

3. 传承发展中医文化，将流传至今的二十四节气灸的技术再做延伸。将调理效果扩展数倍。尤其解决慢性病及某些疑难症疾的康复调理，有突出的作用。特别对过敏性鼻炎、慢性支气管炎、哮喘、湿疹、荨麻疹等过敏性疾病，以及妇科、男科的慢性炎症，还有长期脾胃不和，气滞血瘀，肾阴阳两虚所致的风湿性关节炎、长期痛经、月经不调、长期失眠、头痛、头晕、三高症、肥胖等症的康复调理，还能够预防并发症。

（二）适合人群

亚健康人群、慢性病以及某些疑难症疾的康复调理。老年人心血管问题的预防、康复和调理，儿童成长发育的健康调理。

（三）技术特色

艾灸＋天灸，远红外旋磁雷火灸+ 液体灸+本草能量热膜灸+天灸贴

（四）技术介绍

二十四节气经络部位穴位灸

（五）技术操作

1. 每节气一瓶油5毫升，点揉穴位，按摩对应部位到发热、推相应经络。

2. 各季能量油滚动，能量瓶底加强对穴位和经络作用。

3. 各节气相应反射区部位或阿是穴，敷本草能量热膜，进行热膜灸约20分钟取下。

4. 按照各节气相应经络取穴，专利阵法施灸。

5. 各节气相应反射区部位或阿是穴贴天灸贴

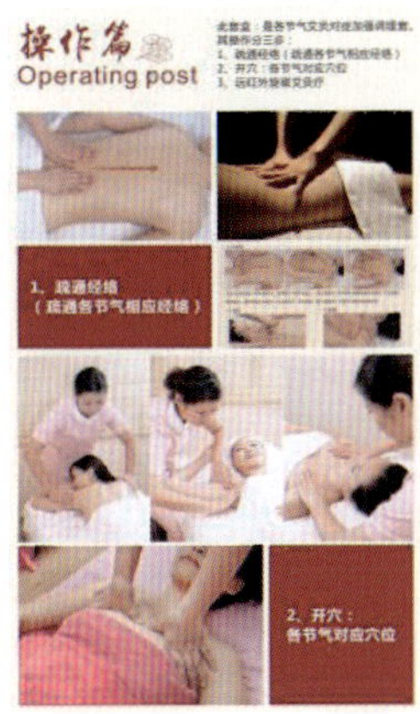

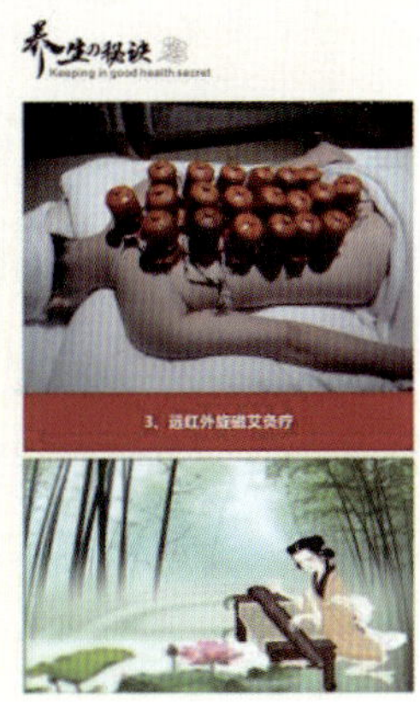

（六）各节气调理方案

1. 立春：主调肝，养阳。（立春油）

重点配穴：督脉：大椎、命门、肺俞、肝俞；任脉：关元、神阙、中脘、太冲

专利阵法：旋磁天王灸，远红外旋磁雷火灸，灸第二腰椎

推经络： 主推肝经，辅助胆经、肾经

配合调理：肝胆套+肾部套+天灸贴+九窝清青组合（天灸）

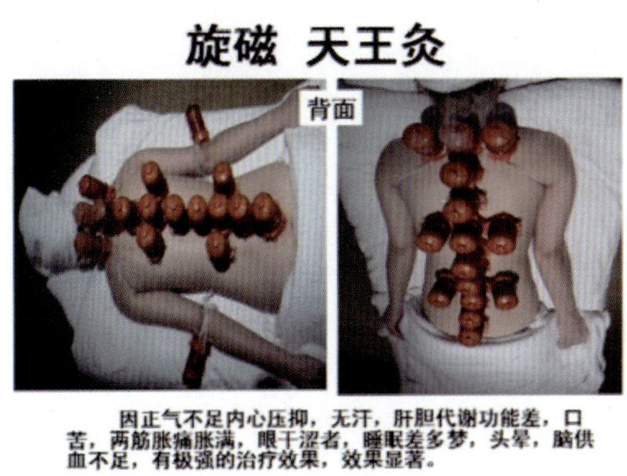

2. 雨水：主调脾，祛湿（雨水油）

重点配穴：督脉：大椎、肾俞、肝俞；任脉：期门、关元、神阙

专利阵法：旋磁肠胃调理灸，远红外旋磁雷火灸，灸第一腰椎

推经络：　主推脾经，辅助胃经、肾经

配合调理：脾胃套+排寒套+肾部套+天灸贴

旋磁 北斗七星肠胃调理灸

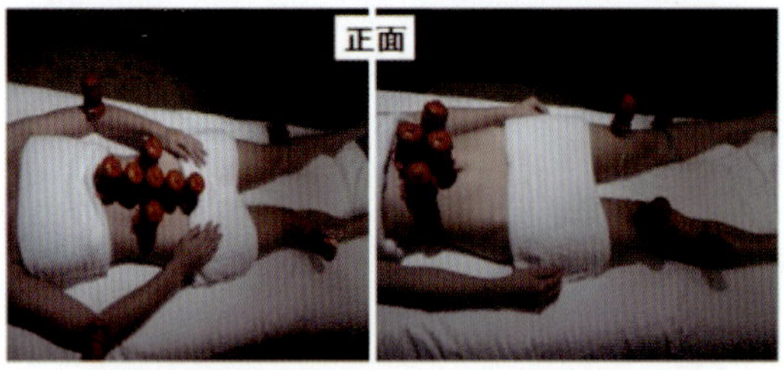

因中气不足，肝火旺盛，吸收功能差，瘦弱无力，增强及改善肠胃吸收能力，有经常腹泻者，腹腔无力，便溏，都有很好的调理及治疗功能。

3. 惊蛰：主调体质（惊蛰油）

重点配穴：督脉：大椎、肝俞、肾俞；任脉：合谷、太冲、关元、神阙、中脘

专利阵法：旋磁工字灸　远红外旋磁雷火灸灸第十二胸椎

推经络：主推膀胱经

配合调理：气血双补套+夹脊畅悦组合（天灸）

旋磁 工字灸

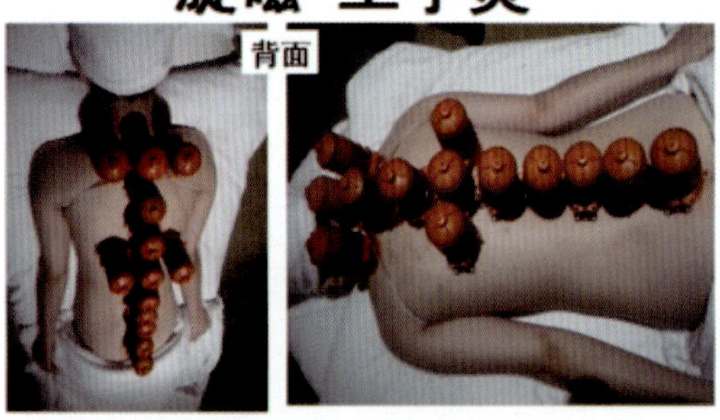

针对阴气虚而引起的手脚冰凉，背部寒气重，血虚者，有很好的调理及治疗的效果。

4. 春分：主调阴阳（春分油）

重点配穴：督脉：大椎、肝俞、命门、脾俞；任脉：关元、神阙、中脘、膻中、太冲

专利阵法：旋磁工字灸，或旋磁滋阴除烦灸，远红外旋磁雷火灸：灸第十一胸椎

推经络：　主推肾经，辅助督脉或任脉

配合调理：阴虚、阳虚体质套+肾部套+夹脊畅悦组合

旋磁 除烦 滋阴灸

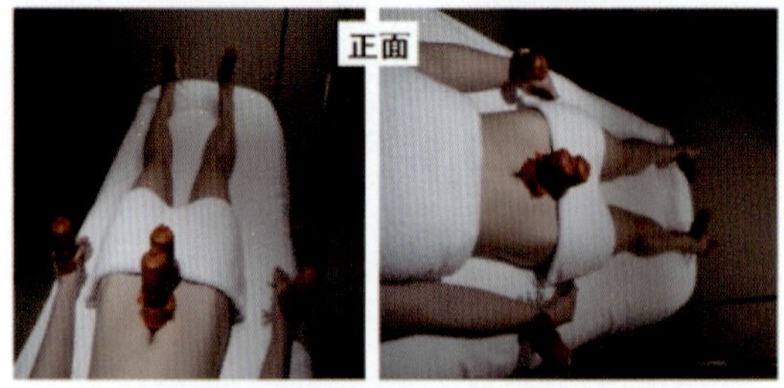

此灸法主要针对，因青春发育期间和长期上火的患者，有滋阴降火，安神调理的功能，主要针对因上火出现的，失眠，多梦，烦躁，易怒，都有很好的滋阴调理功能，被称为神奇的降火灸。

旋磁 工字灸

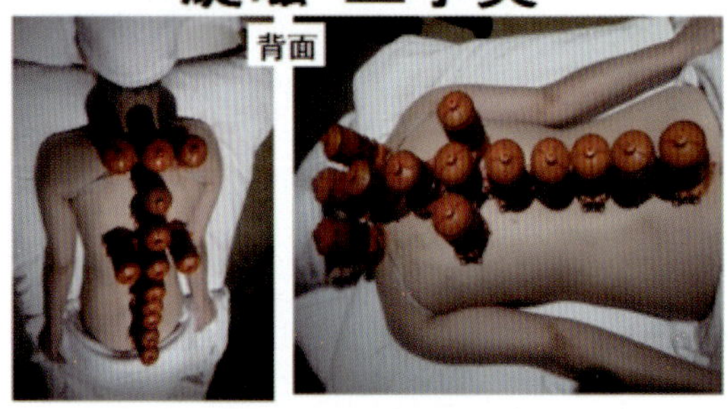

针对阴气虚而引起的手脚冰凉，背部寒气重，血虚者，有很好的调理及治疗的效果。

5. 清明：养肝护阳（清明油）

重点配穴：督脉：大椎、至阳、命门；任脉：鬼哭穴、足三里、合谷、关元、神阙

专利阵法：旋磁三阳开泰，远红外旋磁雷火灸：灸第十胸椎

推经络：主推肝经，辅助胆经

配合调理：肝胆套+肾部套+天灸贴+九窝清青组合（天灸）

旋磁 三阳开泰灸

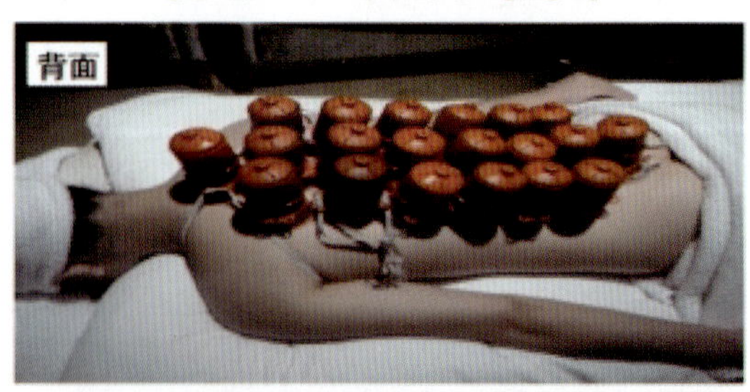

此灸法称为旋磁神灸法可对多种疾病及慢性疾病，有很好的调理及治疗的作用。主要针对长期熬夜，受寒，气血亏虚，元气不固者，阴经耗损者，口干舌燥，体虚多病，都能达到很强的补疗效。

6. 谷雨：主调肝脾，祛湿（谷雨油）

重点配穴：督脉：大椎、百会、命门、心俞；任脉：关元、神阙、神门

专利阵法：旋磁肠胃调理灸，远红外旋磁雷火灸：灸第九胸椎

推经络：主推脾经，辅助肝经、胆经、肾经

配合调理：肝胆套+脾胃套+肾部套+缝隙修护组合（天灸）

旋磁 北斗七星肠胃调理灸

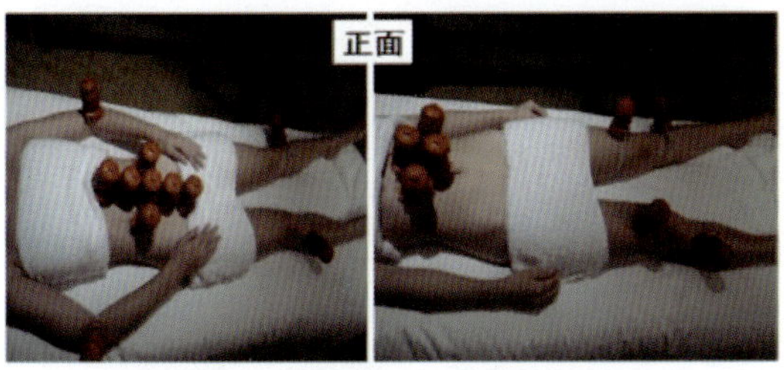

因中气不足，肝火旺盛，吸收功能差，瘦弱无力，增强及改善肠胃吸收能力，有经常腹泻者，腹腔无力，便溏，都有很好的调理及治疗功能。

7. 立夏：主调心（立夏油）

重点配穴：督脉：大椎、心俞、肾俞；任脉：关元、神阙、膻中

专利阵法：旋磁乾坤灸，远红外旋磁雷火灸：灸第八胸椎

推经络：主推心经，辅助心包经　肾经

配合调理：心肺套+头面通经+九窝清青组合（天灸）

旋磁 乾坤灸

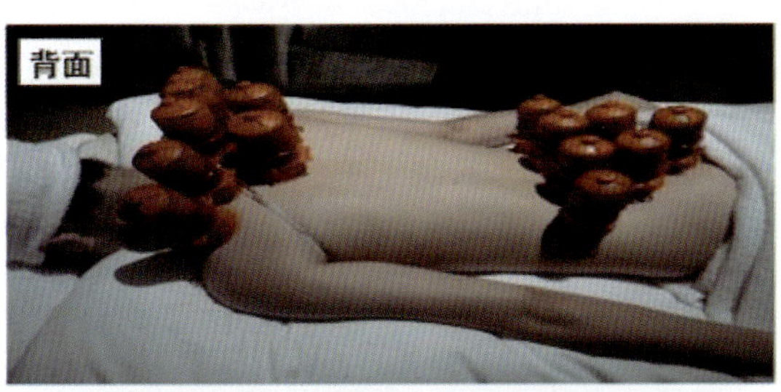

主要针对腰肩，酸痛，经常吹空调，湿发，睡眠或外出，腰背经常显露在外，而引起的腰肩疼痛，用此法，可以达到治疗保健的作用。

8. 小满：主调脾胃，清热祛湿（小满油）

重点配穴：督脉：大椎、肾俞；任脉：关元、神阙、足三里

专利阵法：旋磁肠胃调理灸　旋磁滋阴除烦灸　远红外旋磁雷火灸：第七胸椎

推经络：主推脾经，辅助胃经、大肠经

配合调理：脾胃套（或体三浊）+肾部套+淋巴免疫套+九窝清青组合（天灸）

旋磁 北斗七星肠胃调理灸

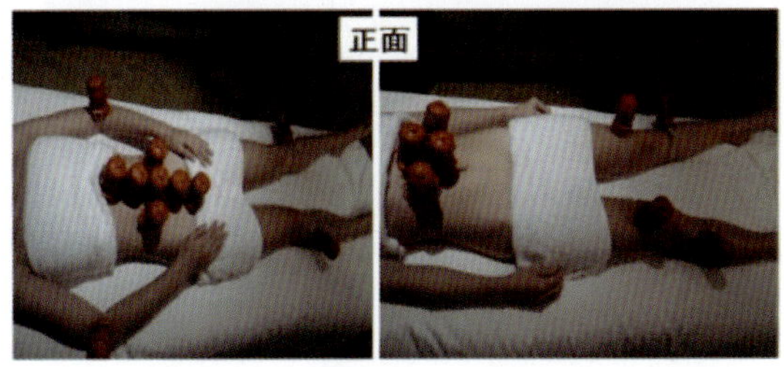

因中气不足，肝火旺盛，吸收功能差，瘦弱无力，增强及改善肠胃吸收能力，有经常腹泻者，腹腔无力，便溏，都有很好的调理及治疗功能。

9. 芒种：主调心神（芒种油）

重点配穴：督脉：大椎、脾俞、心俞、命门；任脉：神阙、关元、足三里

专利阵法：旋磁三阳开泰灸，远红外旋磁雷火灸：第六胸椎

推经络：主推心经，辅助心包经、膀胱经

配合调理：心肺套（或气血双补套）+头面通经套+肾部套+夹脊畅悦组合（天灸）

旋磁 三阳开泰灸

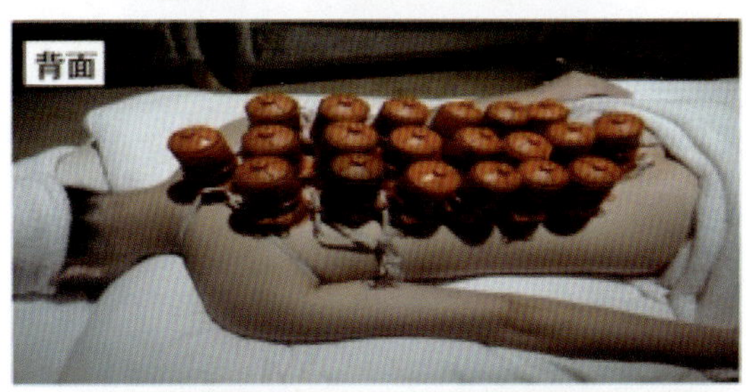

此灸法称为旋磁神灸法可对多种疾病及慢性疾病，有很好的调理及治疗的作用。主要针对长期熬夜，受寒，气血亏虚，元气不固者，阴经耗损者，口干舌燥，体虚多病，都能达到很强的补疗效。

10. 夏至：主调肾脾胃，排寒湿（夏至油）

重点配穴：督脉：大椎、至阳、命门；任脉：膻中、关元、神阙、巨阙

专利阵法：旋磁双龙戏珠灸，远红外旋磁雷火灸：第五胸椎

推经络：主推脾经，辅助胃经、肾经、胆经

配合调理：脾胃套+四大排寒+肾部套+天灸贴

旋磁 双龙戏珠灸

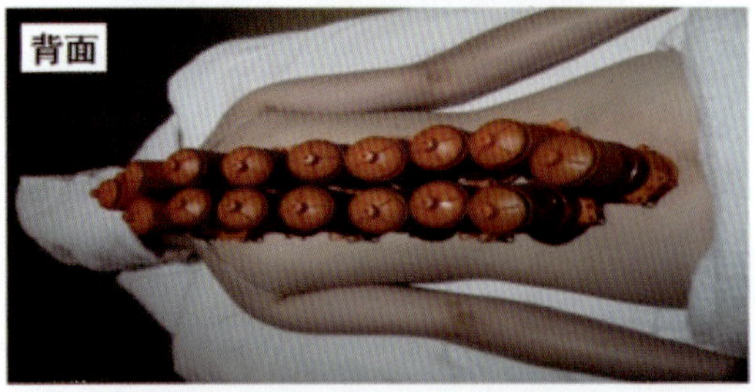

双龙戏珠灸法适合所有人群定的主要特点是能提高身体正气（阳气）提高人体免疫力加强气机循环，尤其对怕冷、怕风、身体发冷四肢出汗、身体无力、面色暗黄、手脚冰凉、肾气虚弱、气血不足、身体出现无名疼痛、经脉曲张、等症状最有很好的调理及治疗的效果。

11. 小暑：主调心阳，护胃肠（小暑油）

重点配穴：督脉：大椎、肾俞、心俞；任脉：神阙、关元、膻中、涌泉、合谷

专利阵法：旋磁固本培元灸 旋磁肠胃调理灸 远红外旋磁雷火灸：第四胸椎

推经络：督脉、心经、小肠经、胃经、大肠经

配合调理：心肺套+体三浊+肾部套+夹脊畅悦组合（天灸 ）

旋磁 北斗七星肠胃调理灸

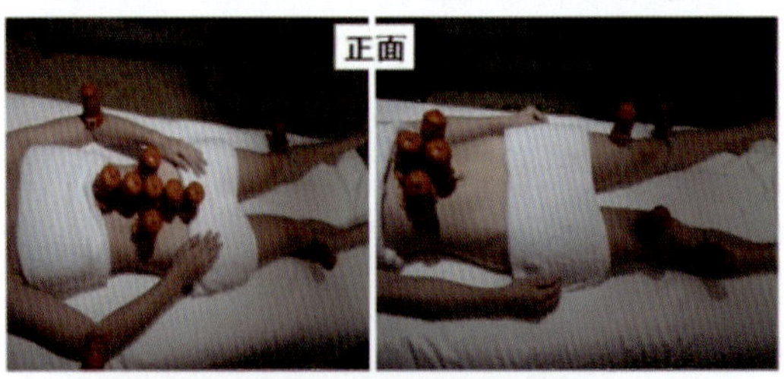

因中气不足，肝火旺盛，吸收功能差，瘦弱无力，增强及改善肠胃吸收能力，有经常腹泻者，腹腔无力，便溏，都有很好的调理及治疗功能。

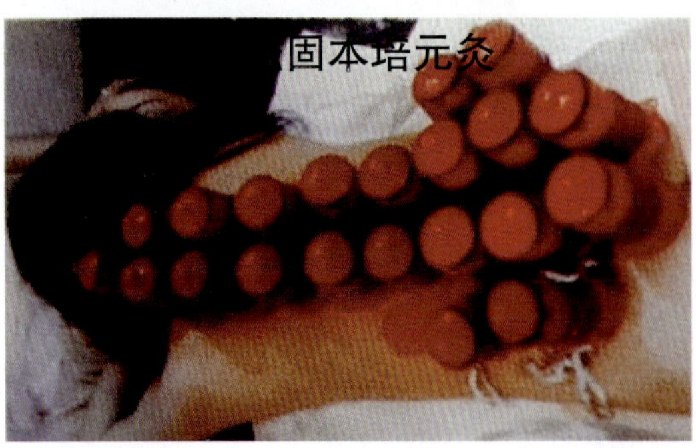

12. 大暑：主调肾脾胃（大暑油）

重点配穴：督脉：大椎、肾俞、心俞；任脉：神阙、关元、膻中、涌泉、合谷

专利阵法：旋磁生理康复灸，远红外旋磁雷火灸：灸第三胸椎

推经络：主推肾经，辅助脾经、胃经

配合调理：脾胃套+肾部套+缝隙修护组合（天灸）

旋磁 生理康复灸

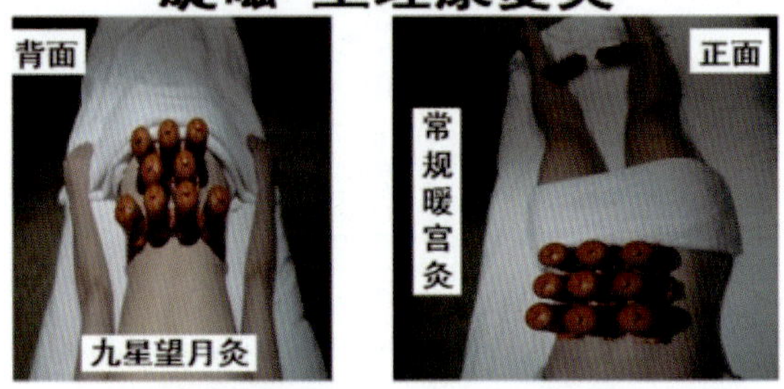

针对经常爱吃冷食，受寒，而引起的，小腹寒痛，经血疼痛不下，有很好的调理功能，同时针对男性前列腺，小腹无力，寒空及肾虚，而引起的尿频尿急，尿道感染，都有很好的治疗效果。

13. 立秋：主调肺（立秋油）

重点配穴：督脉：大椎、肾俞、脾俞；任脉：关元、神阙、中脘、章门、太白

专利阵法：旋磁五行肺气灸，旋磁除烦滋阴灸，远红外旋磁雷火灸：灸第二胸椎

推经络：主推肺经，辅助大肠经、脾经、肾经

配合调理：清肺套（或心肺套）+肾部套+脾胃套+九窝清青组合（天灸）

旋磁 五行肺气灸（除寒）

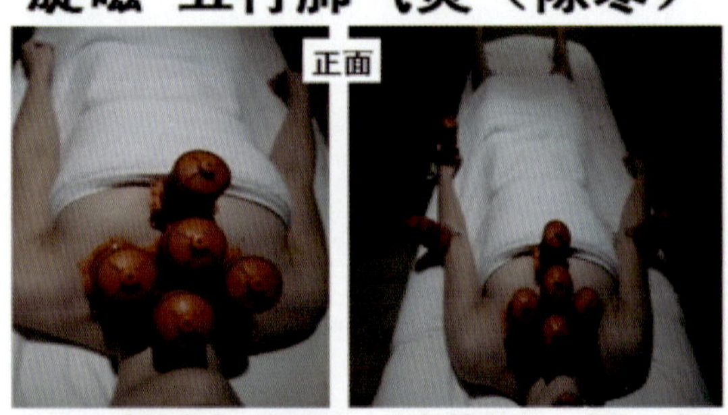

主治：肺部疾病，如咽炎，支气管咽炎，哮喘，肺胸胀痛，咽干，嗓子肺炎，因受凉引起的咳嗽，肺气虚弱，有很好的调理温养效果。

旋磁 除烦 滋阴灸

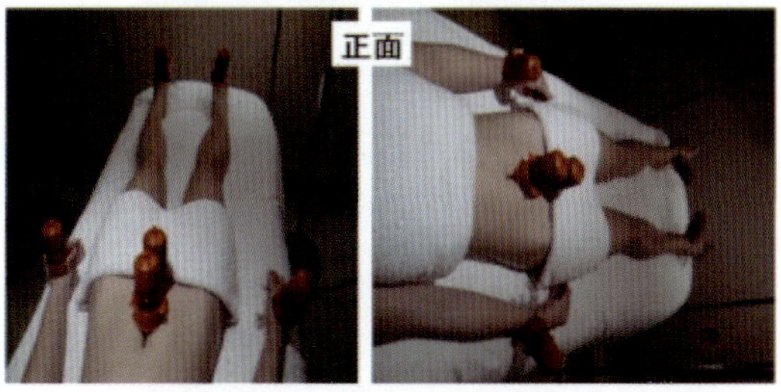

此灸法主要针对，因青春发育期间和长期上火的患者，有滋阴降火，安神调理的功能，主要针对因上火出现的，失眠，多梦，烦躁，易怒，都有很好的滋阴调理功能，被称为神奇的降火灸。

14. 处暑：主调脑肺脾，滋阴清暑湿热（处暑油）

重点配穴：督脉：大椎、肾俞、心俞；任脉：神阙、关元、膻中、涌泉、合谷

专利阵法：旋磁除烦滋阴灸，旋磁肠胃调理灸，远红外旋磁雷火灸：第一胸椎

推经络：主推肺经，辅助大肠经、胃经、脾经

配合调理：清肺套+头面通经套+脾胃套+天灸贴（根据体质配：阴虚体质套）

旋磁 除烦 滋阴灸

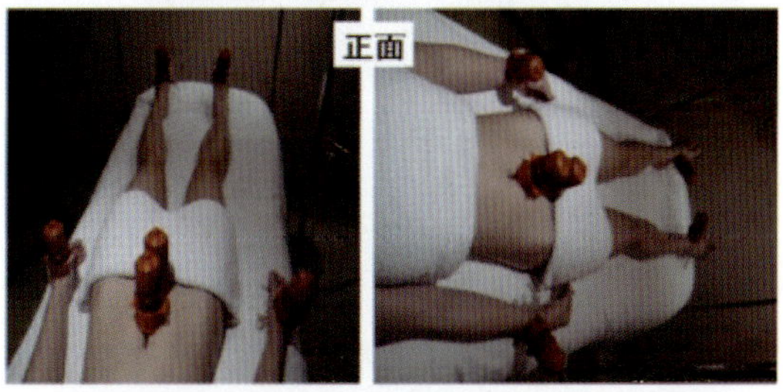

此灸法主要针对，因青春发育期间和长期上火的患者，有滋阴降火，安神调理的功能，主要针对因上火出现的，失眠，多梦，烦躁，易怒，都有很好的滋阴调理功能，被称为神奇的降火灸。

旋磁 北斗七星肠胃调理灸

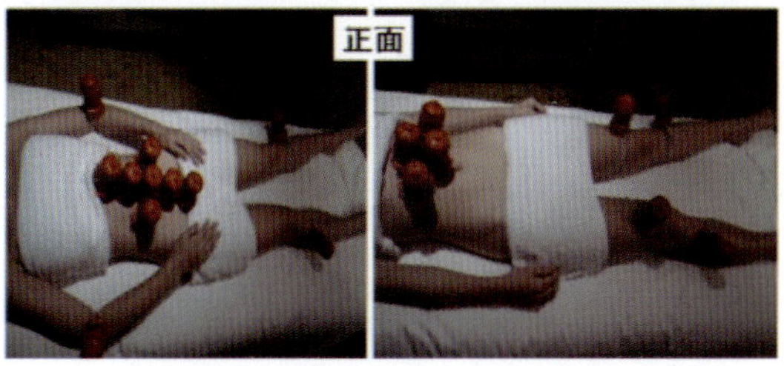

因中气不足，肝火旺盛，吸收功能差，瘦弱无力，增强及改善肠胃吸收能力，有经常腹泻者，腹腔无力，便溏，都有很好的调理及治疗功能。

15. 白露：主调心肝脾胃，防燥滋阴（白露油）

重点配穴：督脉：大椎、肺腧、肾俞、脾俞；任脉：关元、神阙、足三里、中府

专利阵法：旋磁三阳开泰，远红外旋磁雷火灸：灸第七颈椎

推经络： 主推心经，辅助肝经、脾经、胃经

配合调理：肝胆套+脾胃套+肾部套+九窝清青组合（天灸）（根据体质配：阴虚体质套）

旋磁 三阳开泰灸

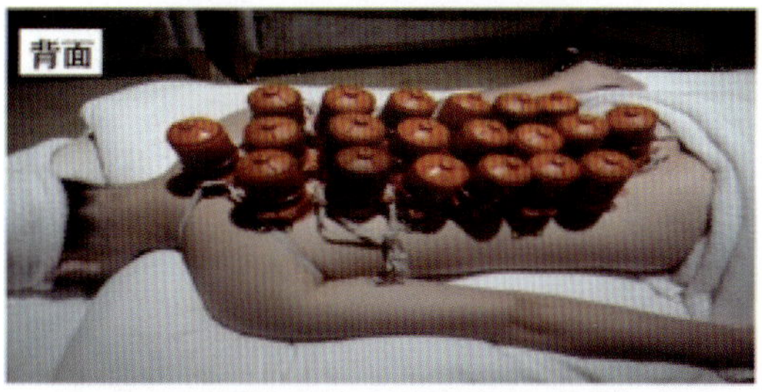

此灸法称为旋磁神灸法可对多种疾病及慢性疾病，有很好的调理及治疗的作用。主要针对长期熬夜，受寒，气血亏虚，元气不固者，阴经耗损者，口干舌燥，体虚多病，都能达到很强的补疗效。

16. 秋分：主调肺，祛寒燥

重点配穴：督脉、大椎、肺俞、大肠俞、肾俞；任脉：关元、神阙、天枢、足三里、合谷

专利阵法：旋磁五行肺气灸，旋磁除烦滋阴灸，远红外旋磁雷火灸：第六颈椎

推经络：主推肺经，辅助大肠经、脾经、肾经

配合调理：清肺套（或心肺套）+四大排寒套+肾部套+九窝清青组合（根据体质配：阴虚体质套）

旋磁 五行肺气灸（除寒）

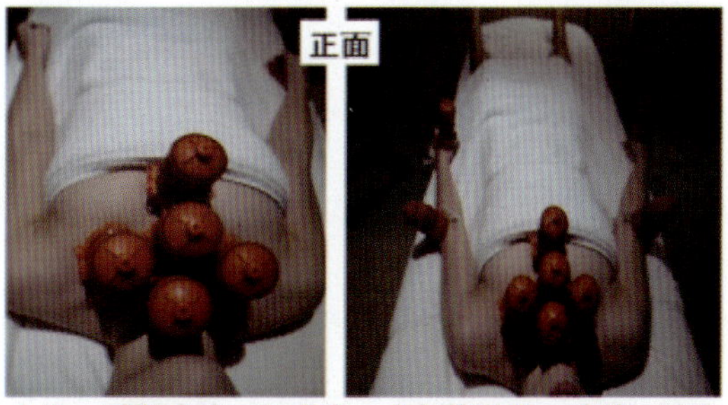

主治：肺部疾病，如咽炎，支气管咽炎，哮喘，肺胸胀痛，咽干，嗓子肺炎，因受凉引起的咳嗽，肺气虚弱，有很好的调理温养效果。

旋磁 除烦 滋阴灸

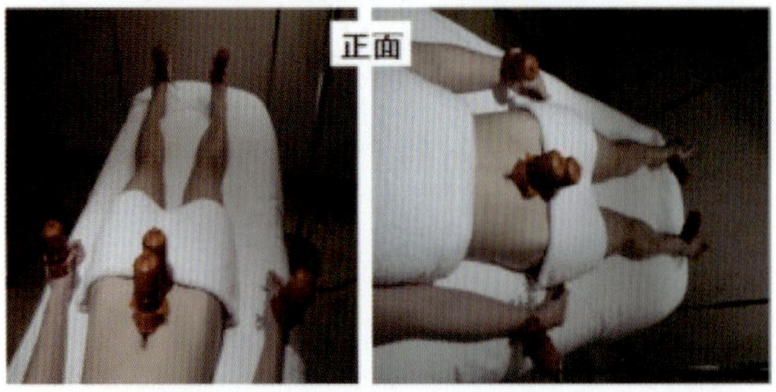

此灸法主要针对，因青春发育期间和长期上火的患者，有滋阴降火，安神调理的功能，主要针对因上火出现的，失眠，多梦，烦躁，易怒，都有很好的滋阴调理功能，被称为神奇的降火灸。

17.寒露：主调肺 祛寒护关节

重点配穴：督脉：大椎、肺腧、肾俞、八髎；任脉：神阙、关元、太渊、足三里

专利阵法：旋磁五行肺气灸，旋磁腰椎调理灸，远红外旋磁雷火灸：第五颈椎

推经络：主推膀胱经，辅助肺经、胆经、肾经

配合调理：清肺套（或心肺套）+四大排寒+脾胃套+缝隙修护组合（天灸）

旋磁 腰椎调理灸

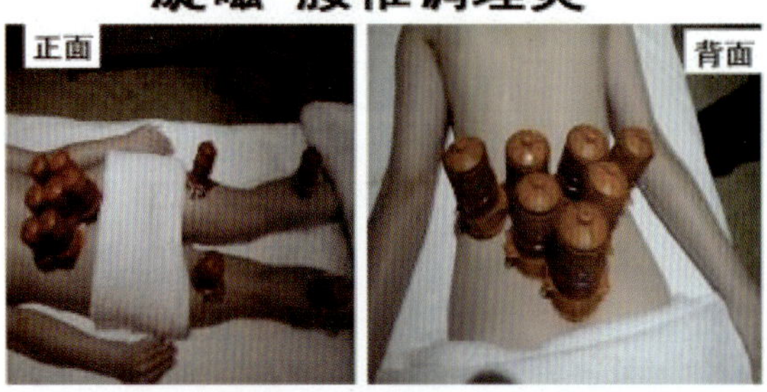

长期腰酸腿痛，腰部怕凉，坐骨神经疼痛，因肾虚引起的失眠多梦，腰肩无力，口干下肢水肿，经脉曲张，有很好的调理及治疗的效果。

旋磁 五行肺气灸（除寒）

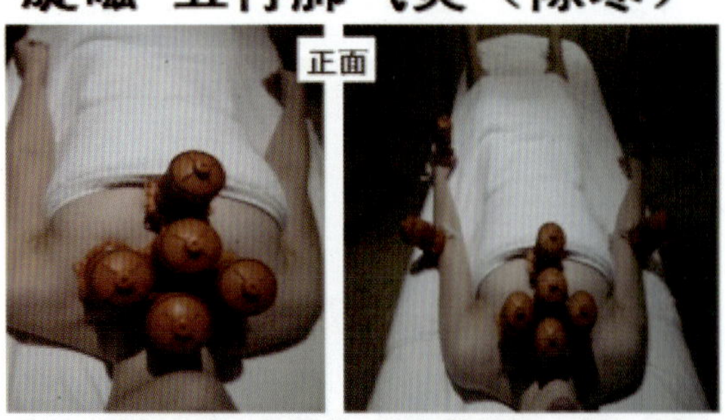

主治：肺部疾病，如咽炎，支气管咽炎，哮喘，肺胸胀痛，咽干，嗓子肺炎，因受凉引起的咳嗽，肺气虚弱，有很好的调理温养效果。

18.霜降：主调肺 清郁火（霜降油）

重点配穴：督脉：大椎、脾俞、肾俞；任脉：涌泉、关元、神阙、膻中

专利阵法：旋磁五行肺气灸，旋磁坐骨神经灸，远红外雷火灸：第四颈椎

推经络：主推肺经，辅助肝经、胆经

配合调理：清肺套（或心肺套）+肝胆套+体三浊+肾部套+九窝清青组合（天灸）

旋磁 五行肺气灸（除寒）

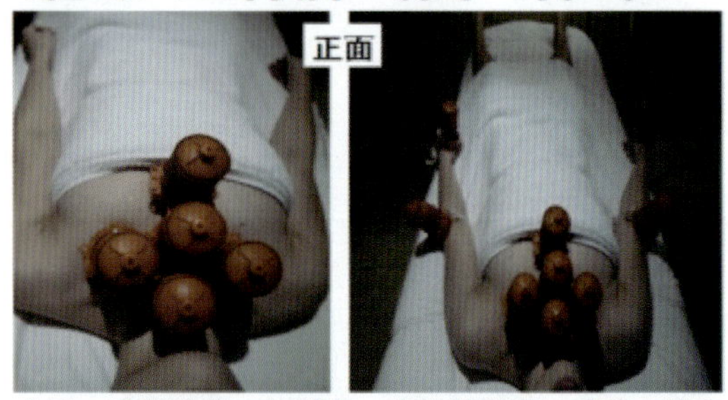

主治：肺部疾病，如咽炎，支气管咽炎，哮喘，肺胸胀痛，咽干，嗓子肺炎，因受凉引起的咳嗽，肺气虚弱，有很好的调理温养效果。

旋磁 坐骨神经灸

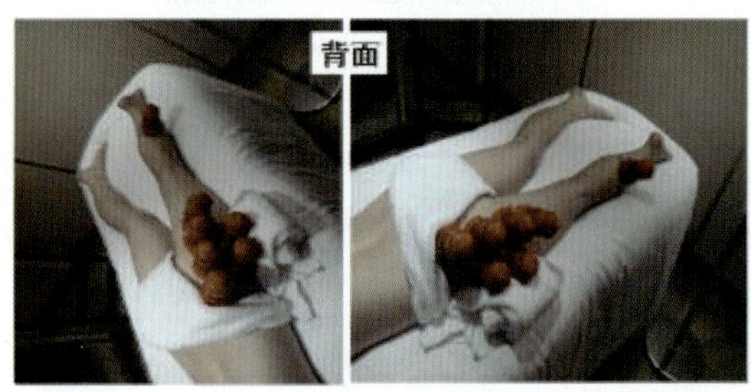

主治：因腰部扭伤，肝胆燥热，肺气虚弱而引起的坐骨神经疼痛，及腿部胀痛，都有很好的治疗效果

19.立冬：主调肾（立冬油）

重点配穴：督脉、大椎、肾俞、京门；任脉：涌泉、神阙、关元

专利阵法：旋磁生理康复灸，远红外旋磁雷火灸：第三颈椎

推经络：主推肾经，辅助膀胱经、胆经

配合调理：气血双补套+肾部套+天灸贴（天灸）

旋磁 生理康复灸

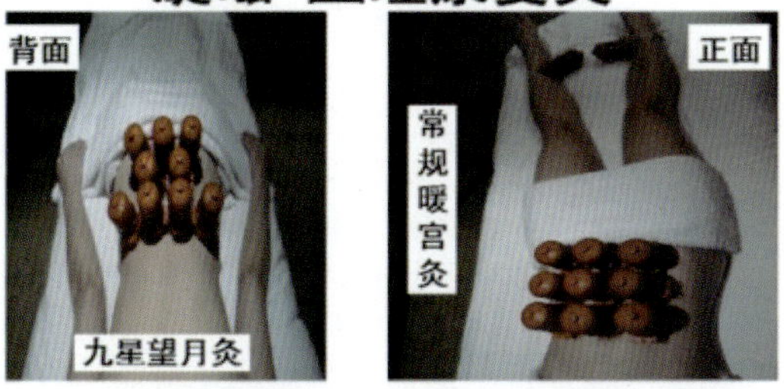

针对经常爱吃冷食，受寒，而引起的，小腹寒痛，经血疼痛不下，有很好的调理功能，同时针对男性前列腺，小腹无力，寒空及肾虚，而引起的尿频尿急，尿道感染，都有很好的治疗效果。

20. 小雪：主调肾 防寒祛内火（小雪油）

重点配穴：督脉：大椎、至阳、肾俞、心俞；任脉：涌泉、关元、神阙、膻中

专利阵法：旋磁生理康复灸，旋磁除烦滋阴灸，远红外旋磁雷火灸：第二颈椎

推经络：主推膀胱经，辅助肾经、脾经、胃经

配合套盒：肾部套+四大排寒+体三浊（或脾胃套）+缝隙修护组合

旋磁 生理康复灸

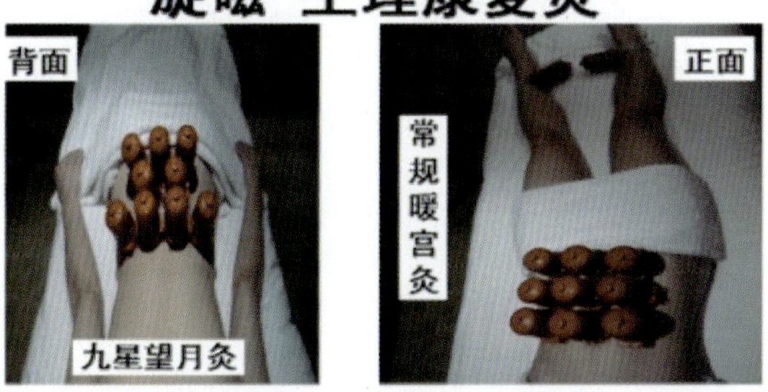

针对经常爱吃冷食，受寒，而引起的，小腹寒痛，经血疼痛不下，有很好的调理功能，同时针对男性前列腺，小腹无力，寒空及肾虚，而引起的尿频尿急，尿道感染，都有很好的治疗效果。

旋磁 除烦 滋阴灸

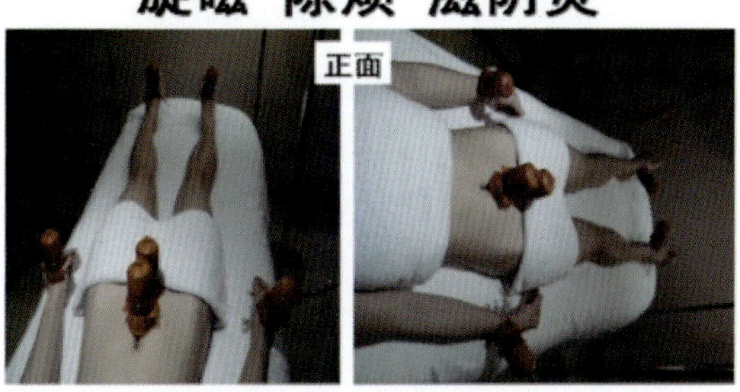

此灸法主要针对，因青春发育期间和长期上火的患者，有滋阴降火，安神调理的功能，主要针对因上火出现的，失眠，多梦，烦躁，易怒，都有很好的滋阴调理功能，被称为神奇的降火灸。

21. 大雪：主调肺肾 （大雪油）

重点配穴：督脉：大椎、至阳、肾俞、心俞；任脉：涌泉、关元、神阙、膻中

专利阵法：旋磁五行肺气灸 旋磁生理康复灸 远红外旋磁雷火灸：第一颈椎

推经络：主推肾经，辅助肺经、大肠经

配合套盒：肾部套+心肺套+脾胃套+天灸贴

旋磁 五行肺气灸（除寒）

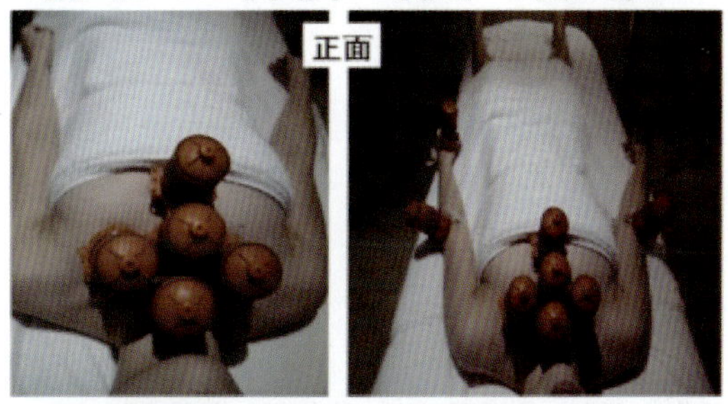

主治：肺部疾病，如咽炎，支气管咽炎，哮喘，肺胸胀痛，咽干，嗓子肺炎，因受凉引起的咳嗽，肺气虚弱，有很好的调理温养效果。

旋磁 生理康复灸

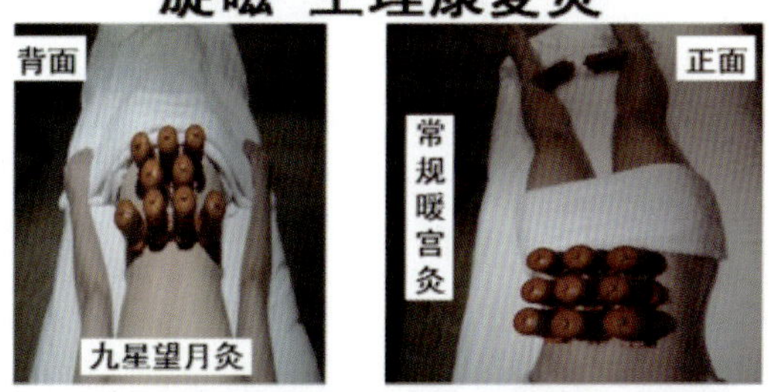

针对经常爱吃冷食，受寒，而引起的，小腹寒痛，经血疼痛不下，有很好的调理功能，同时针对男性前列腺，小腹无力，寒空及肾虚，而引起的尿频尿急，尿道感染，都有很好的治疗效果。

22. 冬至：主调胃 养阳（冬至油）

重点配穴：督脉：大椎、肾俞、脾俞；任脉：太溪、关元、神阙

专利阵法：旋磁肠胃调理灸 旋磁双龙戏珠灸 远红外旋磁雷火灸：第五腰椎

推经络：主推胃经，辅助脾经、肾经

配合套盒：肾部套+脾胃套+天灸贴（根据体质可配阳虚体质套）

旋磁 双龙戏珠灸

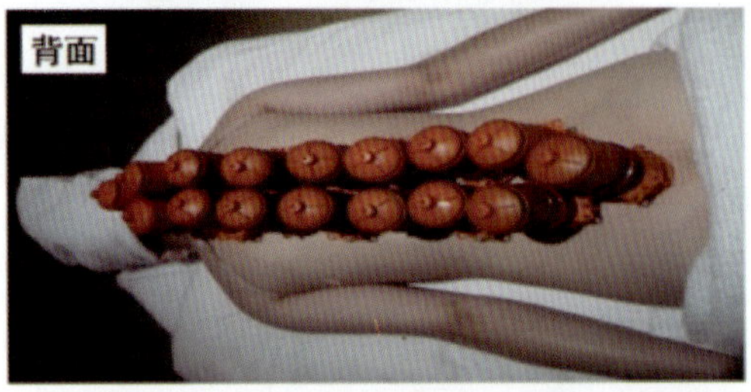

双龙戏珠灸法适合所有人群定的主要特点是能提高身体正气（阳气）提高人体免疫力加强气机循环，尤其对怕冷、怕风、身体发冷四肢出汗、身体无力、面色暗黄、手脚冰凉、肾气虚弱、气血不足、身体出现无名疼痛、经脉曲张、等症状最有很好的调理及治疗的效果。

旋磁 北斗七星肠胃调理灸

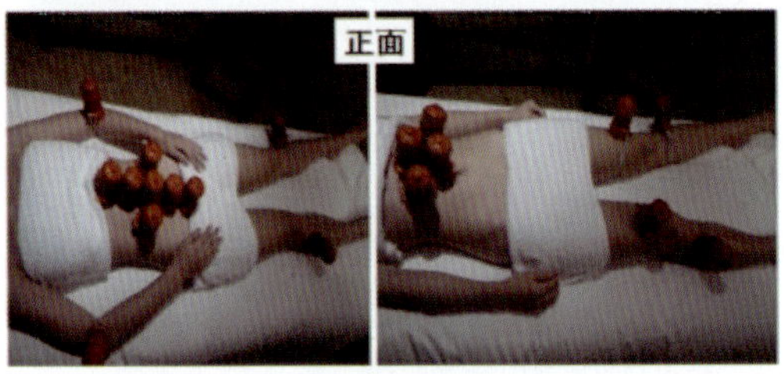

因中气不足，肝火旺盛，吸收功能差，瘦弱无力，增强及改善肠胃吸收能力，有经常腹泻者，腹腔无力，便溏，都有很好的调理及治疗功能。

23. 小寒：主调肾　防寒（小寒）

重点配穴：督脉：大椎、肾俞、心俞；任脉：神阙、关元、膻中

专利阵法：旋磁固本培元灸　旋磁三阳开泰灸　远红外旋磁雷火灸：第四腰椎

推经络：主推肾经，辅助膀胱经、肝经、胆经

配合调理：肾部套+四大排寒+脾胃套+缝隙修护组合（天灸）

旋磁 三阳开泰灸

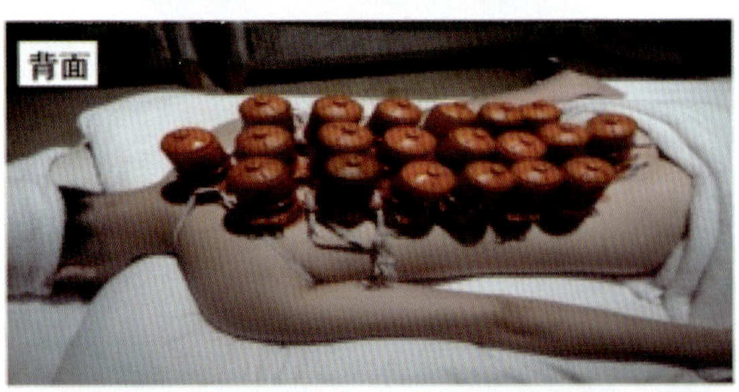

此灸法称为旋磁神灸法可对多种疾病及慢性疾病，有很好的调理及治疗的作用。主要针对长期熬夜，受寒，气血亏虚，元气不固者，阴经耗损者，口干舌燥，体虚多病，都能达到很强的补疗效。

旋磁固本培元灸

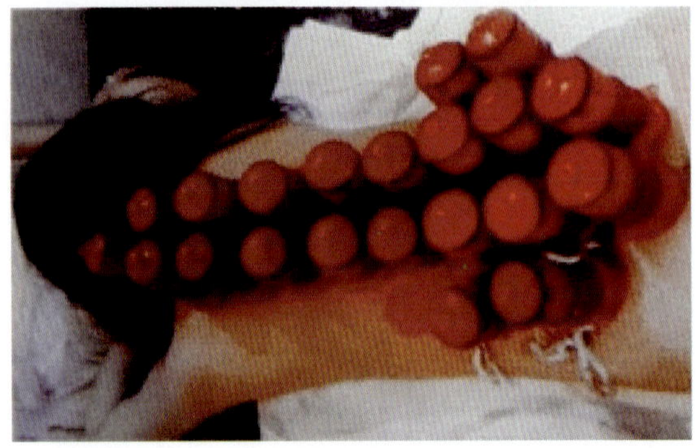

24. 大寒：主调肝脾肾（大寒）

重点配穴：督脉：大椎、肾俞、心俞；任脉：神阙、关元

专利阵法：旋磁天王灸，远红外旋磁雷火灸：第三腰椎

推经络：主推肝经，辅助胆经、脾经、肾经

配合调理：肾部套+肝胆套+脾胃套+天灸贴

旋磁 天王灸

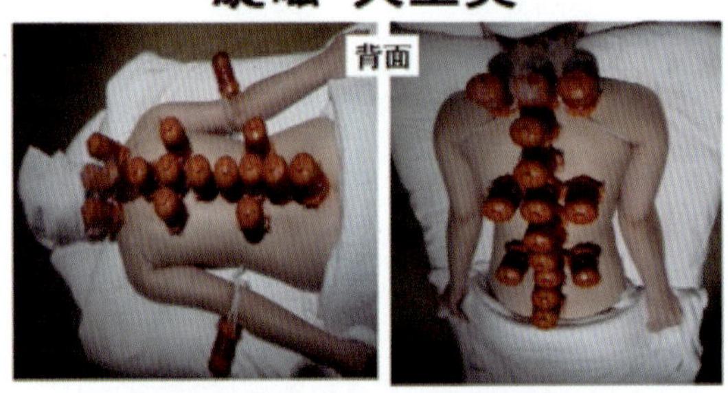

因正气不足内心压抑，无汗，肝胆代谢功能差，口苦，两筋胀痛胀满，眼干涩者，睡眠差多梦，头晕，脑供血不足，有极强的治疗效果，效果显著。

温馨提示：二十四节气养生必须坚持，并根据二十四节节气调整饮食，情绪、睡眠及生活起居，定能达事半功倍的效果。

四、总结语

人与自然界有着密不可分的关系，如：一年有365天，人体有365个穴位，人的体温是36.5度；一年有12个月，人体有12条经脉；一年有24个节气，人从颈椎到腰椎共24节；天有无数星星，人有无数毛孔；天有日月运转，人有任督二脉运行；天有阴晴圆缺，人有喜怒哀乐。天要下雨，人要出汗；人是小宇宙，天是大宇宙，一句话就是——顺应自然。正所谓顺天者昌，逆天者亡。将人体融合到大自然中去，才能健康长寿，

才能不生病。柔嘉艾灸的二十四节气灸技术就是根据《黄帝内经》的理论，对脏腑、气血经行应季艾灸调理。以达到“未病先治”“既病防变”的目的。同时，把普通的艾灸养生上升到慢性病，疑难症疾的康复调理。“柔嘉艾灸”遵循来自自然，取之自然，顺应自然，回归自然的养生法。为亚健康调理提供最绿色、最安全，最有效，最持久的亚健康调理法。

柔嘉远红外旋磁艾灸《艾灸蒸骨肝胆调养》亚健康调理技术

【专业】

中医学中，肝的主要生理功能为“疏泄”，就是调畅人体的气机，使人体内气血通畅，营养得以濡润，代谢产物得以排出。此项功能下降，则肝气郁滞，经脉不通，气血不畅，面部皮肤得不到气血濡润，新陈代谢缓慢，逐渐枯槁成斑。而郁结之肝气横逆犯脾，使脾之运化功能失常，气血生化乏源。久而久之，可导致相关脏腑功能整体下降。特别是脾对气血的统摄作用和肝对气血的贮藏作用失常，往往直接引起女性月经周期、经量、经色、经质的异常改变，诱发内分泌失调等系列症状出现。

【技术特色】

《艾灸蒸骨肝胆调养》技术，融合了传统蒸骨的特点，是一种综合性的疗法，它包括远红外热疗、药疗、熏蒸、磁疗、灸疗等几种调理方法。综合起来的立体调理疗法，其效果远远大于某种单一的调理方法。将传统疗法创新发展，使用更方便，操作更简单，效果更明显。

深层排邪：从局部蒸皮，蒸肉，蒸骨，养骨，祛除风、寒、湿、毒，一般一次30分钟即可明显见效，缓解疼痛，解除身体不适。

此技术聚焦增强肝胆功能，预防疾病，康复慢性疾病，减轻药物及有害物质对肝胆的侵蚀，效果目标清晰。操作简单，易复制，便于普及。

【技术原理】

原理则是借鉴传统中药浴、熏、蒸，采用现代远红外透皮吸收力强和中药汽化装置，使中医外治的中药粉剂，产生富含中药离子的蒸汽流，利用蒸汽流透蒸作用，舒张肌体毛孔，使毛细血管网放开，中药有效成分渗透关节组织，机体内邪外出，达到疏通经络、化瘀散结，促进邪毒排出，活络关节，强化脏腑机能的良好效果。

再配合柔嘉专利远红外旋磁艾灸疗，平泄温补，达阴阳平衡。同时，保健旋磁疗的作用，加速体内大量难以排出的重金属物质的排出，净化血液，大大减轻肝胆的负担，强化了各脏腑功能。再配合特质足灸拔毒贴，将毒邪从肝胆排出要穴--涌泉穴，顺利排出。

【功效与作用】

（一）功效

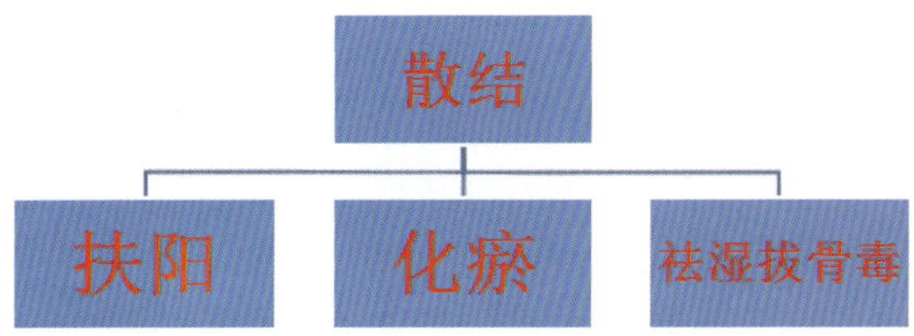

散结——通三焦、淋巴瘀毒、增生结节、筋肉酸痛。

扶阳——舒肝利胆、强肾助阳、平衡线轴、精力充沛。

化瘀——清血毒、排血瘀、通瘀堵

祛湿拔骨毒——深层祛湿，骨缝拔毒，改善风、湿、热、寒、痛症。

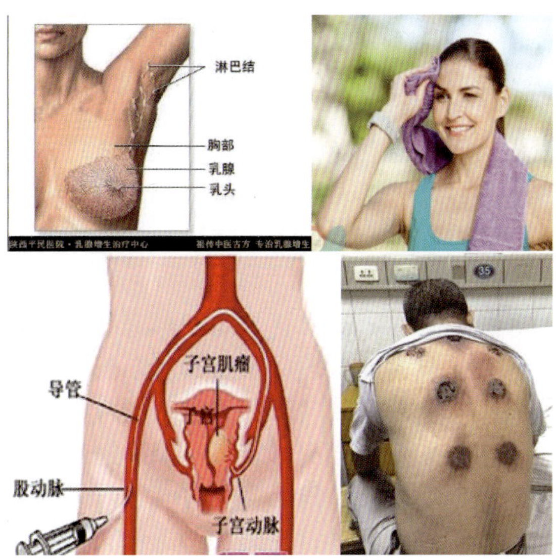

（二）作用

1. 能刺激损坏的肝细胞再生。

2. 增加肝脏的血液循环。保持肝脏气血通畅，调畅人体的气机，使人体内气血通畅，营养得以濡润，代谢产物得以排出，从而达到了保肝解毒的目的。

3. 能有效地防止酒精性脂肪肝的形成。

4. 预防各种肝胆疾病。康复调理各种慢性疾病。

【适合人群】

1. 长期脑力工作者，缺少运动、思想压力大者。

2. 腰酸背痛，颈椎增生，膝关节痛，怕风畏冷，经常性头痛，失眠,心烦者。

3. 脱发、白发，近期发现头发越来越干枯稀疏无光泽，头皮屑过多者。

4. 口臭，口腔溃疡，脸上背上长痘，便秘者。

5. 女性月经不调，手脚四肢及腹冷，长斑，皮肤干燥脱屑。

6. 肥胖，腹大，长期减肥无效者。

7. 面色发黄，肝胆不适。

8. 亚健康人群，早衰人群。

9. 患有各种慢性疾病，如脂肪肝、胆囊炎、眼睛干涩、近视、记忆力减退、乳腺增生等症者。

【技术介绍】

1. 足浴：艾瑶足浴、泡足。

2. 排邪调养：蒸骨油：

开穴：肝胆湿热：丰隆、解溪、太冲、曲泉、肝俞。

肝胆排瘀毒：合谷、内关、足三里、肝俞、三阴交、期门、阴陵泉。

推敲肝胆经。

3. 活络霜：双腿部按揉搓热，加强蒸骨油的吸收，加热促舒活代谢。

4. 足灸贴：贴涌泉穴，拔出代谢的邪毒。

5. 腿足蒸骨艾灸桶：会根据问题的轻重，会在体内，骨内病灶处产生80大卡“体内骨发热效应”，对病灶进行“蒸、煮”，蒸出骨内的风、湿、寒、邪、毒，并快速溶解附着在骨关节的瘀毒。

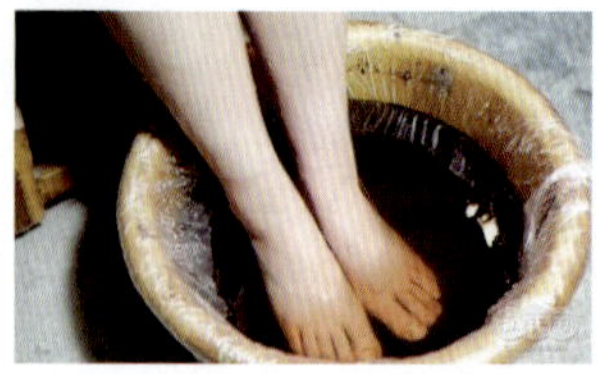

艾瑶足浴、泡足

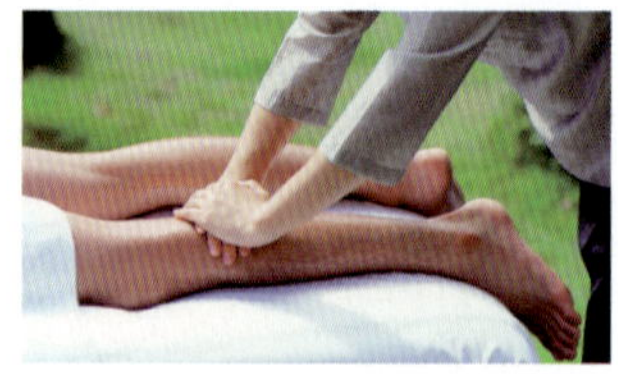

排毒、蒸骨油、开穴、推经络、活络霜加强

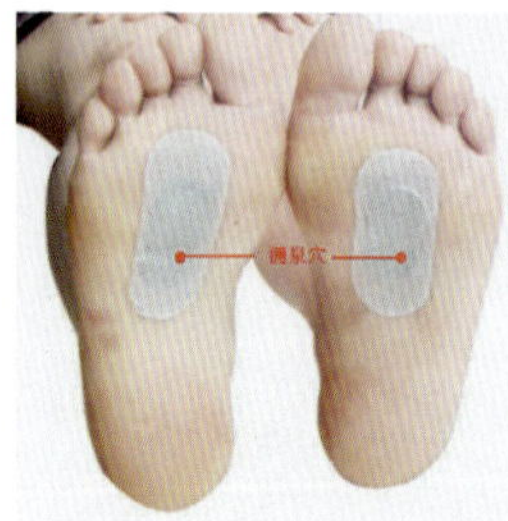

足灸贴拔毒

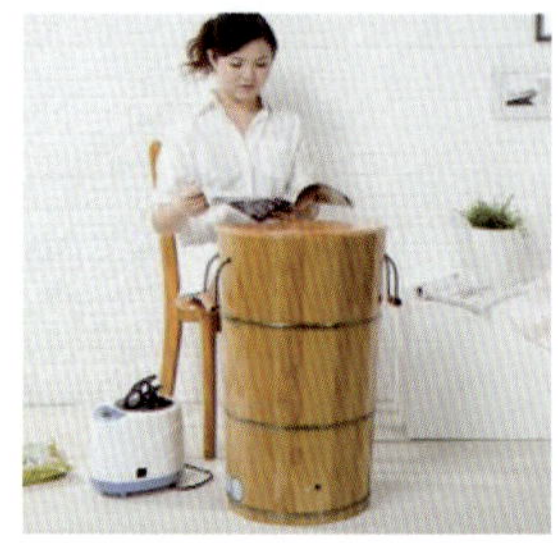

远红外蒸骨桶熏蒸

旋磁 三阳开泰灸

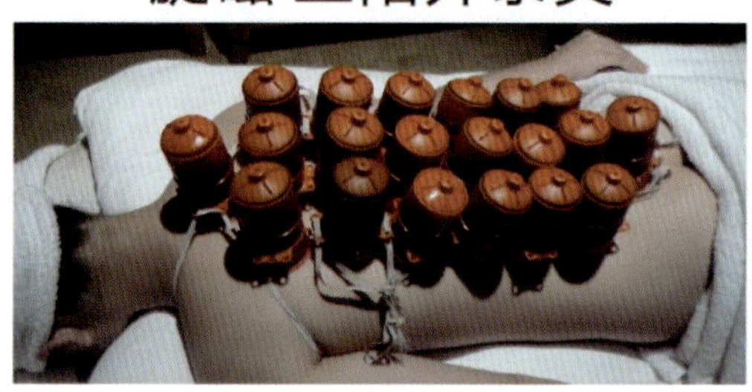

远红外旋磁艾灸疗

柔嘉远红外旋磁艾灸疗灸法

【配穴】

太冲、阳陵泉、涌泉

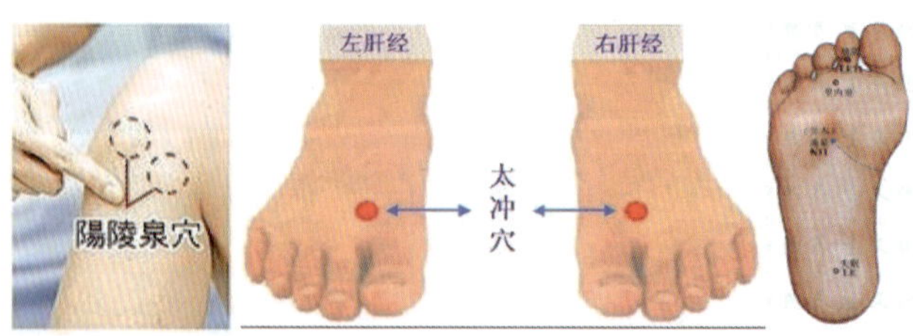

【阵法】

旋磁天王灸和旋磁三阳开泰灸

旋磁 天王灸

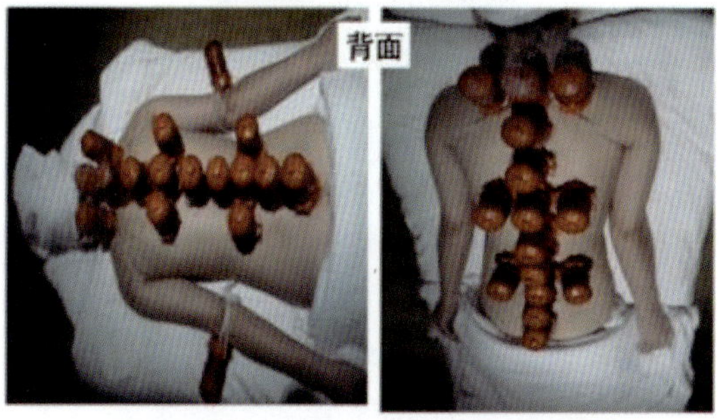

因正气不足内心压抑，无汗，肝胆代谢功能差，口苦，两筋胀痛胀满，眼干涩者，睡眠差多梦，头晕，脑供血不足，有极强的治疗效果，效果显著。

旋磁 三阳开泰灸

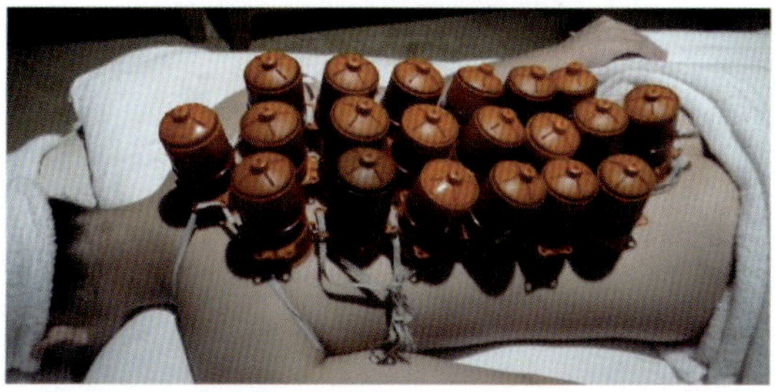

【调养建议】

按疗程设置进行调养。

普通调养：10次为一小疗程，30次为一大疗程。第一小疗程：2～3天做一次。第二小疗程：2～5天做一次。第三小疗程：5～7天一次。根据身体调理的情况，以后可以维持7天一次。持之以恒，保持健康少得疾病。

慢性病康复：10次为一小疗程，50次为一大疗程。第一小疗程可隔天一次，第二小疗程，2～3天一次。第三小疗程，保持3天一次。第四小疗程，根据身体恢复情况可5天一次。第五小疗程，可维持5～7天一次。长期坚持才能有意想不到的惊喜。

注意饮食配合：每日按时合理饮食，勿暴饮暴食，多食。

1. 多吃新鲜蔬菜和水果，如菠菜、白菜、卷心菜、荔枝、葡萄等。

2. 多吃富含蛋白质的食物，如豆腐、大豆、猪肉、动物肝脏。

3. 多吃对肝有益的酸性食物，如乌梅、酸奶、山楂、白芍等。

4. 少食不洁食物，不酗酒，戒烟。

5. 适当加强运动，如走步、慢跑等。

6. 减轻压力，放松心情，保持乐观情绪。

7. 保证充足良好睡眠。

8. 配合柔嘉艾灸家居养生，天灸贴，缝隙组合贴，夹脊畅悦组合贴，九窝清青组合，以保持每日对淋巴、关节、脊柱的保养以及经络的畅通。从而减轻肝胆负担，加强五脏六腑的功能。

【总结】

蒸骨疗法，是我国古代人民长期与疾病作斗争的经验结晶。原始社会，祖先们在烘烤食物取暖的过程中发生灼伤，结果使原有病痛减轻或消失，于是主动使用热敷、烤灼以治疗更多的病痛，这便是灸疗的起源。现在最早记载灸疗的医籍，是长沙马王堆二号墓出土的帛书《五十二病方》，其中有《足臂十一脉灸经》《阴阳十一脉灸经》两书，据考其成书年代早于《内经》。

蒸骨疗法，虽然受启发于灸疗和针灸，但它没有灸疗和针疗的痛苦，而且它比灸疗、针疗更完美，操作时让人会有一种从未体验过的舒服感，并且会深深地喜欢上它，因为它不仅运用了灸疗的经络热效应作用原理，又综合了针疗当中的贴敷法，即药气经络穴位渗透作用于全身，同时，贴敷膏药里的药物成分，通过皮肤呼吸系统进入体内，从而达到疏通筋络，增强血管、淋巴、神经组织代谢的作用。中医学外治法、热敷法之精髓，采用局部蒸敷，速打开皮肤毛孔及人体经络，使人体气血畅通、阴阳平衡……

柔嘉艾灸，传承发展了艾灸疗的同时，又发掘古代蒸骨疗法，并加以发展和开创，使之更加完美，综合现代远红外的穿透力和旋磁疗的优势，让其效力发挥到极致。且舒适感更强。并配合远红外旋磁灸，相辅相成，完美配合，调养的同时，舒舒服服让慢性病康复。柔嘉艾灸为健康产业再添力量。

柔嘉艾耳灸亚健康调理技术

柔嘉艾灸,是一款创新专利艾灸养生产品。传承五千年中医养生文化，将古代传统灸疗技术发展创新与中草药油调理，并融合现代养生技术，让身体的亚健康状态快速改善，保持生命的自然健康活力。

秉承《黄帝内经》中提到“圣人不治已病，治未病；不治已乱，治未乱……”最终达到不病而治，不治而愈。“上医治未病”的最高养生境界。

听力敏锐,是人体生命力旺盛的外在体现。当人体处于亚健康或疾病状态下，听觉往往会出现异常。当人体处于疲劳、虚弱、病态、紧张或压力的状态下，会产生听力下降，异常听觉，严重甚至会出现失聪。随着年龄的增长，人体机能衰退，也会造成听力下降。耳是人体各脏腑器官的缩影，人体各脏器、各部位与耳部皆有集中反映点，脏腑组织有病必然反映于耳，因此，通过耳灸养生，日常保健养耳很重要。

一、耳鸣的五大危害

（一）神经衰弱

当人的情绪忧郁、焦虑不安时，也可出现耳鸣。有神经衰弱的人常出现耳鸣，这种耳鸣音调高低不定多为双侧性，并伴有头痛、头昏、失眠、多梦等症状。另外，身体虚弱时，由于血管张力不足，局部供血不良而引起耳鸣。中医学认为它是肾虚的表现。

（二）噪声损伤

短暂的强噪声或长期反复的噪声(如职业噪声、摇滚乐和迪斯科音乐。强音量立体声耳机等)均可导致听力下降并伴耳鸣和眩晕，严重者还可出现幻听及神经衰弱。

（三）耳部疾病

当耳内异物、炎症肿胀发生阻塞、耳膜充血、内响、穿孔、中耳积液或感染、耳硬化等症、均可发生传导性耳鸣。这种耳鸣的特征是单侧性，即耳鸣发生于病变的一侧，且音调较低，有节律性如“隆隆声”“轰轰声”。

（四）颈部疾患

颈部肿痛或患有其他颈部疾病，压迫了颈动脉时，可引起受压的一侧耳鸣。这种耳鸣的特点是持续性，低音调、耳鸣的程度可随体位的变化而变化。

（五）中毒症状

常用的抗生素如庆大霉素、链霉素、卡那霉素等。对听神经及前庭神经均有毒害作用。其中早期可出现耳鸣，这种耳鸣往往是高音调呈双侧性。若不及时停药，可迅速发展成耳聋，且难以逆转。

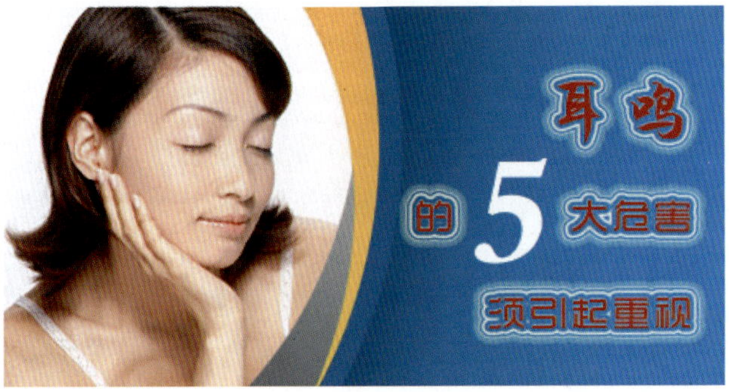

柔嘉《艾耳灸亚健康调理技术》，针对人体的生理特征及健康养生需求，所做的耳部艾灸调理特色技术。耳部的健康和我们生活质量息息相关，一旦出现问题，会影响的全身心的健康。但往往又是被人们所忽视的器官。柔嘉艾耳灸，通过耳部穴位艾灸，及时解决耳部出现的问题，调理身体亚健康问题。

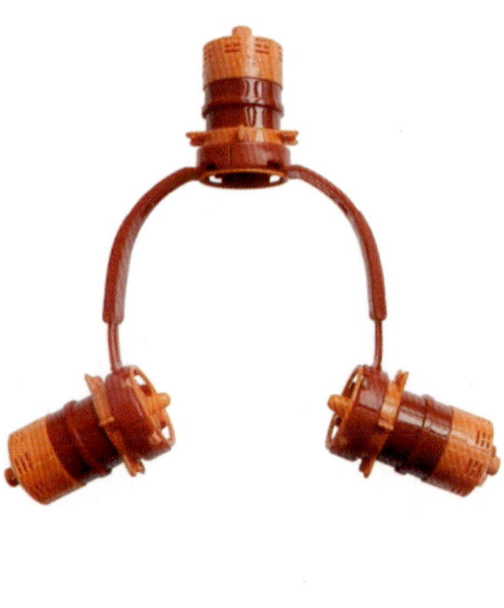

【原理】

中医“生物全息理论”认为人体的“耳、手、脚”等凸出部位都是人的缩影，包含人体的全部生理信息及遗传信息；人身上的所有器官（心、肝、脾、肺、肾、胆、胃、小肠、大肠、膀胱、三焦）在耳朵上都能找到相对应的穴位。它们都在耳、手、脚中有规律的排列，得到全面反映。艾灸此处，等于给全身做了一次大保健。

艾灸双耳治疗，能温经散寒、温养五脏、运行气血，尤其适宜虚寒证和痹痛证，长期施灸可延缓衰老，但不适合耳部有炎症或损伤者，如张景岳曾说：“火衰者十居七八，火盛者只有之耳”。

人的耳郭是独立而重要的生物全息场，集中了耳穴约二百个。艾灸双耳不仅可以治疗阳痿还可以进行保健养生及治病，简便实用，易于操作，比起艾灸大椎、神阙、气海、关元、肾俞、足三里等传统保健穴位来说，尽管不能取而代之，却有异曲同工之妙，且能“一石数鸟”，事半功倍。

若能长期坚持艾灸耳窍，不仅可预防听力下降,还可预防治疗调理全身性疾病。如《黄帝内经》讲，心主神明，故艾灸耳穴的“心穴”，会有效调整睡眠的功能。故“心穴”可以用于治疗失眠、神经官能症、癔症等；又如治疗脱发，藏象学说认为“肾其华在发”，故可取耳穴的“肾穴”来治疗脱发，又治疗皮肤病等等。艾灸耳窍,能醒脑开窍.每次的艾灸“耳窍”后,都会使我们立刻有神清气爽的身心感受，针对头痛、头晕、精神不佳、神疲乏力等,能解除和缓解一天的疲劳。因此,这种行之有效艾灸耳窍法，操作方便，安全，易行，不求医在家就可达到保健康复。

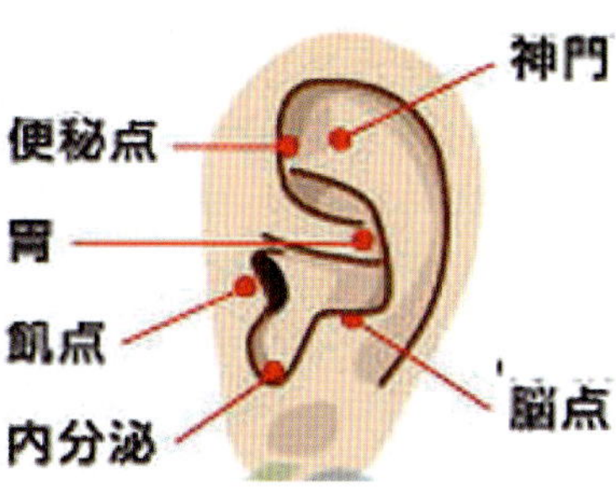

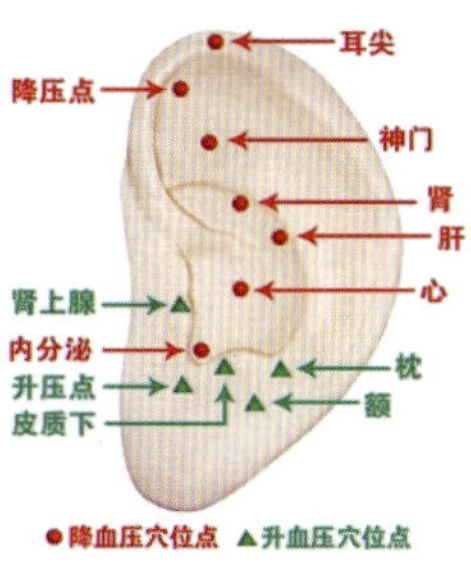

【适合人群】

所有亚健康人群。

【功效】

1. 艾灸双耳温经散寒、温养五脏、运行气血。

2. 快速缓解消除失眠、肝胆火旺、阴虚火旺等影响的耳鸣、内耳痛、流脓等症。

3. 改善耳鸣、中耳炎，耳朵嗡嗡症状。

4. 调气血，祛除身体湿气、寒气。

5. 改善咽喉肿痛、减少甲亢，甲减症状。

6. 疏通淋巴以排毒，预防淋巴癌。

7. 预防老年痴呆，心脑疾病的发生。

8. 长期坚持艾灸耳窍，预防听力下降，还可预防治疗调理全身性疾病。

【调理方法】

（一）手法操作

1. 展油按摩

（1）按揉耳垂：双手的拇指、食指同时按摩耳垂。先将耳垂揉捏、搓热，然后向下拉耳垂15～20次。使之发热发烫。

（2）摩耳轮：以食指贴耳郭内层，拇指贴耳郭外层，不分凹凸，相对揉捏。如发现痛点或结带不舒服，适度多揉捏。做2～5分钟。

（3）按耳窝：先按压外耳道开口边的凹陷处，按压15～20次，再按压上边凹陷处，按压15～20次，同样来回摩擦按压15～20次。

（4）推耳后：用两手中指的指面，分别置于两耳后，沿翳风，脉、耳壳后、颅息向下来回各推擦15～20次。

（5）拔双耳：两食指伸直，分别伸入两而孔，旋转180°，反复3次后，立即拔出，耳中啪啪鸣响，拔3～6次。

（6）按摩全耳：双手掌摩擦发热后，向后按摩耳正面，再向前反折按摩背面，反复按摩5～6次。

2. 开穴

耳和髎、风池、耳门、听宫、听会，神门、翳风。

（二）艾灸温玉疏通

耳前部，耳后部上下疏通。

（三）远红外旋磁艾灸

1. 柔嘉耳灸疗仪。

2. 配穴：太冲、侠溪、丘墟、中诸、听宫、劳宫。

实证：加丰隆、偏历；

虚证：加肾俞、关元、太溪、足三里、神阙。

柔嘉专利十八阵法：旋磁滋阴除烦灸。

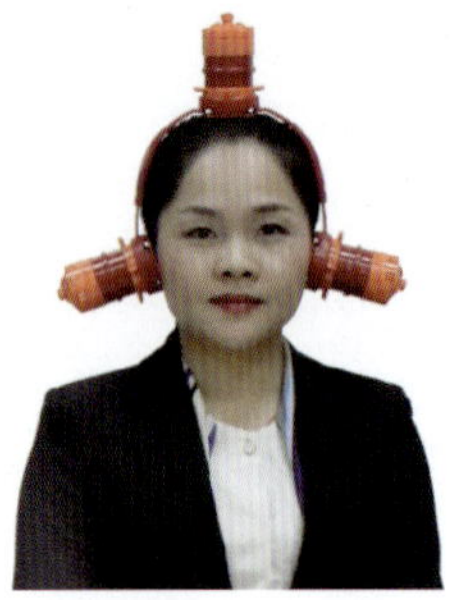

旋磁 除烦 滋阴灸

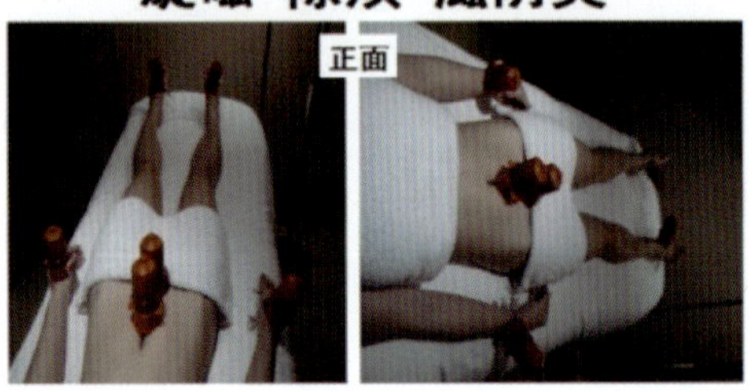

（四）天灸

大椎、肾俞、阳池穴。

【注意事项】

1. 艾灸前，对症找准穴位、部位，以保证效果。长期坚持才能收到预期效果。

2. 艾灸后，不要用湿毛巾擦拭耳朵。

3. 选择质量好的艾柱，以免伤耳。

4. 注意温度适宜，以免烫伤。

5. 耳部有炎症或损伤者忌灸。

6. 严重心脏病和严重贫血者慎灸。

7. 妊娠期禁灸。

【日常保健建议】

1. 减轻压力，保持充足睡眠，避免过度劳累。

2. 远离噪音，远离药物伤害。

3. 注意饮食，尽量清淡。实证患者：忌食酸辣等刺激性及煎炸食物；虚证患者：可多吃滋阴的食物，如牡蛎、鸭蛋等。

4. 保持乐观情绪，多参加户外活动，放松心情。

【结束语】

耳部疾病常常被人们忽视，如果出现耳鸣、耳聋等现象，应该及时调理治疗，以免把病情拖严重了，造成全身性疾病。

柔嘉耳灸疗法，通过十二经脉艾灸调理原理，解决耳鸣、耳聋等听觉异常，听力下降的症状。由于耳为综脉之所聚，十二经脉皆通于耳，所以通过耳灸，减轻五脏六腑功能，安全绿色调理亚健康，预防疾病的发生。

柔嘉艾灸系统调理养生亚健康调理技术

柔嘉企业品牌，是一款创新专利艾灸养生品牌。传承五千年中医养生文化，将古代传统灸疗技术发展创新，且创立了独具特色的柔嘉灸法与中草药油调理，并融合现代养生技术，让身体的亚健康状态快速改善，保持生命的自然健康活力。

秉承《黄帝内经》中提到“圣人不治已病，治未病；不治已乱，治未乱……”最终达到不病而治，不治而愈。“上医治未病”的最高养生境界。

柔嘉系统养生技术，是在把养生调理更整体化，系统化，让身体处于阴阳平衡，五脏和谐，身心灵统一的健康生命状态，远离亚健康，预防疾病，做到真正意义上的健康长寿！

【原理】

中医养生重在整体性和系统性，目的是预防疾病，治未病。中医理论的著名代表作品是《黄帝内经》。按照“凡治病总宜使邪有出路”的原则，经络是运行气血，联络脏腑肢节，沟通上下内外的通路。清·高士宗《黄帝内经素问直解》即指出：“五脏循行之路，皆从出于经脉之隧道”。经络既可运行气血，作为通道可以成为邪毒由外人内侵袭的途径，反过来，邪毒也完全可以在治疗手段的驱使下由五脏沿经络排出体表。

柔嘉系统养生，遵循的是中西医结合的原理，西医把人体分成八大系统，柔嘉系统养生根据西医的人体系统分配法，将人体按照脏腑五行分配成系统。强调的是人体是一部完整的 “机器”，一个部件出现问题影响整体，局部出现问题，又是由于整体运行中出现问题，因此，局部症状的解决，应先把整体打通，所在问题局部加强。因此，柔嘉艾灸系统养生调理技术：先系统打通，再局部加强。

五行系统简易图：

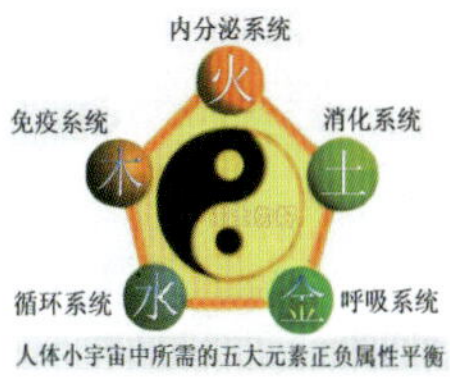

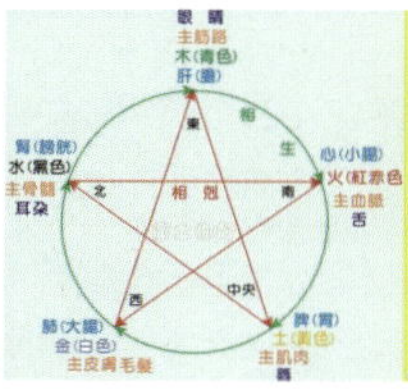

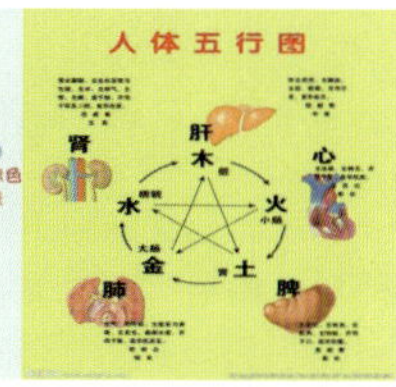

【适合人群】

所有亚健康人群。

【技术解析】

解析柔嘉艾灸系统调理养生技术。

《黄帝内经》载：“经脉者，人之所以生，病之所以成，人之所以治，病之所以起”。而经脉则“伏行分肉之间，深而不见，其浮而常见者，皆络脉也”，并有“决生死，处百病，调虚实，不可不通”的特点。

技术特点：头面通经—开三关—通六经——清三浊。

（一）头面通经

疏通头面部九条经络。

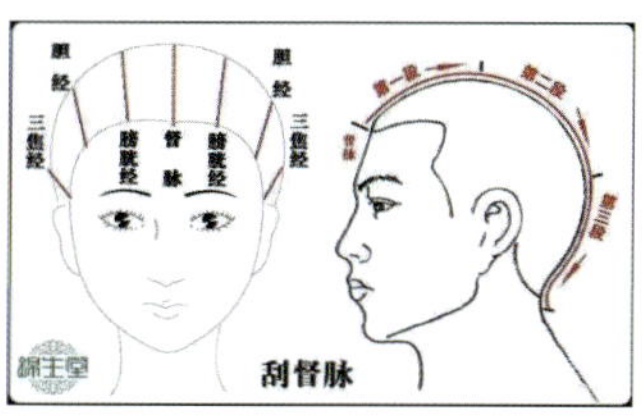

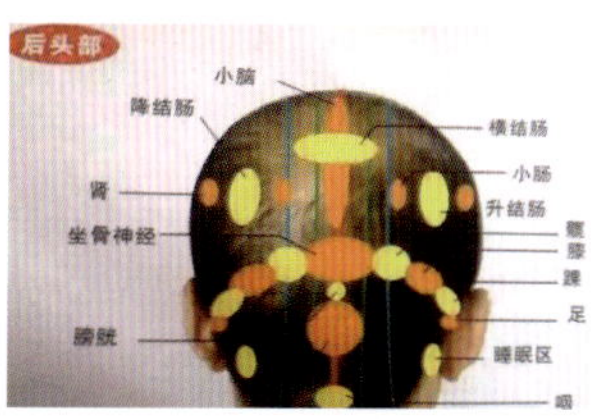

（二）开三关

天一关——（肩颈部）主气息、神志、人体气血运行第一关。

人二关——（胸背部）主生命、消化、人体气血运行第二关。

地三关——（腰肾部）主体力、生殖、人体气血运行第三关。

打通上下肢气血水的重要关口。

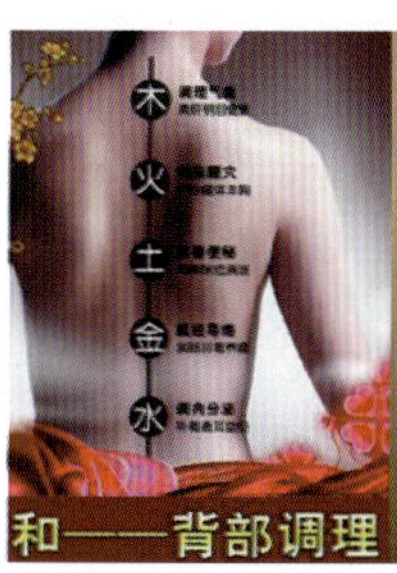

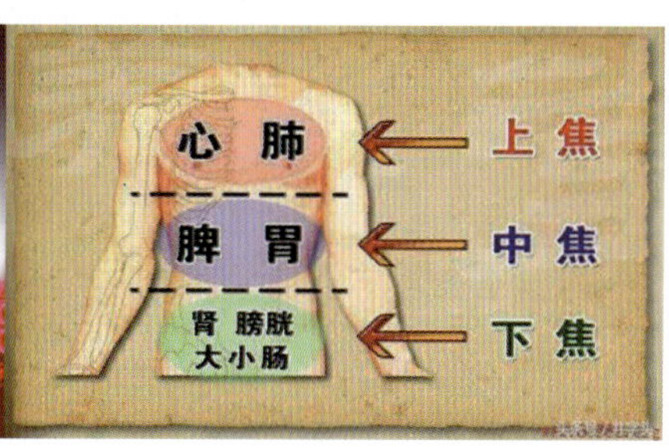

（三）通六经：

（上）手三阴、手三阳、（两上肢）；（下）足三阴、足三阳（两下肢）。

1. 打通（上肢）手三阳经：大肠经、小肠经、三焦经；手三阴经：肺经、心经、心包经。

功能：畅通气血，调节神经、消化、呼吸、排泄、睡眠状况。

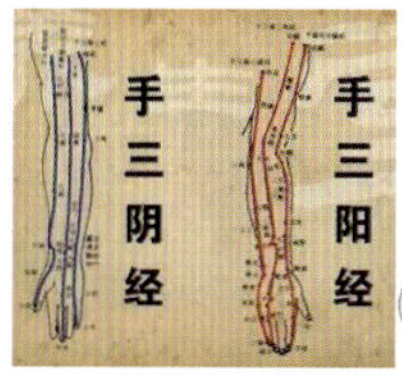

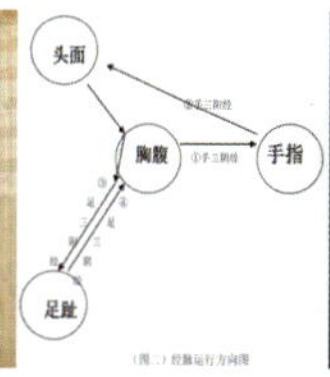

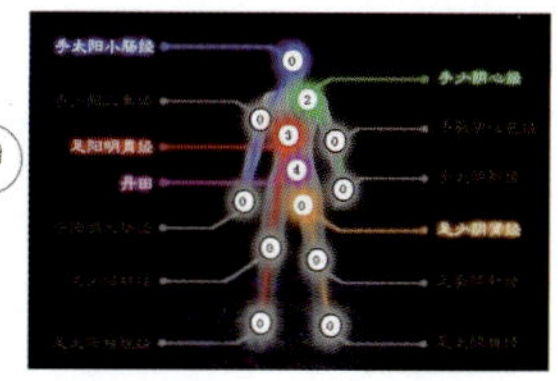

2. 打通（下肢）足三阳经：胆经、胃经、膀胱经。足三阴经：肝经、脾经、肾经。

功能：畅通下肢循环代谢，腿部排寒、引火下行。

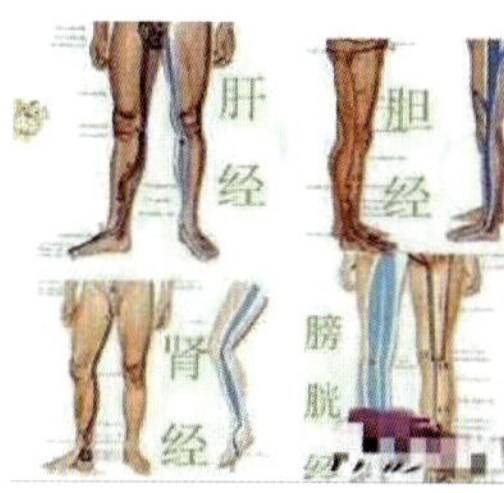

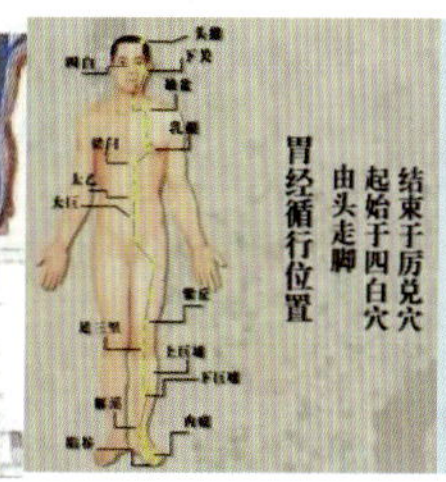

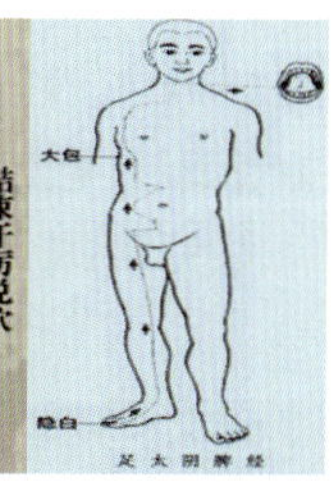

（四）清三浊

排除体内浊气、浊水、浊物，清瘀化毒。

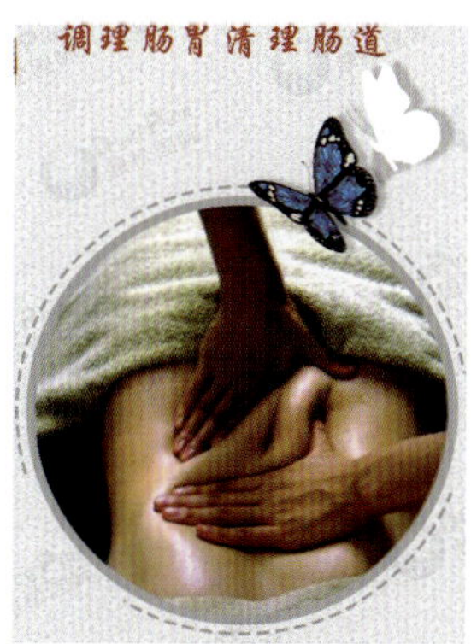

产品配方：头部减压套+肩颈套+肾部套+排寒套

【功能】

1. 全身经络，循环畅通。养生必须从头做到脚。

2. 疏通头面部经络，安神减压，预防脑血管疾病，防老年痴呆。

3. 全面排出“三浊”令身体通畅。

4. 排出人体淋巴循环内的各种毒素，增强机体抵抗了，调节强化免疫功能。

5. 去除体内湿毒，调节腹部脂肪，增强肠蠕动功能，清除肠垢。

6. 调理肝气郁结，气滞血瘀的症状。

7. 调节人体阴阳平衡，解决上焦火下焦寒之症状。

8. 均衡全身气血运行，调节五脏六腑功能。

9. 打通腿部经络，排寒排瘀，预防腿部关节疾病，减轻静脉曲张。

10. 解决身体亚健康状态，预防疾病的发生。

【调理方法】

（一）手法操作

头面部

1. 面部九线通经 推至颈部淋巴自腋下排出，玉石温面刮痧。

2. 头部13线通经推至颈部淋巴自腋下排出，太极磁石通排。

3. 头刷开穴按摩梳理。

4. 手法安抚

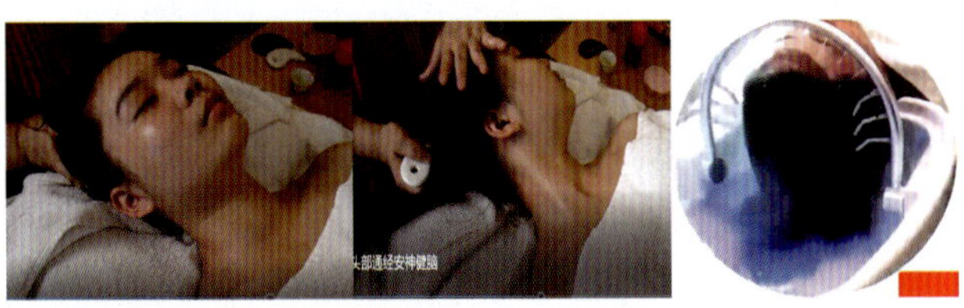

开三关

全背部按摩从大椎——八髎。重点疏通督脉、内外膀胱经、肾经、冲脉

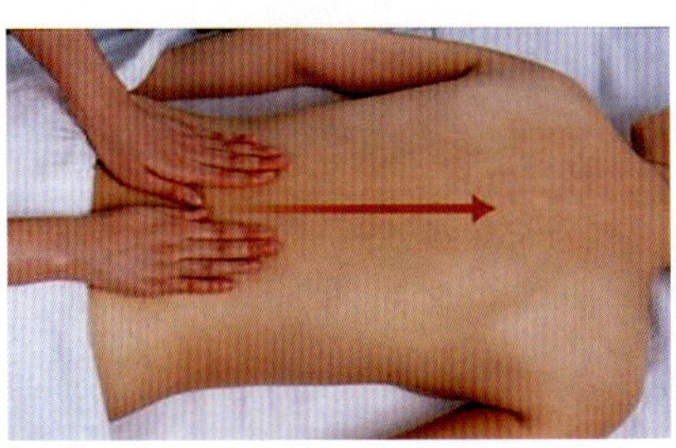

通六经

（上肢）疏通上肢六条经络，手三阳、手三阴。推至掌心，按揉劳宫穴。

（下肢）疏通腿部六条经络，足三阳经、足三阴经。推至脚底，按揉涌泉穴。

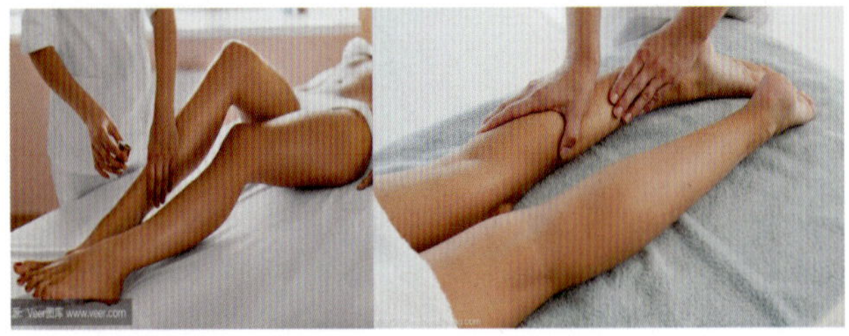

清三浊

方法：推腹，推通胃经、大肠经，用手指、手掌、拳头皆可。第一步从心窝向下推到小腹，7次。第二步从左侧推，7次。第三步从右侧推7次。第四步用手掌在腹部顺时针转圈7圈。这是比较简单的方法，做的时候动作要慢，手要用力，必须是客人能承受范围的，最重要的一点腹部必须放松，不能憋气。

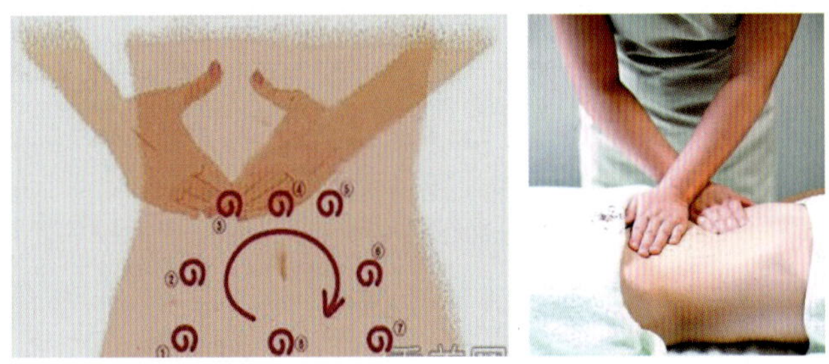

（二）艾灸疗操作

温通经络，行气活血，散瘀清毒，平衡调理五脏六腑的功能。

1. 按照柔嘉专利十八阵法：长龙灸法和旋磁肠胃灸 如图：

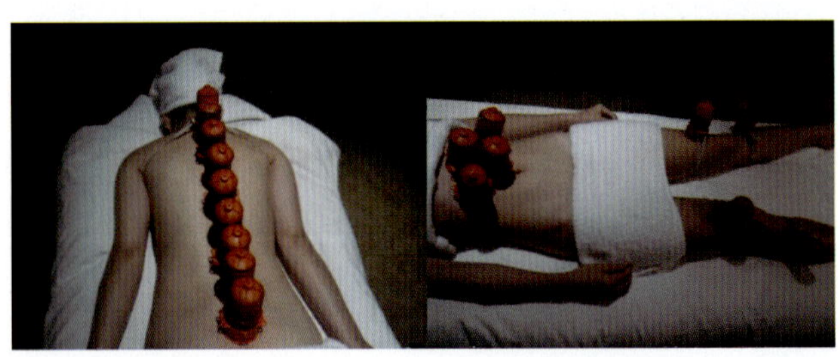

长龙灸法　　旋磁肠胃灸

2. 六合理疗艾灸旋磁组合阵法，如图

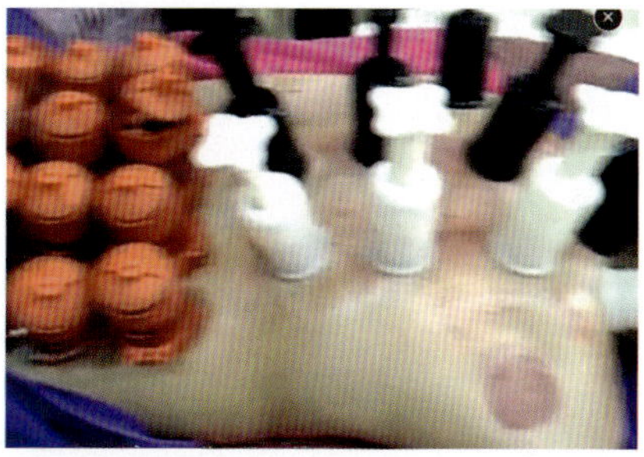

3. 头面调理灸法，如图：

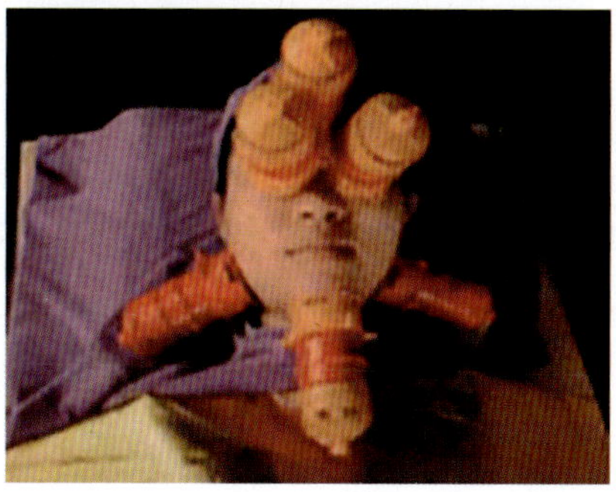

加配穴：肝俞、胆俞、肾俞、期门、太冲、三阴交、阴陵泉、足三里、涌泉。

操作方法：将肾元素艾药点燃，放入艾灸器中，以脊椎为核心，按图排好阵法。

【注意事项】

1. 女性孕期，哺乳禁做，月经期慎做。

2. 癌症、急慢性炎症等患者不适合。

3. 操作时，动作频率缓慢、一致、有规律、用力轻巧，不可过重；否则，反而阻碍淋巴液的流动。

4. 头面部手法舒适，力度不易过大。

5. 排三浊注意手法准确，力度适中。

6. 顾客做后有皮肤痛，肌肉酸痛，嗜睡，失眠，口内特干、苦，眼屎鼻屎增多，小便色泽黄味道重，腹泻，便秘，腿软乏力等症状，属秘现反应。（如人体就像一个从未加过油的车轮，突然加了油，自然会出现反应）坚持做几次反应就会好转。

7. 好转反应过大时，可先停灸或减量灸，可配合柔嘉艾浴液泡浴。

【养生建议】

1. 气滞血瘀体质宜选用有行气、活血功能的食物，如：白萝卜、柑橘、大蒜、生姜、茴香、桂皮、丁香、桃仁、韭菜、黄酒、红葡萄酒、洋葱、银杏、玫瑰花茶、茉莉花茶等。

2. 常食以下食物：具有活血祛瘀作用，如：桃仁、油菜、黑大豆；具有清除血管壁上淤积作用，如：黑木耳；具有扩张血管，改善血液循环作用，如：红葡萄酒；具有能降低血脂、血黏稠度作用，如：山楂、米醋。

3. 气滞血瘀体质宜少吃盐和味精，避免血粘稠度过高，

4. 保持心情愉悦，防止肝气郁结。

5. 随时减压放松，减少身体内部的气血和精力的损耗。

6. 放松心情，精神愉快，适当运动，保持良好睡眠。

【结束语】

人体五脏六腑，气血运行，循环代谢，情绪变化是一个完整体，任何部位出现问题，都是与整个系统的运行有关，因此养生必须先调整个系统，从头开始，始于足下，局部问题再加强调理，这才能达到调理亚健康，预防疾病的效果。

养生不是头疼医痛，脚痛医脚。而是全身系统通调，强化五脏六腑功能，疏通全身经络，促进循环代谢，安神助眠，精神愉悦，才为亚健康调理，预防疾病之真谛！

柔嘉艾灸为全人类健康、长寿、美丽奉献终身！

【临床案例】

安徽宿州梅子生活馆案例分享，王玲，女，49岁。肾炎多年.2019年7月份,来我店里调理身体，8月份,我们店有幸请到柔嘉技术研发策划人车总,在我们店里为客人诊断，并配合全面的系统调理操作，做肢体排寒，清三浊，肾部固阳。通过柔嘉系统调理技术，调理了3个多月时间，也就是2019年底之前,再次去南京复查身体，体检指标全部转阴，症状好转了。在做之前，脸及全身肤色很暗黑，面部浮肿，现在全部回归健康肤色。以前浑身乏力，无法工作，衣服都洗不动，嗜睡，没精神，现在整个人精气神也好了，都能下地干活了，也不觉得累了。现在把家人都带过来调理身体，且对调理效果非常满意。并且搭配家居产品滚滚乐、颠崖姜红贴、艾浴液，作为日常的居家保养。

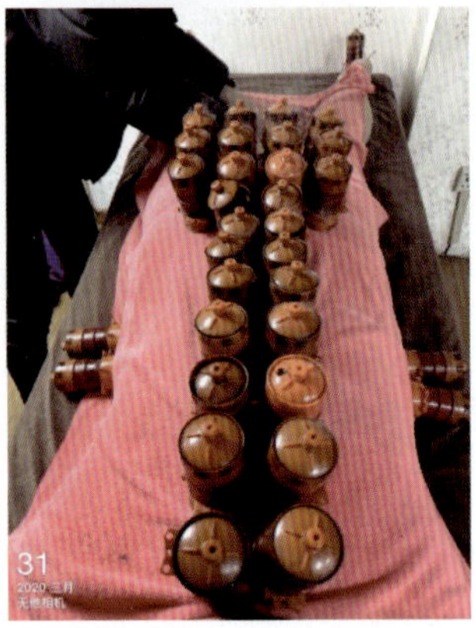

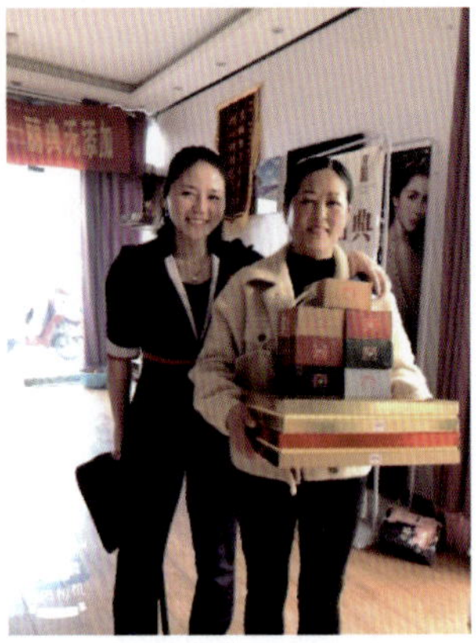

柔嘉儿童艾灸法亚健康调理技术

柔嘉企业灸品牌是一款创新专利艾灸养生产品。传承五千年中医养生文化，将古代传统灸疗技术发展创新与中草药油调理，并融合现代养生技术，让身体的亚健康状态快速改善，保持生命的自然健康活力。

秉承《黄帝内经》中提到“圣人不治已病，治未病；不治已乱，治未乱……”最终达到不病而治，不治而愈。“上医治未病”的最高养生境界。

柔嘉《儿童艾灸法亚健康调理技术》针对儿童的生理特点，以及在生长发育过程中常见的问题，用中医艾灸的方法加以解决，从而让儿童远离抗生素的危害，健康成长！

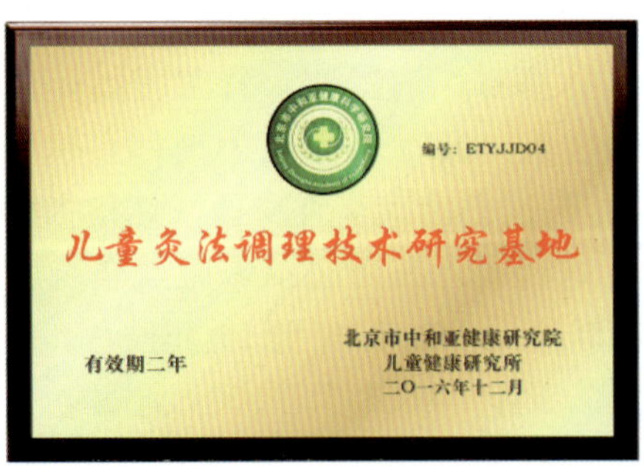

【适合人群】

生长发育期的儿童，先天后天体质弱、易患病儿童。

【功效】

1. 柔嘉儿童保健灸，扶正祛邪，温寒清热，温暖脾肾，祛湿化瘀。

2. 儿童常见病调理，如发烧、头疼、肠胃不适、感冒、咳嗽、消化不良等症。

3. 促进生长发育，增智增高。

4. 儿童生长发育期的健康保健，提高机体抵抗力，预防疾病。

5. 让儿童远离药物的伤害。

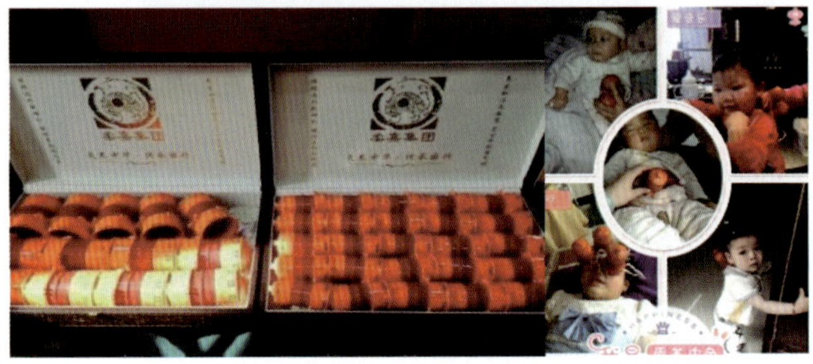

【调理方法】

儿童脏腑娇嫩，行气未充，尤其是肺、脾、胃，因此儿童常容易患肺部和脾胃的疾患。现提供肺、脾胃的调理方法。

（一）脾胃调理方法

1. 摩腹法

展油：儿童调理油1毫升，儿童护养舒缓油1毫升调和。腹部以脐周围为中心展油。

按摩：用手掌掌面或食指，中指，环指的指面，附于小儿腹部，以腕关节连同前臂，反复做环形有节律的按摩，每次3～5分钟。

便秘：顺时针，顺大肠方法按揉。

腹泻：逆时针按揉。

积食：平推脾土穴、揉板门穴。

穴位按摩：足三里、身柱穴。

2. 温玉疏通法

中脘——下脘——神阙——脐周——气海——关元。5～7遍。

3. 柔嘉远红外旋磁灸

配穴：大椎、身柱、中脘、神阙、胃俞、四缝、公孙。

柔嘉阵法灸。

旋磁 天王灸

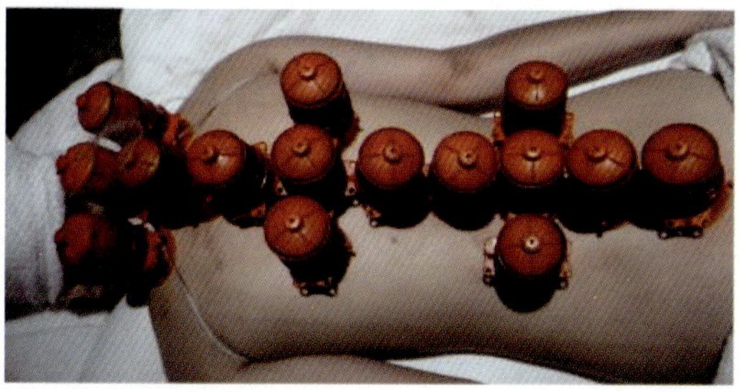

4. 持续稳固效果

艾艾贴：中脘、神阙穴。

（二）肺部调理方法

1. 按摩法

展油：儿童调理油1毫升，儿童护养舒缓油1毫升，调和，按摩部位展油。

背面：

（1）分推肩胛骨：从两肩的肩井往下沿肩胛骨的内侧向下分推，经背部肩井、风门、肺俞、下推脾俞、肝俞，两侧分推排出。

（2）重点按揉：肺俞、脾俞、肝俞（每穴2～3分钟）。

（3）脊柱两侧搓热，以透热为度。

2. 温玉疏通

从大椎——风门——肺俞——膏肓——心俞——膈俞（5～7遍）。

正面：

（1）推揉：从天突——膻中——中脘，向外两侧分推排出（5分钟）。

（2）重点按揉：膻中、中脘穴（每穴3～5分钟）。

2. 温玉疏通

沿天突——膻中——中脘（5～7遍）。

3. 远红外旋磁灸

配穴：背面： 肺俞、身柱、定喘、脾俞。正面：天突、膻中、中脘、气海、合谷、尺泽。

风寒：加风门、列缺；风热：加大椎、曲池。柔嘉阵法灸：

旋磁 五行 肺气灸（除寒）

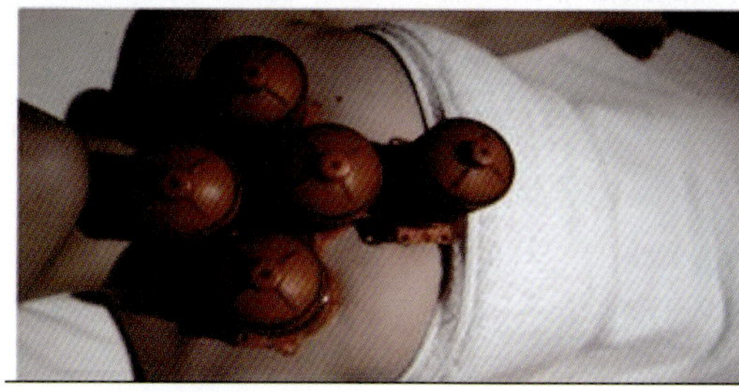

4. 持续稳固效果

艾艾贴：大椎、肺俞、膻中。

（三）儿童保健常用穴位

1. 发热

积食：大椎、中脘、天枢、神阙、身柱、公孙穴。

感冒：大椎、身柱、风门、肺俞穴。

体弱：大椎、曲池、合谷、外关。

2. 过敏性鼻炎：百会、迎香、印堂、大椎、肺俞、神阙、身柱。

3. 反复咳嗽：列缺、尺泽、肺俞。

4. 儿童遗尿：关元、气海、中极、肾俞、命门、腰阳关、百会。

5. 腹泻：天枢、中脘、关元、上巨虚。

6. 便溏：中脘、身柱、神阙。

7. 便秘：天枢、关元、大肠俞、支沟、承山。

8. 湿疹：大椎、肺俞、血海、曲池、合谷、神阙。

9. 呕吐、腹胀、腹痛：胃俞、天枢、中脘、内关、足三里。

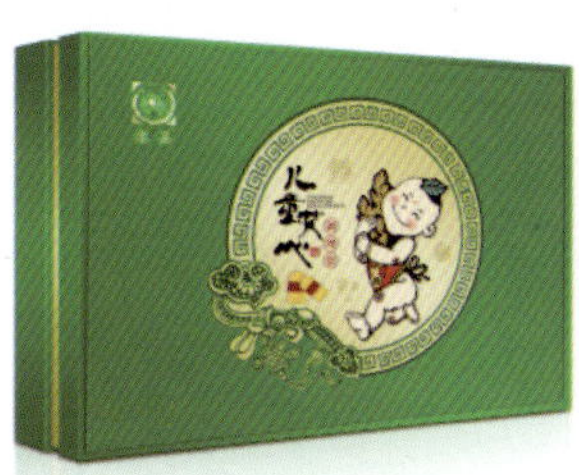

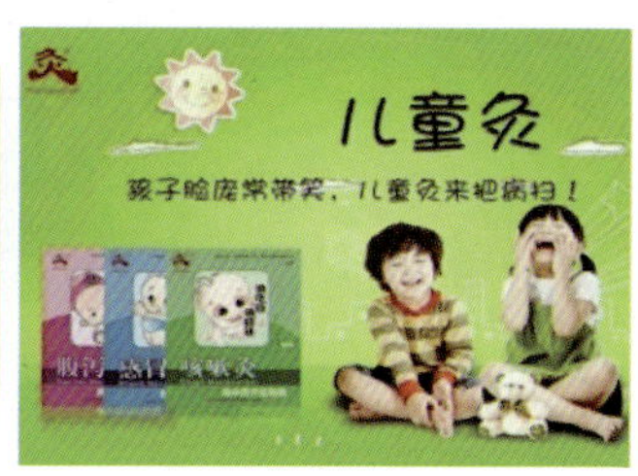

【注意事项】

（一）儿童艾灸注意事项

1. 儿童保健艾灸可根据小孩不同的具体情况，进行不同的施灸方法，一般要坚持1～6个月，直至儿童健壮为止。

2.儿童皮肤对温热疼痛感觉敏感度较差，加上小孩好动，不能配合，故在施灸时要格外小心，大人要将自己的手放在小孩施灸部位，以感知小孩灸温的强弱，谨防烫伤。

3.最好在空气流通，清洁干燥的房间中进行。

4.对不会说话的儿童,要密切观察，隔姜、蒜灸时，要轻轻移动姜片、蒜片，谨防烫伤。

5.给小儿艾灸时，为避免温度过高，可以边灸边将手置于施灸部位两侧，以感知施灸部位的温度，避免温度过高烫伤皮肤或温度过低没有效果。

6.穴位选择上，不需要全身穴位都灸，只需要针对小儿身体的特点，几个常用的穴位，如肺俞穴、身柱穴、脾俞穴、胃俞穴、神阙穴等。

7.另外，要注意艾灸时间不可过长，一般每个穴位每次灸10分钟即可，年龄大些不超过20分钟。

（二）儿童推拿按摩注意事项

1.小儿推拿适用对象为12周岁以内的孩子。

2.给小儿推拿时，应选择避风、避强光、噪音小的地方；室内应保持清静、整洁，空气清新、温度适宜。推拿后注意避风，忌食生冷。

3.推拿时家长要保持双手清洁，摘去戒指、手镯等饰物。指甲要常修剪，刚剪过的指甲，一定要用指甲锉锉平。冬季推拿时双手宜暖。

4.小儿过饥或过饱，均不利于按摩疗效的发挥。在小儿哭闹之时，要先安抚好小儿的情绪，再进行推拿。

5.小儿皮肤娇嫩，按摩时切勿抓破小儿皮肤。家庭推拿一般可使用按摩油或爽身粉等介质，以防推拿时皮肤破损。

6.小儿推拿手法的基本要求是：均匀、柔和、轻快、持久。

7.小儿推拿手法的操作顺序：一般先头面，次上肢，再胸腹腰背，最后是下肢：也可先重点，后一般：或先主穴，后配穴。拿、掐、捏、捣等强刺激手法，除急救以外，一般放在最后操作，以免小儿哭闹不安，影响治疗的进行。

8.一般情况下，小儿推拿一次总的时间为10～20分钟。但是由于病情和小儿年龄的不同，在推拿次数和时间上也有一定的差别。年龄大、病情重，推拿次数多，时间相对长。反之，次数少，时间短。一般每日1次，重症每日2次。

9.在施行手法时要注意小儿的体位姿势，原则上以使小儿舒适为宜，并能消除其恐惧感，同时还要便于操作。

10.小儿推拿的禁忌证：骨折、创伤性出血；皮肤破损、皮肤溃疡；烧伤、烫伤；急性、烈性传染病；癌症及危重病症等。

11.每次给孩子推拿最好只针对一个毛病，如果保健和治疗目的太多、推拿的穴位太杂，会影响最终效果。

12.小儿推拿治疗前，必须有明确的诊断。如果家长不能肯定，请先送医院就诊。

13.发烧时不宜捏积，皮肤易过敏的小儿,不宜穴位贴敷。

【儿童日常保健建议】

儿童日常健康保健,主要是让孩子能够健康成长，预防减少疾病的发生。

1.让孩子多喝白开水，少喝饮料。白开水具有调节体温，促进人体新陈代谢，止渴解渴的功效。而饮料对儿童牙齿发育造成威胁。会引起肥胖，影响孩子的食欲及消化功能,对儿童的身心健康都会造成很大危害。

2.注意营养均衡，避免偏食、挑食的恶习。引导儿童营养均衡，鼓励孩子饮食多样化，注意荤素搭配。按时饮食，不暴饮暴食，少食零食。避免让孩子过多食用生冷蔬菜及瓜果。

3.注意做好孩子脸部器官的保健，不要让孩子长时间看电视，玩电子产品，保护视力。不要随意使用眼药水，让儿童有专用毛巾，全方位预防眼部感染。预防感冒，注意用药安全，避免药物引起的中毒性耳聋，及对其脏腑器官的损伤。不挖鼻孔，预防鼻腔感染及损伤；做好孩子的口腔卫生保健，正确处理孩子的乳磨牙，反牙和替牙障碍等也是日常儿童保健的关键。

4.注意避免各种意外伤害，避免蚊虫叮咬，防止阳光紫外线危害，防止烫伤，碰伤等意外伤害。

5.给孩子营造温馨的家庭氛围，让孩子在舒畅的环境下生活，促身心健康。全方位地给孩子最健康的生活方式，养成良好的生活习惯。

【总结语】

儿童的健康状况,直接关系到民族素质和国家的长远发展。生长发育水平不仅反映的是儿童营养和健康状况，也反应出一个国家政治、经济、文化的综合发展水平。为传播儿童生长发育与促进健康知识，提高全社会的重视程度，提高儿童健康教育，柔嘉企业“儿童灸法调理技术研究基地”儿童灸法健康调理项目正式立项。远离抗生素，柔嘉艾灸从儿童做起。

柔嘉红外线旋磁灸法亚健康调理技术

柔嘉艾灸，以传承国医荟萃，发展千年中医药为主导思想，结合现代科学方法，推出了中西医结合的系统养生系列品牌。并在柔嘉艾灸十八阵法的基础上，推出柔嘉红外线旋磁灸法市场实用灸法大全。其遵循古代中医学经典，《黄帝内经・灵枢》经文中，对于灸法的治疗范围和原则有着明确的记载：“针所不为，灸之所宜；阴阳俱虚，火自当之；经陷下者，火则当之；经络坚紧，火所治之，陷下则灸之；经满络虚刺阴灸阳”。《黄帝内经》记有：“大风汗出，灸意喜穴”；宋代窦材在《扁鹊心书》中提道：“医之治病用灸，如做饭需薪。保命之法：灼艾第一，丹药第二，附子第三”。

为了更好推广行之有效的灸疗技术方法，结合柔嘉企业目前的发展规划，柔嘉企业制定规范化，安全性的红外旋磁罐灸，以基础中医养生保健操作规范作为服务标准。

注：本规范严格遵守依据中华中医药学会中医养生保健技术操作规范（艾灸），并结合本企业应用柔嘉红外旋磁罐灸技术进行此操作规范编制。

【原理】

根据古人论述：《神灸经纶》云：“夫灸取于人，火性热而至速，体柔而刚用，能消阴翳，走而不守，善入脏腑，取艾之辛香做炷，能通十二经，走三阴，理气血，治百病，效如反掌”。

《本草从新》云：“艾叶苦辛，纯阳之性，能回垂绝之阳，通十二经，走三阴，理气血，逐寒湿，暖子宫，以之灸火，能透诸经而治百病”。《铜人腧穴针灸图经》云：“凡大病宜灸脐下五百壮，补接真气”；唐代著名医学家孙思邈说：“若针而不灸，灸而不针，皆非良医也”。如“尺脉紧，脐下痛，宜灸天枢，针关元补之”；明代医学家张景岳认为灸有温通经脉、祛散寒邪、解阴毒、温脾肾、回阳救逆的作用。如治“脱肛，灸百会”，乃“借火力以提下陷之气”等等都说明灸法在临床治疗当中的重要性。

柔嘉艾灸传承发展中国古代艾灸法，创新配穴+阵法的技术理念，针对阴阳体质，不同病症，给的相对应的灸法，以达到事半功倍的效果。

【适应人群】

亚健康人群。成人系统调理、老人益寿调理、儿童增智增高成长调理者。

【临床应用】

辨别阴阳体质，针对不同病症，中医辨证施灸，配穴+柔嘉专利十八阵法为核心的临床应用灸法大全。

【柔嘉灸法大全】（部分）

1. 舒畅调理灸

功能：加强脾胃运化功能，驱寒暖胃，促进肠蠕动，理胃清肠，保持消化道通畅。主调：胃肠功能紊乱、脾胃虚弱、胃腹胀痛、腹泻、便秘、食欲不振等症。

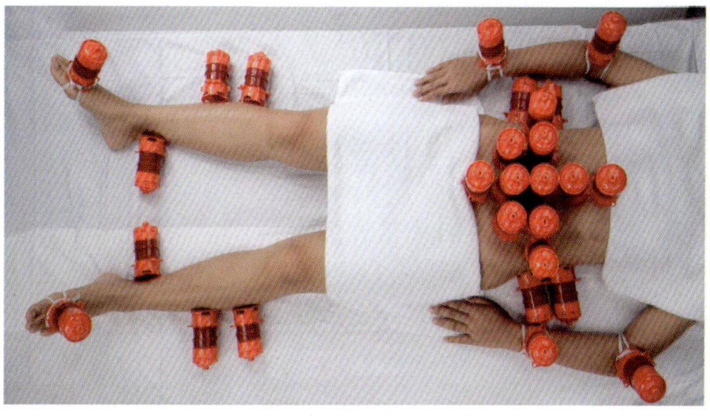

2. 滋阴润肺灸（三九灸引灸）

遵循《黄帝内经》春夏养阳，秋冬阳阴的原理，进入冬季之前，做滋阴润肺调理，可强化三九灸的效果。

主要调理：咳嗽少痰、咽干不适、鼻燥口干、手脚心热等症，以及容易复发的慢性气管炎、支气管炎、鼻炎均有较好的控制作用。对体力、元气不足及情绪波动较大等情况，有明显的调理效果。

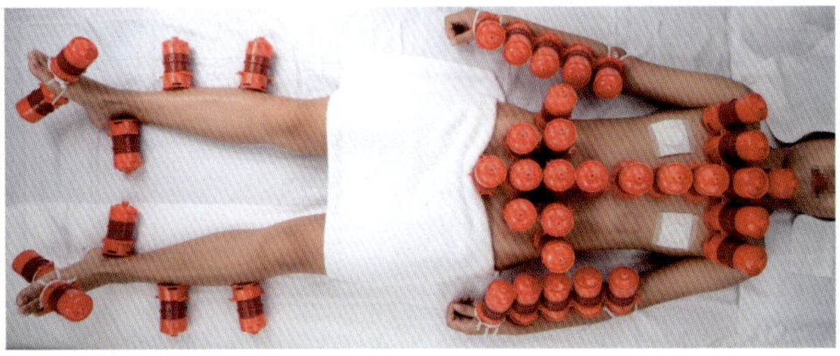

3. 腿部排寒灸

大腿冷凉〈叫〉脾胃虚；小腿冷凉〈叫〉肠胃虚。

疏通腿部经络，驱逐寒气，提升人体阳气。主调：手足冰凉，上焦火下焦寒，引火下行，改善脾胃虚寒和肠胃虚寒，预防关节炎，静脉曲张。对于老寒腿、腰腿疼痛、关节炎、坐骨神经痛、类风湿、风湿性关节炎、痛风性关节炎等，有很好的调治作用。

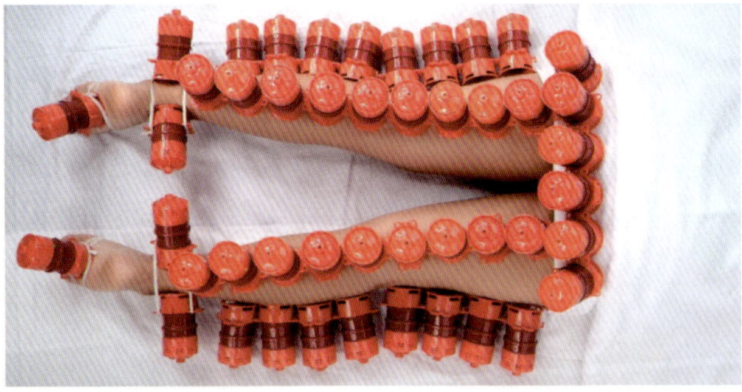

4. 补气固阳灸

补气养血，疏理气机，升提中气。

使气血调和，阴阳调和。培固人体阳气。

重点调理：

（1）脾肾亏虚，阳气不足者。面色淡白，精神萎靡，懒言少语，嗜睡喜卧，畏寒肢冷，倦怠乏力，腰酸腿软，小便清长。

（2）阴阳失调，久寒侵体者。如肩周炎、颈椎病、腰椎病等骨关节痛症；以及妇科痛经、宫寒；还有哮喘、慢性胃肠炎等因阴阳失调，久寒侵体引起的症状。

（3）肺阳不足，容易感冒、气喘、咳嗽，特别是顽固性咳嗽、哮喘久治不愈等。

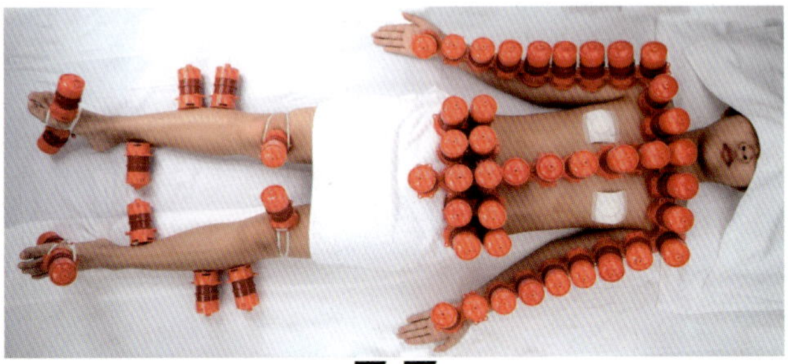

正 面

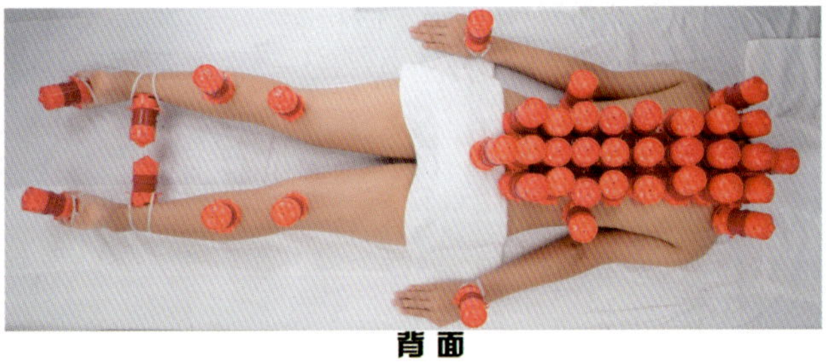

背 面

5. 肝胆排毒灸

疏肝解郁，理气和胃，散瘀化结。让眼睛变得清晰、明亮，对血压偏高、感冒发烧、头疼、偏头疼、失眠、便秘、炎症、精神紧张、肌肉酸痛等有明显效果。舒缓五心烦热，安定情绪。同时，缓解乳房胀痛，预防乳腺增生、子宫肌瘤等症。

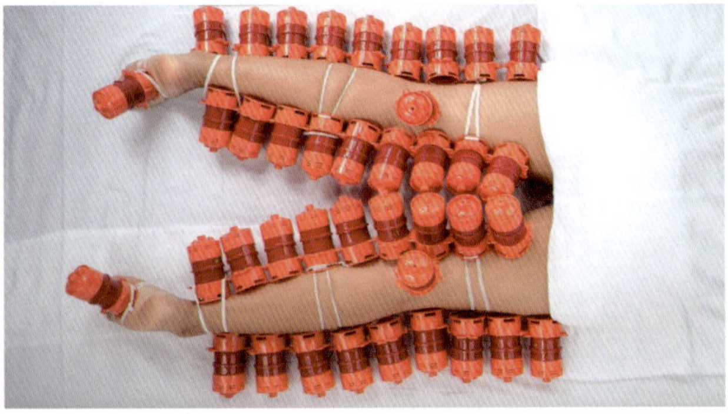

6. 乳腺保健灸

疏通乳腺、调和气血、调节冲任疏通乳管，祛瘀散结调动人体自愈功能，为乳腺增生或乳房不适者，起到辅助治疗的作用。

可增加胸部的血液循环，补充人体的气血，疏肝理气，使胸部更加紧实坚挺有弹性。可疏肝解郁，行气活血，消肿止痛，治疗肝气郁结、气滞血瘀引起的乳腺增生、肿块疼痛、月经不调、闭经、痛经、心情抑郁等。

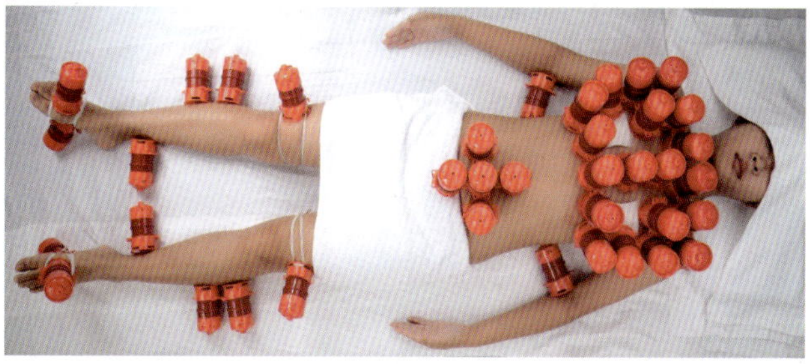

正面

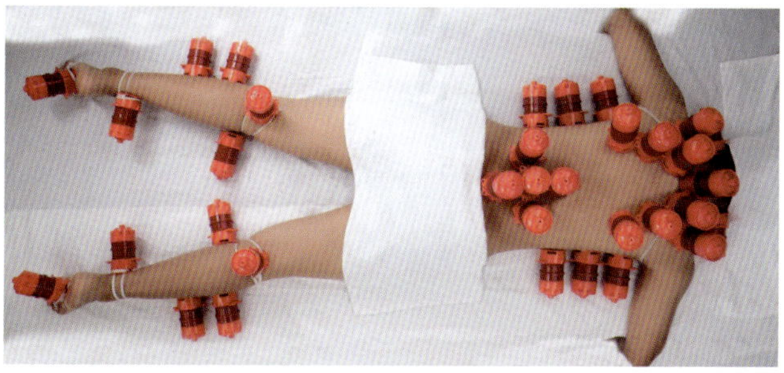

背面

7. 乳腺散结+暖宫驱寒灸

（1）调理疏通乳腺、调和气血、调节冲任疏通乳管，祛瘀散结调动人体自愈功能，为乳腺增生或乳房不适者，起到辅助理疗的作用。

（2）理气补血，暖宫调经。用于子宫虚寒，月经量少、后错，经期腹痛，腰酸带下。暖宫贴、热敷贴(滇崖姜红或天灸贴），适用于肩周炎、腰肌劳损等因血液不畅引起的各部位疼痛、肿胀、产后修复，其暖宫驱寒效果更佳。

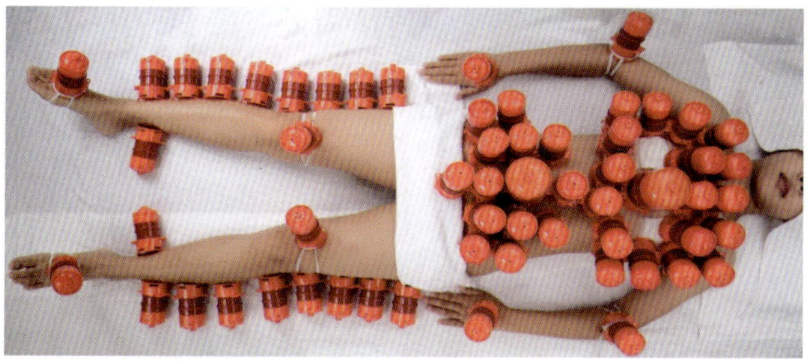

8. 子宫肌瘤+减肥灸

驱寒、理气、排瘀。祛除一切寒湿，打通经络，祛除各种寒凝，畅通肝胆经，活血化瘀，散瘀化结。

温热促进脂肪分解代谢。刺激穴位，调整全身经络气血、加强新陈代谢，减少脂肪的吸收，帮助排除多余的水分和肠道垃圾，达到瘦身的效果。

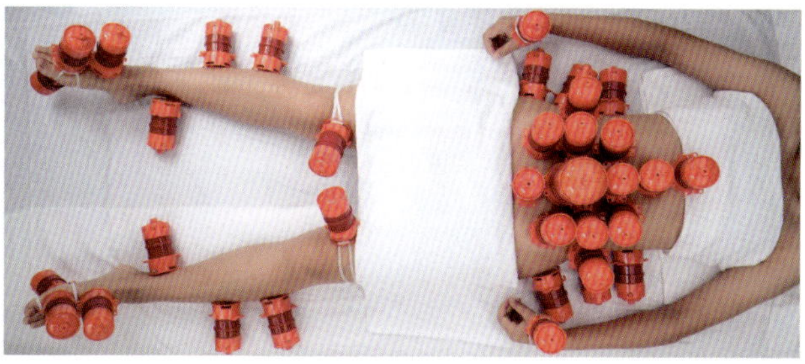

正面

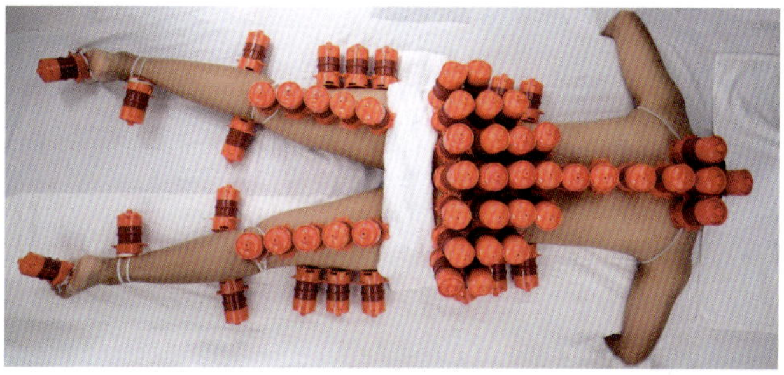

背面

9. 膝关节保健灸

通利关节，疏通筋脉。提高温度、打通经络、排出寒湿，同时让膝盖收到新鲜血液的供养，寒湿散了、积液消了、肿痛化了，灸膝可以先将气血引到膝盖，膝盖气血充足，就能顺利下行到双脚，双脚气血畅通了，全身气血才能畅通。灸透膝盖，还能补益肝肾，肝好，才能筋骨强健，关节硬朗。

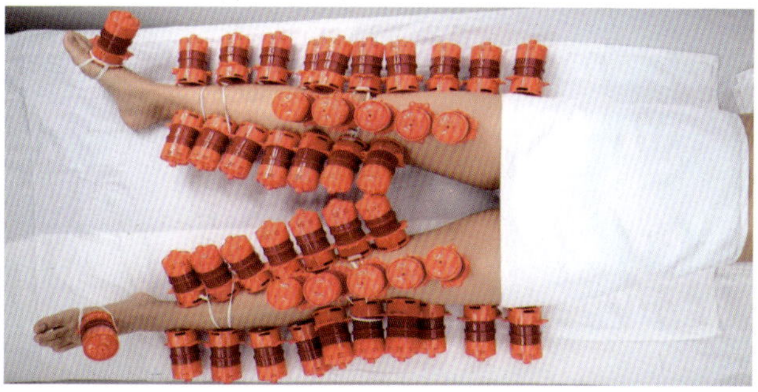

10. 排寒生阳灸

温经通络，行气活血，祛湿逐寒，补虚助阳。

主调：肩周炎、颈椎病、腰腿痛、关节炎，手足发凉、和女子宫寒、肾虚寒以及脾胃虚寒，调五脏升阳气。强健身体，预防亚健康，长寿调理好运灸。

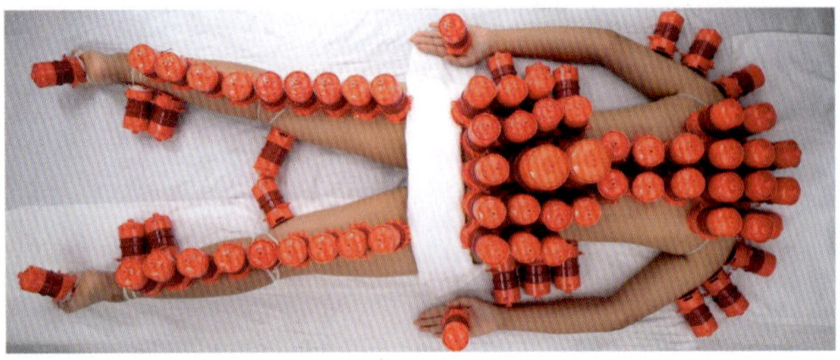

11. 腰椎调理灸

温经通络、行气活血、散风止痛。温通经脉，调理局部经气，改善血液循环，解除局部软组织水肿、痉挛，以达到止痛。

主调：强壮肾气、腰椎间盘突出，腰肌劳损、腰扭伤、腰腿酸痛、坐骨神经痛。

12. 柔嘉雷火灸加强灸法

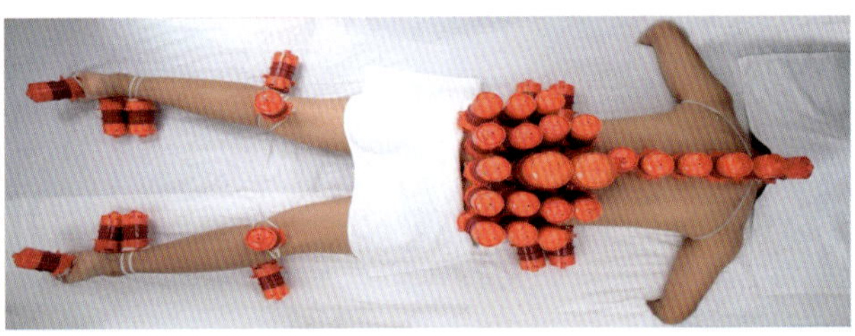

常规灸法

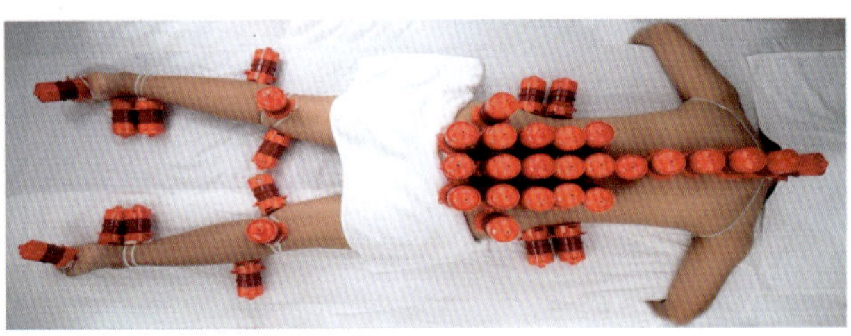

肩颈加强灸

温通经络，驱散寒邪。

有效畅通头、颈、肩部位的经络。改善头部供血不足和血液循环差，改善颈、肩、椎、背僵硬酸痛，肩肌劳损，风湿性肩周炎，颈椎病，失眠等效果极佳。同时，强化脊柱及腰肾功能，以加强肩颈调理效果。

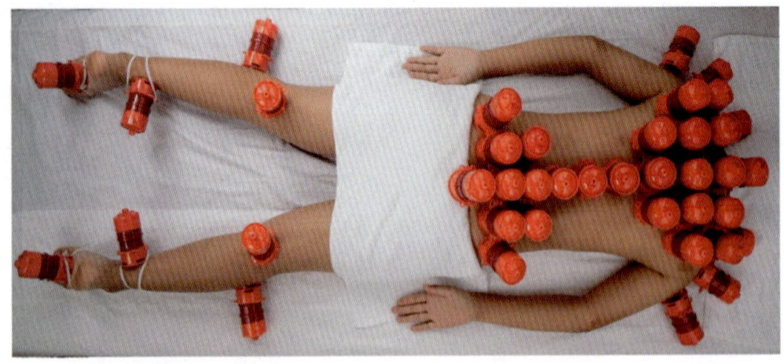

13. 儿童感冒咳嗽灸

畅通肺气，调理脾胃，祛除风寒湿，缓解感冒咳嗽症状，效果明显。

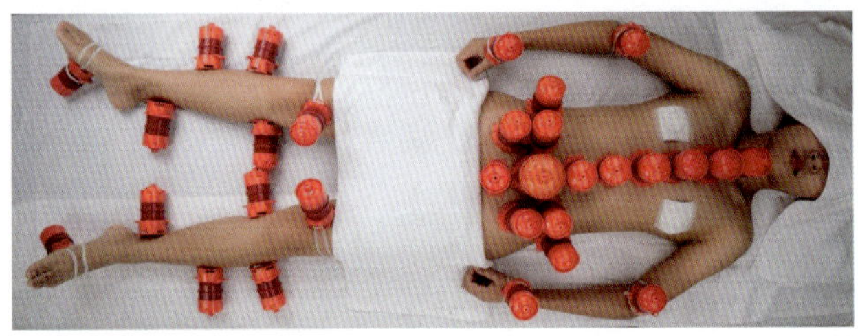

14. 三伏灸，脾胃调理灸

三伏灸，祛暑湿寒调理。健脾益气，助运化湿，培元固本。清热、化痰、利湿、温阳、化瘀。

主调：消化不良、口臭、胃胀、胃痛、腹泻、萎靡不振、乏力、心烦、抑郁、易怒、胸肋胀满、水肿、湿疹等症。

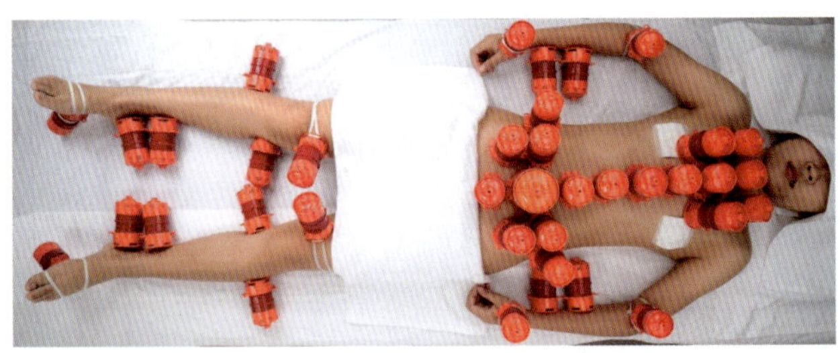

15. 睡眠调理灸

疏肝理气，醒脑安神，养脾健胃，调养心神。

主调：失眠多梦、心神不宁、头晕、头痛，以安神减压。缓解抑郁心情，解除疲劳，提高精力体力。达到神清气爽，耳聪目明，精力充沛，身心健康。

疏肝理气，醒脑安神，养脾健胃，调养心神。主调：失眠多梦，心神不宁，头晕，头痛，安神减压。缓解抑郁心情，解除疲劳，提高精力体力。达神清气爽，耳聪目明，精力充沛，身心健康！

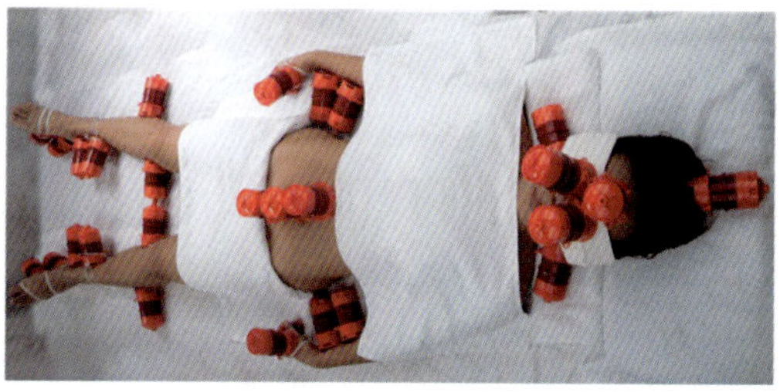

16. 淋巴畅通灸

疏通全身淋巴，可以起到增强人体的循环系统，达到促进毒素体外释放的目的。调节平衡免疫功能，缓解自身免疫性疾病的症状，如过敏。强化免疫功能，抵抗病菌对人体的伤害。提高抗病能力，预防心脑血管疾病，预防淋巴癌的发生。

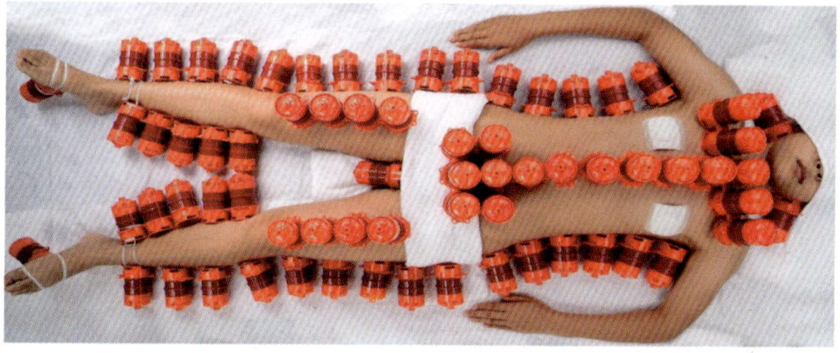

17. 家居调理灸

百会、大椎

百会穴：百会贯通诸阳经，内系于脑，在上能醒脑开窍，在中能宁心安神；既能升清阳举下陷，又能温阳以暖下元，既能平息内风，又能疏散外风。

大椎穴：属于督脉，有通督行气，贯通督脉上下之作用。

此灸法：主要用于调治头痛、头晕、宁心安神、失眠、焦虑，加天突穴三穴配合，针对呼吸道问题，如感冒咳嗽、气管炎、哮喘、鼻炎等症有良好的调治效果。平时坚持灸，能提高机体抵抗力，预防感冒，保健呼吸道，宁心安神，调理血压、睡眠，稳定情绪。

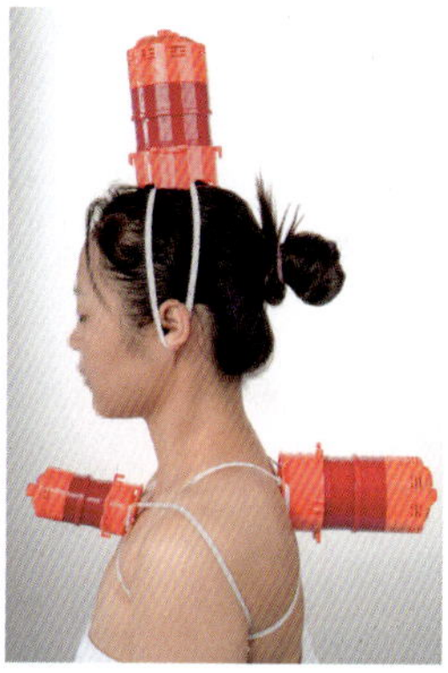

【柔嘉红外旋磁灸法技术要点】

1. 首先由专业人员，检查身体，体质检测，对症辨证，确定灸法。

2. 首次灸可在阵法的基础上减量。

3. 灸时，可随时根据身体的反应和变化，进行阵法的调整。

4. 注意艾灸禁忌，避免出现不良反应。

5. 老人、儿童灸时，需调整阵法，减小灸量。

【注意事项】

1. 严格对症施灸。注意艾灸时的温度及禁忌。

2. 孕期、哺乳期禁做，月经期慎做。

3. 初次艾灸，调整艾灸阵法，减少灸量。

4. 老人、儿童在艾灸阵法的基础上适当调整。

5. 癌症、急性炎症等患者不适合。

6. 顾客做后有皮肤痛，肌肉酸痛，嗜睡，失眠，口内特干、苦，眼屎鼻屎增多，小便色泽黄味道重，腹泻，便秘，腿软乏力等症状，属秘现反应。（人体就像一个从未加过油的车轮，突然加了油，自然会出现反应）坚持做几次反应就会好转。

7. 好转反应过强者，可停灸或减量灸。适当配合艾浴液泡澡。

【养生建议】

1. 合理饮食

（1）气滞血瘀体质宜选用有行气、活血功能的食物，如白萝卜、柑橘、大蒜、生姜、茴香、桂皮、丁香、桃仁、韭菜、黄酒、红葡萄酒、洋葱、银杏、玫瑰花茶、茉莉花茶等。

（2）具有活血祛瘀作用的桃仁、油菜、黑大豆；具有清除血管壁上淤积功能的黑木耳；能扩张血管，改善血液循环的红葡萄酒；能降低血脂、血液黏稠度的山楂及米醋。

（3）气滞血瘀体质宜少吃盐和味精，避免血黏稠度过高。

（4）适量补充维生素和矿物质，以增强抵抗疾病能力，打造坚实的健康基础。不暴饮暴食。

2. 规律生活：保持良好的生活习惯。顺应四时变化，按二十四节气保养，避免经常熬夜，要保证充足的睡眠，提升睡眠的质量。

3. 保持心情愉悦，防止肝气郁结。

4. 注意勿过劳：随时减压放松，减少身体内部的气血和精力的损耗。

5. 适量运动：适量的运动可以促进机体的气血调和，有利于经络通达。

【结束语】

人体五脏六腑，气血运行，循环代谢，情绪变化是一个完整体，任何部位出现问题，都是与整个系统的运行有关，因此养生必须先调整个系统，从头开始，始于足下，局部问题再加强调理，这才能达到调理亚健康，预防疾病的效果。柔嘉艾灸阵法，是根据人体穴位，经络，五脏六腑，全方位配穴，经络艾灸调理法。养生不是头疼医痛，脚痛医脚。而是全身系统通调，强化五脏六腑功能，疏通全身经络，促进循环代谢，安神助眠，精神愉悦，才为亚健康调理，预防疾病之真谛！柔嘉艾灸灸法，就是遵循系统调理灸的原则，中医辨证对症施灸。

远离抗生素，柔嘉艾灸为全人类健康，美丽、长寿奉献终身！

【临床案例】

安徽宿州梅子生活馆案例分享：姓名：某某。本人分享：自从2019年在梅子生活馆做塑形，开始就感觉到身体的很大变化 之后又接触到柔嘉艾灸。具体感受如下：

1. 最先灸时有疼感，感觉皮肤很烫，但是身体里还是冰冰的，好像是一团火围在身体外圈，这种感觉在以后灸的过程中慢慢好转。

2. 直到做了系统调理之后，做全身通透灸（百罐灸）的感觉爽极了，无论灸哪里，浑身都是暖暖的。总之，灸后全身轻松，暖暖的，感觉很舒服。

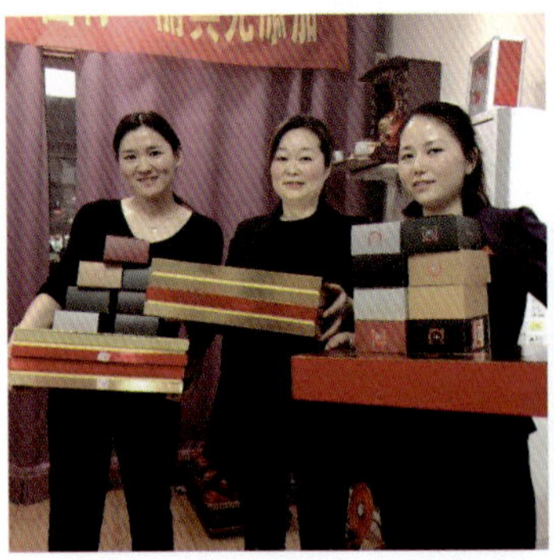

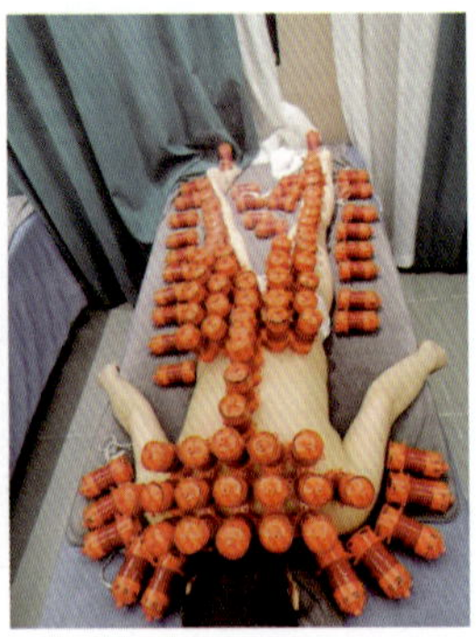

3. 坚持按疗程灸3个月，面色红润，生病次数减少 即使小病也能很快不药康复，身材更加健美，精神饱满，手脚轻松自如！感谢柔嘉艾灸带给我的健康。

柔嘉六和调理养生疗法

老子曰：“六和为贵”。人体的阴阳气血，必须六和，始能健康无病。六和疗法，就是根据这一理论进行设计研究的。朱丹溪曰：“气血六和，则百病不生”。

本疗法集冲、和、刮、拔、闪、叩等六种手法于一体，具有舒筋通络、活血化瘀、行气止痛、散寒除湿、强腰补肾等作用，而且起效快、疗效好，具有很大的实用性。

该疗法诊断规范化，将一切疾病高度概括为寒、热、郁、虚等四大类别，每一类简单总结出几大证，列成表格，患者只要查表，对号入座，就能诊断出自己是什么症状，选什么方法。

柔嘉六和调理养生疗法的构成

（一）六和神罐

柔嘉六和神罐，是集按摩、刮痧、拔罐、针灸四位于一体的医疗器械，与传统中医按摩、刮痧、拔罐、针灸手段相比，六和神罐具有其突出的优势，对比见下表：

柔嘉六和神罐与传统中医疗法对比表

	传统中医	六和神罐
按摩	1. 劳动强度大，力度小； 2. 对操作者有较高技术要求	1. 力度大，劳动强度小； 2. 操作方法即刻掌握
刮痧	1. 患者易产生恐惧感； 2. 损伤皮肤有非常强的疼痛感	1. 无痛苦，患者无恐惧感； 2. 损伤皮肤性小，无疼痛感； 3. 对皮肤无刺激，无损伤
拔罐	静态负压，即罐拔在患处	通过提拉走罐，产生冲击性和牵引性动态负压，效果更好

柔嘉六和调理养生疗法，配合六和神罐使用，操作简便，疗效显著，既能达到有病治病、无病强身的效果，也可以作为一种很好的保健强身养生器械，六和后使人舒畅清爽，肢体倍感轻松。

（二）柔嘉六和疗法十六字要诀

自上而下、先急后缓、由内而外、先轻后重

（三）柔嘉六和神罐的使用方法

柔嘉六和神罐使用方法，包括：冲、和、刮、拔、闪、叩六种手法。

1. 准备工作

治疗前，先将患部用热湿毛巾擦净皮肤，将辨证所需用精油或药油，均匀涂在患病部位。

2. 操作手法及要领

（1）冲罐法：简称“冲法”，将罐口按于患部或穴位上，右手提起手柄活塞，在产生适当负压吸起皮肤的情况下，双手配合在原处固定，反复多次提、拉手柄活塞，加强对穴位的刺激，从而加强治疗效果。

作用：产生冲击性负压。用冲击性负压比用静态负压力量大得多（传统拔罐为静态负压）。

要领：由轻渐重，力量适度，每处冲和30～60次左右。

（2）和罐法：简称“和法”，涂适量精油和药油于治疗部位，左手按罐口于患部，右手提起活塞，在产生适当负压的情况下，双手拉罐向前或顺、逆时针方向运行。按照治疗部位上的经络走向，拉罐行走要有渗透力，才能起到最佳治疗效果。

作用：如同按摩的推、揉、擦等手法，有活血化瘀、疏通经络等作用，同时使毛孔扩张，汗腺开放，药物更容易透入皮肤。

要领：力度、速度适中，由轻渐重。起痧为正常反应，每处和10～30次左右。

（3）刮罐法：简称“刮法”，刮罐法完毕，在原来部位用罐口刮之，每处刮20～30次，然后用揉法，使精油或药油全部透入皮下（同刮痧法）。

（4）拔罐法：在患部或选定穴位处拔罐，如同传统拔罐原理，但无须用火，用右手提起手柄即可。

作用：祛风，活血，清热，拔毒。

要领：在患者耐受前提下，力度较大拔后呈深紫色。

（5）闪罐法：简称“闪法”，在拔罐的同时，迅速提拉罐体，离开患部（似中医闪罐法）。

作用：清热、消炎、止痛。

要领：闪罐部位要准确，力度适中，主要治疗部位每次闪罐10次左右为宜。

（6）叩罐法：在和罐过程中，大部分自然加入叩罐法，即用罐口在患部叩击10次左右。

作用：如同按摩的击叩法、打法和棒击疗法，有疏通经络、调和气血的作用。

要领：力量要适度，骨骼处勿叩。

（7）柔嘉六合理疗：辨证对症阵法定罐法

作用：清毒化瘀，缓解症状，止痛消阴，舒缓减压。

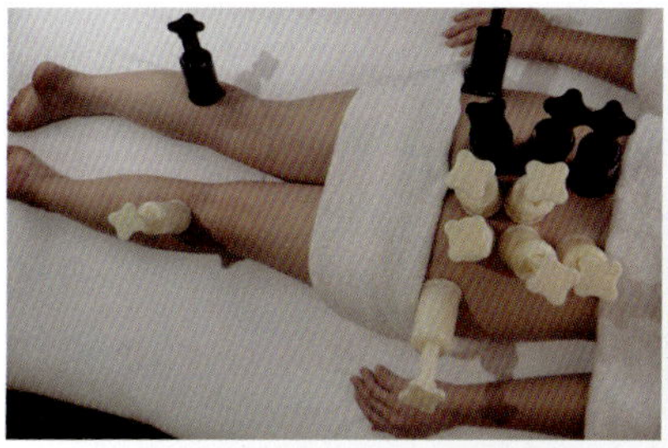

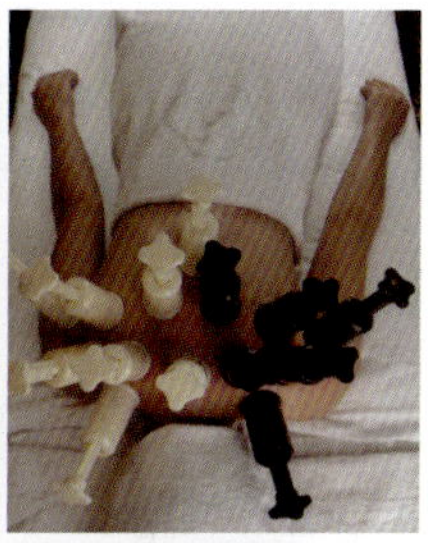

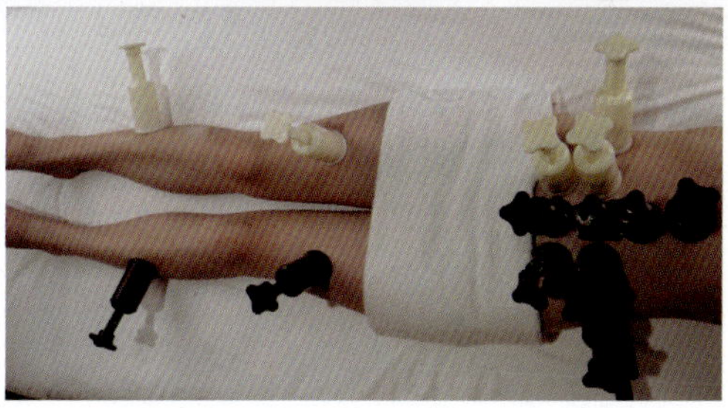

（四）柔嘉六和疗法辨证方法

辨 证	证 候
寒证	1. 患部发凉 2. 喜温怕凉 3. 手足发凉，身体怕冷
热证	1. 热：患部或全身发热 2. 红：患部发红或苔红、唇红、面红 3. 苦：口苦、口渴、思凉饮食 4. 黄：舌苔黄、小便黄

（五）柔嘉六和疗法禁忌证

1. 皮肤病及皮肤损伤者，包括：湿疹、脓肿、蜂窝组织炎、溃疡性皮肤病、烫伤、烧伤等。

2. 有感染性疾病者，如骨髓炎、骨结核、化脓性关节炎、丹毒等。

3. 严重心脑血管病、急性十二指肠溃疡、急性腹痛等疾病的急性发作期。

4. 有开放性损伤者、血液病及出血倾向者，如恶性贫血、紫斑病、体内有金属固物等治疗后易引起出血者。

5. 极度疲劳、醉酒、神志不清者，饥饿过度及饭后半小时之内的患者。

6. 经期或临产的妇女。

7. 身体虚弱者忌做。

专家提示：

柔嘉六合理疗法和柔嘉红外旋磁灸法完美配合，效果最佳。

——清排泄后再温补。

柔嘉女性乳腺亚健康调理技术

柔嘉女性乳腺亚健康调理技术，传承中医的纯中草药油点穴按摩疗法+远红外旋磁灸疗法+独创乳腺净化热能中药膜，疏通任、脾、胃、肝、冲、肾六条经脉，行气止痛，活血化瘀，开创女性乳房保健新手段。

【原理】

中医文籍中记录：“男子乳头属肝，乳房属肾；女子乳头属肝，乳房属胃”。指出了乳房的经络归属，故肝、肾、脾胃的功能与所属经络是否正常，对乳房的生理病理影响最大。

健康丰满的乳房，是建立在气血充足、经络通畅、阴阳协调的基础上的。乳房的健康发育，关键在“气血”两字。在生理上气为血之帅，血为气之母，而经络的闭阻，往往导致气血的功能发生异常，故疏通经络，是调理乳房的关键，柔嘉根据人体经络运行的特征，独创打通任、脾、胃、肝、冲、肾六脉，使胸部经络畅通，培元固本，气血双补的调理原则，达到疏通经络，行气化瘀，全面滋养的效果。

结合独创乳腺净化热能中药膜，可通过经络、穴位、神经、体液、免疫系统等多种管道作用于人体，增强乳腺功能。

采用纯中草药油点穴按摩疗法，作用于机体，通过循经运行，从而起到疏通经络，温中散寒，活血化瘀，促进全身血液循环的改善，预防乳房易产生的多种问题。

特有的远红外旋磁灸疗法：用5年以上陈艾草70%，配以多种名贵本草植物30%，制成艾条，联合专用的施灸仪，在乳房局部施治可起到疏通经络、通畅气血的作用，增强人体正气，全面调整乳房亚健康状态。

【适合人群】

1. 胸部下垂松软者，乳房较小、不集中者。

2. 生活不规律，引起的乳房胀痛者。

【功效】

1. 疏通乳腺管及淋巴管，促进腺体排毒功能正常。

2. 增强胸部的血液及淋巴循环，减少胸部疼痛。

3. 使肝胆的排毒解毒功能达到正常，解除因肝气郁结引发的乳房胀痛。

4. 提升胸部的肌肤，紧实乳房，使胸部更富有弹性。

【调理方法】

（一）手法操作

铺油开穴：

用开穴舒缓药油3毫升～4毫升铺油开穴。主穴用太冲和膻中，常用配穴有：胆经的肩井、阳陵泉，胃经的梁丘穴、丰隆穴，脾经的三阴交。

疏经活络：

用乳腺气血引导中药油3毫升～4毫升。手法按摩：疏通胸部瘀堵。

用乳腺净化热能中药膜：

通过局部、痛点贴敷、穴位贴敷、借助磁疗独特的物理性，能改善局部微循环、组织环境的碱性化、器官供养，从而达到舒筋活络、活血化瘀止痛的作用。

（二）六合理疗罐

先清排通。走罐、划罐及柔嘉六合理疗阵法。

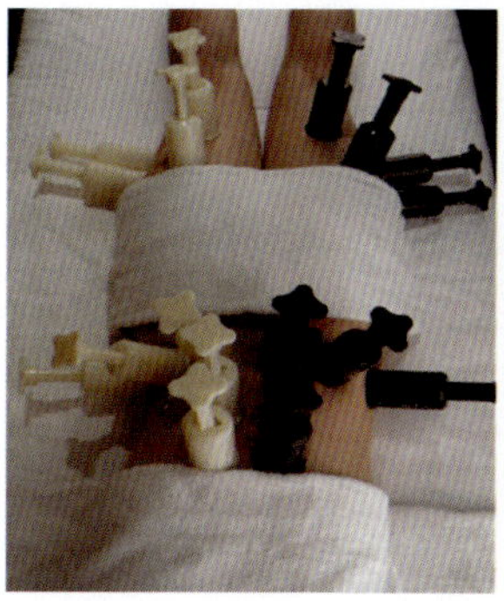

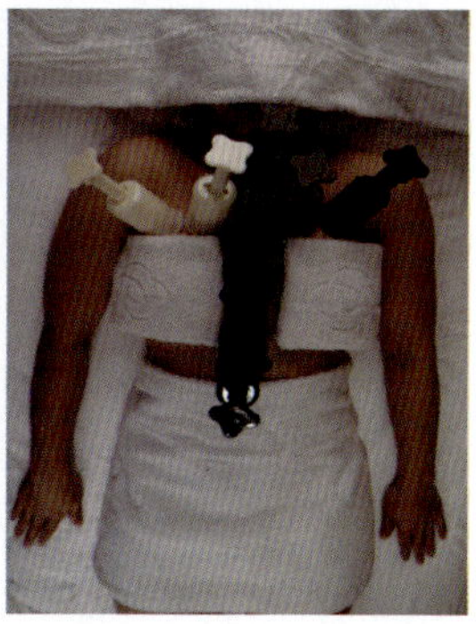

（三）红外旋磁灸疗法

温通经络，行气活血，散瘀清毒，促进胸部血液循环。

按照柔嘉的旋磁暖宫灸和五行肺气灸 健康调理艾灸法：

旋磁暖宫灸

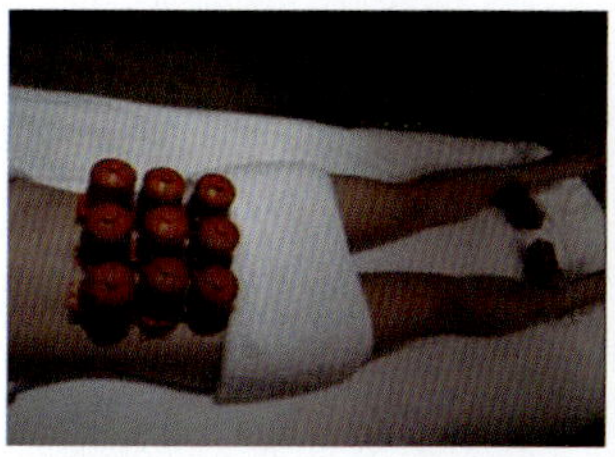

五行肺气灸

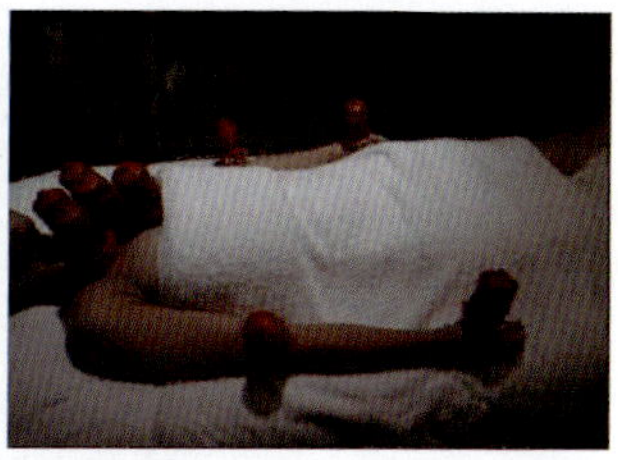

乳腺灸

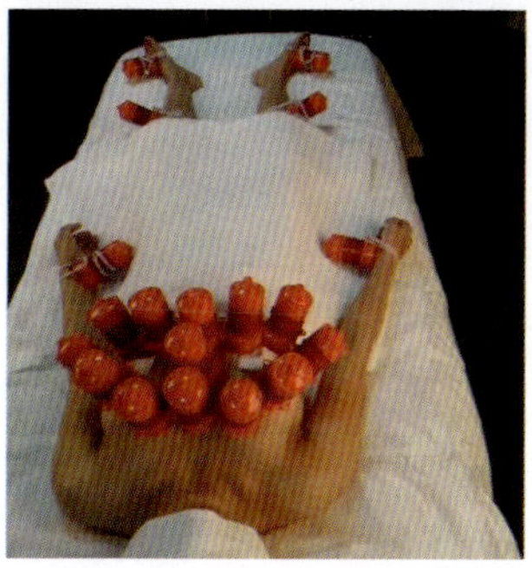

配穴：膻中、乳根、期门、肝俞、膈俞、内关、气海、地机、三阴交。

【注意事项】

1. 女性三期（孕期、哺乳期及例假期）忌做。

2. 初次调理后，如出现乳房微微胀痛、发痒等属于调理反应，可不必特别处理。

3. 乳腺按摩要轻柔。

4. 坚持按疗程艾灸。

【日常保养建议】

1. 保持良好的清洁卫生习惯。

2. 保持正确姿势，挺胸抬头。

3. 注意呼吸方式，呼气时含胸，而吸气时挺胸。

4. 选择合适内衣。

5. 经常检查保养情况。

6. 注意饮食、休息、睡眠和情绪。

柔嘉女性生殖亚健康调理技术

我国已婚已育的女性45%都有不同程度的盆底功能障碍，90%都性生活质量不高。柔嘉女性生殖亚健康调理技术，是确保女性生殖健康，性生活美满的创意专项技术。

【原理】

女性因生产等原因，导致盆腔瘀血后，盆腔组织的血液回流受阻，导致免疫力下降。而瘀血的组织也为细菌、微生物的感染生长提供了有利条件。这样，女性就容易出现阴道疼痛、性欲低下等各种亚健康。通过活血化瘀，促进盆腔组织的血液循环，加强盆底肌的锻炼与运动，则能改善相关症状。

《本草纲目》载：“艾叶能灸百病”。《本草从新》中又说：“艾叶苦辛，生温，熟热纯阳之性，能回垂绝之阳。通十二经，走三阳，理气血，逐寒湿，暖子宫……以之灸火，能透诸经而除百病”。

《名医别录》曰：“艾主灸百病，治妇人止漏血，利阴气，生肌肉，避风寒，使人有子”。

根据古方原理，柔嘉将艾灸调理养生法，用在女性生殖系统养健上，有效改善盆底瘀血症状，增强女性体质，恢复生殖系统的正常功能，提高性生活质量。

柔嘉精选玫瑰果、安息香、雪松、茶树、苍术、厚朴、何首乌、当归、肉苁蓉等中草药油，配合5年以上陈艾草70%，辅以各种名贵本草植物

30%，制成艾绒，加之灸安康专利——远红外旋磁灸疗仪结合调理，可疏通经络、活血化瘀、温暖子宫，有效调节女性荷尔蒙的分泌，调理女性生殖亚健康。

远红外旋磁灸疗仪，是通过远红外保健磁片的磁力作用，清洁血液、畅通血脉，促进机体的气血运行、活化细胞。通过透皮吸收、经络的传导直达脏腑和调理部位，达到延缓女性衰老，健体美肤的效果。

【适合人群】

1. 产后疼痛者。

2. 女性性欲低者。

3. 乳房松弛、乳房下垂等女性生殖亚健康状态需改善。

【功效】

1. 改善盆底肌肉松弛。

2. 强化恢复生殖系统的正常功能。

3. 提高性功能和改善性生活质量。

4. 提高肛肠的收缩和弹力，刺激肠蠕动。

5. 有效促进腰部和腹部脂肪分解，有美腰塑形之效。

【调理方法】

本技术只针对女性，调理师为女性操作人员，并保证受术者隐私。

（一）手法操作

1. 背部

（1）点涂药油

用1号药油（八髎）6～8滴涂八髎，增加盆底肌的机能。

用2号药油（肛肌）6～8滴涂肛门肛肌。

（2）铺油

先用6号药油（生殖调理液）20～25滴铺油，从大腿腘窝处到臀部交界处，从委中高腰部，点穴、推腿部6条经络促进血液循环，提升臀部肌肉。

（3）震肌

仪器震动从大腿腘窝处到臀部交界处，提高性感知能力，增强盆底肌弹性。

（4）拍打

拍打腿部腘窝30～50下，直至出痧。

2. 正面

（1）点涂药油

用3号油（会阴）3～5滴涂会阴。

用4号油（阴肌）3～5滴涂阴周、阴唇，排出毒素。

（2）铺油

用7号药油（生殖激活液）20～25滴铺油涂。子宫卵巢腹股沟部位，点穴，打圈排毒，提升盆底肌机能。

（3）震肌

仪器震动阴部，帮助体内垃圾代谢，提高性感知能力，增强盆底肌弹性。

（4）腹股沟排毒

用5号油（淋巴）6～8滴涂腹股沟淋巴，按淋巴走向排毒。

（二）艾灸疗操作

为了强化药油的功能，通过艾灸以温通温补的治疗与保健方法来补阳平阴，调理功能，预防生殖系统亚健康。

按照柔嘉的健康调理艾灸布阵法：代脉灸法和常用暖宫灸 如图：

代脉灸法　　常用暖宫灸

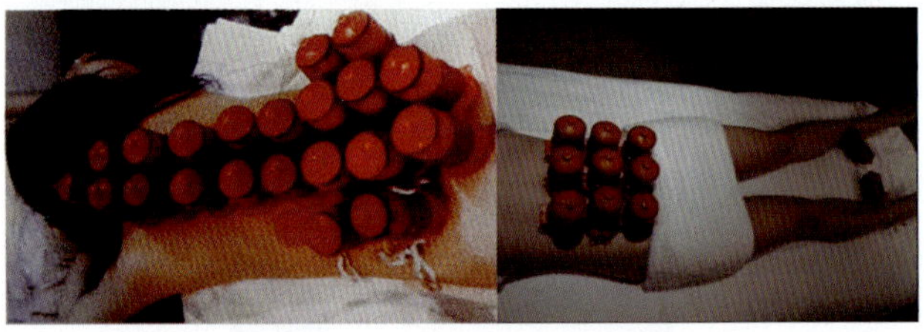

操作方法：将肾元素艾药点燃，放入艾灸器中，以代脉为核心，按图排好阵法。

【注意事项】

1. 调理结束后，应在调理床上休息片刻。

2. 调理结束后，不宜马上吃生冷、寒凉的食物或洗澡、洗头。

3. 产后恶露未干净或月经期不宜做。

4. 调理当日不宜同房。

5. 孕妇腹部不宜做。

6. 部分受术者，第二天出现阴道分泌物增多等情况，为调理后的正常反应，经过几次调理后会消失。

柔嘉脾胃亚健康调理技术

脾胃亚健康,包括消化不良、泛酸、腹胀、口苦、恶心、厌食等多种脾胃相关的亚健康症状。柔嘉脾胃亚健康调理技术,运用健脾胃调理元素,运用熏蒸“透皮吸收”的方式+点穴按摩循经疗法+玉石滚轮温通疗法+远红外旋磁灸疗法，达到调治脾胃可使“气得上下，五脏安定，血脉和利，精神乃治”的健康的状态。

【原理】

《素问•玉机真脏论》说：“五脏者，皆禀气于胃，胃者五脏之本，”说明脾胃在五脏中的重要地位。在中医认为的理论中，脾胃属土，有脾土、胃土之称，与其他脏腑关系很密切，脾胃不适会容易影响其他脏腑，而且根据五行关系，很容易出现相生相克的传变现象。正如《慎斋遗书》所说：“脾胃一伤，四脏皆无生气”。五行土居中，五脏以脾胃为本。

熏蒸“透皮吸收法”，通过药物的热辐射作用，调理胃肠功能。

点穴循经按摩对人体重要穴位进行点、按、揉、搓的操作，由上至下对人体进行自我点穴推拿按摩调理，配以子午流注时辰，达到使人体经络畅通，气血充足，营血运化，排泄功能正常。

玉石滚轮温通疗法，其使用的玉石含有人体所需的晒、镁、钙等多种对人体有益的微量元素，可以活化人体细胞组织，促进血液循环和新陈代谢，全面提升人体抵抗力。

热疗，是通过对人体表面的经络、穴位、疼痛部位进行一定程度的温热，使气血循环通畅，减轻疼痛，增强血液循环。

远红外旋磁灸疗是用5年以上陈艾草70%，配以多种名贵本草植物30%制成艾条，联合专用的施灸仪，在脾胃局部施治可起到疏通经络、通畅气血的作用，全面调整脾胃亚健康。

【适合人群】

1. 消化不良，腹泻、便秘、水湿水肿肥胖者。

2. 易疲劳，乏力、犯困、免疫力下降。

3. 腹泻、大便不成形无力下行、皮肤松弛等。

4. 面色枯黄、无光、长痘、斑、精神状况不佳。

4. 消化不良、营养吸收功能低下等。

【功效】

1. 疏通经络，促进气血循环，调整五脏六腑功能。

2. 调整胃肠道功能，增强肠蠕动，改善便秘、腹泻、腹胀的症状。

3. 润肺祛燥，养护肺阴，改善体质。

4. 改善肤色，面部晦暗，皮肤松弛等问题。

5. 排解水湿浮肿，赘肉等。

6. 改善精神不佳、乏力等状态。

【调理方法】

1. 熏蒸或浸泡：加入五行之土调理元素药油，熏蒸至皮肤发热出汗。

2. 手法操作：运用五行调理元素涂抹，并进行胃腹按摩、点穴按摩，疏通足阳明胃经、足太阴脾经。

胃穴：四白、天枢、水道、阴市、梁丘、足三里、条口、丰隆。

脾穴：公孙、三阴交、地机、血海、大横、腹哀。

3. 玉石滚轮温通疗法：将玉石滚轮加热后，胃腹按韵律滚动，顺两条经络滚动。

4. 艾灸疗操作：温通经络，行气活血，散瘀清毒，平衡调理五脏六腑的功能。

按照柔嘉的健康调理艾灸布阵法：北斗七星灸法、三阳开泰灸法和肠胃调理灸法，如图。

三阳开泰灸

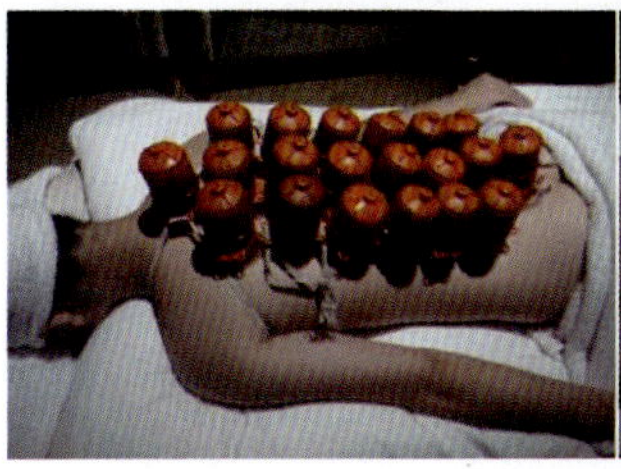

北斗七星灸

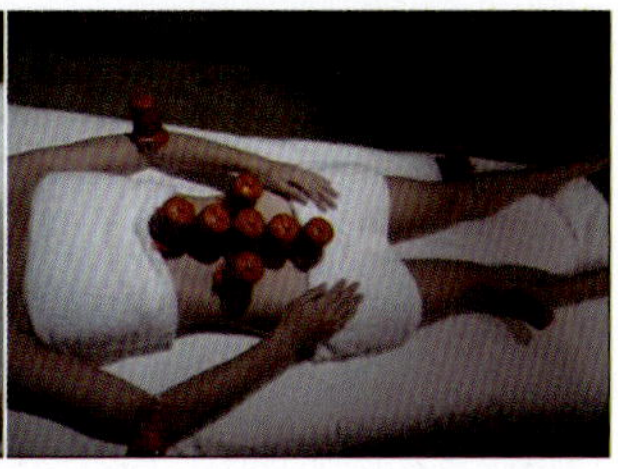

肠胃调理灸

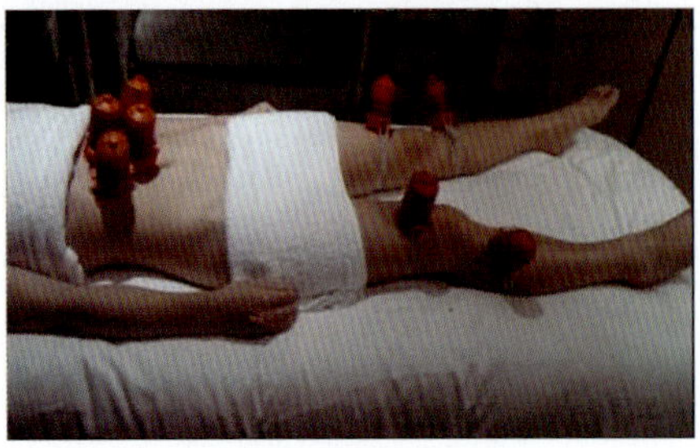

操作方法：将脾元素艾药点燃，放入艾灸器中，以胃腹为核心，按图排好阵法。

【注意事项】

1. 女性经期忌用。

2. 禁口服，外用可不需清洗。

3. 注意饮食、休息及情绪情况。

4. 忌吸烟，注意防寒保暖。

5. 适当运动，饭后不要立刻做剧烈运动。

【日常保养建议】

1. 注意保持良好情绪。

2. 饮食规律，三餐定时定量、不暴饮暴食；荤素搭配，常吃蔬菜和水果。

3. 注意保暖，同时少吃生冷食物。

4. 适当运动，平时可在睡前做上下腹部的按摩，以助脾运。

【原理】

七窍养生理念

1. 养生理念——调体质、调温度、调气血、纯中药古法养生。

2. 气血主健康，温度定生死，体质延寿命。

3. 品牌定位—来自专业中医健康养生品牌。

4. 顶级中草药配方，专业传统养生。

5. 健康、环保、绿色、安全、简单有效。

6.《灵枢•脉度》：“五脏常内阅于上七窍也。故肺气通于鼻，肺和则鼻能知臭香矣；心气通于舌，心和，则舌能知五味矣；肝气通于目，肝和，则目能辨五色矣；脾气通于口，脾和，则口能知五谷矣；肾气通于耳，肾和，则耳能闻五音矣。五脏不和，则七窍不通”。

7.《寿世传真》：“耳乃精窍，目乃神窍，口鼻乃气窍”。

8. 五脏的精气，分别通达于七窍，五脏有病，往往从七窍的变化中反映出来。

9.《现代简明新中医概论》中的“七窍”说明：窍，既是人体与外界相通的孔窍。人体有七窍：即目、鼻、嘴巴、肛门、耳、尿道。

柔嘉七窍养生亚健康调理技术

当一个人身中剧毒时，往往都是七窍流血而死的。说明人体的健康和七窍上是有一定的联系的。那什么是七窍呢？七窍即为双眼、两耳、鼻子、嘴巴、肛门、尿道。中医认为，人体是一个相互联系的整体，七窍连接五脏，七窍的变化会直接反映五脏的健康。

一、目

目在面上部眼眶窝内，左右各一，为视觉器官，包括眼球和眼副器两个部分。眼目有病，可以影响其他脏腑；其他脏腑有病，也能影响到眼目。如青光眼可引起头疼，肝火盛可引起目赤肿痛。所以眼目也是脏腑病变的反应部位，因此说“目为肝之苗”。

二、鼻

鼻在面部中央，分外鼻、鼻腔、鼻旁窦三部分。鼻为嗅觉器官。主嗅觉。它又是呼吸的门户，还能对吸入的空气起净化，湿润和加温作用。也可辅助发音。鼻有病可影响肺和其他器官，肺有病也能影响到鼻，所以说“鼻是肺之苗”。

三、舌

舌位于口腔内底部，是味觉器官。还具有协助咀嚼，吞咽和辅助发音的作用。舌质鲜红为热甚，心火上炎，舌尖赤红，舌红而出血，是热积伤心。从舌质可以看出心病，所以说“舌为心之苗”。

四、口

口是消化管道的开口。它有咀嚼和吞咽的功能。口唇内含丰富的微细血管，一般呈红色。当机体缺氧时口唇发紫称为发绀。脾虚口唇发白，唇焦而干为脾有热积，所以说“口为脾之苗”。

五、耳

耳在头颅两侧，耳是听觉器官，主听。脑病反应在耳上，所以说“耳为脑之苗”。或谓脑开窍于耳。如脑萎缩可见耳背，耳聋。头火盛可见耳鸣。

六、肛门

肛门是胃肠消化道的排泄口。它主要功能是排便。胰热可出现肛门刺痒，大便干燥，胰虚便会脱肛。所以胰开窍于肛门，也谓“肛门是胰之苗”。

七、尿道

尿道是排尿的最后一段管道。肾，膀胱有热，可引起尿道有烧灼感。这就是肾开窍于尿道的佐证，所以说“尿道是肾之苗”。

【适合人群】

所有跟七窍养生相关的亚健康问题者。

【功效】

有效调理人体七窍亚健康和五脏六腑，调经络、调气血、调温度

【调理方法】

（一）七窍养生——艾眼灸

1.先清洗眼部肌肤。

2.用明目原液做眼球按摩，排出眼部毒素，激活眼部循环。

3.贴明目舒缓眼贴。

4.用五行旋磁灸罐结合十三味五元艾绒做眼睛艾灸。

（二）七窍养生——（鼻、耳朵、嘴巴做保养）蒸脸仪结合产品使用

脸部净化组合（脸部净化液、出水芙蓉凝露、出水芙蓉乳液）

作用：可以熏蒸眼睛、脸部、嘴巴、鼻子和耳朵，调节呼吸系统，促进血液循环，快速渗透、深层净化、促进吸收。同时给眼睛、鼻子、耳朵和嘴巴做保养。

（三）七窍养生——尿道（幸福密语组合）

效果：中药植物精华提取物，配合生物活性因子，从根源入手，排宫、清阴、养卵巢，调理与滋养相结合，有效提高性生活质量。使用方便，效果持久。

分三期疗法：

动情期：提高性欲，滋润收缩阴道，改善子宫收缩力。

排卵期：防止卵巢早衰，提高生育力，抗衰老。

黄体期：促进女性荷尔蒙的分泌，提高细胞活力，促进新陈代谢，维持子宫的正常功能。

【注意事项】

（一）七窍养生——艾眼灸

1.眼睛不要随意睁开。

2.旋磁罐要放到安全线上。

（二）七窍养生——脸部净化组合

1.随时注意温度，离仪器5—10CM为佳

2.嘴巴、眼睛最好是以一张一闭较适宜

（三）七窍养生之——尿道（幸福密语组合）

女性来月经期间不能用，月经过后三天才使用。

柔嘉清肺驱霾亚健康调理技术

柔嘉清肺驱霾亚健康调理技术,通过中草药油中医经络气血引导，经络疏通调理法+循经刮痧+胸部火龙疗法+远红外旋磁灸疗，达清肺毒，增肺气，增加活氧量，强化肺功能，协调各脏器功能的正常运转，由外而内全面调理亚健康的专项技术。

【原理】

中医认为肺主金，鼻属肺窍，肺藉鼻而外通天气，肺在呼吸之间，不断将体内浊气排出，外面的清气吸进，卫气也跟着散布全身。《素问•痿论》曰：“肺主身之皮毛”。《素问•六节藏象论》也说：“肺者，气之本”。可见肺的外延部分是皮毛，皮肤需要肺经的经气充养，如果肺经经气过盛，皮肤血液循环过程易出现过敏；但是肺气不足，皮肤表面也会缺少卫气的保护，这样一来，也易受到外部刺激而发生过敏现象。

肺主气，司呼吸，主皮毛，是唯一与外界相通的脏器。西医所说的细菌、病毒，中医所说的就是外邪，风、寒、暑、湿、燥、火等首先会进入肺脏，堵塞经络，则肺部功能就会下降，抵抗力下降，出现呼吸系统问题。肺不宣发、不肃降，就不能与脾胃运化的水谷精微结合，则气血生成就不足。肺虚极易出现肠道功能紊乱，形成便秘、便溏、长痘等。所以，调补肺气，匡扶正

气，可康复肺部亚健康。

本技术主要调理原理为：

1. 珍贵中草艾药油

采用中医经络气血引导，经络疏通调理法，配合穴位按摩，打通经络，加强肺气的补充。

2. 循经刮痧

清肺除烦，止咳平喘，通利关节的功效，也主治胸中烦闷、肩臂痛、上肢不举等症。

3. 胸部火龙疗法

清理浊气，排出湿寒，吸入清气与脾运化的水谷清微结合，化为元气，维持生命。温经散寒，驱逐“外邪”。

4. 特有的红外旋磁灸疗法

用5年以上陈艾草，配以多种名贵本草植物，制成艾条，配合专用的施灸仪，在相关部位施治，可起到疏通经络、扶正祛邪、温经散寒的功效。

【适合人群】

1. 经常吸烟及吸二手烟，生活和工作环境差者。

2. 易感冒，精力不足，心烦不安者。

3. 胸闷气短，心慌心悸，口渴咽干者。

4. 易出现鼻塞、流涕、畏寒及过敏体质者。

5. 皮肤毛孔粗大，易长粉刺者。

【调理方法】

手法+刮痧+火龙疗法+红外旋磁灸疗法

1. 手法

中医按摩，经络气血疏通调理，推肺经，膀胱经。动作轻柔效果显著。开穴：太渊、经渠、商丘、商阳、少商、天容、列缺、膻中穴采用按压，揉擦，等方法。

2. 循经刮痧

手太阴肺经，足太阳膀胱经。刮到位，痧出透，效果最佳。

3. 火龙疗法

按摩刮痧后，保鲜膜盖上需做的部位，三层湿毛巾盖上，倒上95%酒精，点燃，感觉烫了，熄火，停五分钟继续做。共做3次。

4. 远红外旋磁灸疗法

具有温通经络，行气活血，散瘀清毒，平衡调理五脏六腑的功能。

按照艾安康的健康调理艾灸布阵法：五行肺气灸和除燥滋阴灸配合。（见图）

五行肺气灸

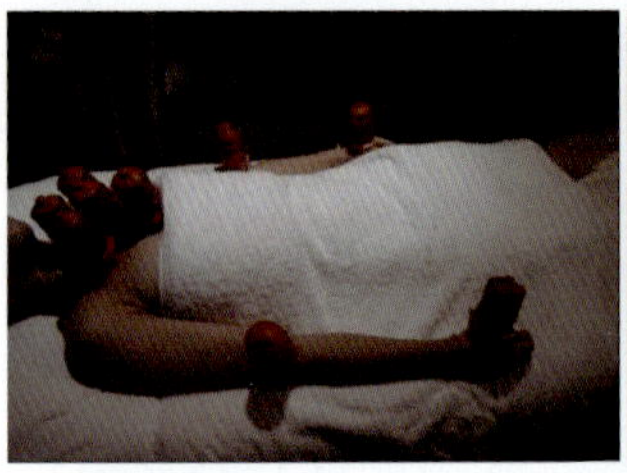

除燥滋阴灸

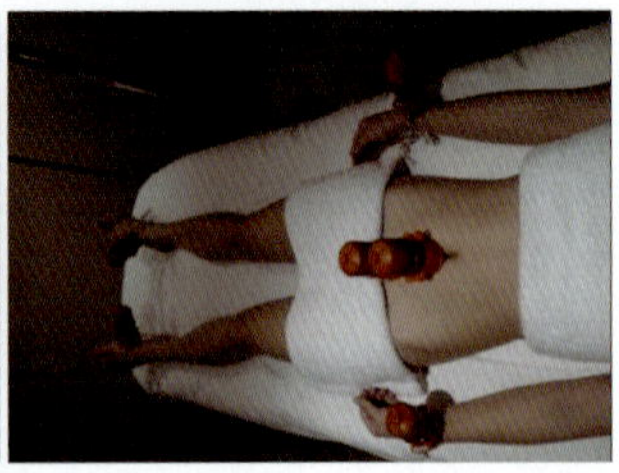

操作方法：

将清或肺元素艾药点燃，放入艾灸器中，按图排好阵法。

配穴：大椎、肺俞、膏肓、

【注意事项】

1. 内外科急症，严重高血压、心脏病、癫痫病等禁用。

2. 妇女经期慎用，孕期及哺乳期禁用。

3. 护理结束后应注意保暖，夏天时勿对空调或风扇进行操作。

4. 饮食尽量清淡，少食辛辣油腻及煎炸食物。

5. 调理前后各喝一杯温开水。

【日常保养建议】

1. 要多喝水，以使呼吸道黏膜保持湿润，构筑抵御病菌入侵的第一道屏障。

2. 注意保暖，预防感冒，提高抗病能力。

3. 适当多吃新鲜水果、蔬菜等，富含维生素C的食物。提高免疫系统抵抗病菌的能力，有助减少呼吸道疾病的发生。

4. 过敏体质者，应尽量少接触易致过敏的花类及致敏物，外出时最好戴上口罩等防护用品。

5. 不吸烟、不喝酒、不吃辛辣厚味食物，以减少对呼吸道的刺激。

6. 注意个人卫生，勤洗手，勤换衣物，勤洗被褥，保证居室内空气流通。

7. 避免过度劳累，增强体质，提高抗病能力。

8. 如出现发热、咳嗽等不适症状，要及时就医，不要自己滥用药物，延误治疗。

9. 哮喘、气管炎等慢性呼吸道疾病患者，积极做好预防，避免旧病复发。

10. 保持良好的个人生活习惯，注意睡眠，休息、情绪。

柔嘉睡眠艾灸调理亚健康调理技术

柔嘉企业艾灸品牌,是一款创新专利艾灸养生产品。传承五千年中医养生文化，将古代传统灸疗技术发展创新与中草药油调理，并融合现代养生技术，让身体的亚健康状态快速改善，保持生命的自然健康活力。

秉承《黄帝内经》中提到“圣人不治已病，治未病；不治已乱，治未乱……”最终达到不病而治，不治而愈。“上医治未病”的最高养生境界。

中国睡眠研究会研究数据显示：我国70%以上人群睡眠不足，61%的人半年内出现过睡眠障碍，20%～30%的人患有失眠症，17%的人与失眠长相厮守。健康睡眠忽然之间升华为远离慢性疾病的不二法门。

中医养生学名著之一《养生三要》里说：“安寝乃人生最乐”。在人类生命过程中，大约有1/3的时间是“终生伴侣”。中医学历来重视睡眠科学，认为“眠食二者为养生之要务，能眠者，能食，能生长”。因此睡眠中的保健同样重要。

【睡眠不足对人体的伤害】

1. 眼部疾病

肝开窍于目，过晚上12点不睡，易引起肝虚，出现视力模糊、老花眼、迎风流泪等症状，还会形成青光眼、白内障、眼底动脉硬化、视网膜病变等眼疾。（所以眼睛有问题，一般就是肝有问题而引起的）。

2. 出血症状

肝有藏血、调节血液的功能，过子时不睡，会造成肝血不足，还会引起吐血、流鼻血、皮下出血、牙龈出血、眼底出血、耳出血等出血症状。

3. 肝胆方面疾病

子时胆要更替胆汁，胆经旺时人若不睡，胆汁更替不利，过浓而结晶成石，久之即得胆结石。久之，易形成肝硬化，肝癌。

4. 情志方面的疾病

过子时不睡易耗伤胆气，《黄帝内经》讲“气以壮胆”，胆气一虚人就容易不安，多疑、胆怯，久之则形成抑郁症、焦虑症等情志方面问题，甚至厌世、自杀。现在青少年患抑郁症、甚至自杀者越来越多，大都是因经常熬夜伤了肝胆气。（所以抑郁症、焦虑症等不能单单寻找心理因素，心理异常往往来自生理失衡）

5. 心血管系统疾病

过子时不睡觉，可引起肝血不足。由于心主一身之血脉，肝的储藏和调节血液的功能受损，会造成心脏供血不足，从而引起心脏病、高血压等心脑血管疾病。

6. 肺脏方面

过子时不睡觉，无法滋阴潜阳，肝阴亏损，引起肝火过盛而灼肺，出现干咳或咳嗽、咳痰血等木火刑金的症状，还易导致牛皮癣等各种皮肤病。

7. 肾脏方面

亥、子、丑时（21点～3点）为一天的冬季。春生夏长秋收冬藏，冬季应肾，肾主藏精，肝肾同源，过子时不睡觉易耗伤肝气、肾气，从而容易引起骨质疏松、糖尿病、肾衰竭、不孕不育等疾病，严重的还会影响下一代。

8. 习惯性流产

女性习惯性流产,多数是男性的原因。这些男性大部分睡觉时间超过零点，伤肝太重。肝在五行里属木，木性不强，精子如同弱势的种子，扎根力弱，胎儿极容易滑落。

柔嘉《睡眠调整亚健康调理技术》针对睡眠养生，提高睡眠质量，通过充足、高效的睡眠达到调理亚健康，保养性命，补气养精调神，防衰的目的，提高人类生存质量的一项全新的艾灸调理项目。

【原理】

清•李渔《笠翁文集》中云：“养生之诀，当以睡眠居先。睡能还精，睡能养气，睡能健脾益胃，睡能坚骨强筋”。

中医理论认为,人体的生物钟应当顺应大自然的规律。健康的睡眠,不仅有赖于正常的作息时间规律，更应顺应四季变化，适应四季生、长、收、藏。的规律。一般来说；春夏季节适宜晚睡早起，每天需要睡5～7小时；秋季适宜早睡早起，每天需要睡7～8小时；冬季则适宜早睡晚起，每天需睡8～9小时。人类应该尽量规律睡眠时间，因为晚上9时到次日凌晨3时，是人体细胞生长最快，也是人类生长荷尔蒙分泌的时间，错过了这段睡眠的“黄金时段”，就会影响细胞的新陈代谢，从而加速衰老。

中医睡眠机制是，阴气盛则寐（入眠），阳气盛则寤（醒来）。所以夜晚应该在子时（21～23点）以前上床。在子时进入最佳睡眠状态。因为按照《黄帝内经》述睡眠理论，夜半子时为阴阳大会，水火交泰之际，称为“合阴”，是一天中阴气最重要的时候，阴主静，所以夜半应长眠。

中医认为，午睡是必须的，就是阴阳交换期间，子午线交换，督脉和任脉交换。中午不休息，就会导致阴阳不均，气血不调畅，十二经络都会有障碍，使身体感到难受。

睡眠是平衡人体阴阳的重要手段，更是恢复疲劳，走出亚健康的养生第一良方。因此保证健康睡眠，要从阴阳调理开始。

【调理睡眠】

1. 养心阴；因为人在睡觉后，心脏仍在辛苦工作，在五脏中，心脏最辛苦，所以适当补益心阴，有益健康。

2. 促进心肾相交：心肾相交意味着水火相济，对阴阳相合有促进作用，阴阳合抱，睡眠才能达到最佳境界。

3. 调理阴虚：清肝火，调肾阴虚。古人云：“肝火上扰神明，而不寐”。

【适合人群】

亚健康人群。工作压力过大，精神紧张，心情烦躁、忧郁者，老年人，更年期，神经衰弱，轻、中度的肺、肝、肾疾病患者。

【调理功效】

1. 改善失眠多梦，减轻压力，振奋精神。解决：头昏脑涨，注意力不集中，记忆力减退，情绪烦躁，抑郁，神经衰弱等症。

2. 改善心脾两虚，心悸、胸闷，脾胃虚弱，倦怠乏力，食欲不振等症。

3. 调整体内阴阳平衡。

4. 减少药物安眠对身体的伤害。

5. 美容养颜，抗衰老。

6. 提高人体免疫力，预防减轻冠心病、高血压、中风、糖尿病、乳腺癌多种疾病的发生。

【调理方法】

（一）手法调理

柔嘉头面通经艾药油。

调油：头部舒活按摩精油5毫升+开穴舒缓中药油3毫升+头部气血引导药油1毫升+淋巴畅通药油1毫升，调和备用。

1. 面部

清洁面部：热毛巾敷面，至微红。

面部展油：手法按摩面部，指捋，掌揉，拳指揉，掌安抚。九线淋巴排毒手法，做2～3遍。

面部开穴：印堂、阳白、攒竹、鱼腰、丝竹空、睛明、瞳子髎、承泣、四白、迎香、地仓、承浆、颊车、翳风、太阳穴等。

艾灸玉石温面通经络：从额头—眼周—面颊。

2. 头部

头部十一经疏通（太极玉石）：从耳前听宫、听会穴向下到颈前淋巴，耳后医风穴向下到耳后淋巴，紧挨发际线顺势向下至颈淋巴 推到位一侧五线，正中一线。

头部开穴；梳理（头刷）从前向后顺序按压2～3遍，头皮梳理。通过多个刷齿的按压刺激头部的所有穴位发挥治疗作用，通过梳理头皮，打通头部经络，舒缓情绪，放松神经。

手法按摩：安抚，搓热。

淋巴疏通：第一次最好排透，出痧。五条线：耳后淋巴2条，颈前淋巴2条，颈后淋巴（大椎）。

排寒祛风能量膜15g，30°温水调，上保鲜膜（上颈后部和颈前部）。

（二）柔嘉远红外旋磁艾灸

1. 头部配穴位

百会穴、睛明、印堂、当阳、迎香、通天。

下肢：阴陵泉、足三里、三阴交、涌泉。

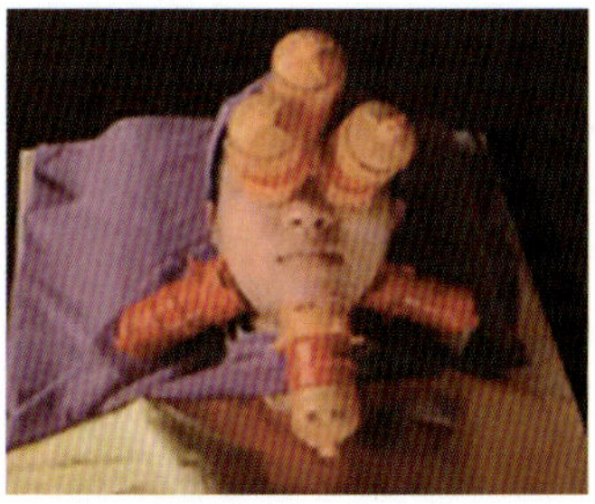

柔嘉专利阵法如图：

除烦滋阴灸（正面）

旋磁 肩颈 飞行灸

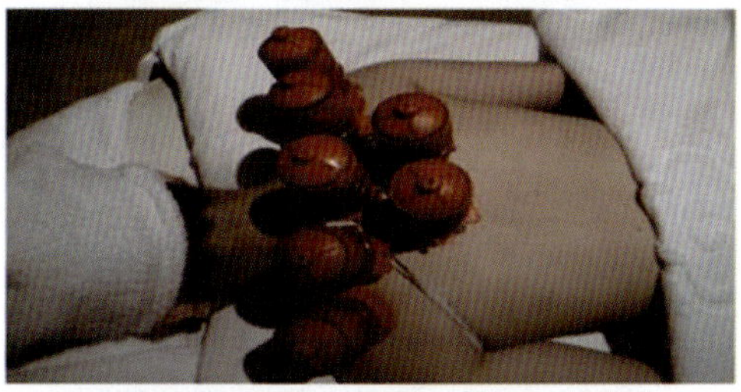

此灸法对肩颈受寒引起的颈椎僵硬，肩周炎、怕冷、怕寒、颈腔炎、肿痛手麻、头晕、头痛、失眠、烦躁等症状有很好的调理效果。

肩颈飞行灸或天王灸（背面）

旋磁 除烦 滋阴灸

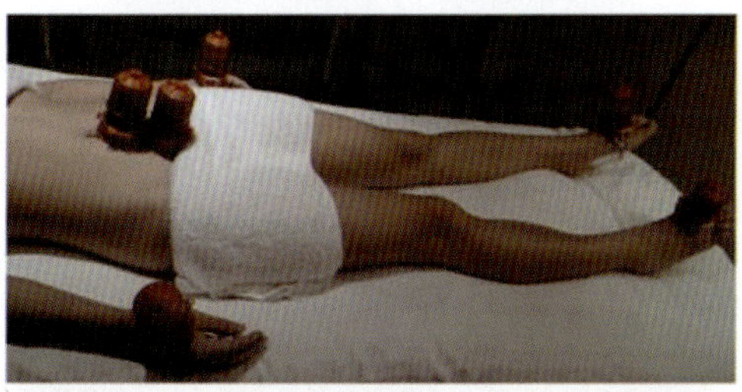

此灸法主要针对因青春发育期间和长期上火的患者，有滋阴降火，安神调理的功能，同时对因上火出现的失眠、多梦、烦躁、易怒，都有很好的滋阴调理功能，被称为神奇的降火灸。

2. 根据《黄帝内经》五行五脏，总结出失眠——五脏失和配穴解决方法

（1）肝瘀气滞型：调通任脉，配穴中脘、天枢、关元、肝俞、期门、足三里、涌泉。

（2）心脾两虚型：百会、神门、三阴交、足三里、脾俞、心俞、涌泉。

（3）阴虚火旺型：百会、印堂、神门、心俞、肾俞、神阙、三阴交、太溪。

（4）心肾不交型：心俞、肝俞、胆俞、肾俞、内关、神门、阳陵泉、期门、太冲、太溪、通里。

（5）胃气不和型：中脘、胃俞、足三里、丰隆、公孙、厉兑；呕吐者：加内关；头晕者：加印堂、合谷。

柔嘉专利阵法灸：

旋磁 天王灸

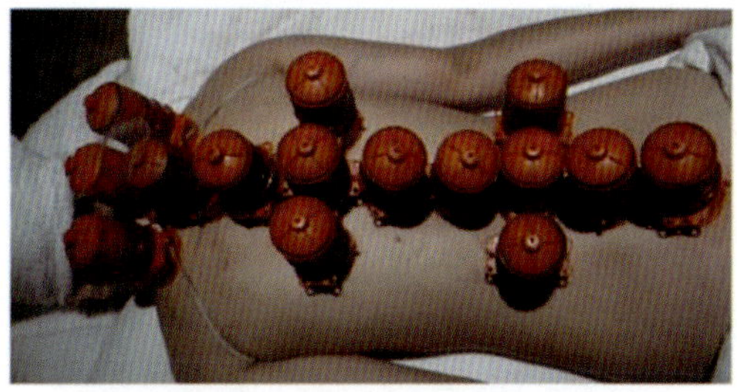

因正气不足内心压抑，无汗，肝胆代谢功能差，口苦，两筋胀痛胀满，眼干涩者，睡眠差多梦，头晕，脑供血不足，有极强的调理效果，效果显著。

（三）天灸调理心俞、肾俞

【注意事项】

1. 找到失眠的原因，对症艾灸调理。

2. 艾灸调理需坚持，最好临睡前做艾灸。

3. 保持良好的生活习惯，保持良好的心情。

4. 保持卧室清洁，远离噪音，避开光线刺激，避免睡前喝茶，饮酒等。

5. 注意饮食，勿食刺激性，辛辣厚味，油腻食物。晚间不易过饱饮食。

【养生建议】

调理睡眠的几款食疗方法：

1. 酸枣仁：主要是通过调节人体脏腑气血功能来明显改善睡眠状况。搭配桂圆、百合、茯苓、枸杞、小麦，制成桂圆百合枣仁茶。具有养肝、宁心、安神的功效。

2. 莲子：能补益脾胃、养心安神。尤其是莲子芯，具有清心除烦，强心安神，交通心肾功能。

3. 百合：能养阴清肺，清心安神，用于睡眠多梦，精神恍惚。用莲子和百合两者结合起来煮粥，对治疗失眠多梦效果更佳。取莲子芯适量水煎，放少许盐睡前服，对眩晕、心悸、失眠多梦者疗效显著。

4. 核桃：每晚睡前吃几粒核桃仁，能安神益

智，纳气平喘。

5. 小米：除供食用，入药有清热、清渴、滋阴、补脾肾、和肠胃、利小便、治水泻等功效。其功用在于健脾、和胃、安眠。小米粥有安神之效。

6. 牛奶：睡前一杯热牛奶，催眠效果尤为明显，半小时后即可入睡。

【结束语】

睡眠是人类生命活动中的必须过程，这种规律性的自我保护对人的身心健康有着极其重要的作用。古往今来，善养生者尤其注重睡眠。没有良好的睡眠，就没有健康的人生。在养生学里，睡眠是一个非常关键的问题，也是解决人体亚健康，预防疾病，长寿的重点。柔嘉艾灸调理亚健康从睡眠做起。

柔嘉玉石温面艾灸法皮肤亚健康调理技术

柔嘉企业本韵生物科技有限公司本韵品牌，是一款创新的皮肤养生产品。传承中国五千年中医养生文化，开创玉石温面艾灸疗法。让皮肤恢复自然健康的最佳状态。自然的美只能来源于自然，并借助本草的力量。

【原理】

艾草，中医称为百草之王，拥有良好的治疗功效。《本草纲目》载“艾叶能灸百病”。《本草从新》中又说，“艾叶苦辛，生温，熟热，纯阳之性，能回垂绝之阳。通十二经，走三阳，理气血，逐寒湿，暖子宫……，以之灸火，能透诸经而除百病”。

根据古方之原理，本韵品牌将其用在皮肤养生——清、调、养、补、健。精选其5年以上陈艾草70%，配以多种名贵本草植物30%，根据功能的不同，制成相对应的清、调、养、补、健艾绒。通过本韵独创的——玉石温面艾灸仪，将皮肤由内而外清通、调顺、养白、嫩滑、柔润。

玉石温面艾灸仪用远红外保健磁片的磁力作用，清洁血液，畅通血脉，促进皮肤的气血运行，活化细胞，美养肌肤。特配玉石片，加强经络疏通，促进毒素排出，抗菌消炎，温玉更有微量元素吸收，润肤生肌的效果。

【适宜人群】

适合于95%以上肌肤。如色素沉着、色斑、色素不均、痤疮、暗疮、皮肤萎黄、干燥有皱等的皮肤亚健康状态。

【功效】

可加速皮肤的血液循环，使老化细胞代谢，新细胞再生加强，淡化色斑，减少皱纹，使肤色红润白嫩，延缓衰老。眼部方面：可改善眼袋、黑眼圈、眼睑下垂、皱纹，延缓眼部的松弛老化现象，使眼部恢复光彩。

【调理方法】

1. 手法调理

运动皮下组织，疏通毛孔，排出深层污垢，激活皮肤细胞，促进皮肤的吸收与代谢，焕活皮肤新生。

A. 大量给水，艾液油导入。

B. 平面按压皮肤，深层运动皮下组织。

C. 按照皮肤生理纹路进行按摩。（从里向外上方打圈，从下颌至额头九线行进）

D. 皮肤不红，且将深层污垢排出。

E. 将水真正注入皮内。（皮肤主动“喝”水。一次护理注入30毫升水。

2. 面部温灸使用方法

点燃艾柱，放入艾灸器中，产生温热的刺激，用温热的玉石面旋转、提拉按摩肌肤，配合艾油（或精油）的渗入在肌肤经络或患处四周，帮助肌肤温通经络、温补元气、调和气血、润泽肤色、散发出健康美丽的神采。艾灸方式：根据皮肤的纹理以下向上打圈，上有力下无力，提拉熨平。从额头—太阳穴—眼部（瞳子髎、承泣、四白）—脸颊—鼻翼—嘴周—颌尖—颈部—耳周。

3. 配合穴位艾灸疗

针对性解决皮肤问题，强化皮肤的功能。

清：“雪耳·清肌套”清理皮肤内外环境，畅通毛孔，减轻皮肤压力活化肌肤。

配合穴位：太溪穴：（清毒素 保健康）

调："人参·调肤套"调整与修复，调理皮肤功能。

配合穴位：神门穴：（调心神 固容颜）

养："灵芝·养颜套"疏通皮肤经络，养气血，养颜化斑。

配合穴位：血海穴：（养娇颜　好气色）

补："虫草·臻补套"补充抗氧化，抗衰老的活力能量，补充流失的胶原蛋白，维生素及微量元素。

配合穴位：足三里：（补元气 抗衰老）

眼："悦活新生美眸套"通过眼部皮肤疏通补水，促进吸收与代谢，从源头解决各种眼部皮肤问题。

配合穴位：太冲穴：（促循环 添神采）

通体："丝滑嫩白通体套"本草花香通体护肤，清调养补，活化身体每寸肌肤，细白嫩滑。

配合穴位：足三里、阴陵泉（清）、神门、太溪（调）三阴交、太冲穴（养）、涌泉穴、内关穴（补）

【注意事项】

1. 有传染性皮肤病禁用（如病毒性疱疹、湿疹、皮癣等）。

2. 认真清洁，消毒玉石片。

3. 按疗程设置进行护理（基本疗程）。连续三天，后三天1次，根据皮肤恢复情况5～7天/次。

4. 温玉艾灸疗，一定配合相应的精油使用，保持皮肤润滑状态。

5. 检查玉石面是否光滑，防止划伤皮肤。

6. 注意玉石片的温度适宜3天1次（勿过烫，过凉）。

7. 根据皮肤的需求配上相应的艾绒。

本韵品牌完美应用艾灸美容，满足了人们追求自然疗法的安全绿色。随着时代的发展，艾灸美容越来越受到人们的重视和广泛应用。其以操作简单，疗效确切，无副作用而被世人所接受。艾灸美容之路将无限延伸。

柔嘉家居养生—养气清肺亚健康调理技术

2020年新冠状病毒疫情的出现，让人们认识到呼吸道保养的重要性。17年前的SARS病毒也是通过呼吸道感染的。因此，保证呼吸道的健康，是抵御外界对人体侵害的第一关卡。平时的保养，会在关键时刻发挥作用。人生有限，生命脆弱。疫情发生期，居家隔离，家居的养生防护成为重点。柔嘉艾灸家居养生，成为人们在疫情期居家保养的首选。抗病毒，预防染病，提高人体抵抗力，在这次抗新冠病毒的战役中，发挥了积极的作用。作为中医药疗法抗病毒的有力案例。

柔嘉家居养生珍品——清音畅悦组合，针对呼吸道亚健康及问题，给到每日调理保养的最好方法。临床上千案例，效果明显，持久，作用温和，无不适反应。男女老少皆宜。尤其是对儿童常出现的呼吸道问题效果更佳。操作简单，家居使用方便。

【原理】

通过艾药油，活络霜，清肺贴，刺激相应的经络和穴位，以激发肺气的宣发肃降作用。陈艾与名贵中草药配方，通过经络穴位直达病灶，消除炎症，缓解症状，提高呼吸道的抗病能力；促进肺脏呼出浊气并将脾所转输来的津液和部分水谷精微上输头面诸窍、外达于全身皮毛肌腠、增强机体的抵抗能力。

【主要功效】

清咽利喉、提神醒脑、宣发肺气、肃降污浊，抵御病害。

主调：咳嗽、气喘、咽炎、呼吸道不畅、鼻塞咽堵、胸闷气短等症。对于呼吸不畅引起的头晕脑涨，记忆力减退有很好的缓解作用。

【适合人群】

居家男女老少亚健康调理皆宜。尤其对老人、儿童的慢性呼吸道的问题的调治效果更佳。

【使用方法】

1. 先使用清音调畅艾养液涂抹于咽喉部及病灶部位，轻揉至吸收。

2. 再在相应部位涂抹清音畅悦温养霜，问题较严重可刮痧出痧。

3. 后用纸巾将皮肤擦干净，在相对应的穴位、贴敷清音温通贴。

4. 穴位敷贴参考：大椎、天突、膻中、肺俞、定喘、合谷。

5. 咳嗽：膻中、肺俞、膏肓、曲池、风门，大椎。

6. 慢性咽炎：风门、天突、华盖、肺俞、曲池。

7. 慢性支气管炎：肺俞、膻中、脾俞、膏肓、太渊、定喘、合谷。

8. 过敏性鼻炎：百会、上星、囟会、厉兑、合谷、曲池、风池。

9. 配合柔嘉六合理疗罐。

定罐：背面（白色）：大椎、肺俞。严重者，可配膏肓。

正面（黑色）：天突、膻中。

六合理疗
融会贯通灸

主调外感风寒引起的发热、头痛、咳嗽、感冒初起等症。对咽炎、慢性气管炎、哮喘、鼻炎的调理也有效果。尤其对儿童的调理效果更佳。

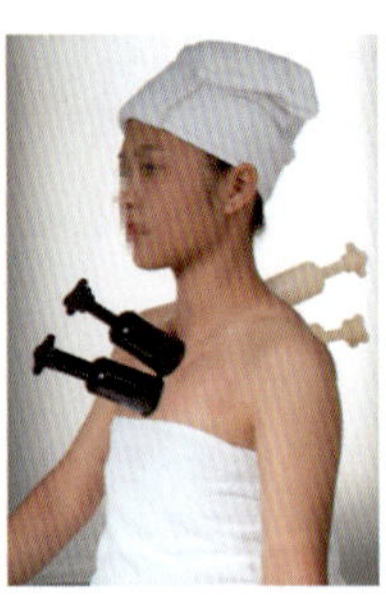

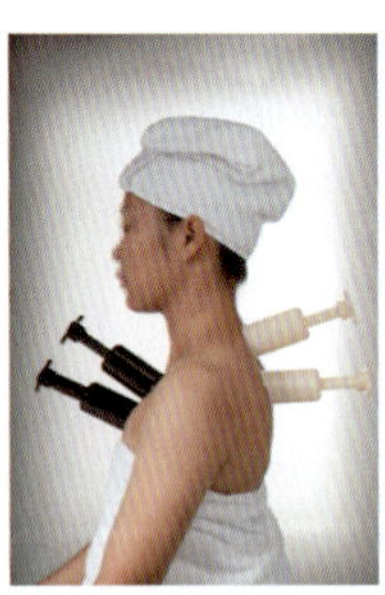

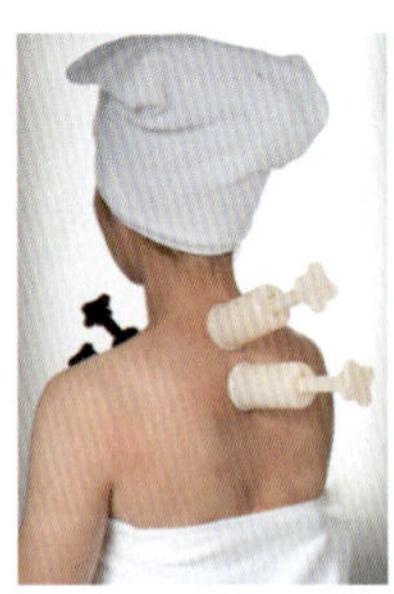

10. 配合柔嘉红外旋磁灸，用十四金艾经络穴位灸。

【常用穴位】

肺经1号 ：尺泽、列缺、少商。

大肠经2号：商阳、合谷、曲池、肩髃、迎香

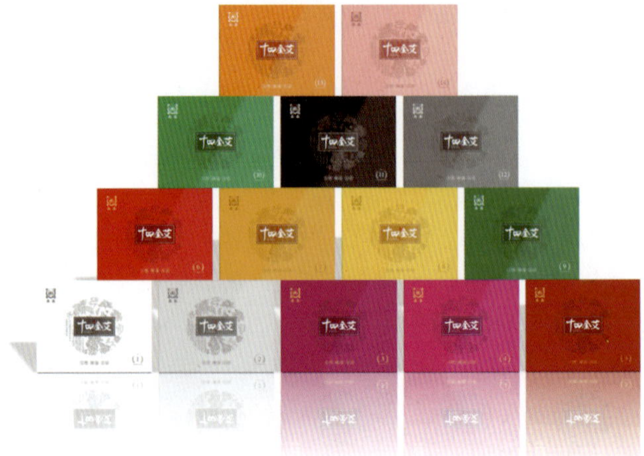

胃经3号：地仓、颊车、下关、天枢、足三里、丰隆、内庭。

脾经4号：隐白、三阴交、阴陵泉。

心经5号：少海、神门、少冲。

小肠经6号：后溪、听宫。

膀胱经7号：睛明、攒竹、大杼、 肺俞、脾俞、肾俞、委中、次髎、承山、昆仑、志阴。

肾经8号：涌泉、太溪。

心包经9号：曲泽、内关。

三焦经10号：外关、天井、翳风。

胆经11号：风池、环跳、阳陵泉、悬钟。

肝经12号：大敦、太冲。

督脉13号：长强、腰阳关、命门、大椎、百会、水沟（人中）。

任脉14号：关元、气海、承浆。

两条相对应经络已经配好，建议大家每日两条经络灸起来，经络通，路路通，全身通，五脏通，运行通，生命通。

疫情期间保健预防最重要，以上是柔嘉艾灸给到大家宅家期间，简单易行的保健养生方法，“清音畅悦组合”强健您的呼吸道，预防病毒侵袭（直接使用即可）。十四金艾，为你的健康保驾护航（有条件做艾灸，无条件可熏蒸房间，泡脚），助大家共同安全度过

家居调理灸
百会、大椎

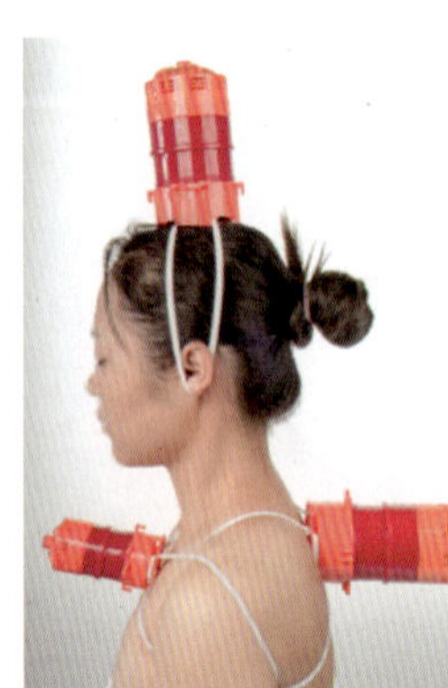

疫情期。艾不离，遇见幸福，柔嘉艾灸守护您，待山河无恙，人间皆安康！

【注意事项】

1. 在病情急性发作期，忌用。

2. 阴虚火旺者，只用家居调理和六合理疗，勿艾灸。

3. 坚持疗程使用，效果更好。

【居家日常保养建议】

1. 保证室内空气清新，清洁卫生。

2. 保持良好的生活习惯。注意睡眠，休息，情绪。

3. 注意个人卫生，勤洗手，勤换衣物，勤洗被褥。

4. 饮食适当多吃新鲜水果、蔬菜等富含维生素C的食物。提高免疫系统抵抗病菌的能力，有助减少呼吸道疾病的发生。

5. 注意保暖，预防感冒，提高抗病能力。

6. 抗过敏。过敏体质者，应尽量少接触易致过敏的花类及致敏物。外出时最好戴上口罩等防护用品。

7. 不吸烟、不喝酒、不吃辛辣厚味食物，以减少对呼吸道的刺激。

8. 适当运动，增强体质，提高抗病能力。

【案例分享】

在这次抗新冠状病毒疫情期间，中医药疗法起到重要的作用，尤其艾灸，在17年前抗疫中发挥了神奇作用，在2020年的疫情控制中的作用也是不容小觑！为中国加油，因为我们有中医药，所以我们很幸运。

听，柔嘉艾灸客户的心声：

安徽合肥维纳斯美容院：

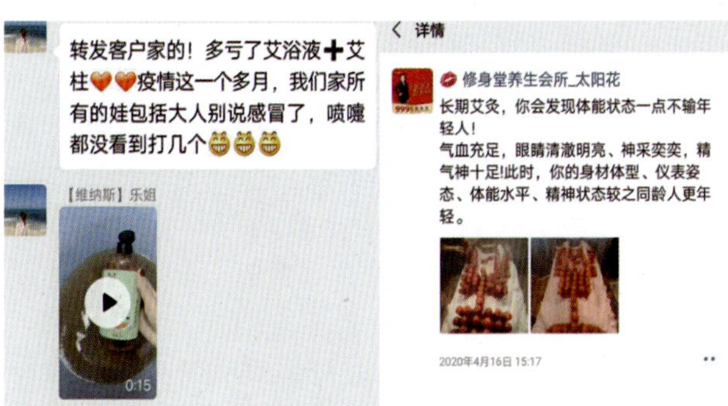

做柔嘉百罐灸，深有体会：

柔嘉唤能百罐灸，大补元阳！15分钟激活全身108个穴位，温通六大经络，力透阴阳！大量出水，每个毛孔都在往外排寒湿，客户大呼：“过瘾”！

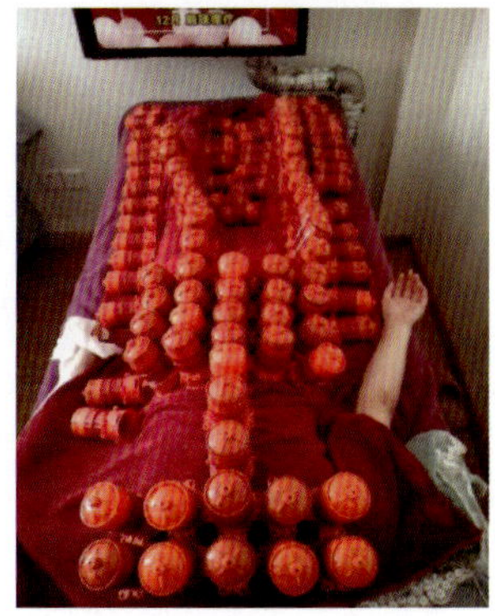

活血通脉清瘀疗法

技术来源

活血通脉清瘀疗法是应用中医经络理论，结合现代医学脏器反射区，通过穴位定位，使用针刺、拔罐、中药汤剂系列方法清除经络瘀阻瘀血，达到疏通经络，调和气血，调节阴阳平衡，治疗因经络血脉阻滞形成重大疾病的一种有效方法。本疗法起源很早,黄帝内经有云：“万病之源在于瘀”。瘀血阻塞血管会造成血液循环不畅，从而导致疾病。放血、拔罐、针刺等能促进血液循环的方法，成为治疗疾病的有效方法。中医的放血疗法最早的文字记载见于《黄帝内经》，如“刺络者，刺小络之血脉也”；“菀陈则除之，出恶血也”。并明确地提出刺络放血可以治疗癫狂、头痛、暴暗、热喘、衄血等病症。相传扁鹊在百会穴放血治愈虢太子“尸厥”，华佗用针刺放血治疗曹操的“头风症”。唐宋时期，本疗法已成为中医大法之一。《新唐书》记载：唐代御医用头顶放血法，治疗唐高宗的“头眩不能视症”。宋代已将该法编入针灸歌诀“玉龙赋”。在科学技术发达的当今世界，医学领域上把许多级难病的治疗寄希望于中医，中医学是有着数千年历史的古老而深奥的学科。活血通脉防瘀疗法是在刺络放血和拔罐的基础上发展而来的又一种新的方法。世界上不少民族在古代都有过放血治病的经历，我国藏医、蒙医至今还盛行放血疗法，但是这些放血疗法同针灸学所讲的刺络放血疗法和活血通脉清瘀疗法有所不同。活血通脉防瘀是向人体各个器官供血末端最易瘀塞穴位上，系统并针对性排出堵塞在毛细血管里瘀血，使血脉畅通达到治疗病症的方法。

基本原理

本疗法依靠医用红外热成像检测定位患者淤血的经络穴位，通过穿刺针刺入存在经络瘀阻淤血的穴位，拔罐清除瘀血，配合中药汤剂使血脉畅通达到治疗疾病的作用。

操作方法

医用红外热像检测→阅片评估、解读→治疗前检查：测血压、心电图、监测生命体征→治疗前准备：治疗部位备皮、体位、心电监护 经络穴位精准定位、局部消毒，利多卡因5mL加0.9%氯化钠注射液10mL稀释。依次由表皮、真皮、皮下组织局部浸润麻醉→治疗步骤：①备麻药、穿刺针、负压吸引器、敷料、橡胶手套、敷贴、洞巾、手术衣、医用帽子、口罩；②穿刺针依次穿过表皮进入角质层、透明层、颗粒层、棘细胞层、基底层，缓慢进入真皮层、乳头层、网状层，由此进入皮下组织肌膜及部分肌肉层，进针深度4～6mm,清除经络、穴位淤血，疏通经络；③治疗结束给予治疗部位清创消毒、局部覆盖无菌纱布，贴医用敷贴→治疗后：嘱患者侧卧位观察30分钟。

适应症

本疗法适用于中风、眩晕、头痛、胸痹、怔忡、衄血等疾病的治疗。

1.中风

治疗穴位：风府、风池、哑门、天柱、后发际线。

汤剂：黄芪30g,人参10g ,当归10g,川芎10g,桃仁10g,赤芍10g,地龙10g,乌梢蛇10g,

痰瘀互结者加清半夏、茯苓、泽泻、水蛭各10g；肝肾阴虚者加山茱萸、黄精各10g；肝气郁结者加柴胡、香附、木香各10g。

用法：水煎，口服。

2.胸痹

治疗穴位：肺腧、厥阴俞、魄户、膏肓、神堂、心俞、督俞、身柱、神道 、灵台。

汤剂：人参10g，黄芪10g，檀香10g，桂枝10g，薤白10g，丹参30g，三七10g，枳壳10g，香附10g；阴虚内热者去人参加西洋参、黄精各10g；脾虚湿阻者加姜半夏、茯苓各10g。

脾肾阳虚者加制附子、干姜各6g。

用法:水煎,口服。

注意事项

1.高龄（70周岁以上）治疗前需到医院检查的项目； 心电图/超声心动图/头部CT或者核磁/胸片/大生化化验.并不存在以下结果者，频发早搏、严重心律失常、心脏扩大者、大面积脑瘫、脑出血后遗症、肺功能不全者、肾功能不全者拒绝治疗。

2.月经期及前后3～5日，孕妇、哺乳期妇女不宜治疗。

3.晕针晕血、恐惧、心理极度紧张患者不宜治疗。

4.高热、病毒性感冒患者不宜治疗。

5.严重糖尿病患者以及伤口不易愈合患者不宜治疗。

6.麻醉药物过敏患者禁忌治疗；高度过敏体质患者不宜治疗。

7.高血压（>或=160/100mmHg）低血压（<或=100/60mmHg）患者不宜治疗。

8.严重冠心病、心电图严重变化、心率／心律严重不齐、房颤、频发室性早搏、二联律、三联律、心衰、肺心病、哮喘发作期、心梗患者植入支架超过2个支架或心脏搭桥患者，心功能3级以上患者、心脏结构不全患者不宜治疗。

9.患者严重心理状况不佳、精神疾病等情况不宜治疗。

10.中重度贫血、有血液性疾病、有肿瘤、凝血机制不良、外伤出血和失血过多者、近期大失血者、近期大手术者禁忌治疗。

11.有重大疾病等患者不宜治疗。

12.饥饿、疲劳、大汗、大泄、低血糖、体质虚弱、肝肾功能较差等患者不宜治疗。

13.大面积脑梗死、脑出血半年内、中风后肢体功能完全丧失、言语丧失、大小便失禁等患者不宜治疗。

临床资料

[1]王永丽，李一，周爽.刺络放血治疗中风后遗症的研究进展[J].中国卫生标准管理，2017，8(14)85-87.

[2]吴鹏，王京京，王文艳，谷霁萍，吴中朝.气滞血瘀型颈椎病刺络放血镇痛方案优选研究[J].中国中医基础医学杂志，2018，24(11)1582-1585.

[3]贺兴辉，贺成功，龙红慧，徐天馥，蔡圣朝.放血疗法临床应用[J].中医学报，2018，33(07)1285-1288.

[4]海涛. 运用反射疗法、头部九宫按摩全息经络刮痧刺血拔罐治愈一例脑梗后遗症患者[A]. .经典荟萃——纪念建国六十周年中华反射疗法优秀论文选编[C].中国足部反射区健康法研究会，2009，3.

[5]徐丽红.刺络放血疗法治疗偏头痛的疗效观察[J].中医临床研究，2017，9(27)46-47.

[6]仁增多杰，娘毛加，仁青东主.《黄帝内经》与《四部医典》放血疗法适宜病证初探[J].中华中医药杂志，2015，30(04)999-1001

[7]曹树琦，蔡卫根，陈荷光.《黄帝内经》络病与刺血疗法探讨[J].国医论坛，2013，28(03)18-20.

[8]任毅.刺络拔罐放血疗法治疗急性痛风性关节炎的临床观察[J].中国民间疗法，2018，26(11)112-113.

[9]蒋丽. 针刺配合刺络拔罐法治疗中风上肢功能障碍的疗效观察[D].新疆医科大学，2018.

[10]马庆宇.刺络放血治疗痰瘀互结型高脂血症的临床研究[D].北京中医药大学，2010.

[11]王文艳，康熙雄，吴中朝，王彤，王京京，陈仲杰，郑楚.针刺放血治疗瘀血型腰椎间盘突出症的临床观察[J].中国中医基础医学杂志，2016，22(09)1236-1237+1267.

[12]吴梦颖，梁晨，胡玥.刺络拔罐在中医外科中的临床应用研究[J].中国处方药，2018，16(07)27-28。

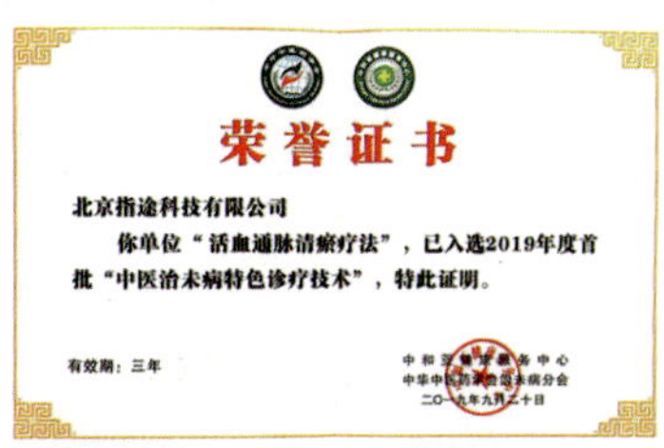

荣誉证书

北京指途科技有限公司

你单位"活血通脉清瘀疗法"，已入选2019年度首批"中医治未病特色诊疗技术"，特此证明。

有效期：三年

中和亚健康服务中心
中华中医药学会治未病分会
二〇一九年九月二十日

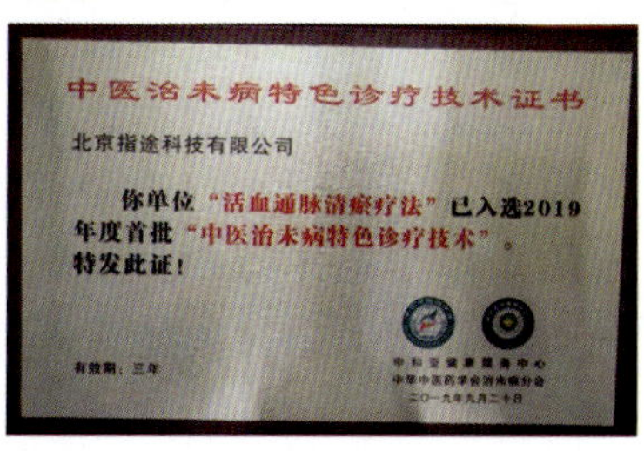

中医治未病特色诊疗技术证书

北京指途科技有限公司

你单位"活血通脉清瘀疗法"已入选2019年度首批"中医治未病特色诊疗技术"。特发此证！

有效期：三年

中和亚健康服务中心
中华中医药学会治未病分会
二〇一九年九月二十日

甄视康草本护眼膏亚健康调理技术

随着科技的发展及网络的普及，现代人接触电子产品较多，及长时间近距离视物会造成睫状肌处于痉挛状态，久而久之易形成视力亚健康；《黄帝内经》中认为"久视伤血"，用眼过度会造成眼部供血不足，眼部缺乏营养物质，就会加剧视疲劳和近视的发生。

【原　理】

人体的眼部周围有13个穴位，经络十分丰富，并且与眼球内部和颅内的血管、神经相连，使之能够快速吸收药物。甄视康草本护眼膏（甄视康草本眼部精华乳）运用眼周经络的导药功能，通过透皮吸收，使药物直接作用于睫状肌，缓解睫状肌的紧张；同时药物还能够加快眼部血液循环，提高眼周通氧量；药物还含有眼睛所需的营养物质，给药后能直接让眼睛供给营养。通过缓解睫状肌的紧张、提高眼周通氧量、给眼睛供给营养，从而能够大大缓解人的眼疲劳。

【成　分】密蒙花、谷精草、木贼、薄荷等

【功　效】用于调理和缓解近视、弱视、散光、远视、老花眼、白内障、青光眼、眼疲劳、眼胀、眼干涩等症状，还能够缓解视力下降、增强眼部抵抗力，淡化鱼尾纹、祛除黑眼圈、眼袋等，对迎风流泪亦有辅助调理作用。

【适宜人群】视力亚健康人群

【调理方法】打开瓶盖轻轻摇两下，闭上眼睛，滚珠自一侧太阳穴处开始绕眼睛周围穴位均匀涂抹，闭目静养15～20分钟可深度缓解眼疲劳。

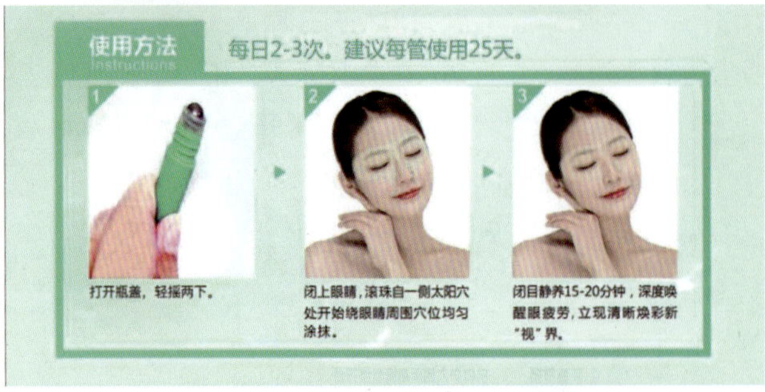

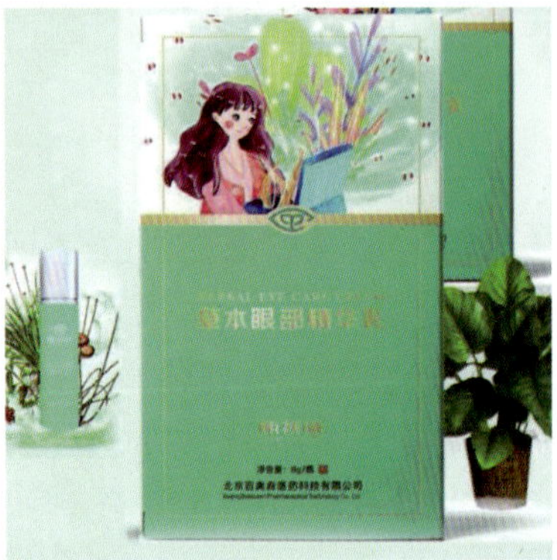

【产品优势】见效快：快速渗透，靶向给养，15分钟提升裸眼视力1～3行；易吸收：先进工艺及配方，使有效成分吸收更快；不过敏：适应各类皮肤，不产生过敏反应；不油腻：先进工艺及配方，使有效成分吸收更快；易携带：人性化设计，方便随身携带；易操作：设计简单，使用方便。

【注意事项】

1. 本品外用，严禁内服。
2. 对本品过敏者禁用。
3. 本产品性状发生改变时禁止使用。
4. 本产品仅供外用，勿口服。

【产品规格】每支净重8g

【贮　　存】密封置于阴凉干燥处保存。

【有 效 期】24个月

妆点一生与头皮亚健康调理

【技术原理】

大数据统计显示，2019年双十一，各大网商平台防脱发产品实现150%的超高速增长，包括生发精油、防脱洗发水、发际线遮瑕粉、激光生发梳、激光生发帽等热销海内外。艾媒咨询大数据显示，2019年中国约有2.5亿脱发人群，女性群体接近1亿人，并且脱发群体的年轻化趋势明显，有60%的人在25岁就出现脱发现象。脱发群体的不断增加、脱发人群的年轻化趋势等。

总之，随着人民生活水平的不断提高，对健康的需求也不断提高，由此促生了无限巨大的大健康产业。由于各种因素的影响，受脱发困扰的人群数以亿计，头发康养市场也前所未有的蓬勃发展。中医药在脱发防治方面有着丰富的经验，中医药洗护用品研发方兴未艾。

中医讲：肾藏精，其华在发，肝藏血，发为血之余。人体肾精充足，头发则发育正常，表现为浓密、光亮、柔润；反之则稀少、枯萎、不泽。血气旺盛，则毛发也旺盛，血气虚亏，则毛发枯萎、稀少或脱落。头是人体最重要的器官，也是最经常显露在外环境的部分之一。中医认为："五脏之血，六腑之气，皆上注于头"。人体的十四经络中有七条阳经全部交汇头部，也是人体穴位最密集的部位。一旦头部循环不畅、气血不足，大脑就会过早地衰老，也会引起人体其他部位的不适。

随着时代的发展，生活节奏得加快，工作压力和生活压力越来越大，熬夜失眠严重等问题严重影响到人民的身心健康。而睡眠问题对肝肾影响比较大，肝肾不好其中影响到就是毛发问题。现在脱发白发人群越来越多，而脱发白发不仅仅发生在老年人身上，年轻人的脱发白发问题已经在慢慢和中老年人持平。现代的年轻人生活节奏快，工作压力大，很少有时间到养发馆做护理。为了方便更多脱发白发患者，帮助他们调理头皮健康，让他们在家里做头皮头发保养也可以达到在养发馆做护理的效果。妆点一生一直专注于中医药洗护用品的研发，用健康安全的产品和技术去调理预防头皮亚健康，希望通过中医药产品宣传中华中医药文化，让更多的人了解中医药文化，他们的使命是帮助头皮亚健康人群解决脱发白发烦恼。为了解决大家没时间到养发馆的额问题，“妆点一生”头皮亚健康调理分为在店和在家，在店使用妆点一生中医药洗护品院线系列配合中药头疗，在家使用“妆点一生”中医药洗护品家居系列配合妆点一生扶阳生发梳。两者都达到中医养发的效果，都是健康安全有效的。

【技术原理】

广州扶阳中医研究院依托北京中和亚健康科学研究院皮肤研究所，专注于对头皮亚健康的研究与调理，研制出天然植物头皮亚健康调理产品：头皮洁净液、防脱育发液、人参营养黑亮滋养液、多肽头皮精华液等单品组成套盒，套盒：防脱套盒（见图1.2.3）、防脱育发套盒（见图4）、养黑套盒（见图5）。产品颠覆了以往对头发养护的认知，不单是注意对头发的洗护，更是侧重于对头皮的亚健康问题进行调理。运用防脱育发产品对头皮进行全方位的调理，能够解决头皮的亚健康问题，促进头发的生长。

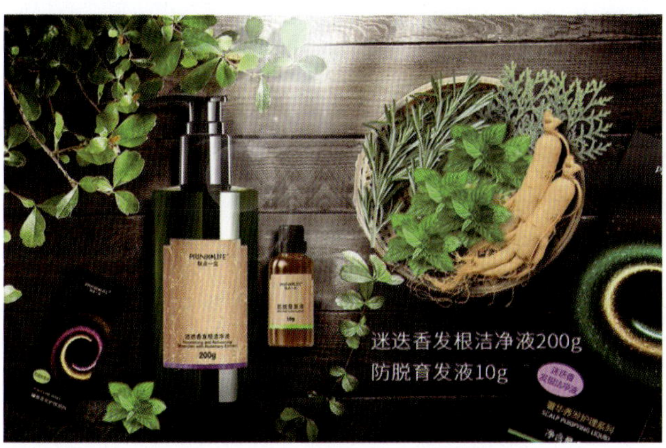

图1

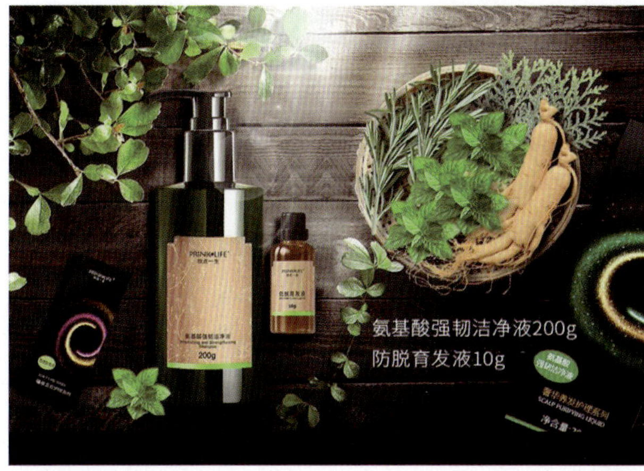

图2

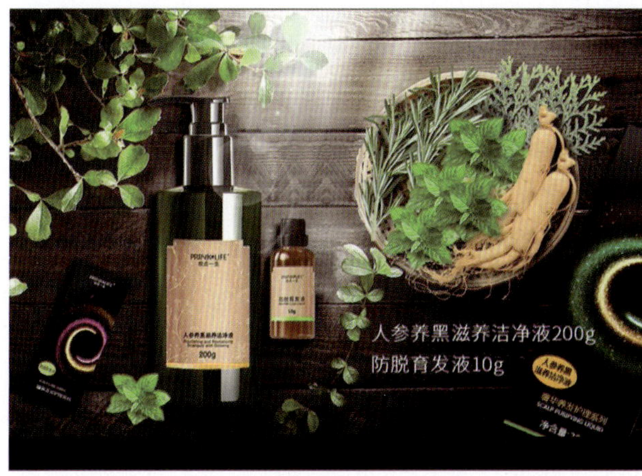

图3

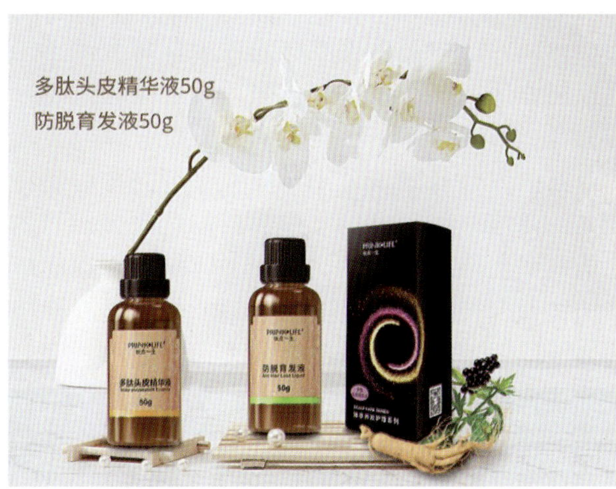

图4

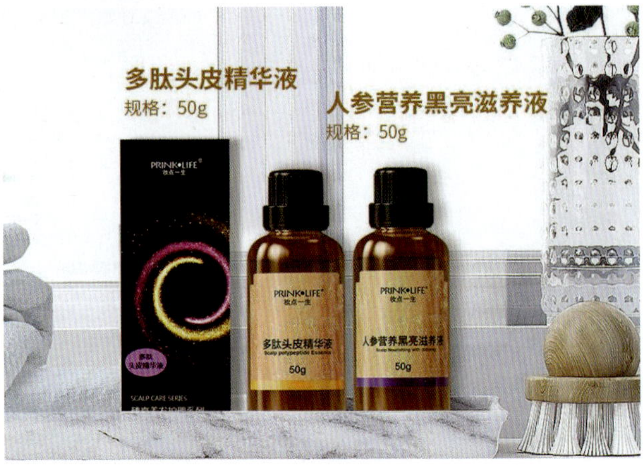

图5

妆点一生扶阳生发梳采有绿檀木和杜仲木，一梳两用，既是头发梳子又是头皮刮痧按摩器，绿檀梳养发护发、杜仲梳扶阳调理。便于携带，使用方便。经常使用扶阳生发梳梳理按摩头皮，刺激头部皮肤和头部经络、穴位，能够疏通头部经络，使头皮产生温热效应，刺激头皮末梢神经，改善和提高头皮血液微循环，快速将阻滞在人体的病理代谢产物通过皮肤和血液循环排出体外，活化组织细胞，最终增强和改善头皮微循环和免疫系统功能，结合“妆点一生”中草药防脱育发产品的使用，达到调理头部和头皮亚健康问题的目的。

妆点一生中药头疗能够通过中草药泡洗汤的热辐射作用，使头部血管扩张，血液循环改善，增强头皮的营养供应。药物经熏蒸作用于头部后，其挥发性有效成分经头皮吸收，局部可保持较高的浓度，能长时间发挥作用，对改善血管的通透性和血液循环，加快代谢产物排泄，提高机体防御及免疫能力、促进生理机能恢复具有积极的作用。

【使用症状】

产后脱发、脂溢性脱发、斑秃、遗传性脱发、神经性脱发、毛囊炎症、少年白发、花白发

【用后效果】

1. 调理头皮出现的问题，恢复头发生长的正常功能，促进新生发的生长。

2. 快速释放头部压力缓解疲劳享受优质睡眠。

3. 调节头部神经预防邪毒入侵感冒头痛高血压等。

4. 预防地中海斑秃脂溢性脱发。

5. 预防调理生理性白发少白头青少年白发。

6. 控油去屑解决毛囊炎症清除头部螨虫。

7. 快速改善头部循环改善头部缺氧改善肤色嫩白肌肤。

8. 快速放松头部舒缓神经防治焦虑症和抑郁症。

9. 快速疏通头部经络排出头部毒素。

【调理方法】

一、头皮亚健康调理院线系列

“妆点一生”中医药洗护产品院线系列+中药头疗。结合特色调理技术的洁、调、通、养、护五个步骤，能更好地调理头皮亚健康状态。

头疗操作方法：

1. 洁：用妆点一生头皮洁净液深层清洁头皮，清除头皮油脂等酸化物质和头屑、灰尘，把头皮和头发清洁干净。

2. 调：来回搅动高温的中草药泡洗汤产生水蒸气，利用水蒸气打开头皮毛孔和头发毛鳞片。蒸汽萦绕的局部环境氛围可以让顾客进入放松状态。等水温适中时，把中草药泡洗汤淋在头皮上再用梳子梳理头发、按摩头皮，边浇边梳可使顾客舒爽提神，能够促进头皮吸收中草药泡洗汤中有效成分，也有利于调理、促进头皮的血液微循环，恢复头发健康生长环境。

3. 通：用双手指腹按摩、揉搓头部。先在头顶区域来回按摩揉搓，按压百会穴；再按摩两边的鬓角，轻柔太阳穴；然后到后头部，按摩、按压两边风池穴，保持头部皮肤全方位都可以得到按摩。通过按摩疏通头部经络，达到活血通络，调和气血通畅。按摩致头皮发热的同时，能够刺激头皮，促进头部血液循环和头皮的新陈代谢。

4. 养：在头部涂抹适量的头皮调理精华素，用妆点一生扶阳生发梳或者指腹按压头部百会穴、太阳穴、风池穴、天柱穴等穴位。按摩完成以后，用温水清洗头部。通过按摩头皮，以养代疗的养生理念，解决头皮亚健康问题及脱发和白发的烦恼。

5. 护：将“妆点一生”中草药防脱育发产品涂抹在头部脱发区域，用适中力度按摩，至脱发部位微微发热，可以促进有效成分吸收，补充头皮所需营养。在头发上涂抹人参营养黑亮滋养液，梳理头发，促进头发健康生长，抑制白发增生。

通过中草药泡洗汤头疗与“妆点一生”头皮亚健康调理，可以舒缓精神，使人神清气爽。能够调理、通畅头部经络，促进头皮血液循环，调理头皮亚健康。能深层清洁滋养头皮，排除头部毒素，解决头皮毛囊受损问题，延缓头皮衰老，预防脱发、白发，解决头屑烦恼，使头皮以及头发干净有光泽并且水润。

二、头皮亚健康调理家居系列

“妆点一生”中药洗护产品+“妆点一生”扶阳生发梳：每天坚持用“妆点一生”中药洗护产品清洁头皮头发，坚持用扶阳梳按摩头皮，按摩时候和“妆点一生”育发液和黑发液一起使用。

扶阳梳操作方法：

1. 前头部梳理按摩：从前发际线开始至头顶，分左、中、右，由前向后梳理，边梳边按，并可慢慢揉搓、摩擦，力度中上，动作缓慢柔和，梳理20次。再从头顶部位向前梳理，边梳边揉搓，力度可以加大，梳理15次左右。再反转梳背刮拭5次。直至头皮微微发热，并伴胀、麻的感觉。

2. 头部两侧梳理按摩：从头两侧开始至头后侧。以耳朵为中心，用扶阳梳从鬓角开始至风池穴位，连续不停顿。梳理时稍稍用力按压，一气呵成，单向梳理，力度由轻到重再到轻。梳理20次。再用梳背按同一方法刮拭10次。然后梳理刮拭头部另一侧，左右梳理方法一致。

3. 后头部梳理按摩：从头顶正中开始到后发际，分左右两边，由上往下梳理后头部。稍微用力，边梳边揉搓20次。再反转梳背刮拭，稍稍加大力度，刮拭10次。至头皮微微发热。

4. 全头部梳理按摩：以头顶正中为中心，呈放射状进行全头部梳理，次数不少于30次。力度以能接受为宜。梳理过程中如果遇到有疼痛感比较明显的皮下“结节”，可以采用较重力度反复刮拭，疏通该处结节。也可以调理偏头痛等头部问题和改善睡眠。

5. 头皮穴位按摩：在头皮部位涂抹“妆点一生”防脱育发产品，持梳背脊按摩百会穴、印堂穴、太阳穴、风池穴、天柱穴、角孙穴、少海穴、翳风穴。根据头皮及头发状态选择适当穴位，每穴1～2分钟。

【注意事项】

1. 多肽头皮精华液与人参营养黑亮滋养液可以相互混合搭配使用，也可以与防脱育发液混合搭配一起使用，能够加强黑发、育发的效果。最好是临用前混合调匀再使用，且不用清洗。

2. 头部皮肤有感染或者伤口要绕开患处，或者恢复以后再进行头部调理。

3. 产品如不慎入眼，请立即用清水冲洗。

4. 孕妇及头面部做过重大手术的顾客不宜做。

【案例分享】

例1：

徐先生，男，35岁。根据患者症状为他做了检测，毛髓腔完好，可以治疗见他前额白发严重，另外两侧也有白发生成，咨询过程中果然如她所料，这个人经常腹胀腹痛，同时爱生闷气，根据症状，建议其综合治疗，头部梳头刮痧按摩，每天按太冲穴，配合“妆点一生”人参营养黑亮滋养液，但由于其时间关系，不能经常在店内坚持治疗，买了一把“妆点一生”扶阳生发梳和“妆点一生”中医药洗护产品，叮嘱其回家坚持前额和两鬓梳头30分钟，每个月来四次养发馆，对他的白发和脾胃都有好处。一年多时间的坚持，每天坚持用扶阳梳梳头，腹胀腹痛的问题没有了，头发也慢慢变黑，没有痊愈但效果让他满意。这个例子很典型，梳头疗法结合中药头疗非常适合这位顾客，但不是所有的人都会有他这样的效果，所以治疗方法也是因人而异的。（如图12-0）

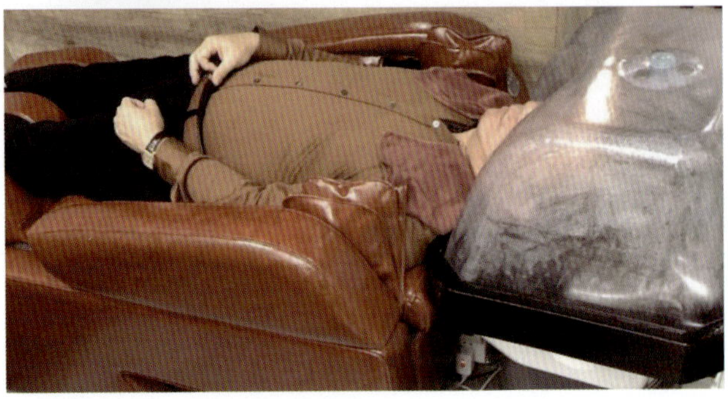

头疗示意图（12-0）

例2：

胡先生，男，55岁。遗传性脂溢性脱发，头发稀少，脑后脱发严重，有出油和头皮炎症反应，头发质脆易断。使用“妆点一生”防脱育发液配合头部按摩，一年左右时间，脑后脱发部位慢慢长出头发，头皮炎症也得到了解决（如图12-1）。

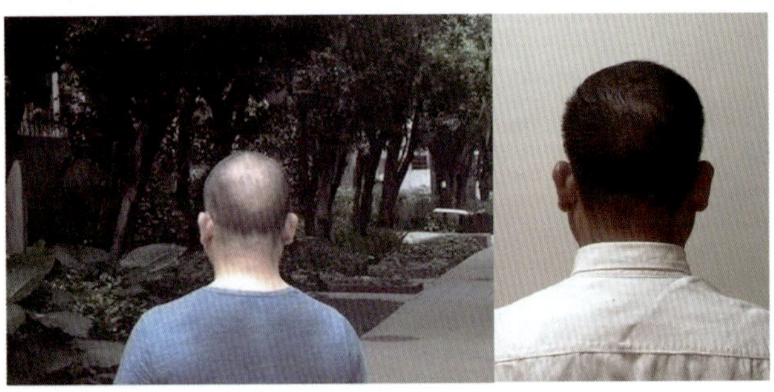

图12-1

例3：王女士，45岁。脱发，掉发严重，头顶区域头发稀疏，头皮出油。使用“妆点一生”防脱育发液配合按摩，半个月后掉发减少，半年后头发慢慢长出。一年半后头顶头发明显长了很多。脱发得到了很好的解决，见图12-2。

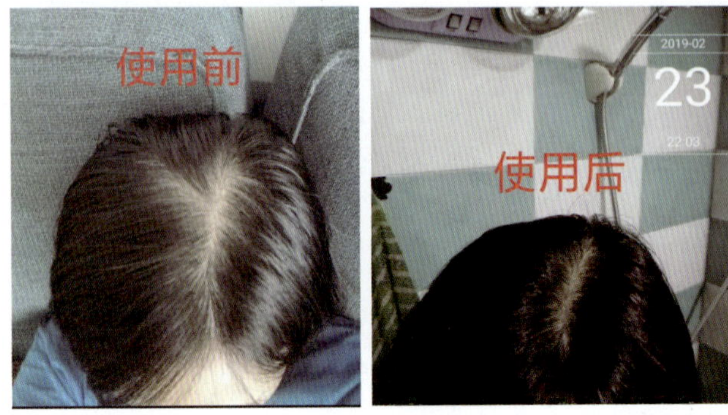

图12-2

例4：

王某。男，33岁。斑秃，头油严重。使用“妆点一生”洁净液和防脱育发液，一个月后头皮出油得到控制。三个月后斑秃区域慢慢长出头发。半年后斑秃区域已经长出一半头发，见图12-3。

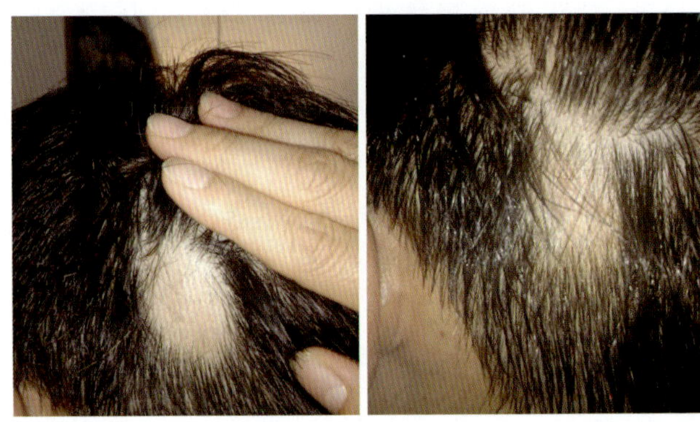

图12-3

2019年度亚健康事业开拓者

王 莲

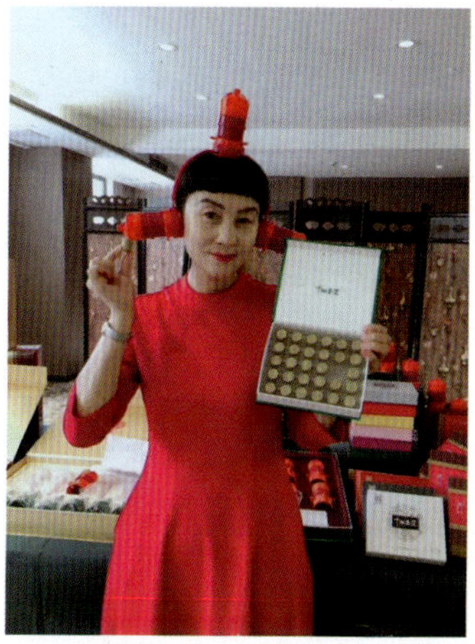

柔嘉企业百家灸生物科技有限公司总经理王莲，从事中医养生和艾灸调理事业近20年。王莲女士多年来勤勤恳恳，一直位居一线，始终不忘初心要让艾灸文化走出国门造福全世界。

王莲女士在中医上的造诣高深，在经过多年的潜心研究中取得了不少成就，且有自己独特的调理手法。曾被邀请到湖南中医药大学讲述艾灸的原理以及功效，引发学生浓烈的兴趣爱好。

在两届万人艾灸挑战世界纪录大会中，讲述艾灸知识，普及大众。其在中和亚健康服务中心组织的各大会议和论坛，都有她忙碌的身影。多年来，用饱满的热情，战斗在行业一线，把艾和健康带给人们。同时，不断地充实和完善自己，一直在寻找创新的途径并且践行，以更纯粹的方法去巩固健康，去调理慢性疾病。

尤其在此次抗新冠病毒疫情期，充分利用柔嘉艾灸的特色，为居家养生的人们提供最好的防疫方法。柔嘉特色产品：十四金艾+艾耳灸+艾眼灸。她认为肾开窍于耳，肝开窍于目。并且耳朵贯穿全身五脏六腑，肝旺火不泄则邪气容易入侵，抗新冠病毒疫期间使用艾耳灸+艾眼灸搭配柔嘉十四金艾能补充肾气，泻肝火。使全身气血畅通，邪气则无法入侵，方法简单易行，深得客户的喜爱，并取得了一定成果。在调理亚健康，预防疾病，保证健康的路上越走越长远！

接下来的时间里，将研发出更多，更有效的产品和技术，把柔嘉艾灸真正带进千家万户，走进百姓生活，做不懈的努力！远离抗生素，为人类的健康，美丽，长寿奉献终身！在大健康产业的道路上，一路前行，把艾灸传播到全世界，造福人类为自己的奋斗目标！

王 战 勇

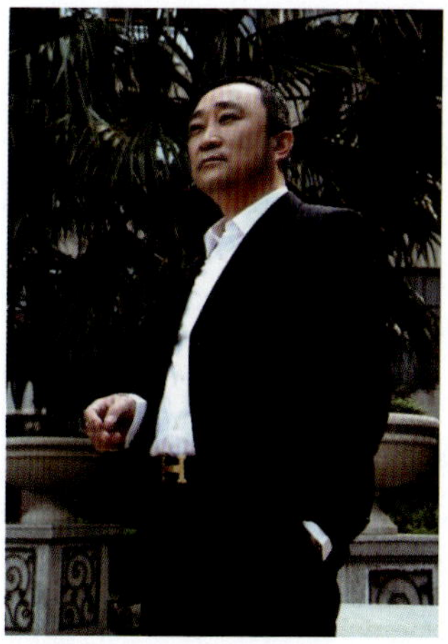

王战勇，福建泉州兴鑫企业董事长。自2001年9月成立公司至今，一直秉承一个原则：诚信经营，注重人才，不断进取，加强员工业务能力。严格考核厂家背景、实力、生产力，保证做到所有代理品牌的达到食品、药品的等级认证，品质达标，安全可靠。给到客户最好质量产品和服务。多年来，拥有全国数千加盟店。自与柔嘉艾灸牵手合作，把中医药艾灸疗法，普及到广大客户，把健康和艾带给所有需要的人，效果非凡，解决了许多客人的疑难问题，得到了人们的极大认可与信任。在2020年疫情中，作为保健养生行业，更是发挥柔嘉艾灸的优势功能，把艾灸艾柱、艾药浴、家居艾灸养生产品组合成居家养生抗疫情的健康组合产品，使其进入到千家万户，让其真正走进百姓生活，在抗疫情中取得了可喜的成绩，使我们的客户平安度过危险时期。感谢柔嘉艾灸带来的艾，感恩我们的健康，因为有中医药疗法为我们保驾护航。

今后，我们要更努力地发展中医药疗法，为更多人的健康、美丽、长寿贡献力量。在大健康产业的道路上一路前行。

车力平

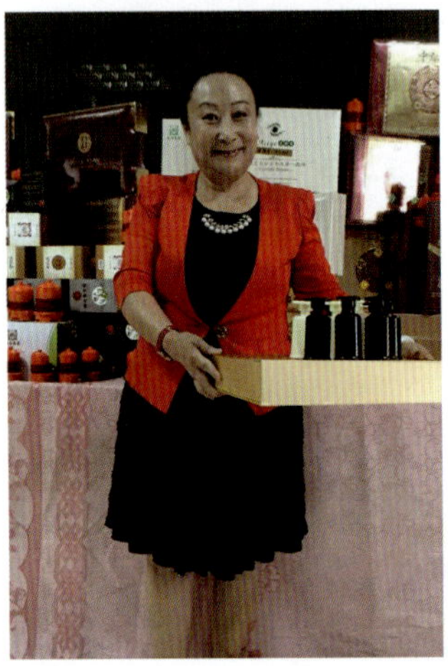

从医30年，在30年的时间里，不断地探索中医养生保健，是如何预防疾病，提高生命质量，让人们保持自然健康的年轻态。多年来用自己总结的经验和研发的技术帮助到众多的人，得到大家的一致认可。好评不断，感谢无数。

自加入柔嘉企业，接触了柔嘉艾灸，就被深深吸引。并在实践中，让她更充满活力。

创新三灸一贴技术，将艾药油和本草能量热膜与柔嘉红外线旋磁灸完美结合，把艾灸的效果提升了3～5倍。同时，灸后敷上灸贴（可贴10小时）巩固维持艾灸效果的持续。此项技术现在全国普遍应用，反响大。以操作简捷，效果显著，赢得了极好的口碑。成为柔嘉艾灸的特色技术。

从2014年编辑的柔嘉艾灸的十项亚健康调理技术，到现在的24项亚健康调理技术，每年根据人们对健康的需求，都会为柔嘉艾灸创新2～3项适宜于亚健康状态的调理技术，并入选中医药类工具书《国医年鉴》，让更多关注健康群体得到收益。

例如：柔嘉“艾灸系统调理养生”对亚健康人群的调理技术，在原有基础上进行创新，不是“头痛医头，脚痛医脚”。而是将人体看成一个管道，管道堵了，不是只通堵的地方就行，而是首先把整个管道打通，局部堵的严重的地方，再局部加强。这也成为技术的调理特色，先系统调理，再局部加强。

在抗新冠病毒疫情中，又充分地发挥了柔嘉艾灸的独有技术和产品——家居艾灸养生，第一时间设定，符合家居防护的套餐，快速给到终端，取得很好的效果。从全国店面反馈的信息，我们的客人均平安健康。在此次疫情中我们取得了一定成绩，并贡献了我们的力量。把经验做了总结，柔嘉创新“家居养生——养气清肺”，将使亚健康调理技术更加成熟。

柔嘉艾灸在大健康产业的路上大步前行，柔嘉医派的诞生，标志着柔嘉艾灸健康养生向医疗领域的挺进。医养结合，线上与名医、国医大师面对面，解决疑难杂症轻松易行，线下体验医疗特色治疗。柔嘉医派中医诊所（连锁）将在全国推广，为传播中医药疗法，贡献柔嘉人的智慧和力量！

邓淑蔓

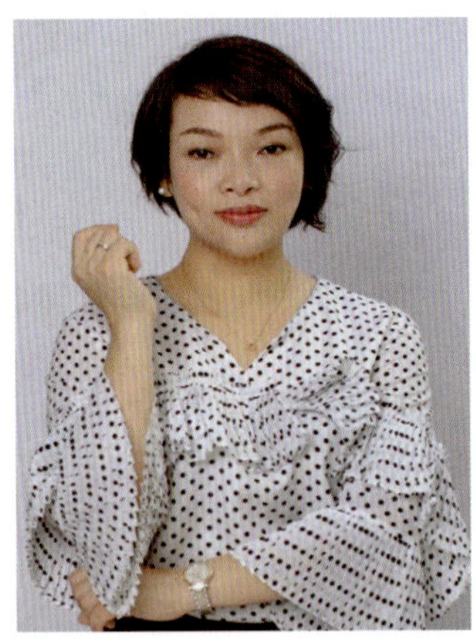

邓淑蔓，出生于湖南永州祁阳，从小热爱中医，立志此生将健康与美丽在祖国的大地上传播。现任柔嘉企业广州本韵生物科技有限公司总经理。

邓淑蔓女士从事亚健康行业10多年，潜心学习研究，不断提升自我，是国家人力资源和社会保障部认证养生指导师；亚健康灸法调理师。先后参与了柔嘉脾胃亚健康调理技术、清青盈春亚健康调理技术、肩颈无忧亚健康调理技术、通经健脑亚健康调理技术的研究与实践，帮助无数人摆脱亚健康的烦恼。她全身心投入中医艾灸调理的推广。从柔嘉企业举办“十年感恩千人大会”，承办“第一、二届万人艾灸挑战世界纪录”，中和亚健康服务中心主办的各大会议和论坛，都有其忙碌的身影。10多年来，邓淑蔓女士一直坚持激情、专业、负责的风格，不断地在实践中锤炼。孜孜不倦地致力于亚健康中医调理技术的推广。

尤其在2020年抗新冠病毒疫情期，充分利用柔嘉艾灸的特色，为居家养生的人们提供最好的防疫方法。柔嘉特色产品：十四金艾+艾浴液+家居艾灸养生套+天天艾+雷火灸，组合成安全，简单、有效及全家都能用的套餐，给到加盟店，给到终端客户。在疫情期间取得了一定的成绩。充分发挥了中医药艾灸疗法的作用。随着疫情的逐渐平复，人们将健康意识提到更高点。我们会用柔嘉艾灸这一中医药疗法，为百姓健康做更大努力。为中医药疗法的普及贡献力量。在大健康产业的道路上，一路前行！

田 林

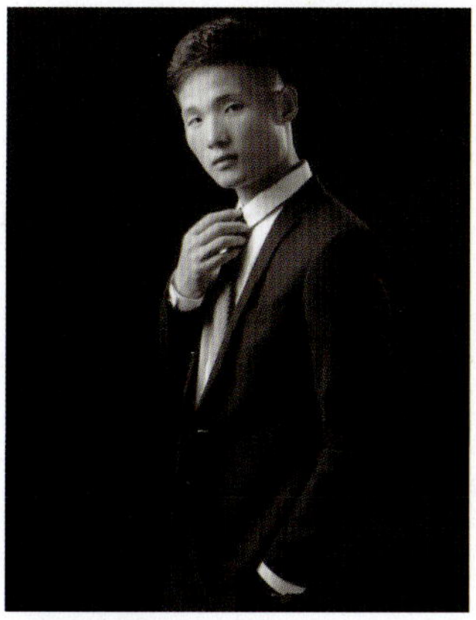

田林先生从业以来，曾获得康复治疗技术，针灸、推拿等职业培训证书，高级按摩师，高级营养师。在2014年7月到2020年一直做中医康复理疗工作。现担任四川华悦蓉健康管理有限公司总经理。自从与柔嘉艾灸合作后，以艾灸调养、亚健康调理和康复理疗为主。为众多客户带去健康。其深得广大客户的认可。尤其在抗新冠病毒疫情期，充分发挥柔嘉艾灸的优势，以家居艾灸养生，给客户最好的家居艾灸养生方案，帮助众多家庭平安度过疫情难关，使大家都平安健康。

江先华

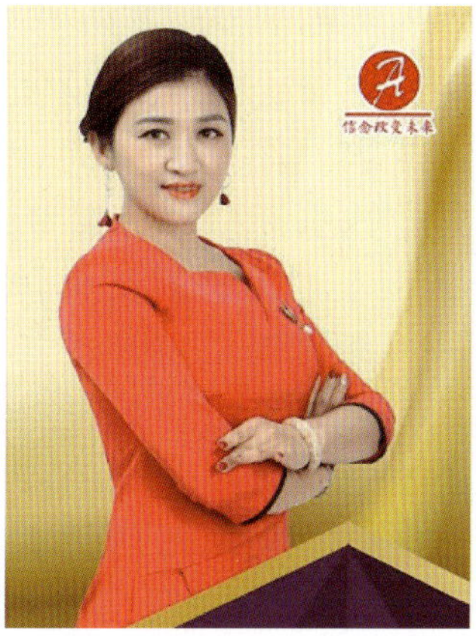

江先华，福州金安泰化妆品有限公司创始人，现任公司总经理。公司成立于2005年，公司涉足美容化妆品和养生项目等领域。公司代理：柔嘉养生品牌“中里康安灸”。公司以传播美丽与健康为己任，集营销、教育、连锁经营为一体，同时携手香港国际美容连锁机构开展美容院经理人“MBA高级研修班”“美容院长班”“美容营养师班”“美容健康顾问班”等系列培训，源源不断为福建省美容行业输送大量综合型人才。

从事中医养生具有15年的经验，做柔嘉艾灸有8年，有丰富亚健康调理经验，其中艾灸是其最喜欢使用调理方法之一；尤其擅长调理南方大多湿寒体质，并取得很好的效果；在三伏灸冬病夏调，调理慢性病也有许多成功案例。深得客户的认可。在2020年抗新冠病毒疫情中，充分发挥了中医药艾灸疗法的优势，快速指导客户家居防疫，使用柔嘉艾浴液、十四金艾、家居艾灸产品，重点防御外邪，增强抵抗力。此方法传达给加盟店，快速落实到了终端客户家庭。全家一起预防。汪先华表示，我们和我们的客户均平安健康。柔嘉艾灸，让我们感受到中医药疗法的保健作用。我将在今后的时间里，更加努力推广中医药疗法，为人类的健康尽力尽责。在大健康产业的道路上一路前行。

孙宛越

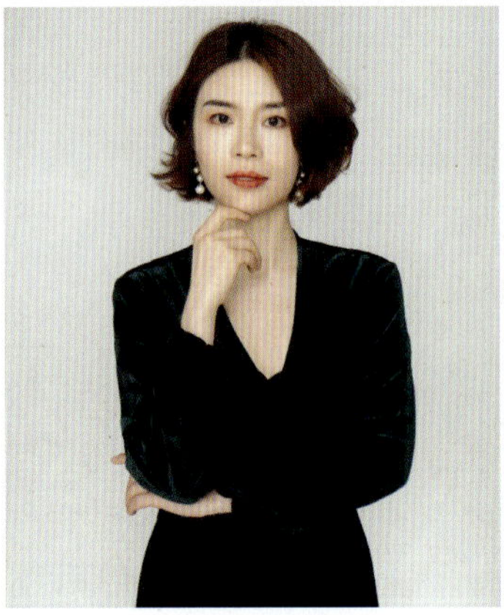

孙宛越，现任江苏维娅国际总经理，从事大健康产业12年。在疫情期间让她重新认识了中医药，认识了艾灸传统调理。自牵手柔嘉艾灸后，好产品先自用，从自身用起！坚持每天用柔嘉艾灸灸中脘穴、神阙穴、足三里、三阴交等大穴，坚持了一个月左右发现：长了近10年的痘痘的皮肤逐渐好了，更惊奇的是：最近意外发现月经量比以往多了、颜色鲜红了，更重要的是：以前月经不规律：40天中来三次潮，最近两个月基本都是25天左右来一次。通过自身的体验，她对柔嘉艾灸有很大的信心。在市场推广后反响好，客人的认可度高，得到一致好评。

孙宛越说："柔嘉艾灸的效果实在是太强大了，我会继续选择灸下去，在大健康产业的道路上，一路前行，把中医药疗法传播到千家万户，把艾和健康带给大家"。

李继杰

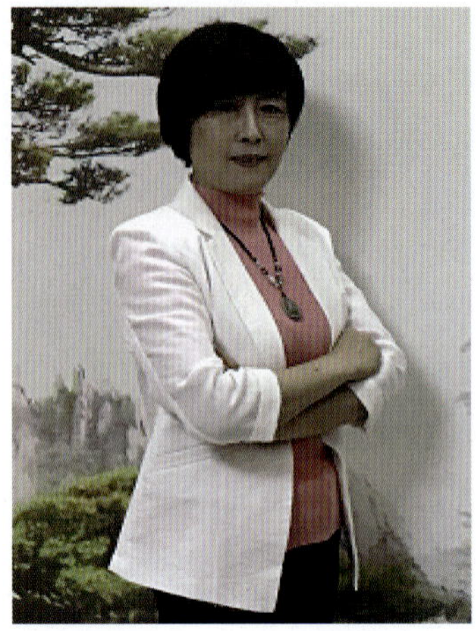

李继杰，中和亚健康服务中心全国中医药儿童健康工程办公室副主任，兼教育培训部副主任；世界中医药学会联合会亚健康专业委员会常务理事；中华中医药学会亚健康分会常务委员；中华中医药学会治未病分会常务委员；中华中医药学会少儿推拿传承发展共同体副秘书长；中国中医药研究促进会综合儿科分会常务理事；中国中医药研究促进会中医儿科医师合作共同体工作委员会委员；中国医药卫生文化协会中医儿科文化分会委员。致力于中医特色儿童预防保健服务体系研究与构建。"京城小儿王"国家级名老中医徐荣谦教授收为"臣子门"第七代学术传承弟子。任北京市中和亚健康科学研究院儿童健康研究所所长助理。参加院内课题5项。参编《儿童亚健康学》《徐氏小儿按摩经》等多部著作。

作为国家中医药儿童健康工程试点工作的推动者和实践者，组织实施"'手'护孩子健康工程""国家中医药儿童健康工程试点工作——儿童体质数据普查"等大型公益活动百余场，惠及30余万家庭。其在研究探索中医儿童预防保健服务模式，创新研发支撑技术与产品，规范儿童健康服务管理流程，培养专业服务人才，制定并完善相关技术标准、规范，建立儿童中医药预防保健干预评价方法和指标体系等方面，为推进儿童中医预防保健服务纳入国家中医预防保健服务体系做出了积极而突出的贡献。

邹红魁

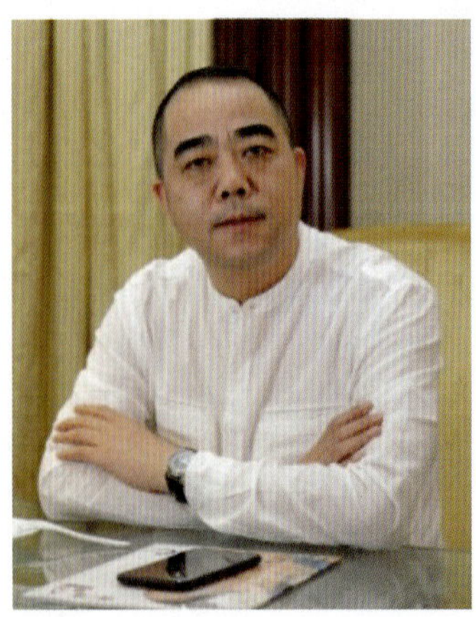

邹红魁，河南雅丽企业董事长。雅丽企业，创立于2002年，是中原地区最具规模及影响力的化妆品代理商！创始人邹红魁先生，他潜心研究中国美容化妆品市场推广20余年，成功运营30多个国内外知名品牌。本着"利他"精神，帮助几千家合作伙件解决品牌问题，管理问题。将多年积累的实践经验加以总结。自牵手柔嘉，与柔嘉艾灸结缘，将中里康安灸品牌艾灸养生做得风生水起，火遍中原大地，为百姓的健康做出了一定成绩。其创立自主艾灸品牌脱颖而出，一直秉承着健康为主，自然为辅，回馈社会的理念，赋予了众多的亚健康患者重新建立健康的希望，自从与柔嘉艾灸合作后，在中医药艾灸疗法的传播与发展方面做出了一定成绩。

尤其是在2020年抗新冠病毒疫情中，用柔嘉艾灸这一中医药疗法，组成家居艾灸养生方法，由雅丽养生团队送到加盟店，送到千家万户，为抗新冠病毒感染，保证客人健康，做出了一定成绩。邹红魁表示：“随着疫情的逐渐平复，人们对健康需求已经提的最新的高度，我们将会在未来的日子，把艾灸这一中医药疗法做得更好，在大健康产业的道路上，一路前行。为把艾灸带入千家万户，走进百姓生活而努力。为中医药的发展贡献自己的力量。

沈敬国

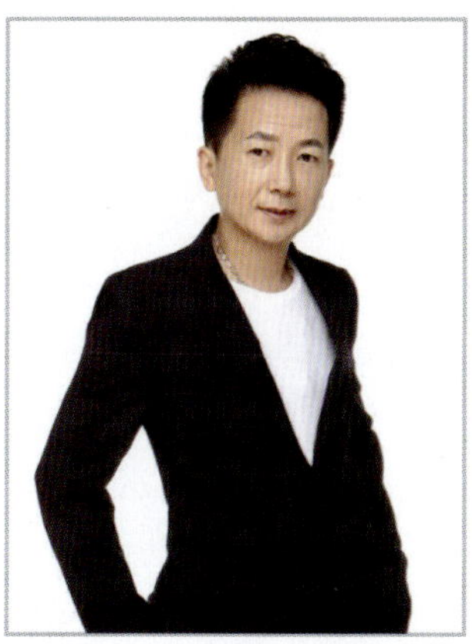

沈敬国先生，柔嘉企业董事长。

柔嘉企业成立于2003年，（前身：香港美源公司）是一家集科研、生产、销售、投资、教育培训、营销咨询、专业会展、网络科技为一体的多元化、现代化、集团性公司。其是综合型的中医健康美容养生服务产业。2006年3月，公司董事长沈敬国先生与广州医科大学及中国天地养生协会合作，在广州创建了艾灸专业生产基地，拥有强大的运作和精英团队。十几年时间，将中国千年艾灸做精，做强。把艾灸带入百姓生活，走进千家万户，全民普及艾灸养生。同时，通过两届万人艾灸挑战世界纪录的成功举办，进一步把中国艾灸养生推向世界，迅速跻身国内养生行业前茅，走在大健康产业的最前列！

在2018年，其以敏锐的市场洞察力，开拓创新，根据国家大健康产业的发展，健康市场的需求，柔嘉医派诞生，这标志着柔嘉企业健康养生向医疗领域挺进。目前，柔嘉企业与全国各中医药大学及医院的专家学者深度合作，开创柔嘉医派的最新道路。现广州柔嘉医派中医诊所(连锁)，正在践行中。由医疗领域的专家名医门诊坐诊，同时开通线上问诊平台，与名医国医咨询零距离，及时解决患者身体的疑难问题，开启治病就医的绿色通道。

正与其合作的湖南、江西、山西、广西等地的柔嘉医派中医诊所和药房均在稳步前行。柔嘉医派将柔嘉艾灸治疗推上新的台阶。弘扬中医国粹，让人们远离抗生素，为人类的健康、美丽、长寿奉献终身。

柔嘉企业在沈敬国先生的创导之下，经过十几年的拼搏发展，以敏锐的市场洞察力，优良的品质，完善的服务和三赢阶梯，和谐统一的经营理念在行业中树立了专业的形象，得到了业界人士的极大认可！沈敬国先生说：“我们要把艾灸做成世界品牌！”

张炯

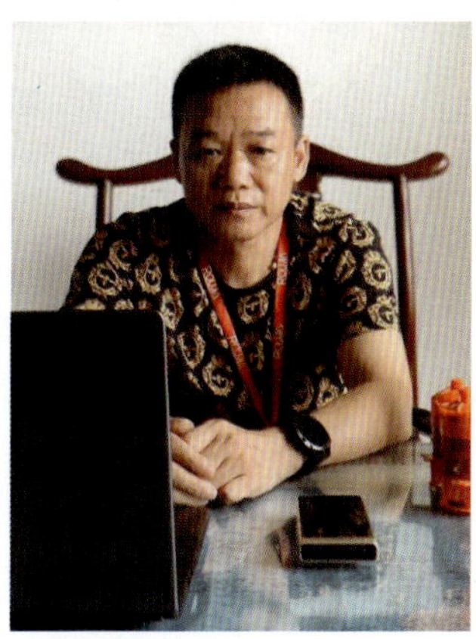

张炯，江西南昌柔嘉实业有限公司董事长，曾长期担任江西省美发美容协会副会长。2017年度、2018年度均荣获“全国艾灸养生十大热点人物”，2013年担任全国亚健康专业调理机构服务水平星级评审委员会委员。

江西柔嘉实业有限公司是一家注重健康产品的开发、销售、培训、店务运营为一体的化妆品、养生品企业。从2014年成立至今，已发展合作店800多家，员工100余人。一直秉承“诚信为本，务实创新”的经营理念，遵循“完善自我，成就客户”的发展理念。公司一直与柔嘉企业紧密合作，将柔嘉艾灸在江西大地做得风生水起，红红火火。为百姓的健康做出了一定成绩。公司一直秉承着健康为主，自然为辅，回馈社会的理念，使众多的亚健康患者重新找回健康的希望。在与柔嘉艾灸合作中，将中医药艾灸疗法，传播发展，做出了一定成绩。尤其，是在2020年抗新冠病毒疫情期间，用中医药艾灸疗法作指导，及时给到终端客户一套家居艾灸养生的方法，全家受益，效果明显，深得客户的认可与好评。张炯董事长表示：“在此次抗疫情中，我们用中医药艾灸疗法做出了成绩，为百姓的健康贡献了自己的力量。我们将坚定不移地把中医药艾灸疗法深耕细作，在大健康产业的道路上，努力前行。为百姓的健康，为传播中医药艾灸疗法贡献自己的力量”。

张晓燕

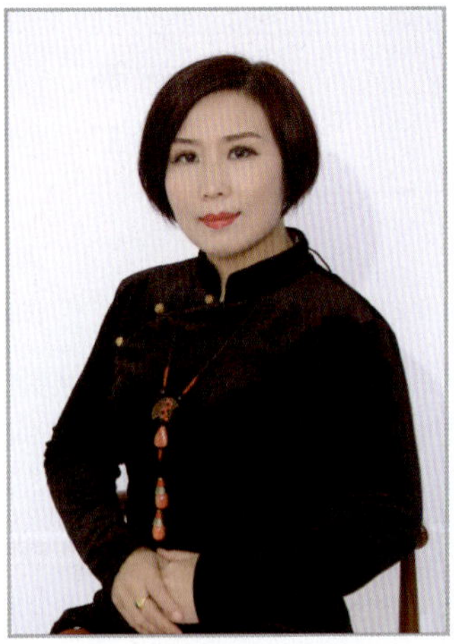

张晓燕，为中和亚健康服务中心全国中医药儿童健康工程陕云贵办公室主任；被国家级名老中医徐荣谦老师收为“臣子门”第七代学术传承弟子；中国中医药研究促进会综合儿科分会常务理事；全国儿童中医养生保健专家委员会委员；全国少儿推拿调理专家委员会委员；世界中医药联合会亚健康专业委员会理事；中国中医药研究促进会中医儿科医师合作共同体工作委员会常务委员；亚健康管理师。从事亚健康行业的技术研发、教育培训21年。陕西远瞻健康管理有限公司创始人，公司独创的“四维一体”的调养项目。为徒手产后腹直肌、骨盆、盆底肌修复技术和“家有一方”。其产后体质调理、生殖系统调理、月子病调理项目，服务客户的人数量在业内遥遥领先。古方砭灸调理技术获得2019年度百项中医亚健康调理技术，并编入《亚健康咨询师教材》。与中和亚健康服务中心共建立了7个亚健康执业技能人才培养基地。擅长运用中医体质养生调理技术服务于亚健康状态人群，具有丰富的店面运营实战经验，培养了很多专业技能型人才，店面服务运营管理获得了市场的一再好评。

2017年成立了陕西远瞻健康管理有限公司与中和亚健康服务中心全国中医药儿童健康工程办公室达成战略合作，成立了陕云贵中医药儿童健康工程办公室，把“关爱儿童、利在千秋”作为使命和责任，全力致力于儿童健康事业。其以儿童健康为抓手，打造规范专业母婴健康管理体系，更是全国第一家创建1+6全家庭健康管理体系的企业。立志将中医育儿、母婴健康管理作为毕生的事业经营。“重质量、抓疗效、立诚信”是企业经营理念，在1+6健康工程的落地上，带领市场一步一步稳健前行，定成为有社会责任感的阳光企业。

钱四海

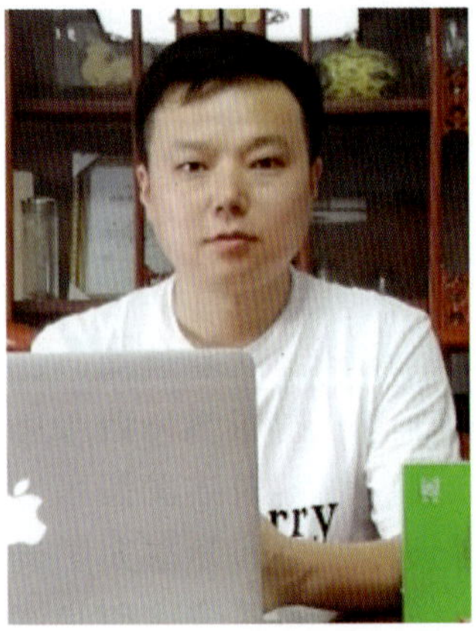

钱四海，安徽池州人，2000年毕业于安徽医科大学康复系，现任安徽卓信（一路前行）化妆品公司董事长，安徽三圣坊公司董事长，广州华鑫化妆品公司董事长，安徽恩喜整形医院董事，广州华实集团董事。从事健康美业15年，一直不断提升自己，从业以来，个人特别喜欢中医中药，中国中医博大精深，深知从伏羲、神农尝百草及针灸和汤剂的发展，到张仲景的勤求古训，博彩众方，孙思邈的

"精勤不倦，大医精诚"。乃至现代中医药的蓬勃发展，经历过历代医家的发展传承，经久不衰。

自2017年与柔嘉艾灸牵手，将中国艾灸发扬光大做不懈的努力。几年来，把艾灸养生传播到千家万户，走进百姓生活。在中国大健康产业中一路前行。尤其是这次，抗新冠病毒疫情中，运用用柔嘉五元素艾柱+艾浴液+家居艾灸养生产品，给予加盟店调理方法。把艾灸养生，预防病毒感染，送到每个客户的家中，顺利度过疫情爆发期，得到客户的一致好评和认可。钱四海董事长表示："我们的客户均平安健康，我们是用中医药疗法，在抗新冠病毒疫情中取得的成绩。接下来我们会用更大力量，将柔嘉艾灸这中医药疗法做得更好，为百姓的健康努力！我们很幸福，因为我们有中医药疗法为我们的健康保驾护航。我爱中医，爱中药，希望中医药在传承传播中发展创新，中医药走向世界，为人民的健康做出贡献"。

雷紫逸

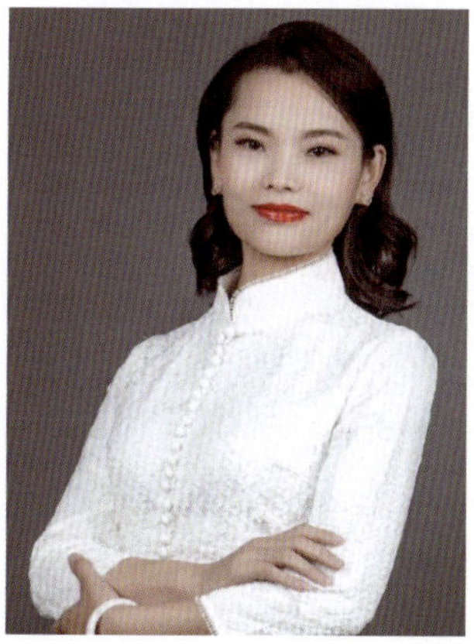

雷紫逸，国际芳香疗法资深芳疗师，擅长中医保健颜面视诊，柔嘉艾灸养生传承师，世界中医药学会联合会亚健康委员会，现任柔嘉企业广州柔嘉生物科技有限公司总经理。

雷紫逸长期从事一线中医调理、中医技术培训工作，深谙人体经络之道，以生活化的场景来讲解中医调理之精髓所在，尤其是在非药物、非介入性疗法的临床调理上以轻、慢、柔手法为主可以做到立竿见影的效果。个人擅长及研究领域：疼痛和妇科调理。为了能让更多零基础的家人快速入门中医，让中医同行能再开启新思路，经过多年临床实践、研读经典及实战交流总结出一套生活化的中医艾灸之法家居产品"轻松养生，天天艾灸"，此法主要采用绿色安全的非介入性艾灸疗法和轻、慢、柔的速效中医按摩手法。帮助更多人获得健康需求，符合当前国家提倡的中医适宜技术之特点——简、便、效、廉，普惠世人！

尤其是在2020年抗新冠病毒疫情期，起到极好的作用。柔嘉居家艾灸养生，十四金艾+艾浴液+天天艾+家居养生艾灸产品组合起来，给予终端客户使用。符合疫情期的情况，得到客户的一致好评和极大认可。

潘美红

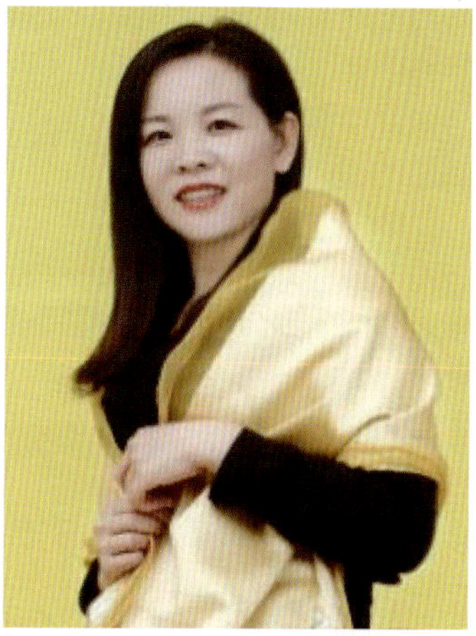

潘美红，现任南昌市柔嘉医派中医诊所有限公司总经理。长期致力于艾灸养生事业，这一事业，正好迎合了人们对"健康"和"自由"的需求，受到亚健康人士的厚爱。多年来在艾灸调理过程中，颇有心得，为许多客户解决了身体的疑难问题，得到了广大客户的认可和好评。顺应时代的发展，健康产业的异军突起，在美容院做养生局限性很大，因此必须转型才能向前发展。在2018年注册成立南昌柔嘉医派中医诊所有限公司，将经营范围从理调向治疗发展，走医养结合的路线。并没有在线上名医问诊，开方下单，线下取药，同时，享受线下的治疗、服务体验。努力走好从线上引流，线下体验的互联网之路。尤其，在2020年抗新冠病毒疫情期，发挥了极大优势，方便了客人在特殊时期的就医。线下又采取了一系列家居养生的方法，所以疫情期间其收益反而有增无减。潘美红总经理表示："接下来，我们将努力将柔嘉医派做好，在大健康产业中一路前行，把人类的健康作为自己奋斗终身的目标"。

国医年鉴

GUOYI LIANJIAN

2020

中医药教育与文化

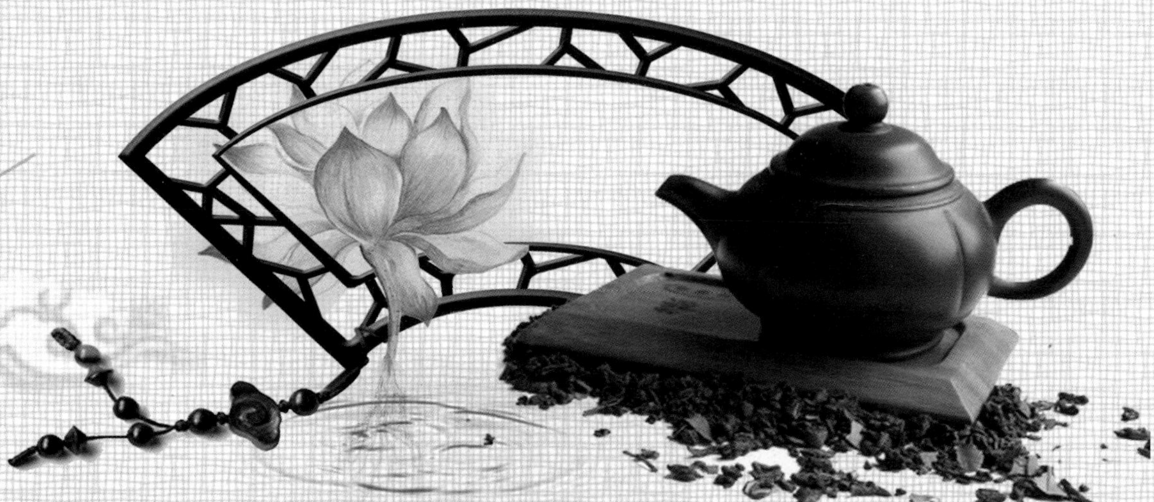

教　育

将中医药文化宣传教育基地打造成群众身边的“中医药之家”

2019 年 12 月 11 日，国家中医药管理局办公室在广西南宁组织开展全国中医药文化宣传教育基地建设交流工作，深入学习贯彻党的十九届四中全会和全国中医药大会精神，进一步明确新形势下中医药文化宣传教育基地的建设定位、重要任务和发展目标，推动基地建设整体上提质增效。广西药用植物园、山东省中医药博物馆、湖北蕲春李时珍纪念馆、广东太安堂药业股份有限公司、西南医科大学附属中医医院等基地单位做了代表发言，各基地单位围绕充分发挥中医药文化传播主阵地作用、打造品牌活动和文化精品、推出群众欢迎的中医药文化服务等，结合各自工作实践，进行了深入研讨。

大家一致认为中医药文化宣传教育基地在推动中医药文化传播、繁荣发展方面发挥了积极作用，做好中医药文化建设是坚定社会主义文化自信的重要内容，是推动中医药事业振兴发展的重要组成，是满足人民群众对美好生活向往的中医药需求的重要举措，将紧抓《中共中央国务院关于促进中医药文化传承创新发展的意见》出台、全国中医药大会召开的大好契机，把基地打造成中医药文化展示的“旗舰店”、中医药文化传播的“金话筒”、群众身边的“中医药之家”。

各基地一致表示，要进一步提升标准、提升品质，积极开展内涵丰富、形式多样的中医药文化宣传活动，努力开发创作中医药健康养生文化产品，更好地服务广大群众中医药文化和科普需求。

据悉，目前全国中医药文化宣传教育基地共 81 家，覆盖 31 个省、自治区、直辖市，总展览面积近 45 万平方米，收藏中医药文化展品 8 万余件，每年开展各类中医药文化宣传活动 3000 余场次。

四川达州拟建中医药职业学院

2019 年 2 月，四川省高等学校设置评议委员会办公室发布拟设置专科层次高等学校的公示，四川省 2018 年度拟新建 6 所高职高专学校，其中达州中医药职业学院在列。

据《达州日报》此前报道，达州中医药职业学院正在筹建中，投资规模 4.2 亿元，学生规模 3000 人，计划今年秋季开始招生，首批拟开设中医学、中药学、中医康复技术、针灸推拿、中药生产与加工和护理 6 个专业。将为川东北乃至全省城乡基层培养专科层次中医药人才，提升基层中医药服务能力，改善城乡基层缺医少药的状况。（川中医）

全国第十二期中医治未病特色诊疗技术名家研修班暨全国治未病与亚健康学术会议与培训中心开业仪式隆重举行

2019 年 7 月 20 日，在中国亚健康产业总部基地全体工作人员付出下，位于湖南省长沙市望城区普瑞西路中国亚健康产业总部基地 1 号塔楼 6 楼的“全国治未病与亚健康学术会议与培训中心”正式对外提供服务！

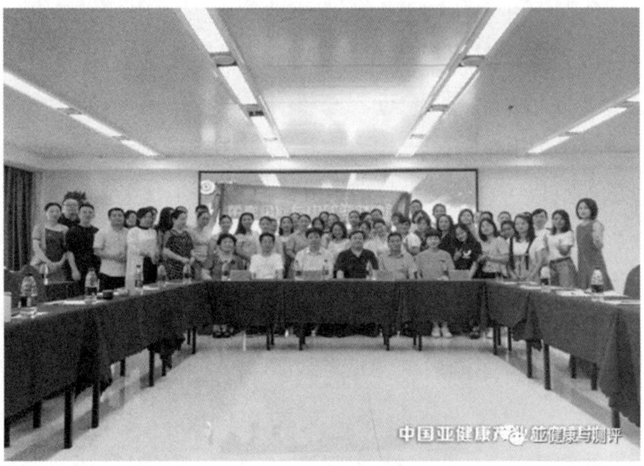

开业当天成功举办了“全国第十二期中医治未病特色诊疗技术之艾灸、刮痧、贴敷、音波谐振调理技术名家研修班”以及“爱心三伏贴，温情系金桥”大型公益活动。本次活动共计有近 500 人参加！为“全国治未病与亚健康学术会议与培训中心”在大健康产业的打响了第一枪！本次活动得到了广东柔嘉集团和大汉控股集团的大力支持。

本次活动中，为了让来自全国各地的学员们有更好的学习体验、获得更优质的教学讲解以及学习到更多更专业的知识理念和实操技能，“全国治未病与亚健康学术会议与培训中心”请来了国内知名的专家教授、名老中医作为讲课嘉宾来给大家授课！

主任医师、博士研究生导师，全国政协委员，国家中医药管理局对台港澳中医药交流合作中心主任，中国致公党中央医药卫生委员会副主任委员。兼任中国针灸学会秘书长，中国针灸学会砭石与刮痧专业委员会主任委员，国家中医药管理局中医药标准化委员会、中医药科普宣传专家委员会和中医药特有工种职业技能鉴定专家委员会委员，曾在联邦德国、马来西亚、俄罗斯、乌克兰等国进行学术交流和临床医疗工作。

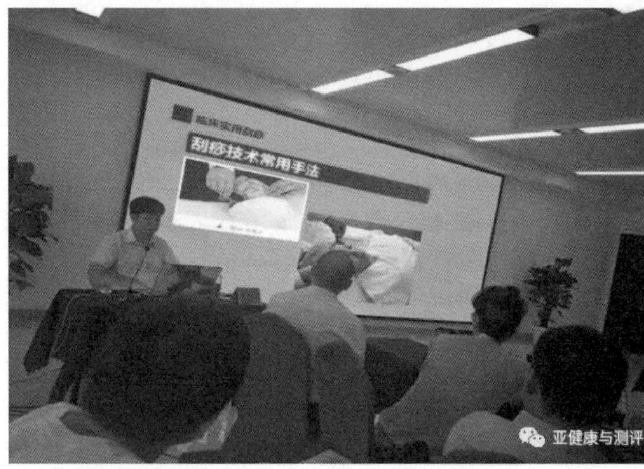

主讲专题：特色中医刮痧与艾灸技术，主讲专家：杨金生教授

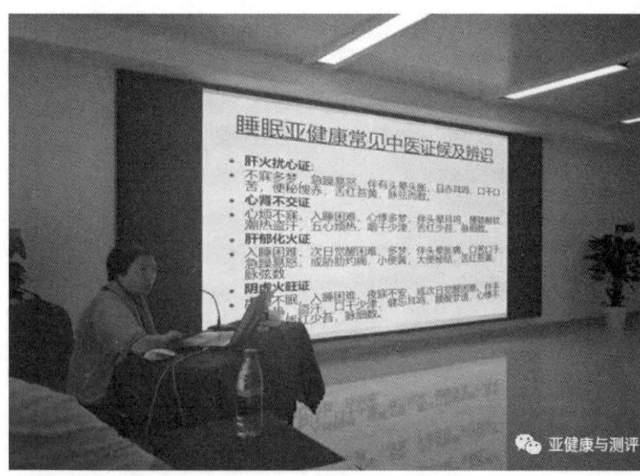

主讲题目：音波谐振睡眠调理技术，主讲专家：魏育林研究员

硕士生导师，北京市中和亚健康科学研究院院长，卫健委中日友好医院亚健康管理研究中心主任，世界中医药学会联合会亚健康专业委员会秘书

长，中国中西医结合学会实验医学专业委员会副主任委员，国家中医药管理局中医红外可视化课题研究组专家；主持国家自然科学基金对体感音乐疗法、水下音乐声波疗法的临床与基础研究等项目。发表论文近 30 余篇，获中国中医药学会论文二等奖和中日友好医院科学进步三等奖和多项专利。

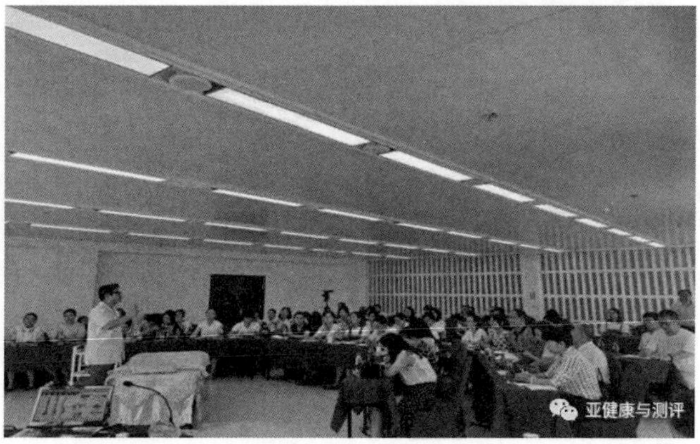

主讲专题：德瑜五步特色调理技术，主讲嘉宾：王德瑜教授

中国中医药研究促进会治未病与亚健康分会副会长，中华中医药学会推拿分会委员，湖南省中医药学会推拿专业委员会副主任委员，湖南省针灸学会常务委员，湖南中医药高等专科学校推拿研究所所长，学校推拿学科创始人，湖南省首批推拿专业教授，湖南省新世纪“121”工程人才人选，湖南省高层次卫生人才“225”工程推拿学科带头人培养对象。

湖南中医药大学教授，医学博士，首位中医亚健康学博士后，硕士研究生导师，国医大师熊继柏、国医大师孙光荣、国医大师伍炳彩教授嫡传弟子，国家中医药管理局第四批优秀人才，《国医年鉴》中医药名人榜收录人物，中国杰出养生文化传播大使，国家二级健康管理师，湖南省最受欢迎的十大养生专家。担任中华中医药学会亚健康分会副秘书长，中华中医药学会治未病分会副秘书长，世界中医药联合会中医健康管理专业委员会常务理事，中国民族卫生协会中医药专家委员会常委，中国中西医结合学会诊断专业委员会委员，国家中医药管理局中医科普巡讲团专家，全国亚健康专业调理机构星级评审专家，湖南省养生协会常委暨首批专家。

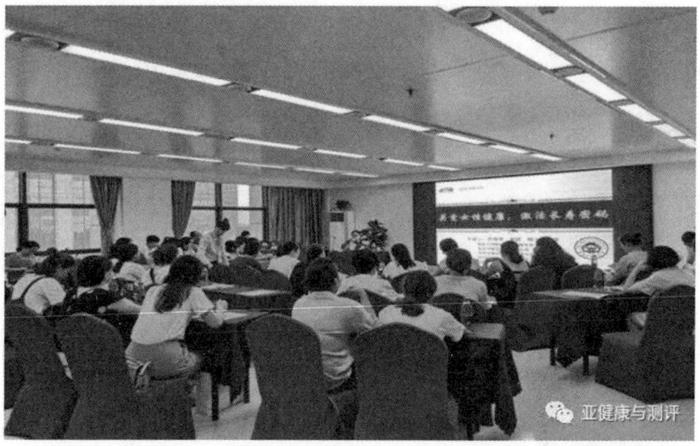

主讲题目：关爱女性健康、激活长寿密码，主讲嘉宾：孙贵香教授

来自全国各地的中医养生机构学员们在经历了本次学习后，纷纷表示受益匪浅！

全国治未病与亚健康学术会议与培训中心

全国治未病与亚健康学术会议与培训中心是一个集新闻发布厅、学术报告厅、远程会议中心、远程培训中心、远程诊疗中心及众多不同大小的多功能会议室为一体的创新性的大健康产业学术交流与培训中心。

全国治未病与亚健康学术会议与培训中心位于中和大汉健康城 6 楼，首期近 2000 平方米，面积 60～330 平方米大小多功能会议室 15 个，分课桌式和剧场式，分别能容纳 60～330 人，会场直、录播设施齐全。

浙江启动《中医（专长）医师资格证书》颁证工作

2019 年 11 月 26 日，浙江省启动《中医（专长）医师资格证书》颁证工作，浙江省卫生健康委主任张平向中医专长人员胡春根颁发全国第一本《中医（专长）医师资格证书》。

浙江省努力构建包括中医专长人员在内的多层次多类型中医药人才队伍体系。自 2017 年开始，组织开展了民间中医人才的调研、找寻工作，研究充分挖掘民间中医人才、发挥中医特色优势的政策举措。2018 年浙江省卫生健康委印发了《浙江省中医医术确有专长人员医师资格考核注册管理实施细则》，正式启动浙江省第一轮中医医术确有专长人员的医师资格考核工作，共有 1188 名符合申报条件的考核人员参加考核。依法执业、传承精华，浙江省 166 名经考核合格的中医专长人员将进一步丰富中医特色服务。

浙江省深入贯彻落实《中共中央 国务院关于促进中医药传承创新发展的意见》和全国中医药大会精神，于 2019 年 11 月组织开展了第二批中医专长医师资格考核网上报名工作，努力挖掘民间中医专长人才，加快中医药人才队伍建设，提升中医药防病治病能力，满足人民群众日益增长的中医药健康服务需求。

全国中医药教育发展中心成立

2019 年 11 月 24 日，“传承精华 守正创新”中国中医药高等教育发展论坛举办，教育部委托北京中医药大学成立全国中医药教育发展中心，北京中医药大学党委书记谷晓红任中心主任。

中心将统筹汇集全国中医药教育专家学者开展研究，为政府提供中医药学及其教育领域的政策及决策咨询，为中医药高等教育管理水平提升及队伍建设提供支撑，为中医药高等教育质量保障与评价提供指导，搭建中医药教育资源共享平台等。

基于新冠肺炎疫情背景思考中医师承临床教学模式

刘兴烈[1,2*] 张诗军[2,3] 李建军[2,4] 李胜桥[2,5] 杨宏志[2,6] 林景琳[1] 苏 婷[1] 张丽娜[1] 吴 倩[1]

1.中山大学附属第六医院，广东省广州市天河区员村二横路 26 号，510655；2.中山大学；3.中山大学附属第一医院；4.中山大学附属第二医院；5.中山大学附属第五医院；6.中山大学附属第三医院

［摘　要］新型冠状病毒的肺炎疫情暴发，高等院校推迟开学，从而加速“互联网+教育”进展速度。从容面对当前环境变化，本文探讨了中医临床师承教育一些问题，并提出了一些解决问题的思路，认为该疫情是促使中医师承老师进行中医师承教育革命的动力，可以根据师承学生的情况，采用“线上线下”混合教学模式与传统教学有机融合的个性化教学。

［关键词］新型冠状病毒；肺炎；中医学；教学

己亥年（2019 年）底新型冠状病毒性肺炎疫情暴发、蔓延，打乱了我们的教育工作节奏；导致我国教育系统教学正常节奏也发生了变化。然而，疫情，就是命令；防控，更是责任。中华人民共和国教育部考量到疫情防控的需要，做出了推迟开学的决定，于 2 月 4 日发布了《关于在疫情防控期间做好普通高等学校在线教学组织与管理工作的指导意见》[1]，保证疫情防控期间教学进度与教学质量。

在这样的背景下，我们高等医学院校中医师承临床教学，该如何面对与解决一些问题？

一、如何主动适应新冠疫情的不确定性

在中医师承临床教学工作过程中，难免遇到各种各样的困难，一般都会寻找到较好的解决办法。但是，面临新型冠状病毒感染疫情，中医临床教师

依然在等待相对清晰的时间节点、准确的专业判断和应对方法。从新型冠状病毒感染疫情发展的时间延续及其变化状态、应对政策及其介入力度方面来看，新型冠状病毒感染疫情的不确定性比较明显。以 2020 年 1 月 30 日为时间分水岭，之前绝大部分观点倾向于我们国家内部的事情，之后则为全球公共卫生事件，由此引起更大的影响，在更大范围内存在诸多不确定性。

“哲学家……解释世界，而……改变世界（马克思)”。中医药学，包括中医兽医学，是中华民族用数千年时间与亿万人的生命实践，持续不断地发现、创造、积累、检验与持续完善所形成的，从天、地、人、万物四者的相互关系，从整体与局部的相互关系，来把握人与动物的生命、健康及其疾病的本质、现象，并且协调运用外部的力量与自身存在的力量来维护身心健康与防治疾病的医学。作为一名中医临床师承教师，不仅仅是中国哲学家，更是一名优秀的、出色的临床医师；当面对当前全新的新型冠状病毒感染疫情，应当义不容辞地投入抗新型冠状病毒感染战场。当前抗新型冠状病毒感染实践表明，从新型冠状病毒感染病变全程中合理运用中医药，始终有效地照顾好患者，这充分证明“中医药学是中国古代科学的瑰宝，也是打开中华文明宝库的钥匙（习近平)”。该抗疫情实践也明确提示，于教学而言，面对疫情不确定性，应当积极寻求解决问题的有效教学方案。

在中医学教学工作中，对于新型冠状病毒感染疫情的不确定性及其存在的持续性，必须要有清醒的全新认识。而且我们既要有与新型冠状病毒感染疫情正面相对、阻击的强大勇气，也要对其带给我们的侵害能力、危险性有充分了解及深度认识，只有如此才能确保我们应对疫情的主动性，提高我们的适应能力，更有效地应对并处理好新型冠状病毒感染疫情。而只有对现有教学模式做出动态改变与完善，才能实现这一目标；也就是说，就对疫情具有的不确定性持认可、接受的严肃态度，在此前提下将其病因病理、发病机制、防控措施等中医疫病的中医理论，及时将其纳入中医师承临床教学内容，用科学的、理性的思维来认识新型冠状病毒感染。从本质来看，这实质上是一种注重实践、与时俱进、与时代发展变化保持同步的教学环境、教学模式转变。

在信息数字化时代，若非要选出一个最具有影响力的事物，非“互联网”莫属；到目前为止，没有哪一项科技发明成果能够做到如此广泛、神速，如此深刻地影响到大家的生存方式。因为互联网的实质，就是关系的存在与连接一切的方式；互联网强化了你、我、他之间的关系，产生了具有新价值的人际关系。教师与学生的关系，一定会受到互联网的深刻影响。这次新型冠状病毒感染疫情，深深地震撼与如雷鸣电闪击中我们的内心深处。此时此刻的教育，也正在发生一场静悄悄的互联网的革命运动。作为从事中医临床师承教育的每一位教师，一定要融进这场互联网教育革命，使中医师承临床教育从静悄悄开始，终将变得有声有色，“大张旗鼓”！以该疫情防控为动力，关注与结合这场全新疫病流行的热点，以中医疫病学为专题，给学生们传授我国中医诊治瘟疫的学术思想与临床经验，把学生培养成为一名合格的抗瘟疫战场的中医人才，因为瘟疫的暴发、流行永远是自然规律作用的结果。作为中医师承临床教学改革的一个尝试。如何开展该专题师承教学？一方面积极开展线上教学，例如做好该专题“微课”设计（教学设计、脚本设计、评价等)，教学内容含有瘟疫源流、病因病机、治疗原则、辨证论治、防控措施、古今名家学术思想与临床经验等；制定好“微课”互联网教学路径；按照该路径组织、开展教学工作；可以采用手机 APP、微信群等进行语音、视频等教学；同时也要择机配合线下面授、手把手临床带教；如此，可以实现从“教的课堂”到“学的课堂”转型，极大提升了教学质量。另一方面，指导学生充分利用互联网文献资源，前瞻性检索、查阅相关新型冠状病毒感染的文献，指导学生前瞻性学习当前中医、中西医结合诊治新型冠状病毒感染的名家临床经验与学术思想。

在新型冠状病毒感染疫情期间，我们以“钉钉”APP 为培训工具，通过制定员工培训学习计划，积极开展新型冠状病毒感染防控课程教学，并且同时结合线下实际操作培训，从而使广大师生员工尽快把握了新型冠状病毒感染疫情防控的本质、主干以及联系，使“传、帮、带”三字处于无缝结合，良性循环。但是，也发现在线教学很容易陷入等同“直播”、等同“面授”、等于播放教学视频等误区，以及在线学习存在不可视化的学习过程、学习互动欠佳等实质问题。借鉴该次线上线下混合教学的经验与教训，肤浅认为中医临床师承教学，开展线上线下混合教学过程中有必要考虑实施必要的量化考核措施，例如提交手写作业、手写听课笔记、手写学习体会或科普文章等，作为考核综合评分的重要依据之一。

二、筑牢师生共同体，坚定学习信心

生命共同体，是指在特定的时空内，至少两个以上同种类或两个种类以上的生命，构成相互依存、互补、互强互弱、共荣共辱的生命系统。该概念，侧重于生命与生命之间的相互依存的关系。一般情况下，共同体内部各个成员、相互构成之间，所存在的共同因素、互补因素越多，那么其共同体的结构就越稳定，存在的时间也越长，反之亦然。在特殊的情况下，这个规律也会被打破，譬如遭受强大的外力下，共同体无法经受该种外力的冲击，导致共同体结构受到毁损，甚至导致“阴阳离决”的毁灭局面。

当一个国家或地区，越是经历重大自然灾害或重大突发公共卫生事件的时候，便越凸显出生命共同体的特质，原来各个个体的散漫行为与兴趣，会集中到与个体生命生存最为攸关的事件发展上来。此时此刻，作为生命共同体的每一个体、群体更容易展现自身的优势，也更容易暴露所存在的缺点与问题。此时，能更好地考验每个人、群体自身的健康状况和处理艰巨任务的能力，也更能检测出共同体成员的免疫系统状况与其更新、升级的能力。

“人是一个特殊的个体……（马克思）”。从马克思主义经典作家关于人的含义描述来看，个体的“人”具有独立性、差异性，而社会则是由包括人在内的各种因素组成的集体，如果用个体视角来理解的话，那么社会无疑就是一个“大写”的人。在中医学教学运行机制过程中，作为“小写”的教师与学生，同样也构成一个共同体，尤其在新型冠状病毒的肺炎流行期间凸显出师生共同体的属性。在疫情期间，学校与教师在保证学生身心健康与防控疾病传播中肩负着巨大责任，尤其在临床教学中应道具有强大的内心力量。虽然疫情的确使人焦虑不安，甚至灰心，但是由教师、学生组成的“教与学”团队里，教师与学生是一个客观存在的共同体；应当结合疫情实际情况，做好学生们思想工作，严格执行防控措施，共同面对当前环境以及自身心态的调整。坚信学习进步与自身发展，不受环境的影响，才是关键。重大疫情关系到学生健康与学习能力的提高；健康的身体和心理，是应对疫情的最好良药，自觉做到自我保护和保护他人、为抗战疫情做出自己的绵薄之力，是个人品德素质的有效考验。所以，教师与学生，要坚定自身学习发展的信心，共同提高对新型冠状病毒的肺炎认知程度。

基于“生命共同体”的理念，以及保证、提升临床“传、帮、带”的质量，首先在师承带教工作，要坚定学习的信心，一以贯之地将中医防控疫病的理论知识与临床经验，落实聚焦于医学生内心，使学生们动起来，解决实际需要。疫情就是命令，防控就是责任；“传、帮、带”就是升级。

然而，任何教育改革的现代化国家不能也不敢忽视教育科技取向思潮。当前，信息技术更是时时刻刻渗透到社会生活、经济发展的各个方面，人们的学习方式等等正在发生深刻的变化，全民教育、优质教育、个性化学习及终身学习等已经成为信息数字化时代教育发展的重要特征。“精于心，简于形”。我们可以借助互联网教育工具，实现全新的中医临床教学方式，使临床学习不仅仅在医院里，但也不能忽视线下教育的优势，应当线上与线下密切整合落实并执行，做到师承临床教育立足于人性、陶冶学生的灵魂，极大限度地增进师生学习信心，战胜内心世界新型冠状病毒感染与现实疫情，从而实现中医师承教育对学生人格与灵魂的最大完善。

三、进化安排教学路径而非预测性判断疫情进展

该次疫情传播呈典型的复杂网络特征，有学者应用复杂网络疾病传播模型包括SI模型、SIR模型、SIS模型、SEIR模型等对疫情进展的判断，提出了加强疫情防控的对策建议，对精准做好疫情防控具有较好的指导价值[2, 3, 4]，但是每一个专家、学者的答案均存在现实差异，清晰的答案或许根本不会出现；因此我们可以将模糊化答案视为一种准确或定性的答案。疫情变化发展不断，在此背景下，预测的准确性会受在各种因素影响下而变成一种不确定性，因此基于清晰判断做出相应的选择几乎没有现实可能性，至少目前是这样的。各方专家的疫情进展判断具体需要如何理解、认知，究竟需要用什么样的态度对待教育所受疫情的影响，答案同样是不确定的。正因如此，笔者认为相对理性的临床教育思路应该是以现实状况为坐标向特定的目标努力，在此过程中对各项教学工作做出适时、适度的调整，并不断努力验证、优化、更新，以动态性策略来应对变化不断的现实环境。每一名临床教育工作者、学生均必须具备以不确定变数为基础灵活、持续提升个人适应性方面的能力。

新型冠状病毒的肺炎疫情防控之重要性、残酷性丝毫不亚于战火纷飞的前线。“战争中充满不确定性，战争中四分之三的行动都或多或少处在不确定的迷雾当中”（卡尔•克劳塞维茨著《战争论》）在中医临床教育工作中，谨慎的教育策略就是针对疫情状况，无条件配合国家抗疫方略，相应建设好“教与学”团队，向特定目标持续努力，动态性的适应疫情变化，以现实状况为依据做出适时而灵活的调节，以此增加防控疫情与教学质量的成功概率。

四、结　语

疫情期间，作为中医师承临床教学的临床教师实施“互联网+教学”，表面看起来是短期表面功夫，与传统中医临床师承教学模式有出入，但该疫情是促使中医师承老师进行中医师承教育革命的动力，可以根据师承学生的情况，采用“线上线下”混合教学模式与传统教学有机融合的个性化教学。

参考文献

[1] 教育部应对新型冠状病毒感染肺炎疫情工作领导小组办公室关于在疫情防控期间做好普通高等学校在线教学组织与管理工作的指导意见[OL].[2020-02-04].

[2] 范如国，王奕博，罗明，等. 基于SEIR的新型肺炎传播模型及拐点预测分析[J/OL]. 电子科技大学学报.

[3] 喻孜，张贵清，刘庆珍，等.基于时变参数-SIR模型的2019-nCoV疫情评估和预测[J/OL].电子科技大学学报.

[4] 李承倬，武文韬，潘振宇，等. 基于SIR模型和基本再生数的浙江省新型冠状病毒肺防控效果分析[J/OL]. 浙江医学.

文　化

2018年中国公民中医药健康文化素养水平超过15%

2019年12月25日，国家中医药管理局发布了2018年中国公民中医药健康文化素养调查结果：全国中医药健康文化知识普及工作稳步推进，中国公民中医药健康文化素养水平持续提升，达到15.34%，提前两年实现了中医药文化建设“十三五”规划目标，全国15～69岁人群中，具备中医药健康文化素养的人数超过1.58亿。

调查显示，全国中医药健康文化知识的普及率、阅读率保持在较高水平，信任率、行动率有明显提高，中国公民中医药健康文化5个维度素养水平均呈逐年增长趋势，其中中医药公众适宜方法增长率最大，文化程度仍是素养水平的首要影响因素，但影响强度有减弱趋势。反映出中医药知识普及和文化传播各方面的效果持续显现，公民对中医药健康文化知识的理解不断加深，更多公民成为中医药的爱好者和践行者。

调查显示，城乡公民素养水平均逐年增长，城乡差距逐年缩小。东、中、西部地区公民素养水平均有所增长，西部地区增长最快。其中，贫困地区公民中医药健康文化素养水平提升幅度和速度显著超过全国平均涨幅。可以看出，随着健康扶贫各项工作的深入推进，在提高贫困地区群众医疗保障水平、加强贫困地区医疗卫生服务能力建设的同时，有效促进了公民中医药健康文化素养的提升。贫困地区群众不仅更好地获得中医药服务，而且更多地接触、了解到中医药健康文化和科普知识。

调查表明，通过所在城市/县城接触到中医药健康文化知识的人群数量增加幅度最大，反映出随着《“健康中国 2030”规划纲要》实施，“中医中药中国行——中医药健康文化推进行动”的深入开展，各个城市/县城更好地承担起了中医药健康文化宣传和推广的社会责任，中医药文化传播和知识普及工作取得积极成效。同时体现出各地党委政府更加重视中医药健康文化传播和知识普及工作，组织开展相关活动的频次更多、覆盖更广，在提升城市和县城中医药健康文化知识普及率和公民中医药健康文化素养水平方面发挥了积极作用。

针对报告，国家中医药管理局将聚焦重点区域，持续加大对农村及西部地区相关政策倾斜和资金投入，不断缩小中医药健康文化素养的区域性差距。抓住重点人群，做好分类指导，建立多层次、多样化中医药特色健康文化知识传播体系，促进中医药健康文化素养的整体性提升。优化传播内容，推出一批内容规范、适宜传播的科普产品，努力推动中医药健康文化由知到行。强化优势途径，充分发挥大众媒体尤其是新兴媒体的传播优势，创新推广方式和普及形式，逐步实现中医药健康文化传播及知识普及常态化。

据悉，本次调查在全国 31 个省（自治区、直辖市）随机抽取调查点 336 个，覆盖 15～69 岁常住人口 80789 人。

中医学术流派与中国学派建设应同频共振

江苏省无锡市龙砂医学流派研究所　陶国水

• 中医学术流派是中医学在长期历史发展过程中形成的具有独特学术思想或学术主张及独到临床诊疗技艺，有清晰的学术传承脉络和一定历史影响与公认度的学术派别，对于丰富临床诊疗手段、促进中医人才培养都具有重要价值。

• 要深入挖掘中医学术流派中标识性元素，提炼中医药行业文化、技艺深层次的哲学内涵，体现中医药在解决中国全民健康中的理念、优势、特色，积极融入中国学派建设中。

当前，中国正经历着人类历史上最为广泛而深刻的社会变革和最为宏大而独特的实践创新，中国需要具有中国特色的学术体系、学科体系、话语体系来回答、解释中国社会的大变革，构建中国学派恰逢其时。中国学派的历史使命就是要形成具有中国特色、解决中国问题的知识体系，并为人类发展提供中国智慧、中国方案。

中医药学凝聚着深邃的哲学智慧和中华民族几千年的健康养生理念及其实践经验，中医药学体现了运用中国实践解决中国问题的智慧，笔者认为，中医学术流派是中国学派建设的重要组成部分，中医学术流派发展应与中国学派建设同频共振。

中医学术流派建设越来越受到重视

中医学术流派是中国医学特有的文化现象，近年来中医学术流派越来越受到各界重视，《“健康中国 2030”规划纲要》第九章“充分发挥中医药独特优势”中提出“全面系统继承历代各家学术理论、流派及学说”。

目前中医界对于“学派”“流派”的界定不是

很明晰。关于学派，《汉语大词典》解释为：一门学问中由于学说、观点不同而形成的派别。任继愈先生《中国哲学史》认为，学派主要针对某一学科而言，指有着一致的立场、观点和方法，一致的主题、方向和兴趣的学术群体。能不能称学派，验证标识有四方面：一是有无代表性学说或理论；二是有无代表性学术研究方法；三是有无代表性学术精神和价值取向；四是有无代表性人物和著述。关于流派，《汉语大词典》解释为：水之支流也。

对于学派建设，我国学者早就有所重视。其中，中国医学科学院曹雪涛院士曾刊载在《科学时报》上一篇题为《2011 诺奖启示：关注学派级科学家的引领作用》文中指出，目前我们比以往较少地谈及学派对于科学发展的推动作用，其实，纵观世界科技史，许多重大科学发现和科学理论体系的提出与完善是与科学学派有关的。科学学派作为一种成熟的科研组织或者学术团体，是基于对某些研究领域和某些科学问题有独创性的主见和共同见识才出现和聚集形成的，往往由处于领先地位的、享有崇高威望的科学家及以其为主导科学家群体组成。科学学派在一定程度上主导了某个领域发展的方向，特别是在开拓学科发展新领域、提出领域发展新方向、构建新观点新学说、最终推动基础科学理论和重大科学前沿问题的研究上取得突破性进展方面发挥了积极的作用。

中医学术流派是中医学在长期历史发展过程中形成的具有独特学术思想或学术主张及独到临床诊疗技艺，有清晰的学术传承脉络和一定历史影响与公认度的学术派别。

中医学术流派在中医药大的框架下形成一源多流、百家争鸣、百花齐放的学术生态，对于丰富临床诊疗手段、促进中医人才培养都具有重要价值。国医大师裘沛然先生指出："中医学术流派是医学理论产生的土壤和发展的动力，也是医学理论传播及人才培养的摇篮"。因此，加快中医学术流派研究建设，挖掘中医药宝库，是为世界贡献中国智慧、中国方案，助力中医药传承发展的可行之路。

建设中医学术流派要持三种理念

首先，中医学术流派研究建设要坚守学术内核第一理念。学派的核心是学术，将某人归属于某派，重点是看有没有继承或发展该学派的学术思想、特色理论，而不是仅仅拜师走个形式，这一原则是要坚守的。

例如，近期电视剧《老中医》的热播，让孟河医派走进大众视野。德国学者蒋煦德撰写《孟河医学源流论》（丁一谔等翻译）后记中说道，有的书籍"已经提到利用师徒关系的谱系来界定孟河医学，意思是指可以从历史的角度判断一个医者是否属于孟河医派，取决于医者的先师是否来自孟河或曾师从于某位来自孟河的医者以及他个人的意愿"，还有的著作"凭借孟河医派最新确立的名望来提高医者自身的声誉，对于孟河医派思想或行医风格的传承或者是否为孟河人已经不那么重要了"。证明其并没有将坚守学术内核摆在第一位，这实不可取。

其次，中医学术流派不是"门派"，不可各立门庭，更不是"占山头"。在中医学术流派研究中，费孝通先生总结出的处理不同文化关系的"箴言"值得借鉴，要有宽广的学术胸怀，秉持"各美其美，美人之美，美美与共"的原则。

最后，中医学术流派研究要突破地域的固化。尤其是突破行政区域，要从文化区域着手。在时空经纬下，所有流派的产生都离不开中医药这艘千年巨轮，既要注重自身纵深研究，也要关注横向比较研究，做到同中求异找特色，异中求同寻规律。

再以孟河医派来讲，费家来自江西，马家原籍安徽，明末太医马院判因膝下无子，招孟河人蒋成荣（后更名为马成荣）为女婿,成荣继承开创了孟河马氏世医。丁甘仁初入沪上，拜安徽新安医学伤寒大家汪莲石为师，与新安王氏医家王仲奇交往甚密，经常一同会诊，交流经验，后来丁仲英还邀王仲奇为其父亲《丁甘仁医案》作序。孟河人马培之、丁甘仁都曾在无锡行医，无锡邓星伯出生世医，曾跟随马培之学习三年，邓星伯对传扬马培之学术多有贡献。马培之《外科传薪集》的编撰也吸收了清代无锡医家高秉钧《疡科心得集》的经验。马培之与无锡人薛福辰曾共同为慈禧太后诊病、会诊，两位医家来自不同地域，而又有其学术共性，都重视

《黄帝内经》的运气学说……由此可见，正是打破了地域的限制，造就了孟河医派的繁荣。

中医学术流派要彰显“天人合一”的中国文化思想特质

中国文化对世界之贡献，钱穆先生在《中国文化对人类未来可有的贡献》一文中称其晚年方彻悟，“天人合一”观“实是整个中国传统文化思想之归宿处”“我深信中国文化对世界人类未来求生存之贡献，主要亦即在此”，富含深意。

中医药学是最能彰显“天人合一”观的学科，中医药学遵从“天人相应”理论，基于“天人同构”思想为指导，通过燮理阴阳，动态平衡，以达到治病养生的目的。中医学认为，人体是一个有机的整体，人与自然环境是相统一、相协调的。《灵枢·四时气》曰：“四时之气，各不同形，百病之起，皆有所生”。五运六气是探讨自然变化的周期性规律及其对人体健康和疾病影响的一门学说，他将疾病的防治与节气时令等时间、周期节律妥善地相结合，完美展现了“天人合一”的预防医学思想。

当前，我国全面实施健康中国规划，处于由疾病为中心走向以健康为中心的大健康时代，对于疾病预防重心下沉，关口前移，中医药的“天人合一”思想正逐渐发挥出特色优势。

例如，中国一项慢病前瞻性研究对近 50 万人随访 7 年的结果显示，夏季出生的人群罹患 2 型糖尿病风险较低，其他季节出生者糖尿病发病风险增加 9%。又一项关于北京地区肺癌发病的回顾性研究显示，冬季出生的人患肺癌的概率降低。因此，借用中医药“天人相应”思想可以帮助相关单位进行有效干预和防治。

此外，近年笔者对起源于江苏无锡地区的龙砂医派进行了整理研究，龙砂医派一个重要的学术特点就是善于运用《黄帝内经》的运气学说诊治疾病与养生治未病。相关人员在该学派历代医家经验基础上，运用五运六气理论结合现代气象学因子分析无锡地区 63700 例冠心病患者与出生日期相关性，发现不同出生年罹患冠心病易感性有明显差异，换算成公历出生年尾数为 5、8、4 明显高于其他年，且具有统计学意义。未来可以扩大地域，增加研究样本，多中心合作，深入挖掘规律，进而针对这些易感人群提前干预，并全程跟踪评价，这是充分彰显“天人相应”的中国特色健康管理模式，也是对世界健康的一大贡献，这更是钱穆先生“中国文化对世界人类未来求生存之贡献，主要亦即在此”论述的生动实践。

中医学术流派要积极融入中国学派建设

2017 年 09 月 24 日《人民日报》5 版以《构建中国学派恰逢其时》为题，整版进行组稿讨论，并配发编者按称“现在，我们比历史上任何时期都更接近中华民族伟大复兴的目标，比历史上任何时期都更有信心、有能力实现这个目标。在这样的时代条件下，构建中国学派迎来了百年不遇的良机，可谓恰逢其时。我们不能辜负了这个时代”。并提出，中国学派应当包含不同理论流派，构建中国学派，彰显其独特精神，构建中国学派，要用中国理论阐释中国实践、解决中国问题。

中医药是道术并行的，深含中华文化精髓，遵循“天人合一”“阴阳五行”理论，注重整体观、辨证观，在方法学上，见微知著、司外揣内，在技艺上又具有非物质文化遗产活态属性，中医学术流派又体现了中医药精彩纷呈、百花齐放、百家争鸣的特色。

在国家出台了一系列振兴发展中医药的法律法规政策文件，中医药振兴发展正迎来天时、地利、人和的大好时机的时代背景下，让具有中国特色“天人合一”思想的中医学术流派融入中国学派建设，既是时代使命，也是表现中国特征、中国形态，让当代中国知识体系呈现中国风格的不可或缺部分。

因此中医药人，要深入挖掘中医学术流派中标识性元素，提炼中医药行业文化、技艺深层次的哲学内涵，体现中医药在解决中国全民健康中的理念、优势、特色，积极融入中国学派建设中。

只要中医药人找准位置，奋力而为，牢记习总书记的殷切期望“增强民族自信，勇攀医学高峰，深入发掘中医药宝库中的精华，充分发挥中医药的独特优势，推进中医药现代化，推动中医药走向世界，切实把中医药这一祖先留给我们的宝贵财富继承好、发展好、利用好，在建设健康中国、实现中国梦的伟大征程中谱写新的篇章”，就一定能彰显中医药学这一学科的中国特色、中国元素、中国智慧、中国实践，加快中医学派与中国学派建设同频共振，无愧于这个伟大的时代。（陶国水）

第三届臣字门学术流派授医名大会举行

2019 年 3 月 26 日，第三届臣字门学术流派授医名大会暨徐荣谦收徒仪式在京举行。

臣字门学术流派创立于 18 世纪末，是中医儿科界学派之一，至今已相传 6 代，历经两百多年。与会专家认为，臣字门学术流派授医名是促进名老中医学术思想整理、挖掘的创新举措，为培养多层次中医药传承人才、中医学术流派发展与中医传承工作提供了借鉴经验。

徐荣谦收徒仪式同期举行，来自全国各地中医药院校的 43 名弟子拜徐荣谦为师。臣字门学术流派第六代嫡系传人徐荣谦（徐济臣）表示，希望弟子们通过拜师学习，对臣字门学术流派学术思想推陈出新，挖掘学术思想和临床特色诊疗优势，发扬光大，造福百姓，服务儿童。

本次活动由刘弼臣全国名老中医传承研究室、徐荣谦全国名老中医传承工作室主办。

尼日利亚中国文化中心举办中医讲座

2019 年 5 月，尼日利亚中国文化中心举办中医讲座活动，受到尼日利亚当地医务工作者、中国文化中心汉语班学员热烈欢迎，中国驻尼日利亚使馆文化参赞兼中国文化中心主任李旭大参加活动。

主讲人袁安以“中医导引术”为主题，结合多年临床经验，介绍并演示导引术这一中国传统运动疗法，并与观众们一起实践导引术。讲座结束后，李旭大带领大家参观“我们的丝路”图片展。现场观众表示，中医讲座和图片展等一系列文化交流活动，架起了中尼两国人文领域交流的桥梁，传统文化的分享增进了两国人民友谊。

近几年来，尼日利亚中国文化中心坚持举办中医讲座，此活动现已成为中心的文化品牌。（王雪峰）

屠呦呦事迹纳入新教材新时代科学家精神激励青少年

2019 年屠呦呦团队 6 月 17 日正式公布了“青蒿素抗药性”研究的最新进展,受到社会广泛关注。作为第一位获得诺贝尔科学奖项的中国本土科学家，屠呦呦及其科研团队的杰出贡献和事迹已被统编三科教材选入，正式走进了中小学生的课堂与生活。

据悉，今年秋季学期将开始推广的统编高中语文教材已确定将屠呦呦 2011 年的获奖感言及同年发表的论文改编成课文《青蒿素：人类征服疾病的一小步》。人民教育出版社有关负责人介绍，屠呦呦在青年时期培养了对传统医药学的热爱，历经数年终于从古代药典中获得灵感，发现了青蒿素，并且至今仍在科学探索道路上孜孜以求。此次选录这篇文章，旨在引导学生了解和尊重科学，从屠呦呦的科研历程中汲取力量。

此外，初中历史教材也在《中国历史》八年级下册第 18 课“科技文化成就”中，对屠呦呦科研团队先进事迹进行了专题介绍。

小学《道德与法治》教材五年级上册“骄人祖先灿烂文化”单元中，也对屠呦呦的事迹进行了简述。人教社负责人谈到，该单元指出我国古代科学独具特色，其中中医药学已有几千年历史。独特的医学理论、诊疗方法和丰富的中草药，至今仍闪耀着智慧的光芒。中国科学家屠呦呦正是从古老的中医文献中获得灵感，研制出抗疟疾的青蒿素，拯救了数百万人的生命。

据介绍，教材所选屠呦呦事迹，已成为一种精神符号，其蕴含爱国、创新、求实、奉献、协作、育人的高尚品格汇聚成科学家精神，引导青少年理解新时代的科学家精神，鼓励他们继承敢于创新、爱国奉献的优良传统和爱国之心，为祖国的文化传承和科技发展努力学习、拼搏奋进。（熊旭 李依环）

宣传贯彻中医药法 普及中医药文化知识中医中药中国行 2019 年中医药健康文化大型主题活动开幕

——北京世园会中医药主题日同期举行

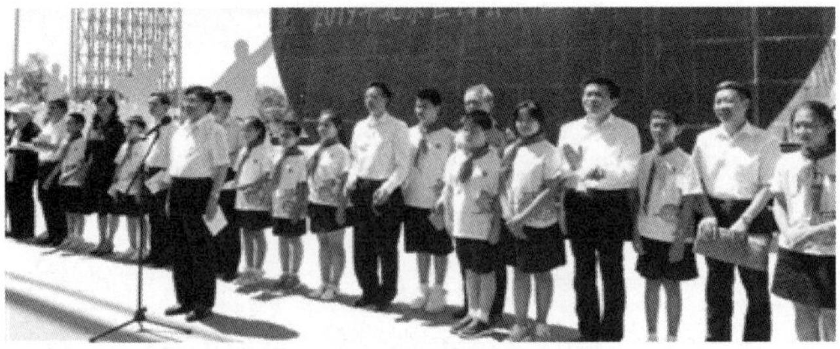

何维（前）宣布活动正式开始 本报记者 巨锋摄

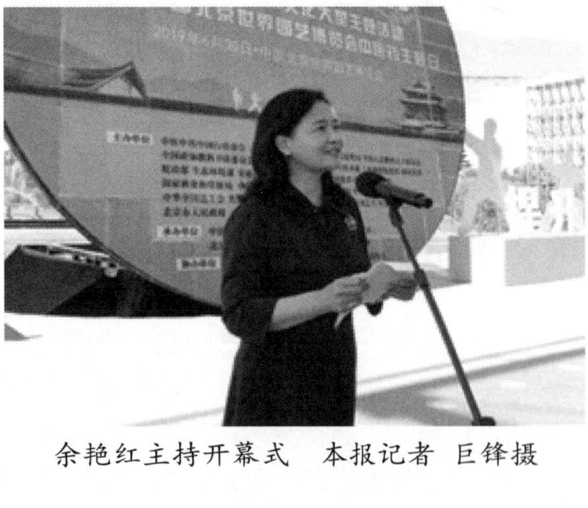

余艳红主持开幕式 本报记者 巨锋摄

“中医中药中国行——2019 年中医药健康文化大型主题活动暨 2019 年中国北京世界园艺博览会中医药主题日开幕”。6 月 30 日，随着全国政协副主席、农工党中央常务副主席何维的宣布，作为中医中药中国行——中医药健康文化推进行动的一部分，为期 3 天的 2019 年中医药健康文化大型主题活动在中医法实施两周年之际启动。北京世园会中医药主题日的举行则标志着中医药首次借助北京世园会这一世界级窗口，向全球推广中医药文化，普及中医药养生保健知识。

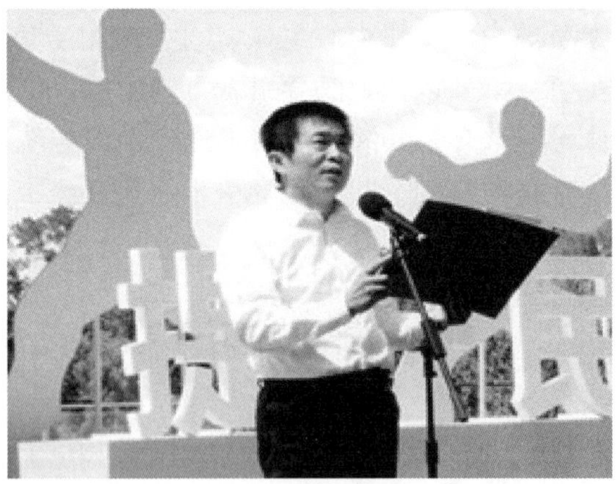

于文明讲话 本报记者 陈计智摄

国家卫生健康委党组成员，国家中医药管理局党组书记、副局长余艳红主持开幕式，国家中医药管理局局长于文明、北京市人民政府副市长卢彦讲话。全国政协教科卫体委员会副主任丛兵，国家卫生健康委党组成员、副主任曾益新，中央军委后勤保障部卫生局副局长季建华，国家中医药管理局副局长王志勇、闫树江，中医中药中国行组委会成员单位有关负责人等出席开幕式。本次活动由中医中药中国行组委会、北京市人民政府主办。

于文明指出，党的十八大以来，以习近平同志为核心的党中央高度关心关怀中医药事业，发展中医药的政策举措之多、力度之大、分量之重，前所未有。特别是中医药法实施两周年以来，中医药服务体系不断完善，中医从业者队伍不断壮大，中医药事业取得了较快发展，人民群众对中医药服务的满意度逐步提升。“中医中药中国行”活动开展十余年来，中医药健康文化的传播渠道不断拓宽，中国公民中医药健康文化素养水平持续提升，群众信中医、爱中医、用中医，支持中医药传承创新发展的氛围在中华大地蔚然成风。

于文明强调，要不忘初心、牢记使命，充分运用好“中医中药中国行”这一工作抓手，积极发挥中医医疗机构主阵地作用，广泛开展中医药法宣传，依法促进中医药事业发展。要更加坚定中华优秀传统文化自信，传承发展中医药事业，进一步探索“中医中药中国行”活动的形式，丰富活动内涵，提供科学、准确、权威的中医药科普知识，引导人民群众自觉用好中医养生、保健科学知识，防病治病，提升全民健康保障能力和水平。

卢彦表示，北京将以彰显中医药文化特色优势为重点，以传承与创新、传播与交流为主线，加快中医药文化发展步伐，建立中医药文化科普宣传长效机制，让中医药文化成果惠及全社会，促进中医药事业全面协调可持续发展。

开幕式上，国医大师金世元代表中医药专家发言，并与国医大师颜正华一起向世园会赠送百年野生葛根。

本次主题活动与中医药法实施两周年宣传活动相结合，以庆祝新中国成立 70 周年为契机，以“中医药健康你我他”为主题，内容包括中医药事业发展和文化展览展示、健康咨询、互动体验、健康讲座、科普资料发放等。展览展示区重点展现中华人民共和国成立 70 年来，特别是党的十八大以来中医药事业发展成就，习近平总书记关于发展中医药的重要论述和中医药法及其配套文件相关内容等。在健康咨询区，体质辨识仪、电子脉诊仪等高科技中医设备吸引众多民众体验。手工制作香包香囊、中药材植物彩绘等互动体验环节和中医科普专家关于中药妙用知识、药膳食疗养生、低头族保健等主题的健康讲座点燃了现场气氛。

作为“中医中药中国行”活动的第三阶段，中医药健康文化推进行动于 2017 年 7 月 1 日启动。除中医药健康文化大型主题活动外，今年还将组织开展中医药文化科普巡讲活动、中医药文创产品设计大赛、校园内中医药文化活动、第五届全国悦读中医活动、中医药健康文化精品遴选等。

“中医中药中国行”活动自 2007 年启动以来，第一阶段以城市大型现场公益活动为主，第二阶段以“进乡村、进社区、进家庭”为主，为展示中医药特色优势、传播中医药健康文化知识、营造中医药事业发展良好氛围，发挥了积极作用，成为迄今为止规格最高、规模最大、时间最长、范围最广、参与最多、影响深远的公益性中医药文化科普宣传活动。

光明中医科普工程专家研讨会在京举行

2019 年 11 月 14 日，由光明网和中国中医药研究促进会联合举办的光明中医科普工程专家研讨会暨中国中医药研究促进会理事扩大会议在京举行。光明网总裁、总编辑杨谷，中国中医药研究促进会常务副会长高武，以及近百位中医领域专家学者出席活动。

中医药学是中华民族的伟大创造，是中国古代科学的瑰宝，也是打开中华文明宝库的钥匙，为中华民族繁衍生息做出了巨大贡献，对世界文明进步产生了积极影响。《中共中央国务院关于促进中医药传承创新发展的意见》将中医药的地位提升至新的高度，开启了新时代中医药振兴发展的新篇章。

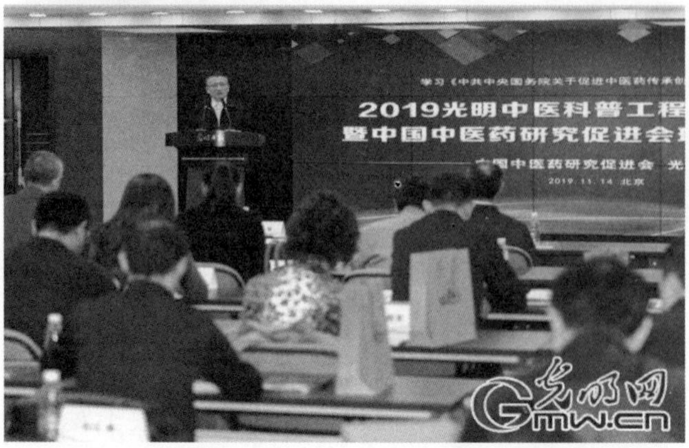

光明网总裁、总编辑杨谷致辞 邵绪楠/摄

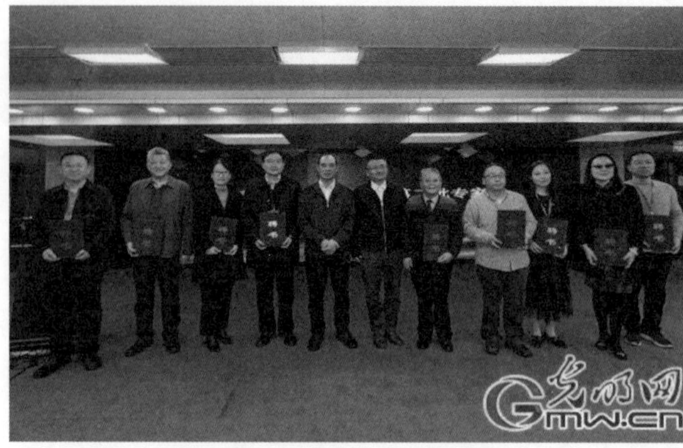

颁发聘书 邵绪楠/摄

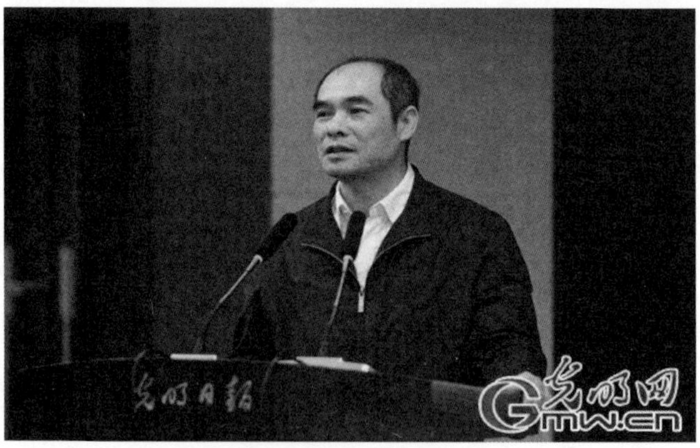

中国中医药研究促进会常务副会长高武致辞 邵绪楠/摄

光明中医科普工程由中国中医药研究促进会和光明网联合发起，以“科普中医药健康知识，切实对接服务大众”为目标，旨在打造具有“专业、权威、公信”的中医药文化与科普平台。

国医大师张大宁、国医大师王琦等 40 位专家是光明中医专家委员会首批专家委员。本次研讨会上，第二批 80 余位专家受聘成为光明中医科普工程专家委员。

光明中医科普工程自启动以来，秉承“科学实用”的原则，面向大众普及中医药知识，提高国民健康素养。“光明中医”改版上线一年多来，推出了“国医最前线”“医患情深”等多个栏目，深受专家学者认可和网友喜欢。

当天，中国中医药研究促进会召开了理事扩大会议，集体学习了《中共中央国务院关于促进中医药传承创新发展的意见》，就新时期如何传承创新发展中医药事业进行研讨。

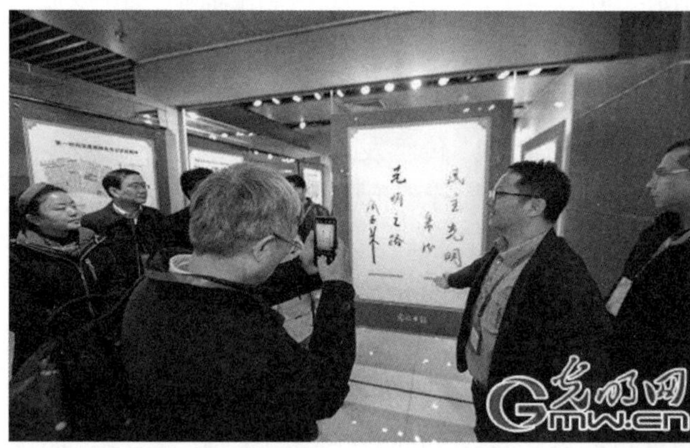

第二批“光明中医科普工程”专家委员参观光明日报社邵绪楠/摄

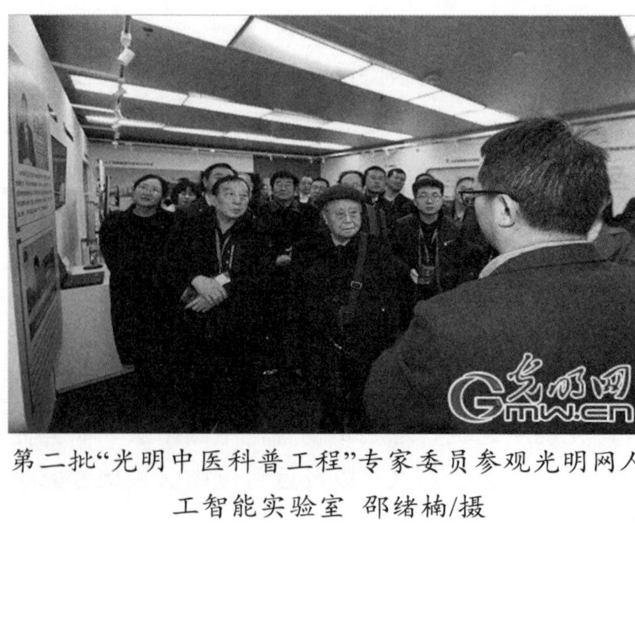

第二批“光明中医科普工程”专家委员参观光明网人工智能实验室 邵绪楠/摄

国医年鉴

GUOYI LIANJIAN

2020

年度成果

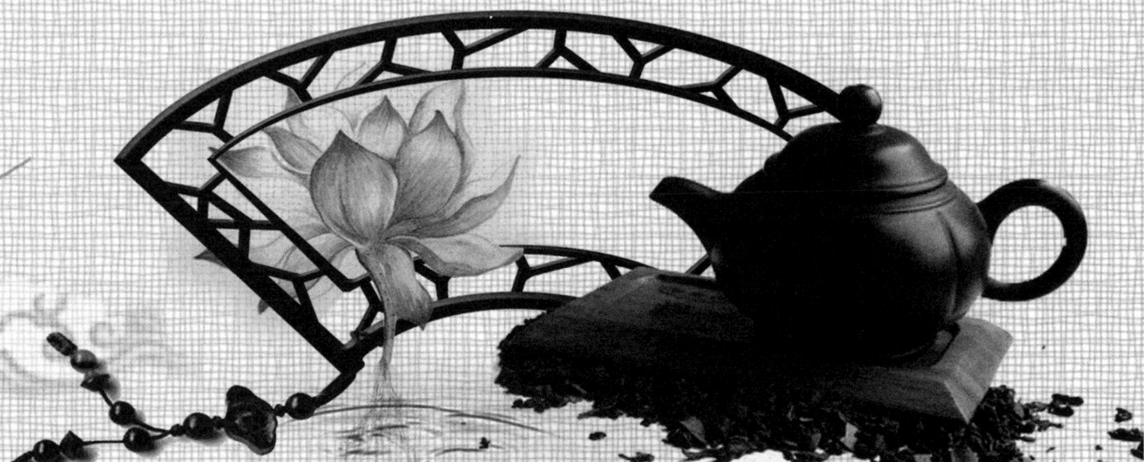

规　范

国家中医药管理局确立首个“中医绝技”示范基地

2019 年，北京道合肛肠医院被国家中医药管理局命名为荆氏疗法无痛治疗肛肠疾病示范基地，这是国家中医药管理局确立的首个，也是迄今为止唯一一个“中医绝技”示范基地。

“荆氏疗法”是北京道合肛肠医院院长荆建华在五代家传中医绝技的基础上创立的一种肛肠疾病无痛治疗方法，采用中医传统手术技术和外用中草药快速无痛治疗外痔、内痔、混合痔、肛瘘等肛肠疾病，手术简便创伤小，一般只需 3～5 分钟即可完成。在中医药理论指导下，该疗法根据患者疾病和恢复情况辨证使用中草药消炎止血止痛，促进创口愈合，彻底解决了肛肠手术后疼痛的临床医学难题。治疗全程不使用抗生素，避免了传统手术治疗方法大量使用抗生素给患者带来的医疗安全和耐药隐患。

国家中医药管理局副局长王志勇指出，现在，中医药的宣传途径很多，铺天盖地，其中既不乏夸大其词、弄虚作假的现象，也不乏恶意诋毁、不公平竞争的现象，常常让老百姓无所适从。特别是有些违法广告，消耗着人们对真正“中医绝技”的信任，也对中医药传承发展产生极为不利的影响。他强调，只有既“立竿见影”，又“百发百中”，才堪称真正绝技，作为中医药行业管理部门有责任替老百姓把好医疗技术关，也有义务让真正最好的中医药诊疗技术造福更多的患者。

“我也曾‘小瞧’荆氏疗法，但当我目睹许多患者接受普通痔疮手术后痛苦万分的经历后，才意识到我们的祖传中医绝技并非‘雕虫小技’，可以解决患者的大问题”。荆建华表示，希望能够借医院被命名为示范基地的机会，让荆氏疗法造福越来越多肛肠病患者，更好地传承好这一老祖宗留下的宝贝。

据悉，国家中医药管理局一直重视中医药特色诊疗技术的整理、研究和推广。此前已通过百项中医诊疗技术项目鉴定、筛选了一百余项临床安全、有效、规范的诊疗技术并加以推广，同时不断进行挖掘中医药特色诊疗技术的新探索。

儿童社区获得性肺炎诊疗规范发布　明确了中医药治疗方法

2019 年，国家卫生健康委办公厅、国家中医药局办公室联合印发《儿童社区获得性肺炎诊疗规范（2019 年版）》，旨在进一步提高儿童社区获得性肺炎诊疗规范化水平，促进儿童健康成长。

《规范》重点聚焦重症 CAP（社区获得性肺炎）的诊断和高危因素识别，经验性和目标治疗等，以期降低病死率和后遗症发生率。《规范》明确了中医药治疗方法。针对风热闭肺证、风寒闭肺证、痰热闭肺证、湿热闭肺证、毒热闭肺证、虚实夹杂、阴虚肺热证、肺脾气虚证等提出相应治法。除推荐基本方药，还针对相应证型推荐常用中成药。《规范》还提出，为促进肺部炎症吸收，可配合外用中药贴敷于胸背部。

《规范》明确，本规范仅为总体原则，且规范中 CAP 不包括吸入性以及过敏性等非感染性肺炎。

中医药—灵芝、中医药—铁皮石斛 ISO 国际标准正式发布

由国际标准化组织/中医药技术委员会（ISO/TC249）秘书处指导支持，中国中医科学院中药资源中心、浙江寿仙谷医药股份有限公司联合主办的《ISO 21315:2018 中医药—灵芝》《ISO 21370:2019 中医药—铁皮石斛》国际标准新闻发布会于 4 月 2 日在上海华亭宾馆举行。这两项国际标准明确的规范了灵芝、铁皮石斛的感官指标、理化指标、农残重金属指标、检测方法、包装、存储、运输要求等，为这两味珍稀名贵中药的国际贸易提供了统一的质量标准。标准的正式发布，为中国灵芝、铁皮石斛产业走向世界奠定了坚实的基础，对珍稀植物药的保护与产业化发展起到了积极的推动作用，也有助于提升中药的国际影响力和竞争力。

《中医药-天麻药材》ISO 国际标准发布

2019 年 3 月，国际标准化组织（ISO）正式发布了《中医药-天麻药材》国际标准（Traditional Chinese medicine-Gastrodia elata tuber）。

该标准由云南省昆明理工大学国家中药材产业技术体系昆明综合实验站、云南省三七资源可持续利用重点实验室崔秀明研究员团队熊吟牵头，联合中国中医科学院中药资源中心黄璐琦院士团队、澳门科技大学中药质量控制国家重点实验室和好医生集团等共同制定。

该标准主要内容包括天麻药材的种源、范围、定义、技术要求、检验规则等内容。与我国现行药典标准相比，除规定了必要的含量检测标准外，还根据国际市场要求，合理规定了部分农药和重金属控制指标。

《中医药-天麻药材》药材国际标准的立项，是云南省继制定《中医药-三七种子种苗》《中医药-三七药材》国际标准后第三个牵头制定的 ISO 国际标准。

国际标准化组织（ISO）正式发布了《中医药-板蓝根药材》国际标准

2019 年，国际标准化组织（ISO）正式发布了《中医药-板蓝根药材》国际标准（ISO 21316:2019 Traditional Chinese medicine-Isatis indigotica root）。

该标准由上海中医药大学王瑞团队主导制定。研究团队在《中国药典》板蓝根药材标准的基础上，遵循 ISO 国际标准编制规则，主要从种源、范围、定义、技术要求及检验规则等方面开展标准制定工作，且根据国际市场的要求，合理规定了部分农药和重金属控制指标。

该标准制作历时 34 个月，最终于 2019 年 2 月出版。2014 年 12 月，王瑞团队向 ISO/TC 249 递交了《中医药—板蓝根药材》标准提案。该提案于 2016 年 5 月通过投票予以立项，共有来自中国、德国、加拿大、澳大利亚、韩国和泰国 6 个国家的提名专家与项目团队共同制定标准。

板蓝根在防治感冒、流感病毒及其他传染性疾病等方面疗效显著，在当下全球流感肆虐之时，为应用较为广泛的中药品种之一。《中医药—板蓝根药材》标准是上海中医药大学主导制定且经发布的第一个 ISO 中药类国际标准，此外，上海中医药大学还承担了 7 项 ISO 中药材国际标准的制定工作。这些国际标准的制定与发布将有助于确保中医药的质量与安全，促进中医药国际贸易。

两项中药行业国家职业技能标准发布

2019 年 4 月 11 日，人力资源和社会保障部办公厅、国家中医药管理局办公室联合发布中药炮制工和药物制剂工两项国家职业技能标准，两项标准自颁布之日起执行。原相应国家职业技能标准同时废止。

两项标准分别对中药炮制工和药物制剂工的职业活动内容进行规范细致描述，对各等级从业者的技能水平和理论知识水平进行了明确规定。《中药炮制工国家职业技能标准》规定，中药炮制工是操作净制、切制或炮炙等设备，将中药植物、矿物、动物等药用原料制成中药饮片的人员，分为五个等级。该《标准》由中国中药协会、南京中医药大学、北京中医药大学及有关中药企业等起草，主要起草人有任玉珍、陆兔林、谭鹏等。审定人员有金世元、张世臣、贾天柱等。

《药物制剂工国家职业技能标准》规定，药物制剂工是使用制剂设备、器具，将原辅料加工成药品的人员，分为五个等级。该《标准》由山东中医药大学起草，主要起草人有李凌军、唐炳舜、韩辉等，审定人员有金世元、张世臣、刘佩田等。

2017 年 9 月 12 日，国务院公布了国家职业目录清单，中医药行业目录清单包括“保健调理师”“中药炮制工”和“药物制剂工”三项。

《中医药-中药材商品规格等级通则》国际标准发布

2019 年，国际标准化组织（ISO）正式发布了《中医药-中药材商品规格等级通则》国际标准，该标准由中国中医科学院院长黄璐琦院士团队牵头制定，是目前国际标准化组织中医药技术委员会（ISO/TC249）中药领域首个获得发布的框架性标准通则，主要规定了中药材商品规格等级划分的原则、依据和要求等，适用于国际贸易中单个药材商品规格等级标准的制定。对指导单个药材建立规格等级标准，规范中药材国际市场流通秩序具有重要意义。

随着中药出口量的不断增长，技术性贸易壁垒已经成为中药出口的最大“障碍”，中药材商品规格等级标准的缺失使得中药材交易规范化困难，不利于中药材国际贸易的开展。基于此，黄璐琦团队于 2015 年向 ISO/TC249 提出了《中医药-中药材商品规格等级通则》标准提案。

科　　研

2019 年江苏中医药科学技术奖颁发

2019 年 3 月 1 日，2019 江苏省中医药发展、中西医结合学术大会在南京市举行。大会发布了 2018 年度江苏省中医药十大新闻。同时，颁发了 2019 年江苏中医药科学技术奖，由全国名中医刘沈林主持完成的“中医药对胃癌术后无病生存率影响的临床与实验研究”等 3 项科研成果获一等奖，另有 8 项和 14 项科研成果分获二、三等奖。

大会对省中医药学会、中西医结合学会 2017 至 2018 年度十佳星级专委会和特色品牌活动项目进行了表彰。（冯广清　程守勤）

5项中医药成果获广东省科技进步奖

2019年3月27日，广东省科技创新大会在广州召开，颁发了2018年度广东省科学技术奖，共有5项中医药成果获奖。

由广州中医药大学第一附属医院林丽珠教授领衔完成的“中晚期肺癌中医综合治疗体系构建及推广应用”项目和暨南大学等单位完成的“基于疾病易感性的中药药效评价及应用”项目获2018年度广东省科技进步一等奖。

此外，由暨南大学完成的“温阳活血中药外治乳腺癌前病变、预防乳腺癌的作用机制及临床应用”、由广东省第二中医院等单位完成的“动正整脊手法治疗脊柱相关疾病的诊疗策略应用与推广”等3个项目获广东省科技进步二等奖。

2019“中医药现代化研究”重点专项成功立项

新华社北京2020年2月24日电 记者从国家中医药管理局获悉，近日，科技部完成2019年度国家重点研发计划“中医药现代化研究”重点专项立项工作，此次共立项项目43项，中央财政投入经费4.27亿元。

在这43项项目中，由国家中医药管理局作为推荐单位、中国中医科学院各二级院所作为项目牵头承担单位的项目中标9项，中央财政投入经费0.95亿元。

据悉，“中医药现代化研究”重点专项是“十三五”期间中医药唯一的国家重点研发计划重点专项。据统计，“十三五”期间“中医药现代化研究”重点专项共立项126项，中央财政总投入经费达14.51亿元。

该重点专项以中医药防治重大疾病、中医“治未病”、中药开发及质量控制三大领域为重点，从基础、临床、产业三个环节进行全链条、一体化设计，将专项研究任务分解为中医药理论传承与创新、中医药防治重大疾病、中药资源保障、中医药大健康产业科技示范、中医药国际化和民族医药传承与创新等六大任务，旨在制定一批中医药防治重大疾病和疑难疾病的临床方案，开发一批中医药健康产品，提升中医药国际科技合作层次，加快中医药服务的现代提升和中医药大健康产业的发展，助力中医药现代化。

基于野生驯化生产基地标准化建设的黔产辣蓼研究

潘年松　冯　华　周德权　刘英波　刘　亮　张建永　罗　俊　姜　辣　李其书

一、研究背景

本成果由遵义绿普森农业开发有限公司以遵义市播州区保利小学周德权作为遵义绿普森农业开发有限公司实际的业务总负责，全程组织了基地全部建设研究工作。同时该公司聘请遵义医药高等专科学校潘年松作为技术总顾问，聘请刘英波、刘亮为技术顾问。由技术总顾问潘年松联合遵义市药检所冯华、遵义医科大学张建永、贵州医科大学罗俊、贵州省劳动保护研究所姜辣等，再加上贵州董酒股份公司技术总监李其书的全程参与科研策划，共同完成了研究。根据实际研究贡献大小，排名顺序为：潘年松、冯华、周德权、刘英波、刘亮、张建永、罗俊、姜辣，李其书。

此外，为本成果做了一些协助或辅助工作的人员，包括遵义绿普森农业开发有限公司潘文飞、潘文凯，遵义医药高等专科学校谭怀美、张学愈、陈治忠、莫应明，贵州董酒股份有限公司田永洁，遵义市第一人民医院曹文富、刘茂永，遵义市第三人民医院李睿，以及由罗俊、潘年松所联合带教的硕士研究生王东燕、于晓亮、任中和等在论文作者或者标准中出现过姓名或者没有出现过姓名的同仁们，在此特致感谢！

二、研究经费来源

本成果依托的项目如下

1.贵州省科技合作协议（项目）（省市科合〔2013〕40）

2.贵州省科技厅.遵义市科技局.遵义医药高等专科学校联合项目(黔科合 LH 字[2015]7580 号)

3.遵义市汇川区科技计划项目（遵汇科合[2015]02 号）

4.贵州省食品药品监督管理局项目（辣蓼药材 DBYC52243 和辣蓼饮片 DBYP52243）

5.遵义绿普森农业科技有限公司非立项支持资金

6.遵义医药高等专科学校匹配项目资金

三、具体研究

（一）拟建立辣蓼野生驯化生产基地的前期研究

1.辣蓼的文献学研究。蓼子草又名水蓼，为蓼科蓼属植物。对近 20 年来蓼子草的研究现状，包括化学成分、质量分析、药理活性三个方面进行综述，以期为该药的资源开发和利用等提供参考。

2.辣蓼及其混淆品鉴别研究。目的　研究并建立黔产辣蓼 Polygonum hydropiper 药材指纹图谱。方法采用 HPLC 法，Hypersil ODS2 C18 柱，以乙腈-0.2%磷酸水溶液为流动相进行梯度洗脱，检测波长为 260 nm，柱温 25℃，对 22 批不同产地辣蓼药材及其混淆品进行检测。结果建立辣蓼药材 HPLC 指纹图谱共有模式，标定 12 个共有峰。并对 15 批不同产地辣蓼药材及其 7 批混淆品进行了相似度比较。15 批辣蓼药材相似度均大于 0.95，7 批混淆品均小于 0.50。结论辣蓼药材 HPLC 指纹图谱具有重复性好、特征性强、方法简便等特点，可作为黔产辣蓼药材的识别方法。

（二）建立辣蓼野生驯化生产基地研究

1.对拟选辣蓼仿野生种植基地的环境适合性评价研究。目的:对遵义市湄潭县复兴镇中药材种植基地环境进行评价。方法：监测大气、土壤和农用灌溉水。结果：该基地大气各污染指数均达清洁水平；2 个土壤监测点的单项污染指数均小于 1，综合污染指数在 0.36～0.65 之间，属清洁水平；农用灌溉水质单项污染指数均小于 0.5，综合评价指数在 0.06～0.28 之间，属于清洁水平。结论：复兴镇中药材种植基地的土壤、灌溉水、大气环境质量良好，符合《绿色食品产地环境技术条件》NY/T391-2000 规定的基地环境质量标准，可以满足无公害中药材的生产要求。

2.基地产辣蓼种子质量研究。目的：建立苗药辣蓼及其易混品丛枝蓼的种子质量检验方法及分级标准。方法：将辣蓼及丛枝蓼种子分别进行扦样、净度、真实性、千粒重、含水量、发芽率及生活力测定。结果：辣蓼及丛枝蓼种子外观形态差异明显，容易鉴别；辣蓼种子送验及试验最少质量为 20 kg、2 g，净度为 67.43%，用五百粒法测定重量；种子经 0.2%硝酸钾溶液浸泡 1 h 后置种于具 2 层纱布的培养皿中，在（30±2）℃、光照（4 500±500）Lx 条件下发芽率为 65.3%；BTB 法和电导率法测定的生活力分别为 100%、（0.02±0.00）mv；丛枝蓼种子送验及试验最少质量为 25 kg、2.5 g，净度为 72.52%，用五百粒法测定重量；种子经 0.2%硝酸钾溶液浸泡 4 h 后置种于具细沙的发芽盒中，在（30±2）℃、光照（4 500±500）Lx 条件下发芽率为 55.8%;BTB 法和电导率法测定的生活力分别为 20%、（0.10±0.03）mv。以辣蓼及丛枝蓼种子的发芽率、五百粒重、水分、净度和生活力 5 个指标作为制定分级标准可分一级优良品，二极合格品，三级不合格品。结论：本实验制定的种子质量分级标准科学、可行，可作为辣蓼生产过程中种子的质量控制依据。

3.基地产辣蓼种植技术研究。董酒生产中使用的辣蓼，资源渐渐减少，用量渐渐增加，供需矛盾凸显，需要人工种植以满足需要；为了编制规范人工种植的技术规程成，需要摸索关键技术参数。本文就实际种植生产董酒用辣蓼过程中所总结的关键技术参数报道。

4.基地产辣蓼的储藏、运输研究。目的:研究生产董酒用辣蓼贮藏条件与运输注意事项，为获得优质的原料提供条件保障。方法:以中药材贮藏及运输相关法规作为参考或指导依据，摸索适宜的贮藏条件及运输操作规范。结果:探索出了适宜贮藏辣蓼条件，以及运输中的注意事项。结论:该贮藏条件及包装材料简便、科学、规范，可为生产董酒用辣蓼药材原料的贮藏及运输提供参考。

5.基地产5月、8月、11月采收的辣蓼水提物成分研究。目的：比较采收于 5 月、8 月及 11 月贵州产辣蓼水提物的成分差异。方法：以辣蓼水提物收率为指标，以料液比（A）、提取时间（B） 和提取次数（C） 为考察因素进行正交试验，计算不同考察因素下辣蓼水提物的收率，并比较 K 值和极差（R） 值，以确定辣蓼水提物的提取工艺条件；采用气相色谱质谱联用仪（GC-MS） 检测采集于 5、8、11 月的贵州辣蓼水提物的化学成分的异同。结果：最佳提取工艺为料液比（1:12） 、提取时间100min、提取次数3次，采集于3个不同月份的辣蓼中共鉴定出115种化学成分，主要含有酯类、烷类、酮类、酸类、萜类和醛类等化合物；采集于 5 月份的辣蓼中检测出 47 种化学成分，其中含量较高的有七氟丁酸二十六烷基酯（27.48%）、三十四烷（16.28%）、二十八烷基戊基醚（11.78%）和棕榈酸（4.74%）；采集于8月份的辣蓼中检测出53种化学成分，其中含量较高的有3，3'，4，4'－四甲氧基二苯乙烯（11.84%）、（S）－2，3－二氢－5－羟基－7－甲氧基－2－苯基－4H－1－苯并吡喃－4－酮（9.55%）、三十四烷（7.70%）和三氟乙酸二十八烷基酯（7.50%）；采集于11月份的辣蓼中检测出 56 种化学成分，其中含量较高的有（E）－4－（3－羟基丙－1－烯－1－基）－2－甲氧基苯酚（9.32%）、2,3－二氢－苯并呋喃（7.31%）、反式对香豆酸（7.22%）和 3，3'，4，4'－四甲氧基二苯乙烯（6.94%）；3个月份采集的辣蓼中共有的化学成分11种。结论:不同季节采集的辣蓼水提物中的化学成分具有明显的差异，硬脂酸和棕榈酸可作为辣蓼脂肪酸类的指纹图谱成分。

6.采收于5月、8月和11月基地辣蓼地上部分的挥发油的成分研究。目的:比较采收于5月、8月和 11 月贵州产辣蓼地上部分的挥发油的成分。方法:通过水蒸气蒸馏法提取辣蓼地上部分中的挥发性成分，并采用气相色谱-质谱法（GC-MS）分析 5月、8 月和 11 月辣蓼的挥发性成分异同。结果:从3 个月份采收的辣蓼地上部分的挥发油中共鉴定出125种化学成分，5月份辣蓼挥发油中检测出61种化学成分，其中含量较多的为酯类（19.58%）、酮类（15.56%）和醇类（14.65%）；8 月份辣蓼挥发油中检测出 64 种化学成分，其中相对含量较多的为萜类（26.99%）、醇类（23.14%）和酮类（14.33%）；11月辣蓼挥发油中检测出62种化学成分，其中含量较多的有萜类（36.31%）、酮类（26.09%）和醇类（16.14%）；3个月份共有的挥发性成分15种。结论:不同月份辣蓼油的化学成分差异较大，其中共有的 15 种挥发性成分构成辣蓼共性指纹图谱，可以推荐作为鉴别辣蓼的与别的物质的依据；不同月份辣蓼油的差异成分是鉴别不同时间段采收辣蓼的依据，也是可以推荐作为根据不同目的选择应用辣蓼的依据。

7.基地产辣蓼高效液相色谱法测定并比较辣蓼不同部位（根、茎、叶、花和种子）的槲皮素含量，并建立辣蓼 HPLC 指纹图谱研究。建立了高效液相色谱法测定并比较辣蓼不同部位（根、茎、叶、花和种子）的槲皮素含量，并建立辣蓼 HPLC 指纹图谱。采用 Hypersil ODS2 C_{18}色谱柱，以乙腈：0.2%磷酸（20：80）为流动相，检测波长 360 nm。结果显示，辣蓼药材不同部位槲皮素的含量差异较大，槲皮素含量最高的是叶，其次是茎、花和种子，根中含量较低。辣蓼不同部位与药材 HPLC 指纹图谱相似度差异较大，药材间的相似度均大于 0.95，不同部位间相似度均小于 0.60。

8.基地产辣蓼的显微鉴别要点及金属元素含量研究。目的　通过显微鉴别的方法对黔产辣蓼的根、茎、叶等显微特征进行对比研究，测定其金属元素的含量，为其质量控制及开发利用提供实验依据。方法　采用常规的显微技术分别观察辣蓼的根、茎、叶的组织结构，同时采用电感耦合发射光谱法（ICP-OES）测定辣蓼中22种金属元素含量。结果　鉴定了黔产辣蓼的显微特征，黔产辣蓼叶表面可见腺毛与非腺毛，气孔多为平轴式，偶见不等式或不定式，副保卫细胞常为2～4个。根横切面可见维管束为有限外韧型；茎横切面中柱鞘纤维束断续排列成环，韧皮部狭窄，髓部薄壁细胞内含草酸钙簇晶。检测出辣蓼中含有丰富的Ca、Mg、Al、K、Fe、Mn、Ag、Zn等元素，精密度RSD为0.244%～2.681%，辣蓼中的Pb、As、Cu、Hg、Cd等有害重金属元素含量均未超标，符合2015年版中国药典的质控标准。结论是黔产辣蓼中有害重金属含量均符合《药用植物及制剂进出口绿色行业标准》要求，本实验从显微鉴定及重金属元素的测定方面为黔产辣蓼的药用安全性评价提供实验依据，同时也为辣蓼的综合开发利用提供理论基础。

9.建立基地产辣蓼的薄层鉴别与含量测定方法研究。为建立黔产辣蓼的薄层鉴别与含量测定方法，采用薄层色谱法，以槲皮素为对照，以甲苯-甲酸乙酯-甲酸（10∶8∶1）为展开剂，建立了其定性鉴别方法；采用高效液相色谱法，以槲皮素为对照，Hypersil ODS2C18（5μm，200mm×4.6mm）为色谱柱，0.20%磷酸溶液-乙腈（80∶20）作为流动相，二极管矩阵检测器为检测器，建立了其含量测定方法。结果表明:建立的TLC法能很好分离各成分，其方法学考察精密度、重复性、稳定性和加样回收率的RSD分别为0.18%、0.71%、1.10%和2.44%，能够准确测定辣蓼中槲皮素的含量。

10.建立基地产辣蓼药材的定性、定量检测方法研究。目的建立黔产辣蓼药材的定性、定量检测方法，并制定质量标准。方法对黔产辣蓼药材进行性状鉴别、显微鉴别，采用薄层色谱（TLC）法对其中的槲皮素进行定性鉴别，采用高效液相色谱（HPLC）法对其中的槲皮苷进行含量测定。按照《中华人民共和国药典》2015版（一部）附录方法对辣蓼药材中的水分、总灰分、酸不溶性灰分、浸出物进行测定。结果薄层色谱斑点清晰，无干扰，专属性强；含量测定槲皮苷在0.462～4.158μg范围内线性关系良好，Y=79.004X+0.520，r=0.999 8，平均回收率为98.00%;初步拟定水分不得超过14.0%，总灰分不得超过14.0%，酸不溶性灰分不得超过5.0%，浸出物不得超过10.0%。结论本方法操作简单，结果可靠，可有效控制辣蓼药材的质量。

（三）辣蓼产品进一步开发研究

本研究目的是优化辣蓼提取物清除DPPH（1，1-二苯基-2-三硝基苯）的反应体系，研究栽培辣蓼提取物的抗氧化能力，更好地利用栽培辣蓼资源。本研究首先优化DPPH工作及保存参数，筛选辣蓼提取物清除DPPH体系；进而测定辣蓼提取物DPPH清除率。结果显示DPPH溶液应用无水乙醇现用现配，4℃保存，工作浓度应在36.3^{1}21μmol/L之间；辣蓼提取物清除DPPH的反应时间为30 min，室温（27℃）避光。辣蓼提取物的IC_{50}为334 mg/L。优化DPPH清除反应体系后，测定的辣蓼提取物清除DPPH活性准确可信，可更好的评价栽培辣蓼提取物的抗氧化能力。

四、主要研究成果

（一）完成了仿野生驯化辣蓼基地标准化建设

以遵义绿普森农业开发有限公司为主体，以该公司所建立的仿野生驯化辣蓼基地为载体，通过研究，采用拟选基地环境适合性评价、种子质量、种子保存、种植、产地初加工、包装、储藏、运输、药材质量控制、药材饮片质量控制等普适性的方法，建立了能够保障溯源的草药辣蓼野生驯化基地，保障了基地所生产的辣蓼按照标准要求生产于质量可溯源。已经发表论文（含1篇综述）共计13篇。

（二）带教3名硕士生

1.王东燕，贵州医科大学14级学生，已经毕业。

2.于晓亮，贵州医科大学15级学生，已经毕业。

3.任中和，贵州医科大学19级学生，正在做课题。

（三）成果转化

1.辣蓼用于生产董酒。遵义绿普森农业有限公司建立的仿野生驯化辣蓼基地生产出来的产品，直接定向卖给贵州董酒股份有限公司，用于生产董酒，产生了保障生产用董酒的辣蓼原料来源可靠的社会效益和经济效益。

2. 将部分企业标准上升为贵州省地方标准。包括：水蓼（药材）、水蓼（饮片）、软水蓼（药材）、软水蓼（饮片）。

五、主要创新点

经委托西南查新中心进行查新，认定主要创新点有下列 4 点。

1. 采用 HPLC 法，Hypersil ODS2 C18 柱，以乙腈-0.2%磷酸水溶液为流动相进行梯度洗脱，检测波长为 260 nm，柱温 25℃，对来源于贵州省各地州市的不同产地辣蓼药材进行了相似度比较。提出了贵州省境内辣蓼药材相似度均大于 0.95，可以标定共有峰作为辣蓼药材 HPLC 指纹图谱共有模式。为修订辣蓼贵州省地方标准提供了依据。

2. 采用气相色谱质谱联用仪（ GC-MS） 比较了 5、8、11 月的贵州辣蓼水提物、挥发油的化学成分的异同。提出了辣蓼水提物中硬脂酸和棕榈酸，以及辣蓼挥发油中共有挥发性成分，构成辣蓼共性指纹图谱。为根据不同目的选择应用辣蓼提供依据。

3. 采用电感耦合发射光谱法（ICP-OES）测定辣蓼中金属元素含量，提出了黔产辣蓼中有害重金属含量均符合《药用植物及制剂进出口绿色行业标准》要求。为黔产辣蓼的药用安全性评价提供实验依据。

4. 提出了基地辣蓼提取物的 IC_{50} 为 334 mg/L，并据此优化 DPPH（1，1-二苯基-2-三硝基苯）清除反应体系，得到了辣蓼提取物清除 DPPH 在室温（27 ℃）避光条件下的反应时间为 30 min。为进一步开发利用辣蓼于抗氧化提供了依据。

参考文献

1.冯华,刘英波,刘亮,潘年松,周德权.黔产辣蓼及其混淆品高效液相指纹图谱研究[J].中草药,2015,46（19）:2943-2945.

2.刘亮,冯华,刘英波,潘年松,周德权.黔产辣蓼中槲皮素的薄层鉴别与含量测定[J].贵州农业科学,2015,43（10）:191-194+199.

3.冯华,刘英波,刘亮,潘年松,周德权.辣蓼不同部位槲皮素的含量测定及 HPLC 指纹图谱[J].中国医药工业杂志,2016,47（04）:411-414+423.

4.张建永,李卓,潘年松,刘英波,冯华,刘亮,许朋.栽培辣蓼提取物清除 DPPH 反应体系的优化及抗氧化能力评价[J].基因组学与应用生物学,2017,36（01）:318-323.

5.刘英波,潘年松,冯华,刘亮,周德权.苗药辣蓼及其同科易混品丛枝蓼种子质量分级标准研究[J].中药材,2018,41（12）:2757-2760.

6.姜辣，潘年松，刘英波，潘文飞，田永洁.湄潭县中草药基地环境评价及启示.农业开发与装备，2015;（11）: 32-34.

7.潘年松,姜辣,刘亮,曹文富,冯华,潘文飞.生产董酒用辣蓼种植关键技术探讨[J].中医临床研究,2015,7（30）:134-135.

8.刘亮,潘年松,刘英波,冯华,周德权,谭怀美,莫应明.蓼子草的研究进展[J].中国民族民间医药,2016,25（01）:27-28.

9.冯华,刘英波,刘亮,潘年松,周德权.黔产辣蓼药材质量标准研究[J].甘肃中医药大学学报,2016,33（05）:28-32.

10.刘英波,潘年松,冯华,李睿,刘亮,潘文飞,李其书.生产董酒用辣蓼贮藏及运输注意事项[J].农业开发与装备,2016（08）:76+173.

11.于晓亮,罗俊,杨友辉,江心菊,潘年松,卢艳.不同月份黔产辣蓼水提物的成分分析[J].贵州医科大学学报,2018,43（02）:135-143.

12.于晓亮,罗俊,杨洋,唐超,王东艳,潘年松,刘英波,刘亮.不同月份黔产辣蓼挥发油的成分分析[J].贵州医科大学学报,2018,43（02）:144-153+159.

13.王东艳,唐超,廖彬汛,罗俊,潘年松.黔产辣蓼的显微鉴别与金属元素的检测研究[J].食品与药品,2019,21（01）:24-28.

著作·论著

中医文化蓝皮书第三部出版 呼吁开展中医药发展综合数据调研

2019年3月21日，中医文化蓝皮书第三部——《中国中医药文化与产业发展报告（2017-2018）》由社会科学文献出版社出版发行。报告聚焦“中国中医药话语权”主题，从学术视角研究和分析2017-2018年我国中医药文化与产业的新部署、新进展和新成就，提出中医药高级人才评价需参照学术影响力数据、中医药国际化要重视中医药传播话语平台建设等观点，同时呼吁开展中医药发展综合数据的调研。

报告认为，多年来社会上一直流传着中药产业发展中的一些虚假乃至错误的数据和信息，如“中国中药产业仅占世界中药市场份额的3%、日本中药已占国际中药市场的90%”等，混淆公众视听。造成这一现象的原因一方面是以前相关科研项目数据有偏差，且被持续传播；另一方面是中医药产业数据和出口数据的统计工作并未得到足够重视，统计归类方式不一，导致基本数据不清晰，分析研究不完善。

该书主编毛嘉陵呼吁，尽快建立国际中医药行业发展数据调研平台，为中医药行业发展的科学决策提供真实而准确的数据支持。

新书发布会由北京中医药文化传播重点研究室、北京中医药大学中医药文化研究与传播中心、北京金匮中医药文化发展基金会与社会科学文献出版社共同主办。中医文化蓝皮书第一部于2015年出版发行。

首个中医药科技期刊评价指标体系“出炉”

2019年4月17日，“中国中医药科技期刊做精做强专家组”第二次工作会议在京召开。会议公布了首部《中医药科技期刊评价指标体系及释义》，为高质量中医药科技期刊分级目录的产生提供了科学依据。

释义由中国科协指导，中华中医药学会和中国中医科学院完成，分为门槛指标、基础条件指标和等级指标。中医药科技期刊评价工作专家库建设方案同期确定。专家库将发挥科学共同体的学术优势，组织广大中医药科技工作者参与中医药科技期刊评议，促进高质量中医药科技期刊分级目录工作的实施与开展。

安徽首部临床中药书《临床中药汇编》出版

2019年4月，由安徽中医药大学第一附属医院副主任药师朋汤义、汪永忠主编的安徽省首部临床中药书籍《临床中药汇编》由安徽科学技术出版社出版。

该书是全国首本采用“一药一方”“图文结合”的独特形式编撰而成的中药临床指导应用书籍，分为上（各科总论）、下（各科汇编）两部分，以独具一格的形式将中药鉴定学、中药炮制学、中药学、方剂学的相关知识有机结合，共收载临床常用中药505味，相关方剂462首，按主要功效分为21章，每章中药按根及根茎、全草、花、果实及种子、叶、皮、藤、动物类、矿物类等用药部位依次介绍。

本书目的在于帮助广大中医药人员将理论与实践相结合，以便加强对中药有关知识与方剂学知识的理解和掌握，具有较大实用价值、临床价值、科学价值。

《王叔和传》在湖北首发

2019年5月15日，湖北省麻城市举行《王叔和传》首发式暨作品研讨会。

研讨会上，该书作者韩进林畅谈了创作心得，与会人员围绕作品的写作特色、民俗特征、创作特点、医学价值等以及王叔和的治学、吃苦、奉献精神展开研讨。

《王叔和传》耗时5年撰写完成，全书58万余字，由375个故事组成，较为细致地描述了王叔和从一介平民成长为魏国太医令的经历，其中在麻城发生的故事有207个。书中医案医话故事105个，其中涉及张仲景医话医案16个，用张仲景方汤32个。

该书是我国魏晋时期政治、军事、文化、医药、民生、民俗的缩影，对研究和了解魏晋时期中医药文化有参考价值。

首个中医药科技期刊分级目录发布

2019年，首个中医药科技期刊分级目录（T1、T2级期刊）发布。该目录由中华中医药学会联合中国中医科学院历时一年共同完成。目录的发布将推动同等水平的国内外期刊等效使用，引导国内中医药科技工作者在国内中医药科技期刊首发优秀成果。

据悉，分级目录的编制工作由中国中医科学院院长、中国工程院院士黄璐琦主持，并成立工作组和专家评审组，在现实分析基础上制定了符合中医药特色与规律的评价指标。评估对象包括我国出版的中英文中医药科技期刊148种，实名申报118种，占期刊出版总量的79.5%，这项工作得到中国科学院文献情报中心、中国知网、中国科学技术信息研究所等多家单位，王永炎、陈可冀、张伯礼、陈凯先、吴以岭等多位院士，路志正、孙光荣、王琦、张大宁等多位国医大师，以及国内外众多专家学者的支持。

合 作 交 流

中泰两国研究机构聚焦天然药物研究

2019年3月20日，中泰天然药物联合研究院签约仪式在上海中医药大学举行。

该研究院由泰国朱拉蓬皇家学院、上海中医药大学、中国科学院上海有机化学研究所、中国科学院曼谷创新合作中心联合建立。四方通过建立一个联合、开放和包容的平台，开展天然药物的研发，推进其产业化。

上海中医药大学创新中药研究院院长、中国科学院院士林国强表示，中泰天然药物联合研究院的建立有利于中泰双方在天然药物的学术交流、特色研究以及人才培养等方面展开深层次、全方位的合作。

上海中医药大学校长徐建光表示，四家单位将根据各自的特点，搭建联合平台、实现优势互补，开展多赢且具有成效的工作，助力中泰两国传统医药领域的现代化研究和发展。

中国医史文献研究所举办《中医药在法国百年概况》讲座 11 家法国国立医院设针灸门诊

2019 年，中国中医科学院中国医史文献研究所举办讲座，邀请世界中医药学会联合会副主席、法国时空针灸研究院院长朱勉生作《中医药在法国百年概况》的讲座。

讲座上，朱勉生回顾了中医药近百年在法国发展的亮点，从教育、针灸、中药、科研、预防保健以及立法 6 个方面介绍了中医药在法国传播的现状与面临的瓶颈问题。

朱勉生认为，中医药教育是中医交流传播的重要载体。法国的中医药教育以民间为先，渐成一套体系完备的“教师、教材、实习、考试”教育模式。她认为针灸具有“简、便、廉、效”的特点，利于向西方推广，可谓中医药走向西方的“大使”。目前法国共有约 3500 位国家认可的针灸医师，38 家法国国立医院中 11 家设有针灸门诊。

关于中医药的科研与立法，朱勉生认为，中医药的科研一定要守住自己的“原创思维”“只有拿出经得起科研验证的临床疗效，才有可能通过法国政府渠道促进中医药立法”。

在互动交流中，大家针对讲座内容踊跃提问，朱勉生一一耐心解答。针对“法国的文化特点对中医药传播有何影响”的提问，她表示，法国是一个讲究“精品文化”的国家，其民众之所以接受中医，是因为中医乃医学之“精品”，要想使中医更好地传播下去，当以文化为根基，坚持 “原创思维”，发挥中医药的“精品”作用。

讲座由中国医史文献研究所医史研究室主办，共 40 余人参加了此次学术活动。（付 璐）

于文明率团访问香港

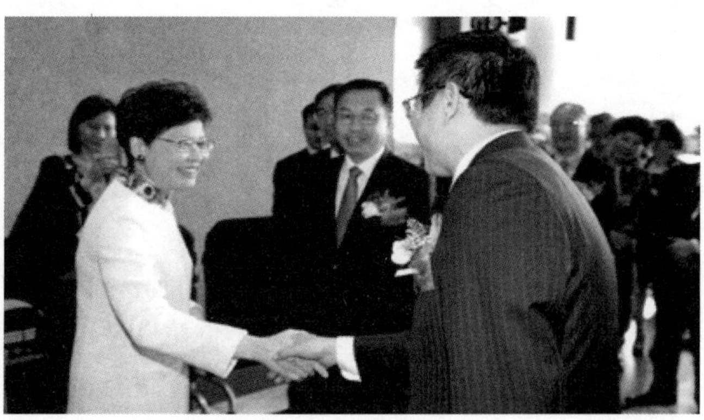

左为林郑月娥、中为何靖、右为于文明

应香港食物及卫生局邀请，国家中医药管理局局长于文明日前访问香港，与香港食物及卫生局局长陈肇始进行工作会谈，就支持香港建设首家中医医院、开展香港中医高级临床人才培训先导计划等工作进行了务实沟通与协商，并就中医药融入粤港澳大湾区建设深入交换了意见。

2019 年 4 月 2 日，于文明会同香港特区行政长官林郑月娥、中联办副主任何靖共同出席博爱医院 100 周年董事局就职典礼，并就香港特区政府发展中医药，打造大湾区中医药高地交换了意见。

于文明致辞说，国家中医药管理局将一如既往支持香港与内地加强中医药交流合作，支持博爱医院在原来开展中医药工作基础上，发挥自身优势，联合香港有关大学、中医药界同仁与内地中医药机构合作，积极融入国家大湾区发展战略，成为粤港澳“共享机遇、共赢发展”的示范样板。

在港期间，于文明参访了香港中文大学中医学院、东区尤德夫人那打素医院、东华医院及博爱医院等机构，充分了解香港中西医协作先导计划、中医针灸戒烟等中医药工作开展情况。与香港中医中药界社团代表进行了座谈，就共同发挥香港内地优势，加强合作进行了交流，全国人大代表李应生等业界同仁参加了会议。还出席了“香港 2019 中医药适宜技术推广应用研讨会”。

国家中医药管理局港澳台办公室、广东省中医药管理局主要负责同志和有关专家一同出席上述活动。

李克强出席第八次中国－中东欧国家领导人会晤
与罗马尼亚加强中医药等领域合作

据中国政府网等综合报道 4 月 12 日，国务院总理李克强在杜布罗夫尼克出席第八次中国－中东欧国家领导人会晤，中东欧 16 国领导人与会。与会各方制定和发表《中国－中东欧国家合作杜布罗夫尼克纲要》，为“16+1 合作”未来发展指明方向。

李克强分别会见了出席第八次中国－中东欧国家领导人会晤的八国总理。在会见罗马尼亚总理登奇勒时，李克强表示，今年是中罗建交 70 周年。中方愿同罗方共同努力，开展多层次、多领域的合作，推动双边关系迈上新台阶。加强核能、重大项目、金融、农业、中医药等领域的合作。支持有实力的中国企业通过开放、透明的方式参与罗方的项目招标。扩大进口罗方优质农产品。在中国－中东欧国家合作框架下加强同罗方的合作，推动务实合作项目取得积极成果，为中欧关系的发展做出贡献。

登奇勒表示，罗方希望双方保持高层对话，积极推进经贸、投资、基础设施建设、农业、中医药等领域的务实合作，推动两国关系继续向前迈进。

中医药内容也在《中国－中东欧国家合作杜布罗夫尼克纲要》中有体现，提出感兴趣的各方欢迎更多中东欧国家的科研机构、大学及诊所等与中国开展多种中医药合作；感兴趣的各方鼓励在非木材林产品（森林水果、中草药、菌类等）等新兴领域开展合作。

作为会晤成果，《荣盛康旅（捷克）投资有限公司与捷克帕索拉夫基公司关于南摩拉维亚州中医中药水疗康复中心项目协议》等合作协议同期签署。

中埃两大学签署建立埃及中医医院协议

据新华社开罗 2019 年 4 月 14 日电 上海交通大学健康管理与服务创新中心与埃及中国大学 4 月 14 日在开罗签署协议，双方将共同建立埃及中医医院。

协议在国际中医药与功能医学会议上签署。上海交通大学健康管理与服务创新中心主任鲍勇表示，双方将为培养埃及中医药人才共同努力，邀请埃及医疗人员到中国学习交流，还将在埃及中国大学等学校开设相关课程并派遣中国专家进行授课。

埃及中国大学校长、埃及前高等教育部部长阿什拉夫·希哈表示，中医药学蕴含着独特的治疗理念，将中医药优势融入埃及医学体系是一个双赢的举措。

国际中医药与功能医学会议由埃及卫生部、上海交通大学健康管理与服务创新中心和埃及中国大学共同主办。（吴丹妮　朱瑛琪）

哈佛医学院代表团访问四川省中医药管理局

2019 年 4 月 22 日，哈佛医学创新中心主任约翰·赫拉卡率代表团一行 5 人访问四川省中医药管理局，双方就中西医协同科技研发、人才培养、数据优化和标准化建设等方面进行交流座谈。四川省中医药管理局党组书记、局长田兴军出席会议。

会议指出，四川丰富的中医药资源与哈佛医学院的优质医疗资源相结合，一定能够迸发出全新活力。双方应找准切入点，深入探讨合作模式，在医疗服务、科技创新、教育培训等方面开展深层次的合作，推动优质的中医药走向世界。

约翰·赫拉卡表示，中医药对世界卫生健康事业发展起着至关重要的作用，哈佛医学院一直关注着中医药的发展。希望能够通过此次交流，与四川省中医药管理局建立官方合作机制，在中西医协同治疗肿瘤和生殖疾病等方面加强交流，共建实验室，开展大数据收集和标准体系化建设。

马来西亚卫生部代表团访问四川省中医药局

2019 年 8 月 29 日，马来西亚卫生部副部长李文材率政府代表团一行访问四川省中医药管理局，就中医药人才培养、科技研发和中药材产业化发展等方面展开交流。

四川省中医药管理局相关负责人介绍了四川概况和中医药发展情况，表示希望能与马来西亚在传统医药学术交流、国际教育和中药标准制定等方面展开深层次合作，扩大中医药在东南亚国家的应用范围和国际影响力。李文材表示，希望能与四川建立合作机制，在中药材种植和科技研发方面展开合作。（刘杰）

国医年鉴

GUOYI LIANJIAN

2020

特色医案

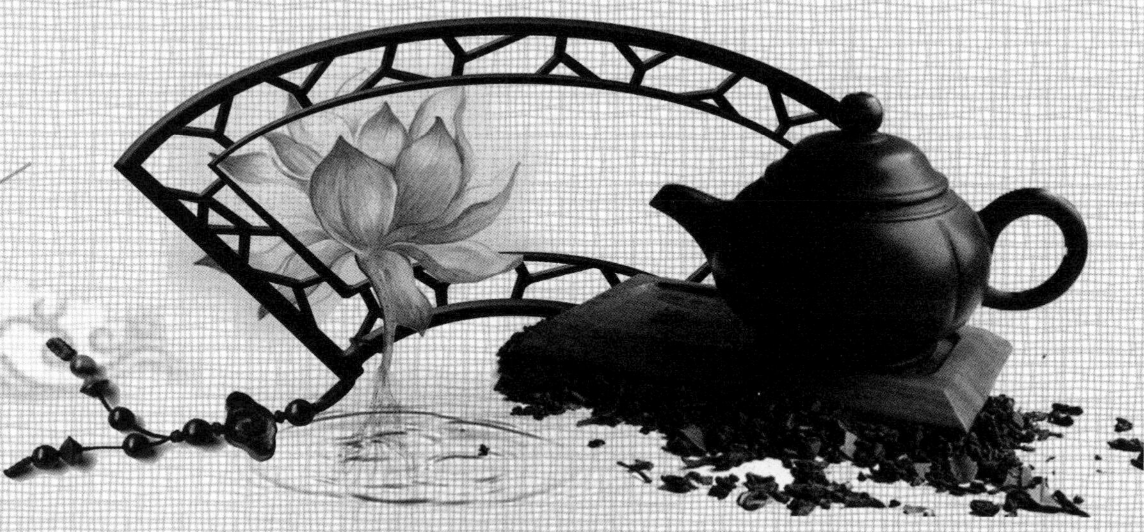

国医大师李佃贵教授医案选

河北省中医院　刘小发（审定、整理）

一、胃癌前病变

患者：冯某，女性，68岁，已婚。2006年12月20日初诊。

主诉：间断性胃脘部隐痛4个月余，加重7天。

主症：胃脘部隐痛，无规律，烧心，反酸，嗳气，无口干、口苦，纳差，寐可，大便可，1日1次。舌红，苔薄黄，脉弦滑。

患者既往体健，胃镜结果示：慢性萎缩性胃炎，伴多发糜烂。病理报告：窦小弯移行部重度萎缩性胃炎，伴重度肠化，轻度异型增生。（北京大学第三医院，2006年12月14日）

中医诊断：胃脘痛（肝胃不和，浊毒内蕴）。

西医诊断：萎缩性胃炎，伴重度肠化、轻度异型增生。

治法：解毒化浊，养肝和胃。

方药：百合15克，乌药9克，当归12克，川芎9克，白芍20克，云苓15克，白术9克，砂仁15克（打粉、后下），紫豆蔻15克（打粉、后下），全蝎6克，瓜蒌15克，清半夏12克，内金15克，黄连12克（打），半枝莲15克，白花蛇舌草15克，三七粉2克（冲服）。

用法：日1剂，水煎服，日2服。

二诊：2007年2月20日。服上方后症减。近日出现左侧胁部胀满疼痛，左耳鸣，略有烧心，纳食好转，大便可，1日1次。舌红、苔薄黄、舌尖有瘀斑，脉弦细数。加龙胆9克，郁金12克。煎服法同前。

三诊：2007年4月20日。服上方后症减。偶有胃脘部隐痛及烧心。近日出现头晕，乏力，口干不欲饮，纳可，大便可，日1次。舌红、苔薄黄，脉弦细滑。上方减去龙胆、郁金，加天麻12克，柴胡9克，升麻9克。煎服法同前。

四诊：2007年6月20日。服上方后，已无明显不适。复查胃镜示：慢性萎缩性胃炎伴糜烂、肠化。病理诊断：幽门前区，轻度慢性炎伴轻度糜烂；“幽门后壁”移行部，黏膜轻度慢性炎症；窦小弯，浅层黏膜轻度慢性炎症；“角切迹”轻度慢性炎症，胃体下部胃小弯轻度慢性炎症。（北京大学第三医院，2007年6月19日）后巩固治疗一个月，随访半年，未再复发。

按语：患者经电子胃镜及病理活检，确诊为重度萎缩性胃炎伴重度肠化生、轻度异型增生。经来我院中医药系统治疗后，病理所见由萎缩、增生、肠化转为慢性炎症。中医认为其属“胃脘痛”范畴，一般认为其成因多由饮食所伤，情志不舒，导致肝胃不和，胃气失和，通降失职，浊邪内停；日久则脾失健运，水湿不化，郁而不解，蕴积成热，热壅血瘀而成毒，形成浊毒内壅之势。热毒伤阴，浊毒瘀阻胃络，导致胃体失去滋润，胃腺萎缩。故选择以疏肝理气，和胃降逆，解毒化浊之法。方中砂仁、豆蔻，芳香化浊；黄连、清半夏，清热燥湿解毒；百合、乌药、当归、川芎，通气活血；白芍，柔肝缓急止痛；茯苓，健脾渗湿；白术，健脾；瓜蒌，宽中；鸡内金，消食；半枝莲、白花蛇舌草，清热解毒；全蝎，解毒散结；三七粉，活血止痛。全方共奏化浊解毒、养肝和胃之效。二诊之时，患者肝胆火旺，故加龙胆、郁金，清泻肝火。三诊时，肝胆之火已消，脾胃虚弱，清阳不升，故头晕、乏力，加柴胡、升麻，升发脾阳；而天麻为治眩晕、头痛之要药，不论虚证、实证，随不同配伍皆可应用，效多满意。

二、干燥综合征

患者：张某，女性，56岁，已婚。2016年7月18日初诊。

主诉：间断性胃脘隐痛2年，加重3天。

主症：胃脘隐痛，偶觉胀满，饭后尤甚，偶觉烧心、反酸，口干，无口苦，双眼干燥，全身皮肤干燥粗糙，自觉乏力，不欲言语，纳差，寐可，大便不通畅，自觉有排不尽感，日行 1 次，小便调，舌质暗红、苔黄腻、少津，脉弦滑，略细。

患者既往有干燥综合征病史。胃镜结果示：慢性萎缩性胃炎（河北省中医院，2016 年 5 月 14 日）

中医诊断：胃脘痛病（浊毒蕴结）。

西医诊断：1. 慢性萎缩性胃炎，2. 干燥综合征。

治法：化浊解毒。

方药：百合 12 克，乌药 12 克，当归 9 克，川芎 9 克，白芍 30 克，鸡内金 15 克，醋延胡索 15 克，白芷 15 克，香附 12 克，苏梗 12 克，藿香 9 克，半夏 9 克，枳实 12 克，厚朴 9 克，麦冬 12 克，生石膏 15 克，丹参 9 克。

用法；日 1 剂，水煎服，

二诊：2016 年 8 月 2 日。服用上方后，患者胃脘疼痛、胀满，明显减轻，大便日行 2 次，自觉排便通畅，但仍感纳差、口干，双眼干燥，全身皮肤干燥粗糙，身体乏力。舌质暗红、苔黄腻、少津，脉弦滑，略细。于上方基础上，加炒莱菔子、赤芍、丹参各 12 克。14 剂，煎服法同前。

三诊：2016 年 8 月 16 日。患者诉胃脘部症状基本消失，口干缓解，双眼干燥、全身干燥等症状，均明显减轻。舌质暗红、苔薄黄、少津，脉弦滑，略细。

在上方基础上，加减治疗 10 周，症状基本消失，且随访 3 个月，未见复发。

按语：该患者以胃脘隐痛、烧心反酸、胃脘胀满等不适感来就诊，有慢性萎缩性胃炎、干燥综合征病史。系由饮食不节损伤脾胃，加之情志不畅致肝气犯胃，肝胃不和，气机升降失常，气机郁滞，血行不畅，水湿停聚，日久而成浊毒内蕴之势。浊毒蕴结，脾胃运化功能失常，可见胃脘疼痛；气机不畅，可见胃脘胀满；湿热浊毒煎灼胃津，出现烧心反酸；浊毒耗伤气阴，气虚可见乏力、不欲言语；阴津不足，孔窍失于濡养，可见口眼、皮肤等干燥。久病入络，可见舌体暗红等。本例患者病位在脾胃，湿、热、气、瘀等邪气相互夹杂，而成浊毒氤氲之势，致病之源在浊毒之邪。治疗时以化浊解毒治其本，同时配合以祛湿、清热、理气、化瘀等多种方法治其本，分清本病的轻重缓解，着重解决患者的首要不适，即胃脘的不适症状，待其主要不适缓解后，重点治疗干燥的症状。治疗以百合、乌药，护养脾胃。百合甘润微寒，兼可清热；乌药辛温，行气止痛。二药相伍为君，1 温 1 凉，柔中有刚，润而不滞，护脾胃之气。延胡索、白芷二药合用，以止胃痛；考虑患者病程较久，久病必瘀，加之患者舌体暗红等，故加川芎、丹参、赤芍等药，活血化瘀；生石膏，化热毒；香附、苏梗、枳实、厚朴等，通调气机；藿香，芳香化浊。李佃贵教授针对该患者，提出治病以化浊毒为主，中医以治病求本为治疗原则，以从根本上祛除致病之邪。尤其是针对病症多样，或是慢性迁延难愈的疾病，更应重视此观点。

民间中医张路欣医案选

河北省中医药科学院　张培红（审定、整理）

（一）酒渣鼻

2008 年 3 月，邻居石某的孩子，酒渣鼻多年，期间在各大医院治疗无效，便广访民间医生及偏、秘方，又在网络上查询各种资料，花了很多时间和钱，病没有治愈，致使女孩有了轻生的念头。一次，张路欣医生到她家喝茶，女孩打电话回家说：“不想活了”。张医生问清病因，为其开了秘方，此方只需 8 元钱，治疗只用了 15 天，至今未复发。

方药：大黄 9 克，朴硝 9 克，轻粉 3 克，青黛 3 克，水银 30 克，白矾 10 克，硫黄 10 克，乳香 9 克，没药 9 克。

用法：共为细粉，用茄子巴汁调均，用棉签擦之，每天数次。

（二）酒渣鼻

2008 年 7 月，饶阳县卫生局局长，患有酒渣鼻，久治不愈，通过饶阳县医院副院长焦某介绍，给其取药上药，敷药后快速康复，至今没有复发，治疗期 20 天。

（三）脱发

2014 年 3 月，北京电影制片人蒋某，女，40 岁。从 2012 年开始脱发，1 年之内头发全部脱光，在北京到处寻医问药，治疗均无好转，又找民间的偏方均无疗效，毛囊基本坏死了，患者放弃了治疗。在放弃治疗期间，通过朋友介绍来张医生处治疗。开始蒋某对张路欣也没有抱太大希望，只是碍于朋友面子，听说其有家传秘方，便服用了中草药两个月，两个月后开始生发，6 个月完全康复，新发乌黑发亮，与先前判若两人。

治法：滋阴补肾

方药：制首乌 12 克，生地 10 克，熟地 20 克，当归 15 克，侧柏叶 15 克，黑芝麻 20 克，白芍 15 克，川芎 10 克，炒桃仁 10 克，草红花 19 克，女贞子 10 克，旱莲草 15 克，枸杞 12 克，黄芪 30 克。

用法；日 1 剂，水煎服。每次吃药前，吃两颗生核桃仁做药引，服药期 6 个月痊愈。

2014 年 9 月，其老公也是头顶脂溢性脱发，见老婆完全康复，也坚持服用中药，现在也完全康复。

（四）腰痛

2017 年 6 月，国家药监局冯某，腰椎间盘突出，在北京住院 7 个月，基本不能活动，贴张路欣配方的膏药后，感觉效果非凡，加上朋友手法治疗，经过一个月的治疗，现已经完全康复。

治法：舒筋活络

方药：自然铜 15 克【醋制 7 次】，乳香 6 克，没药 6 克，苏木 15 克，降香 9 克，田 79 克，方海 15 克【存性】，土鳖 15 克，松节 15 克，地龙 12 克，水蛭 7 克（猪油炸透），生龙骨 15 克，血竭 4 克，蝼蛄 100 个（油泡焙）

用法；共为细末，每日服 2 次，每次服 9 克，陈酒送下。

服药之后，患者自感药力习习往来，自头顶寻至双手、双脚，周身一遍，如遇骨折处，则飒飒有声。

（五）褥疮

2017 年 3 月，张路欣开了家祁祥老年公寓，入住老人 100 多位，很多入住老人患有褥疮，在医院无法解决，入住后通过秘方治疗，现在所有患有褥疮老人已经全部康复，现在没有一位老人患有褥疮。

治疗方法：先用碘酒消毒，再用双氧水清洗，再用胰岛素加 10 万单位庆大霉素调匀，清洗伤口，清洗干净伤口后，用褥疮 1 号方 10 天，每天换 2 次，10 天后再用褥疮 2 号方，20 天痊愈。

治疗褥疮 1 号方：白矾 200 克，生大黄 200 克，黄柏 200 克，地榆 400 克，白及 200 克，乳香 100 克，没药 100 克。

用法：共为细末，涂抹患处。

治疗褥疮 2 号方：煅炉甘石 400 克，煅石膏 400 克，朱砂 100 克，煅龙骨 100 克，当归 100 克。

用法：共为细末，涂抹患处。

（六）不寐

2018 年 9 月 14 号，纳米比亚住华大使馆工作人员，患有失眠症多年，每晚只能睡 2～3 个小时，到北京某中医院治疗，受该院院长邀请，张路欣医生为其脉诊，开 3 剂中药。服用 2 剂中药后，患者自述睡得如婴儿一样。服用 15 剂后，患者完全康复。

方药；生地 25 克，百合 15 克，浮小麦 30 克，制香附 10 克，赤芍 10 克，生龙骨 30 克，生牡蛎 30 克，夜交藤 30 克，熟枣仁 30 克，当归 15 克，川连 6 克，肉桂 6 克，茯神 15 克，炙甘草 10 克，大枣 10 枚。

用法；共 15 剂，日 1 剂，水煎服，日 2 服。

（七）胆汁反流

2018 年 9 月，海南霞某，胆汁反流，通过朋友介绍来诊，服用中药后，完全康复。此类病人很多，张医生在辨证论治的指导下，坚持给予中药治疗，都已康复。

中医中药博大精深，很多良方秘方流失在民间，所以才有高手在民间的说法。

河南省鹿邑县中医院朱超验案

河北省中医药科学院 张培红（审定、整理）

朱超，男，河南省鹿邑县人，副主任中医师，第二期仲景书院国医传人精修班学员，主要研究方向：中医、中西医结合治疗肛肠科疾病。

（一）善用当归芍药散治疗肛肠病

当归芍药散出自张仲景《金匮要略》，主治“妇人怀妊，腹中疞痛”及妇人杂病“妇人腹中诸疾痛”，由当归、川芍、芍药、白术 、茯苓、 泽泻6味药组成，具有疏肝养血、健脾祛湿、活血镇痛之效。其临床应用指征是，腹中拘急，绵绵作痛，小便不利，四肢头面微肿等。本方不仅用治疗多种妇产科疾病，而且已广泛应用于治疗内科、外科、五官、皮肤科等临床各科疾病。笔者应用当归芍药散治疗肛肠科的一些病症，取得了满意的效果，现将本人在肛肠疾病治疗方面，应用当归芍药散的临床案例分享如下：

1. 术后尿潴留

罗某，女，48岁，农民，2019年3月13日就诊，以混合痔合并肛裂收入院。住院后第二天，行手术治疗。术后当天，出现排尿不出，小腹胀满，予以热敷，引导等措施后，小便可以排出。术后第二天，大便后因局部疼痛，又出现排尿点滴不畅，小便频频，至夜尤甚，小便10数次，并见小腹胀满，予以留置导尿。术后第三天，拔出尿管后，小便依然不利，排尿频频，点滴而出，尿而不畅，入夜尤甚，5～6次，经西药处理，疗效不佳，拟中药治疗，症见：排尿频频，点滴而出，尿而不畅，小腹胀痛，肛门会阴坠胀刺痛，夜眠差，心烦，口干口渴，舌淡红，苔少，脉细涩。

西医诊断：尿潴留

中医诊断：癃闭（气血瘀滞，水液不行，膀胱气化不利）

治法：活血利水，通利膀胱，育阴清热，缓急止痛

方药：当归芍药散加减。当归10克，炒白芍30克，茯苓20克，炒白术15克，泽泻20克，川芎10克，猪苓15克，阿胶（烊化） 15克，枳实10克，大黄10克，生甘草10克。

用法：日1剂，水煎服，每次150ml，日3服。

二诊：服1剂后，小便量多，便次减少，小腹柔和，肛门疼痛明显减轻，继服3剂，诸症悉除，病人欣然出院。

按：患者因恐惧手术，致气机不畅，肛肠手术疼痛刺激，造成谷道不利，局部经脉阻塞、耗伤气血，形成气血瘀滞，阻滞脉络，导致膀胱气化不利，水液失司，日久耗气伤津。《素问·脉要精微论》云“水泉不止者，是膀胱不藏也”；故用当归芍药散，养血滋阴，活血利水，合芍药甘草汤，以缓急止痛，合猪苓汤，育阴清热，利水排便。上方相合即可治疗术后尿潴留，又能缓解术后局部疼痛，相得益彰。

（二）术后创面迁延不愈案

李某，男，39岁，2018年6月8日初诊。

主诉：肛门手术半年，伤口不愈合。

患者于半年前因肛裂，到当地省会某医院，进行手术治疗。术后25天，局部感染，形成脓肿，扩创引流。一个月后，仍不愈合，辗转其他三甲医院，行活检病理及结核等相关检查，无阳性表现，再次予以局部清创手术，术后3个多月，每日坚持熏洗坐浴、栓剂膏剂外用，仍不完全愈合。每次接近愈合时，伤口开裂。近半年来，因恐惧排大便，不敢多食，形体消瘦，以为不治之症，以侥幸心理求余诊治，刻下症见：纳少消瘦，困倦乏力，动则汗出，神情紧张，大便干燥，2～3日1次，便后肛门疼痛难忍，汗出淋漓，便后疼痛持续3～5小时左右，伴口干无味，不欲饮水，无食欲，胸闷憋气，失眠多梦，小便少不利，舌红少苔，脉细数。专科检查：肛门截石位6点可见手术瘢痕，肛缘处有梭

形创口，创口基地部暗红无泽，无明显渗出和分泌物，创口周围组织略有水肿，指诊：肛周瘢痕硬，创面明显触痛，按压无积脓，肛周皮肤敏感反应，肛温略高，内括约肌张力高，刺激反射反应明显。

西医诊断：伤口不愈合

中医诊断：肛漏（肝郁脾虚，血瘀痰阻，气机不畅，阴伤津亏，肌肤失养，余毒稽留）

治法：滋阴养血，祛瘀止痛，利水化痰，佐以温阳化气，利水消肿，安神敛疮

方药：当归芍药散加味减。黄芪 30 克，当归 10 克，炒白芍 30 克，茯苓 10 克，炒白术 15 克，泽泻 10 克，川芎 10 克，桂枝 10 克，生龙骨 15 克，生牡蛎 15 克，生甘草 10 克，37 粉 3 克（冲服）。

用法：5 剂，日 1 剂，水煎服，日 3 服。

另：上方生龙骨、生牡蛎，改为煅龙骨、煅牡蛎各 30 克，加芒硝 30 克，煎水 1500ml，熏洗坐浴，每日 2 次。

二诊：2018 年 6 月 14 日，患者用药 1 天后，大便畅，便后肛门疼痛减轻，持续时间较前缩短半小时左右，其后大便 1 天 1 次，排便畅，便后肛门疼痛明显减轻，持续半小时左右，心情好转，精神状态转佳，夜里可以安睡，专科检查见创面已有缩小，边缘水肿消退，创缘有新生组织，基底部创面红润，守 6 月 8 日方案再用 5 天，以巩固疗效，药后复查。

三诊：2018 年 6 月 20 日，患者心情舒畅，精神焕发，夜眠安睡，自述用药后，感觉一天一个样，大便通畅，便后肛门疼痛减轻，仅有轻度刺痛，偶有痒感，专科检查；见创面已基本愈合，有 2 毫米×5 毫米局部瘢痕，质硬。中药守益气养血，活血祛瘀，以收口敛疮。黄芪 30 克，当归 10 克，炒白芍 30 克，茯苓 10 克，炒白术 15 克，泽泻 10 克，川芎 10 克，桂枝 10 克，生甘草 6 克，37 粉 3 克（冲服）。5 剂，日 1 剂，水煎服，日 3 服。

另：花椒 5 克，芒硝 50 克，煎水 1500ml，熏洗坐浴，每日 2 次，以软坚止痒。

四诊：2018 年 6 月 25 日，患者心情舒畅，精神焕发，夜眠安睡，自述目前创面已完全愈合，大便通畅，便后肛门无疼痛，仅晚间有痒感，专科检查：见创面已愈合，局部瘢痕淡白质硬。此肛门痒感，属新生瘢痕刺激所致，以花椒 5 克，芒硝 50 克，煎水 1500ml，熏洗坐浴，每日 2 次，以软坚止痒，中药停服。

半年后随访，患者一切如常。

按：此患者素体气血不足，胆小气怯，是其术后久不敛口的自身因素；其反复感染多次手术，给其身心带来极大痛苦，导致其精血暗耗，筋脉失养，气虚血瘀，加重伤口久不愈合；病久不愈，致肝郁气滞，气血不畅。肝木克脾土，脾失健运，出现纳差消瘦，神疲乏力。肝血亏耗，血不藏魂，故多梦少眠；气血亏虚，不荣则痛，通则不通，血凝气滞，故伤口疼痛难止；血瘀水停，故局部水肿日久不消；伤口无以荣养，故创面枯燥少润。故用当归芍药散，缓急止痛，滋阴养血，活血利水，加黄芪配当归，以益气补血，生肌敛口，加桂枝，以通阳化气；配芍药，以调和营卫，加龙骨、牡蛎，以安神定志，并敛疮收口，芍药、甘草共用，增加缓急止痛之力。加之内服外用相合，切中病机，直达病所，则气行血畅，痛止肿消，伤口自能收敛愈合。

（三）肛门术后疼痛水肿案

刘某，女，32 岁，2018 年 7 月 18 日初诊。

主诉：混合痔术后月余，肛门肿胀疼痛。

一个月前，患者在某医院行混合痔手术治疗，术后第三天，出现局部水肿，肛门疼痛难以忍受。在他医以多种方式处理，无明显改善。刻诊：患者局部疼痛难忍，面白乏力，纳差便溏，夜眠不安，舌淡、苔薄白，脉沉紧。专科检查：见肛周术后，创面未愈，渗血滋液，肛周花瓣样水肿，内有紫暗色血栓。患者多次西医治疗无效，又怕再次手术，要求中医治疗，

西医诊断：肛门术后疼痛，肛周水肿

中医诊断：痔疮（脾虚湿阻，血瘀水停）

方药：当归芍药散合芍药甘草汤。茯苓 15 克，泽泻 15 克，当归 15 克，白芍 30 克，白术 30 克，川芎 10 克，甘草 10 克。

用法；6 剂，日 1 剂，水煎服，日 3 服。另 1 剂，水煎熏洗坐浴，早晚各 1 次。

二诊，2018 年 7 月 22 日，患者精神明显好转，

面有笑色，自述用药 1 天后，肛门疼痛和水肿，明显好转，夜可安睡，一个多月来，第 1 次睡觉安稳，其后日渐好转。专科检查：见肛周水肿和血栓基本消失，创面有新生组织形成，渗出明显减少。守 7 月 22 日方案，续用 7 天，以巩固疗效，药后复查。

一周后，来院复查，创面已愈合，无特殊不适。

按：该患者为痔疮术后，手术治疗直接伤害人体，使局部气血凝滞，瘀血流注肛门，而致局部水肿疼痛。此如唐容川所言："瘀血流注，亦发肿胀，乃血变成水之证"。日久不愈，肝气郁滞，肝木克脾土，肝郁脾虚。肝失疏泄，脾失运化，气机不利，水液不畅。血不行则瘀，水不行则肿。当归芍药散中，三味血药，三味水药，具有柔肝健脾，活血利水之功，合芍药甘草汤，以缓急止痛。方证相合，切中病机，加之熏洗坐浴，内外同治，焉有不效之理。

（4）讨论

肛肠科疾病术后止痛为第一要务，其术后诸多并发症皆由疼痛引起。手术直接伤害人体，使局部气血凝滞，不通则痛。疼痛不仅是病理产物，而且也是病机因素。痛则不通，痛则不荣。疼痛能够引起局部气机不畅，气血瘀滞；反过来，气血瘀滞，也能够导致局部失去气血荣养，二者相互影响，故止痛是治疗术后诸症的关键。历代医家，都十分重视解决肛肠病术后止痛问题，目前国内外专家学者做了大量的研究，积极寻找和探索运用经方治疗肛肠科术后疼痛诸症，具有重要的现实意义。

当归芍药散，是《金匮要略》中的著名方剂，原为止痛所设。《金匮要略》明确指出："妇人怀妊，腹中疠痛，当归芍药散主之"。"妇人腹中诸疾痛，当归芍药散主之"。此处用于治疗肛门术后诸症，是因病机相似、治法 1 致。方中重用芍药，柔肝木而安脾土、缓急止痛；合当归、川芎，养血和血、行气通滞；白术，健脾燥湿，茯苓、泽泻，渗湿利水。全方三味血药，三味水药，各取一半，共奏调肝健脾、养血和血、行气利水之功。服此方，则水湿得散，气血通畅，经脉无阻，诸痛自除。《岳美中医案集》中云："方中川芎、当归、白芍和，血舒肝，益血之虚；茯苓、白术、泽泽运脾胜湿，除水之气。方中重用芍药，芍药专主拘挛，取其缓解急止痛，合用之，既疏瘀滞之血，又散郁蓄之水"。现代药理学研究证实，当归芍药散，具有良好的镇痛、抗炎和改善微循环作用，亦有不少学者用于治疗肛门疼痛。

以上三案，均为肛肠科术后常见并发症。究其原因，皆由疼痛引起。医案一，为肛肠术后气血瘀滞，肛门疼痛，致膀胱气化失常，出现小便不利，故合猪苓汤，以增强养血和营，育阴利尿之力，使痛止而尿利。医案二，久痛血瘀，气血凝滞，疮面失养，久不敛口。日久损气耗血，木郁克土，而出现神疲消瘦，失眠多梦。故合黄芪、桂枝、龙骨、牡蛎等药，以调和营卫，益气养血，托里敛疮。医案 3，为痔疮术后水肿，手术直接伤害人体，使局部气血凝滞，瘀血流注肛门，血不行则瘀，水不行则肿。当归芍药散，活血利水。血药水药共用，而具缓急止痛，活血消肿之功。

以上三案，均以当归芍药散为主，进行加减化裁。切中病机，直达病所，故能取得速效。这充分说明，当归芍药散在肛肠科，有广阔的应用前景，值得进 1 步挖掘研究。

（二）辨证治疗肛门直肠痛

1. 肛门直肠痛

李某，男，48 岁，2017 年 10 月 18 日初诊。

患者于半年前，因扭伤腰部，到当地医院就诊，诊断为腰椎间盘突出症，予以卧床治疗。3 个月前开始出现肛门疼痛、肛门下坠、大便困难，他医以为是椎间盘突出压迫造成的神经损伤，予以营养神经及止痛药物治疗，效果不佳。患者自以为，病情发展会致截瘫，终日惊恐惶惶，烦躁不安，夜不能寐。致肛门疼痛日益加重。多次辗转于骨科、内科、针灸科治疗，腰痛日渐好转，肛门疼痛却日益加重，经人推荐，求余诊治。

刻下症见：肛门疼痛剧烈，不能触凳，就诊时或立或卧，言多语快，表情夸张、莫名烦躁，目赤如炬，面色潮红，神志清楚，入睡极难，容易早醒，醒后肛门疼痛缓解，晨起活动后，逐渐加重，难以忍受，口苦，口干，不欲饮水，无食欲，胸闷憋气，大便 2 日 1 次，略有干燥，小便黄赤不利，舌红，苔薄白略黄，脉弦数。查体：心率 98 次/分，血压

125/80 毫米 HG。腰脊无压痛及叩击痛，下肢抬高试验阴性，双髋关节交叉实验阴性。专科检查：肛门居中，外观正常，肛周皮色无特殊色数沉着，无红肿渗出，无痔、瘘、裂、脱等征象，无酸、凉、麻等感觉异常；肛周无明显触痛及按压痛，但皮肤反应敏感，肛温略高，肛门内括约肌张力不高，但刺激反射反应明显，指压肛窦虽有轻度压痛但与其自觉描述不符，手指转动自如，未触及肿块；肛门镜下，见肛窦及直肠黏膜轻度充血，无脱垂、无明显糜烂及溃疡，未见痔核、息肉及肿块。

治法：清利湿热，清肝泻火，活血止痛

方药：龙胆泻肝汤加减。柴胡 18 克，黄芩 15 克，生大黄 15 克，龙胆草 12 克，栀子 10 克，泽泻 10 克，车前子 12 克，生地黄 18 克，当归 12 克，秦艽 10 克，桃仁 10 克，黄柏 10 克，苍术 10 克，防风 10 克，槟榔 10 克，生甘草 10 克，5 剂。

用法：日 1 剂，水煎服，日 3 服。

另：肛门栓剂及中药熏洗治疗，每日 2 次。

二诊：2017 年 10 月 25 日，患者自述，用药后前 3 天，肛门疼痛及下坠日渐好转，其他症状亦有减轻。其后再用药，疗效不明显，症状无进 1 步改善，目前肛门仍下坠疼痛，但可入睡，晨起后好转，9 小时后，逐渐加重如前。病人感上次诊疗过于单纯，要求全面检查，经腰骶部及盆腔核磁共振、血液生化、甲状腺功能检查，结果回示无阳性表现。告知其肛门疼痛，与腰椎间盘突无关。仅仅是肛门局部症状，消除其截瘫之顾虑，嘱其坚持前诊治疗方案，口服及外用如前 5 剂，继用。

三诊：2018 年 3 月 5 日，肛门坠胀疼痛依旧，痛不堪言，自述二诊后用药无明显改善，坚持认为，此病由腰椎间盘突引起，转辗于多家医院骨科、神经科求治，均是无功。后又到浙江省人民医院，杭州市中医院，浙大 3 附院，北京长青肛肠病医院等，多家三甲医院求治，行腹部、脊柱、盆底等部位，彩色多普勒、CT、核磁检查，全结肠镜及盆底肌电图检查，均未发现器质性病变。予以口服及局部药物治疗，疗效不佳。因有专家曾诊断为肛窦炎，于我前诊相符，故再次求治于我。刻下症见：肛门下坠疼痛，不敢触凳，情绪高亢，言多语稠，时有语无伦次，心烦急躁，易怒，时有胸闷憋气，口苦，口干，不欲饮水，能食，大便干，2～3 日 1 次，小便黄赤，舌红、苔薄黄，脉弦数有力，专科检查，仍无阳性表现。肛门检查时，局部反应表现与其描述不符，无触疼及压痛。肛门镜检查，局部黏膜外观无异常。辨证为肝郁化火，下迫肛门。

治法：疏肝解郁，清肝泻火，活血止痛

方药：丹栀逍遥汤加减。柴胡 18 克，黄芩 15 克，生大黄 15 克，龙胆草 12 克，栀子 10 克，泽泻 10 克，车前子 12 克，生地黄 18 克，当归 12 克，桃仁 10 克，黄柏 10 克，苍术 10 克，防风 10 克，槟榔 10 克，生甘草 10 克。

用法：5 剂，日 1 剂，水煎服，日 3 服。

另；配合肛门栓剂及中药熏洗治疗，每日 2 次

四诊：2018 年 3 月 11 日，自述三诊用药后，肛门坠痛有所改善，但不明显。病人对肛门用药有所恐惧，予以停止局部用药。嘱三诊上方有效，暂不更方，坚持用药 5 剂，水煎服，每日 1 剂。

五诊：2018 年 8 月 29 日，自述四诊后，用药疗效不明显，又前往郑大 1 附院、河南中医药大学 1 附院，河南中医药大学 3 附院等及我省三甲医院肛肠科求治。行排粪造影、直肠测压等相关检查，经专家会诊，诊断为功能性肛门直肠痛，予以相关对症治疗，略有好转，但仍不能巩固疗效。因认同我的前诊，再次来我处求诊。刻下症见：肛门下坠疼痛，不敢任物，半蹲叙述病史，叙述病情时情绪高亢，无疼痛表现，每提起肛门问题，即感痛苦不堪，臀部不敢触凳，颜面潮红，失眠，坐卧不宁，言多语稠，时有语无伦次，胸闷心烦，急躁易怒，口苦，能食，大便干，2～3 日 1 次，小便黄赤，舌红、苔薄黄，脉弦数有力。

患者目前诊断明确，但屡治无效，当检讨前诊，肛门居于下，当属下焦范围，且肛门处督、任脉交界之所，为阴阳经枢机开合之地，厥阴肝经绕阴器，当含前后二阴。肛肠名家田振国教授，亦认为“肝经绕后阴”内经云：“魄门亦为 5 脏使”。故肛门受肝胆影响为甚。其语无伦次，言语如狂，肛门疼痛，胸满烦惊，小便不利，急躁易怒，肛门疼痛，不可触凳，状如《伤寒论》175 条“伤寒八九日，

下之，胸满烦惊，小便不利，谵语，一身尽重，不可转侧者，柴胡加龙骨牡蛎汤主之”，此属少阳三焦枢机不利，心胆郁热，上扰胸膈，下注肛门，且有气血瘀滞，瘀热结于肛门，方用柴胡加龙骨牡蛎汤，调枢机，利开合，安心神，加桃仁、枳实、丹参、芒硝，取桃核承气汤逐瘀泄热之义，又治如狂之症，故拟柴胡加龙骨牡蛎汤加减化裁。

方药：柴胡18克，黄芩15克，制半夏10克，党参15克，生龙骨45克，生牡蛎45克，桂枝10克，厚朴12克，生大黄15克，桃仁15克，丹参12克，芍药20克，生甘草10克，生姜3片，红枣5枚（切开），芒硝(冲)10克，磁石(打碎先煎)30克。

5剂，日1剂，水煎服，日3服。

六诊：2018年9月5日，自述服8月29日药后，肛门坠痛明显减轻，可以平坐，夜眠安静，心情畅达，仍劳累后肛门坠痛，有所加重，不敢长坐，脉弦滑，舌质红，舌苔薄黄，大便已畅，便后无明显疼痛，1日1次，小便利，去桂枝，芒硝，加当归15克，丹皮12克，以养血活血，增加活血止痛之力。

5剂，日1剂，水煎服，日3服。

七诊：2018年9月11日，自述肛门坠痛若失，眠安神清，心胸舒畅，大便略溏。上方去大黄、磁石，以防苦寒降泄太过，继服10剂，日1剂，日2服，巩固疗效。

八诊：2018年10月15日，自述肛门不再坠痛，精神焕发，已能够正常参加劳动，偶有肛门短暂轻微刺痛。曾自行按9月11日方，取药10剂，2日1剂。查：脉缓，舌质淡、苔薄白，嘱停汤剂，以逍遥丸加丹参片口服，以善其后。

2019年4月某日，其带友找余看病，言丸药已停服，病已完全康复，工作、生活依旧。

2.讨论

功能性肛门直肠痛（funCTional anoreCTal pain，FAP病因不明的慢性特发性疼痛，各项检查无明显的器质性病变，属肛门神经官能症范畴，目前发病机理不明，诊断缺少特异性的敏感指标和实验室支持，一般认为是由于自主神经功能紊乱，而产生的躯体症状。属于顽固性、难治性、长期性的一种疾病，患病率一般女性高于男性，因慢性疾病久治不愈或治疗不当、思虑过度、精神刺激均可导致本病。目前治疗上国内外报道的物理疗法、药物、神经阻滞、骶神经刺激、生物反馈等多种方法疗效欠佳，副反应多。我国对该疾病的治疗，特别是运用中医中药治疗，有独特疗效。但是患者一般临床表现复杂多变，给治疗带来诸多困难，纵观此病人，以肛门疼痛为主要表现，反复求治，辗转多地，几经周折，治病求医经历可谓跌宕起伏，一波三折，最后以经方收功，颇有感触，值得反思。

（1）运用中医思维，把握病机要点，是提高中医临证水平的根本

中医的灵魂就是整体观和辨证论治，不用中医的思维去看病，最终是劳而无功。虽用中药，用之无效。前四诊，都是这样的问题，一诊，过于重视专科检查和专科认识，肛窦炎就是清热利湿，疼痛就用止痛如神汤。三诊，虽诊断明确，但一说功能性肛门直肠痛，就想到神经官能症，就只会用疏解肝郁，仍然过于强调局部问题，这也是一种头痛医头、脚痛医脚的西医思维作怪，致使辨证不准，疗效不佳。

（2）不断学习经典，灵活运用经方是提高临床疗效的有效途径

中医经典和经方，是祖国医学的精华，是指导中医临床的根。本例患者因病卧床，三焦气机不畅，肝胆枢机不利，日久气血郁滞，郁热内生。病邪上扰神明，而有言语错乱，烦躁不安；中阻胸膈，可见胸胁胀满，下结魄门，而有肛门疼痛下坠诸多病症。柴胡加龙骨牡蛎汤，调枢机，畅三焦，而安神志；桃核承气汤，逐瘀泻热，活血止痛。此如曹颖甫所言：“因有胸满身重小便不利之变，故用柴胡汤以发之；以阳明浮热，上蒙脑气，而为谵语，上犯心脏，而致烦惊，于是用龙、牡、铅丹，以镇之；以胃热之由于内实也，更加大黄以利之”。故能把握病机，方证对应，临床用之奇效。

本案最终取得疗效满意，在于追其本源学经典，明中医之理，临证之时，明察秋毫辨证之机，全面把握病机，只要方证结合，切中病机，经方之效，用之可现。

韩同彪中医临床经验选登

河北省中医药科学院 曹东义（审定、整理）

韩同彪先生，早年毕业于承德医学院中医系，从事临床治病多年之后，被选拔为中医药管理人员，曾任河北省中医药管理局副局长，退休之后坚持中医临床诊治患者，时有指导性见解和临证经验，今选取几则，以供同道参考。

（一）因时制宜说疫病

2019年入冬之前，韩同彪写了一篇预防今冬流感，治疗咳嗽哮喘的科普文章，预言今冬属于暖冬，咳嗽感冒以肺热为主，咳嗽哮喘治疗不当，会缠绵难愈，引起广泛关注。2019年冬与2020年春，新冠肺炎暴发，疫情不断蔓延，咳嗽不断，难以痊愈者众多。韩同彪先生的治疗体会，是在中医理论指导下，因时因地因人而异，不能千篇一律。

《黄帝内经》所载五运六气，其实就是古老的医学气象学。2019年冬五运六气的特点，一方面是主运的水不及，说明是暖冬，还有一个客运的火太过，客气还有一个少阳相火。所以冬天属于暖冬，流感会流行，咳嗽哮喘也会较多。

在治疗上，2019年冬天的流感，主要原因是火克金，也就是说风热偏盛，治疗以用桑菊饮、银翘散为主，哮喘以用麻杏石甘汤为主。感冒咳嗽，治疗时间较长效果不好的，可以加党参、黄芪等，或用补中益气汤治疗。

病例一

江某，男，67岁，2019年11月6日就诊。

患者自诉，咳喘较重，肺心病，到门诊上二层楼的台阶，需要休息3次。诊脉后，随证处麻杏石甘汤加味。

2019年11月13复诊，咳喘明显减轻，可以一气走上二楼诊室。

病例二

吴某，女，40岁，2019年11月23日就诊。

患者感冒咳嗽久治未愈，诊脉后，随证处桑菊饮加减。

2019年11月30日复诊，诸症已明显减轻，再遣药善后。

二、特色医案刊载于《中国中医药报》

《中国中医药报》是中医界普遍看重的学术刊物，2019年10月19日，该报以《验案惊奇·临床实效录 ——惊悸不寐验案一则》为题目，刊登了韩同彪先生治疗的一个奇特的案例。

2019年9月3日，韩同彪在石家庄市一家基层医院的国医堂出诊。接诊一名10岁男孩，在其家人搀扶下，进门后便睡倒在诊断床上。

其家人想叫醒他，小孩就大喊大叫，然后继续昏睡。这家人来自贵州黄果树。问其病情，其家长讲述了大致情形：两个月前，小孩与同学嬉戏打闹过程中，被同学惊吓，之后每天晚上会做同一噩梦，梦到有一个红衣女鬼掐他脖子，十分惊恐，不敢入睡。白天便失魂落魄，昏昏沉沉，走路摔跤，惊恐喊叫。

在家乡多方治疗无效，之后到贵州某医科大学附属医院就诊，诊断为睡眠障碍综合征。住院治疗9天无显效，遂出院投奔石家庄一亲戚家，希望继续求治或赴京就医。

刻下，患者不寐两个月，周身乏力疼痛，头晕眼黑，走路摔跤，记忆减退，不思饮食，大便每日2～3次，舌淡红、苔薄白，脉浮弱。心率每分钟60次，呼吸每分钟18次。

韩同彪对其家长说："医生是不信鬼神的，我给你开点中药试试"。遂予东汉张仲景的桂枝加龙骨牡蛎汤加味，7剂，水煎服。服药3天后，病情明显好转，后又陆续将剩下的药服完。

2019年9月17日，二诊时，小孩精神状态良好，每晚能睡8～9个小时。心率每分钟73次，呼吸每分钟16次，遂改投桂枝加龙骨牡蛎汤善后。

其全家准备返回家乡了，家长和小孩对韩同彪表示感谢，小孩既高兴又腼腆地说了谢谢。韩同彪说不用谢，并嘱咐其回家后好好学习，长大了上中医药大学，做个好医生给爸爸妈妈和大家治病，小朋友很认真地频频点头。

小孩的家长说："之前看这个病，已经花了好几万了，治疗没有效果，韩大夫几剂药共 300 多元，就把小孩的病治好了，真是太感谢了"。

医院中药房的同事，见证了治疗的过程："看到患者第一次来时病情很重，挺吓人的样子，只吃了几剂药看上去像调理脾胃的中药，病就好了，真是太神奇了！"

韩同彪认为：中医经典是我们临床的基础和依靠，需要不断温习践行。中医传承十分重要，在这个病例中，李树森老师祖传的长桑君脉法，为其遣方用药，增添了信心和凭据。其中心率和呼吸数值，为临床治疗提供了传统医术合于术数的依据。补齐学术短板，方可提高疗效。这个病例依据《黄帝内经》五运六气，当下主运土不及等模式，为运用建中之药提供了支持。中医不信鬼神，也不信中医不科学之类的偏激之言。温习经典，传承医术，让传统医药更好地护佑中华乃至全人类方是大道。

任丘中医张海涛特色医案

河北省中医药科学院　曹东义（审定、整理）

在多年的临床实践中，张海涛跟师学习，收获了一些经验，愿与大家共同分享。

（一）对温经汤临床运用的见解

方剂来源：《金匮要略·妇人杂病脉证并治第二十二》："问曰：妇人年五十，所病下利数十日不止，暮即发热，少腹里急，腹满，手掌烦热，唇口干燥，何也？师曰：此病属带下。何以故？曾经半产，瘀血在少腹不去，何以知之？其证唇口干燥，故知之。当以温经汤主之"。

方剂组成：吴茱萸 9 克，当归 6 克，芍药 6 克，川芎 6 克，人参 6 克，桂枝 6 克，阿胶 6 克，牡丹去心 6 克，生姜 6 克，甘草 6 克，半夏 15 克，麦冬去心 20 克。

功效主治：温经散寒，祛瘀养血。主治冲任虚寒，瘀血阻滞。症见漏下不止，月经不调，或前或后，或逾期不止，或一月两行，或经停不至，而见暮后发热，手心烦热，唇口干燥，少腹里急，腹满，或小腹冷痛。亦治妇人久不受孕。

证候分析：本方证皆因冲任虚寒，瘀血阻滞所致。冲为血海，任主胞胎，二脉皆起于小腹。妇女月经与冲任二脉关系密切。冲任虚寒，血凝气滞，故小腹冷痛，月经不调，或因宫寒而久不受孕。若瘀血阻滞而致血不循经，或冲任因虚而不固，则月经先期，或一月再行，甚或崩中漏下；若寒凝血瘀而致经脉不畅，则月经后期，甚或经停不至；失血阴伤，新血不能化生，则唇口干燥，甚至傍晚发热，手心烦热。本证属于虚实寒热错杂。

方解：方中吴茱萸辛苦大热，入肝胃肾经，辛则能散，苦能降泄，大热之性又能温散寒邪，故能散寒止痛；桂枝辛甘温，能温经散寒，通行血脉。两药合用，温经散寒，通利血脉之功更佳，共为君药。当归、川芎、芍药俱入肝经，能活血祛瘀，养血调经；丹皮味苦辛性微寒，入心肝肾经，活血祛瘀，并退虚热，共为臣药。阿胶甘平，气味俱阴，能养肝血而滋肾阴，具养血止血润燥之功；麦冬甘苦微寒，能养阴清热。两药合用，养阴润燥而清虚热，并能佐制吴茱萸、桂枝之温燥；人参、甘草味甘入脾，能益气补中，而资生化之源；半夏辛温，亦入脾胃，可通降胃气而散结，与参、草配伍，健脾和胃，有助于祛瘀调经；生姜亦为辛温之品，能温里散寒，与半夏合用，能温中和胃，以助生化，共为佐药；甘草又能调和诸药，兼为使药。诸药合用，温经散寒以活血，补养冲任以固本，则瘀血去，新血生，虚热退，月经调而病自除。

本方的配伍特点有二：一是方中温清补消并用，但以温经化瘀为主；二是大队温补药与少量寒凉药相配，能使全方温而不燥，刚柔相济，以成温通、温养之剂。

名家论述：《金匮要略心典》：妇人年五十，天癸已断而病下利，似非因经所致矣。不知少腹旧有积血，欲行而未得行，欲止而不能止，于是下利窘急，至数十日不止。暮即发热者，血结在阳，阳气至暮，不得入于阴，而反浮于外也。少腹里急腹满者，血积不行，亦阴寒在下也。手掌烦热病在阴，掌亦阴也。唇口干燥，血内瘀者，不外荣也。此为瘀血做利，不必治利，但去其瘀而利自止。吴茱萸、桂枝、丹皮，入血散寒而行其瘀；川芎、当归、芍药、麦冬、阿胶，以生新血；人参、甘草、干姜、半夏，以正脾气。盖瘀久者荣必衰，下多者脾必伤也。

《金匮要略释义》：温经汤中，以吴茱萸、生姜、桂枝，温经暖宫；阿胶、当归、川芎、芍药、丹皮，和营祛瘀；麦冬、半夏，润燥降逆，甘草、人参，补益中气。此为养正祛邪方剂，适用于老年妇女因瘀下利，日久不愈；及妇人腹寒不孕，月经不调等证。

（二）临床病例

1. 月经不调

蒋某，女，33 岁，工人，2017 年 2 月 14 日初诊。

自诉月经初潮至今，常错后 10 余天。月经来潮时，自觉少腹坠胀、冷痛，有时感到手心发热，口渴，口唇干燥甚则脱皮。一般 7 天左右经净。已育有两胎，生下第二胎 5 个月，经未至（未哺乳）末次月经来潮 2 月 3 日，8 天经净。面色萎黄，口唇颜色偏紫暗，怕冷畏风，手掌皮肤粗糙干裂，身易汗出，舌暗红、苔略白厚，脉细弱，左尺沉。

诊断：冲任虚寒　瘀阻胞脉

治法：温经散寒　活血化瘀

方药：温经汤加味。吴茱萸 15 克，当归 8 克，川芎 8 克，白芍 8 克，党参 15 克，桂枝 8 克，阿胶[烊化]8 克，生姜 10 克，丹皮 8 克，甘草 8 克，半夏 8 克，麦门冬 20 克，大枣 10 克。7 剂 日 1 剂，水煎服。

2017 年 2 月 23 日复诊，患者自诉口干、畏寒、手心发热已有明显改善，舌红、苔白，脉细弱。原方吴茱萸减至 8 克，续服 14 剂。

2017 年 3 月 13 日复诊，患者自诉 3 月 2 日月经来潮，3 月 9 日经净，未见腹痛，经量、血色正常。气色大有改善，手掌皮肤也较之前细润。

2. 功能性子宫出血

李某，女，47 岁，2016 年 9 月 24 日初诊。

自诉 9 月前无明显诱因出现经期延长，行经 20 余天未净。西医诊为：功能性子宫出血，予以手术清宫治疗，之后经断，10 余日又复来潮，月经淋沥不净，长期服用中西药物，疗效不佳。近日服用止血中药，反见月经量多，几近血崩。自感乏力，眠可，纳馨，时有畏寒，汗少，面色苍白，口唇易干燥脱皮，牙龈萎缩，脘腹胀满，大便日行 2～3 次，时干时溏时黏腻，手指甲根易生肉刺。左脉沉细右濡，舌淡红、苔薄黄腻。

诊断：冲任受损　瘀血阻滞　兼有脾湿

治法：温补冲任　理血调经

方药：温经汤加味。吴茱萸 6 克 当归 15 克，桂枝 6 克，炒白芍 10 克，牡丹皮 10 克 半夏 10 克，姜炭 10 克，川芎 10 克，党参 30 克，麦冬 15 克，阿胶[烊化]12 克，甘草 6 克，桃仁 10 克，蒲黄[包]10 克 5 灵脂 10 克，益母草 12 克，艾叶 10 克，棕榈炭 10 克，葛根 15 克，黄芩 10 克，黄连 5 克。7 剂，日,1 剂 水煎分 3 次温服。

二诊：患者自诉服至 4 剂后，经血已止，脉症同前，继以上方去桃仁、蒲黄、五灵脂、益母草、艾叶、棕榈炭 10 剂。

之后，又在温经汤的基础之上加减化裁，连续治疗 2 月余，月经正常来潮，其余症状消失，诸证痊愈。

3. 不孕症

徐某，女，32 岁，工程师。经人介绍，于 2019 年 3 月 13 日来诊。

自诉婚后 6 年不孕，西医检查未发现异常，多方求治无效。自觉身体健康，工作熬夜多。17 岁月经初潮，月经周期 50 天左右，行经 2～3 天，经量少，色或淡或紫，夹有血块，婚前有痛经史，婚后减轻。上次经尽至今，已1月余。身材中等，体型偏胖，面色晦滞，性欲淡漠，腰膝酸困，小腹经前拘急发凉，坠胀感明显。舌淡、苔薄，脉沉迟弱，两尺尤甚。

诊断：肾阳亏虚　冲任虚寒，经脉瘀滞

治法：温经散寒　活血调经

方药：温经汤加味 吴茱萸15克，当归12克，川芎12克，白芍12克，党参12克，桂枝12克，阿胶[烊化]12克，干姜6克，牡丹皮12克，甘草12克，半夏18克，麦冬15克，大枣10克。

日1剂，水煎服，分3次温服。

2019年3月25日复诊，3月21日经至，经量较前稍多，色紫夹有血块，小腹拘急减轻，脉沉细。原方加减：吴茱萸、当归、川芎、淫羊藿、桑寄生、白芍、党参、白术各9克，菟丝子25克，桂枝、甘草各6克，阿胶[烊化]12克，生姜8克，大枣10克。10剂。

嘱患者如下次月经来，在第3次月经前后，仍照上方各服用7剂。

同年7月，患者告知已停经2个多月，经医院检查已怀孕。

4. 习惯性流产

唐某，女，29岁，2018年3月12日，由其姐陪来诊。

自诉结婚已6年，怀孕3次，每次都在3个月左右流产。第一胎，怀孕未足3个月，无明显原因，发现阴道出血，经西医治疗，未能保胎成功。第二胎，因与人争吵后，次日凌晨腹痛，去医院检查，证实胎儿停止发育，给予手术清宫。去年10月又孕，3月后因劳累，当夜下体出血，连夜就医，终未保胎成功。患者素喜冷食，经常自觉少腹发凉，经来腹痛明显，平时常自行购买消炎止痛药口服。刻诊：面色淡青晦暗，口唇周围色紫，口干、手足凉，左侧少腹时常隐痛，眠可，食纳一般，舌体瘦小、苔白，脉沉细、略涩。

诊断：脾肾阳虚 胞宫虚寒

方药：温经汤加味 吴茱萸15克，桂枝10克，当归12克，川芎10克，炒白芍10克，党参20克，阿胶[烊化]10克，丹皮6克，干姜15克，炙甘草6克，清半夏克，麦门冬15克，黄芪20克，菟丝子30克，干姜10克，大枣10克。

日1剂，水煎服，分3次温服。

嘱其服7天停7天，直至受孕。从受孕开始每隔10天，服药3剂（药量稍调整），服至怀孕5个月为止，后足月顺产1男婴。

《医学衷中参西录》中说：“流产为妇人恒有之病，而方书所载保胎之方，未有用之必效者，诚以保胎之药，当注重于肾，以变化胎之性情气质，使之善吸其母之气化以自养，自无流产之虞”。故加用寿胎丸的君药——菟丝子治之，菟丝子蔓延于草木之上，善吸他物之气以自养，大能补肾。

《神农本草经》谓菟丝子曰：“主续绝伤，补不足，益气力，肥健人……”服后脾、胃、肾三经俱实，固摄有权，胎自安矣。

5. 宫外孕

董某，女 30岁，2017年2月19日初诊。

自诉于2017年1月7日，因下腹部疼痛，伴有阴道少量出血，在某医院检查，诊断为宫外孕，经住院保守治疗，症状有所改善，仍见小腹隐痛时做，阴道少量出血，时多时少，淋沥不断，心中潮热烦闷，午后手心发热。患病前月经正常，第一胎剖宫产，后有自然两次流产。平素大便稀溏，近几日见大便干结，睡眠不安，梦多易醒，平日常感觉头痛头晕，用大枣、西洋参煎汤服用，可暂时缓解。畏寒明显，耳鸣时做，食纳尚佳，口干不欲饮水，喜吃水果。舌淡稍红、苔薄润。右寸关细尺沉弱、左沉细有力。

诊断：瘀阻胞脉 寒热错杂

治法：温经通络 泻热祛瘀

方药：温经汤、桃核承气汤、桂枝茯苓丸与生化汤合方化裁。吴茱萸15克，当归20克，川芎20克，白芍20克，党参20克，桂枝20克，阿胶[烊化]20克，生姜20克，丹皮20克，甘草20克，半夏10克，麦冬10克，桃仁12克，大黄12克，芒硝[冲服]6克，茯苓12克，干姜6克，海藻30克，3棱10克，莪术10克，皂角刺10克。7剂，日1剂，水煎服，分3次温服。2月24日来电告知，头已不痛，出血已止。

患者服完7剂药后，唯睡眠质量不佳，其余各症大为改善。继用温经汤为基础方，加减调理两月余。

6. 闭经

朱某，女，26岁，已婚，2019年10月14初诊。

患者自诉停经3个月，结婚2年余未育。14岁月经初潮，一直延后10天左右，此次停经已3个月。体高形瘦，眼圈暗黑，唇暗、口稍干，乏力，小腹胀满，手脚发凉，心烦失眠。食纳可，二便调，平时喜食冷饮，主食少，深夜玩手机。舌淡红、苔薄白，脉弦涩无力。

诊断：气滞血瘀　寒凝经脉

治法：温经散寒　化瘀通络调经

方药：温经汤合下瘀血汤加麻黄（黄煌教授经验用温经汤加麻黄治闭经）。吴茱萸18克，党参20克，当归10克，赤芍10克，酒白芍10克，川芎10克，桂枝10克，牡丹皮15克，半夏18克，麦冬15克，龟甲胶烊化10克，桃仁10克，酒大黄5克，土鳖虫10克，莪术12克，麻黄6克，炙甘草6克。10剂，每日1剂，水煎分3次服。

2019年10月26日二诊：昨夜月经已来，血量较多，血色深红偏紫，夹少量血块，其余症状也有所改善，舌脉同前。一诊方基础上，加菟丝子30克，仙灵脾15克，巴戟天10克。15剂，每日1剂，水煎分2次服。

2019年11月29日三诊：月经于11月24日来潮，未见明显不适，舌红、苔白，脉细略涩。按二诊方，继续服药15剂。春节后来电话告知，已怀孕。

7. 皮肤皴裂症

刘某，女，89岁，老人自诉，去年开始双足跟部长有许多老茧，足部干燥皴裂，足跟、足趾间，老茧增多增厚，渐发展至整个足底都有，走路疼痛、步履艰难。诊见面色略显萎黄，皮肤干燥，肤色暗黄，缺乏光泽，老年斑明显，口唇燥裂，手掌、脚掌皮肤裂开，足趾、足跟、掌跖部茧厚硬。舌质淡暗、苔薄，脉细涩无力。

诊断：气血亏虚　肌肤失养

治法：益气养血，温通经脉

方药：八珍汤合温经汤。当归45克，熟地15克，川芎12克，赤芍15克，白芍15克，炙黄芪30克，党参15克，生姜15克，桂枝12克，吴茱萸6克，丹皮12克，阿胶烊化12克，麦冬20克，丹参15克，炙甘草10克。10剂，隔日1剂，水煎分2次温服。剩余药渣煎汤泡脚。

服药10余日，足根部的角化层开始软化，服药20余日，老茧明显变软，服药月余，足部老茧明显减少，皮肤燥裂缓解，走路不觉疼痛，面色也显红润。

后又治疗此症数例，凡手掌、足底、唇口干裂者，不分男女，投温经汤均获效。

温经汤，意在气血同调、温通并用、攻补兼施、寒温合法。但是，此方重在温养而不是化瘀，通过温通以使气行，血脉通利而瘀自去。此方以温为主，但温中有养、温中有清，既补气健中，又滋阴养血，寒温合用，消补并投，相反相成，而使诸症自解。临证之时，准确辨证，灵活化裁，圆机活法，能广泛应用于多种病症，而不仅仅是在妇科病中运用。本人在临床运用温经汤的时候，是根据病人的实际情况，在药物剂量上做些许调整，在药味上做加减化裁。临证用方应当先分清病人的体质，体虚之人要明辨气虚为主，还是血虚为主。气虚之人可将人参的用量加重，或配伍大剂量黄芪。血虚之人可将阿胶的用量加重，阿胶能够止血，但是血虚较甚时，阿胶可以补血而有利于月经，所以血虚之人用阿胶疗效甚佳。合并便秘者，当归剂量增大。腹痛甚者，芍药的用量可以加重。若患者血虚不甚，阿胶尽量不用。否则因其有止血之功，可致月经量少，甚至闭经。因阿胶有滋腻之性，久服可致胃脘滞满、胸闷不舒。若为血崩症，可以棕榈炭代替阿胶。

河南民间中医李春江医案

小方验案　李春江

（一）水蛭验案二则

《神农本神经》：水蛭主逐恶血、瘀血、月闭、破血瘕积聚、无子、利水道。

我临床工作30年，发现2个特殊病例，用“水蛭（生）”应手而愈，特此记下，以验后学。

医案一

赵某，女，20岁，2000年就诊。

患者脉涩、舌紫暗、乏力、面黄肌瘦。患者说“不知道饥饿，什么也不想吃”，一天吃不了二两食物，全身乏力、精神差。

方药：水蛭（生）10克，丹参15克，5剂，水煎服，生姜3片，大枣5枚为引。10天后患者母亲来告，患者想吃饭了，从此身体康复。

医案二

王某，女，25岁，2005年就诊。

患者自述，小时候吃肉导致伤食，不敢再吃肉类食物。20岁时胃病不想吃饭，一吃东西胃中就难受，撑胀。

方药：蒲黄（炒）15克，王灵脂（醋炒）30克，3剂。胃开能食。22岁结婚，至今3年有余，不见怀孕。

方药：水蛭（生）100克，打粉、装胶囊，1次3粒、1日2次、1粒0.5克、一个疗程吃完，第2个月顺利怀孕，现育有两子一女。

按：从此二则病例来看，《神农本草经》上水蛭的功效，至今日仍有临床实践价值。

（二）芍药甘草汤案

1. 抽筋

师某，男，65岁，2007年就诊。

自述正在球场运动，突然小腿肚抽筋剧烈疼痛，一看小腿肚正中聚起核桃大1“疙瘩”，呈痛苦貌。

方药：赤芍60克，甘草30克，白芍15克 3剂，每日1剂。3日后回访，“疙瘩”消失，疼痛痊愈。

按：临床工作30年，用芍药甘草汤治疗案例有35例。

2. 关节疼

苏某，女，40岁，2008年就诊。

患者自述，两膝关节一走路疼，尤其上下楼关节内有“咯噔”声，不敢做下蹲动作，一做加重，无其他症状。

方药：赤芍500克，白芍500克，甘草500克，打碎为末，制丸，1日3次，1次6克，一个疗程，症状减轻，转告不用再吃药。2个月以后，症状全部消失，至今10年无再发作。

（三）四妙丸变汤案

1. 关节疼

杨某，男，45岁，2008年就诊。

患者平日喜饮酒，现以右腿膝关节困疼为主诉来诊，察看局部无红、肿胀现象发生，只是困疼。

方药：苍术15克，黄柏15克，薏苡仁100克，川牛膝15克，10剂，每日1剂，10天后，再次来复诊，症状消失，膝关节已活动自如。

方药：苍术100克，黄柏100克，薏苡仁200克，川牛膝100克，打碎为末，制水丸，1次9克，1日2次，5年后回访，一切正常，身体健康，无反复发作。

按：临床中这样类似案例，只要符合以下两项，一是关节腔积液红肿疼痛，或不红不肿无积液只是困疼，二是舌苔厚腻，一般10剂药见效，再10剂量制水丸，巩固疗效，即康复如初，不用置换膝关节。

2. 痛风

潘某，男，15岁，2009年就诊。

患者自述在学校上学脚疼，检查尿酸高，患者平时不挑食，有食欲、饭量大，突然脚疼，诊断为痛风。

方药：苍术10克，黄柏15克，薏苡仁100克，川牛膝20克，3剂，1日1剂，1剂见轻，3剂不疼了，考虑孩子们自我修力强，未再让服药，6个月后回访，正常。

按：临床 30 年，遇见痛风案例，全部用四妙丸变汤加减，10～20 剂治愈。嘱清淡饮食，少喝酒、多运动。

宁晋民间中医马京雪医案

中医药科学院 张培红（审定、整理）

马京雪勤于学习，刻苦读书，多年临证，经验丰富，下面是他的医案选登。

医案一

赵某，女，41 岁，宁晋县某村人，2019 年 4 月 14 日就诊。

主诉：胃纳不佳，伴有剑突下疼痛数月余。

患者于数月前，无明显诱因出现胃纳不佳，伴有剑突下疼痛，怕冷，多处就医不效，求治于余。自发病来，饮食不佳，不敢吃生冷、油腻等难以消化食物。大小便正常。月经周期 28 天。刻诊：舌淡红、舌中部凹陷、舌苔黄腻而厚（左图）。此乃中气虚弱，痰湿内蕴化热之象。拟化湿和胃治之，方用平胃散合半夏泻心汤。

方药：白术 20 克，苍术 10 克，厚朴 10 克，陈皮 10 克，半夏 15 克，黄芩 15 克，黄连 5 克，炙甘草 5 克，干姜 5 克，党参 15 克。10 剂，水煎服。

2019 年 4 月 24 日二诊：自诉服药后症状大减，拟健脾疏肝治之，方用四君子汤合四逆散。

方药：党参 15 克，茯苓 10 克，白术 20 克，炙甘草 10 克，柴胡 10 克，白芍 10 克，麸炒枳实 10 克，10 剂。

医案二

赵某，男，70 岁，宁晋县某村人。

主诉：颈部及腰部拘谨僵硬感数月。

患者数月前无明显诱因，出现颈部及腰部拘谨僵硬感，平时抽烟，咳嗽，咳痰。患者发病以来，饮食、精神、大小便正常，既往体健。刻诊：舌淡白、苔白滑、舌根部苔厚腻、稍黄。此乃中阳虚弱，痰湿内停，外受风寒所致。拟温中化湿，兼以解表，方用理中汤和桂枝加葛根汤。

方药：炙甘草 5 克，干姜 5 克，茯苓 15 克，仙鹤草 50 克，桂枝 15 克，葛根 40 克，白芍 30 克，半夏 15 克，杏仁 1 克。10 剂，水煎服。服药期间，禁食生冷、油腻食物，避风。

医案三

马某，男，38 岁，宁晋县某村人，2019 年 2 月 15 日就诊。

主诉：左侧第 23 胸肋关节疼痛 2 月余。患者于两月前感冒后，出现胸肋关节疼痛，无心悸、咳嗽及外伤史。自发病以来多次感冒，进行静脉点滴治疗，胸肋关节疼痛不减，饮食、精神、大小便无异常。刻诊：身材魁梧，左侧第二、第三胸肋关节疼痛，按压尤甚。舌红，脉数。此乃风寒外感之后，外邪侵袭少阳经脉，郁而化热，阻滞血脉运行而致。拟活血化瘀，兼以清热化痰，方用血府逐瘀汤加减。

方药：柴胡 6 克，白芍 10 克，赤芍 10 克，枳实 6 克，炙甘草 3 克，桃仁 6 克，红花 6 克，生地黄 10 克，川芎 6 克，当归 10 克，桔梗 6 克，牛膝 6 克，黄芩 10 克，浙贝母 10 克。7 剂，水煎服。服药期间禁生冷油腻，避风，保持心情舒畅。

2 个月后再见患者，颇为愉快，告知已愈。

医案四

田某，女，50 岁，2019 年 3 月 20 日就诊。

主诉：喑哑半月。

患者于半月前轻微感冒后，出现咽部不适，喑哑，无咽痛、咳嗽、胸痛。刻诊：右寸关脉滑，舌淡红、苔白腻。此乃痰聚于肺，肺失宣发，正所谓“金实不鸣”是也。拟化痰开音通窍治之，方用半夏厚朴汤加减。

方药：清半夏 9 克，厚朴 6 克，茯苓 5 克，生姜 3 克，桔梗 10 克，杏仁 10 克，薤白 10 克，麸炒枳壳6克，乌梅3克。6剂，水煎服。服药期间，禁食生冷、油腻、辛辣、刺激食物。

按：仲景云：“妇人咽中如有炙脔，半夏厚朴汤主之”。此例患者感冒后出现喑哑，咽喉不适感，正是仲景所论，故以半夏厚朴汤治之。桔梗、杏仁，宣降肺气；桔梗、枳壳，调畅三焦气机，兼以化痰。“薤白，辛温通畅，善散壅滞，故痹者下达而变冲和，重者上达而化轻清”，故以薤白行气散结聚之痰。“脾为生痰之器”，脾属土，木气疏之，方有生机。乌梅酸平，得木气最完，除痰下气。痰以下行为顺，诸药合用，则痰结得开，肺气宣降，音声相和，诸窍通利。

医案五

田某，男，50岁，宁晋县某村人，2019年4月23日就诊。

主诉阴囊坠胀，小便时阴茎疼痛半月。患者于半月前无明显诱因，出现阴囊坠胀疼痛，伴有小便时阴茎疼痛，流出白色液体，曾服用氟哌酸、3金片、元胡止痛片治疗无效，症状持续存在。自发病来精神抑郁，饮食可，大便正常。刻诊：脉弦，舌尖红。此乃房事所伤，肝气郁滞使然也。肝者罢极之本，其脉绕阴器，抵少腹，故从肝论治。拟疏肝解郁治之，方用四逆散加减。

方药：柴胡6克，郁金10克，醋香附10克，麸炒枳实6克，白芍6克，炙甘草3克，白茅根15克。5剂，水煎服。服药期间，节制房事，禁生冷、油腻，辛辣刺激与茶水。

28日复诊，症状大大减轻，以六味地黄胶囊、安乐片各1盒，收功。

医案六

马某，女，15岁，宁晋县某村人，2019年2月25日就诊。

主诉：癫痫发作10年有余。

患者自述，10余年前偶然外感发热后，出现全身强直一阵挛，口吐白沫，面色青紫等症状。之后每年发作数次不等，每次天气变化之时即发作，发作前常有头痛、面红、口臭等表现。近日由于天气变化剧烈，于今日出现头痛、口臭、面红表现。刻诊：患者体胖，有200斤左右，面色潮红，舌红、舌苔黄腻，脉滑。此乃痰热内盛，蒙蔽清窍之兆。拟化痰开窍，息风止痉。

方药：清半夏9克，陈皮6克，浙贝母10克，海浮石15克，茯苓5克，生姜3克，瓜蒌10克，黄连3克，天麻10克，菊花9克，钩藤10克，石决明20克，石菖蒲6克，4剂。以此方加减治疗2月余，患者病情稳定，没有发作，现继续服药中。

医案七

马某，女，20岁，宁晋县某村人，2019年6月28日初诊。

主诉：口腔溃疡反复发作数月。

刻诊：舌尖红、舌苔黄腻，左关脉浮紧，右脉动数。

方药：生甘草6克，姜半夏12克，黄芩12克，黄连5克，郁金10克，佩兰10克，干姜9克。7剂，水煎服。

10天后，患者反应口腔溃疡已愈，嘱勿食生冷饮食。

医案八

马某之妻，48岁，2019年6月30日初诊。

主诉：每天中午心悸。刻诊舌尖红，左脉弱。

方药：党参15克，麦门冬15克，北五味子6克，仙鹤草45克，仙灵脾15克，生地黄20克。

医案九

王某，女，44岁，2019年8月18日初诊。

主诉：月经3个月未至。刻诊，脉涩。

方药：当归20克，川芎10克，赤芍10克，生地黄10克，桃仁10克，3棱10克，莪术10克，柴胡10克，枳壳6克，炙甘草3克，桔梗6克。5剂，水煎服。

2019年8月25日，二诊：月经未至，脉弱，舌红。

方药：生地黄30克，熟地黄10克，川芎6克，当归10克，白芍10克，黄芪30克，制首乌20克，桂枝6克，炙甘草3克。7剂，水煎服。嘱服药后停药观察一个月，然后决定是否继续服药治疗。

医案十

郜某，女，35岁，已婚，河南省禹州市人，2019年9月6日初诊。

主诉：近4个月月经提前1周来潮，量大，血块较多。

自发病以来，在月经期出现痔疮、腹泻等表现。刻诊：舌胖大、质淡、舌苔薄腻稍黄。此乃中气下陷，木郁于下所致。拟补中益气，养血活血。

方药：白术30克，人参10克，炙甘草10克，柴胡5克，升麻5克，当归20克，生地黄30克，干姜5克。7剂，水煎服。

石家庄杨秀峰特色医案

河北省中医药科学院　张培红（审定、整理）

杨秀峰经过家传师教，自己刻苦努力，医术不断提高，他认为临床上有些现代医学久治不愈的疾病，或误诊误治病症，用传统中医方法辨证实施，有时可以轻松解决。

医案一

肖玲，女，44岁，河北省石家庄人，2018.11.22就诊。

自述闭经5个月，同时在经期鼻子出血，经多家医院诊断，无其他病变，且治疗无效。本月鼻腔持续出血，医院建议手术治疗，病人不满，转找中医治疗。患者两脉芤而微数，舌苔微红、两侧有淤点，舌尖红。大便不畅，口渴舌干。诊断为“倒经”，木旺克土而刑金，治疗方法以疏肝理气，清肺泻火为主。投以柴胡舒肝丸、甘露消毒丹、防风通圣丸，一个月而愈。

医案二

李孟瑶，女，24岁，河北藁城人，2018年6月21日就诊。

患者两脚过敏性紫癜多年，曾于多家医院就诊，时好时坏，成为顽疾。患者两脉浮数，无力。舌苔白剥，舌质红。诊断为气虚火旺。投以玉屏风散、甘露消毒丹，一个月而愈，无复发。

医案三

马红霞，39岁，河北石家庄人，2019年4月9日就诊，

主诉：月经不调，出血时多时少，持续3年，有血块。

患者两脉微数，尺脉弱。诊断为冲任失调，血热妄动，引起经血失调。投以柴胡舒肝丸，少腹逐瘀汤丸。

2019年4月15日，复诊；出血状态未见好转，两脉微数，舌苔舌质均淡。经仔细询问，患者6年前，被北京某著名医院权威专家诊断为甲状腺亢进症（简称：甲亢），并被告知需终身服用药物优甲乐。自述服用优甲乐6年，月经不调3年以上。根据中医四诊合参，判断患者现状不是甲亢，月经不调为优甲乐副作用所致。逐渐停服优甲乐，改服黄芪建中丸、右归丸、柴胡舒肝丸，并用黄芪、当归、三七、生姜等,补血益气中药代茶饮用。3个月后，月经及身体状态恢复正常。

医案四

米雪飞，男，40岁，河北石家庄人，2019年6月28日就诊。

主诉：面部4周及两手臂外侧起疙瘩多年，留下很多大小不等的褐色疤痕，经多处治疗无效。

患者两手脉沉而有力，舌苔淡白、舌尖红、舌质微红。分析患者面部及胳膊起疙瘩的部位，为足阳明胃经及手阳明大肠经循行路线，所以诊断为手足阳明经病，胃与大肠热毒排泄不出，气虚表汗不足。投以防风通圣丸、玉屏风散，2个月后，没有新的疙瘩再起，原来的疙瘩逐渐消退。

医案五

刘银香，女，46，河北栾城人，2018年2月26日就诊。

主诉：咳嗽2年，中西医治疗无效。

患者两尺脉微、余脉浮数。舌红、无苔。诊断为：肾阳不足，肝火旺，肺热，上热下寒，阴阳颠倒。用药以右归丸补肾，甘露消毒丹清肺火，柴胡

舒肝丸以疏肝。2018 年 3 月 17 日，咳嗽基本痊愈。近日天凉有所反复。两腿仍发凉，两面颊发红。两脉微数，舌体发红、无苔。时有头蒙现象。投以右归丸，甘露消毒丹。2018 年 4 月 21 日，天凉咳嗽反复，其他正常。再用右归丸，甘露消毒丹。2018 年 5 月 11 日，过敏性咳嗽，对花粉过敏。脉象基本正常，舌苔薄白。用右归丸，玉屏风散丸。2018 年 5 月 29 日，咳嗽基本消失。

医案六

肖天淑，女，47 岁，河北石家庄人，2016 年 12 月 8 日就诊。

患者自述患荨麻疹 3 年，经多家医院医治，时好时坏，反复发作，而且有加重趋势。

诊断：患者两脉浮而无力、微数、尺脉沉弱，舌苔少、舌质淡白。腰腿发凉，面色无华，精神不足，经常犯困。四诊合参，病人荨麻疹原因，主要为肾阳亏损，加之气血两虚所致。治疗当以温补肾阳及气血为本，同时用解毒、发表之药以治标；用药以四君子汤、四物汤为主，加之肉苁蓉、肉桂、杜仲，以温补肾阳；用牛蒡子、鱼腥草、白鲜皮、金银花等以解毒；生地、陈皮等以凉血化痰。考虑到治疗周期长加之毒从表出，采用药酒方式。

方药：人参 50 克，白术 50 克，黄芪 200 克，当归 50 克，茯苓 50 克，牛蒡子 50 克，鱼腥草 50 克，白鲜皮 50 克，川芎 50 克，杜仲 50 克，天麻 50 克，肉苁蓉 50 克，红花 30 克，肉桂 30 克，生地黄 30 克，陈皮 30 克，金银花 30 克，甘草 30 克。泡酒 10 斤，每日 1 两。按该方法服用半月后，身体荨麻疹状态逐渐消失。2 个月后，基本痊愈。持续服 6 个月，症状完全消失，身体综合状态大为好转，亚健康状态全部消失。至 2018 年 9 月回访，荨麻疹彻底治愈，身体健康，状态良好。

医案七

盖俊帅，男，32 岁，河北南宫人，2019 年 8 月 26 日初诊。

患者右腿骨折手术后遗症，静脉血栓引起坏疽，踝骨上侧皮肤溃烂有脓血，脚面发黑，小腿有淤血点。

刻诊：两脉数弱、左尺脉微。舌苔少、舌质红、舌中部有裂痕，考虑为气血亏虚，血瘀引起的溃烂。

方药：党参 20 克，黄芪 30 克，白术 15 克，茯苓 15 克，熟地 10 克，生地 15 克，仙灵脾 15 克，甘草 6 克，肉桂 6 克，金银 30 克，丹参 15 克，当归 15 克，川芎 15 克，白芍 15 克，柴胡 10 克，枳壳 10 克，桔梗 25 克，仙鹤草 15 克，泽泻 10 克。6 剂，水煎服，日 2 次。

2019 年 9 月 2 日复诊，服药后，腿已经结痂，愈合良好。两脉浮数、右尺稍弱，舌苔、舌色正常润滑，继续服用上方。

2019 年 9 月 9 日复诊，腿部恢复良好，已经上班。两脉数而无力，舌苔少、舌质红。

方药：六君子丸 15 粒，活络效灵丹 15 粒，血府逐瘀汤丸 15 粒，2 次痊愈。

医案八

苏亮羽，男，42 岁，河北石家庄人。2017 年 3 月 7 日就诊。

患者在医院经 B 超检查发现，肾内有直径 0.5cm ×1.0cm 大小块结石，建议手术治疗。

刻诊；患者两脉沉而缓、右尺脉微，舌苔白、舌质淡，腰部酸胀。考虑是肾阳不足导致的肾结石。治疗方案，先排石后补肾。方剂以四君子汤以补气，以金钱草、海金沙、鸡内金、泽泻以排石。后续以金匮肾气丸以补肾阳。

方药：金钱草 30 克，海金沙 25 克，鸡内金 10 克，黄芪 30 克，茯苓 15 克，泽泻 15 克，人参 9 克，白术 15 克，杜仲 15 克，甘草 6 克。6 剂，水煎服。3 剂后，结石陆续由尿路排出。经医院检查，肾部已无结石。至 2018 年 9 月回访，无肾结石复发，身体健康，状态良好。

医案九

李文，男，50，河北石家庄人，2017 年 4 月 21 日就诊。

患者因长期在野外工作，腰腿受寒，双腿跨、膝、踝关节及脚底出现周期性、游走性疼痛，两腿及腰部冒凉气，疼痛剧烈，严重影响运动及日常生活，严重时借助轮椅出行，夜间疼痛难眠，精神受到影响。病痛 3 年，经多家医院治疗无效，日趋严重，于我这里就诊。

刻诊：患者两脉沉迟、右尺脉摸不到，舌苔白、舌质淡，面色黑暗无华。经四诊合参，患者为气血亏损、肾阳不足所致寒气入骨，为传统中医所谓痹症之风痹。治疗当以温补肾阳，兼补气血以治本；以祛风驱寒，伸筋止痛，行血化瘀以治标。标本兼治，先除其症状，再缓补其根本。用药以四君子汤、四物汤加减，加之大量黄芪补气、附子、干姜、肉桂、仙灵脾、鹿茸、肉苁蓉等以温肾壮阳，以杜仲、牛膝、威灵仙等以强腰腿，以防风、秦艽、独活、防己、荆芥等以祛风除湿，以伸筋草、透骨草等以舒筋骨，以白花蛇草、仙鹤草、皂角刺等以止痛，以乳香、没药等以活血化瘀。最后达到标本兼治。至 2017 年 9 月底，患者腿部疼痛基本消失，行走自如，但仍旧感觉腰腿发凉。于是将四君子汤和黄芪粉合成水丸，将玄极丸方（枸杞 、附子、干姜、肉桂、补骨脂、菟丝子、金樱子、泽泻、黄芪、续断、鹿茸、西洋参、蜂蜜）水化为丸，持续服用至 2018 年 3 月，患者所有症状消失，健康状态良好。

2017 年 2 月 21 日复诊。方药：人参 9 克，白术 15 克，茯苓 15 克，当归 15 克，黄芪 30 克，防风 15 克，独活 15 克，秦艽 15 克，白芍 15 克，肉桂 10 克，防己 10 克，仙灵脾 15 克，杜仲 15 克，牛膝 15 克，威灵仙 15 克，川芎 15 克，肉苁蓉 15 克，甘草 9 克。6 剂水煎服，每日 2 次。

2017 年 2 月 28 日复诊。方药：人参 9 克，白术 15 克，茯苓 15 克，黄芪 30 克，防风 15 克，荆芥 15 克，独活 15 克，秦艽 15 克，白芍 9 克，丹参 15 克，仙灵脾 15 克，牛膝 15 克，威灵仙 15 克，肉苁蓉 15 克，伸筋草 20 克，透骨草 20 克，干姜 15 克，甘草 9 克。

2017 年 5 月 5 日复诊。方药：人参 9 克，白术 15 克，茯苓 15 克，黄芪 30 克，防风 15 克，荆芥 15 克，独活 15 克，当归 15 克，白芍 9 克，丹参 15 克，牛膝 15 克，肉苁蓉 15 克，伸筋草 20 克，透骨草 20 克，川芎 9 克，鹿茸 9 克，巴戟天 15 克，甘草 9 克。

2017 年 5 月 13 日复诊。方药：人参 9 克，白术 15 克，茯苓 15 克，黄芪 30 克，防风 15 克，独活 15 克，当归 15 克，牛膝 15 克，伸筋草 20 克，透骨草 20 克，鹿茸 9 克，伸筋草 15 克，杜仲 15 克，仙灵脾 15 克，鸡血藤 15 克，制附子 9 克，干姜 9 克，甘草 9 克。

2017 年 5 月 24 日复诊。方药：人参 9 克，白术 15 克，茯苓 15 克，黄芪 30 克，防风 15 克，独活 15 克，牛膝 15 克，伸筋草 20 克，乳香 6 克，没药 6 克，穿山甲 15 克，白花蛇草 25 克，鹿茸 12 克，伸筋草 15 克，川芎 9 克，干姜 15 克，肉桂 12 克，甘草 9 克。

2017 年 7 月 6 日复诊。方药：人参 9 克，白术 15 克，茯苓 15 克，黄芪 25 克，防风 15 克，独活 15 克，当归 15 克，仙鹤草 25 克，白花蛇草 25 克，皂角刺 15 克，鹿茸 9 克，肉苁蓉 15 克，菟丝子 15 克，白芥子 12 克，威灵仙 15 克，制附子 12 克，干姜 9 克，甘草 15 克。

医案十

李英军，男，50 岁，河北藁城人，2019 年 8 月 26 日初诊。

患者患糖尿病 15 年，并发冠心病、双脚坏疽，常年服用各种降糖药，并注射胰岛素。近期血糖控制不好，空腹测量值在 16～20 毫米 mol/l。由于坏疽，当地医院将右脚无名指手术切除。现两小腿浮肿，右腿严重。两手脉弱、左尺脉微，舌苔少、舌质暗红、齿痕严重。经四诊合参，诊断为糖尿病肾虚、气血虚、并发症患者。治疗以补气托中，去死血，生新血为主。前期治疗，主要以治疗足部坏疽为主，兼顾冠心病与血糖。

方药：党参 15 克，黄芪 30 克，白术 15 克，茯苓 15 克，苍术 15 克，熟地 15 克，金银花 30 克，天花粉 20 克，翻白草 15 克，制附片 10 克（先煎），甘草 10 克，肉桂 6 克，川牛膝 15 克，丹参 10 克，当归 15 克，川芎 15 克，白芍 15 克，柴胡 10 克。水煎服，每日 2 次。

2019 年 9 月 16 日复诊，自述各种感觉见好，只是脚比之前略肿，两手脉弱、尺脉尤甚，舌苔淡、齿痕重。

方药：党参 15 克，黄芪 30 克，茯苓 15 克，苍术 10 克，制附片 10 克（先煎），甘草 10 克，肉桂 6 克，川牛膝 15 克，仙灵脾 15 克，丹参 10 克，金银花 30 克，杜仲 10 克，桑叶 10 克，猪苓 15 粒，通草 10 克。

2019 年 10 月 3 日复诊，自述近期吃药后感觉心悸有所好转，右脚脚底的伤口开始愈合，但右脚浮肿还是比较严重。两手脉弱、右寸脉稍强、左尺脉微。舌苔微褐色、干燥、舌质暗红，面色暗淡。另外，感觉头胀。用药依然以愈合伤口，消除水肿为主。

方药：党参 15 克，黄芪 40 克，茯苓 15 克，苍术 10 克，制附片 15 克（先煎），炙甘草 15 克，肉桂 6 克，仙灵脾 15 克，川牛膝 15 克，丹参 15 克，金银花 25 克，杜仲 15 克，猪苓 15 克，通草 10 克，柴胡 10 克，陈皮 6 克，山茱萸 15 克，泽泻 10 克。6 剂，水煎服。

2019 年 10 月 23 日复诊，自述脚底伤口已经完全愈合，只有小脚趾缝有 1 点没有愈合。右腿稍有浮肿，左腿基本正常。两尺脉微、其他脉弱，舌苔正常、舌质暗红。气阳两虚，气滞血瘀。

方药：党参 15 克，黄芪 40 克，茯苓 15 克，苍术 10 克，炙甘草 15 克，肉桂 6 克，川牛膝 15 克，仙灵脾 25 克，丹参 15 克，金银花 25 克，杜仲 15 克，皂角刺 15 克，桂枝 9 克，柴胡 9 克，郁金 9 克，山茱萸 15 克，泽泻 10 克，石菖蒲 9 克。6 剂，水煎服。

2019 年 11 月 20 日复诊，自述脚上伤口完全愈合，腿肿完全消退，心脏已恢复正常。有时感觉胃泛酸水，血糖打胰岛素已经能够控制住，夜里睡觉三四点钟醒，其他基本正常。两脉稍弱，舌苔少、舌质淡。

方药：党参 15 克，黄芪 40 克，茯苓 15 克，苍术 10 克，瓜蒌 9 克，薤白 9 克，郁金 12 克，石菖蒲 9 克，肉桂 6 克，川牛膝 15 克，仙灵脾 30 克，丹参 15 克，金银花 20 克，白芍 12 克，炒枣仁 9 克，杜仲 15 克，皂角刺 15 克，巴戟天 20 克，枸杞 15 克，甘草 9 克，生姜 30 克。6 剂，水煎服。

2019 年 12 月 7 日复诊，自述脚上的裂口有所反复，有时心脏不舒服，腰腿怕冷。两尺脉弱，舌苔舌质均淡、齿痕严重。

方药：党参 15 克，黄芪 40 克，茯苓 15 克，白术 15 克，瓜蒌 25 克，薤白 9 克，郁金 12 克，石菖蒲 9 克，肉桂 9 克，川牛膝 15 克，仙灵脾 25 克，丹参 15 克，金银花 20 克，覆盆子 15 克，杜仲 15 克，皂角刺 15 克，桂枝 9 克，甘草 9 克。6 剂，水煎服。

2019 年 12 月 24 日复诊，自述脚上伤口全部愈合，无不适症状。每次打胰岛素就不舒服，建议停止打胰岛素。

方药：左归丸 20 粒，血府逐瘀汤丸 20 粒，六君子丸 20 粒 2 次。另；黄芪 20 克，桑叶 20 克，杜仲 10 克，瓜蒌 5 克，石菖蒲 5 克，郁金 5 克，天花粉 10 克，鬼箭羽 10 克，丹参 10 克，枸杞 10 克，菊花 2 克。代茶饮。

2020 年 1 月 10 日复诊，自述身体各方面感觉还不错，无其他明显不适。左手脉弱，右手基本正常。舌苔微黄、舌质淡。

方药：龙眼肉 10 克，黄精 10 克，枸杞 5 克，益智仁 5 克，肉桂 5 克，山药 10 克，葛根 5 克，芡实 5 克，莲子 5 克，瓜蒌 10 克，川牛膝 15 克，怀牛膝 15 克，黄芪 20 克，丹参 10 克。代茶饮。

隆尧贾英杰医案选录

河北省中医药科学院 武 宁 张培红 （审定、整理）

（一）阳痿早泄

某男，35 岁，隆尧尚礼人。

病人患阳痿病 1 年余，头部昏昏沉沉，腰膝酸软，大便稀，不成形，手足清冷，长期失眠，时吐白痰，经中西医治疗未见效果。病愈来愈重，目前更感觉少气无力，不能支持，精神甚为颓废。两尺脉微细如丝，舌质淡、苔水滑。

辨证：脾肾阳虚，肾精亏损

《伤寒论》六经病辨证，太阴少阴合病。

方药：人参5克，山药5克，甘草5克，附子5克，肉桂5克，杜仲6克，川续断6克，熟地8克，菟丝子9克，枸杞9克，淫羊藿6克，补骨脂6克，五味子9克，山茱萸9克，益智仁9克，泽泻6克，夜交藤15克。

二诊：服上方10剂，症状明显好转。因外出打工，不便诊脉，我根据情况，把上方略有加减，继续服用。1个月后，打电话告知，阳事应时而兴，但举尚微有不坚，再拟丸药，已尽全功。

此料丸药尽剂后，他特登门来告，性功能已恢复正常。

心得体会：此由房事不节，折伤过度，以致肾精气亏损，肾主骨生髓，脑为髓海，肾中精气不能上荣，则髓海空虚，故头部昏昏沉沉，失眠；腰为肾之府，肾主骨，故肾虚而腰膝酸软；肾司二便，肾阳不足，火不生土，故大便稀，不成形；脾主运化，脾失健运则生痰；阳气不足，故手足凉，少气无力，精神颓废，两尺脉微细，舌质淡、苔水滑，也证明为肾阳不足之证，故其阳痿应为脾肾阳虚所致，然阳根于阴，若徒事补阳，则恐阴亏而无阳。根据所出现的症状，虽属脾肾阳虚，但其本在肾，其末在脾。故在治疗中，必须突出重点，方能切中要害。且此种重症阳痿，用药不但要配合恰当，还必须重剂久服，始能有效，不得以不效而频频改方。治法当以填精益髓而补气，壮肾阳而补脾。

枸杞、熟地、五味子、菟丝子、淫羊藿，填精益髓；川续断、附子、肉桂、山茱萸，益智仁，补肾阳，壮腰膝；益智仁，既健脾摄唾，又能暖肾固精，而增强硬度。人参、山药、炙甘草，健脾益气，有了气就是有了功能；泽泻以取补中有泻，夜交藤益阴，可防阳药太热，又可增进睡眠。

《伤寒论》辨证就是阴寒证，会用真武汤、天雄散、桂枝加龙骨牡蛎汤、四逆汤、金匮肾气丸，但我感觉没有时方的用药恰当合适，我越来越发现，我们以用经方的思路来用时方的药，效果更加完美。

（二）低烧

刘某，女，18岁，隆尧北楼人。

主诉：患低烧两个月。

病史：患者两个月前感冒发烧，曾用“连花清瘟胶囊”，输液后，一直低烧（37.8°C），低烧时间是早晨和晚上，已影响上学。

刻诊：面色暗黄，喜躺，乏力，手脚凉，脚凉较重，怕冷，纳差，眠浅，梦多，大便稀，1日2～3次，头昏头晕，寸浮直上、关尺俱沉，舌淡胖、有齿印、舌尖红、苔白。

辨证：太阴、阳明合病。也可辨证：阳虚有热

方药：附子3克，桂枝5克，干姜5克，炙甘草5克，党参5克，茯苓10克，白术5克，防风5克，藁本5克，当归5克，白芍5克，蔓荆子5克，芡实5克，山药10克，丹参5克，夜交藤15克。3剂。

二诊：服上方3剂后，体温37°C，又上方6剂，巩固而愈。

按：这也是过度医疗，寒邪没有打出去，就像小偷来家里偷东西，你把小偷撵走就行了，不要用重武器把小偷打死。中医治病的思路，就是你从哪里来，还回哪里去，不能杀的千万别杀，万物都有灵气。病人经过过度医疗，挫伤了正气，衰弱了阳气。我用了温阳的药附子、桂枝、干姜；阳气不足，影响脾肾之阳。党参、茯苓、白术、炙甘草，健脾；芡实，既健脾又温肾阳，脾肾双补后，就像国家一样，有了强大的军队，要把边防的邪气打走，其实不打自走；用防风、藁本，解表；用丹参、夜交藤、蔓荆子，再清理一下里面的邪气，这样正气足，外邪祛，里热清。就像一个国家，内部安定团结，边境国防稳定，那里还有病呢？思路对了，不愁治不好。

（三）关节炎

王某，男，42岁。

主诉：右腿疼痛半年。

10年前,在井下工作，因受寒湿，身上关节，时时出现疼痛，时轻时重，或休息休息，或喝姜水，就可缓解。近半年,右腿关节疼痛，没有缓解，越来越重，关节略肿大，走路疼痛加重，吃双氯灭痛片，吲哚美辛片等激素药，吃则不痛，一停就痛。有的医生给予中医穴位注射，营养注射，患者拒绝，知其都是激素、止痛、营养加麻醉药。无奈求治于中医，来我处。刻诊：怕冷，手脚冰凉，面色暗黄，口渴不欲饮，关节肿痛，大便初干后稀，眠差，脉

缓弱，舌绛红、苔白。

辨证：寒痹加瘀

六经病辨证：厥阴病

方药：桂枝 9 克，独活 9 克，细辛 3 克，秦艽 9 克，当归 9 克，川芎 9 克，白芍 6，丹参 12 克，乳香 9 克，没药 9 克，牛膝 9 克，木瓜 6 克。

二诊：服上方 6 剂后，关节肿痛基本消失。

原方去桂枝、独活、细辛，加黄芪、桑枝、白术、茯苓、熟地黄，以善其后。

按语；患者工作环境潮湿，以致于风寒湿内蕴，经络阻滞而为痹，寒则血脉不通，久而为瘀。治则祛风散寒，舒筋活络，化瘀止痛。

（四）盆腔炎

某女，28 岁，隆尧河北南往村人

主诉：少腹痛 1 年，近日加重。

患者少腹隐隐作痛，时轻时重，少腹凉，喜温喜按，手脚冰凉，白带多，口干不喜饮水，食欲不振，自感疲乏无力，病已年余，经妇科检查为慢性盆腔炎，大便初干后稀，小便频，嗜睡，梦多，醒了做梦啥也记不清。脉沉弱、无力，舌质淡、有齿印、苔白微腻。

辨证：寒湿郁阻，气血两虚

方药：吴茱萸 5 克，桂枝 10 克，当归 10 克，白芍 10 克，川芎 10 克，人参 10 克，半夏 10 克，麦冬 20 克，丹皮 10 克，阿胶 6 克，生姜 10 克，炙甘草 10 克。6 剂，水煎服，日 1 剂。

药后腹痛大减，精力好转，前后共服 30 剂，诸症消失，身体较前强壮，判若两人。

心得体会：患者曾服多种抗菌消炎西药，中医治疗也往往加入清热利湿之药，以为消炎之用。我在临床，并不拘于西医慢性炎症的诊断，而是根据舌脉来判断是寒湿郁阻胞宫。下焦的寒湿，是因肾阳不足，火不暖土，使中焦脾胃虚弱而运化无力，不能蒸发津液，而口干不喜饮。这病人的口干，其实并不缺水，只是水分不均匀，这其实是三焦思路，下焦真阳温升阴水，此患者下焦不温而寒，那就不会温升阴水，故口干不欲饮。我用了温经汤，条文中有少腹里急，唇口干燥，甚是合拍。

（五）心肌梗死

徐某，男，69 岁，隆尧县未庄人。

主诉：胸闷，气短 1 年。

患者胸闷，气短，近日加重，曾到县医院检查，诊断为心肌梗死，老慢支，肺心衰。现患者胃部胀满，纳食差，面部浮红，不喜饮，双下肢无力，头昏不清晰，睡眠较浅，较差。大便,每日 1 次，量少，小便可，脉沉紧弦，舌淡红、苔白腻。

六经病辨证：厥阴病

方药：厚朴 30 克，桂枝 10 克，瓜蒌 30 克，薤白 30 克，枳实 30 克，半夏 20 克，附子 10 克，干姜 30 克，茯苓 30 克，白术 10 克，细辛 6 克，炙甘草 10 克，蔓荆子 10 克，丹参 15 克。

6 剂，水煎服，日 1 剂。

复诊：病人自诉，喝了此药，身上可得劲，胃也不胀了，胸闷也消失了，气短明显好转，睡觉也感觉实在了，一觉睡到天亮，病人甚是高兴，并且说："中药一点都不难喝"。我告之说，这还没有完全治愈，需要吃一段时间，改变这体质，方可完胜。

上方 10 剂，量微调整。

按：患者内饮而瘀，下焦真火不旺，胃腹不能运化，瘀饮化热，而头昏，眠差。故辨证厥阴病。

经方桂枝茯苓汤临床应用 3 则

日照市岚山区人民医院　张相鹏（审定、整理）

桂枝茯苓丸，是医圣张仲景创制的经方，记载在《金匮要略·妇人妊娠病脉证并治》篇中："妇人宿有癥病，经断未及三月，而得漏下不止，胎动在脐上者，为癥痼害……桂枝茯苓丸主之"。方由桂枝、茯苓、牡丹皮、芍药、桃仁组成，有活血化瘀、缓消癥块之功，是治疗瘀阻胞宫的有效方剂。

黄煌教授将本方誉为“东方的阿司匹林”，是经典的活血化瘀方。本方原用于治疗妇人素有癥积，导致的妊娠胎动不安，漏下不止之症，随着临床应用的实践积累和经验总结，桂枝茯苓丸成为调整瘀血体质的重要方剂之一。现在其应用已超出了，原有的主治范围，并取得了良好效果，可灵活应用于循环系统、呼吸系统、内分泌系统、外科皮肤病、男科、骨科、肿瘤、肛肠等疾病。

医案一

患者刘某，男，53 岁，右肘关节疼痛不适 20 天，2020 年 3 月 13 日就诊。

患者 20 天前，无明显诱因，出现右侧肘关节疼痛，疼痛剧烈，呈持续性，活动受限，夜间加重。右肘关节压痛明显，前臂伸肌紧张试验阳性。患者自发病以来，睡眠可，饮食可，大小便正常，舌质淡、苔白腻，脉弦涩。右侧肘关节 MRI 检查示：右肘关节退行性病变；关节积液。

中医诊断：肘劳（痰瘀痹阻）

西医诊断：肱骨外上髁炎

治疗原则：温经通络，活血化瘀

中医方药：桂枝茯苓汤加味

桂枝 30 克，白芍 30 克，桃仁 10 克，牡丹皮 10 克，茯苓 30 克，红花 10 克，桑枝 10 克，炒白术 30 克，蜈蚣 3 条，姜黄 10 克，炙甘草 10 克，7 剂。

服用方法：饭后半小时温服，早晚各 1 次。

服药情况：2020 年 3 月 14 日，患者当晚服药，自诉夜间腹泻 5 次，便稀如泥，腹中雷鸣，胃部未感不适。第二天早上服药后，腹泻 1 次，配合腹部、腰部超短波，微波治疗。

2020 年 3 月 15 日，腹泻愈。治疗 5 天后，肘关节疼痛逐渐缓解，夜间疼痛好转，肘关节压痛不明显。患者服药共 14 剂药，症状消失。

按语：患者为渔民，经常出海作业，感受风、寒、湿之邪，合而为痹，三邪夹杂，久而致瘀，湿郁化痰，终致痰瘀痹阻经脉，舌苔脉象俱是佐证，发为“肘劳”。中药以桂枝茯苓汤加味，温经化瘀，散寒止痛，久病入络，加虫类药蜈蚣，搜风解痉，活血通络；加炒白术（药房没有生白术），健脾化湿，《神农本草经》：术，味苦温，主风寒湿痹死肌，故该药能修复局部肌肉功能；加姜黄，桑枝，红花，加强化瘀止痛，药性上达，解表透邪之效；炙甘草固护脾胃，调和诸药。

全方祛风、散寒、止痛、化瘀、透邪、解表，力大效专。患者服药后，正气复，邪气去，出现排病反应，给病邪一出路，寒湿、痰瘀通过大便排出，是本案治疗得效的关键。患者出现腹泻后，曾不理解。嘱患者这是祛病的表现，乃将信将疑继续服用，直到服药 5 天后，疼痛逐渐缓解，服用 14 剂后症状消失，患者口中念念，中药真好。

医案二

王某，女 51 岁，头痛间断发作 30 余年，2019 年 10 月 12 日就诊。

患者自诉 16 岁时，因感冒后引起头痛。自此，每当受风，受凉，受热，情绪不好时，头痛发作，以头顶，后颈，双侧太阳穴处，疼痛明显，长期依赖解热止痛片缓解症状。20 岁时，曾到山东省新泰县人民医院就诊，查脑电图无异常，诊断为神经性头痛，服用镇脑宁，未见明显好转。这些年症状间断发作，一直困扰患者，未找到有效办法，检查脑 CT 未见异常。既往有乳腺增生，双下肢静脉曲张。刻下诊见：面色暗黄，精神较差，自觉乏力，睡眠较差，眼干目涩，饮食一般，情绪不稳，大小便可，舌质淡、苔薄白，脉沉涩。

中医诊断：头痛（血瘀气滞）

西医诊断：神经性头痛

治疗原则：活血化瘀，疏肝理气

中医方药：①桂枝茯苓汤（颗粒剂）；②逍遥散（颗粒剂）。

桂枝 2 包，茯苓 2 包，牡丹皮 2 包，桃仁 2 包，赤芍 2 包，葛根 2 包，细辛 1 包，7 剂。

当归 2 包，白芍 2 包，柴胡 1 包，茯苓 1 包，白术 1 包，甘草 1 包，牡蛎 1 包，夏枯草 1 包，合欢皮 1 包，郁金 1 包，石菖蒲 1 包，7 剂。

服用方法：两方每天交替服用，沸水冲开，饭后半小时温服，每日早晚各 1 次。

服药情况：患者基本以这两个方，中间稍有加减，共服药 56 剂后，精神好转，情绪平稳，体力增加，面色好转，睡眠改善。2020年元旦，患者告知，折磨30多年的顽疾头痛已愈。2020年4月4日回访，诉头痛偶尔或因生气后发作，头痛程度、时间均大减，休息一晚就会消失。

按语：患者头痛30多年，起因于外感，在表之邪未解，而传变入里，转为内伤头痛。初起病在表，表邪或为风、或为寒、或为热，若当初用中药，或针灸治疗，解表透邪，疏通经脉，则病随汗而解。现表邪不解，邪客经脉，久而入络，瘀滞不通，成为头痛痼疾。

患者性格偏内向，情绪不稳，易着急上火，肝气郁结，肝火上炎，则会加重气滞血瘀的表现。气血不和，血脉不畅，气滞而血瘀，血瘀而气滞，邪居清窍，头痛变化而生。瘀血不去新血不生，变为气虚血瘀，成为虚中夹实，实中夹虚之证。患者乳腺增生，静脉曲张，这都是血瘀、气滞，气机瘀闭的表现。

综上分析，患者主要病机为，瘀血内阻，气滞瘀闭。故解郁疏肝，化瘀通经是治疗本案例的重点方向。选取桂枝茯苓汤，化瘀消癥，通络止痛，加葛根，疏导足太阳膀胱经，有开表达邪之意；加细辛，入少阴兼开太阳之表。选取逍遥散，养血柔肝，舒肝解郁，加郁金、石菖蒲，解郁开窍；加合欢皮，解郁安神；加牡蛎、夏枯草，平肝潜阳，软坚散结，清肝泻火。

患者经过治疗，基本达到治疗目的，嘱患者平时注意调节情绪，注意休息，可口服逍遥丸和桂枝茯苓丸，或血府逐瘀丸，以善其后。

医案三

患者李某，女，40岁，胸闷，头晕1天。2019年11月15日就诊。

患者1天前，无明显诱因出现胸闷，头晕，活动后加重。患者近半月，常感乏力，嘴唇发紫，双手血管暴露，末次月经有血块、色黑、量中等，睡眠一般，饮食可，大小便正常。舌质瘀点、苔薄白，脉细涩。心电图：窦性心动过缓55次/分，ST段改变；血压：100/60mmHg，脑CT：未见异常。

中医诊断：胸痹（气虚血瘀）

西医诊断：冠心病

治疗原则：补中益气，活血化瘀

中医方药：桂枝茯苓汤

桂枝10克，白芍10克，桃仁10克，牡丹皮10克，茯苓20克，黄芪15克，7剂。

服用方法：水煎服，饭后半小时温服，每日早晚各1次。

服用情况：患者共服药7剂，症状消失，睡眠改善，体力好转，嘴唇变红。

按语：

本案病机为气虚引起血瘀之证，患者半月前出现气虚表现，四肢乏力，气虚则气不运血，血瘀自现，所以出现胸闷，头晕症状。方选桂枝茯苓汤加黄芪，补中益气，活血化瘀，药味虽少，切中病机，力专而效速，体现了经方的特点。

民间中医王正鹏特色医案选登

河北省中医药科学院　张培红（审定、整理）

案例一

唐某，收藏家，48岁，早年有心脏病做过心脏搭桥手术，一次突发病毒性腹泻，我用草药地枇杷、金钱吊白米、栽秧泡、腊肉各等份，煎汤温服，在2个小时内治愈。之后患者唐某将自己有糖尿病高血压的病史告诉于我，我见唐某正服西药便没有施草药。这年阴历九月的一天，患者唐某求我用草药。唐某自诉；吃治疗高血压、糖尿病的西药，加量一倍之后，仍然感觉病情加重，腿脚沉重无力，目视物不清楚，口渴，饿，尿带糖，门诊检查为高血压、糖尿病加重，建议住院治疗。因经济困难，求治于草药。我即予白头翁、过山龙、地骨皮、罗汉果等各等份，煎汤服。一剂吃完，明显好转，目不模糊，连服3剂，病愈，至今4年多时间，没有服治疗高血压、糖尿病的任何药物。

案例二

唐某，银行工作人员，51 岁。有高血压、糖尿病历史，长期服治疗高血压、糖尿病西药，因知收藏家唐某与自己病情相同，服用草药治愈也来求治。银行工作人员唐某自诉：视力模糊，腿脚无力，饥饿，喜喝水等。余用白头翁、过山龙、地骨皮、罗汉果、金钱吊白米等煎水服，3 剂病愈，至今 4 年多时间，没有服治疗高血压、糖尿病的任何药物。

宋晓明酒熨外治技法特色医案

河北省中医药科学院 张培红（审定、整理）

宋晓明在石家庄数家养老院开展义诊活动达 3 年之久，现有成功病案 300 多例，随时欢迎各方朋友，转一转、问一问、试一试，民间中医药简便廉验。

君药汉牡丹皮 2 份、威灵仙 2 份；臣药红花、当归、桑枝、黄芪、猪苓、积雪草、乳没、白芍、何首乌各 1 份；佐使入药干姜、甘草各半份。混匀打粉，鲜姜汁拌匀调糊，敷于痛点、循经、主病灶等穴位，约 1 次 2 小时，每日 1 次，3 日为 1 疗程。宋氏姜汁酒灸，20 分钟见效，3 天止痛，疗效满意。

（一）应用案例

案例一

李某，28 岁，男。因车祸导致左膝盖创伤，使用宋氏酒熨法治疗，每天 2 次，第一疗程为 6 天，完全代替口服止痛药止痛，22 天实现腰腿疼痛痊愈，恢复正常工作、生活。

案例二

夏某，33 岁，男。在工作过程中，由于 1 次腰部负重过大，造成腰扭伤，使用宋氏酒熨药包进行治疗，每天 2 次，经过 4 天的持续治疗，实现痊愈。

案例三

刘某，38 岁，女。由于长期在办公室伏案工作，坐姿不良引起颈椎病，使用宋氏酒熨药包进行治疗，每天 1 次，3 日得到了缓解，1 周后痊愈。

（二）总结

1. 经过病案总结，在 102 位颈肩腰腿疼痛患者病例中，总计有 85 位患者按 3 日为疗程调理，均取得了理想治疗效果，总有效率在 83.33%；其中有 38 位类风湿关节炎患者，在 7 日的连续治疗后，26 人有效，保证了 1 个月以上没有疼痛复发，类风湿治疗有效率为 68.42%

2. 2019 年 3 月 12 日～2019 年 5 月 18 日，藁城中心养老院义诊记录，年龄 65 岁以上老年人，颈肩腰腿疼痛受试病例 36 例，临床治愈 11 例，显效 8 例，有效 17 例，总显效率 52.7% ，总有效率 100%。

中药熨烫粉，第一，能快速止痛；第二，2000 倍显微镜检测指标对照，宋氏酒熨法能明显的提高病患的全身气血循环，即甲皱静脉回流血的血流速度和甲皱管袢长度，甲皱微循环检查治疗前后对比 $P<0.05\sim0.01$，治疗后明显优于治疗前。

3. 宋氏酒熨通过养老院义诊，完成系列治疗病例的人用经验病案积累，其中受试人群均系年龄 65 岁～87 岁老年人，普遍正气不足、气滞血瘀，邪入脉络、湿热蕴结，故肢体肿胀、疼痛。丹皮与猪苓配合，安神活血化瘀；黄芪、积雪草、何首乌配合，补气、利水、补肾，共奏利水祛湿、益气化瘀疗效。

至东罗淳道人的道医特色医案

河北省中医药科学院　张培红（审定、整理）

庚子年正月初七，至东罗淳道人，在天顶街青城山初稿，此后在玉京圣莲山玉皇殿进行补充。

案例一

去年金秋 8 月 13 日，我在沧浪坪常德文化书院，新收了一位弟子玄弘。

中午席间，酒过三旬，玄弘忽然向师父讲起了他的三位亲人故事，讲到母亲时已泪水涟涟。

8 月 14 日子时打坐，我观到自己用自己的独门功夫“太极能量艾灸功法”，给玄弘妈妈做调理，调好了。

于是我给玄弘发微信说：“你去买 1 件 5 年以上的陈艾条，把妈妈带到沧浪坪常德文化书院来做调理吧”。

玄弘马上照办，快购了 1 件 15 年陈金艾雷火灸条。

到了家里，我把玄弘叫到身旁，让她学艾灸手法。还特别传他艾灸心法“灸在于心，我用心灸”。特别传他艾灸家道 慈爱文化“因为爱，所以艾”。

弟子玄弘用自己的双手捧着妈妈的左手，唱起了“世上只有妈妈好……”，唱了两句，玄弘的眼泪就掉下来了，妈妈的眼角也流淌着幸福的泪水，我也被此情此景所感动，闪出了泪花，弟子女友小华，此时也进房间来看看阿姨，分享着艾（爱）阿姨的幸福。

灸到第 4 天，玄弘妈妈对我说她已神清气爽了。

患者病由：母亲因在 1 年之内，有前夫和后夫两位亲人意外身亡，引起心理恐惧，不敢在老家居住，进而导致精神恍惚、失眠、没有食欲等症状。

经过我 7 天艾灸调理，每天上午调理 2 个多小时，艾灸大椎穴、肺俞穴、命门穴、肾俞穴、带脉、神庭穴、中脘、神阙穴、关元、足三里、涌泉穴，再疏通任脉和督脉。

同时服“甘麦大枣汤”7 天，主治脏燥，和中理急，补养安神。

其母亲 7 天就恢复健康了。

案例二

去年 11 月，我的弟子玄满知道了我在长沙考察一个养生基地，她于 27 号上午，派司机来接我到她家别墅去住，到她家后玄满跟我聊到她的妈妈，85 岁高龄了。

病由：一段时间以来脑鸣、烦躁、睡不好觉。

因此想请师父帮妈妈调理调理身体，她说她作为幺女儿最爱妈妈了，总担心妈妈的身体健康问题。

我当天下午就把玄满叫到妈妈的卧室，让她给我准备好艾条和工具，让她站在旁边跟着我学习艾灸手法：“太极能量灸功法”。

取太极站桩姿式，身带肩，肩带肘，肘带手画圆。

第一式手法——无极聚太极灸法；大圆聚小圆，由无极聚太极热能成一个小圆光球，渗透入穴位，重复 9 次。

第二式手法——悬定灸法：取法太阳在时辰上的角度而定艾条的倾角：30 度角、45 度角、90 度角，悬定在穴位上方，由温热到灼热，由弱到强渗透进穴位，约 5 分钟。

第三式手法——回旋灸法：手持艾条在穴位上方以穴位为原点，取半径 5 厘米左右沿顺时针画圆，重复画 36 圈。

第四式手法——凤凰三点头灸法：从大圆开始螺旋式画小圆，聚热气到穴位原点，再凤凰 3 点头，把热气透进穴位，然后把寒湿气带出来。重复 9 次。

第五式手法——雀啄灸法：取啄木鸟啄虫子的象法，对准穴位上啄气，把热气灌进穴位，停留 1～2 秒，然后顺势把寒湿气带出来，重复 9 次。

第六式手法——摆尾灸法：取法梳理孔雀尾，

顺着穴位所处任脉往下疏通气流，或顺着穴位所处督脉往上疏通气流，疏通任督二脉，重复 9 次。

最重要的是，让病人以双手结观音手印，跟着我一起念诵《白衣观音治病神咒》嗡嘛呢叭咪吽！效果加倍好。

每个穴位灸 15 分钟。

我先后给她妈妈灸了神庭穴、大椎穴、神阙穴、带脉、关元、命门、足三里、涌泉穴和任督二脉，还在她额头上画了 1 道观音符。

我就这样灸了 2 个小时多一点的时间。

刚一灸毕，她妈妈告诉我已经神清气爽了！于是一个劲地说“您真是菩萨派来救我的呀！感恩师父！感恩师父！”

第二天早上，她告诉我她昨晚睡得很好。

上午 10 点又给她灸了 2 个小时。

本来我按原计划是下午 6 点钟乘火车回京的，玄满挽留我多住两天，给妈妈再调理两天，我就答应再留两天。

于是我利用空出来的时间，给玄满灸了一次，给玄满的丈夫飞鸿灸了一次，让他们亲身体验艾灸的能量。

飞鸿受灸后给家人分享了他的体验，他说师父一灸完他的耳朵部位，立马体验到原来堵住那个点灸通了，感觉就像热水流从那个点流下来了，非常舒爽！

除此之外，我还给他们用上了我的内丹气功，通过他们的劳宫穴，输入我的真气能量，加速度康复。只不过我没跟他们讲这个奥秘。

案例三

疫情期间防控新型冠状病毒感染灸法以在家里尽孝心，以弥补从前太忙而欠下的对父母长辈的回报感恩。

其实，我想我们真得好好感恩老祖宗留下了这一艾灸瑰宝。《扁鹊心法》传宝：“保命之法，艾灼第一”。并重温了“太极能量艾灸功法”。

艾灸的功效：回阳救逆，扶阳补正，祛瘀散寒，平衡阴阳，补中益气，行气活血，温通经络，强肾益寿。

通过艾火，刺激人体经络穴位，补阳气，很快提升人体自愈力。

通过艾灸，把孝心捧在手上，把爱心能量献给自己的至爱亲人，言传身教，让子女也亲身体验中华民族优秀的道家文化传承，这就是最鲜活的人道文化力量呀！

还有个重要的因素，就是中医文化的力量。因为艾灸能消毒杀菌辟邪，这是中华文化几千年来的医学共识，正好在这个遭遇新型冠状病毒暴发时期大显威力。

大家都看到越来越多的中医院，在救治现场用艾灸消毒灭菌了，河南的一家中医院也用上艾灸调理抗疫，效果明显。

师承中医耿素芳的特色医案

河北省中医药科学院　张培红（审定、整理）

生命元素是维系人体生命的基本要素，分为生命物质（水、精、血）、生命能量（光能和热能）、生命动力（生命物质的振动波），生命物质是生命动力的基础，因涵藏生命潜能而具有生命动力。

国内人们生活在当前物质极大丰富的时代，通常不会出现生命物质的匮乏，但由于缺乏运动，过度依赖和使用空调，食用寒凉饮食，不注意保暖，经常熬夜，且存在生活压力大，以及医害药害等因素，导致当前多数人体质偏寒（即生命热能有所减少），人体热能减少，导致生命物质运行怠惰，从而引起免疫力下降。

生命能量在人体内并非均衡分布，通过 3 个病案阐述如何从宏观层面，对寒性体质患者进行辨证论治，调整生命能量以达成平衡，使人体内部不再严寒、没有凝冱，则生命物质可顺畅地流转波动，谱写坚韧而完美的生命乐章。

（一）对血虚外感的诊治

患者女，14 岁，2018 年 1 月发生心动悸，并在家晕倒，常感背冷并腰痛，从 2015 年—2018 年的每个冬天，都会发严重高烧。患者刻下情况：人瘦弱，眼睛清冷，面无血色，唇色偏白，舌苔薄白而舌尖红；大寒体质（双手仅大拇指有甲印，其余手指无甲印），指甲灰白色，手指节有青筋，手掌大小鱼际和内关穴处青筋外露，手掌肝区发青（提示有人通问题），手掌有心律不齐符号，手潮湿，四肢末端凉；唇干常想喝水，感觉喉咙不适，眠差时到半夜 2 点多不能入睡。大便每天有，但排便时间不固定，不黏马桶。小便数量正常清亮，右脉浮数而空软，左脉弦细。

分析：通过面色、唇色、指甲色及脉象，判断有血虚（即血容量不足）；舌苔、双手表象，提示为大寒体质。因于体内寒冷，督脉升清阳无力，升不上去，故觉背冷；体内寒冷，致血液和身体所需精微物质无法顺畅流通到四肢末端和体表，故觉腰部冷痛、四肢寒凉；因血虚，无充足血液参与运载系统循环，故发生心悸动；由唇干想喝水、右脉浮，眠差，可知其有人通问题（压力大），热能浮在上焦；人体总能量是一定的，热能浮于上焦，引起中焦和下焦的热能不足，进而致任脉降浊阴异常（显示为大便异常，正常大便是晨起如厕，状如香蕉而不黏马桶）。以上因素致其免疫力不足，故在冬天易受寒邪侵袭而发病。

中医诊断：血虚外感、上热下寒。

治疗方案：为解决血虚及上热下寒，所开方药为：麻附细辛汤（解决督脉，升清阳）、小承气汤（解决任脉，降浊阴）、当归四逆汤（养血活血，并增加人体温度，解决血虚寒凝问题）、龙骨与牡蛎（将浮在上焦的热，导引至中焦和下焦）、石膏与知母（清人体天位的热，并滋阴润燥）。

方药：麻黄 15 克，附子 15 克，细辛 15 克，厚朴 50 克，枳实 15 克，生大黄 10 克，当归 15 克，白芍 30 克，桂枝 30 克，通草 15 克，大枣 12 枚，炙甘草 60 克，龙骨 30 克，牡蛎 30 克，石膏 30 克，知母 15 克。

效果跟踪：服药 3 剂后，左手食指长出甲印。因患者其他家庭成员不接受中医，后续未再服此药。

患者母亲遵医嘱，自 2018 年添置泡浴桶，每周给孩子泡浴，让孩子做到不熬夜，并逐渐养成把上衣扎进裤腰的习惯，患者戒掉冷饮，且禁食直接从冰箱中取的食物；患者母亲兑阿胶水给孩子服用，并服中成药龙牡壮骨颗粒（将浮于上焦的热能引到中焦和下焦，健脾开胃，脾胃乃气血化生之源）和五子衍宗丸（直接补充肾系所需精微物质）；患者父母进一步改善与孩子间的亲子关系，以减少其人通压力。目前患者唇色已为正常的粉红色、未再感背冷腰痛，在 2018 年—2019 年的冬天未发高烧。中医生活化、生活中医化，中医并不玄奥，中医看得见摸得着，体现于日常生活的点滴小事。为使患者达到面如桃红花色的理想状态，其患者目前正进一步服用龙牡壮骨颗粒和十全大补丸。

（二）对慢性胃炎的诊治

患者男，50 岁，2019 年 9 月，通过微信反馈有胃酸、胃胀和胃痛，且已持续 10 多年。

患者情况：人较瘦，舌面两侧及根部有白苔，舌面中间无苔、有裂纹，舌尖颜色红，嘴角有白色分泌物；脚底未见异常，膝盖至脚踝部，有较多红色小疙瘩，青筋隐约可见，无静脉曲张和水肿；双手仅大拇指有正常甲印，其他手指甲印很小或无，内关穴处的青筋隐约可见；胃脘和肚脐周围寒凉，自觉肚脐周围胀；不太出汗，下身不湿不痒、眠差不易入睡，心中略烦躁，常感乏力，曾做过阑尾炎切除手术。大便：每天早上有，时成形时不成形，不黏马桶，量不多，若食辛辣食物，则每天 2 次大便。小便黄，每天起夜 1～2 次。

分析：由双手甲印、汗出情况和自觉乏力，可知其为寒性体质，且督脉升清阳不及；尤其心中烦躁，睡眠情况、小便色黄、胃脘和肚脐周围寒凉，可知其有虚火浮于上焦，而中焦和下焦寒凉，这导致任脉降浊阴异常（如胃脘部酸胀痛、大便时而不成形量少）。

诊断结论：人体自转不及、上热下寒、胃部瘀堵（酸胀痛）。

治疗方案：为解决自转不及、上热下寒和胃部酸胀痛，处以方药：麻附细辛汤（解决督脉升清阳）、柴胡桂枝干姜汤（解决上热下寒）、半夏泻心汤（解决胃部瘀堵）、茵陈四苓汤减味（从小便泻出多余热邪）。具体方药如下：

方药：麻黄 10 克，附子 15 克，细辛 10 克，柴胡 30 克，桂枝 30 克，干姜 20 克，黄芩 15 克，牡蛎 30 克（先煎），天花粉 20 克，炙甘草 15 克，半夏 12 克，黄连 3 克，大枣 12 枚，茵陈 15 克，猪苓 10 克，泽泻 10 克，茯苓 10 克。

效果跟踪：患者服药 3 剂，未反馈不良，嘱其坚持服用即可。2020 年 1 月见面时，发现其面色粉红、精神状态良好。回访，已自我感觉良好。

（三）对心衰的诊治

患者男，72 岁，2020 年 1 月初，因全身水肿和昏迷而被送医救治。

笔者在 2020 年 1 月 16 日，通过微信了解到，2020 年 1 月 14 日，患者被刚送到医院时全身水肿、意识迷乱、烦躁谵语，嘴唇和手背都是黑紫。1 月 16 日上午，用利尿药排了小便 5 次，脸色有所好转，手已几乎不肿，但上、下身及下肢水肿依然。

2020 年 1 月 22 日，笔者抵达医院，患者情况：人瘦削，乏力懒怠，双手 10 指仅 2 个大拇指有甲印，舌尖鲜红有裂纹，舌体中间有厚腻黄色苔，且舌苔有龟裂纹，右下额处有连成片的肿块；下身有潮湿和溃破，头面和四肢的水肿已无。

小便：起初小便颜色深如茶叶水，从 2020 年 1 月 31 日起，小便颜色变淡，住院期间，每天排尿量在 500～800 毫升。

大便：从 2020 年 1 月 26 日起，大便正常。

饮食：在 2020 年 1 月 22 日～25 日期间，饮食较少，从 2020 年 1 月 26 日起饮食增多。

汗：住院期间，每天都出很多汗。

体温：在2020年1月24日～31日期间，反复出现低烧（37.5～38.4摄氏度）

咳嗽：从2020年1月31日开始，出现连续咳嗽，并有白色黏液浓痰咳出。

患者在住院期间，按医院的诊治思路和方法接受治疗，为控制发热，其有若干天都接受抗生素静脉滴注。由于想尽早出院，2020 年 1 月 31 日，再次出现高烧（38.4 摄氏度）时，笔者参考师姐经验，在患者大肠经的臂臑（里边、阴面）和肺经的天府、侠白之间的这个区域内，找到硬坨（手侧放，即在大拇指朝上的体位下找）并反复揉按，累计揉按约 1 小时，直到患者感觉不那么疼痛。当晚，患者安静入睡且睡眠质量不错。由于体温未再升高，患者于 2020 年 2 月 4 日出院。出院后，仍有大量汗水出，力气差、走路不稳、手脚不温，右下额肿块等症状。

分析：静脉血回流受限，血液势必从血管中渗漏出来，而形成肌肤性水肿，这和心气不足直接相关。患者没有足够的精微物质基础以固摄生命能量，故出大量汗水且人瘦；由于心气不足，推动无力，不能维持人体正常循环，不能将能量推动到全身，从而全身气血运行怠惰，故无力，手脚不温，右下额处有肿块。

诊断结论：心衰，循环不及。

治疗方案：由于在医院接受的治疗，对于水肿产生的根本原因只是临时的缓解措施，考虑到长期服用西药对身体的副作用，患者出院后即接受中药做进一步治疗。处以方药：丹参饮、生脉饮、桂枝汤、茵陈蒿汤减味，具体方药如下：

方药：丹参 30 克，砂仁 10 克（后下），檀香 10 克（后下），人参 30 克，麦冬 30 克，五味子 15 克，红景天 30 克，杏仁 15 克，桂枝 15 克，白芍 15 克，生姜 9 片，大枣 12 枚（劈），茵陈 30 克，栀子 10 克。

患者从 2020 年 2 月 5 日开始，服用上述汤药，每日 3 次温服，共 7 剂为一个疗程。同时，对下身潮湿溃破处施以外用药（地塞米松、四环素、土霉素、泼尼松、灰黄霉素等）。

效果跟踪：患者反馈，吃中药比吃西药舒服，且身体整体状况明显好转，右额下的肿块明显缩小。考虑到心衰为慢性病，在汤药疗程结束后，计划让患者定期服用中成药丹参滴丸、生脉散、桂枝茯苓丸、消瘰丸等。同时根据患者诉求，将进一步研究对其 30 多年哮喘的治疗。

总之，对疾病诊治的根本点，是着眼于人体生命能量的状态及其分布，对其进行调整以达平衡，而不必拘泥于某个流派，应针对疾病产生的根本原因随证治之，这与汽车制造业所用的专业问题解决流程何其相似，这就是普遍存在于世间的道。（张流秀指导）

在重庆应用中医药治疗的特色医案

重庆市垫江县中医院　曹慧庆　杜垫玲　重庆市长寿区葛兰镇医院　黄　竹
重庆市酉阳县南腰界镇卫生院　袁　攀　陕西中医药大学基础医学院指导　廖成荣

（一）坐骨神经痛

于某，男，46 岁，农民，公务员。2018 年 9 月 26 日初诊。

主诉：腰部胀痛伴左下肢后侧放射样疼痛半年。

患者因工作原因，长期伏案，半年前因赶文稿，劳累后出现腰部胀痛，伴左下肢后侧放射样疼痛，自行口服止痛药物，症状改善，但是一般 3～5 天后，症状复发。后曾前往某院完善腰椎 MRI，示 L4～5 腰椎间盘突出，予以针灸治疗，疗效仍不佳。刻诊：腰部胀痛，伴左下肢后侧放射样疼痛，体位改变及行走时疼痛加重，伴颈部发紧，时头昏，易汗出，纳食不香，夜间休息差，大小便正常。舌质淡、两侧可见瘀痕、苔薄白、根腻、脉弦细。

西医诊断：L4～5 腰椎间盘突出；根性坐骨神经痛。

中医诊断：痹症（气血不足，脉络凝重，不通则痛）

治则：益气养血，通络止痛

主方：芍甘五藤五物汤加减

方药：白芍 30 克，赤芍 15 克，鸡血藤 30 克，海风藤 30 克，络石藤 30 克，钩藤 30 克，首乌藤 30 克，威灵仙 15 克，秦艽 15 克，当归 15 克，黄芪 30 克，桂枝 6 克，葛根 30 克，延胡索 15 克，甘草 10 克。7 剂，每日 1 剂，水煎 600ml，分 3 次口服。

2018 年 10 月 8 日，二诊：能适当活动，未见腰部胀痛加重，左下肢放射样疼痛减轻，颈部发紧消失，仍易汗出，纳食不香，夜间休息尚佳，大小便正常。舌质淡、两侧可见瘀痕、苔薄白，脉弦细。前法前方已经奏效，继续上方调治。

方药：黄芪 30 克，当归 15 克，桂枝 6 克，白芍 30 克，赤芍 15 克，鸡血藤 30 克，海风藤 30 克，络石藤 30 克，钩藤 30 克，首乌藤 30 克，威灵仙 15 克，秦艽 15 克，杜仲 15 克，续断 15 克，桑寄生 18 克，延胡索 15 克，甘草 10 克。7 剂，每日 1 剂，水煎 600ml，分 3 次口服。

2018 年 10 月 16 日，三诊：左下肢放射样疼痛消失，现仍腰部胀痛，纳食可，夜间休息一般，大小便正常，舌质淡、苔薄白，脉弦细。辨证：肾虚血瘀，脉络阻滞；治法：补肾活血止痛，柔筋强筋健骨。主方：益腰汤。

方药：熟地黄 18 克，山茱萸 15 克，山药 18 克，茯苓 18 克，泽泻 10 克，牡丹皮 10 克，土鳖虫 12 克，丹参 18 克，当归 15 克，三七 10 克，杜仲 15 克，续断 15 克，桑寄生 18 克，淫羊藿 18 克，怀牛膝 15 克，威灵仙 15 克，秦艽 15 克，白芍 30 克，甘草 10 克。7 剂，每日 1 剂，水煎 600ml，分 3 次口服。

2018 年 10 月 24 日，四诊：腰部胀痛明显缓解，但是已经不影响休息、工作，纳食及夜间休息可，大小便正常，舌质淡、苔薄白，脉弦细。病去七八，继续上方治疗。

方药：熟地黄 18 克，山茱萸 15 克，山药 18 克，茯苓 18 克，泽泻 10 克，牡丹皮 10 克，土鳖虫 12 克，丹参 18 克，当归 15 克，三七 10 克，杜仲 15 克，续断 15 克，桑寄生 18 克，淫羊藿 30 克，怀牛膝 15 克，威灵仙 15 克，秦艽 15 克，白芍 30

克，甘草 10 克。7 剂，每日 1 剂，水煎 600ml，分 3 次口服。

2018 年 12 月 20 日、2019 年 3 月 16 日，两次随访，症状未见反复。

讨论：原发性坐骨神经痛，是临床 1 种常见病和多发病。其起病突然、疼痛剧烈，属中医“痹症”范畴。《素问·痹论》曰：“风寒湿三气杂至，合而为痹也”。临证中，廖成荣认为，本病多为素体血虚气弱，复感风寒湿邪气，流注经络关节，凝滞气血，经脉不通而发病，总结出本病以气血不足，脉络凝重，不通则痛为本病基本病机，拟定益气养血，通络止痛为法则，拟定芍甘五藤五物汤治疗，疗效显著。

本方实际上是由芍药甘草汤、五藤汤、黄芪桂枝五物汤加味而成。芍药甘草汤源于张仲景《伤寒论》，方中白芍性微寒、味酸苦，有养血柔肝止痛之功；甘草性平、味甘，有补脾益气、缓急止痛之功；五藤汤由鸡血藤、海风藤、络石藤、钩藤、首乌藤等五藤组成，有祛风湿、舒筋活络的作用；黄芪桂枝五物汤原为治疗“血痹”，借其通阳助卫，和血行痹之功，恰当合拍；在上述基础上，加上赤芍、当归，以增强养血活血之效；而威灵仙性温，善祛风湿通经络；延胡索，善行气活血止痛，故而选用。现代药理研究表明，白芍对平滑肌有不同程度的松弛作用，可解痉止痛；甘草的主要成分为甘草甜素、多种黄酮、甘草次酸等，有抗炎、镇痛、解痉等肾上腺皮质样作用；延胡索主要含延胡索甲、乙、丑素，主要有镇痛、镇静的作用；鸡血藤、络石藤、海风藤、首乌藤等藤类药物，具有抗炎、镇静、镇痛、抗氧化等药理作用。

本方实际是由六味地黄汤合芍药甘草汤加味而成。六味地黄汤是平补肾阴的经典方，加入淫羊藿，温肾壮阳、强壮筋骨；杜仲、续断、桑寄生、威灵仙、秦艽，补肝肾、强筋骨；丹参、三七、土鳖虫，活血化瘀、通络定痛；当归活血行血；牛膝，活血通经，补益肝肾，利尿通淋；白芍，柔肝缓急止痛；甘草，调和药性，与白芍有协同功效。本例结合辨证，增杜仲、续断、桑寄生，补肝肾，强筋骨，后以此方巩固而愈。

（二）痒疹

医案一

刘某，女，27 岁，公务员，重庆市梁平区人，2017 年 7 月 16 日就诊。

主诉：小腿剧烈瘙痒 5 天。

5 天前，患者因公务下乡过程中，突然出现小腿以下、手臂剧烈瘙痒，色淡红，在某院皮肤科就诊，给予外用药物及地氯雷他定口服，症状无明显缓解，反而瘙痒剧烈。故经人介绍，来我处就诊。舌质淡、苔薄黄，脉细缓。

中医诊断：痒疹（热毒蕴肤）

治法：清热凉血，养阴祛风

主方：凉血养血止痒汤

方药：水牛角 30 克（先煎），牡丹皮 12 克，生地黄 18 克，赤芍 15 克，荆芥 15 克，防风 15 克，土茯苓 30 克，全蝎 3 克（水洗），百合 18 克，当归 15 克，白芍 30 克，甘草 6 克。1 剂，水煎服。

2017 年 7 月 18 日，二诊：自诉服用 1 剂后，皮损就明显减轻，瘙痒消退 80%，问是否继续口服药物。嘱继续原方口服 4 剂，告愈。

医案二

黄某，女，76 岁，农民，重庆市垫江县人，2017 年 7 月 8 日就诊。

患者自述 3 天前外出劳作过程中，晒太阳后出现皮肤剧烈瘙痒，呈块状、色红，风团块时消时止，在我院皮肤科就诊，给予抗过敏西药及止痒中药外洗后，症状没有丝毫改善，颇为痛苦，慕名来我处就诊。就诊时，患者皮损主要集中在双下肢，呈块状、色红，剧烈瘙痒，小便黄，舌质红、苔薄黄，脉弦细。

中医诊断：痒疹（血热风湿内蕴）

治法：清热祛风除湿

主方：凉血养血止痒汤

方药：水牛角 30 克（先煎），丹皮 10 克，苦参 18 克，蝉蜕 12 克，荆芥 15 克，防风 15 克，全蝎 3 克（水洗），赤芍 12 克，生地黄 18 克，白芍 30 克，何首乌 15 克，当归 15 克，木通 10 克，牛蒡子 10 克，石膏 30 克，知母 10 克，甘草 6 克。2 剂，水煎服。

2017 年 7 月 10 日，二诊：自诉口服药物后判若两人，症状完全消失，唯一不适就是小便黄。现要求巩固。调整主方犀角地黄汤合导赤散治疗。

方药：水牛角 30 克（先煎），丹皮 10 克，荆芥 15 克，生地黄 18 克，赤芍 12 克，防风 15 克，苦参 18 克，淡竹叶 10 克，木通 12 克，当归 15 克，甘草 6 克，全蝎 6 克（水洗）。2 剂，水煎服。

2017 年 7 月 15 日回访，患者症状全部恢复，无任何不适，也未在反复发作，嘱避免日晒。

讨论：针对痒疹，认为本病多气血同病，倡导辨证当从气血处着眼，治疗以气血为要，气清血和则痒止病愈。廖老师指出，痒疹的发生，多因五脏六腑功能失调所致，尤其是急性期，多系素体血虚，或日久蕴成血热，加上风、湿、热三邪，搏于肌肤，湿热内蕴，风邪外侵，克于皮肤，发为本病。《诸病源候论·卷三十七》谓："风瘙痒者，是体虚受风，风入腠理，与血相搏，而俱往来于皮肤之间，邪气微不能冲击为痛，故但瘙痒也"。《素问吴注·卷二十二》云："热轻则痒，热甚则痛"。瘙痒的致病因素之一，主要是风邪侵表，与血气相搏。风邪善行而数变，故其瘙痒常流窜不定，遍发全身，迅发速消，如急性皮炎。其次，引起瘙痒的致病因素，还常因湿胜所致，故皮疹损害常伴糜烂、溃疡、脓水淋漓，如湿疹。素体血虚，日久蕴成血热，而成慢性瘙痒性皮肤病。

廖老师认为，痒疹多因五脏六腑功能失调，血热内蕴肌肤，血虚日久化燥，复感风邪诱发所致，以凉血养血润燥，祛风燥湿止痒为主要治则，临床选用经验方凉血养血止痒汤随症加减治疗，疗效显著。本方具体由荆芥 15 克，防风 15 克，水牛角 30 克（先煎），牡丹皮 10 克，生地黄 18 克，当归 15 克，川芎 12 克，白芍 30 克，蝉蜕 12 克，全蝎 3 克（水洗），木通 10 克，甘草 6 克组成。每日 1 剂，水煎 600ml，分 3 次口服。

凉血养血止痒汤，实际是由犀角地黄汤、消风散、当归饮子、芍药甘草汤等 4 方合方加减而成。其寓意在于单刀直入，各司其主，守病机而重治法，拟主方而贵圆通。方中荆芥、防风，祛风透表；当归、生地黄、川芎、白芍，养血活血、扶正固本，所谓治风先治血；生地、蝉蜕、牡丹皮、水牛角，清热凉血止痒；全蝎，性辛平入肝经，走而不守，能熄内外表里之风；木通，清热祛湿止痒；甘草，清热解毒，调和诸药。诸药合用，共奏养血凉血润燥，祛风除湿止痒之功。同时本方还能扶正以助祛邪，提高皮肤免疫功能，可改善皮肤微循环。

加减：荨麻疹所致皮肤瘙痒，加浮萍 12 克，蝉蜕 12 克，白蒺藜 15 克。现代药理研究表明，三药有抗过敏的作用。各种过敏性皮肤瘙痒，加过敏煎（防风 15 克，银柴胡 18 克，五味子 9 克，乌梅 18 克），或加徐长卿 15 克。血热明显，加丹参 18 克、紫草 12 克，凉血和血；湿热明显，加苦参 18 克、土茯苓 30 克，利湿清热解毒；热毒明显，加金银花 18 克，连翘 18 克，清热解毒；老年性皮肤瘙痒，加何首乌 18 克，补血益精。

北京今养中医诊所张流秀医案

河北省中医药科学院　张培红（审定、整理）

张流秀以三通三转理论做为临证诊疗指导，治疗很多不同的疾病。先选择一些特殊案例，与大家一起交流。

所谓三通三转理论，是在中医源头经典启示下，结合人体解剖学理和红外影像等可视化实践，总结提炼出来的一套知识体系。

三通，是指人体通过相应孔窍，达成的与外界天地人环境的信息交流与沟通，比如通过气道鼻窍和汗道汗毛窍，人体与天文环境的息息相通，叫做天通；通过食道口窍、肠道肠窍与尿道尿窍，人体与地理环境的息息相通，叫做地通；通过意道眼窍、耳窍、口窍和乳道乳窍、阴道阴窍等，人体与人事环境的息息相通，叫作人通。人体的天通、地通、人通三通，体现了人体的出入。

三转，是指人体前后的自转、左右的被转和身心内外的公转。所谓前后的自转，是督脉升清阳、任脉降浊阴的一个循环；左右的被转，是围绕胃肠的脾升清阳、肝胆降浊阴的一个循环；身心内外的公转，是心性、肉身、环境、心性的一个循环。人体的自转、被转、公转三转，体现了人体的升降。

升降出入无器不有。《素问·六微旨大论》早有揭示："出入废则神机化灭，升降息则气立孤危。故非出入，则无以生长壮老已，非升降，则无以生长化收藏"。所以诊疗人体疾病，首明三通出入，次明三转升降。不明三通出入，如"无目夜游，无足登涉，动致颠殒，而欲愈疾者，未之有也"。（李时珍《本草纲目·十剂》）而三转"升降者，治法之大机也。经曰，高者抑之，即降之义也；下者举之，即升之义也。是以病升者用降剂，病降者用升剂"。（缪希雍《神农本草经疏·十剂补遗》）。

人体升降出入三通三转正常，则生命能量的分布则成下热上凉之势，否则便呈现上热下寒，而导致或加重高血压、高血脂、高血糖、高尿酸等基础疾病。

为让师承弟子们有机会跟师见识基层多发病和常见病的三通三转诊疗，笔者 2019 年初特备案于某社区卫生服务站，进行了将近 1 年时间的每周 2 个下午的应诊。下午 4 个小时，挂号求诊人数平均 28 人次。大都是被西医确诊并长期服用着化学药的高血压、高血脂、高血糖、高尿酸的基础疾病青年、中年患者，而老年患者尤以心脑血管疾病为多为重。

心脑血管疾病中，脑梗的身心致残率最高。脑梗轻度即为脑痴呆，以心残为主要表现；脑梗重度即为中风，心残基础上更加了身残。兹以严重脑梗后遗症的诊疗为例，看如何着眼整体，对疾病做三通三转的诊疗。

案例一

孙男，91 岁，身材魁梧，坐于轮椅，为防跌倒，身前有绳带绑缚。其两个女儿推其来卫生服务站，挂号开开塞露、高血压等药。因服用过若干大夫开的中药，俩女儿并不打算再准备给其看中医。张流秀刚来社区服务站应诊，知道的人不多，因而有时间主动看看老爷子。老爷子神情呆滞木讷，口角流涎，四肢严重水肿，右侧肢体瘫痪僵硬，双手掌青筋暴突而冰凉，其女儿告知其大便 3～4 天 1 次，且需要外用开塞露。小便深黄，血压高，一直用降压药控制。俩女儿看到笔者是新来医生，待人和善，而诊病方式又与众不同，遂当即用手机上了百度，了解了医生的基本情况，于是决定试试。

思考：纠正人体生命能量分布——柴胡桂枝干姜汤；任脉不降浊阴，肠道地通障碍——小承气汤；静脉回流受阻，意道人通障碍——丹参饮、桂枝茯苓丸；血脂高，尿道地通不畅——山楂泽泻汤、茵陈蒿汤；血压高，呆滞脸，汗道天通障碍——葛根汤。

方药：柴胡、桂枝、干姜、花粉、黄芩、牡蛎、厚朴、枳实、大黄、丹参、砂仁、降香、茯苓、丹皮、赤芍、桃仁、生白术、茵陈、栀子、山楂、泽泻、麻黄、葛根 7 剂，每剂煎服 1 天半。

复诊时，老爷子呆滞脸全变，口涎已无，四肢水肿彻底消失，手掌已温暖柔和，青筋已隐含下去，大大出其两个女儿预料。特别开心的是，老爷子已能面呈笑意并向大夫伸手竖起大拇指。于是，方药不做大的变动，只是在剂量上做些微调，再 7 剂。并要求停掉一切西药，其两个女儿认为西药已经用习惯了，不敢停。只好摇头叹息一声，随她们所愿。西医的恶劣观念，已经深入太多国民骨髓，中医人无奈，只是尽力就好。

案例二

阚男，65 岁，坐轮椅来诊，家属数人陪伴。面白，言语不畅，右侧肢体瘫痪，手脚远端水肿，以右侧为甚，右上肢在人护持下手肘能抬至胸部，右手僵硬透凉，手指节青筋明显，腹部膨大而凉，腰凉，大便干，2 日 1 次，无黏腻粘马桶现象，小便不黄，舌红、舌质中线有明显裂痕、舌边尖无苔，右脉沉数，左脉浮数。特别通报，平常很难出汗，血压高。

思考：纠正人体生命能量分布——柴胡桂枝干姜汤；任脉不降浊阴，肠道地通不及——增液承气汤或厚朴三物汤；静脉回流受阻，意道人通障碍——丹参饮、桂枝茯苓丸；汗道天通不及——麻黄细辛附子汤；阴血不足，意道人通不及——当归四逆汤。

方药：柴胡、桂枝、干姜、花粉、黄芩、牡蛎、厚朴、枳实、大黄、丹参、砂仁、降香、 茯苓、丹皮、赤芍、白芍、桃仁、生白术、麻黄、细辛、附子、当归、通草、炙甘草 7 剂，每剂煎服 1 天半。

该患者来诊持续 3 个月，因接诊人数多，都不知道其是什么时候离开轮椅，像正常求医者一样由家人陪伴走着来诊的。至 2020 年初最后一诊，除了走路有小心感，已基本看不出有什么不正常。

案例三

李男，61 岁，由数位家人小心搀扶来诊。颤颤巍巍，面呈苦难象，口角流涎，语言艰涩，气短似喘，动则悲伤欲哭，双手僵硬，剧烈震颤，手肿且凉，不能伸展，更不能抬举，腿脚水肿，着地无根，大便 1 日 2 次，头干后稀。

思考：纠正人体生命能量分布——柴胡桂枝干姜汤；被转不及，肠道地通太过——香砂 6 君子汤；静脉回流不及，意道人通不及——丹参饮、四逆汤。

方药：柴胡、桂枝、干姜、花粉、黄芩、牡蛎、香附、砂仁、半夏、陈皮、人参、白术、茯苓、丹参、降香、附子、炙甘草 7 剂，每剂煎服 1 天半。

再诊，腿脚肿消，已能尝试独自行走，手脚已经热乎，双手已开始柔和，震颤已不明显，口涎大为减少，气短似喘基本已无，大便每日 1 次，头干后稀状况已有改善，苦难象还有。全家激动异常。在原方基础上加葛根汤，7 剂。共面诊 3 次，每次都有明显的效果，让其家人欣然。后因新冠肺炎疫情，无法继续后续诊疗。正等待疫情过去后，继续到社区服务站求诊。

2020 年 2 月新冠疫情期间，尚遥控指导过 1 例武汉脑梗患者。刘女，81 岁，朋友的母亲。一家人吃完晚饭，其母坐在客厅，打了一个喷嚏，就突然昏糊不能动弹。朋友立马通报。由于正遇上武汉封城，不能立即抓药，朋友又不会按嘱咐急救，只能让其赶紧打 120 先去医院。到了医院，拍片诊为脑梗，行溶栓术，中途要求家人签字安放支架，朋友问过安支架的结果，决定不安放支架，遂赶紧求方。仍按三通三转升降出入思路拟方。次日中药煎妥，饮药后第三日，不再恍惚。再观察两日无大碍，遂回家继续服药。中间微调药方一次，并加服 2 丸安宫牛黄丸，到武汉解除封城以前，老太太基本恢复如初，未留下身心残疾的后遗症。

总之，中医诊疗疾病不必执着于西医的具体病名，抓住所有疾病的共性，只从三通三转的升降出入问题来考虑，结果患者的高血压、高血糖、高血脂、高尿酸的指标普遍都逐步稳定下来。一些获得意外瘦身塑形、美容养颜效果的患者，注意到方药，不解地问：“怎么哪个的和哪次的方子都像差不多一个样呢？”回云：“所有疾病，既然都是疾病，是不是都有共性？”这就是从整体着眼的三通三转的诊疗。

中医王正鹏临证经验特色医案选

河北省中医药科学院　张培红（审定、整理）

案例一

邹某，7 岁时，家里生产火砖时，不小心将柴油淋在了自已的双脚上，点火烧着了自己的双脚。之后到乡卫生院医治 3 天，还是大面积腐烂，不能行走。父母背着患儿来求我医治。我观双脚背，已经严重腐烂，化脓，见骨，考虑到严重对父母说，好了会留下小疤痕，还治不治？患儿父母说不要紧的。随以茶叶水洗双脚，去脓。用桐子叶、小血藤、铁紧蒿等，捣烂涂在患处，3 剂即愈。现 46 岁，微见疤痕。

案例二

许某，6 岁时，母亲在火炕里煮猪食时，患者许某仰面背扑在猪食锅及火里，后背全部烫伤，经两家乡卫生院的医治无效而且化脓，求我医治。用茶叶水洗患处脓液后，用桐子叶、小血藤、铁紧蒿等，捣烂涂在患处，3 剂即愈。现 45 岁，微见疤痕。

案例三

王某，5 岁时，吃饭时脚踩在椅子上，脸扑在火锅里严重烫伤，整个脸部全部烫伤。有三位执业医生觉得，就是治好也会留下疤痕，随求我医治，问能不能不留疤痕？因见烫伤还不到 3 分钟，我就说 3 天内可治好，不会留任何疤痕。用茶叶水洗患处脓液后，用桐子叶、小血藤、铁紧蒿等，捣烂涂在患处，3 剂即愈。现 8 岁，没有疤痕。

案例四

黄某，女，26 岁，主治医生，因患淋巴癌，在四家省级三甲医院住过院，做过 4 次全身淋巴切除手术之后复发，带上一堆病历来求治。余见确是淋巴癌，但有老中医称“痒子病”，可以用两种方法进行医治。一种是祝由术抓痒子法；一种用草药白花蛇舌草、蜂房、野菊花、蜂蜜等，连服 3 个月，一年后查无癌细胞，二年后查无癌细胞，现结婚生一健康男孩已经 2 岁。

案例五

汪某，女，29 岁，未婚，自由职业。因妇科病求治三甲医院而伤处女膜引发子宫癌，经人介绍来求治。查患者汪某某住院病历，知为医疗事故。问患者汪某某无性历史，尿后有脓血，隐痛，有污秽物，恶臭，面白，身冷，为子宫医疗器械损伤后炎症引发病变达 7 个月之久。以白花蛇舌草加味，以蜂蜜调服，服药 3 个月，检查痊愈。现 2 年以上，查无复发。

案例六

胡某，女，45 岁，已婚，画家。经北京某医院住院治疗时，确诊为乳腺癌。因不愿做乳房切除治疗手术，随出院求治。查病历实为乳腺癌，问诊患者已经做了绝育手术，乳头有似乳液流出，疼痛。老中医有两种方法可治，一种是用王不留行鲜草一根拴系治；一种用白花蛇舌草加味，以蜂蜜调服。服药一个月，检查痊愈，现 3 年以上，无复发。

内丘县杏林中医堂韩健新中医师医案

河北省中医药科学院　曹东义（审定、整理）

河北省内丘韩健新，临床治病多年，中医特色浓厚，今选取部分特色医案，与同道交流，分享经验，发展学术。

案例一

高某, 女, 34 岁，内丘县城区，2019 年 5 月 10 日初诊。

主诉：神疲体倦，睡眠差，腰酸痛，腿沉无力，经量多，纳差。刻诊：面色苍白，声音低微，无精打采，舌淡红、苔薄，脉沉细迟弱。

诊断：脾肾阳虚，肝肾阴虚，气血两虚。

治法：温阳健脾，滋阴补肾，调和气血，益气养血安神，十全大补汤加归脾汤加减。

方药：人参 10 克，炒白术 15 克，茯苓 10 克，炙黄芪 30 克，熟地 20 克，当归 I5 克，川芎 I0 克，白芍 10 克，肉桂 6 克，龙眼肉 20 克，炒枣仁 20 克，麦冬 10 克，百合 20 克，黄精 20 克，大枣 10 枚（去核），炙甘草 10 克。7 剂，每日 1 剂，水煎 2 次，取汁 500 毫升，分早晚各温服 250 毫升。

2019 年 5 月 25 日，复诊：患者自述，症状明显好转。诊舌红、苔白，脉沉细。继用原方，加菟丝子 20 克，川续断 20 克，7 剂，用法同前。

2019 年 6 月 4 日，三诊：患者自述基本正常了，嘱其继用原方 5 剂后停药。

小结：患者由于脾肾阳虚，致宫寒引起经量多，而致气血两虚，故用十全大补汤固本培元，扶正祛邪。心肾阴虚致睡眠不佳，故加黄精、百合、龙眼肉、大枣、炒枣仁、麦冬，益气养血安神，立效。

案例二

李某，女，46 岁，本县城区，2019 年 5 月 15 日初诊。

主诉：月经不正常量少，色黑有块，腰腿酸沉无力，头晕眼花，心慌、气短、懒言，易发脾气。刻诊：心律不齐，面色苍白无华，舌质红暗、苔薄，脉沉细。

诊断：心肝肾阴虚，更年期综合征。

治法：疏肝理气，活血化瘀，益气养血安神。

方药：逍遥汤合瓜蒌半夏薤白汤加减。柴胡 15 克，当归 10 克，白芍 15 克，炒白术 15 克，茯苓 10 克，炙甘草 10 克，瓜蒌 15 克，薤白 15 克，陈皮 10 克，半夏 10 克，木香 10 克，川芎 10 克，党参 20 克，龙眼肉 15 克，百合 15 克，黄精 15 克，大枣 10 枚(切开)，黄芪 15 克，炒枣仁 20 克。7 剂，每日 1 剂，水煎 2 次，取汁 500 毫升，分早晚各温服 250 毫升。

2019 年 5 月 25 日，复诊：患者自述明显好转。诊舌红、苔薄，脉沉细，继用原方，效方不变，7 剂，用法同前。

2019 年 6 月 3 日，三诊：患者状况良好，自愿再服 7 剂，巩固效果。

小结：通过四诊合参，临床辨证论治，患者肝肾阴虚，肝血亏，肾水不足，肝郁，心阳气虚，心阴血虚，故用逍遥汤疏肝理气、活血化瘀、调和气血、祛瘀生新养血；合瓜蒌半夏薤白汤加减，通心阳化瘀通痹宽中下气，加龙眼肉、百合、黄精、炒枣仁、大枣，益气养血安神，效药组方，杂合以治立效。

案例三

陈某，男，51 岁，大孟镇，2019 年 5 月 25 日初。

主诉：心律快，胸闷气沉，口干舌燥，头晕眼花，腰酸腿沉无力。刻诊：面色红暗，口唇紫红，舌质红暗、苔厚腻，脉沉细迟涩。

诊断：胸痹症。

治法： 宽胸理气，活血化瘀。

方药：瓜蒌半夏薤白汤合 8 珍汤加减。全瓜蒌 30 克，薤白 20 克，半夏 10 克，陈皮 15 克，当归 15 克，川芎 15 克，赤芍 10 克，丹参 15 克，麦冬 10 克，元参 10 克，地龙 10 克，太子参 15 克，西洋参 15 克，白术 15 克，茯苓 10 克，甘草 6 克，黄芪 30 克，熟地 20 克，龙眼肉 15 克，枸杞子 20 克，百合 15 克，肉冠 I0 克，佛手 10 克，木香 10 克，大枣 10 枚(去核)。10 剂，每日 1 剂，水煎 2 次，取汁 500 毫升，分早晚各温服 250 毫升。

2019 年 6 月 8 日，复诊：患者自述显著减轻。诊舌红、口唇红、苔均，脉沉细，继用原方 10 剂，加炒桃仁 6 克，红花 6 克，三七 5 克，用法同前。

2019 年 6 月 20 日，三诊：患者自述症状基本消除，嘱其继用原方 10 剂后停药。

小结：西医诊为心肌缺血性冠心病，劝其放心脏支架。我们中医通过四诊合参和辨证论治，诊断为胸痹症，故用瓜蒌半夏薤白汤合八珍汤加减方药，活法巧治，杂合以治，取效如桴鼓。

案例四

段某，女，75 岁，山区，2019 年 6 月 2 日初诊。

主诉：头晕，胸闷气沉，身热，口干舌燥，食欲不振，神疲体倦。刻诊：面黄肌瘦，舌红干、苔薄，脉细弱。

诊断：虚痨症。

治法：益气养血固本，扶正祛邪培元。

方药：参麦汤合八珍汤加减。红参 20 克，南沙参 15 克，麦冬 12 克，黄精 15 克，山药 15 克，枸杞子 20 克，党参 15 克，白术 12 克，茯苓 10 克，甘草 10 克，生地 20 克，白芍 10 克，当归 10 克，川芎 10 克，黄芪 15 克，节菖蒲 10 克，木香 6 克，知母 10 克，葛根 10 克，玉竹 10 克，玄参 10 克，大枣 10 枚(去核)。10 剂，每日 1 剂，水煎 2 次，取汁 500 毫升，分早晚各温服 250 毫升。

2019 年 6 月 15 日，复诊：患者自述效果显著。口干舌燥身热明显减轻。诊舌红、苔均，脉细，继用原方 10 剂，加熟地 15 克，桑葚子 15 克。用法同前。

2019 年 6 月 27 日，三诊：自述稍微有点不适。嘱继用原方 10 剂，用法同前。

2019 年 7 月 10 日，四诊：自述感觉正常了。嘱其继用原方 10 剂后停药。

小结：患者由于年迈长年劳累，生活经济条件较差，没有认真医治，久病致虚，久虚致痨，阴阳气血虚损，阴虚火旺损津而发热，口干舌燥。故用参麦汤中红参、南沙参、麦冬、黄精，滋阴益气补脾清降虚热，故用八珍汤益气养血固本，扶正祛邪培元，平衡阴阳，正气内存，所以效如桴鼓之神力。

案例五

裴某，男，44 岁，城关镇，2019 年 6 日 28 日初诊。

主诉：腰腿酸痛，神疲乏力，头晕脑涨，纳差，大便不成形。刻诊：面色干黄，舌红、苔白腻，脉沉细。

诊断：肝肾阴虚，脾肾阳虚。

治法：固本培元，扶正祛邪，益气养血。

方药：十全大补汤合金匮肾气汤加减。党参 30 克，炒白术 20 克，茯苓 15 克，炙甘草 10 克，熟地 20 克，白芍 10 克，当归 10 克，川芎 6 克，炙黄芪 30 克，肉桂 10 克，枸杞子 30 克，桑葚子 30 克，百合 20 克，佛手 10 克，黄精 30 克，制杜仲 15 克，川续断 15 克，怀牛膝 15 克，山药 20 克，益智仁 15 克，巴戟天 20 克，菟丝子 20 克，大枣 10 枚（去核）。10 剂，每日 1 剂，水煎 2 次取汁 500 毫升，分早晚各温服 250 毫升。

2019 年 7 月 10 日，复诊：患者自述明显好转，诊舌红、苔白，脉沉细，继用原方加桂枝 10 克，制黑附子 10 克，淫羊藿 15 克。10 剂，用法同前。

2019 年 7 月 22 日，三诊：患者自述症状消除，嘱其继用原方 10 剂后停药。

小结：患者为建筑工人，很苦累，积疾致虚，久虚致病，久病致痨，故用十全大补汤固本培元，扶正祛邪，益气养血，增强元气补损。肾阴阳两虚，故用金匮肾气汤加减，滋阴补肾，温阳健脾利湿，壮筋骨补精髓。通过四诊合参，辨证论治，用效药配伍组方，活法巧治，取得可喜的疗效。

案例六

张某，女，65 岁，临城县，2019 年 7 月 2 日初诊。

主诉：头晕，胸闷气短，口舌生疮，腰酸腿沉，下肢浮肿，肠胃不好，大便溏。刻诊：面色苍白，舌质淡红、苔白腻，脉沉细。

诊断：脾肾阳虚。

治法：补肾健脾。

方药：归脾汤合金匮肾气汤加减。人参 10 克，炒白术 20 克，炙黄芪 30 克，炙甘草 10 克，茯苓 15 克，制远志 10 克，炒酸枣仁 20 克，龙眼肉 15 克，当归 10 克，木香 10 克，大枣 10 枚（去核），山茱萸 20 克，生地 15 克，炒山药 15 克，泽泻 10 克，木瓜 10 克，川牛膝 15 克，肉桂 6 克，知母 6 克，车前子 20 克，薤白 15 克。10 剂，每日 1 剂水煎 2 次，取汁 500 毫升，分早晚各温服 250 毫升。

2019 年 7 月 15 日，复诊：患者自述效果显著。诊舌红、苔白，脉细，继用原方 10 剂，用法同前。

2019 年 7 月 26 日，三诊：患者自述症状消除。嘱其继用原方 10 剂后停药。

小结：由于患者年迈，久病致虚，没得到合理医治，久虚致痨，故对虚痨的辨证，应以气血阴阳为纲，五脏虚候为目，但由于气血同源，阴阳互根，五脏相关，所以辨证论治是关键，加以效药配伍精准，效如桴鼓！

案例七

郝某，女，56 岁，任县，2019 年 7 月 20 日初诊。

主诉：眼干，失眠，口干，神疲体倦，纳差，腰酸腿沉无力。刻诊：面色微黄无华，舌淡红、苔薄，脉沉细。

诊断：虚痨症。

治法：滋阴补肾，清降虚热，益气养血安神。

方药：知柏地黄汤合安神补心汤加减。

知母 15 克，黄柏 10 克，山茱萸 20 克，泽泻 10 克，丹参 15 克，五味子 10 克，节菖蒲 10 克，合欢皮 15 克，菟丝子 15 克，墨旱莲 15 克，夜交藤 15 克，熟地 15 克，珍珠母 10 克，女贞子 15 克，龙眼肉 20 克，百合 15 克，黄精 20 克，大枣 10 枚（去核），甘草 10 克。10 剂，每日 1 剂，水煎 2 次，取汁 500 毫升，分早晚各温服 250 毫升。

2019 年 8 月 3 日，复诊：患者自述效果显著，舌红，苔均，脉细，继用原方加麦冬 10 克，龙骨 10 克，煅牡蛎 15 克。10 剂，用法同前。

2019年8月15日，三诊：患者自述症状消除，自感良好，自愿再服10剂巩固效果。

小结：此患者侍奉婆母多年，过度疲劳，日久致虚，没有认真医治，久虚致病，久病致劳，导致心血不足，脾胃失调，肾阴阳两虚，故用知柏地黄汤，滋阴补肾，清热降火，加安神补心汤滋阴养血安神，平衡阴阳，益气养血，固本培元扶正祛邪，药效神速，患者十分满意和感谢！

案例八

马某，男，31岁，巨鹿县，2019年8月7日初诊。

患者自诉周身不适，神疲乏力体倦，出虚汗，经多方医院检查无结果，医治无效，很痛苦，经人介绍到本诊所就诊。刻诊：面色苍白，精神不振，舌质红、苔少，脉细弱。

诊断：肾阴阳两虚，气血两虚。

治法：十全大补汤加五子龟鹿补肾汤加减。

方药：人参10克，炒白术15克，炙甘草10克，茯苓10克，生地黄20克，当归15克，川芎10克，白芍10克，肉桂10克，炙黄芪30克，枸杞子30克，桑葚子30克，菟丝子20克，女贞子20克，金樱子15克，车前子10克，龙眼肉15克，黄精20克，百合15克，锻牡蛎20克，龙骨10克，龟板胶10克，鹿角胶10克，大枣10枚（去核）。10剂，每日1剂，水煎2次，取汁500毫升，分早晚各温服250毫升。

2019年8月20日，复诊：患者自述，效果显著，舌红、苔均，脉细，继用原方10剂，用法同前。

2019年9月2日，三诊：患者自述，恢复正常，嘱其继用原方10剂后停药。

小结：患者由于生活无规律，房事无节，致精血亏损，致阴阳气血两虚，这病西医无奈医治无效，我们中医运用四诊合参，辨证论治，故用十全大补汤，固本培元，扶正祛邪，滋阴补肾，温阳健脾利湿，益气养血，强精溢髓补损，平衡阴阳，阴平阳秘，正气内存，邪不可干，效如桴鼓！

案例九

武某，男，35岁，山西，2019年8月11日初诊。

患者自诉，腰酸疼，腿沉无力，头晕，食欲不振，出虚汗，睡眠不扎实。刻诊：面色苍白，舌质淡红、苔薄，脉沉细迟弱。

诊断：脾肾阳虚，肝肾阴虚。

治法：十全大补汤加滋阴补肾汤加减。

方药：人参10克，炒白术20克，茯苓15克，炙甘草10克，熟地20克，当归15克，川芎10克，白芍10克，肉桂6克，炙黄芪30克，山茱萸30克，山药20克，枸杞子20克，桑葚子20克，龙眼肉20克，菟丝子15克，女贞子15克，益智仁15克，覆盆子15克，巴戟天15克，怀牛膝10克，川续断10克，杜仲10克，大枣10枚（去核）。10剂，每日1剂，水煎2次，取汁500毫升，分早晚各温服250毫升。

2019年8月25日，复诊：患者自述，腰腿、食欲、睡眠、出汗，明显好转，舌红、苔均，脉沉细，继用原方10剂，加龙骨10克，锻牡蛎15克，炒酸枣仁20克，用法同前。

2019年9月8日，三诊：患者自述症状消除，自愿再服10剂后停药。

小结：因患者常喝酒，房事不节，工作压力大等因素，致肾精亏虚，脾胃受伤，故用十全大补汤，固本培元，扶正祛邪，加滋阴补肾汤，强肾固精溢髓，调和阴阳，益气养血安神，效药配伍组方，效如桴鼓，患者非常感谢！

案例十

王某，女，46岁，邢台市，2019年9月23日初诊。

患者自诉，经期时间长，因刮宫引起的经来不止，食欲不振，神疲倦怠，睡眠差，头晕，腰酸背疼腿抽筋，脱发。刻诊：面色苍白无华，舌淡红、苔白腻，脉沉细弱。

诊断：脾肝肾阴虚，气血两虚。

治法：滋补肝肾，益气养血。

方药：归脾汤合六味地黄汤加减。人参10克，炒白术20克，炙甘草10克，茯苓10，制远志10克，炒酸枣仁15克，龙眼肉15克，当归10克，木香10克，大枣10枚（去核），山茱萸30克，熟地20克，山药15克，丹皮6克，泽泻6克，炙黄芪30克，制首乌20克，锻牡蛎15克，地榆炭20克，枝子炭10克。10剂，每日1剂，水煎2次，取汁500毫升，分早晚各温服250毫升。

2019年10月5日，复诊：患者自述明显好转，舌红，苔均，脉沉细，继用原方10剂，用法同前。

2019年10月18日，三诊：患者自述经血已止，身体需恢复一段时间。嘱其继用原方10剂，去掉地榆、枝子炭，用法同前。

小结：此患者冲任受损，致月经不停，气血亏虚，故用归脾汤引血归经，健脾益气养血，加六味地黄汤加减，滋阴补肾，滋肝养血，取得良好效果。

四川自贡王昆文老中医特色医案选登

河北省中医药科学院　张培红（审定、整理）

（一）痛风

刘某，男，86岁，2018年7月16日初诊。

患者四肢肿痛明显，左手除小指外，其余4指关节皆肿大，尤其是无名指严重变形；右手背及手指全肿，手背中部有一溃疡，有脓水流出，且皮肤颜色紫暗，西医诊为痛风。4年前曾住重症监护室10余天，近来曾住医院2次，不能行动。其家属用小车载至药店门口，亦不能下车。我于是走到车门旁为他诊脉。视其面色萎黄，精神差，食呆，舌略淡紫而滑，脉沉滑。辨证：面黄肢肿，为脾虚湿重，皮肤色紫暗，为血瘀，脉滑，为有痰，肿处发热，为经脉壅滞。

治法：活血化痰、通络解毒

方药：紫丹参25克，桑枝30克，忍冬藤60克，地龙15克，浙贝15克，花粉20克，皂角刺20克，土茯苓60克，白花蛇舌草30克，银花35克，连翘20克，升麻15克，桔梗20克，枳壳15克，怀牛膝20克，冬瓜仁20克，炒麦芽30克。2剂。

2018年7月21日，二诊：患者未来，由其女代诉：服上方后，食纳稍增加，四肢肿略见消减，下午仍较肿，且痛，或有干咳，小便甚臭，口不渴。方药：把原方剂量加重。

方药：紫丹参30克，桑枝30克，忍冬藤60克，地龙15克，浙贝20克，花粉20克，皂角刺25克，土茯苓60克，白花蛇舌草40克，银花50克，连翘20克，升麻2克，桔梗20克，枳壳20克，怀牛膝20克，冬瓜仁20克，炒麦芽30克，炒栀子15克。2剂。

（按：据其家属说，患者曾有胃溃疡及解黑便史，西医开有奥美拉唑等药服之）

2018年7月29日，三诊：手足肿痛消减较明显，可在其儿子陪同下扶着拐棍来就诊。目前，面黄浮减轻，右手背已基本不肿，但皮肤下按之似有几块硬石状，皮表一小孔仍有清脓水汁，右膝肿痛，舌质略紫而乏苔，食纳比以前好些，每餐可食稀饭一小碗（以前只能吃两三口），略闷油，睡眠尚可。仍按原法拟方加减，加补气之黄芪，散寒之紫苏。

方药：银花30克，忍冬藤50克，升麻15克，花粉20克，生黄芪25克，知母15克，浙贝20克，皂角刺20克，桔梗20克，土茯苓50克，赤芍15克，地龙15克，桑枝30克，紫苏12克，连翘20克，冬瓜仁15克，怀牛膝20克，2剂。（另用黄连15克，蒲公英60克，煎水外洗）

按：经过几次诊治，患者病情逐渐好转，可以不用拐杖行走，饮食、精神均正常，可以去茶馆吃茶打牌，还给我介绍来一些患者。据说他原是当地的书记，很受人尊重。

今年三月，他还来看过一次病，已有88周岁。

（二）糖尿病

王某，女，74岁，2017年11月30日初诊。

患者自诉，因患糖尿病，打胰岛素已11年，目前夜间口干，小便频数，耳鸣。

辨证：夜间口干，尿频，耳鸣，皆肾阴虚之表现，加之老年久病，宜滋肾养阴生津。

治法：滋肾养阴生津

方药：花粉 20 克，葛根 30 克，麦冬 20 克，北 5 味 15 克，泡参 30 克，枣皮 20 克，黄连 6 克，盐菟丝子 30 克，磁石 30 克，蝉衣 12 克，知母 12 克，紫丹参 20 克，怀山药 30 克。2 剂。

2019 年 2 月 22 日，二诊：小便或频，且有沉淀，一日约 8 次，大便先干后稀，腰及足底痛，手足指（趾）麻痛，晚间或憋气而坐起，舌苔少。

辨证：腰及足底痛，小便频，且有沉淀，显然肾虚而精微不固，指麻为气虚，舌苔少为阴虚，晚间或憋气者，心肺亦受损也。

方药：黄芪 25 克，知母 15 克，泡参 25 克，麦冬 20 克，北 5 味 15 克，葛根 30 克，黄连 10 克，花粉 20 克，紫丹参 20 克，龟板 15 克（醋炙），怀牛膝 20 克，杭菊 15 克，萆薢 15 克，五加皮 20 克，桑枝 20 克。

按：患者自诉，此方她以后一直都在服，自己觉得服后各方面症状都要减轻些。

（三）开车疲乏

张某，男，65 岁，2018 年 4 月 8 日初诊。

自感面部疲倦，眼欲闭，尤其是开车在路上觉得不安全而担心，故求治。其眼睛下一小块皮肤暗黑明显，咯痰较前减少，舌苔偏黄腻，脉略弦滑。

辨证：肝开窍于目，为疲极之本，舌苔黄腻为有湿热，兼咯痰，痰湿热皆可生风，故疲倦而眼欲闭。

治法：开窍豁痰，通络熄风

方药：石菖蒲 12 克，芦根 25 克，桔梗 20 克，枯芩 20 克，瓜蒌仁 20 克，紫丹参 25 克，胆星 20 克，陈皮 10 克，防风 20 克，蝉衣 12 克，前胡 15 克，炙紫菀 20 克，茯苓 15 克，黄芪 25 克，丝瓜络 15 克，鲜竹沥 2 盒（每次兑服 1 支）。3 剂。

2018 年 4 月 21 日，复诊：疲倦感减轻，自觉精神好转，尤其是开车时有明显感觉，目下暗黑转淡些，舌苔已不腻，仅睡眠欠佳，大便稍不畅，口干，脉略滑。遵前方，去防风、前胡、茯苓，加安神之法半夏、夏枯草、茯神、竹茹，及清热之生石膏。

方药：枯芩 15 克，芦根 20 克，桔梗 20 克，瓜蒌仁 20 克，胆星 15 克，紫丹参 25 克，陈皮 10 克，炙紫菀 20 克，生石膏 30 克，黄芪 30 克，蝉衣 12 克，法半夏 10 克，竹茹 20 克，夏枯草 30 克，茯神 25 克，石菖蒲 10 克，丝瓜络 15 克，鲜竹沥 2 盒。

（四）阴痒

罗某，女，50 岁，2018 年 6 月 4 日初诊。

患者自诉，前阴发湿疹做痒已有一周，自用克林霉素、红霉素软膏等治疗，未愈。目前兼有大便稀，小便黄，头重，耳鸣，口略涎。

辨证：头重、湿疹、大便稀、小便黄等，皆为湿热所致。湿热久蕴则生风，故发痒。

治法：清湿热，祛风解毒

方药：苍术 12 克，炒白术 20 克，车前子 20 克，连翘 20 克，黄柏 15 克，白鲜皮 30 克，银花 30 克，薏苡仁 25 克，荆芥碳 15 克，升麻 12 克，苦参 15 克，藿香 20 克，神曲 20 克，珍珠母 20 克，2 剂。

2018 年 6 月 6 日，二诊：外阴发湿疹，且略破皮出血，肿痛并痒。

内服药：再服上方 1 剂，且加炒生地 30 克，炒栀子 20 克。

外洗药：蒲公英 60 克，黄柏 30 克，野菊花 30 克，酒炒大黄 20 克，苦参 30 克，金银花 50 克，荆芥碳 30 克，白矾 20 克。

2018 年 6 月 9 日，三诊：前症好转，嘱继续服上方，略减量。后痊愈。

（五）经闭发热

黎某，女，48 岁，2018 年 4 月 23 日初诊。

患者自诉月经 3 个月未行，近来头胸部发热出汗，头晕略闷胀，时口苦。

辨证：将到绝经之年，冲任不调，兼有湿热，血不下行，故上身发热出汗。治法：清化湿热，活血调经。

方药：柴胡根 10 克，枯芩 20 克，夏枯草 35 克，牡蛎 30 克，石决明 30 克，桑叶 30 克，玄参 25 克，紫丹参 20 克，丝瓜络 15 克，忍冬藤 30 克，浙贝 20 克，胆星 20 克，桔梗 15 克，浮小麦 30 克，桑枝25克，2剂。

2018年5月2日，二诊：仍有发热出汗，头晕，胸胁略痛，口略涎。方药仍仿前法。

方药：桑叶30克，枯芩15克，柴胡根10克，牡蛎30克，玄参20克，石决明25克，夏枯草30克，紫丹参20克，浮小麦30克，浙贝15克，钩藤30克，忍冬藤30克，杭菊15克，枳壳15克，丝瓜络15克。

注：桑叶重用至30克可止汗，夏枯草疏肝解郁热，紫丹参活血调经，经行则发热自止。患者在服此药后，月经已行。

（六）肝郁

周某，女，46岁，2018年7月18日初诊。

患者在我为她诊脉后问诊时，她才说自己近来情绪不大好，心烦不宁，主要是为孩子考试的事。我问：是否因为高考？她答：是，成绩为580多分。我说，孩子的事你不必过于担心，他已经成年了，又上了本科线，只要选一个他感兴趣的专业就行啦。当然，关于这件事我也不便多问。哪知她说着说着就在流眼泪，可见她为此事真有些郁闷而伤心。鉴于其有经期多提前之症状，故我为之拟疏肝解郁除烦之柴胡加龙骨牡蛎汤加减。

治法：疏肝解郁除烦

方药：柴胡根10克，明沙参25，法半夏10克，枯芩15克，夏枯草30克，龙骨30克，牡蛎30克，竹茹20克，麦冬20克，生地25克，百合25克，黄连6克，生麦芽25克，合欢花10克，炙甘草10克，大枣30克，自加小麦为引。

按：像这样来求诊的患者，实质上更多地需要是安慰，以帮助其打开心结。所以，我很欣赏那位西方医生维克多说的一句名言——有时，去治愈；常常，去帮助；总是，去安慰。

（七）脐腹痛

陈某，女，5岁，2019年2月13日初诊。

其母代诉：脐腹痛，按之略胀；咽痛且有分泌物，舌苔稍黄腻，不渴，平时常发烧，患儿曾做过多次B超检查，结论是肠内积气及痉挛，且有淋巴结肿。体偏胖，体重接近50斤。

辨证：从其舌苔稍黄腻，平时常发烧，腹痛略胀等情况看，多为肠胃积有湿热，宜先清化。

治法：清化湿热

方药：芦根15克，枯芩12克，柴胡8克，桔梗12克，枳壳12克，法半夏8克，沙参15克，升麻8克，夏枯草20克，玄参15克，金银花12克，炒麦芽20克，白芍15克，炙甘草10克，麦冬20克。

2019年2月14日，二诊：证同上，腹较胀，食少，略咳，昨日下午低烧，舌苔偏腻。今日用压舌板检查咽喉后，随即呕吐了一点食物。仍用前方加减，去沙参，加炙紫菀、浙贝。

方药：芦根20克，枯芩15克，柴胡8克，桔梗12克，枳壳15克，法半夏10克，升麻8克，夏枯草20克，玄参15克，金银花15克，炒麦芽20克，白芍15克，炙甘草10克，麦冬20克，炙紫菀15克，浙贝10克。

2019年2月17日，三诊：上证好转，已不腹痛，但喉间仍有痰，晚间足略冷，舌苔薄黄稍腻。再以前方加减：

芦根15克，升麻8克，法半夏10克，夏枯草20克，金银花15克，枯芩15克，桔梗15克，浙贝12克，枳壳15克，柴胡8克，瓜蒌壳15克，炒山楂15克，玄参15克，连翘12克。

2019年2月24日，四诊：继续好转，舌苔已化，不腻，稍咳。仍照前方加减以巩固之。

按：湿热的特点就是缠绵，不易一二剂就痊愈，要逐渐清化，待舌苔化净方可。本例除湿热外，还有痰，故需加祛痰药。

（八）心悸

全某，男，53岁，电工，2018年12月4日初诊（到其家中出诊）。

患者自述，刚住院后回家不久，目前仍卧床，吸氧，气喘心累，咳痰不易出，自汗，舌淡、苔白略腻，左脉虚、右脉略弦。

辨证：心肾两虚，气逆不降，故气喘心累；汗为心液，心气虚故自汗；肺气虚，故痰难咳出。

治法：补心气，化痰降逆，佐以活血

方药：白人参12克，（包煎）麦冬25克，北五味子20克，炒苏子30克，桑皮30克，炙紫菀25克，杏仁 20 克，瓜蒌仁 15 克，枯芩 15 克，蝉衣 10 克，紫丹参 20 克，金银花 20 克，浮小麦 30 克，龙骨 30 克，牡蛎 30 克，炙甘草 10 克。

2018 年 12 月 8 日，二诊（出诊）：仍卧床吸氧，症同前，食纳少，舌淡、苔白略腻，左脉虚。仿前法治疗，加补肾纳气药。

方药：白人参 15 克（包煎），麦冬 25 克，北五味子 20 克，桑皮 30 克，（蜜炙）炒苏子 25 克，杏仁 20 克，蝉衣 10 克，桑叶 30 克，炙紫菀 20 克，云苓 15 克，怀山药 20 克，桔梗 15 克，瓜壳 20 克，紫丹参 15 克，浮小麦 30 克，龙骨 30 克，牡蛎 30 克，炙甘草 15 克，蛤蚧（2 对，研吞，共 54 克，嘱其每剂药用 1 对）。

2018 年 12 月 12 日，三诊：其家属打电话来说，病情好多了，是否再诊？我答：可将上方再服 1 剂。

（九）舌苔黑

陈某，女，32 岁，2018 年 11 月 3 日诊。

患者几天来舌苔中部较黑、舌尖略红，自己肯定地说，不是因食物染上起的苔色。兼见晚间畏冷，需用热水袋温之，但睡后又盗汗，心累，口渴及口臭，饮食略减少，稍咯痰，有清鼻涕，声音略沙，面略青黄，小便黄，大便略青，舌苔白略腻。

辨证：舌苔黑，在临床上极为少见，很难遇到。主里证，一般分为两种，或热极，或寒盛，都属于重症，有认为常见于疫病严重阶段。就本例而言，应当属于热证，以其有口渴、口臭、舌尖略红、小便黄等症，且又不是久病，而是偏于实证。治法宜清化湿热，兼养心，用泻黄散加味。以其还有晚间畏冷，流清涕，音略沙，咯痰等，尚有点外感风寒。

治法：清化湿热，兼养心止咳

方药：防风 20 克，藿香 15 克，生石膏 30 克，炒栀子 12 克，连翘 15 克，桔梗 15 克，银柴胡 15 克，枯芩 15 克，芦根 25 克，薏苡仁 20 克，沙参 25 克，麦冬 20 克，北五味子 10 克，蝉衣 10 克，炙甘草 10 克，炙枇杷叶 30 克。

2018 年 11 月 5 日，二诊：各症均有好转，舌苔黑已化除，已不大畏寒，说话也已不大沙哑，仍有口臭，舌苔略白腻。嘱再服上方 1 剂。

耳穴压豆为主治小儿抽动秽语综合征

日照市岚山区人民医院　李海莹

小儿抽动秽语综合征（Multipletics～Coprolaliasyndrome）又称 gillesdela Tourette 综合征（gTS），其以运动性抽动和（或）发声性抽动为主要临床表现，常伴有注意力集中困难，多动，强迫，或其他行为异常。可分为：急性单纯性儿童抽动症、慢性单纯性儿童抽动症、亚急性或持续性的单纯或多发性抽动和多发性抽动—秽语综合征 4 种类型。属于中医“颤证”“风证”范畴，多发于 2～15 岁儿童，发病率男性多于女性，该病发病率呈上升趋势，虽不会对患儿智力造成影响，但由于其影响患儿人格、社交、心理的发展，得到社会的广泛关注。

目前治疗该病，西医以多巴胺受体阻滞剂为主，服药可有效控制抽动，但多发恶心、心动过速、嗜睡、活动减少、头晕等不良反应，并且远期疗效不理想。中医治疗多以针灸、草药、耳穴、推拿等治疗为主，具有操作简单、副作用少、减少肝肾损伤的优势。因患儿多惧怕针灸，因此笔者采用耳穴配合中药治疗该病，现将所治病例详述如下，希望对临床有所启发。

典型案例

患儿姜某，男，7 岁，2020 年 3 月 5 日初诊。

患者于 2 年前，无明显诱因出现挤眼（每天数十次）未治疗。2020 年 3 月 5 日 21 点 30 分，因调皮被家人训斥后，出现频繁大幅度伸脖、耸左肩，偶有眨眼、挤眉、清嗓等症状。刻下症见：神清，身瘦，面黄，左侧颈、肩部肌肉不规律持续抽动，偶有挤眼，常张口易流口水，涎液清；食欲不振，喜肉食及主食，恶蔬菜；情绪暴躁易怒；鼻痒，常抠之，易出血；睡眠可，小便黄，大便黏。

舌诊：舌质淡，苔润，略黄腻。

脉诊：左关脉细弱，右关脉浮。

耳诊：脾反射区略白，肝区肺区红血丝多，心区可见一个白色小丘疹。

抽动频率随情绪紧张而增高，每天发作百余次，伴有多动，注意力不集中。患者脑电图、肌电图及微量元素检查均正常，未见异常病理反射。

治则：柔肝健脾，养血祛风。

耳穴压豆及中药颗粒方药如下：

耳部取穴（取压痛点）：内分泌，交感，神门，心，肝，脾，颈、肩部反射点，肝阳点（单耳贴 3 天，左右耳交替治疗，嘱每天按揉 5～6 次，每次 2 分钟）。

分药：天麻 10 克，炙甘草 10 克，川芎 6 克，钩藤 10 克，荆芥 6 克，白芷 10 克，炒麦芽 20 克，麸炒白术 15 克，炒白芍 10 克，桑叶 10 克，醋鳖甲 6 克，僵蚕 10 克。

3 日后复诊：颈、肩部抽动次数减少，频率略降低。口中仍流涎、多动易怒、未出鼻血、偶有眨眼、挤眉、清嗓。耳部心反射区白点消失，颈部肌肉略僵硬，方药调整如下：

耳穴：内分泌、神门、交感；脑、枕、肝、脾、肺、眼、肩、颈。

原方去桑叶、僵蚕，加焦山楂 10 克，葛根 15 克，中药颗粒 7 剂。

再诊：患儿伸脖、耸肩、眨眼、挤眉明显减少，仅情绪激动时发作明显，舌淡略水滑，脉象好转。家长诉未再清嗓，食欲明显增强，但情绪仍暴躁，流涎增多，常滴落沾衣或喷射而出。排斥中药，遂停，仅耳穴治疗。原穴位加口、肾、皮质下。3 日后流涎愈，巩固耳穴治疗 6 次，现患儿抽动基本缓解，就诊时可安静配合。

分析：正如钱乙在《小儿药证直诀·肝风有甚》中有云："风病或新或久，皆引肝风，风动而止于头目，目属肝，风入于目，上下左右如风吹，不轻不重，儿不能任，故目连札也"。这是本病多以挤眼为初始表现的原因。然肝风何以生，赖之于脾虚。小儿脏腑娇嫩，形气未充，肝常有余，脾常不足。患儿右关浮为脾胃虚弱，湿郁化火之象，因喜食肥甘之味，脾胃升降被遏，湿气不散，郁而化热，饮食不化之故；久则营血亏虚，加之熬夜、情绪激动使肝血内耗，筋失濡养，土虚木胜，肝阳不潜，木气风动，发为抽动。而肾水生肝木，胃为脾之腑，胃中有风，也是瘈瘲发生的原因，心藏神，抽动属不随意运动。因此本病与肝、肾、脾、胃、心关系密切。

笔者采用王不留行籽，刺激耳部相应区域的反应点，可以调整脏腑阴阳，激发人体自我修复功能从而治疗疾病。耳部反射区内分泌、交感、神门可调理人体内分泌及全身经络之气血阴阳。天麻、钩藤、醋鳖甲、炒白芍、僵蚕柔肝息风、平抑肝阳，配川芎活血同时将诸药引入肝经，正所谓："治风先治血，血行风自灭"。麸炒白术、炒麦芽、焦山楂固护中焦脾胃，健脾化湿，消食散瘀。荆芥、葛根、白芷解肌祛风。脾胃虚弱，气机不畅，瘀而化热，故用桑叶清降肺胃之热。炙甘草调和诸药，并能和缓肌肉紧张。

患儿 10 剂中药后，诸证好转，流涎反多，思之为阴血渐生，脾气尚虚，不能固摄故也，加肾部反射点，一则肾主水；二则肾阳可温煦脾脏，助其固摄之力。三焦、肺、脾共同调理周身水液代谢，耳部口反射区皮肤泛白压痛明显，均找敏感点贴上，3 天即愈，不禁感慨耳穴之妙。

本案病机为阴血亏虚引发肝风之证，本虚为主，因此健脾养血，平肝柔肝，为治疗本病的关键所在，患儿气血阴阳平和则风可祛。耳部选穴除针对相关脏腑及发病部位外，还需仔细观察耳部反映点，如泛白、淤血、丘疹、凹陷等，探针探之常有酸痛（非刺痛），耳穴治疗后耳部可发热 1～2 天。该患儿第一次耳穴压豆贴完，即见抽动频率减少，可见该治疗方法对抑制 TS 表达疗效显著。耳穴及中药结合内外兼顾，可缩短治疗周期，降低复发率，治疗无痛苦、肝肾损伤风险低，患者普遍接受。目前儿童课业压力较大、电子产品颇多，因此除治疗外，不要过分关注患儿症状、保证儿童充足睡眠、适当进行户外活动、养成规律的生活习惯，均有助于免疫功能的恢复。

广东中山林天华特色医案选

河北省中医药科学院　张培红（审定、整理）

案例一

侯某，64 岁，上海市人。于 2010 年 5 月，查出右边肾脏有恶性肿瘤，根据医嘱，当月做了右肾切除手术。考虑身体因素和化疗的伤害性，术后未做化放疗。常年素食，于 2016 年起，陆续全身有大小肿块出现，容易感冒且不容易好，并且手脚冰凉。

2020 年 1 月 20 日，开始有轻微感冒症状，之前一个月内无外地和非家人接触史。2 天后开始高烧低烧交替，严重咳嗽，有痰。由于之前有过类似症状 2 次，都是通过睡觉自动恢复。且因为咳嗽有痰，和新型冠状病毒性肺炎有区别，故配偶根据经验排除新型冠状病毒性肺炎可能，确认为肿瘤热。但该症状，除咳嗽有痰外，其余所有征兆和新型冠状病毒性肺炎及其类似。每日高低烧交替，晚上强烈咳嗽睡不着，黄色脓痰带血丝，呼吸困难。忽而浑身热汗，忽而如入冰窖。每日上午好受些，下午就开始冷热交替。并且食欲全无，甚至进食会很不舒服。当时盲目选择了板蓝根等清热解毒的中成药后，并未明显改善，甚至患者感觉更难受。当时患者情况非常紧急，之前虽然也有类似症状，但这次尤为严重，差点以为挺不过去。

2020 年 1 月 25 日下午 6 点左右，电话联系了广东林天华医生，告知具体症状，林医生处方如下，并告知如无意外，3 剂药后能退烧。

黑附子 200 克，生附片 50 克，生半夏 50 克。上药必须先煎 2 小时，续放下药干姜 120 克，炙甘草 70 克，生白术 150 克，陈皮 20 克，山茱萸 50 克，砂仁 20 克（后下），肉桂 30 克（后下），煎药 15 分钟，另炖红参 50 克，混入汤药一起服用。

当时的状况是正逢春节的正月初一，武汉封城，各大中药房均关闭。无法拿中药。故一直拖到 27 日，方才配齐所有的药，连夜熬药。期间患者晚间因咳嗽无法入睡，即使迷迷糊糊入睡也因冷热交替，几乎睡眠没有超过半小时。从每天早上还能起床走走，到卧床无力行走。药熬好后，当晚一大碗药汁喝下。夜间还有咳嗽，但睡眠时间明显增长，并伴有打呼。

第二日早上烧退。后续连服 2 剂药，期间发烧症状无反复。人精神较之前一周明显改善，即一碗药后第二天就起床走动，并开始进食粥类，虽胃口一般，但比之前发烧的时候，明显的有饥饿感。后续根据林医生嘱咐，每隔 3 小时，就喝一碗药，白天一天服药达 6 次，晚上未服用。

至此发烧症状完全消除，咳嗽仍较严重，较发热时稍有缓解。

至 2020 年 2 月 1 日，林医生针对咳嗽症状重新开方。

黑附子 150 克（先煎），全瓜蒌 40 克，干姜 120 克，法半夏 50 克，陈皮 50 克，生白术 100 克，茯苓 100 克，桂枝 50 克，杏仁 30 克，砂仁 20 克（后下），肉桂 30 克（后下），红参 30 克。

由于上海地区无法配到法半夏，故仍用制半夏替代。起初服用的 3 天，咳嗽无明显好转，还是每天一到晚上躺到床上时，就咳个不停，影响睡眠，要等到凌晨才能睡着。坚持服药直至 2020 年 2 月 7 日，咳嗽频率明显减少，咳嗽的程度也明显减弱。期间配合林医生要求的全背艾灸，患者手脚不再冰冷，稍有温度。

至此躲过一劫。再次由衷感谢林医生起死回生的医术和救人于水火的医德。特将记录。

案例二

郑某，女，56 岁，体重 45 公斤，外来广东务工人员。2017 年春初诊。

患者多年糖尿病合并高压血，自诉易失眠多梦，视力模糊，冬天怕冷，夏天易上火，口腔发炎，咽干，喉部不适，不能食燥热及冷食，腰酸冷痛，双腿冷疼无力，喜温性，咸辣食，食量偏少，需注射胰岛素帮助消化，渴不欲饮，稍劳则心跳气促，头晕胸闷，小便偏浊味大，大便黏滞难排。

视诊见其腰腹臂部彭大，脸色暗红，斑点较多，下身色淡，白舌质偏青，胖大有齿印，中后苔偏多且腻，尖稍红，神疲身重。

脉诊右寸浮软，关浮滑重按偏空，尺浮濡无力，左脉濡软。按诊两腰眼（胰腺体相对处）酸痛，右环跳与腹股沟对应处均有压实硬疼痛感，胆经与膀胱经多段有压实疼痛感，脐上深按有实疼兼跳动感。

诊断为糖尿病与高血压，病变涉及多脏器衰退，尤以中下焦之脾肾阳亏为重，且兼上热下寒，中焦痰浊血瘀（寒痰食积，寒血凝结）结聚使上下升降不利，及两腰眼长期为寒气结实不通内外交织使胰体及周边发生病变。虽病因病机复杂，但主要属阳虚寒凝、结聚中焦为病。

方药：生龟板 45 克，熟附片 120 克，生附片 40 克，生半夏 40 克（打碎）上 4 药开水泡过先煎 2 小时，继下小黄干姜 70 克，炙甘草 50 克，当归 30 克，川牛膝 15 克，制山楂 30 克，陈皮 15 克，茯苓 100 克，砂仁 15 克（后下），肉桂 30 克（后下）。首煎药水 4 碗，翻煎 3 碗，1 剂分 2 天服。

方中熟附、干姜、甘草，回中下之阳，生附子、生半夏，破阴解凝兼分解结实之寒痰食积，合当归、山楂、牛膝，则温阳破凝化瘀，以解中焦深处病变，肉桂、茯苓，温阳祛湿，龟板、肉桂、牛膝，则潜阳引热下行。

外治用振动按摩器振松腰眼（对治疗多年里实病变产生重要帮助）环跳与腹股沟对称深入结实处，以及其他阻塞经段。经动态调方及外治辅助治疗 4 个月，逐渐减少胰岛素助消，半年后完全摆脱，绝大部分症状消失，身体各脏机能恢复到不错程度，现今可打 2 份工作。

案例三

廖某，男，69 岁，广东河源紫金人。2019 年春因脑出血昏迷入住惠州人民医院 ICU 抢救，院方建议，手术治疗，但因经济条件差及对开颅恐惧，家属不同意，遂请本人试治。

经了解患者系农村人，居住地日夜及季节温差大，入夜雾气重，加上患者数 10 年嗜白酒，又常在太阳下工作，为上盛下虚体质。中风前脚步浮虚，时有头部胀痛感，上半身及头面肤色较红，下肢色白疲软，大便 2～3 天 1 次，黏滞难排，小便短少、黄浊，气味大，平时痰多色黄，咳声重浊，双眼膜黄红交错，血丝多，平时饭量少喜肥腻肉类。

诊见舌质淡红体薄，后苔厚腻腐浊，舌尖红燥点多，中风后半身不遂，各种知觉感觉较差，口眼歪斜，说话神色不清，头额胀疼不适，视力模糊，大便不通，小便赤浊短少味重，手触身上胸背头颈偏热，中膈以下偏冷下肢尤甚，心窝口有跳动感，脐下偏在有碗大实块兼跳动感。患者中风当日先被大雨淋过，后出太阳，被暴晒后而诱发。

方药：珍珠母 40 克，黑附片 120 克，生半夏 40 克，（上药先煎 2 小时，继下）小黄干姜 70 克，炙甘草 40 克，山茱萸 50 克，川牛膝 30 克，生白术 100 克，茯苓 50 克，陈皮 20 克，砂仁 15 克（后下），肉桂 15（后下）。

方中附子、干姜，回中下焦之阳，珍珠母潜阳息风，合肉桂引火归原，合牛膝引气血下行，合半夏潜阳降逆，使产生阳亢的升逆之势，导潜于下并温养下元，山茱萸敛阴固阳，生白术合四逆汤，则回阳伏火生中气。全方根据病因和病变辨证，简洁高效，标本兼治，服药 3 剂（6 天）后大小便通，头胀疼明显减轻（出血已大部分吸收），口眼歪斜也得到大部分纠正，可正常食流质食物，神志基本清楚。

其间经不同时段动态调方，并加艾灸，药敷右腹，理疗通经，主被动性运动康复锻炼等辅助治疗，半年后可柱杖行走，器官功能也恢复到病发前的七成左右。

案例四

林某某，男 29 岁，福建人。主诉从 2014 年起，经常有不明原因的腹疼腹泻，西医诊断为肠易激综合征。

临床表现为每食冷藏过的食物，稍润稍凉及辛辣食，服后半小时内必腹疼泻出，泻后神疲乏力，经中西医治数年（西药不详，中药以健脾、疏肝、解毒、祛湿类治疗）病渐加重，除原症外，尚加右上腹及心窝口持续性胀疼不适。

诊见脸色暗滞稍萎黄，面带老人斑，怕寒，喜温食，右上腹膨窿，腰酸腿软，夜尿偏多，舌质淡青、中后苔偏多稍腻。按压心窝实疼，右胁胆区胀实疼痛，脐下跳疼，右腰实兼冷疼（对应肝区及右命门），病因中下焦阳虚，寒湿，血瘀，食积交织凝结于中焦，病变涉及脾肾胃肝病机寒凝中焦。

方药：黑附子 50 克，生附子 2 0 克，鳖甲 30 克，生半夏 25 克，上 4 药开水泡半小时倒掉，再加开水先煎 2 小时，继下小黄干姜 30 克，炒白术 30 克，云茯苓 30 克，炙甘草 30 克，吴茱萸 10 克，杏仁 15 克，川牛膝 20 克，桂枝 15 克，厚朴 10 克，当归尾 15 克，全蝎 6 克，制水蛭 10 克，陈皮 10 克，砂仁 10 克（后下），肉桂 10 克（后下），生姜数片。

本方以扶中下焦之阳治本，半夏、生附子，分解寒凝治病机；吴茱萸合四逆汤、肉桂，温肝通经助肝气升发；合桂枝生心阳；半夏、杏仁、砂仁、陈皮、茯苓，消痞化痰除湿，宣通三焦；全蝎、水蛭、归尾、川牛膝，合阳药温阳兼化多年陈旧瘀血。

外治加温阳解凝药粉，调糊蒸制外敷实疼之处，热振动脐下，右腰以振松组织，分解多年寒凝之组织。上法经约 4 个月治疗与调养，身体基本康复，但过劳时仍有较轻不适感。2019 年结婚后，已生下健康男孩。

六岁男孩胆结石病案

张剑锋　左冬青　供稿

患儿韩某，男，5 岁零 6 个月，出生于涿州。

病史描述：患儿自 2018 年 1 月—2018 年 4 月期间出现了两次呕吐及腹痛症状，呕吐物多为食物及黏液；腹痛较剧烈，抱腹而痛，哭闹叫嚷。

2018 年 4 月 6 日，患儿还在幼儿园上课，突然又出现呕吐、发热及抽搐症状，呕吐物仍为未消化食物及黏液痰等；学校急忙通知家长，将患儿送医院救治。保定市第二中心医院化验检查提示血项高，体温 39 摄氏度左右，并查彩超发现“胆囊结石”，结石大小为 1.2 厘米。

彩超报告原文如下：

2018 年 4 月 6 日上午 7 点 32 分 05 秒，保定市第二中心医院腹部彩超报告：

临床诊断：腹痛待查 肠胀气？检查部位：腹部彩超。急诊超声检查，图像欠清晰，报告仅供参考。肝脏大小正常，周边规整，内部回声均质，肝静脉可见，门脉内径不宽。胆囊大小正常，壁不厚，囊内可见大小约 1.2cm 强回声，可随体位改变移动，胆管不扩张。胰腺肠气干扰显示不清。脾脏大小、形态正常，周边规整，内部回声均质。双肾大小、形态、位置正常，周边规整，实质部回声均质，集合系统内未见明显异常回声。腹腔大量肠气，图像显示欠清晰，此报告仅供参考。检查提示：胆囊结石。肝、脾、双肾结构未见明显异常。检查医生：张某。审核医生：尹某。

2018 年 4 月 6 日上午 7 点 33 分 45 秒，保定市第二中心医院彩超报告：

临床诊断：腹痛待查 肠胀气？检查部位：阑尾区、腹腔肠管。急诊超声检查，腹腔肠气干扰，图像欠清晰，报告仅供参考。腹腔肠管探查：肠管壁未见增厚。未见肠管扩张及异常包块回声。肠蠕动未见异常。右下腹阑尾区探查：未见明显异常包块回声及游离液性暗区。检查提示：腹腔肠管结构未见异常。右下腹阑尾区未见明显异常。检查医生：张某。审核医生：尹某。

2018 年 4 月 6 日 15 点 18 分 31 秒，首都儿科研究所附属儿童医院超声诊断报告：

检查项目：腹部急诊多系统彩超检查。超声描述：餐后胆囊大小 56.5×13.8 毫米，壁及形态良好。腔内可见强回声团，大小为 15.3×7.8 毫米，后方有声影，改变体位可移动。胰腺头体部形态可。腹腔肠管未见明显扩张，蠕动可，肠壁未见增厚，全腹未见明显肿大淋巴结影，未见阑尾炎及肠套叠征象，未见局限性液性暗区及炎性包块影。腹腔未见游离液体。超声提示：胆囊内单个结石。余腹未见急腹症征象。请结合临床考虑诊断，病情变化及时复查。

2018 年 4 月 10 日，患儿韩某前来涿州市五绝指针疗法研究所（松林店镇房树村张剑锋卫生所）采用五绝指针疗法调理治疗。

临床所见：患儿少动懒言，表情痛苦，易烦躁，面色淡黄，舌淡红、白厚苔，脉滑数，大便 2～3 日 1 次，或干或湿；叩其腹胀，压之疼痛。

临床分析：家长反馈患儿不难受时食量较大，近几日食欲较佳，数天后则食欲下降，进食量减少，且容易出现腹胀现象。根据上述表述及临床体征，患儿符合胃强脾弱证候；由于脾胃功能失调，过多摄入的食物在体内滞积，而生湿热，湿热熏蒸，积久成石，而患胆石之症。

处理方法：采用五绝指针疗法，进行周身多经脉调理治疗，恢复肝胆等脏腑功能，以达疏肝利胆、清利湿热、散结排石之效。每日调理 2 次。

调理后观察：治疗后第一天，患儿腹胀症状减轻；第三天，腹部压痛症状消失，饮食佳，较调理之前活泼好动，喜玩耍。

患儿每天坚持采用五绝指针疗法调理两次，连续治疗一个月未诉不适症状。

在接受五绝指针疗法调理后第 33 天时，家属带其患儿到原检查医院复查，未见胆结石影像。

彩超复查原文：

2018 年 5 月 12 日上午 9 点 30 分 41 秒，保定市第二中心医院彩超报告：

检查所见：肝脏大小正常，周边规整，内部回声均质，肝静脉可见，门脉内径不宽。胆囊大小正常，壁不厚，囊内未见明显异常回声，胆管不扩张。胰腺大小、形态正常，周边规整，内部回声均质。脾脏大小、形态正常，周边规整，内部回声均质。双肾大小正常，周边规整，实质部回声均质，集合系统内未见明显异常回声。检查提示：肝、胆、胰、脾、双肾结构未见明显异常。检查医生：邸某某 录入员：冯某 审核医生：朱某

总结：五绝指针疗法排石之理，是通过指法与经络穴位的配合，调和气血、补虚泻实，恢复和增强脏腑功能，使石体层层脱落，粉碎而排出，整个排石过程安全可靠。而此病案与成人胆石病案有所不同，按五绝指针疗法治疗胆囊结石的经验分析，1.2 厘米左右的单发胆石一般需要连续调理两个月以上的时间，方能彻底排干净，而此患儿仅仅用了 32 天连续调理的时间，就把此枚胆石排掉了。

分析原因有二：第一，此枚结石形成时间短，质地松散，在恢复肝胆功能之后，排石量较大，便缩短了整个的排石过程；第二，小儿脏腑功能正处于向上的成长趋势，也没有其他杂症的影响，更有利于加快排石的速度。经过一段时间的调理治疗，孩子活泼了，精力足了，以前不爱动，很少出汗，现在活动后也出汗了；调理之前大便几日 1 次，没有规律，现在是 1～2 天 1 次，而且便质非常好；调理前，隔段时间就嚷肚子痛，经治疗后，孩子还未说过哪里有什么疼痛。所以，可以这样认为，同样是胆囊结石，同样大小的结石，小儿的排石速度要比成年人快。

临床治疗荨麻疹医案二则

正定县旺泉中西医门诊部　郭美彦

郭美彦中医师，毕业于河北中医学院，获得学士学位，从事中医临床 20 余载，在临床中治疗荨麻疹积累了丰富的经验。现选取临床治疗荨麻疹验案介绍如下：

案例一

王某，女，47 岁，2019 年 4 月 7 日初诊。

患者近 1 个月，出现阵发性双肘部皮肤痒，傍晚及夜间发作，圆形大小不一风团，色暗红，全身散在抓痕，人工划痕试验阳性，舌淡、红苔黄，脉细。

西医诊断：慢性荨麻疹

中医诊断：瘾疹（血虚风燥证）

治法：养血润燥，祛风止痒

方药：当归饮子加减。方药：生地 12 克，赤芍 10 克，川芎 10 克，当归 12 克，荆芥 10 克，防风 10 克，黄芪 20 克，地肤子 10 克，白蒺藜 10 克，苦参 10 克，甘草 6 克。水煎服，日 1 剂，分 2 次温服。服 7 剂后，瘙痒明显减轻，续服 7 剂后，痊愈，随诊未复发。

按语：荨麻疹属于中医学“风疹”“隐疹”“赤疹”“白疹”等范畴。《千金要方·瘾疹》曰：“风邪客于肌中则肌虚，真气发散，又被寒搏皮肤，外发腠理，开毫毛，淫气妄行之，则为痒也，所以有瘙痒，皆由于此”。《诸病源候论》载：“人皮肤虚，为风邪所折，则起隐疹，热多则色赤，风多则色白，甚者痛痒，搔之则成疮”。患者风瘙瘾疹，若赤疹者，由凉湿折淤肌肤中之热，热结成赤疹也。得天热则剧，取冷则乐也。白疹者，由风气折于肌肤中热，热与风相搏所为。白疹得天阴雨淋则剧，出风中亦剧，得晴暖则灭，着衣身暖亦瘥也。可见，该患者的病因主要在于气血亏虚，肌肤失养，表虚易中风邪有关。

秋冬季节，天气逐渐变凉，气候干燥，患者易感受风寒之邪，肌肤失养，出现皮肤角化，干燥脱屑。依据患者症状和舌苔脉象，辨证为血虚风燥型荨麻疹，给予当归饮子加减。方中以当归、川芎，补血养血；生地清热凉血，养阴生津；赤芍清热凉血，化瘀解毒。此四药组成四物汤，体现出养肝血之思想，遵“治风先治血，血行风自灭”之谓；荆芥、防风，开泄肌表皮毛，疏风祛邪，搜全身上下之风；白蒺藜祛风止痒；黄芪益气固表；苦参、地肤子，清热燥湿止痒；甘草益气和中，调和各药，诸药合用，共奏益气养血，滋阴润燥，祛风止痒之效。

当归饮子出自宋·严用和《重订严氏济生方》一书，方由荆防四物汤加味而来，以当归、川芎、生地、白芍、黄芪、何首乌、荆芥、防风、白蒺藜、甘草组成，有养血活血，祛风止痒之功效，该方于辛散祛风之中，伍用当归、川芎、生地、白芍及黄芪之类，重在益气养血祛风，故用治瘙痒日久，气血不足者尤效。

案例二

李某，女，39 岁，2019 年 2 月 4 日初诊：

患者身出现荨麻疹 3 个月，夜间发作，曾多次就诊中西医治疗，症状无好转。刻诊：患者体胖，素日喜食肥甘厚味，全身团块状红色丘疹，皮肤干燥瘙痒难耐，便干，舌红、苔黄腻，脉数。

西医诊断：慢性荨麻疹

中医诊断：风疹（表里实热）

治法：外透表邪，内清里热

方药：防风通圣散加减。防风 10 克，荆芥 10 克，连翘 15 克，麻黄 10 克，山栀子 10 克，制大黄 6 克，石膏 10 克（先煎），桔梗 6 克，滑石 12 克（包煎），甘草 6 克。水煎服，日 1 剂，分 2 次温服。服药期间，忌食用辛辣、鱼腥等食物。1 个月后丘疹瘙痒减轻，1 个半月后，丘疹消退痊愈，随诊未复发。

按语：该患者以反复发作、缠绵难愈为特点。由于机体营卫失和，风邪外袭，湿热之邪客于肌表或侵犯胃肠，湿热久羁，碍于肌肤而致。防风通圣散是金元名医刘完素《宣明论方》中治疗“大人小儿风热疥疮、或头生屑，遍身黑黧，紫白斑驳，风刺瘾疹”之方。组成为：防风、荆芥、连翘、麻黄、薄荷、当归、川芎、白术、白芍、山栀子、制大黄、芒硝、石膏、黄芩、桔梗、滑石（包煎）、甘草17味药。本方发汗解表、清热除烦、攻下通里三者并用，为表里双解之剂，功用全面，此方清代名医王泰林谓：“汗不伤表，下不伤里，名曰通圣，极言其用之效耳”。《王旭高医书六种》曰：“此为表里、气血、三焦通治之剂”。全方共奏表里双解，使药中病所，丘疹自愈。

高照海中医外科特色医案选

河北省中医药科学院 张培红（审定、整理）

高照海，出身中医世家，自年少跟随伯父行医，其“生肌止痛散”“活血拔毒膏”历经高氏几代传承发展，治疗各类溃烂，疮口不愈合数万例，传至高照海大夫，在继承在原有治疗范围的基础上，不断实践，发展和总结，使其在糖尿病溃疡不愈合，癌肿破溃经久不愈及各类营养、物理、生物、化学及放射等因素导致的切口和疮口不愈合方面取得了显著的临床疗效。

“生肌止痛散”“活血拔毒膏”原方始出现并应用于明代中期，为外用验方，由历代中医家传承沿用至今，主要治疗瘰疬、溃疡、痈疮、外伤等，有奇效，在古代外科技术尚不发达的时期，发挥了重要的作用，是中医外科方面的一大贡献。

近年来，随着人口老龄化及疾病谱的变化，糖尿病、高血压、肿瘤等疾病，日益成为威胁现代人类健康的重大疾病，同时该类疾病常出现各类并发症，如溃疡、糜烂、破溃等，该类疾病常导致的疮口长期愈合困难或经久不愈合，给患者带来极大的痛苦和经济负担。

“生肌止痛散”“活血拔毒膏”为复方纯中药制剂，内含主要成分麝香、牛黄、珍珠、硇砂、蜂蜡、樟丹、蚂蚁、土元、全蝎、蜈蚣粉等，作用机制：去腐生肌，激活细胞，修复创面。

“生肌止痛散”为外用型粉状散剂，外观灰白色或略带粉色，具有迅速止血、止痛、养血、排毒、除湿、抗菌、抗病毒、防腐生肌、修复创面的作用；“活血拔毒膏”为外用型膏状剂，外观呈灰白色或浅褐色。

“活血拔毒膏”具有散瘀消肿，防止溃烂，排毒，生肌，软坚散结，软化干硬结痂，软化角质皮肤之功效。近年来，通过对原有方剂的研究和肿瘤认识的辨证，历经实践，不断改进，该药剂通过外用治疗癌肿破溃，甚至部分患者可消除癌肿。

案例简介

1.高血压中风患者，卧床并发褥疮治疗案例

赵某，女性，94岁，辽宁省盘锦市人。

患者基础疾病高血压，因中风偏瘫，卧床多年。因长期卧床，营养障碍，臀部出现褥疮两处，经多方诊治，褥疮仍持续发展，最大创面直径约20cm，深达髋关节关节囊，组织坏死，恶臭，感染严重，后经介绍，用高大夫“生肌止痛散”“活血拔毒膏”治疗，前期以清热利湿，去腐生新治疗为主，后期温经散寒，回阳生肌治疗为主，经43天精心治疗，患者褥疮痊愈，瘢痕直径约5cm。

张某，女性，76岁，石家庄市晋州市人。

患者高血压，中风，卧床20余年，骶尾部，髋部压疮形成，最大处直径16cm，久治不愈，合并骨髓炎，绿脓杆菌感染，间断高热，应用“生肌止痛散”清理深部压疮，其有疮口组织液渗出，“活血拔毒膏”敷外周肿大伴深部感染缺血组织，经治疗，红肿消失，骶尾部、髋部骨膜恢复活力，逐渐新生肉芽组织，32天褥疮痊愈，上皮组织生长良好，

完全覆盖疮面，瘢痕约 4mm。

2. 外伤卧床压疮案例

贺某，男性，80 岁，石家庄市人。

患者因老年痴呆不慎摔伤，股骨粗隆骨折，卧床后骶尾部压疮形成，约 7mm×9mm，深达骨膜，坏死组织感染严重，出现发热等全身症状，多方救治无效，经应用“生肌止痛散”“活血拔毒膏”，局部创面感染控制，新生组织逐渐填充，经治疗 2 个月后痊愈。

3. 糖尿病下肢血管病变合足坏疽

王某，石家庄市人。

患者糖尿病周围血管病变，足坏疽，经介入治疗，开通下肢血管，足趾坏疽不能改善，病情发展，先后截趾两处，余足趾坏疽合并绿脓杆菌感染，破溃，应用“生肌止痛散”清洗创面，感染消退，后联合用“生肌止痛散”“活血拔毒膏”，局部以生肌止痛散导引，用活血拔毒膏涂至踝关节以上，疏通经络，经救治 2 周，足趾恢复血运，感染、肿胀消退，治疗 4 周零 5 天，创面愈合保趾成功。

4. 乳腺癌晚期破溃，坏死感染救治案例

张某，女性，70 岁。

患者乳腺癌晚期，左侧乳腺癌晚期，乳腺组织坏死脱落，局部感染，伴癌肿组织，创面不规则，长约 48cm 最 宽处约 13cm，深达胸壁，腋窝淋巴结肿大，疼痛剧烈，影响禁饮食，生活质量差，应用“生肌止痛散”“活血拔毒膏”改良方剂，疼痛明显减轻，休息、进食改善，同时创面恶性组织脱落，正常新生组织逐渐生长，经 2 个月治疗，创面愈合，淋巴结肿大消退，复查未见肿瘤生长。

5. 血管活性药物外渗肢体坏死救治案例

刘某，女，78 岁，石家庄南高基人。

患者因脑梗死，多脏器衰竭，呼吸道感染，下肢坏疽住院 ICU 治疗，患者下肢膝关节下方、小腿前内侧湿性坏疽，皮下至深部肌肉缺血坏死、溃烂，继发全身感染，脓毒症，高热 40 摄氏度不退，不能耐受截肢手术，经此方治疗加局部清创，高热消退，24 小时后，下肢肿胀明显消退，充分利用此方温经回阳，开通痉挛血管深部组织，血运逐渐恢复，经 36 天治疗，组织血运畅通，新生组织生长，上皮组织修复，避免截肢及植皮，创面痊愈。

6. 外伤性手指感染治疗案例

邢某某，68 岁，石家庄市行唐县人。

患者因工作中高压黄油枪击伤右手食指，经住院清创治疗，组织间黄油清除困难，反复手指肿胀，炎症蔓延，过敏反应张力性水泡形成，严重影响手指功能，破溃后组织窦道形成，应用“生肌止痛散”，2 日后，手指残存黄油自窦道引出，手指肿胀逐渐消退，同时应用“活血拔毒膏”敷周围组织，3 周后，窦道逐渐新生肉芽组织，5 周后，窦道愈合，手指功能恢复。

7. 烫伤救治案例

段某，2 岁，儿童，石家庄市人。

因不慎烫伤前胸部及上肢，面积较大，大泡形成，皮肤脱落，伤后半小时应用活血拔毒膏外敷，疼痛感明显减轻，应用两次后疼痛消失，换药时应用生肌止痛散冲泡后清洗创面，无明显疼痛，患儿配合度高，经 3 周，新生皮肤覆盖创面，痊愈，无明显瘢痕。

8. 手术后切口不愈合，合并胸骨骨髓炎救治案例

赵某，52 岁，石家庄市鹿泉区人。

冠脉搭桥术后，胸部正中切口不愈合，合并胸骨骨髓炎，经二次手术肌瓣转移后，切口仍不愈合，且经久不愈，激发感染，骨髓炎复发，多处溃烂，窦道形成，应用“生肌止痛散”“活血拔毒膏”，深部坏死感染组织，经窦道引出，2 周后，骨髓炎得到控制，新生肉芽组织逐渐生长，疮面及窦道愈合。

高照海大夫通过实践研究发现，外用剂型在消除癌肿方面具有独特作用，通过破溃创面用药，药物可通过病灶归经，改善局部微环境，直接和间接杀伤肿瘤细胞，促进正常组织康复和增生修复；对未破溃的癌肿硬结，可利用本品强力的渗透力，带动药力至组织深部，激活细胞，排除瘀毒，寒湿，使局部环境平衡，血气调和，散瘀毒所致血管痉挛而产生的热量，活血养血，扶正祛邪，消肿止痛。

对于传统褥疮的治疗，则以活血化瘀为主，对于早期红肿硬结，敷以膏剂，药力可直达骨膜，使受压组织恢复血运，激活细胞，促进修复，同时改

善局部气虚血瘀，拔除瘀毒、湿毒，软化修复局部濒死组织，避免褥疮进一步发展；对于已经形成的深部溃疡，脓腐组织，则配合粉剂，腐肉渐脱，新肉渐生。

该药剂突出特点还有强大的杀菌和止痛，止血功效，可有效杀灭绿脓杆菌，结核杆菌及厌氧菌等顽固细菌，创面清洗可以粉剂用开水冲开，清除腐败组织同时具有明显止痛效果，对于炎症腐蚀出血的组织血管，以干粉剂涂撒按压片刻可立即止血。该药至今已应用几百年，具有操作方法简单，不受环境限制，可居家换药，适合于野外救治和战地救治。高照海大夫继承先辈衣钵，孜孜以求，不断实践总结，创新和发展祖国传统医学，为广大人民奉献自己的技艺和服务，也望广大有志之士共同为挖掘和发扬中医药文化而共同努力。

劳建和先生特色医案、医话选

余杭中西医结合医院　杨伟莲

劳建和在农村当基层医生已有 60 余年，是中医全科医生，当地农民戏称是中西内外一切科。20 世纪 60 年代是医疗资源十分匮乏的年代，农民条件穷苦，交通非常不便利，遇到重病建议转大医院治疗时，病人们往往是没钱没车，农村里甚至流传着“有钱做钱事，无钱做命事”的口头禅，意思是得了病，有钱的难为点钱去看病，没钱的看不起病，看你命大命小，不少人处于听天由命的状态。有的病人家属甚至双脚跪地拜求劳先生予治疗，以性命相托，这样的环境也逼着年轻的他动脑筋、想办法、查资料……在磨炼中，积累了丰富的经验，如青霉素过敏性休克、肠源性青紫病、产后子痫、毒蛇咬伤等，救活了许多急危重症患者，积累了不少临床经验，也满足了病患的医疗需求。

劳建和从 1959 年从事中医临床工作起，就定下一个规矩，临床一有验案，立刻收集保存，称为“一得集”医学笔记，已 60 多年，都是杏林趣谈的素材，有很多医疗故事，觉得耐人寻味，给人启发。

（一）“一帖扳命药”

1964 年的秋季，那时天气还很炎热。一天清早，崇贤供销社的出纳姚某某到医院来叫劳建和出诊，为她女儿姚某某看病。当时医院里的中医师都是上午门诊，下午出诊。

劳建和吃过中饭，背上出诊箱，戴顶凉帽，骑着自行车，来到了水洪庙二组姚家。老姚迎出门来，对劳建和说明了情况：姚某某的女儿才 7 岁，因高热持续 10 天不退，去省里三甲医院就诊，经检查被确诊为“伤寒”，转到了杭州传染病医院继续住院治疗。但是经过 1 周的治疗，病情未见好转，出现谵语，继而昏迷，医院已经发了病危通知书。他去医院见女儿昏迷不醒，奄奄一息，估计生还无望，就把女儿一抱，乘车回了家。

劳建和在当地有一定的名气，就想请其来看看。劳建和一看，患儿已经陷入深度昏迷，呼吸 32 次/分，心率 136 次/分，血压 70/50mmHg，脉细数无力，牙关紧闭，用筷子撬开牙关，只见舌苔黄黑且燥，摸摸腹部，腹肌较紧张，病情危重，只怕是命在旦夕之间。

劳建和对老姚说：“老姚，我建议你还是要把你女儿抱回大医院救治，病情实在危重，生命体征都不稳定，放家里，恐怕条件、技术都欠缺”。老姚说：“既然抱回来了，我就不会再送回去了，生死有命，请你来呢就想让你再看看，死马当活马医，开个药方，如果病好了，那是谢天、谢地、谢你，如果治不好也不怪你，如果你一定不给我开药方，让她咽了之口气算了”。

既然如此，劳建和只好坐下来给她开方药。细细思忖，此病虽发于秋季，但酷暑刚过，余热仍盛，热入营分，逆传心包，神昏不语，兼之内有积滞。

忆《温病条辨》中焦篇有，有温病应下失下，邪闭心包，神昏……牛黄承气汤主之的条文。因当时安宫牛黄丸无货，改用煎方：犀角3克，牛黄3克，大黄6克，元明粉6克，枳实6克，甘草6克，生地黄9克，元参9克，天冬9克。

开好了方，老姚马上到前村街药店配了方，回家煎好，撬开女儿牙关，分次灌下。三四十分钟后只听得肚子里咕噜咕噜作响，一小时后，解出大便来，黑便、奇臭。两小时后只见她微微张开双眼，见此，全家都十分高兴，第一关总算是过了。第二天复诊，其女儿神智已清，但精神软弱，口干舌燥，这是气阴两虚明显，投以益气养阴调理，病情日渐好转，1个月后康复痊愈。

老姚说："全靠这帖救命药，我女儿的命是你救下的"。这帖药在当时价值一担半米钱，算得上是贵的了。后来，其女儿健康成长，成年后，顶父职去崇贤供销社工作，结婚生子，一家幸福。今年62岁，退休在家安度晚年。

（二）与"患儿"60年后奇遇

2017年立秋后的一个下午，劳建和与夫人去杭州西湖游玩，乘坐321公交车，行驶到刘文村站时，60年前的一幕突然浮现在他的脑海里，就跟夫人讲起了这个故事。

那是1959年冬天，这里麻疹流行，凡有小孩的人家，家家户户都有麻疹病人。当年这里有个村长叫沈某某，他小女儿某某，刚刚3岁，也患上了麻疹，已奄奄一息，请劳建和出诊。

劳建和到他家一看，小女孩正躺在磐石蓑衣上，神志昏迷，呼吸急促，口鼻周围发青，麻疹点点隐约不显，呈现濒死状态。一听心率146次/分，呼吸36次/分，两肺闻及湿啰音，肛温40.3℃，诊断麻疹并发肺炎、呼衰、心衰。当年劳建和才19岁，还是个助理中医师，在杭县四维公社医院南山分诊所工作。

劳建和告诉老沈，病情很重让他转省级医院救治，他拒绝了，首先家里经济拮据，再者交通困难，说什么他们都不去了……那劳建和只能用现有的条件给她治疗了。劳建和先给患儿撬开牙关，灌下1支猴枣散，2分钟后，小孩咳了两下，面部转红，再予青霉素10万单位，肌注，1日2次，中药投以麻杏石甘汤加味。2日后，病情有了明显的好转，1周后痊愈。

正当劳建和跟夫人讲这个故事的时候，同车上坐在后排的一位中老年妇女，突然激动地站了起来，走到劳建和跟前，说："你说的那个躺在蓑衣上起死回生的小女孩就是我呀！我就是沈某某啊！"生活中处处都充满了缘分，几十年后在如此机缘巧合下相遇，如今沈某某已经60岁了，有个幸福的家庭，她说他爸妈多次谈起此事，所以她永生难忘。

当年没有麻疹疫苗，麻疹流行不易控制，儿童易感，一般45年就会暴发流行一次。仅崇贤乡发病人数就有1200～1500人，大多数麻疹并发肺炎，少数并发脑炎，由于缺医少药，死亡率10%左右。但中医药干预能显著降低死亡率，在防治麻疹上发挥了很大的作用，挽救了许多人的生命，在救治的过程中，劳建和也积累了许多传染病防治的经验。

（三）奇思妙想打败"亚败血症"

1980年夏秋之交，余杭县崇贤公社病人金某某，女，42岁，因高热3～4天，请劳建和出诊。

劳建和一量体温40.2℃，让她到崇贤公社卫生院去检查，周围血象：白细胞39.7×109/L，中性粒细胞92%，血沉108mm/h，胸透正常。当时基层就是这点设备，查不下去了，把患者转到三甲医院，查血培养阴性，伤寒血清凝集试验阴性，结核菌素试验阴性，狼疮细胞阴性，血象、血沉基本相同，胸片正常，骨髓穿刺提示严重感染，诊断变应性亚败血症，经大量抗生素、激素、免疫抑制剂、输血、中药等治疗49天，热退出院。20天后又发热，血象高、中性高、血沉高，仍去原医院治疗，住院3个月，热退出院。回家后第7天，又发热，一切如前一样，因病情反复，病势复杂，卫生院仍建议她去原医院治疗，患者拒绝，并说病情反反复复，只愿意再接受中医治疗。

劳建和仔细思量了一下，此病起病时间在夏秋季，而现已入冬，刻下主症是发热，此为邪伏阴分，想到了吴鞠通的《温病条辨》下焦篇12条："夜热早凉，热退无汗，热自阴来者，青蒿鳖甲汤主之"。就开出了：青蒿梗9克，制鳖甲30克，知母9克，丹皮 9 克，生地黄 12 克，银柴胡 9 克，地骨皮 30 克，银花 30 克，连翘 30 克，共 3 剂。

3 天后，其子又来医院请出诊，说我妈热度已退，劳建和一听也十分高兴，答应他出诊，一看果然热已退了，原方再服 5 剂。随诊观察，7 天后，半月后，1 个月后，3 个月后，多次到她家去看她，一直稳定，没有发热，饮食起居一如常人。

半年后劳建和写了一篇《青蒿鳖甲汤治愈变应性亚败血症》的文章，先在余杭医学会交流，《余杭医学》刊出，后在上海中医杂志社通讯员会议上做交流。

杂志社王若水总编问劳建和，你为什么想到用这张方子的，劳建和说我师承父亲，家中古籍众多，从小背诵四大经典，遇到这个病例时，《温病条辨》里的条文，马上就浮现在脑海里，一用果然立效。

王老点头称赞说，书到用时不嫌多啊。所以直到现在劳建和已经 80 岁了，还是每天都会在晚饭后留出 2 个小时整理医案、翻阅资料，几十年如一日的坚持，日日读书以期日日精进。

石家庄市中医院王秀民特色医案

河北省中医药科学院　曹东义（审定、整理）

王秀民，女，汉族，成长于中医世家，注重针药并施，力求辨证精确，遣方则药不失毫厘，临床水平日益提高。下面是其临床经验选登：

医案一

芦某，68 岁，较胖。

主诉：左侧肢体活动不利 2 年，加重伴全身散在皮疹 3 个月。

现住症：四肢躯干出现红色斑疹，奇痒难耐，彻夜难眠，纳可，二便调。舌暗红，苔薄白，诊脉左手寸口 3 部脉均不应指，右手脉迟、涩。血压 150/100mmHg。

西医诊断：过敏性皮炎

中医诊断：斑疹（气滞血瘀）

治疗原则：行气活血，破血逐瘀，祛风止痒

中药方药：四物汤加减

当归 10 克，白芍 10 克，熟地 10 克，川芎 10 克，桂枝 10 克，丹皮 10 克，三棱 10 克，牛膝 10 克，生首乌 10 克，香附 10 克，荆芥 10 克，防风 10 克，羌活 10 克，薄荷 10 克，桔梗 10 克。共 10 剂，水煎服。

按语：方剂上有“治风先治血、血行风自灭”的治疗原则，四物汤为治疗血虚血滞的基础方，桂枝、丹皮、三棱、牛膝破血逐瘀，为臣药；香附为气中血药，补而不滞，生首乌止痒通便，羌防等一组风药，祛风止痒为佐药；桔梗载药上行，牛膝引血下行，兼做使药！诸药合用，标本兼职！服用 10 剂，已经痊愈。

医案二

聂某，男，56 岁，石家庄市鹿泉区人。

主诉：左眼复视 2 周。

现主症：视力 0.5 米处视物重影，右眼视力正常，伴有头晕，耳鸣，记忆力减退，口干，喜饮水，阴囊出汗，舌红、苔厚、舌边有齿痕，脉弦细。

既往病史：糖尿病、高血压，自述血糖、血压控制理想。

西医检查：白求恩和平医院眼科就诊，查头颅 CT 未见异常，诊断为：“左眼视神经麻痹”，给以口服“甲钴胺片，静脉点滴复合维生素 B”等药物治疗，并给予高压氧舱治疗一周效果欠佳，前来就诊。

中医诊断：复视（肝肾阴虚）

治疗原则：滋补肝肾，养阴生精

中药方药：明目地黄丸加味口服配合针灸治疗

生地 10 克，山萸肉 10 克，山药 10 克，云苓 10 克，泽泻 10 克，丹皮 8 克，枸杞 10 克，菊花 10 克，当归 10 克，白芍 10 克，白蒺藜 10 克，青葙子 10 克，密蒙花 8 克，石决明 12 克。7 剂，水煎服。配合电针风池、太阳、睛明、百会、鱼腰、印堂、合谷、三阴交等穴位，局部取穴与远端取穴相配伍，每日针刺1次，7天为1疗程。

按语：《素问·五脏生成篇》曰："肝受血而能视"。肝主藏血，具有贮藏血液，调节血量的动能。血与眼内神水，神膏，瞳神关注密切，血养水，水养膏，膏护瞳神，才能维持眼的视觉。肝气通于目，肝主疏泄，凡供给眼部血、津液依赖气的推动。《素问•金匮真言论》曰："东方青色，入通于肝，肝开窍于目，藏精于肝"。治当滋阴补肾，养肝明目，《灵枢•大惑论》曰："精之窠为眼，骨之精为瞳子，筋之精为黑眼，血之精为络，其窠之精为白眼，肌肉之精为约束"。即为后世医学五轮学论的理论根据。此例肝肾阴亏，致视物模糊，重影，针刺配合中药明目地黄汤加味，滋阴补肾，养肝明目，相得益彰，收到了良好效果。

医案三

石某，女性，57岁。

主诉：头皮发痒半年。

现主症：每晚睡前头皮发痒近半年，自述以前每次练过瑜伽后，头发湿时会戴头套，纳可，寐差，二便调，舌白腻、苔薄白，右寸脉弱缓，无其他宿疾。

中医诊断：痹症

治疗原则：祛风除湿，发表散邪

中药方药：羌活胜湿汤加减，7剂，水煎服。

羌活10克，独活10克，川芎10克，炙甘草10克，藁本10克，防风10克，蔓荆子10克，木香10克。

按语：本病患每晚入睡前头皮发痒，此时正是人体卫阳之气入里之时，风寒湿邪气藏于腠理，阴阳二气相争故发痒，由于患病时间不长，邪气藏于头部经络尚未入脏腑，病位尚浅，右寸脉弱缓，不涉及肺脏系病变，上候印证了头部病患。羌活胜湿汤为李东垣的除湿名方，主要用于湿气在表，方中用羌活祛除上半身风湿；独活祛除下半身风湿，二药相合，能散周身风湿，利关节而通痹。防风、藁本祛风胜湿止痒，与君药相配，辛温升阳，发汗解表，使湿气随汗解，佐以川芎行气活血，祛风止痛；蔓荆子祛风胜湿，木香温中健脾，顾护中州，服用7剂，效果明显，效不更方，继续服用7剂，已经痊愈。

医案四

金某，男，68岁，退休干部，2015年5月18日就诊。

主诉：腹泻时轻时重10余年。现主症：常因饮食不节、饮酒、过食肥甘或劳累加重，大便呈稀糊状便，无脓血黏液，晨起即泻，泻后痛减，日泻2～3次，经西医检查，诊断为过敏性结肠炎，经中西医多次诊疗，效果欠佳，常觉乏力、食欲欠佳，有时腹胀、四肢发冷，精力不足。便常规：黏液(++)、舌体胖大、有齿痕、苔薄黄腻，脉涩微滑。

中医诊断：泄泻（脾肾阳虚）

治疗原则：健脾益气、强肾助阳、涩肠止泻

中药方药：自拟方药。白头翁40克，白及30克，黄连30克，罂粟壳30克，吴茱萸20克，肉豆蔻（去油）30克，五味子30克，补骨脂30克，党参30克，茯苓30克，白术30克，甘草30克，山药30克，赤石脂30克，禹余粮30克，乌梅30克，诃子30克。上药为末过筛，每服5克，餐后白开水冲服，1日2次。服1剂后，大便次数明显减少，日1～2次，大便成形，精神好转，食欲增加，大便化验正常，再进2剂，大便正常，而获痊愈。随访1年，未见复发。

按语：慢性腹泻病属祖国医学"泄泻""五更泄"范畴，临床若辨证不准确，用药难以奏效，尤其对久泻者，根治较为困难。脾主运化，胃主纳受，脾胃功能正常，才能完成腐熟运化水谷精微的功能，脾阳不振，日久脾病及肾，命门火衰、肾阳虚不能助脾胃运化水湿，腐熟水谷，则清浊不分，水入肠间则泄泻，此外，肾司开阖，开窍于二阴，又谓胃之关，关门不固，亦致泄泻，肾阳不足，命门火衰而阴寒极盛之时，则令人洞泄不止。慢性腹泻病的患者，多以脾肾阳虚为主，因其病情缠绵，迁延难愈，故用四君子汤健脾益气，吴茱萸、破故纸强肾固肠；肉豆蔻、五味子、罂粟壳、赤石脂、禹余粮、乌梅、诃子，涩肠固便。全方健脾温肾，涩肠止泻、补而不滞、涩而不壅，为治疗慢性顽固性

表2 两组卒中后抑郁患者治疗前后NIHSS量表评分比较（分，x±s）

组别	例数	NIHSS量表评分					
		治疗前	第2周	第4周	第5周	第8周	第12周
治疗组	64	22.3±2.8	21.4±5.1[a]	19.6±4.8[a]	17.8±3.8[a]	16.6±4.3[ab]	15.2±2.3[ac]
对照组	64	21.6±2.5	21.8±4.6	20.8±4.3	19.9±4.6	18.9±3.7	18.2±3.6[a]

注：NIHSS评分量表：与同组治疗前比较，[a]$P<0.01$，与对照组同期比较，[b]$P<0.05$ [c]$P<0.01$。

3.临床疗效比较

治疗后治疗组显效率为68.75%，总有效率为81.25%；对照组分别为46.88%、65.63%两组显效率及总有效率比较，差异均有统计学意义（U=3.68，$P<0.01$），见表3。

表3 两组卒中后抑郁患者临床疗效比较[例（%）]

组别	例数	痊愈	显效	有效	无效	显效率	总有效率
治疗组	64	27（40.63%）	17（28.13%）	9（12.5%）	11（18.75%）	44（68.75%）	52（81.25%）
对照组	64	17（26.56%）	12（18.75%）	13（20.31%）	22（34.37%）	30（46.88%）	42（65.63%）

（三）讨论

我国现有卒中患者600万，每年新增150万，其中50%患者会发生PSD[5]，尤其左额叶、额颞侧的卒中引起的卒中。是由于脑卒中后以持续情感低落、兴趣减退为主要特征的心境障碍，临床表现为：轻型抑郁为悲哀、沮丧、睡眠障碍、精神活动能力减退、注意力不集中、思虑过度、兴趣减退、失望和易愤怒等；严重抑郁除上述轻度抑郁表现外，还有食欲减退、体重减轻、思维困难、濒死、绝望，甚至自杀倾向。抑郁症状可能是大脑损害后的神经生物学改变有关，也可能是躯体疾病诱发的抑郁障碍。躯体疾病与抑郁症状同时存在，相互影响。抑郁障碍常常会加重躯体疾病，甚至使躯体疾病恶化。躯体疾病也会加重抑郁症状。因此对于PSD患者的治疗具有十分重要的意义。

中医无卒中后抑郁之病名，根据临床表现，卒中后抑郁可归属于中医的“中风”“郁证”范畴。《证治要诀·中风》有“治之之法，调气为先。《经》云：善治风者，以气理风，气顺则痰消，徐理其风，庶可收效。治风之法，初得之即当顺气，及其久也，即当活血，此万古不易之理”。《景岳全书·郁证》提出：“‘因病致郁’和‘因郁致病’‘郁由乎心’”。《证治汇补·郁症》有，“郁病虽多，皆因气不周流，法当顺气为先，开提为次，至于降火化痰消积，犹当分多少治之”“郁由乎心”，认为气机不畅，血瘀阻络为病机核心。从病因上看，该病多因年高气血亏虚、肝肾不足所伤，气机逆乱，以致痰浊内生，浊毒郁结而发病。因此我们认为卒中后抑郁基本病理是脾失健运，肝失疏泄，气机不和，浊毒内生。治疗法则健脾疏肝，化浊解郁。化浊解郁汤方中，以缬草镇静安神；茯神、合欢皮、远志宁心安神；薄荷、柴胡引肝经，疏肝解郁；配合香附、枳壳加强理气作用；郁金入心、肝、胆经和川芎入心包、肝、胆经，二者并行理气解郁，活血化瘀之功；石菖蒲化痰开窍；制南星化痰燥湿；栀子泻火除烦。现代药理研究也证实：方中的药物多具有抗抑郁和焦虑的作用；减轻脑损伤后炎症反应和自由基对脑的损害[6]，促进PSD康复。该方经临床观察未见明显毒副作用。

我们采用化浊解郁汤联合黛力新治疗PSD，经过 12 周的综合干预治疗，PSD 症状较治疗前均有不同程度的改善。从 HAMD 及 NIHSS 量表评分看，治疗组 HAMD 及 NIHSS 量表评分治疗后较对照组治疗后有明显改善；临床疗效方面治疗组有效率高于对照组，且较对照组起效快。能有效改善症状，促进康复，恢复患者的信心，对缓解卒中后抑郁症状有积极意义。

参考文献

[1] Gaete JM，Bogousslavsky J. Post ~ stroke depression[J]. Expert Rev Neurother，2008，8(1): 75 ~ 92.

[2] 中华神经科学会、中华神经外科学会. 各类脑血管疾病诊断要点[J]. 中华神经科杂志，1996，29(6): 376 ~ 377.

[3] 中华医学会精神科分会. 中国精神障碍分类与诊断标准[M]. 第三版济南：山东科学技术出版社，2001，145 ~ 146.

[4] 江开达主编. 抑郁障碍防治指南[M]. 北京：北京大学医学出版社，2007，130 ~ 135.

[5] 李成栋，陈治林，黄宁. 中西医结合治疗脑卒中后抑郁症 34 例[J]. 中医研究，2011，24(7): 35 ~ 37.

[6] 胡永红，周爱民，田野，等. 川芎嗪促进脑缺血耐受形成的作用及机制研究[J]. 中国中医基础医学杂志，2010，16(8): 671 ~ 674.

武洪民主任中医师病案举例

整理：徐鲁洲　李茁壮　蒋伟文　审稿：武洪民

（一）治疗慢性肾病验案

王某，男，46 岁，2018 年 7 月 11 日初诊。

主诉：双下肢肿胀 2 年加重 10 天。

患者 2 年前因经常出现双下肢水肿，在当地查尿常规提示尿蛋白及尿潜血均为阳性，遂去上级医院住院治疗，西医诊断慢性肾炎，间断服用西药治疗，病情时轻时重；10 天前因劳累，出现双下肢沉重、肿胀，逐渐加重，腰酸腰痛，复查尿常规示尿蛋白 3+，尿潜血 3+，肾功能正常，血尿酸高。刻下诊见患者双下肢呈中度凹陷性水肿，腰酸痛，困倦乏力，小便偏少，大便溏，舌质淡、苔薄白，脉沉细无力。

中医辨证：脾肾阳虚，水湿泛滥

治法；温补脾肾，利湿化浊

方药：黄芪 30 克，炒白术 15 克，生地 20 克，熟地 15 克，菟丝子 15 克，山萸肉 15 克，怀山药 20 克，杜仲 15 克，当归 10 克，37 粉 10 克(冲服)，白花蛇舌草 20 克，泽兰 15 克，茯苓 30 克，桂枝 10 克，土茯苓 30 克，萆薢 15 克。5 剂，每日 1 剂，水煎 2 次，取汁混合，分 2 次早晚温服。

嘱其低脂、低糖、低盐、优质蛋白饮食，避免劳累和感冒，少熬夜。

2018 年 7 月 25 日二诊：腰酸痛、双下肢浮肿、沉重均较前减轻，小便增多，大便成形，尿常规检查：尿蛋白 1+，尿潜血 1+，效不更方，又予上方 10 剂。并嘱生活调理同前。

2018 年 8 月 6 日复诊：自觉全身轻松，双下肢浮肿消失，食欲增加，二便自调，稍觉腰部酸楚不适，微怕凉，不耐疲劳，舌质淡、苔薄白，脉细。复查尿常规、肾功、血尿酸均正常，上方去土茯苓、萆薢，其余不变，继续维持原治行。患者陆续服药 70 余剂，多次复查尿常规、肾功能，血尿酸均正常，尿蛋白及尿潜血时有时无，停用中药，嘱其饮食生活调理。

按：慢性肾病属于中医“水肿”“腰痛”等范畴，病因病机较为复杂。临床多以内脏虚损、阴阳失调、气血不足是发病基础，湿浊、热毒内阻脏腑，脏腑功能失调，导致气滞、水湿、瘀血阻络，互为因果，形成恶性循环。病机特点为本虚标实，虚实夹杂。本虚是以肺脾肾三脏虚损为主，标实是以湿浊、瘀血为重，病理变化是肺失通调、脾失运化、肾失开阖，三焦气化不利，以致湿浊、瘀血内生，瘀阻脏腑经络而发病。西医常用激素及其他利尿剂进行治疗，以控制症状；但激素及利尿剂长期应用会伤阴耗气，损伤脾胃，故临床脾肾亏虚症状多见。治疗首当温补脾肾，利湿化浊，佐以活血化瘀，扶正以祛邪。药用黄芪、炒白术补中益气，健脾化湿，生地甘寒，清热凉血生津，熟地甘温，气味俱厚，补血填精，二地合用，清热养阴，凉血生津；菟丝子、山萸肉、怀山药、杜仲，皆为补肾要药，以补肾助阳固精；杜仲强壮腰脊，以治腰膝酸痛；当归、三七粉、白花舌蛇草、泽兰以凉血止血，活血散瘀，药理研究表明，活血化瘀类药物可以扩张血管，增加血流量，促进微循环，改善局部缺血、缺氧状态，促进增生性病变软化或吸收，随着血流量的增加，肾脏得到充足的供血，改善了营养状态，促进了肾小球和肾小管的修复和再生，消除炎症，恢复肾功能；茯苓甘淡性平，甘以益脾培土，淡以利水渗湿，合炒白术以治生湿之源；桂枝辛甘而温，辛甘助阳，甘温化气，苓桂相伍，一利一温，不发表而专于化气行水，温阳化气，除湿化浊。诸药合用，共奏健脾肾、化湿浊之功效。

（二）治疗眩晕病案

胡某，女，31 岁，2019 年 10 月 20 日初诊。

自述眩晕两个月。两个月前无明显诱因突然出现眩晕，视物旋转，转头后眩晕症状加重，恶心呕吐，无耳鸣耳聋，无肢体活动不利，无饮水呛咳，诊断为“前庭周围性眩晕”，曾反复输液及口服药物，眩晕稍好转。患者眩晕症状久治不愈，心里焦虑烦躁，眩晕症状加重。刻下证见：眩晕头沉，头如戴帽，不敢转头，转头则眩晕恶心，自觉眼球时时颤动，口苦口干，失眠多梦，恶心不呕吐，舌边红，苔白厚微黄，脉弦滑。

中医辨证：少阳郁热，痰饮上扰

治法；和解枢机，清热化痰止眩

方药：小柴胡汤合泽泻汤、栀子豉汤加减：柴胡 15 克，黄芩 10 克，清半夏 10 克，泽泻 30 克，炒白术 12 克，白芍 10 克，茯苓 12 克，炙甘草 6 克，枳实 10 克，栀子 12 克，淡豆豉 10 克，天麻 20 克，菊花 15 克，石菖蒲 10 克。6 剂，水煎服，日 1 剂。

2019 年 10 月 27 日，二诊：患者症状大轻，自己开车过来复诊，效不更方，继服 6 剂，诸症悉安。

按：眩晕证临床比较常见，《医学统旨》言：“眩者……谓忽然眼见黑花昏乱，少顷方定；晕者运也，谓头目若坐舟车而旋转也，甚有至于卒倒而不知者”。《内经》云：“诸风掉眩，皆属于肝”。眩晕多属中医肝病范畴，《伤寒论》中“口苦、咽干、目眩”，目眩即为眩晕，为少阳病主症之一。《丹溪心法》所言：“头眩，痰挟气虚并火，治痰为主，挟补气药及降火药，无痰则不做眩，痰因火动，又有湿痰者，又有火痰者”。由此可见，眩晕可由风、火、痰、虚、瘀等多种原因引起，由于目前饮食、生活习惯改变，其因痰饮而致眩晕临床最为常见。盖因嗜食肥甘厚味太过，损伤脾胃或者劳倦伤脾，以致脾阳不振，健运失职，水湿内停，积饮聚痰；平素精神压力大，情绪紧张，以致肝失疏泄，肝气不舒，气郁湿滞而生痰饮。痰饮既成，积阻中焦，清阳不升，脑窍失濡；浊阴不降，上蒸清窍，故致眩晕。暗合《丹溪心法》所言中“无痰则不做眩”之说。故治疗痰饮所致眩晕，仲圣有苓桂术甘汤、小半夏汤、泽泻汤等化饮止眩之剂，后世医家亦有半夏白术天麻汤等祛痰定眩之方。

此医案除了痰饮致眩以外，还有肝气郁结化热，横逆犯脾之病机。仲景有言“但见一证便是，不必悉具”，此案患者眩晕、口苦、口干、脉弦，皆为少阳病提纲证俱现，因此诊为少阳郁热，痰饮上扰，治以和解枢机，清热化痰止眩为主，故投以小柴胡汤疏达少阳枢机，恢复气机升降，加入白芍、枳实、炙甘草，合四逆散之意，以调达肝脾，条畅肝脾气机，以消痰饮之源；《金匮要略》言“心下有支饮，其人苦冒眩，泽泻汤主之”，所以合入泽泻汤，方中白术健脾运水，燥脾化饮；泽泻渗利水湿，两药相合，眩晕当止。同时加入栀子豉汤清化少阳胆腑之热，半夏白术天麻汤以健脾化痰息风，经方与时方合用，诸药加减，标本兼顾，故而取效甚捷。

（三）补阳还五汤治疗中风后遗症

刘某，男，76岁，2019年12月20日初诊。

患者一个月前突发左侧肢体偏瘫，言语不清，经医院CT检查，结合临床表现确诊为脑梗死。住院治疗半月后症状好转，留有左侧肢体活动不利，言语不清后遗症。患者寻求中医诊治来就诊。刻下见：患者左侧上下肢活动不利，左上肢不能抬举，左下肢不能独自行走，肢软无力，言语謇涩，舌体胖、舌边瘀紫，脉细涩无力。

辨证为气虚血瘀，治疗为益气活血开窍，方用补阳还五汤加减：

黄芪60克，当归10克，川芎12克，赤芍10克，桃仁10克，红花10克，地龙9克，鸡血藤30克，天麻15克，川牛膝20克，桂枝10克　菊花12克，寄生15克，川续断10克。10剂，水煎服，日1剂。

2019年12月30日，二诊：患者症状明显减轻，身体较前有力，给予黄芪增加至100克，继续巩固治疗2个月后，下肢肌力基本恢复正常，可自行走动，上肢抬举持物可，精细动作稍差，言语清晰，可生活自理。

体会；中风后遗症在急性期可现风痰瘀血，痰热腑实，肝阳上亢等证象。但其发病根本为机体正气虚衰，故恢复期多出现气虚证象，因气虚推动无力而现血瘀，导致脑络痹阻，经脉失养，病久难复，故脑梗死后遗症期多出现气虚血瘀的证象；患者舌象多为淡胖伴有瘀斑，因此以益气活血法为其主要治法，加减运用补阳还五汤。补阳还五汤原方出自清代王清任的《医林改错》，是治疗中风的益气活血代表方，由黄芪、当归、芍药、地龙、川芎等、桃仁、红花组成，紧扣脑梗死病后气虚血瘀之病机，重用黄芪补益阳气为君，而以活血药加虫类药辅之，治疗以气虚血瘀为主要病机的中风后遗症病人，疗效满意。结合现代研究，该方具有提高血小板功能，改善病人异常的血小板活化和纤溶性，改善病人不良的血液循环，调节机体免疫功能，减轻脑细胞的损害等功效。

李苗壮治疗肝胆脾胃病特色医案

整理：蒋伟文　魏顺超　张晶晶　白双红　审稿：李苗壮

（一）逍遥散加味治慢性萎缩性胃炎医案

王某，女，60岁，河北省邯郸市人。2019年6月12日初诊。

主诉:间断胃脘胀痛6年，加重3天。

现病史；患者于6年前，无明显诱因出现胃脘胀痛，伴烧心反酸，伴嗳气，自行口服奥美拉唑等药物治疗（具体药品剂量不详），患者服药后症状稍减轻。近6年以来。患者上述症状每于情绪波动或饮食不当后发作，未予规律诊治。3天前患者生气后出现胃脘胀痛加重，伴见胃脘部堵闷、嘈杂，时有嗳气频做，善太息，伴烧心反酸，遂来我院就诊。刻下症见；胃脘胀痛、堵闷、嘈杂，时有嗳气频做，偶伴烧心反酸，喜太息，无恶心呕吐，无口干口苦，纳差，寐欠安，大便不畅，小便调。舌质紫暗，苔黄，脉弦。

既往体健。

辅助检查：胃镜示：慢性萎缩性胃炎。病理示：（胃窦）黏膜慢性炎症伴轻度肠上皮化生。14C呼气试验检查HP（-）。

西医诊断：慢性萎缩性胃炎、肠上皮化生

中医诊断：胃脘痛（肝胃郁热，瘀血内阻）

治法：疏肝和胃，清热活血

方药：逍遥散加味：柴胡6克，黄芩9克，枳实15克，厚朴6克，青皮15克，白术6克，茯苓15克，石菖蒲12克，郁金12克，苦参6克，蒲公英15克，八月札12克，当归9克，白芍15克，夜交藤12克，焦槟榔12克，莱菔子12克，焦三仙各10克，鸡内金9克，女贞子12克，墨旱莲12克，火麻仁12克，煅龙骨9克，煅牡蛎9克。7剂，水煎服，每日1剂，分早晚2次温服。

配合艾灸治疗，艾灸穴位：中脘、天枢、足三里（双）、三阴交（双）。

2019 年 6 月 19 日，二诊：患者服药后，诸症均减轻。诊其舌质紫暗、苔薄黄，脉弦。此为肝胃郁热减轻，治法同前，继服上方。14 剂，每日 1 剂，水煎服，分早晚 2 次温服。

配合艾灸治疗，艾灸穴位：中脘、天枢、足三里（双）、三阴交（双）。

2019 年 7 月 3 日，三诊：患者服药后上述症状明显减轻，纳可，寐安，二便调。诊其舌暗、苔薄黄，脉弦。此为患者肝胃郁热减轻，气血运行较前好转，目前患者寐安，二便可，故于原方中减女贞子、墨旱莲、火麻仁、夜交藤，余药同前。30 剂，每日 1 剂，水煎服，分早晚 2 次温服。

配合艾灸治疗，艾灸穴位：中脘、天枢、足三里（双）、三阴交（双）。

2019 年 8 月 2 日，四诊：服药后患者偶有胃脘疼痛，伴烧心反酸，纳可，寐安，二便调。诊其舌质稍暗，苔薄白，脉偏弦。此为患者服药后肝胃郁热明显减轻，气血运行较前通畅，故可减方中清热解毒及理气通腑药物。

方药：柴胡 6 克，黄芩 9 克，枳实 15 克，厚朴 6 克，青皮 15 克，白术 6 克，茯苓 15 克，石菖蒲 12 克，郁金 12 克，苦参 6 克，蒲公英 15 克，八月札 12 克，当归 9 克，白芍 15 克，焦三仙各 10 克，鸡内金 9 克，煅龙骨 9 克，煅牡蛎 9 克。30 剂，水煎服，每日 1 剂，分早晚 2 次温服。

配合艾灸治疗，艾灸穴位：中脘、天枢、足三里（双）、三阴交（双）。

2019 年 9 月 1 日五诊：患者无胃脘胀痛，无嘈杂、嗳气、堵闷，无烧心反酸，纳可，夜寐安，大小便调。察其腹平软，无压痛，诊其舌淡红、苔薄白，脉偏弦。复查胃镜：慢性浅表性萎缩性胃炎。病理：（胃窦）黏膜慢性炎症伴灶性肠上皮化生。此为患者肝胃郁热大减，气血运行通畅，继服上方调理。30 剂，水煎服，日 1 剂，分早晚 2 次温服。

配合艾灸治疗，艾灸穴位：中脘、天枢、足三里（双）、三阴交（双）。

按语：本案主症为胃脘部疼痛、痞满、嗳气等，皆是胃失和降所致，无论气滞、湿阻、热毒、血瘀等如何变化，最终都会导致气机不利，胃失和降。因此，治疗上应以和降为本。该患者情绪激动后症状明显，喜叹息，皆是情绪失调的表现，故采用逍遥散加味以疏通气机，方中柴胡、当归、白芍、茯苓、白术，乃取逍遥散之意，疏肝健脾；黄芩、苦参、蒲公英，清热解毒；枳实、厚朴、青皮、八月札、焦槟榔、莱菔子，疏肝理气消胀；石菖蒲、郁金解郁，和胃化浊；夜交藤安神；焦三仙、鸡内金，健胃消食；女贞子、墨旱莲、火麻仁，润肠通便；煅龙骨、煅牡蛎，抑酸止痛。诸药合用，使肝胃调和，瘀血得除，疾病乃愈。

（二）胆结石医案

武某，女，60 岁，河北省邯郸市馆陶县人。2019 年 1 月 20 日初诊。

主诉：右胁胀痛、不欲饮食 3 个月，加重 1 周。

现病史：患者于 3 个月前，无明显诱因出现右胁胀痛，每遇情绪波动而加重，后渐不欲饮食，厌食油腻，曾在村医诊所就诊，给予口服药物治疗（具体用药剂量不详），患者服药后症状时轻时重。近 1 周以来，患者生气后出现右胁胀痛加重，遂来我院就诊。刻下症见：右胁胀痛，时有嗳气频作，伴反酸、口苦，随情绪加重，纳差，厌食油腻，寐可，大便干，2 日 1 次，小便调。察其肝区压痛，墨菲氏征阳性，诊其舌质红、苔黄腻，脉弦滑。

既往体健。

辅助检查；B 超示：胆囊结石。肝功能未见明显异常。

中医诊断：胁痛（肝郁气滞）

西医诊断：胆囊结石

治法：疏肝理气，通腑排石

方药：金钱草 12 克，茵陈 12 克，柴胡 6 克，枳实 6 克，川芎 12 克，香附 12 克，大黄 9 克（后下），芍药 20 克，延胡索 12 克。7 剂，水煎服，每日 1 剂，分早晚 2 次温服。

配合艾灸治疗，艾灸穴位：胆囊穴、肝俞穴（双）、胆俞穴（双）。

2019 年 1 月 27 日，二诊：患者服药后右胁胀痛明显减轻，反酸，口苦消失，食欲好转，大便可，日 1 次。诊其舌质红、苔薄黄，脉弦。此为肝气舒缓之征，治法同前，继服上方。14 剂，每日 1 剂，水煎服，分早晚两次温服。

配合艾灸治疗，艾灸穴位：胆囊穴、肝俞穴（双）、胆俞穴（双）。

2019 年 2 月 10 日，三诊：患者服药后右胁胀痛消失，嗳气不明显，纳可，寐安，二便调。诊其舌淡红，苔薄白，脉和缓。此为患者肝气郁滞明显减轻，肝胃调和之象。复查肝胆胰脾彩超未见明显异常。此乃结石排出，疾病得愈。

按语：胆囊结石属中医“胁痛”“黄疸”等范畴。本案以右胁肋胀痛为主，故诊为“胁痛”。该患者由于肝郁而气滞，气滞而血瘀，进而导致肝胆之脉络不通，形成结石，故见胁肋胀痛，痛势每随情绪变化，舌红、苔黄腻，脉弦滑亦为肝郁气滞之征。故治法应疏肝理气、通腑排石。本方以金钱草、茵陈、大黄，清利肝胆；柴胡、香附、川芎、枳实，疏肝理气；芍药、延胡索，柔肝止痛。诸药合用，可使肝胆之气机疏利，痛止而结石去，结石去而诸症消。

（三）浊毒理论治疗胃脘痛医案

刘某，女性，54 岁，已婚，河北省邯郸市馆陶县人。2019 年 7 月 9 日初诊。

主诉：间断胃脘胀痛 5 个月。

现病史：患者缘于 5 个月前无明显诱因出现胃脘胀痛，无恶心、呕吐，无腹痛、腹泻，未规律治疗，病情时有反复。2019 年 6 月 10 日，于馆陶县中医医院查胃镜示：①慢性浅表性胃炎伴糜烂；②十二指肠球炎。病理示：慢性浅表性胃炎伴糜烂。自服奥美拉唑肠溶胶囊治疗，症状无明显缓解，为了行进一步诊治来院就诊，现症见：胃脘胀痛，针刺感，进食后加重，无恶心、呕吐，自觉后背沉重，口苦，纳差，寐可，小便可，大便 1 日 1 次、便干，舌红、苔黄腻，脉弦滑。

既往体健。

辅助检查：胃镜（2019～06～10）：①慢性浅表性胃炎伴糜烂；②十二指肠球炎。病理示：慢性浅表性胃炎伴糜烂。

诊断：

西医诊断：①慢性胃炎；②十二指肠球炎

中医诊断：胃脘痛（湿热中阻，肝郁气滞）

治法：清热燥湿，疏肝行气

方药：生石膏 30 克，海螵蛸 15 克，乌贼骨 9 克，瓦楞子 15 克，半枝莲 15 克，半边莲 15 克，板蓝根 15 克，鸡骨草 15 克，苦参 12 克，黄芩 12 克，黄连 12 克，白花蛇舌草 15 克，半夏 12 克，儿茶 10 克，生地 15 克，绞股蓝 12 克，丹皮 12 克，茵陈 15 克，砂仁 10 克，炒莱菔子 15 克，厚朴 12 克，枳实 15 克，鸡内金 15 克，乌药 9 克。7 剂，水煎服，1 日 1 剂，文火煎煮 2 次，共取汁 400 毫升，早晚饭前半小时温服。

配合艾灸治疗，艾灸穴位：中脘、天枢、足三里（双）、三阴交（双）。

2019 年 7 月 16 日，二诊：胃脘胀痛较前好转，饭后症状加重，无恶心、呕吐，后背沉重感减轻，口苦减轻，下午身热，纳差，寐可，小便可，大便质干，1 日 1 次，舌红、苔黄、中后部黄腻，脉弦细滑。调方如下：

方药：生石膏 30 克，海螵蛸 15 克，乌贼骨 9 克，瓦楞子 15 克，半枝莲 15 克，黄芩 12 克，黄连 12 克，白花蛇舌草 15 克，半边莲 15 克，板蓝根 15 克，鸡骨草 15 克，茵陈 15 克，绞股蓝 12 克，儿茶 10 克，丹皮 12 克，百合 15 克，乌药 9 克，砂仁 9 克，鸡内金 15 克，厚朴 15 克，枳实 15 克，半夏 9 克，木香 12 克，全蝎 9 克，炒莱菔子 15 克，三七粉 2 克（冲服）。7 剂，水煎服，1 日 1 剂，文火煎煮 2 次，共取汁 400 毫升，早晚饭前半小时温服。

配合艾灸治疗，艾灸穴位：中脘、天枢、足三里（双）、三阴交（双）。

2019 年 7 月 23 日，三诊：胃脘胀痛明显好转，无恶心、呕吐，无后背沉重感，无口苦，纳增，寐可，小便可，大便可，1 日 1 次，舌红、苔薄黄，脉弦滑。调方如下：

方药：白术 9 克，生石膏 30 克，海螵蛸 15 克，瓦楞子 15 克，厚朴 15 克，枳实 15 克，半夏 9 克，绞股蓝 9 克，百合 15 克，乌药 9 克，茯苓 15 克，炒莱菔子 15 克，当归 12 克，川芎 9 克，白芍 30 克，肉豆蔻 15 克，鸡内金 15 克，茵陈 15 克，半枝莲 15 克，半边莲 15 克，黄连 12 克，藿香 15 克，瓜蒌 15 克，三七粉 2 克（冲服），半夏 9 克，全蝎 9 克，生地 12 克。7 剂，水煎服，1 日 1 剂，文火煎煮 2 次，共取汁 400 毫升，早晚饭前半小时温服。同时配服胃舒胶囊，1 次 5 粒，1 日 3 次。

配合艾灸治疗、艾灸穴位：中脘、天枢、足三里（双）、三阴交（双）。

按语：中医根据慢性胃炎的症状，将其归入“痞满”“胃脘痛”等范畴。认为其病机多为表邪入里、食滞中阻、痰湿阻滞、七情失和、脾胃虚弱等。本患者湿热中阻，肝郁气滞，横逆犯脾，气机逆乱，升降失职，脾胃失健，水津不布，气机不利，水湿痰饮不化，日久蕴热成毒，气郁湿滞，脾胃受内外之邪，故而发病。在其治疗过程中，以浊毒理论为依据，先后运用了清热燥湿、疏肝行气、解毒化浊等治法，采用白花蛇舌草、半枝莲、半边莲等药物解毒抗炎。根据中医辨证，抓住主要病机，使毒除浊化，脾胃复健。

（四）治疗胰腺癌黄疸医案

刘某，女，84 岁，农民，馆陶人。2019 年 9 月 2 日初诊。

主诉：发现胰腺癌 5 个月，黄疸 1 个月。

现病史：患者于 5 个月前，因腹胀就诊于馆陶县人民医院，诊断为胰腺癌，随后去邯郸市中心医院就诊，确诊“胰腺癌”，考虑患者年事已高，体质较差，已无法手术治疗，给予输液及口服 8 项药物“安洛替尼胶囊”治疗，病情好转后出院。一直在家口服“安洛替尼胶囊”治疗。一个月前患者逐渐出现黄染、腹胀加重，未予特殊治疗，症状无好转，遂来我科就诊，求中医治疗。现症见：面黄、身黄、目黄，身体消瘦，纳差、腹胀、小便调、大便干，神志清、精神欠佳，舌暗红、苔黄腻，脉弦滑。其家属要求先解决黄疸、腹胀和饮食问题，以及减轻痛苦，延长生命周期。

既往史：反流性食管炎、高血压 2 级 20 余年。

辅助检查：胰腺 CT：胰头部占位性病变，胰腺头体部多发囊性低密度灶；肝多发转移瘤；少量腹水。肝功示：转氨酶正常，总胆红素、直接胆红素均较高。

西医诊断：胰腺癌Ⅳ期、肝转移

中医诊断：黄疸（湿热蕴结）

方药：茵陈蒿汤合大柴胡汤加减：茵陈 60 克，栀子 10 克，大黄 15 克，柴胡 30 克，黄芩 12 克，枳实 15 克，白芍 30 克，生姜 10 克，红参 15 克，砂仁 6 克，大腹皮 15 克。7 剂，水煎服，每日 2 次。

配合艾灸治疗，艾灸穴位：胆俞（双）、阳陵泉（双）、太冲（双）。

一周后复诊：黄疸已去七八，腹胀大减轻，原方加茯苓、苍术祛湿健脾。7 剂。饮食明显增多，偶有腹胀感，病情趋于稳定，后以小柴胡汤合平胃散为主方，扶正祛邪、攻补兼施，继续巩固治疗，现患者神志清、精神可、纳可、寐可、二便调。

按：此病案并非叙说癌症治疗，而是说早期的黄疸治疗，坚持是证用是药，不管它是什么病，只要是证对，就可以用对应的方药，茵陈蒿汤是治疗黄疸的专方，大柴胡汤就是治疗胰腺病的效方，方对证，故效速。对证不对病，方随证转。不局限于西药病名，多数疑难重病能起死回生或峰回路转。

山东淄博中医王琪特色医案选

河北省中医药科学院　张培红（审定、整理）

医案一

李某，男，党员，37，山东省淄博市张店人。2020 年 2 月 18 日就诊。

淄博市精神卫生中心、淄博市第五人民医院查心电图，验血。心动过速、ST-T 段异常。正式库临检验报告单，男一病区，丁 KZB154329，样本号 XNN060，送检医生：邢某，检验者：刘某，审核者：刘某。接收时间：2 月 18 日 14 点 27 分～2 月 18 日 15 点 10 分。临床诊断：精神分裂症。西医精神病卫生中心，因疫情原因，未收住院。家人找我医治。脉左右浮数无力、尺沉细弱无力，舌苔黄厚、舌前无苔，口干苦，无食欲、口语不住、胡说八道、白夜不住口语，不知吃喝，大小便少，无汗，不怕冷热，更不修饰，狂妄自大，大叫小语。二月份，忽冷忽热，气温下降，下过小雪，因党员义务加班服务，深夜受寒，寒伤胆无眠，寒邪入肝脏，心不接肝，五脏不正常，一切都不顺心，气乱血乱，身体乱，不吃不喝。不大小便。老祖宗早有教导，我遵循教导用大柴胡一剂特效。让患者喝药，能量就有了。患者知道自己身体健康第一，一切顺心，喝15天中药，能明事理了，大小便正常了，能吃能喝，智慧升级了，睡觉正常了。大家都说大柴胡真好，能驱“鬼邪”。30天痊愈了，上班了，一切如原来一样。

医案二

郭某，男，58岁。淄博市中心医院，2020年3月2日就诊，肿瘤科门诊，CT号10162754，审核2020年3月2日。胸部CT、平扫CT、增强扫描CT提示：①左肺下叶纤维灶；②主动脉硬化，左肾上腺、腺囊性灶，腹腔及腹膜后多发肿大淋巴结。建议结合病史进一步诊断。报告医师：崔某。打印时间：2020年3月12日。西医检查后，家属愿意中医医治，求治于我。老祖宗传方中药，仙方活命饮加减，服药15天，现能大小便正常。吃饭、喝水正常，全身有力气了，现中药调理。

医案三

患者下半身行走困难，需用双棍。全身无力，为肠癌手术后症状。失去自理、劳动能力。之前采用西医治疗，费用几十万。经村书记扬永会介绍，到我处医治。余诊：气血失调，经络无力气，全身失能。中药补正祛邪，正气足血气顺。八味：补血、补气、活血，以及二十四长寿丹，每丹重10克，1天3次，1次1丸。15天后，力气大了，精神有了，两拐不用了，自己能行走了。经3个月调理。能参加劳动了。现在能正常生活了！

医案四

范某，3岁，淄博市张店区马二村人。

西医诊断肠胃感冒。呕吐，不思饮食，无力，怕热怕冷。西医药吊瓶5天了，无效。经我调理，小儿按摩1次，小柴胡，姜汤送服，成人是1次12包，我给3岁范某用。1次服3包。效果很好，范某服药后睡了一觉。2小时后，起床想吃、想喝，吃喝后，想找小朋友玩。再服3包，痊愈。谁说的中医药慢，谁说中医药不科学。谁说中医药超量不行？辨证施治好！现在他们全家视中药为宝。

馆陶中医张洪洲先生医案选

馆陶县中医院　张小雷　魏立亚

（一）多动症

在中医历代文献中未发现“多发性抽动症”病名的记载，但其相似症状可见描述，根据中医五行学说及脏腑辨证观点，历代中医学者把本病归于“肝风”“抽搐”“慢惊风”“瘛疭”“筋惕肉瞤”等范畴。小儿多发性抽动症多发于2～21岁，发病时间在1年以上，是指小儿面部肌肉不由自主抽搐，时做时止，经常反复发作，常见有脸部肌肉抽搐，如挤眼、龇牙、颈部或四肢瘛疭、头部抖动、频频点头、手臂抽动、抬肩耸肩等。钱乙将此病定义为“肝风证”。如《素问·至真要大论》云：“诸风掉眩，皆属于肝；诸暴强直，皆属于风”。《小儿药证直诀·肝有风甚》：“肝风人于目，上下左右如风吹，不轻不重，儿不能任，故目连劄也”。以对眨眼症状进行概况。《证治准绳·杂病证治准绳·诸风》还记载了瘛疭时做时止、交替发作的特征：“瘛者、筋脉拘急也，疭者、筋脉张纵也，俗谓之搐”。它的病因主要是母亲在怀孕期间受到一些刺激，或自身的身体素质不好，使得小儿先天禀赋不足，疾病乃生。张洪洲认为此病发生的主要原因是肝血不足，大体分为气血虚弱、肝血不足、痰火内扰、肝肾亏虚四型，治宜养血柔肝、息风镇痉安神。

抽动属于“肝风证”，但也涉及其他脏腑。《儒门事亲》曾提及上焦心肺与“肝风证”的关系：“火盛制金，金衰不能平木，肝木茂而自病”。中焦脾胃功能失调同样导致“肝风证”，如《古今医统大全》：“脾土虚弱，肝木乘之，故筋挛而做搐”。脾胃气机紊乱，就会酿生“风痰”等病理产物，使病机虚实交错，病情多变，如《医宗必读》：“脾土虚弱，清者难升，浊者难降，留中滞隔，凝聚为痰”。《幼科发挥》：“痰生热，热生风，如此而发搐”。下焦肝肾乙癸同源，“肝风证”与肝肾关系更为密切。由《素问·宣明五气篇》：“五气所病……肝为语”。和《灵枢·九针论》：“五脏气……肝主语”。可知，秽语等异常发声也是肝脏功能失调的表现。《知医必辨》：“人之五脏，唯肝易动而难静”。因此，无论是本病的肢体抽动还是发声抽动均属于“肝风证”。肝肾阴虚，水不涵木，风木独亢，引发肝风。

1. 验案举隅

患者，秦某，女，9 岁，河北省邯郸市馆陶县人，2019 年 7 月 8 日初诊。

患者因头部不自主摇动就诊，家长诉：患女 1 年前无明显诱因，出现阵发性头部不自主摇动，有时不自主噘嘴，无头痛头晕，无恶心呕吐，无其他不适症状。诊见：舌质淡、苔白，脉弦细。既往体健。查颅脑核磁未见明显异常，脑电图未见明显异常。

西医诊断：多发性抽动症

中医诊断：肝风 （肝血不足）

治法：养血柔肝，息风镇痉安神

方药：桂枝 9 克，白芍 9 克，龙骨 15 克，牡蛎 15 克，僵蚕 6 克，地龙 6 克，天麻 9 克，钩藤 6 克，珍珠母 15 克，防风 6 克，炙甘草 6 克。7 剂，水煎，分早晚 2 次温服。

2019 年 7 月 23 日，二诊：家长诉患女不自主摇头次数减少，不自主噘嘴减轻，口干不苦，舌质淡、苔白，脉弦细。上方加白附子 5 克，生地 6 克，丹皮 6 克，栀子 6 克，金银花 12 克。7 剂，水煎，分早晚两次温服。

2019 年 8 月 29 日，三诊：家长诉：患女摇头、噘嘴均好转，又出现不自主耸肩。舌质淡红、苔薄白，脉弦细。方药：白芍 20 克，龙骨 20 克，牡蛎 20 克，僵蚕 6 克，地龙 6 克，天麻 9 克，钩藤 6 克，防风 6 克，天南星 6 克，丹参 6 克，蜈蚣 1 条，炙甘草 6 克。7 剂，水煎，分早晚 2 次温服。

家长诉：患女症状减轻，上方继服 7 天，症状好转，随访未再复发。

2. 按语

“肝主身之筋膜”，为风木之脏，肝风内动，筋脉不能任持自主，随风而动，牵动肢体及头颈颤抖摇动。治疗以桂枝加龙骨牡蛎汤合芍药甘草汤加减，养血柔肝、息风镇痉安神。其中桂枝、白芍、龙骨、牡蛎潜镇安神；配伍天麻、钩藤、珍珠母、白僵蚕、防风共奏清热平肝、滋阴潜阳之效；蜈蚣、地龙不但息风定痉，且有搜风通络之功，正如叶天士所言，“久病邪正混处其间，草木不能见效，当以虫蚁疏通逐邪”；芍药合甘草，酸甘化阴，养血柔肝；据“治风先治血，血行风自灭”之理，故用丹参凉血活血；病郁日久，郁而化热，故患者出现口干，用生地、丹皮、栀子、金银花滋阴降火；“百病多由痰做祟”，故用天南星、白附子化痰祛风止痉。诸药合用，抽动自止，正体现了《伤寒论》“观其脉证，知犯何逆，随证治之”的治疗原则。

（二）脏躁案

“脏躁”属于现代医学“癔症”的范围，多以精神忧郁，烦躁不宁，悲忧善哭，喜怒无常等为主要临床表现。《素问·举痛论》言：“怒则气上，喜则气缓，悲则气消，恐则气下，思则气结。……喜则气和志达，荣卫通利，故气缓矣。悲则心系急，肺布叶举，而上焦不通，荣卫不散，热气在中，故气消矣。思则心有所存，神有所归，正气留而不行，故气结矣”。《灵枢·本神》曰：“心藏神，脉舍神，心气虚则悲，实则笑不休”。《灵枢·口问》曰：“心者，五脏六腑之主也……悲哀忧愁则心动，心动则五脏六腑皆摇”。因心为君主之官，神明出焉，能影响人的精神、意识、思维活动，故心血不足，心失所养，神无所依而发脏躁。古代文献中有明确的脏躁证记载，《金匮要略·妇人杂病篇》：“妇人脏躁，喜悲伤欲哭，象如神灵所作，数欠伸，甘麦大枣汤主之”。尤在泾《金匮要略·心典》云“血虚脏躁，则内火扰而神不宁，悲伤欲哭，有如神灵，而实为虚病……”。吴谦在《医宗金鉴》中注云：“脏，心脏也，心静则神藏，若为七情所伤，则心不得静，而神躁扰不宁也，故喜悲伤欲哭，是神不能主情也，象如神灵所凭，时心不能明神也。即今之失志，癫狂病也。数欠伸，喝欠也，喝欠烦闷，肝之病也，母能令子实，故证及也”。可见其病机主要是由于情志不舒，肝郁化火，伤阴耗液，或思虑过多，夜耗营血，心脾两伤，以致营阴不足，心神失养，躁扰不宁。

张洪洲总结前人对脏躁症病因病机的认识，通过长期临床经验积累，认为该病主要是由于七情所伤，郁而化热，热耗阴血，心阴受损，心神无主，心神失养所致。治疗应以育阴清热，疏肝解郁，养心安神为法。《临证指南医案》指出“郁证全在病者能移情易性”情志疗法的观点。本病与精神状况和情志刺激有关，治疗时要指导病人正确对待病情，鼓励他们保持心情舒畅，保证充足睡眠，可提高疗效和防止病情复发。

1. 验案举隅

郭某，女，58 岁，河北省邯郸市馆陶县人，2019 年 12 月 4 日初诊。

主诉：彻夜不寐，悲伤欲哭，不思饮食半月。

患者半月前因逢家庭变故，悲忧交加，思虑过多，出现头部不适，欲寐不寐，悲伤欲哭，心烦意乱，精神恍惚，不思饮食，胃脘部胀满，烧灼感，口干苦。诊见：舌质暗红、苔薄白，脉弦细。查血压 130/96mmHg。颅脑 CT 未见明显异常。

西医诊断：癔症

中医诊断：脏躁（心神失养）

治法：育阴清热，疏肝解郁，养心安神

方药：柴胡 12 克，白芍 10 克，枳壳 12 克，炙甘草 6 克，太子参 20 克，麦冬 20 克，竹茹 10 克，郁金 10 克，菖蒲 10 克，远志 10 克，合欢花 20 克，夜交藤 20 克，黄连 6 克，肉桂 3 克。共 7 剂，日 1 剂，分早晚 2 次温服。

2019 年 12 月 10 日，二诊：患者诉：精神状态好转，夜间可有 3 小时睡眠，仍胡思乱想，纳差，有时食后烧心，反酸，在原方基础上加生姜 9 克，吴茱萸 12 克，续服 7 剂。随访患者症状基本缓解。

2. 按语

患者因家庭变故，肝气郁结，横逆犯脾，致肝脾不和；忧思伤脾，思则气结，既可导致气郁生痰，又可因生化无源，气血不足，而形成心神失养之证。柴胡升发少阳清气，疏肝解郁，枳实理气解郁，泄热破结，一升一降，加强舒畅气机之功；佐郁金以疏肝达郁；白芍敛阴养血柔肝；菖蒲、合欢花、夜交藤养心安神活络；太子参补心气，益心阴；麦冬、竹茹清心除烦；《慎斋遗书》指出“欲补心者须实肾，使肾得升，欲补肾者须宁心，使心得降”，黄连入心，肉桂入肾，二者合用，水火既济，交通心肾，使阴阳平和。二诊，加吴茱萸制酸止痛，生姜温胃止呕。综合全方，共奏疏肝解郁，安神定志之功。

马新航纯中药治疗特色医案

整理：张俊杰　马晓冉　王　开　馆陶县中医院内科　审稿：马新航

（一）益气养阴治疗消渴病医案

患者史某，男，38 岁，系河北省邯郸市馆陶县魏僧寨镇人，个体营业者，2019 年 12 月 6 日初诊。

初诊前 2 个月，因不明诱因出现口干、口渴、多饮、多尿症状，就诊于当地卫生院发现血糖 16.4 毫米 mol/L，尿糖 2+，建议其积极治疗，患者觉无症状未予重视，未规律口服降糖药物控制血糖，饮食亦未控制，初诊仍有消渴诸症，自觉口干舌燥，渴欲热饮，疲乏无力，时有口苦、口黏，偶有胸闷不适，腰酸而痛，饮食及睡眠可，大便无明显异常，夜多小便，中有泡沫。近 2 个月，体重约下降 5 公斤，脉象濡而虚大，舌体胖大、苔白而润。证属气阴不足，肝肾两亏。患者属新得消渴之疾，拟先以益气养阴为治则，门诊调摄，方用生脉饮加六味地黄丸加减：

方药：太子参 30 克，生黄芪 30 克，生熟地各 20 克，沙参 15 克，门冬 15 克，五味子 10 克，杜仲 10 克，川续断 10 克，补骨脂 10 克，山茱萸 30 克，甘草 3 克。7 剂，水煎，早晚温服。

二诊：药后患者诉口渴减轻，自觉较前有力，腰痛显著好转。诊脉濡软，舌胖、苔润，遂仍守原方 4 剂，原方加金樱子 10 克，补肾健脾，与参芪合用共提气力，患者体形偏胖，嘱其切记“管住嘴，迈开腿”，控制饮食，不食甜品；每日运动锻炼，此乃治疗之本。

三诊：患者自述服药后精神体力均明显增强，遵医嘱每日清晨沿武馆线慢跑锻炼，餐后呼吸新鲜空气，调畅情志。此次诊脉濡软以滑，舌质泛红润、苔白而薄，再以益气养阴，补肝健脾益肾之法，再进 7 剂。

方药：太子参 30 克，生黄芪 30 克，生熟地各 20 克，金樱子 10 克，麦门冬 15 克，五味子 10 克，杜仲 10 克，川续断 10 克，补骨脂 10 克，山茱萸 30 克，炙甘草 6 克。7 剂，水煎，早晚温服。

四诊：患者精神振奋，气力增加，已不感疲劳，锻炼与治疗配合，已初见成效。化验血糖已降至正常范围，尿糖阴性。继服前法，以资固效；运动锻炼，坚持进行，加巴戟天、玉竹、天花粉，共助上方滋阴清热，补元泻火清虚热之效。

方药：太子参 30 克，生黄芪 30 克，生熟地各 20 克，金樱子 10 克，麦门冬 15 克，五味子 10 克，杜仲 10 克，川续断 10 克，补骨脂 10 克，山茱萸 30 克，炙甘草 6 克，玉竹 10 克，花粉 10 克，巴戟天 10 克。7 剂，水煎，早晚温服。

患者以上方加减治疗近半年，目前血糖保持正常，尿常规无明显异常，消渴诸症消失，体力大为增强。治疗期间，患者谨遵医嘱坚持锻炼，控制饮食，按时服药，定时监测血糖，是为其病情好转不可或缺的重要因素。

按语：此例患者属新得消渴病，体型胖，平素疲乏无力，肝肾不足，向以休养为主，体力活动很少。马新航主任中医师，根据其形肥、乏力、脉濡、舌胖、苔润等舌苔脉象之特点，以益气养阴和填补下元两种治则并举，可谓中下兼顾，患者服之即见效果。然而并不是单纯依靠药物治疗，而是要求患者坚持自主运动锻炼，调畅情志，并把运动作为配合治疗的第一要求。起初患者不信运动之效，认为本来乏力之躯，如何承受较大运动量的体力活动。经劝说其坚持锻炼之后，就尝到了运动锻炼的甜头，越练越有劲，越练精力越旺盛。运动锻炼的最大好处是流通气血，增强脏腑功能。“血气者，所以周于性命者也，以奉生身，莫贵于此”。人之所以病者，血气不得流通乃一重因，无论虚证实证，莫不如此。唯有血气流通，乃能和调于五脏六腑，脏腑功能才能强健旺盛。金元四大家张从正云：“《内经》一书，唯斟血气流通为贵”。是为至理之言。本案方中药物益气养阴、清虚热，补肝肾，有大剂填补之药，而补则必有瘀滞，然此病为虚，又不得不补，故须配合运动锻炼，使得机体条达，血脉通畅，患者积极配合治疗，运动疗法，以行气血，以运药力，此为治疗本病不同于他病之处，是为用药经验。

（二）清热化湿法治疗 2 型糖尿病医案

马某，女，52 岁，河北省邯郸市馆陶县人，2019 年 9 月 17 日就诊。

简要病史：患者半年前体检时，查空腹血糖 8.3mmol/L，就诊于当地卫生院，诊断为“2 型糖尿病”，当地医生建议饮食控制，未给予口服药物治疗；患者半月前出现周身乏力，现为进一步诊治就诊于我院，查空腹血糖：10.9mmol/L。症见：口干、口苦，饮水量不多，纳呆，食后腹胀不适，时有恶心，右胁部隐痛不适，双下肢酸困乏力，大便黏滞不爽，夜尿 1～2 次。舌淡红、苔黄腻，脉滑。BMI：25.3kg/m^2。

疗前检查：肝功、肾功,未见明显异常，空腹血糖：10.9mmol/L。餐后 2 小时血糖：18.7mmol/L。糖化血红蛋白 7.4%。胰岛素释放试验：空腹血糖及餐后半小时、1 小时、2 小时、3 小时血糖分别为：10.86、16.55、18.92、21.17、16.17mmol/L，空腹及餐后半小时、1小时、2小时、3小时胰岛素分别为：9.30、11.65、25.71、28.55、18.61μU/mL，空腹及餐后半小时、1小时、2小时、3小时C肽分别为：1.98、2.34、2.99、4.14、3.76ng/mL。胰岛素抗体阴性。

西医诊断： 2型糖尿病

中医诊断： 消渴病（湿热内蕴）

中医治则： 清热化湿

中医方药： 连朴饮加减。黄连 12克，厚朴 9克，枳实 10克，姜半夏10克，芦根 30克，川牛膝 15克，薏苡仁 15克，苍术 9克，甘草 3克。

颗粒剂，3剂，日1剂，分早晚沸水冲服。

治疗经过： 2019年9月22日，二诊：患者从9月18日晚开始，服药至复诊，期间服上方3剂，测空腹血糖 8.0～9.5mmol/L，餐后 2 小时血糖 9.5～12.3mmol/L。自述用药后，大便黏滞不爽、口苦症状都有好转，仍口干不欲饮，纳呆，时有恶心不适，舌淡红、苔腻，脉滑。因患者恶心不适，上方加生姜9克。颗粒剂，7剂，分早晚沸水冲服。

2019年10月2日，三诊：患者近日测空腹血糖 6.5～7.9mmol/L，餐后 2 小时血糖 8.9～11.3mmol/L。患者自述用药后恶心减轻，口干缓解，食欲稍有好转，但仍食欲差，食后胃脘部不适，舌淡红、苔腻，脉滑。上方继服 15 剂，颗粒剂，分早晚沸水冲服。

2019年10月29日，四诊：患者近日测空腹血糖 6.1～7.6mmol/L，餐后 2 小时血糖 7.9～10.5mmol/L。患者自述用药后口干消失，食欲有好转，食后胃脘部不适减轻，舌淡红、苔腻，脉滑。上方继服7剂，颗粒剂，分早晚沸水冲服。

疗效总结： 患者中年女性，平素嗜食肥甘厚味，正如《素问·奇病论》曰："此肥美之所发也，此人必数食甘美而多肥也。肥者令人内热，甘者令人满，故其气上溢，转为消渴"。过食甘美，喜逸恶劳而致脾虚生湿化热，湿热蕴结脾胃，脾胃有伤，百病乃生，损伤脾胃，脾胃运化失司，升降失常，气机阻滞，故见纳呆，时而食后腹胀不适，时而恶心；湿热蕴结，津不上承于口，故见口干渴，湿热上蒸于口，则饮水量不多；中焦湿热，而见口苦；湿邪为病，重着黏滞，留滞经络，困遏清阳，则周身困倦乏力；湿泛肌肤则见双下肢酸困无力；湿热下注于大肠，则大便黏滞不爽；土雍木郁，肝失疏泄，经气郁滞，则见右胁部隐痛不适。舌质淡红、苔黄腻，脉滑，皆为湿热内蕴之征象。四诊合参，辨为湿热内蕴证。

该患者为湿热内蕴之证，故以清热化湿、理气和中为则。方中黄连清热燥湿，厚朴行气化湿，共为君药。薏苡仁健脾清热祛湿，半夏燥湿降逆而和胃，增强君药化湿和胃止呕之力，是为臣药。川牛膝活血通经、祛风除湿、利尿通淋，偏走下焦；苍术燥湿健脾，善除中焦湿邪；芦根甘寒质轻，清热和胃，除烦止呕，生津行水；枳实消积除满，行气导滞，气行则湿行，皆为佐药。甘草调和诸药。

患者后天饮食失调日久，而又未注意自我管理而致本病。治疗过程中给予患者宣教饮食、运动、监测血糖，调畅情志等基础治疗，并随症加减方剂，血糖逐步下降。

（三）益气健脾法治疗胃痛医案

王某，女，78岁，河北省邯郸市馆陶县人，2020年3月4日就诊。

简要病史： 患者既往"高血压"病史 20 年，既往 2 年前发现"胃溃疡病"，既往 1 年前因胆囊结石行胆囊摘除术治疗。患者缘于 20 天前无明显诱因出现上腹部疼痛不适，自行口服西药后效果不佳，今为进一步诊治就诊于我院。现症见：上腹部胀闷疼痛不适，不思饮食，饮食减少，时有嗳气，神疲乏力，饮食及睡眠差，胸闷不适，小便正常，大便2～4次/日。舌质红、苔白，脉细弦。

疗前检查： 慢性非萎缩性胃炎伴胆汁反流。肝功能、肾功能、血糖、血脂未见明显异常，血常规、尿常规未见明显异常。心电图余窦性心律，T 波改变。

西医诊断： 慢性胃炎

中医诊断： 胃痛（脾胃气虚，痰阻气滞）

中医治法： 健脾理气，行气化滞

方药： 异功散加减。党参15克，白术10克，茯苓10克，陈皮9克，山药12克，砂仁9克，薏苡仁20克，桔梗10克，焦神曲15克，焦麦芽15

克，焦山楂15克，川楝子 15克，黄连9克，甘草6克。

颗粒剂，3剂，日1剂，分早晚沸水冲服。

治疗经过： 2020年3月8日，二诊：患者从3月4日晚开始服药至二诊，期间服上方3剂，患者上腹部胀闷不适减轻，嗳气减轻，食欲好转，睡眠可，舌淡红、苔白，脉细弦。

上方继服3剂，颗粒剂。

2020年3月12日，三诊：患者近日腹部胀痛不适较前减轻，无嗳气，食欲好转，大小便正常，睡眠可，舌淡红、苔白，脉细弦。患者症状明显好转，上方继服15剂，颗粒剂。

2020年4月2号，四诊：患者腹痛胀痛不适消失，无嗳气，饮食睡眠可，大小便正常，舌淡红、苔薄白，脉细弦。

疗效小结： 患者老年女性，患病日久，情志不遂渐至脾胃虚弱。《顾氏医镜·胃脘痛》："须知拒按者为实，可按者为虚；痛而胀闭者多实，不胀不闭者多虚；喜寒者多实，爱热者多虚；饱则甚者多实，饥则甚者多虚；脉实气粗者多实，脉少气虚者多虚；新病年壮者多实，久病年老者多虚；补而不效者多实，攻而愈剧者多虚。必以望、闻、问、切四者详辨，则虚实自明"。患者脾胃虚弱，胃气失和，胃气阻滞，不通则痛，故可见患者上腹部胀闷疼痛不适，脾胃为后天之本，气血生化之源，脾胃气虚，受纳与健运乏力，则不思饮食，饮食减少；湿浊内生，脾胃运化不利故大便溏薄；脾主肌肉，脾胃气虚，故神疲乏力。患者有情志不遂，肝气不舒故嗳气。该患者为脾胃气虚，气滞胃痛，故以健脾理气行气化滞为则，以异功散加减，本方在四君子汤的基础上加陈皮意在行气化滞，醒脾助运，有补而不滞的优点。方中以党参为君，健脾养胃；以白术为臣，健脾燥湿；佐以茯苓、薏苡仁健脾渗湿；以砂仁、陈皮行气醒脾，行气化滞；以焦神曲、焦山楂、焦麦芽消食导滞，少佐黄连清泻胃火，川楝子行气止痛；以甘草为使调和诸药。

内丘县申合成老中医特色医案

河北省中医药科学院　张培红（审定、整理）

（一）头针治疗严重呃逆

梁翁，现年78岁，内丘北岭乡山凹村人。1973年3月26日初诊。

患者10天前无原因发生呃逆，患者除睡觉外，呃逆不停，呃声响亮，甚是痛苦。患者一般情况尚可，纳食，二便均无大碍，随即用28号2寸毫针，消毒后平刺胸腔区，行快速捻转手法（每分钟200～300次）刚捻转不到1分钟，呃逆即刻停止，围观众人甚是惊奇，第二针扎上每隔10分钟捻转1次，留针50分钟。如此连续治疗3天，呃逆全无，患者及家属皆大欢喜。又治3天后隔日治疗1次，又治3次，共治6天痊愈。随访3年未复发。

（二）头针治疗严重呃逆

张春燕，女，22岁，河北师大学生。1978年6月26日初诊。

患者呃逆1个月有余，呃声低微，面色㿠白无华，头发萎黄稀疏，月经量少色淡，脉细无力，舌苔薄白。患者先在省二院针灸科，找其亲戚为其针灸治疗，经治 10 天没有效果。其到我院中医科找我师父田某用中药治疗，开始有效，3 天后又发如故。当时本人正好在中医科进修，争得师父同意用头针治疗，师允后取胸腔区，用 28 号 2 寸针平刺施术，一针下去捻转数次呃逆即止，每天治疗1次，每次留针 1 小时，10 分钟快速捻转 1 次，共治 10次，月多呃逆治愈。高兴返校学习。毕业后又多次来信言谢，其病一直未曾复发。

（三）头针治疗遗尿

1972年春，冀医三院的王某，左某两位老师，在内丘县医院讲头针疗法，知其关键在于"快速捻转"（每分钟 200～300 次）。我在实践中发现效果极好。当时治小儿遗尿多例，大都是 10 岁以下的儿童，轻则 1 次就见效，大部分 3 到 5 次即治好，少部分 10 次左右痊愈。

典型案例：张某，男，6 岁。于 1972 年 5 月 5 日就诊。

其母代述，每晚都尿床，小孩很勇敢，扎针不怕疼，取双侧足运感区用 0.35 寸半毫针，留针 50 分钟，每 10 分钟快速捻转 1 次，第二天,喜告，昨夜此患儿没尿床。又每天治疗 1 次，共治 3 次痊愈。

（四）火针治疗静脉曲张

2013 年后半年，本人在北京中医院进修，学习火针治疗静脉曲张效果很好。此后治疗 10 多例，均 1 次痊愈。

典型案例：张某，女，48 岁，内丘县五郭乡中丰洞村人。2014 年春就诊。

患者右侧小腿手掌大一片静脉曲张，已有 6 年病史。让病人取坐位，光脚站在纸上，局部先用碘伏，后用酒精大面积消毒。用 0.35 寸细火针，从下端开始治疗。凡曲张部位的淤血均要刺之放出。刺疗完毕，用七、八层绷带沾酒精放在创面上，再用弹力绷带包扎。同时服用 3 天三七伤药片或跌打丸，或其他活血化瘀药，及阿莫西林。8 天后，解除绷带。原曲张的静脉都恢复了，唯留下皮下小片青紫瘀斑，几天后消失。

（五）中药加穴位注射治疗心绞痛

典型案例：郎某，男，58 岁，隆尧县西霍村人。

1983 冬，患者在内丘县医院住院，本人在县医院学习。患者病痛时大汗出，心痛连背，胸疼时有压榨感，发作时，胸闷气短，每次要急服硝酸甘油，日发 1～3 次不等。脉弦涩，舌有齿痕，色暗淡，苔白厚。

治法：宣痹止痛，宽胸理气，温通胸阳

方药：瓜蒌薤白方，丹参饮，生脉饮合方加味。全瓜蒌 30 克，薤白 15 克，半夏 12 克，桂枝 15 克，细辛 10 克，姜黄 15 克，人参 10 克，麦冬 10 克，五味子 6 克，桑白皮 12 克，葶苈子 15 克，丹参 20 克，檀香 20 克，红花 12 克，降香 12 克，当归 12 克，赤芍 12 克，元胡 12 克，炮附子 15 克，生姜 10 克，大枣 7 枚。水煎服，日 1 剂，分两次服。

穴位注射：用生脉饮注射液、丹参注射液、黄芪注射液。取穴：内关、公孙、膻中、肺俞、心俞、足三里、中脘。用 5ml 针管抽取药液，每穴注入（0.5～2ml），交替取用。每天治疗 1～2 次。稳定后，每天治疗 1 次。第二天病情减轻，疼痛次数减少。3 天后，偶有轻发作，5 天后没再发作，食欲好转，心情轻松，住院 10 天，带中药回家，共用中药。

生脉饮，是中药最好的强心剂，再加桑皮、葶苈子舒畅肺气，其效更佳。心肺关系密切，肺朝百脉。本人称为，生脉强心五味饮。以后每遇胸痹病人，必用此五味饮。众所周知，瓜蒌薤白方、丹参饮方，更是先贤常用之效方。临床活用，效确不凡。

民间中医王少恩特色医案

河北医大三院　曹晓芸（审定、整理）

2019 年 3 月 10 日晚上，王少恩来到鞍山市铁西区化纺新城小区 5 号楼 2 单元患者张某的家。患者张某，90 岁高龄，男性老人，抗美援朝的老兵，丧偶，身边一个儿子 50 岁，下岗、离异在家，无业。

患者身患高血压、糖尿病、脑血栓、脑出血，一眼白内障、一眼青光眼，尿失禁，各部器官衰退，卧床多年，现已停止进食多日，一切后事准备就绪。

当晚患者张某四肢和手脚凉，王少恩握住患者的手一会后，问了一句：你还想活吗？患者的眼皮微微动动，嘴仅微张一下，未能发出声。随后，王少恩又说：今天太晚，明天为你调理身体。王少恩安慰患者说，调理身体整个过程不扎针，不吃药，您老无病，仅是器官衰退，产生淤堵。所以，你还死不了，有救！

王少恩以中药外用理疗袋热敷增加元气，二者合一，提升免疫力，唤醒他的心神，修复沉睡细胞，此时的重病患者不想离世，依然还可活。

王少恩认为，理疗袋内装香草等中药，加热后铺在身躯下和患处，促使身体产生更多的气、血、津、精等，用于补肾、平肝、调心血、健脾胃、平衡五脏、打通经络、贯通气血、平衡阴阳和虚实；清除瘀阻、追风、祛湿、驱寒等。其药效可直达病灶，具有靶向作用，唤醒心神，升阳复元，提高免疫力等。

同时，他还配合手法、震颤等进行调理，推动气血沿通道运行，依患者的承受力，病气不得不运行，且发生阴阳变化。再配合药酒清肺和刺激性中药通过闻味来清肺效果会更好。

24 小时后，患者能够自己翻身，自己坐起，自己吃饭了，患者家属都感到惊讶！

48 小时后，老人吃饭、喝水，趋近正常，尿失禁恢复正常，身上的皮肤出现了光泽，全身各部的难受、疼痛完全消失了。头晕脑涨的现象没了。

另患者右眼青光眼，左眼白内障，希望眼睛能够见到光。王少恩说，需要每天中药外用理疗袋热敷一次，保证气血畅通。

2019 年 3 月 16 日，沈阳的一老中医窦大夫，从微信群知道这样的事，有些怀疑，不相信这是事实，专程从沈阳来到鞍山老人的患者查看。

当时，患者很高兴，头脑反映清晰，特别是聊到朝鲜战场的时候，其滔滔不绝。

民间中医沈正文特色医案

河北医大三院　陈鹏（审定、整理）

沈正文，浙江金华人，17 岁师承自学中医，从《珍珠囊》《药性赋》《汤头歌赋》入门中医，再到学习《黄帝内经》，以及清末民初张锡纯《衷中参西录》，近代名医及现在名医施今墨、魏长春、祝谌予、李介鸣等的学术经验，都有所学，临床经验丰富，下面介绍其独特病例一则。

患者祝某，男，45 岁，义乌人，于 2019 年 5 月 1 日求诊于沈正文。自述全身麻木，十几年之久，曾多次求医无疗效，全身不舒服，夜重昼轻，抓肌肤无知觉，运动后稍有缓解。

沈正文认为，血凝聚经络，肌肤失养。脉诊肺脉浮而促，脾脉稍浮，心脉细，肝脉细弦，肾脉浮，舌质红黯、白苔，全身麻木体于蚁行。按患者的症状，以益气温经，透邪解郁，消滞，活血理气之药，以化痺止麻。

柴胡、炒枳壳、赤白芍、炙黄芪、北沙参、天麦冬、桔梗、防风、当归、熟地、桂枝、桑枝、炒白术、茯苓、海风藤、鸡血藤、络石藤、勾藤、威灵仙、炙甘草、生姜、红枣等，组合成方。

方用四逆散之柴胡、枳壳、赤白芍、炙甘草，一升一降，一敛一和，以塞因塞用，透邪解郁，疏肝理脾之法；因心脉细，肌肤麻木不仁，用黄芪、桂枝、芍药、生姜、红枣，以益气温络和营通脉，除麻木不仁；肺脉浮而促，肺有风痰化热，阻于肺络，用北沙参，天麦冬各，桔梗、防风、桂枝、桑枝、以祛风生津化痰通络。

朱丹溪言疑难杂症，有痰做祟之说，故用白术、茯苓，除脾生痰之源；用四藤一仙汤，鸡血藤、络石藤、海风藤、勾藤、威灵仙，搜刮全身经络及体之痰湿风寒瘀滞，使血活、血畅，通透达肌表，解除麻木的困扰。

患者服至 3 剂，周身舒服，十几年的顽疾，一周解除。

民间中医夏国钱特色医案

河北医大三院　曹晓芸（审定、整理）

铜代谢障碍症是西医诊断的疾病，临床比较少见，夏国钱成功救治一位病患。

患者韩某某，女，11 岁，家住余姚市低塘街道历山村。2013 年因身体发黄，前去余姚市人民医院就诊，化验以后的诊断报告说她得了肝豆状核变性，铜代谢障碍症，余姚市人民医院建议马上让女童做肝移植，低塘舜耕小学和余姚市爱心之家，以及余姚慈善人家都积极为女童筹款，在医院的努力和社会的帮助下，换肝程序在积极准备中。

女童的黄疸指数很高，总胆红素高达 1000，整个人和橘子一样黄，白蛋白 26.3，尿素 23.4。身体开始腹水肿胀，病情非常危急。家属马上决定转至杭州第一医院，该院的专家们给予同样的建议马上换肝，医生同时又对女童父亲的肝源，进行了配对和检测，结果是完全可用。只是由于女童黄疸指数不下，肿胀不退，无法手术，医生只能放弃换肝，告知女童家属医院无法治疗。

眼看着病重的女儿，万般无奈心酸不已的父母，抱着希望又去了上海市儿童医院医治，在儿童医院住院好几天，专家们对女童的病例进行了会诊，也把她的病历传到好几个专科医院进行分析。经过相关专家们的最后会诊，他们得出的结论是：无法治疗。他们的预判是，女童的生命只能维持 35 天。

因为女童的黄疸指数持续不下而无法进行手术，医院一再的拒治，思量再三求助无门的父母，只好带着女童踏上了回家的路，救护车一路吊着氧气把女童送了回来，到余姚市人民医院重新换氧气后回家。就在救护车进村后，乡亲中有人提供了夏国钱的信息，说他能治疗这个疾病。

女童父母抱着最后一线希望，以及对自己女儿生命的不放弃，第二天早上 5 点，就驱车直奔宁海乡下老家，几经辗转后终于在将近中午的时候找到了夏国钱医生。

夏国钱详细了解了基本情况后，也很犯难，以前根本没有遇到过这样的病例。

他看着她可怕的生化指标，无从下手，本着谨慎和对生命负责的态度，告诉女童父母治不了这个病，不是神仙。经不住他们祈求和哀痛的眼神，也出于对女童的同情，夏国钱答应他们试一下，免费开了 3 天药，告诉他们如果服药以后肚子痛可能有救。药方是师传的朱氏乙肝清，组方为石见穿、乌药、旋鸡尾、腹水草、花金田、茯苓、当归、红花、怀牛膝、鸡内金等。

其拿药回家后，根据嘱咐，一剂药煎熬浓缩到 20 克，用吸管服下后 10 分钟，女孩就开始喊肚子痛了。女童父亲立马电话告知夏医生，女儿的肚子越来越痛，并一直不安地打电话咨询。

夏国钱说，女孩若是自己能走路去解大小便，能解出来，肚子就不会痛了，但是当天她下午没有大小便。

之后医生嘱其再煎药服下去，第二天一直到半夜女童才去大便，直第三天天亮时共解大便三次，也有小便了，这时已三天没有进食的她，居然开口向妈要蛋糕吃了。

第三天半夜来电话说：“ 女儿今晚会睡了，但是样子很可怕，眼球因鼓胀已凸出，没有合眼，他们怕就这样会睡走了”。

夏国钱回话说，不要叫醒她，明天一早来拿药。

连续三天的折腾，女童的父亲打了 75 个电话。

第四天天一亮，其父就已经到了宁海。

夏国钱这一次给她开了 7 天剂量的药，以后连续拿了 4 次 7 天的药，其中 1 次是夏医生送去的。后续又拿了 4 次 15 剂。在病情趋于稳定的情况之下，开始了一个月 30 剂的治疗。2013 年—2014 年期间，女童共计服用了夏医生提供的汤药 343 剂。

后来，他们去了上海儿童医院复查，生化指标全部正常，上海的医生说：“你们不是碰到了神医，你们是碰到了活神仙”。

目前女童就读高中，身体恢复如常。从医多年，夏国钱遇到疑难杂症无数，类似于这样的病例几乎不多，他把所治疗的经过记录下来，希望传统的中医能够帮到更多的人，惠泽社会，济世救民。

安徽省涡阳县戚东杰医案选

河北医大三院　陈鹏（审定、整理）

戚东杰，安徽省涡阳县城关卫生服务中心，硕士研究生，主治医师。行医 20 年，博采众长，衷中参西，参加各种医学学术研究及讨论 100 多次，获得医学发明专利 7 项，所做中医类笔记 50 多本，对白癜风、带状疱疹、牛皮癣、湿疹、斑秃、痤疮等有着独特的治疗方法及疗效，其中自己熬制的膏药贴敷于八髎穴治疗前列腺炎、前列腺增生有很好的疗效。下面介绍其独特病例两则。

病案（一）

李某，男性，35 岁，个体户。

主诉：“夜尿 4～6 次，半年余”。曾多次就诊于医院明确诊断为：前列腺炎，给予服用各种药物治疗，效果均不理想。于 2020 年 3 月 10 日下午 3 时就诊于门诊，余给予八髎穴贴敷膏药。第二天随访，患者夜尿 2 次。后医嘱患者继续贴敷，于 4 月 4 日电话随访，患者主诉无不适。

病案（二）

席某，男性，50 岁。

患者夜尿 4～7 次，5 年余。有脑梗死病史 5 年余，阳痿 5 年余。诊断为：“前列腺增生”。5 年来，就诊于多家医院给予治疗均未见好转。于 2019 年 5 月 3 日就于门诊，余给予八髎穴贴敷膏药。患者当晚夜尿 3 次，随后续贴 45 天，3 个月后随访患者夜尿 1～2 次。主诉无不适，性生活正常。

中医认为前列腺增生、前列腺炎是阳虚不能温化所致的淤堵。该膏药有补肾、固阳、散寒、去痛的效果。

另外，该膏药对于下元虚弱引起的腰膝酸软等，各种不适症状，均有明显得疗效。

周怀明针灸特色医案

撰稿：河南省郸城县神针中医馆　刘桂英　周久凯
审定：河南省郸城县针灸研究所　周怀明　周久超

周氏针灸传人周怀明，是郸城县针灸学会会长，郸城县针灸研究所所长，高级中医针灸师，特色针灸专家，中共党员，郸城县政协委员，郸城县劳动模范，郸城县“五一”奖章获得者。周口市优秀青年科技专家，周口市专业技术拔尖人才，周口市第十二届和十四届针灸自然科学成果项目第一完成人。河南省针灸科普成果第一完成人，河南省优秀科技工作者。周怀明擅长用针灸，通过经络辨证和脏腑辨证综合治疗疾病。在临床上将经络理论广泛地用于辨证取穴，将其视为针灸和其他各科理论基础。不论内外妇儿各科，都可以针灸。在治病上以中医诊断、证属、治宜、选穴、方法为一体。现将周氏针灸医案的15个典型案例介绍如下。

（一）针刺治疗面瘫案例

云某，男，50岁，农民。2018年2月20日就诊。

自诉：右眼流泪，口眼歪向左侧，查右侧额纹变浅，右眼闭合时，漏白约0.3cm，右侧鼻唇沟变浅，右耳后压痛明显。在乡镇卫生院治疗效果不明显，经亲戚介绍，请针灸医生治疗。

西医诊断：周围性面神经炎

中医诊断：面瘫（外感风寒，气血阻滞）

治法：以疏风散寒、活血通络

选穴：商阳（左）、阳白、下关、地仓（右）

方法：商阳（左）放血少量即可。右侧阳白、下关、地仓刺血后，闪罐约5分钟。隔日治疗1次。10次后，右侧额纹全部出现，面部表情肌在静止时已看不出口眼歪斜，右眼露白消失，继续治疗2次而病愈。

体会：在临床上应用刺血疗法治疗有关疾病，多以病灶部位结合经络辨证配以远端取穴刺血治疗，均取得较满意的疗效。病灶部位刺血有疏通局部经气，调整全身气血的功用。根据经络辨证在远端特定穴刺血，可疏通经络，调理脏腑功能。二法结合，具有良好的效果。

（二）针刺治疗面神经麻痹案例

杨某，男，21岁，工人。2018年3月8日初诊。

自诉：左侧面肌无力2个月。2月前外出后觉左侧面部不适，漱口时左口角漏水。左眼闭合困难，流泪，下睑下垂。口角下垂，左口角不能鼓起，漏气。在医院多次治疗效果不佳，经朋友介绍下，寻找余针灸治疗。

西医诊断：面神经麻痹

中医诊断：面瘫（痰热阻络）

治法：清利湿热，化痰通络

选穴：头维、攒竹、太阳、四白、下关、地仓、合谷、丰隆、太冲

方法：用电针仪：头维接电针正极，攒竹接电针负极，下关接电针正极，地仓接电针负极。留针通电30分钟，选连续波。

肢体继续留针，将左面部的针按左侧的治疗方案，针刺于右侧面部穴位，隔日治疗1次，12次为一个疗程。

体会：治疗面神经麻痹的常规方法疗效不佳，细思考，患者痰热阻络，瘀血阻滞，是久病难愈的关键。每次于患侧翳风、下关穴处放血后，患者感觉面部僵硬板直感顿减，面部感到轻松。此时，针刺患侧下关等穴处进针时阻力明显减小，瘀血除，痰热清，经络通，病遂愈。

（三）针刺治疗眼睑痉挛案例

赵某，女，29岁，工人。2018年3月12日就诊。

自诉：右眼下睑不自主跳动25天。因近期工作不顺，易急躁，夜休不佳，近半月出现右眼下睑不自主跳动。在医院治疗多次无效，在上班时候经同事推荐，来诊。

西医诊断：眼睑痉挛

中医诊断：面风（肝阳上亢，肝风内动）

治法：平肝潜阳

选穴：双耳尖

方法：均斜刺进针，留针30分钟。隔日治疗1次。以上法治疗6次，痉愈。

体会：眼睑痉挛，属中医面风范畴。多由性格急躁不能控制所致。双耳尖放血，有泻热息风之功，肝开窍目，针刺耳穴肝的反射区可平肝止痉，神门的反射区可镇静息风及眼为对应部位取穴，4穴合用，邪去病止。

（四）针刺治疗经期头痛案例

李某，女，36岁，工人。2018年4月18日就诊。

患者自诉：经期来潮头痛，背冷、恶心，经行后期量少。面色不华，舌质淡、苔薄白，脉细弱无力。经同班同学介绍，求针灸治疗。

西医诊断：头痛

中医诊断：头痛（气血亏虚，风邪外袭）

治法：补益气血，散寒祛风

选穴：神阙、百会、太阳（双）、印堂，风池（双）、肺俞（双）、肾俞（双）

方法：神阙艾盒灸、百会温和灸：太阳（双）、印堂、风池（双）、肺俞（双）、肾俞（双）温针灸，针用补法，留针 40 分钟，灸 20 分钟。隔日治疗 1 次，12 为一个疗程，治愈。

体会：产后之人，气血亏虚，复感风寒之邪，气血运行不畅，不能上荣脑髓脉络而致头痛。艾盒灸神阙，可温补下焦。艾灸百会，可升举清阳、太阳、印堂、风池，肺俞（温针灸）合用，可疏风散寒，温通头部之经气，肾俞可补先天之本。依照“虚者补之，寒者热之”的原则，在治疗上针用补法，加以艾灸及温针灸，达到了补益气血，祛风散寒，疏通经络之目的，故头痛当愈。

（五）针刺治疗女性痛经案例

李某，女，39 岁，司机。2018 年 6 月 18 日就诊。

患者自诉：经行腹部冷痛 2 年余，得热痛减，有逐月加重之趋势，痛每发于行经第三天，腹痛难忍，经期第四天痛减，经净痛止。舌青紫、苔白腻，脉沉紧。

西医诊断：痛经

中医诊断：痛经（寒湿凝滞）

治法：温经利湿，活血止痛

选穴：神阙、中极、次骨 （双）、地机（双）

方法：神阙艾盒灸：针中极、次骨（双）、地机 （双）

针用泻法，留针 40 分钟，每 10 分钟行针 1 次。治疗完毕，患者即觉腹痛大减，下腹转温。嘱患者每次行经前 10 天接受针灸治疗，隔日 1 次，6 天为 1 疗程，治疗痊愈。

体会：中医认为痛经的发生，与寒湿伤及胞宫，经血为寒湿所凝，冲任血行不畅有密切关系。神阙穴艾盒灸，有温经散寒行滞通冲任之功；中极属任脉经穴，亦有通调冲任之功；地机为脾经郄穴，可健脾利湿，通经止痛；次骨为治疗痛经的佳效经验穴。艾盒灸神阙，配以针刺中极、次骨、地机共奏温通冲任，利湿化瘀止痛之功。冲任通，寒湿散，故病愈。

（六）针刺治疗中老年便秘案例

于某，男，76 岁，局长。2018 年 4 月 29 日就诊。

患者自诉：便秘数月，长期服用水果、甜杏仁、蜂蜜，大便仍觉困难。有慢性支气管炎史。舌苔薄白、舌边齿痕、舌质正常，寸脉浮弦滑，关尺软滑。在医院和诊所治疗无效，遂在亲戚介绍下，寻求针灸治疗。

西医诊断：便秘

中医诊断：便秘（肺气失肃，肺阴失润）

治法：清肺养阴，润肠通腑

选穴：尺泽（双）、鱼际（双）

方法：此 2 穴均用泻法，每天针刺 1 次，连续 3 次后大便已通；10 次大便正常。仍嘱服杏仁、蜂蜜能保持长效。

体会：便秘多由大肠积热、或气滞、或寒凝、或阴阳气血亏虚，使大肠的传导功能失常所致。《素问・灵兰秘典论》云：“大肠者，传导之官，变化出也”。从脏腑病机的角度来说，便秘之病机，主要在于肺、脾、肾。在治疗时运用肺与大肠相表里的原理，泻肺经的尺泽穴、鱼际穴，是因为肺气壅塞，当泻其子，肺属金，金之子为水，尺泽是肺经的合水穴，鱼际是肺经的荥火穴，以清肺经的内热，使肺气得到肃降，使阴液得以润肠，以达到通腑的作用。

（七）针刺治疗呃逆案例

刘某，男，56 岁，教师。2018 年 5 月 18 日就诊。

患者自诉：呃逆 10 天。因心脏手术后引起血胸，再次手术止血，发生呃逆不止，不能入睡，不能进食，用镇静药无效，靠补液维持，已有 10 天。呃逆未止，呃逆时头胀痛，口苦，苔淡黄腻偏干，脉弦滑数。经同事介绍下，寻求针灸治疗。

西医诊断：膈肌痉挛

中医诊断：呃逆（肝气犯胃，胃有湿热）

治法：平肝和胃，降逆化湿

选穴：行间（双）、太冲（双）、足三里（双）

方法：上述穴位均用泻法，用电针留针 40 分钟，呃逆突然停止，40 分钟后起针。呃逆停止 6 小时，至夜间呃逆又出现，但程度较前减轻，已能稍进流质。以后每天针 1 次，治法如前，共针 6 次而愈。

体会：呃逆俗称打嗝，古称“哕”，是胃气上逆，失于和降所致。《灵枢·口问篇》云：“谷入于胃，胃气上注于肺。今有故寒气与新谷气，俱还入于胃，新故相乱，真邪相攻，气并相逆，复出于胃，故为哕”。在治疗时根据症状，认为此病属肝气犯胃。由于肝气偏盛，见脉弦。肝气上逆，见头痛、呕吐；口苦、苔淡黄腻，为胃中湿热。肝气犯胃是肝之经脉夹胃故也，此病人当用平肝和胃，降逆止呃，针取足厥阴肝经荥火穴行间，及肝经原穴太冲，该2穴以挫肝气横逆之势，泻足三里以清胃中湿热，加内关以降逆，理气宽胸。

（八）针刺治疗月经不调案例

单某，女，31岁，农民。2019年3月25日就诊。

患者自诉：产后失于调理，每次月经延期5天左右，量少、色淡，小腹隐隐作痛。舌淡，脉细软。在多家医院治疗无效后，经好友介绍，到吾处求针灸治疗。

西医诊断：月经不调

中医诊断：冲任失调（肝血肾精不足，冲任脉失和）

治法：调补肝肾，调和冲任

选穴：内关（双）、公孙（双）、列缺（双）、关元

方法：内关、公孙、列缺，用补法，关元温针灸。每次在月经来潮前1周开始治疗，隔天针灸1次，至月经来潮停止。

体会：月经不调，在中医妇科中常称为冲任失调。冲任二脉属奇经八脉，统帅阴血，与月经有着密切的关系，尤其是冲脉与肾经较为密切。从经络循行上来看，冲任二脉在胸腹部合并，肾经与肝相连，贯穿于肝，肝主藏血，冲任失调会影响肝的藏血功能，肝气横逆时亦会影响冲脉统帅阴血的功能。经量少而淡，与产后肝血不足有关。肝血不足也影响其肾的精气不足，加上任脉起于胞中，为阴脉之海，由于肝、肾、冲精气不足，影响任脉统帅阴脉的功能，致月经不调。在调整冲任时，其实是在调整肝肾二脏。要调补肝肾的阴血，必须调整冲任二脉的功能，使月经正常运行、月经量才能充足。内关通阴维脉，公孙通冲脉，列缺通任脉，再加关元为元气所藏，为十二经之根本，任脉、足三阴、阳明之会。温针灸关元以益肾气。其理相通，都是以调和阴阳气血，扶正祛邪，治愈疾病为目的。在临床上常用针和灸调理脏腑功能，以治病之根本，用针灸循经取穴，以治疾病之标。

（九）针刺治疗慢性胃炎案例

李某，女，69岁，农民。2019年3月25日就诊。

患者自诉：胃病反复发作10年。半夜胃中难过，觉热感，已有2年多，长期便秘。胃镜检查示：轻中度慢性萎缩性胃炎，轻中度肠化，糜烂。十二指肠球部炎症，在多家医院治疗不见好转，在好友介绍下，到吾处求针灸治疗。

西医诊断：①十二指肠球部炎症；②慢性萎缩性胃炎伴糜烂

中医诊断：胃痛（胃失和降）

治法：和胃通腑

选穴：中脘、梁门、足三里、阴陵泉、脾俞穴、上巨虚、中脘、内关、阴陵泉、脾俞穴、梁门等

方法：取足三里等穴，针刺时左手按于穴位下方，右手持针，略向上斜刺1.5～2寸，施针，使针感向上传导；内关穴针刺时，左手按于穴位远端，右手持针，向肘关节方向斜刺0.5～1寸，施针，使针感向上传导，可在背部脾俞、胃俞穴或腹部“三脘”处针刺，加艾炷灸，留针30分钟即可。

体会：慢性胃炎，为临床上的常见病和多发病。中医属“胃病”“嗳气”等范畴。胃病多与情志失和，饮食不节，精神紧张和疲劳有关。本病的关键是虚实夹杂，脾胃虚损为本，气滞湿热蕴阻为标。在治疗上健脾助运，理气和胃为主。针刺取穴局部配远道，中脘属任脉，胃之募穴，八会穴之腑会，具有和胃、宽中、消食作用。梁门属胃经穴，具有健脾消胀作用。足三里为胃经之合穴，具有益胃补脾、调补气血作用，能调整胃肠功能，增强机体的免疫力，调节胃酸和胃蛋白酶的分泌，使胃黏膜得以修复。上巨虚属胃经，为大肠下合穴，调节肠胃、利气，能清胃中之热。上巨虚与足三里同用，促使

胃肠蠕动，健脾和胃，清热通腑。

（十）针刺治疗哮喘案例

刘某，男，66岁，农民。2019年4月5日就诊。

患者自诉：天凉出气困难5年，有时喉中痰鸣，喘急气促，痰黄质稠，咳吐不畅，舌红、苔黄腻，脉滑数。在多家医院经中西医治疗无效。在外地务工时，经工友推荐寻求余针灸治疗。

西医诊断：支气管哮喘

中医诊断：哮喘（痰热阻肺）

治法：清热化痰，宣肺平喘

选穴：大椎、膻中、曲池、三阴交

方法：先行刺络拔罐大椎及一侧定喘穴，一罐两穴，出血5毫升左右，启罐后令患者平卧，针尖向下平刺泻膻中，行针1～2分钟，使针感向下传导。选2寸长针深刺双侧曲池，大幅度重提轻插行泻法。深刺平补平泻三阴交，使针感向肢端传导。留针30分钟，间歇行针2次。出针后，患者呼吸困难、喘息胸闷症状完全消失。

体会：以便配合刺泻膻中，刺络拔罐大椎，定喘，在较短的时间内改善支气管痉挛及腺体分泌亢进，1～2分钟使针感向下传导，以引气下行，降逆通络。膻中位于胸中，为气海，是气之会穴，可疏利上焦气机，开胸气，降逆气。哮喘的发作从病机来看，属气机升降出入失常，气上逆为咳为喘。所以我们在治疗时特别强调针尖向下刺泻膻中，并要求持续行针，针到气下行，降逆通络。椎为督脉穴位，又是诸阳经交会穴；定喘为经外奇穴，有独特的止咳平喘之效。本病急，症状变化快，从病机发展来分析，无非与风、湿、热、血有关。曲池为手阳明大肠经合穴，功善祛风清热除湿，此外，大肠与肺相表里，以引痰热之邪下行外泄，三阴交是足太阴脾经穴位，是血证要穴，又是足三阴经交会穴。针刺本穴不仅可以健脾行湿，也可活血养血益肾，与曲池配合对过敏性疾患有较好的治疗作用。

（十一）针刺治疗牙痛案例

王某，女，35岁，工人。2019年4月23日就诊。

患者自诉：左上智齿发炎疼痛2天余。牙龈局部肿胀，严重影响睡眠及饮食。到某医院就医，服甲硝唑和止痛药后，症状稍缓解。因怕迁延日久，症状加重，故来吾处求针灸治疗。此患者诊断明确，乃取液门穴（左）治之。

西医诊断：牙痛

中医诊断：牙痛（阴虚火旺）

治法：滋阴降火

选穴：液门、颊车、合谷

方法：患者取坐位。穴位常规消毒。取28～30号1寸毫针，对准穴位快速刺入，进针0.5～1寸深，以得气为度。患者觉有酸麻胀感后，留针40分钟，每10分钟行针1次，针后2小时内勿洗手。按上法针刺，此患者治疗1次，痛衰大半，2次而愈。

体会：一是液门穴属手少阳三焦经，因其经脉循行耳、目、喉咙，其经筋“入系舌本”，故临证以治疗头面五官疾病见长。二是上法对各种牙痛，如龋齿、急性牙髓炎、牙根尖周炎、牙周炎、牙龈炎、牙损伤及拔牙后疼痛，经1次针刺后，大多数获佳效。三是牙痛一症，其针刺治疗，许多人习惯以合谷穴治之。然则，从经脉循行来看，足阳明经入上齿中，手阳明经入下齿中。所以，合谷穴严格意义上来说，更适合治疗下牙痛，疗效显著。

（十二）针刺治疗锁骨疼痛案例

代某，女，52岁，工人。2019年5月18日就诊。

患者自诉：半年前无明显诱因，出现右锁骨下疼痛。曾自贴膏药无效。在某医院拍片示无异常，治疗无效，在单位同事介绍下，寻求针灸治疗。

西医诊断：软组织损伤

中医诊断：痹症（瘀血阻络）

治法：活血化瘀、通经活络

选穴：涌泉（患侧）

方法：患者仰卧，患侧穴位皮肤常规消毒，以随咳进针法进针，得气后，施行呼吸补泻之泻法，亦即呼气出针，吸气进针，反复操作3～5次，其时，患者在第一次运针期间，已感痛衰大半，非常惊讶，不敢相信疼痛会好转如此之快。留针30分钟后起针，觉患处微痛。第2天按上法1次，而愈。

体会：本病用的首尾取穴之法。足少阴经起于涌泉，止于俞府。患者痛在俞府，故取涌泉治之，效乃宏。

（十三）针刺治疗软组织损伤案例

段某，男，50岁，工人。2019年5月20日就诊。

患者自诉：因在工地上搬东西时不小心腰扭了一下，慌乱中胸胁部触碰到船上凸起之物上，当时疼痛难忍，不敢深呼吸，不敢大声咳嗽，否则胸胁部针刺样疼痛。在某医院拍片无异常。经人介绍，到吾处寻求针灸治疗。

西医诊断：软组织损伤

中医诊断：瘀血阻络

治法：活血化瘀，通经活络

选穴：丘墟、照海（患侧） 曲池（患侧）

方法：常规针刺，丘墟透照海穴先补后泻。曲池用泻法。其时，针入得气后，稍1捻转，还没有经明显之补泻，患者即感痛消大半，真是效如桴鼓。留针30分钟，起针时患者说，患处微痛。为加强疗效，又治疗3次而愈。

体会：患者病变处为足少阳经所属，按“经脉所过，主治所及”的原则，选足少阳经之丘墟透照海治之，可交通少阳少阴两经经气，共奏调匀胸胁部气血、通经活络之功。曲池为手阳明经穴，肺和大肠相表里，肺属于胸中，主气司呼吸，针刺曲池亦可理气宽胸，调理因外伤而逆乱之气机。举凡胸胁部因外伤等引起的局部疼痛，特别是随咳痛、随呼吸痛者，皆可取之，此与用鱼际穴治疗“咳引尻痛”之理相同。

（十四）针刺治疗膝关节案例

吴某，男，65岁，干部。2019年5月28日就诊。

患者自诉：2个星期前，无明显诱因出现右膝关节处痛，平时走路微痛，劳累或天气变化时觉症状更重，余无不适。到某医院各种治疗无效，检查异常。经人介绍，到余处寻求针灸治疗。

西医诊断：膝关节炎

中医诊断：痹症（湿热阻络）

治法：活血止痛

选穴：隐白穴

方法：常规消毒。常规针刺。均用泻法，留针30分钟。邪风寒湿侵袭，致足太阴经经脉闭阻，不通则痛，治宜通经止痛。针刺隐白穴治之，6次而愈。

体会：本病选用隐白穴为足太阴脾经井穴。此患者痛点在足太阴经经脉之循行线上，按“经脉所过，主治所及的原则”选隐白治之。用隐白治痛，针灸临床较少报道。根据经验，实践中每遇下肢麻痹、膝关节痛及足底痛的患者，余常习惯以隐白穴治之，每见奇效。治疗以上疾病，隐白穴的针刺方法很重要。患者取仰卧位或坐位，常规消毒患侧穴位皮肤，用28～30号0.5寸毫针快速直刺入穴位，进针0.1～0.2寸深，得气后，施行捻转手法之补法，留针20～30分钟，每日1次，7次为一个疗程。

（十五）针刺治疗腿膝发凉案例

侯某，女，44岁，工人。2019年6月20日就诊。

患者自诉：3年前因一次感冒后，时感两腿发凉，近日觉症状加重。双膝关节以下犹如泡在冷水里一样，怕凉怕风，夏天不敢穿裙子、短裤，必须穿厚一点的长裤方可，影响活动及走路。经中西医治疗无效，无既往病史。经人介绍，来吾处求针灸治疗。

西医诊断：膝关节炎

中医诊断：（肾阳不足，温煦失司）

治宜：温阳散寒，活血通络

选穴：承山（双）、委中

方法：患者俯卧位，皮肤常规消毒后，用毫针直刺入穴位，得气后行平补平泻手法，务使针感达到下肢发凉之部位，留针40分钟，每10分钟行针1次，每次行针10分钟，均平补平泻。30分钟，连针5天，不凉亦针，以巩固疗效，又针1次，患者恢复如常。

体会：本病选用承山穴为针灸临证较常用之穴，应当给予特别关注。余在临证时常仅用此一穴治疗如下病症：小腿发凉症（注：治此疾亦可用阴市穴灸之，效亦宏）。下肢凉麻（但要注意补泻手法，医者拇指要轻微向后捻转1～2分钟以行针）、腿膝酸痛（针刺或委中强刺及放血均可，但用此穴治腿膝酸痛要与太溪、三阴交、飞扬、丰隆等针疗法选穴辨证而用之）。针刺治疗气滞血瘀型凉麻，效果会更佳。根据病情每日或隔日针 1 次即可，12 次为一个疗程。2 个疗程后，腿膝发凉都大为改观，立见奇效。

上述周氏针灸医案的 15 个典型案例是近 10 年内患者。周氏针灸传人周怀明在长期的实践中，按人体的十四经脉，奇经八脉，以及人体穴位等组成治病方案，他在治病上对患者做出诊断、证属、治宜、选穴、方法、体会等治疗顺序，在临床以中医方法找出患者病因，辨别性质，明确病变属于哪一经脉，哪一脏腑，辨明表里、寒热、虚实中属于哪一类型，做出明确诊断，然后用针调气血，通络脉，使阴阳归于平衡，脏腑趋于调和，以对各科疾病达到治疗目的。

曾宪海医案浅谈

曾宪海

根据曾氏历代积累的许多中医处方，其中蕴藏着对各种疾病的认识、治疗和丰富的临床经验，内容非常广泛。

曾宪海作为曾氏当代传人，对祖业医药产生了浓厚的兴趣，从几十年的临床实践和学习、研究中积累的一些札记、资料和心得都编写在曾氏的病历登记中。多数是被医院认为难以治愈或医治无效的，投医无门的人群来到曾府，形形色色的病历记录，成就了今天的在诊疗过程中的一些经验。

案例一：吴某，女，12 岁，涂浦县龙庄湾人。

2017 年 7 月 30 日来曾府就诊，在曾府编号为儿科 1—38。病例资料：2016 年 8 月 23 日入湘雅医院，住院号 5250，诊断：

①左胫骨远端骨质病变，化脓性骨髓炎；骨肿瘤、骨结核；②左臀部慢性溃疡形成；③右坐骨、骶骨骨质病变，化脓性骨髓炎，骨肿瘤，骨结核。

该院意见与建议：要求转上级医院。

由于家庭贫困，治疗费用大，只好放弃，转当地怀化市第二人民医院，当时伤口 24 小时流血不止，命在旦夕，从好心人处得知民间曾府医治疾病疗效好，于 2017 年 7 月 30 日前来就诊。

辨证，肾气不足，外感邪毒入侵筋疫湿流径，气滞血瘀，精血亏损，使经络受损，气血失常至异常，流血不止，急者治标。治法：理血解毒化瘀。用药：益毒草、白芍、蒲公英、穿山龙、皂角刺、当归、黄芪、连翘、白芥子等。服后，血止而能自立行走。

二诊：踝骨，属三阴经脉络也，外踝骨，属三阳络脉络也。但由湿寒下注，血涩气阴而成，曾府称为骨疽，从根上寻因而使方，先用内托黄芪组方，再用内托羌活组方加木瓜、牛膝、防己、已宣通之，再用十全大补汤加减调理而痊愈未发。

小结：总共只用了两个月而痊愈，一天药费 20 元，一共仅用千余元，花小钱治大病。医治该病在当地传开，前来就医的患者特别多。随后，吴某二叔的糖尿病在曾府经调理也痊愈。

案例二：丁某，女，18 岁，双溪镇人。

双侧多囊卵巢综合征，在曾府治愈后，现已是二胎的妈妈了。

资料：①2013 年 1 月 17 日，洪江市人民医院黔城医院检查出左侧卵巢内囊性结构，医治后效果不是很明显；②2014 年 4 月 30 日至 2014 年 8 月 4 日检查出子宫测值偏小，右侧卵巢不纯囊肿，盆腔积液，在某院拿药服，治疗效果不明显；③2014 年 12 月 1 日入院治疗，检查为双侧多囊卵巢综合征，医院建议手术。因家贫及考虑到以后生育问题而弃之出院，回家后乱投医，病情恶化。2015 年初，来曾府就诊，曾府编号为 1—89。由于五脏的气机不舒，日久成积而致，加上女人行经时受风寒，喜吃生冷瓜果等食物，以致寒邪内入。寒则血凝，与脏气互相结聚，便会结成硬块，牢固不移，日渐肿大增多，是中医癥瘕范围，用曾府消瘤散经 54 天调理后，2015 年 3 月 31 日在怀化第一人民医院检查结果是“双侧附件区见小片低密灶考虑，卵泡可能”从而可知痊愈。该病例为“曾府家传药方消瘤散治疗肿瘤临床浅谈”，此文发表在北京人民大会堂第三届全国民间中医药发展大会论文集的 191 页，并被评选为本次学术与实践研讨会的优秀论文。

这样的例子不一一列举，由于患者口口相传，目前年门诊量几万人次，为求治的许多患者挽救了生命。曾府的家传药方，花小钱医大病，整体调理人体，使“异常变失常，是失常变正常的思路”，深受患者关注，不但调失常，而且防异常，深入人心，才有了今天的发展。

中药土茯苓为主治疗艾滋病验案一例

张其仁

【摘要】艾滋病是一种危害性极大的传染病，由感染艾滋病病毒（HIV）引起。临床以持续发烧、虚弱、盗汗，持续广泛性全身淋巴结肿大为特征。西医主要应用核苷类反转录酶抑制剂、非核苷类反转录酶抑制剂和蛋白酶抑制剂三大类抗病毒药物进行治疗。笔者有幸见之，运用中药土茯苓为主治疗艾滋病，喜获良效。

【关键词】 艾滋病；土茯苓；验案

土茯苓又称冷饭团、过山龙、硬饭头、红土苓、土萆薢、山牛、土苓等。为百合科植物光叶菝葜（Smilax glabra Roxb）的干燥根茎[1]。

土茯苓为百合科多年生常绿攀缘状灌木，多生于山坡或林下，分布于我国安徽、浙江、江西、福建、湖南、湖北、广东、广西、四川、云南等省。

1. 临床应用

土茯苓是现代中医常用药，在本草类典籍中也有许多记载[2]。根据该中药的作用与功效，中医临床常用于湿热淋浊导致的尿液短赤涩痛，白带异常，痈肿，瘰疬，疥癣，梅毒及汞中毒所致的肢体拘挛，筋骨疼痛等病症。近年来有资料显示，经临床证实，土茯苓还可用于肿瘤与病毒感染性疾病的治疗。下面就笔者以土茯苓为主治疗艾滋病一例获得治愈的体会。

2．验案一例

初诊，2017年9月6日，患者男性，46岁。

主诉：发热5天，意识模糊，颈项抵抗明显，答非所问，查检不合作，身可见大量陈旧性暗红色斑丘疹，余未见明显异常。该患者2017年8月1日在江西省东乡县人民医院进行HVI-1抗体初筛为阳性，断为人类免疫缺陷病毒病性多发性感染。中医诊断属于：疫毒热毒内陷、燔灼营血范畴，用清热解毒、扶正祛邪方法予以治疗。方用土茯苓、连翘、板蓝根、鱼腥草等10剂，煎煮温服，日1剂，2次服用。

二诊，2017年9月16日，体温正常，神志较初诊明显好转，全身暗红色斑丘疹颜色变淡，淡紫带滑，沉紧。再用土茯苓、鱼腥草、黄连、黄栀子等10剂，水煎煮温服，每日1剂，2次服用。

三诊，2017年9月26日，神志清晰，全身暗红色斑丘疹颜色基本消失，舌淡紫，细沉无力。再方土茯苓、金银花、黄芪、黄栀子、麦冬等10剂，水煎煮温服，日1剂，2次服用。

其后患者以土茯苓为主加鱼腥草、黄芪、野菊花、板蓝根等30剂，水煎煮温服，日1剂，分2次服用。3个月随诊，患者各方面体征正常。2017年12月13日，在江西省南昌第九医院进行HVI-1抗体等检查，其结果好转。

3．写在后面的话

土茯苓，味甘淡、性平无毒，价高效，清热除湿解毒之要药[3]。另有资料显示土茯苓对细胞免疫有选择性抑制作用，抗感染、抗菌、抗真菌作用[4]。

茯苓是我国中医临床常用的传统中药材，在传统中医验方中的临床使用比较成熟，多数学者都是围绕着其清热除湿、利关节的功效与其他药物配伍使用。但目前国内外都更加关注土茯苓的单个化学成分的作用，尤其是在抗肿瘤、抗病毒方面的防治作用，目前新型冠状病毒已造成全球大流行，严重地影响了世界经济发展，新型冠状病毒是以前从未在人体中发现的冠状病毒新毒株，是冠状病毒大型病毒家族新成员，如何应用中西医结合抵御新型冠状病毒是我们研究的重要课题。中药土茯苓在中医临床病毒感染性疾病中运用颇多，其药理作用和有效成分有待深度和广度研究。大凡湿热毒邪所致诸病，均可以土茯苓为主治之，剂量宜大，一般在60g以上方能有效[5]。此次在抗击新型冠状病毒的中医治疗中，公开处方或协定处方中多次出现土茯苓这味中药，因此笔者认为，开发土茯苓等抗病毒感染性中药具有重要价值，倍受中医药界关注，显示出良好的应用前景。

参考文献

[1] 范崔生全国名老中医药专家传承工作室. 樟树药帮[M]. 上海：上海科学技术出版社，2016，51

[2] 刘海明,李亚蒙. 中医传统医药文化中"土茯苓"原植物研究[J]农业科学，2018，（3）:52

[3] 于广莹,刘维. 土茯苓临床应用概况[J]. 辽宁中医药大学学报,2009,11（3）:61

[4]张丽今.中药土茯苓的临床研究进展[J]. 中国当代医药,2010,17（33）:24

[5] 张鼎声,高玉忠,王明义等. 土茯苓临床应用撷菁 [J]. 浙江中医杂志,1998,2（1）: 87

李辉圆利针治疗痔疮学术源流并验案一则

河北省唐山市滦南县李氏惠昌诊所　李　辉
北京市昌平区中医医院肺病科　林鸿春
中央财经大学　李　磊

李辉，河北省唐山市滦南县人，圆利针针刺肛周痔点治疗痔疮技术第三代传承人。李辉舅爷薛友书（1918 年-1989 年）是圆利针针刺肛周痔点治疗痔疮技术的创始人，也是当地小有名气的民间中医。李辉父亲李会昌承其衣钵，并在长期的临床实践中积累了大量的经验，将这一技术不断优化，临床疗效及安全性得到了很大提高。李辉自幼秉承庭训，立志学医，2003 年毕业于天津医科大学，此后随父出诊，在父亲的言传身教中，医术日益精进。作为技术持有人，李辉将圆利针针刺肛周痔点治疗痔疮技术进一步规范和发扬光大。2016 年圆利针针刺肛周痔点治疗痔疮技术被燕赵中医网加以宣传推广。

圆利针为古代九针之一，最早记载于《灵枢·九针十二原第一》："九针之名……六曰员利针，长一寸六分"。《灵枢·九针论》记载："六曰员利针，取法于氂针，微大其末，反小其身，令可深内也，长一寸六分，主取痈痹者也"。又如《灵枢·官针》言："病痹气暴发者，取以圆利针"。清代《医宗金鉴·外科卷下·刺灸心法要诀》中对圆利针主治法歌记载："员利针形尖如牦，主治虚邪客于经，暴痹走注历节病，刺之经络实时痛。员利针者，微大其末，反小其身，长一寸六分。其取法于牦者，以毛之强者曰牦，用其细健可稍深也。员利针，尖其形如牦，员而且锐，主治虚邪客于经络而为暴痹，与走注历节疼痛等病，以此刺之，则经络流通，而虚邪自去矣”。可见古代医家主要运用圆利针治疗痈肿和暴发性的痹症。然而，查阅历代医家验案，以圆利针治疗痹者众，以圆利针治疗痈者难得一见。以圆利针针刺肛周痔点治疗痔疮是“圆利针主取痈痹”理论的完美实践，是一个技术上的创举。

中医对“痔”的认识最早见于《山海经·西山经》：“西三百五十里天帝之山，有鸟焉，其壮如鹑，黑文而赤翁，名曰栎，食之已痔”。此后，对“痔”的认识有广义和狭义之分。广义之“痔”指人体九窍中生出肿物而形成突起的赘生物。如南宋陈无择《三因方》五痔证治云：“人于九窍中，凡有小肉突出者，皆有痔，不特于肛门边生，亦有鼻痔、眼痔”。狭义之“痔”则与现代医学的“痔”意义相同，俗称“痔疮”，是指直肠末端黏膜下和肛管皮肤下的直肠静脉丛发生扩大、曲张所形成的柔软静脉团，或肛缘皮肤结缔组织增生或肛管皮下静脉曲张破裂形成的隆起物。根据发病部位不同为内痔、外痔及混合痔。如唐代孙思邈《备急千金要方•痔漏五痔》云：“肠痔者，肛边核痛，发寒热；血痔者，大便清血，随大便污衣”。痈是气血为毒邪壅塞而不通的意思。《灵枢•痈疽》云：“营卫稽留于经脉之中，则血泣而不行，不行则卫气从之而不通，壅遏而不得行，故热。大热不止，热胜则肉腐，肉腐则为脓。然不能陷，骨髓不为焦枯，五脏不为伤，故命曰痈”。痔疮初期以气血壅塞为主，破溃感染时则进入“热胜则肉腐，肉腐则为脓”阶段。故以圆利针从“痈”论治痔疮。

“以痛为腧、针刺腧穴”是圆利针治疗痔疮的核心，是保证临床良好疗效的关键。人体穴位既是经络之气输注入体表的部位，又是疾病反映于体表的部位，还是针灸、推拿、气功等疗法的施术的部位。腧穴则是人体脏腑经络气血输注出入的特殊部位。《素问•气府论》解释腧穴是“脉气所发”。《灵枢•九针十二原》认为腧穴是“神气之所游行出入也，非皮肉筋骨也”。说明腧穴不是孤立于体表的点，而是与深部组织器官有密切联系相互输通的特殊部位。“输通”是双向的，可以从内到外，反应内在病痛，也可以从外通向内，通过外部刺激，防治疾病。《类经•人之四海》载：“输、腧、俞，本经皆通用”。因此腧穴又有输穴、俞穴、穴位之称。《灵枢•经筋》云：“……，以知为数，以痛为俞”。杨上善在《黄帝内经太素》中进一步阐述：“输，谓孔穴也，言筋但从筋所痛之处即为孔穴，不必要须以诸输也，以筋为阴阳之所资，中无有空，不得通于阴阳之气上下往来，然邪入腠袭筋为病，不能移输，遂以病居痛处为输”。张景岳《类经》亦云：“以痛为俞，即其痛处是也”。“以痛为腧”就是以病痛局部或压痛点等阳性反应点作为穴位，该穴位称为天应穴、阿是穴或不定穴，被广泛运用于临床。以肛周痛点为腧穴，圆利针刺之，可以达到调和气血、通畅经络、治疗痔疮的目的。

典型医案：

王某某，男，40 岁，农民，2015 年 9 月 25 日初诊。

主诉：大便带血、肛门疼痛半年，加重 5 天。

现病史：患者半年前无明显诱因出现大便干燥，肛门部疼痛，排便困难，便后带少量鲜血，此后间断发作。近 5 天上述症状加重，肛门部有肿物突出，在我县某县级医院以痔疮收住院，准备第二天手术治疗。因惧怕手术由其亲戚介绍来我处就诊。接诊时症见口渴喜饮，唇燥咽干，小便短赤，大便秘结，肛门灼痛，坐卧不安。舌红、苔黄，脉弦数。肛门局部检查：截石位，肛缘 7 点钟方向见蚕豆大小肿物，表皮紫色，触之痛，质硬，无出血。既往体健，无其他病史，无药物食物过敏史。

诊断：混合痔

取穴：肛周痔点（压痛最明显处）

操作方法：

1. 嘱患者排尿，取侧卧位，暴露肛门。

2. 常规消毒施术部位，铺无菌洞巾，术者手消毒，戴无菌手套。

3. 施术过程：术者站于患者背侧，左手中指按压在痔点上，稍加压，右手持针，针尖与直肠平行刺入结节，刺入结节后有落空感或阻力消失即出针，按压。

注意事项：嘱患者注意外阴清洁，多食粗纤维食物，忌食辛辣。每隔 7 天复诊。

二诊：上述症状均减，肛缘肿物未见明显减小。

继续上方施术。另，左手中指抵住肛缘肿物内侧，右手持针沿肛缘肿物外侧根部刺入，施术。

三诊：上述症状明显减轻，肿物明显减小。继上法施术。

四诊：上述症状均已消失，肿物消失。三年后追访未复发。

按：痔疮是一种常见病、高发病，在肛肠疾患中发病率最高。中医认为本病常因脏腑虚损，风伤肠络，气滞血瘀，以致气血下坠，结聚肛门，宿滞不散所致。凡患有痔疮者，肛周处均有不同程度阳性反应点，即压痛点，以圆利针刺之，可以达到调和气血、通畅经络、治疗痔疮的目的。经长期临床观察，圆利针针刺肛周痔点治疗痔疮具有临床疗效好、费用低廉、简便安全等诸多优势。

国医年鉴

GUOYI LIANJIAN

2020

百家学说

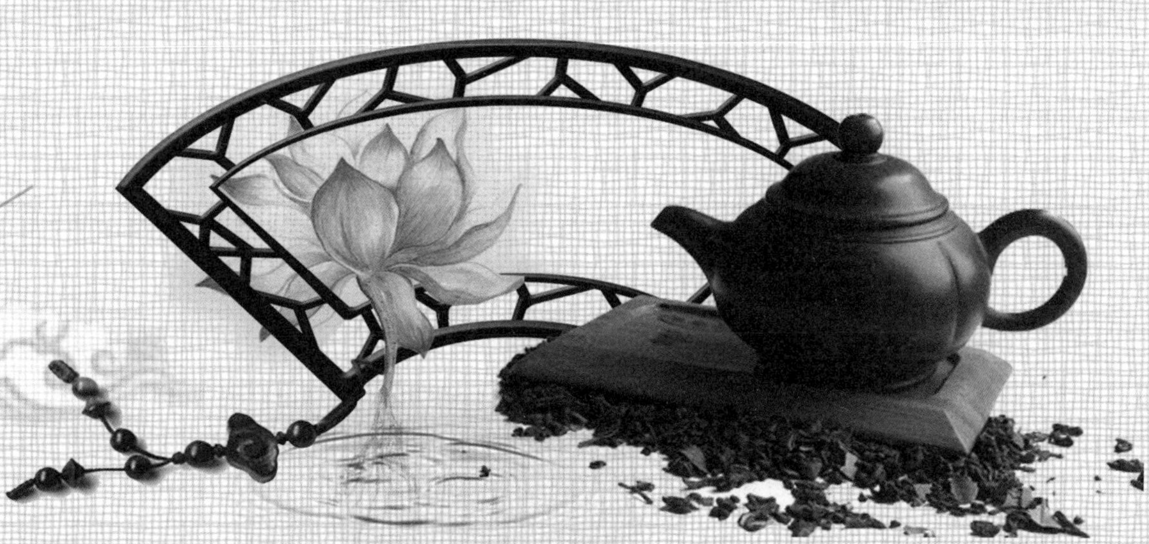

莪术及其复方抗肿瘤成分最佳提取方法与黔产莪术质量可溯源性研究

潘年松、罗俊、盛勇、张学愈、刘英波、潘文飞

【摘要】该研究成果获得国家发明专利3件；完成黔产莪术基源鉴定报告1项，完成种植基地环境评价报告1项，制定并发布在国家质量监督检验检疫总局提供的“企业产品标准信息公共服务平台”网站上企业标准9项，培训药农1户，建立稳定的黔产莪术种植基地1个并初步获得经济效益；发表专题研究论文35篇，带教硕士生毕业6名，带教留校实习大专学生1名，带教见习学生多名。全部成果经鉴定属于国内领先水平，获得中国民族医药学会颁发的2017年度科技奖2等奖

研究背景

实体肿瘤对人类健康的威胁越来越大，而目前尚无很特殊有效的解决办法。莪术在中药里被认为具有活血化瘀、消肿散结功效，广泛应用于症瘕痞块，对其进行抗实体恶性肿瘤摸索，属于有益探索。对于中药的提取，怎样才是最佳，除了提取物收率之类评价，从实际疗效进行评价更接近使用中药的目的。

中药安全、有效、稳定、可控问题是关系人类健康的大问题，是WHO对一切新药的普遍要求。中药原料必须具有质量可溯源性，在2015年以前，中国主要采取了对生产中药的基地进行GAP认证，2015年以后，叫停了GAP认证，而采用建立严谨的质量控制标准体系的方法来加以保障。由于是刚刚转变，无先例可供借鉴。

实施研究

从2005年起，由潘年松博士牵头，先后与四川大学盛勇博士，贵州医科大学罗俊博士、遵义医药高等专科学校张学愈副教授、刘英波副教授、遵义绿普森农业有限公司潘文飞等一起，依托于黔科合计省合[2005]4004号、黔科合SY【2008】3027号、黔教科（2009）0101号、遵红科合社字（2010）39号、QZYY2010- 75、黔科合LG字【2011】006号、遵义市汇川区项目（立项支持2万元，无编号）等各级各类项目，以及遵义绿普森农业有限公司直接资助而展开莪术及其复方抗肿瘤成分最佳提取方法与黔产莪术质量可溯源性研究。

除上述提及人员外，硕士生邹俊、张卫霞、许俏、游赣花、朱诗国、许政旭、廖彬汛等，遵义医药高等专科学校陈哲洪、张珏、刘欣等，以及播州区保利小学周德权也参与了部分研究。在此特别鸣谢！

主要研究成果及意义

1. 明确了莪术中抗肿瘤有效物质挥发油的最佳提取工艺是莪术鲜品压榨取粗油再蒸馏精油，为合理利用莪术有效成分的探明前提条件。

2. 探索揭示了莪术油通过改善血液高凝状态而对宫颈癌细胞株（HELA）产生抑制作用，通过影响免疫因子以及影响肿瘤周围血管生成等对直肠癌细胞株（SW1463）产生抑制作用，莪术参与组方的皮鳞1号方通过影响人皮肤鳞状癌细胞株(A431)凋亡而发挥抑制作用等，对莪术传统理论进行了传承和升华。

3. 对黔产莪术拟种植基地的环境评价、对黔产莪术的基源鉴定、对黔产莪术从种子质量到药材饮片质量全覆盖的9项标准的制定，以及用严谨的标准培训1户药农长期建立黔产莪术基地从事生产并初步获得经济效益，保障了黔产莪术质量具有可溯源性。保障药材质量是保障疗效的根本，在目前普遍担忧中医将亡于中药质量没有保障的背景下，该项目所建立的黔产莪术基地值得所有中药材原料生产者借鉴。

成果鉴定

全部研究成果经贵州省科技厅2016年8月组

织专家鉴定，结论是：国内领先水平。

获奖情况

阶段性研究成果获得遵义市2008年度科技奖3等奖（证书编号：2008-2009J 3-01）。

鉴于全部研究成果遵循中医药理论指导，将传统公认的破血消癥中药莪术用于实体肿瘤，就其有效组分的提取方法进行正交筛选并药效反证，以及采用现代科学方法揭示其作用机制，尤其是从环境评价、基源鉴定，以及制定严谨的系列标准保障黔产莪术基地生产的莪术的质量可溯源性，在目前的中药材质控方面处于开先河水平，获得了中国民族医药学会颁发的2017年度科学技术奖2等奖（国家科学技术奖励工作办公室审查、注册、备案后所给奖励编号为：0275）。

脾亚健康专家共识

张诗军[*1] 刘兴烈[*2] 王昌俊[3] 阮经文[1] 师晶丽[4] 李均[5] 覃仁安[6] 李建军[7] 陈煜辉[8] 张志敏[9] 罗仁[10] 杨宏志[11] 赵晓山[12] 贺敬波[13] 林文斌[14]

1.中山大学附属第一医院 2.中山大学附属第六医院 3.广东省人民医院 4.中山大学附属第五医院 5.遵义医学院 6.广药集团白云山制药厂 7.中山大学附属第二医院 8.广州市天河区中医院 9.广州医科大学附属第一医院 10 南方医院 11.中山大学附属第三医院 12.南方医科大学中西医结合医院 13.深圳市宝安区人民医院 14.天一科技（广州）有限公司通讯作者

【摘要】五脏功能失调均可导致亚健康，脾功能失调在其中起着至关重要的作用，制定脾亚健康具有重要意义。该专家共识，从病因病机、诊断、治疗原则、治疗方法、非药物治疗等方面对脾亚健康进行了阐述，将完善亚健康的内涵，指导脾亚健康人群防治。

中华中医药学会发布的《亚健康中医临床指南》指出："亚健康是指人体处于健康和疾病之间的一种状态"。处于亚健康状态者，不能达到健康的标准，表现为一定时间内的活力降低、功能和适应能力减退的症状，但不符合现代医学有关疾病的临床或亚临床诊断标准。亚健康分为躯体亚健康、心理亚健康、社会交往亚健康状态等。临床表现多种多样，躯体方面可表现为疲乏无力、肌肉及关节酸痛、头昏头痛、心悸胸闷、睡眠紊乱、食欲不振、脘腹不适、便溏便秘、性功能减退、怕冷怕热、易于感冒、眼部干涩等；心理方面可表现有情绪低落、心烦意乱、焦躁不安、急躁易怒、恐惧胆怯、记忆力下降、注意力不能集中、精力不足、反应迟钝等；社会交往方面可表现有不能较好地承担相应的社会角色，工作、学习困难，不能正常地处理好人际关系、家庭关系，难以进行正常的社会交往等。由此可见，五脏功能失调均可导致亚健康，脾功能失调在其中起着至关重要的作用。

该专家共识，由广东省中西医结合学会亚健康专业委员会牵头，组织相关专家讨论起草制定；牵头起草的专家有张诗军、刘兴烈、王昌俊、阮经文、师晶丽、李均、覃仁安、李建军、陈煜辉、张志敏、罗仁、赵晓山、林文斌等；由张诗军、刘兴烈等教授校对、审核。

病因病机

1. 脾气虚：多因饮食不节，或劳倦过度，或忧思日久，损伤脾土，或抵抗力不足，素体虚弱。

2．脾阳虚：多因脾气虚衰进一步发展而成，也可因饮食失调，过食生冷，或因寒凉药物太过，损伤脾阳，或肾阳不足，命门火衰，火不生土而致。

3. 脾虚夹湿：脾虚日久，导致水液代谢不畅，脾虚而湿困，流注肢体，致人困倦无力；津液不得疏布，不得上达 清窍或津液潴留日久成痰，痰液闭阻清窍而致眩晕的发生等。

辨证分型

1. 脾气虚：腹胀纳少，食后胀甚，肢体倦怠，神疲乏力，少气懒言，形体消瘦，或肥胖浮肿，舌苔淡白。

2. 脾阳虚：大便溏稀，纳少腹胀，腹痛绵绵，喜温喜按，畏寒气怯，四肢不温，面目无华或浮肿，小便短少或白带多而清晰色白，舌苔白滑。

3. 脾虚夹湿：除脾虚症状外，必兼见湿浊内蕴的一些症状。

充分运用舌诊仪、脉诊仪等进行舌象、脉象和面色的定性、定量分析，将舌诊、脉诊、面诊等客观指标引入到脾虚亚健康状态的评价研究中；综合运用数据挖掘技术，识别和提取脾虚亚健康特征，建立脾虚亚健康状态的综合评价诊断指标体系。

调理原则与调理方法

1. 脾虚

【症见】饮食稍有不慎即易呕吐，时作时止，胃纳不佳，食入难化，脘腹痞闷，口淡不渴，面白少华，倦怠乏力，舌质淡，苔薄白，脉濡弱。

【病机病理】脾虚呕吐为脾脏虚弱，胃气上逆所致。

【治法】健脾和胃止呕。

2. 脾虚夹湿

【症见】大便时溏时泻，迁延反复，完谷不化，饮食减少，食后脘闷不舒，稍进油腻食物则大便次数增多，面色萎黄，神疲倦怠，舌淡苔白，脉细弱。

【病机病理】脾虚泄泻由脾虚失运，湿注肠道所致。

【治法】健脾渗湿止泻

3. 脾阳虚

【症见】身肿，腰以下为甚，按之凹陷不易恢复，脘腹胀闷，食纳减少，面色不华，神疲肢冷，小便短少，舌质淡，苔白滑，脉沉缓。

【病机病理】脾虚水肿由脾虚水停，泛溢肌肤所致。

【治法】温脾利水消肿。

非药物调理方法

（一）缓思健脾法

一个人如果思虑太多，精神过度集中于某一事物，就会使体内的正气停留在局部而不能正常运行，以致“思则气结”就会伤及脾，使得脾的升降功能失常，脾气郁结，运化失健，发生胃脘痞闷，吃东西不香，消化不良，腹胀、便溏等不适。通过缓思，气结得以缓解，可以达到防治脾虚亚健康的目的。

（二）缓步健脾法

中国很多古代养生家都提倡饭后散步缓行，以助脾胃消化功能，这的确是“以动助脾”的养护后天之道。饭后缓行散步，是古代养生家实践总结的经验。近代很多百岁老人的养生经验也证实了这一点。从大量老寿星的实践中可以得出这样一个结论：绝大多数长寿老人，都有饭后百步走的良好习惯。

（三）音乐疗法

1. 曲目：《月儿高》《春江花月夜》《塞上曲》《平湖秋月》等。

（1）方法：戴耳机，多首音乐轮流听，音量适度，最好控制在60分贝以下，每次约30分钟，每天2～3次，10天为1疗程。

（2）功效：该曲目属宫调，为长夏音，通于脾。音乐风格悠扬、沉静、庄重。具有健脾祛湿化痰之功。适用于肢体困倦、脾胃功能失调者。

脾亚健康以宫调为主进行调理。

（四）膳食养生法

宜食食物：具有补脾益气、醒脾开胃消食的食品，如粳米、籼米、锅巴（焦锅）、薏米、熟藕、粟子、山药、扁豆、豇豆、牛肉、鸡肉、兔肉、牛肚、猪肚、鳜鱼、葡萄、红枣、胡萝卜、马铃薯、香菇等。

忌食食物：性质寒凉，易损伤脾气的食品，如苦瓜、黄瓜、冬瓜、茄子、空心菜、芹菜、苋菜、茭白、莴笋、金针菜、柿子、香蕉、枇杷、梨、西瓜、绿豆、豆腐、莜麦等；味厚滋腻，容易阻碍脾气运化功能的食品，如鸭肉、猪肉、甲鱼肉、牡蛎肉、牛奶、芝麻等；利气消积，容易耗伤脾气的食品，如荞麦、山楂、萝卜、香菜等。

"辨证施食"，若平素脾胃虚寒的人，或寒证的胃痛、腹痛、泄泻等，应多食性味辛热的葱、姜、韭、蒜、胡椒等，若脾胃虚弱的人，宜食用红枣、山药、扁豆、芡实、莲子肉等。若胃热素盛的人，宜食梨、藕、甘蔗、蜂蜜等干寒生津之品；若气机阻滞的病人，宜多食萝卜、佛手、金橘，或用橘皮做成的调料。长夏，阳热下降，水气上腾，为一年之中湿气最盛的季节，五脏属脾，脾喜燥勿湿，湿困脾，故应以 解暑为宜，可选用如薏苡仁粥等；东南温热地区，气候温暖潮湿，易感湿邪，宜食清淡利湿食物如苦瓜、 绿豆等；老年人脾胃弱，水谷精气不足，不能滋补先天，故肾气、肾精不足，气血生化乏源，导致气少血衰，生理机能减退。《寿亲养老书》曰："老人之食，大抵宜其温热熟软，忌其黏硬生冷"。因此对于老年人宜食易消化食物。

膳食健脾养生的注意事项：①禁忌养脾无常。养脾不单单只是秋冬的事情，而是应该像吃饭喝水一样每天都去做。②禁忌生、冷。要养脾，就不能喝太多的饮料，特别是冰饮料。③禁忌甜。过甜易伤脾，补脾养脾甜要有个度。④禁忌吃太多。吃太撑了容易伤到脾胃，宜七八分饱，细嚼慢咽。

（五）经络健脾法

1. 捏脊健脾

捏脊就是两手沿着脊柱的两旁，用捏法把皮捏起来，边提捏，边向前推进，由尾骶部捏到枕项部，重复 3～5 遍。捏脊疗法具有通理经络，促进气血运行，健脾益气等保健等功能。经常按摩十大补气穴位：脾俞、足三里、膻中、涌泉、关元、气海、太溪、百会、肺俞和悬钟常可取得健脾益气之效。

2. 摩腹护脾

每当饱食之后，以手按摩腹部，也是古代养生家们一种养护脾胃的常用方法。食后摩腹法是：吃饭以后，将手搓热，放于上腹部，按顺时针方向旋转推摩，自上而下，自左而右，可连续二三十次不等。按摩是对身体局部刺激，达到疏通经络，调和气血，增强脾主运化的功能，达到养护后天之本的作用。

3. 艾灸健脾

艾灸法具有温阳培元，补气健脾，强壮后天，养生保健之功。《扁鹊心法》指出："夫人之真气，乃一身之主宰，真气壮则人强，真气虚则人病。真气脱则人死。保命之法，艾灸第一"。现代医学研究证实，艾灸法可调节胃肠运动，血管舒缩，增强机体的防御免疫机制。艾灸法对于脾胃虚弱的人，还可以起到有效的保健延年作用。

（六）气功疗法

1. 六字诀中的"呼"字功

（1）方法："呼"字功培脾气：呼，读（hū）。口型为撮口如管状，舌向上微卷，用力前伸。呼字时，足大趾轻轻点地，两手自小腹前抬起，手心朝上，至脐部，左手外旋上托至头顶，同时右手内旋下按至小腹前。呼气尽吸气时，左臂内旋变为掌心向里，从面前下落，同时右臂回旋掌心向里上穿，两手在胸前交叉，左手在外，右手在里，两手内旋下按至腹前，自然垂于体侧。再以同样要领。右手上托，左手下按，作第二次吐字。如此交替共做六次为一遍，做一次调息。呼字功健脾，可以防治脾虚腹胀、腹泻、四肢疲乏，食欲不振，肌肉萎缩、皮肤水肿等症状。

（2）功效：呼字功可以呼，在练习六字诀时重点练习"呼"字功，可防治脾虚腹胀、腹泻者。

（七）运动疗法

1. 五禽戏——熊戏

（1）方法：身体自然站立，两脚平行分开与肩同宽，双臂自然下垂，两眼平视前方。先右腿屈膝，身体微向右转，同时右肩向前下晃动、右臂亦随之下沉，左肩则向外舒展，左臂微屈上提。然后左腿屈膝，其余动作与上左右相反。如此反复晃动，次数不限。

（2）功效：具有健脾和胃之功，适用于脾胃虚弱消化不良者。

（3）功解：熊属土，与人体脾系统相应。熊体重力大，形似笨拙，实则沉静，肌肉坚实，四肢发达。人体脾主消化运输水谷精微，为人后天之本，又主肌肉与四肢。熊戏模仿熊的动作。晃动身躯，摇摆四肢，寓沉静于舒缓之中，能增强脾的运化功能，帮助消化饮食，营养肌肉，使人体魄健壮，有利于减轻恶心或胃部不适症状。

2. 八段锦——第三段调理脾胃须单举。

（1）方法：左手自身前成竖掌向上高举，继而翻掌上撑，指尖向右，同时右掌心向下按，指尖朝前。左手俯掌在身前下落，同时引气血下行，全身随之放松，恢复自然站立。如此左右手交替上举各 4～8 次。

（2）功效：具有调养脾胃之功；适用于脾胃虚弱者。

（3）功解：在练习八段锦的基础上，重点练习“调理脾胃须单举”，在调理脏腑功能的基础上达到调养脾胃的效果。

3. 太极拳

太极拳动作柔和、缓慢、圆活、连贯，各个招式及其之间的衔接连绵舒展，使全身使精神和经络同时得到放松和休息，各个脏腑的功能得到加强，在“心静”和“体松”的状态下锻炼。经常太极拳锻炼，能让身心得到最大程度的整体平衡，从而提高全身的免疫功能。

中医创新诊疗技术研究

山东省烟台开发区吴氏经络研究所　吴建国

在现代科学技术飞速发展的今天，中医学也面临着前所未有的发展机遇和挑战。如何使古老的中医学得到更好的继承与创新，如何在传统诊疗基础上有所发展，如何让中医诊病名称与康复标准与国际医学接轨，将是 21 世纪发展中医事业最艰巨的任务。

传统医学认为：“经脉者，能决生死，处百病，调虚实，不可不通”。以及“经络，通则不痛，痛则不通”等理论，都说明人体健康与“经络”有关。1993 年我们开发成功经气测平仪和经气导平仪，先后对数万名不同身体状况，不同年龄的人进行测试发现，年老、体弱、多病的人，人体生物电则弱。年轻、体壮、健康的人，生物电则强。这一现象与中医“年老、体弱、多病气则虚；年轻、体壮、健康的人气则盛”完全相符。而且通过测试，查出哪条经络不通，利用经气导平仪进行定向导通，对数百种疾病的治疗均取得了非常满意的效果。其疗效也完全符合中医“经络，通则为治”的理论。

经气测平仪、经气导平仪问世 20 多年来，通过大量临床，治疗股骨头坏死，不仅可以恢复病人正常髋关节功能，消除疼痛，而且通过治疗后 X 线片观察：新生骨小梁形成，死骨组织吸收，囊性改变消失，塌陷区得到明显修复。其作用机理在于，利用导平仪定向冲击特性，从股骨末端冲击到股骨头，以每小时 4000 多次的被动冲击，肌肉收缩，侧支循环系统作用加强，导通经络改善供血，促进股骨腔内骨细胞、造血细胞等其他组织细胞的再生，为病人解除终身残疾和置换股骨头的高额费用及手术痛苦。治疗腰椎间盘突出，是利用导平仪的定向冲击特性，对突出部位上端椎体以每小时 4000 次向上冲击、减压、韧带回弹，迫使间盘回纳，迅速消除临床症状。导平仪治疗糖尿病可以加速血液循环，提高胰岛受体功能，迅速降低血糖，缓解胰岛负担，促进胰岛 β 细胞的再生，调节人体机能平衡，让许多病人最终达到不服药，恢复正常生活。通过近 20 年的临床应用，利用测平仪，测出受阻“经络”。用导平仪进行定向导通“经络”，对股骨头坏死、腰椎间盘突出、颈椎病、肩周炎、网球肘、膝关节炎、骨不连、糖尿病、中风后遗症、外伤性瘫痪、三叉神经痛、慢性胃炎、肠炎、前列腺炎等许多慢性病都有明显的治疗作用，并具备养生保健作用。

中医“望、闻、问、切”，沿用至今已有数千年的历史，为人类战胜疾病发挥了不可磨灭的功绩。由于诊断结果是以“阴、阳、虚、实”而论，所以无法与现代诊断名称相融合，是困扰中医发展瓶颈之所在。目前许多慢性病，特别是肿瘤早期，病人没有任何不良感觉，很难用“望、闻、问、切”发现肿瘤。当病人感到有明显不适应时，一经确诊，大部分癌症患者已发展到中晚期，延误了最佳治疗时机。

近年来本人对“经络”的另一些作用进行研究，“经络”是输送人体生物电能的一套低电阻、良导体功能路线。经络在输送“生物电能”的同时，也传递人体生命信息。经过反复研究、反复对照、在不用“望、闻、问、切”，不用仪器配合的情况下，利用“经络信息感传扫描技术”，可以迅速获取病人身体健康情况，每部位只需一分钟左右，临床对照结果与 B 超、X 线、CT、MRI 等现代诊断仪器大致相符。对现代仪器无法确诊的功能性疾病，通过“经络信息扫描”，其结果与病人的临床表现也基本相符。“经络信息扫描”对许多慢性病早期形成、肿瘤的早期发现及治未病的研究都具有实际意义。有利于人类有病早发现、早预防、早治疗、早康复，并减少了许多不必要的盲目检查所带来的大量资金损失及各类射线对身体的综合伤害。

“经络信息扫描诊病技术”目前所涉及的部位：颅脑、咽喉、甲状腺、气管、肺、肝、胆、胰、心脏、胃、肛、肠、肾、膀胱、子宫及附件、前列腺、乳房、颈椎、胸椎、腰椎、肩关节、髋关节、膝关节、肘关节等人体主要部位的病变及功能性改变的辅助检查。经络信息扫描诊病大约 3 秒钟左右，获取被诊者某部位疾病信息，再经过约 1～2 分钟扫描转化为可视图，即可根据扫描出的不同图谱而诊断疾病。“经络信息扫描诊病技术”具有速度快、无副作用、准确率高，诊查范围广等特点。

希望得到政府及中医研究机构的大力支持，进行对照鉴定，理论进一步完善，同时研究出一套行之有效的教学方法，让更多的中医掌握，为中医诊断学的创新与发展做出积极的贡献。

伤寒、温病《教材》阻碍中医治疗传染病，应该重新改编

河北省中医药科学院　曹东义

2003 年的非典，2020 年的新冠肺炎暴发之后，中医界表现出的种种乱象，都是伤寒、温病教材造成的，它们没有站在历史的深度思考，也没有站在时代的前沿看问题，而是沿着历史上形成的错误，加深了伤寒与温病的裂痕，硬把伤寒与温病的区别，说成是病因、病机、传变、诊法、治则、方药完全不同的两大体系，人为割裂了两者的历史联系和现实临床实践密不可分的关系，让临床一线的中医人员，一遇见传染病就胆战心惊，不知道这是教材说得伤寒，还是温病，犹豫不决，心中无底，严重阻碍了中医治疗传染病的临床救治作用发挥。

一、伤寒与温病之争，不能“关公战秦琼”

伤寒学派的兴起，在东汉时期，由《难经》“伤寒有五”的广义伤寒学说奠基，张仲景《伤寒杂病论》完成了六经辨证体系，彻底取代了《素问・热论》建立的“热病诊疗体系”，这种诊疗模式的转化，也让热病成了“千年绝学”。

张仲景临床手段丰富的成功经验，在晋唐时代独步天下，历经宋金元时期，各位临床医家不断创新，直到明清时代，有大量涌现的有效方药。但是，即使临床效果再好，也进不了张仲景“封闭”的“经方体系”。因此，逼迫很多中医学者创立了瘟疫、温病体系。

温病学“另起炉灶”的原因，不是病因、病机、诊法、治则、方药不同，是为了区别于张仲景而“找说法”，不得已而另立新说。

很多人不清楚，张仲景的“经方”，不是张仲景一个人创造的，是其改编了《汤液经》的方药，加减变化自成体系而已。

张仲景不是“原创”，而是用活了经方，他的

本意，中医治疗传染病，不是只有113方，397法，而是可以“勤求古训，博采众方”，不断创新发展，而不应该“始终顺旧，各承家技”。

张仲景时代的温病，是“发热而渴”，没有恶寒表证的狭义温病，不需要解表，因此与明清时期需要“汗之”的温病概念完全不同。

二、伤寒与温病的区别，只是发病类型和证候不同

遇到传染病暴发的时候，很多中医人员受教材的影响，首先要区分这是温病，还是伤寒？或者属于哪种瘟疫？

这都是教材误导的结果。

其实，古人说的热病，证候表现以发热为主；瘟疫是说发热的疾病，具有流行性；温病学强调伤寒病需要辛温解表，而温病必须辛凉解表，入里之后就没有区别了。也就是说，即使是伤寒，到了阳明、少阳阶段，根本不用考虑是否由寒邪引发了。

这也说明，即使按照温病学家的说法，都是“始异而终同”，无再需分原来判定的寒邪、温热邪气；吴又可说的“疫有九传”，也是不离表证和里证，并不是要有“九个治法”。

在中西医协同、并存的当代，说清楚伤寒与温病的区别，其意义更大。

也就是说，中医所说的伤寒与温病的区别，不是肺炎与脑炎、肠炎与肝炎的疾病类型不同，而是发病类型不同，这与个人的体质有关系，因此才表现出不同的证候。

即使都是新冠肺炎，有的人需要辛温解表，有的人需要辛凉解表，有的人需要化湿解表，不能“千人一方”，更不能“一方到底”不能变化。

有人不了解《内经》“五疫之至，皆相染易，无问大小，病状相似”的本意，以为每一次只流行一种瘟疫，似乎“一气之下”都“病状相似”，就必须“治疗一致”，似乎可以与西医一致，甚至可以完全对应了。

这是一种误解。

“一气之下”，有人发病，有人不病；发病之后，治疗各不相同。

不仅不同的人，治疗方法不同；而且，同一个人，在不同时期，其治疗方法也不一样。

这才是张仲景的“随证治之”的治病心法。

否则，“一气之下”，只有一个方，就背离了张仲景的精神，是错误的治疗思想。

三、辛温解表的目的是“散热”，而不是“除寒”

外感病的辛温发汗与辛凉解表法，一向被教材说成伤寒和温病表证治法不可逾越的鸿沟。

但是，伤寒是热病，不是虚寒病。

张仲景的时代，没有辛凉解表法，也罕见辛凉解表方，他对伤寒表证并未言“当辛温解表”，或“当散寒邪”，而只云“当解表”“当发汗”。

张仲景对麻黄汤、桂枝汤发汗解表十分谨慎，除严格限定适应证之外，还嘱以少量多次服用，取微似汗出，中病即止，不必尽剂。并且要温覆，啜热稀粥以助药力，而不肯多用热药，其慎辛温发汗若此，说明辛温解表药虽可用，又难以应用，稍有不慎即成误治，变为坏病。仲景还对误汗后变证，详加论述，多达60余条，也说明了这一问题。

辛凉解表虽为温病学治疗外感热病的主要方法，但也不可过用寒凉，否则寒主收引，表闭不解，病亦不去。正如叶天士所云：“在卫汗之可也，到气才可清气”。说明不到里热亢盛的气分阶段，就不可应用寒凉药物直折其热，章虚谷也云：“邪在卫分，汗之宜辛凉表散，不可用凉。清气热不可寒滞，反使邪不外达而内闭，则病重也”。

吴鞠通将仲景桂枝汤收为《温病条辨》第一方，用以治有恶寒表证的温病，此虽遭后世讥议，但其出方立论符合经典思想，也在临床行之有效。

总之，辛温、辛凉发汗，皆取其辛散透邪。否则，过温则有碍病势之热，过凉则闭其腠理，使邪热不能外达，故均非所宜，但辛凉比辛温易施，少有变证。

四、温病概念的变迁，导致了临床医生的混乱

张仲景在《伤寒论》中指出温病的证候为：“太阳病，发热而渴，不恶寒者为温病”。

此处“太阳病”三字不是提纲证“脉浮、头项强痛而恶寒”的代称，而是发病第一天之意。

“恶寒”是太阳表证必备的证候，恰如古人所云：“有一份恶寒，便有一份表证”。此处的“太阳病”因为“不恶寒”，故与《素问·热论》“伤寒一日，巨阳受之”一样，只能是“发病第一天”之意。

仲景受《热论》学术思想影响，也有“伤寒一日，太阳受之”的论述。同理，“阳明病，脉迟，汗出多，微恶寒者，表未解也，可发汗，宜桂枝汤”。“阳明病，脉浮，无汗而喘者，发汗则愈，宜麻黄汤”。这两条**中的“阳明病”，也不是其提纲证的“胃家实”的代称，而是“发病第二天”之意。否则，我们就无法解释这三条原文。

这也是仲景《伤寒论》受《素问·热论》“日传一经”影响的有力例证。

《伤寒例》对温病初期不恶寒的描述更为明确细致：“从立春后，其中无暴大寒，又不冰雪，而有人壮热为病者，此属春时阳气发于（外），冬时伏寒变为温病”。立春节后冰雪消融，春暖花开，又无突来的风寒，病人不可能在近期内感受寒邪。于是，古人就认识到疾病的远期原因——“冬时伏寒”，发病之时即壮热烦渴，且不恶寒，可推知其为里热外发，非寒从外入。无寒邪在表，故不恶寒。

对伏气温病的治疗，因其为里热外发，无恶寒表证，故当直清里热，无须发汗解表；又因伏气温病，为里热外发，壮热烦渴，无麻黄汤、桂枝汤的证候，故知仲景必不以麻、桂之剂治无表证之伏气温病；另外，因其为里热亢盛之证，其白虎、柴胡、承气、竹叶石膏诸汤势在必施。

五、教材沿用古人观点，加剧了伤寒与温病的混乱

认为温病有恶寒表证的观点，起源于宋代，背离了张仲景关于温病不恶寒的概念，为后世寒温论争埋下了隐患。教材承袭了前人的错误，人为割裂了伤寒与温病的密切联系。

叶天士云；“盖伤寒之邪留恋在表，然后化入里；温邪则热变最速”。

温邪既然可以“热变”，说明其为病初期不热，或亦有恶寒表证。其“在卫汗之可也”的卫分证，也属表证无疑。

吴鞠通《温病条辨》也沿用前人的错误，并且进一步对仲景关于温病初期不恶寒的观点，采取明确的否定态度。他说：“仲景所云不恶寒者，非全不恶风寒也，其先也恶风寒，既热之后乃不恶风寒也”。

吴氏不仅明确表示温病初起有恶寒表证，而且其所论温病之中包括冬温、春温、风温、暑温、湿温、秋燥、温毒等四时众多温病和热病，与汉代之前的广义伤寒所包括的众多热病基本相同，可以称之为广义温病。

温病学说发展至清代，其概念含义已由伏气变为新感；由多发于春季变为可泛发于四季；由里热外发变成由表入里；由治当清泄里热变为治当发汗泄表。此与张仲景伏气温病说的学术观点有了明显的区别，故可名为广义温病。

自从广义温病学说否定伏气温病的观点，确认温病可泛发于四季、初起有恶寒表证、治当发汗解表之后，温病与伤寒的界线便由模糊而重叠起来，使二者融为一体，即广义温病等于而不是属于广义伤寒。

《伤寒论》教材、《温病学》教材，普遍认为伤寒与温病初起均有恶寒表证，只是伤寒多见于冬季。在证候上伤寒发热轻恶寒重，鼻流清涕，口不渴，脉浮紧或浮缓，以此与温病的发热重恶寒轻，鼻流浊涕，口渴，脉浮数相区别。

但是，求之《伤寒论》原文和临证实际，靠这些细微的区别是难以区分伤寒与温病的。

因为“温病之恶寒轻”，不可能轻于伤寒之恶风（所谓恶风者，有风则恶，无风则不恶）；发热重也不可能达到壮热烦渴的气分或阳明阶段；桂枝汤证之“鼻鸣干呕 ”，麻黄汤证之“无汗而喘”，绝非鼻流清涕之意；脉浮缓或浮紧，不是脉浮迟。

况且麻桂方皆可用于脉浮数者，如《伤寒论》原文云：“脉浮而数，可发汗，宜桂枝汤”。“服桂枝汤，大汗出，脉洪大者，与桂枝汤如前法”。

故温病学家所称卫分证，与仲景所论伤寒表证，二者并无明显区别。

伤寒入里化热之后，其清解攻下之法亦无二致。

所以，广义温病学论治的证候，并不出仲景书外。其所不同者，主要在于对病因的认识，以及解表方药的温凉差异。

中医是通过分析病证来归纳病因的，即审证求因。

温病概念演变之后，温病证候已与伤寒难以区别，其病因又何以能有伤寒与感温之截然相反？

由此可见，外感病的伤于寒和感于温热的不同病因学说，皆为古今不同医家认识上的差异而致，不是区别伤寒与温病的根据。

划分伤寒与温病，应以证候为据，且不可胸中先横一个寒字，或先存一温字，然后强行割裂。

如上所述，温病概念的变迁导致寒温关系的复杂化。

寒温关系复杂化的实质，是使温病与伤寒在初起证候上的差别消失，其治法也因之而完全相同。即广义温病等于而不是属于广义伤寒。

病因之寒温，缘于古今医家认识上的差别，不是区分伤寒与温病的依据。

为了在中西医并存、中西医协同的时代，充分发挥中医治疗传染病的优势，必须破除伤寒、温病学教材的定义，拆除两者之间的篱笆墙，解放中医药一线人员的思想，放手使用中医治疗方法，进一步提高中医药的治疗效果。

有关理论探索，请参考曹东义编著的《中医外感热病学史》《中医群英战 SARS》《中医热病新论》《寒温统一辨治外感病》等。

初世文与拔罐疗法

初世文

我叫初世文。我家姓氏‘初’字的来历：初，拆分就是衣、刀。在古代某一朝代，我的祖先是一个裁缝，衣服做得比较好，此事被当时的皇宫人员知晓，招进皇宫给皇上做龙袍，因技术精湛，皇上龙颜大悦御封此姓氏，并留在皇宫之中。机缘巧合和皇宫内的一名御医偶遇，两个人比较投缘并成为了无话不说的好朋友，于是将其拔罐治病的技艺传授给了我的祖先（裁缝），就这样，我的祖先学到了中医拔罐治病的方法，并代代相传。我的名字是在出生的时候母亲给我随意起的，好像是冥冥之中预料到由我来传承家族中医文化并发扬光大。

我家祖籍是山东聊城的，20 世纪 60 年代发生的三年自然灾害，庄稼颗粒无收。山东、河南受灾比较严重！为了生存，祖父母带着全家幸运地扒上北上火车，到了东北，全家度过了灾荒年。爷爷在那个特殊年代将家传的拔罐疗法以隔辈形式传给了我。我是 20 世纪 70 年代出生在东北的北大荒，黑龙江省杜尔伯特蒙古族自治县，属于大庆市。1998 年来到天津，现居住在塘沽。

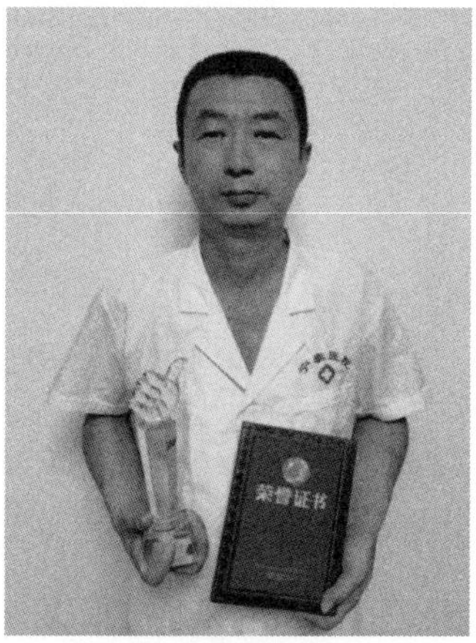

1998 年来天津后，在多家医院学习实践直到现在，已 20 多年。期间利用爷爷传授的火罐诊疗法诊疗万余病患，积累了经验。火罐疗法属中医拔罐微创医术范畴，不同于传统中医的穴位拔罐方法。病症早期的治疗效果不特别明显，所以很多老百姓也不相信，只认为是简单的活血化瘀、祛寒、缓解疲劳等功效。家传的治疗方法是：人体每个部位都可以拔罐来治疗疾病，包括头部、颈部、面部、躯干和四肢，是对应相应的病症的，不能胡乱操作。虽然拔罐没有生命危险，但是罐法不对，极容易造成人体虚弱和压气的症状。家传中医拔罐秘诀中，也有早于现在几何学中的点、线、面的医学知识，里面详细讲解了人体穴位为点，经络为线，血液循行为面的治疗协作关系：经络连接各个穴位，血液循环遍布全身。经络通则全身血液循环通，这是身体恢复健康的关键。家传火罐疗法在中医微创医术是以经络为主，穴位和血液循环为辅的拔罐治疗模式。并伴有各种图形（如梅花形等），有几何图形（如三角形、菱形、梯形等），还有龟背形罐法等等，而且某个部位的罐法能把那个部位反射出来的多种症状一块治疗，有事半功倍的成效。为了验证家传罐法中医微创秘籍的真实性和实用性，我曾经去过多个有拔罐项目的单位考察、体验和学习。

这里主要介绍一下家传的火罐疗法，主要是以经络为主，穴位和血液循环为辅的疗法，将全身脏腑、骨骼及组织内外的嘌呤、多余的自由基毒素、深层毒素剥离引流到罐口处，通过强罐力疏通络门通道，驱除疾病，真正达到治疗的效果。优势：①无任何毒副作用，纯绿色疗法；②轻松掌握，普及广；③无特定环境限制；④受术者老少皆宜（年龄从周岁到八九十岁），无生命危险，但对于体弱、年幼、年老、重症糖尿病、高血压者慎用。

舒筋活血与人体机能修复

刘付金

刘付金，出生于四川省凉山州雷波县，现居四川省成都市新都区。成都千恩药樟生物科技有限公司法人。中医传承世家，因研发千恩药樟相关产品做了大批试验，颇有心得。特将经历与感受分享出来，希望能够造福社会，造福国人。

刘付金的外公杨碧清，是当地的道士并掌握医药技能，父亲刘同友为当地药农，本人从小就对中医药有非常浓厚的兴趣。后来跟随民间武术老师学习拳术，学到了一些跌打损伤的方药知识。于是把收集的中医药配方进行了整理和调试，并邀请中医学专业人士帮忙审核药方，最终研发出了千恩药樟配方。千恩药樟配方在传统的膏药基础上进行创新，做成千恩药樟垫，特点是不贴药，不喷药，轻轻一垫，药物分子挥发持续浸入肌骨，轻松舒适为其使用优势。前期给肩颈、腰腿、陈年老伤的患者1000余人免费使用，以舒筋活血为主效果明显，部分人反馈在暖宫、壮阳方面也有功效。为了让更多的人用上千恩药樟，共同享受健康快乐的生活，于是便创建了成都千恩药樟生物科技有限公司。主要目的是推广给予更多的病患应用，造福于民。

为什么舒筋活血的药物会对睡眠有功效呢。刘付金把人的身体比作鱼缸。人的身体在开始的时候是不会有太多的病症的，随着人的生长变化，人的身体内部会像鱼缸一样逐渐沉淀杂质和毒素，杂质和毒素多了，人的身体就会出现各种各样的功能性病症。人的身体靠血液和汗腺等的循环和排泄，而鱼缸内部就靠水循环和棉花的过滤来清洁。人随着年龄增大，循环能力和排泄功能逐步减弱，人的身体就会逐步的出现一些问题。这个时候就需要运动，以增加血液循环，以分泌的汗腺排放，达到修复及优化人体功能的效果。运动量达不到要求，或者运动无法解决问题的时候，舒筋活血的药物就会帮助推动血液循环，使其排泄功能发挥作用。这样就不难解释为什么舒筋活血的药樟垫能够对睡眠、肩颈、腰腿、陈年老伤都有很好的效果了。因此建议患有失眠、风湿、关节炎病症的患者，可以从舒筋活血方面进行调理治疗，会有更好的效果。

周氏世家（针灸）用穴精选

撰稿：河南省郸城县神针中医馆　刘桂英 周久翔
审定：河南省郸城县针灸研究所　周怀明 单玉丽

周氏世家传人周怀明为郸城县针灸学会会长，郸城县针灸研究所所长，高级中医针灸师，特色针灸专家。郸城县政协委员，郸城县劳模，郸城县“五一”劳动奖章获得者。周口市非物质文化遗产（周氏针灸）第五代传承人，周口市优秀青年科技专家，周口市专业技术拔尖人才，周口市第十二届和十四届针灸自然科学成果项目第一完成人。河南省针灸科普成果第一完成人，河南省优秀科技工作者。他精于针术，工于针灸，他在临床上讲究方精穴简、理明证清、效专力宏，重视针刺手法，四诊同参，针、灸并用，内外兼治。加之他勤耕不辍，谦虚好学，博古采今，使得他在诊治疾病中师古而不泥，治法自出机杼，独树一帜。他在行医过程中积累了大量的诊治资料，闲暇之余反复研究，总结出许多行之有效的临证经验，尤其他采用的活用经穴，发挥透穴，妙用奇穴，多选阿是穴，擅长险穴，精简用穴，临床治病疗效非凡，很受患者欢迎。

一、活用经穴

周氏世家传人周怀明在临床应用上，依据针灸经典文献，参考各家学派的学术思想，结合自己的临床体验，扩大腧穴的主治范围，灵活运用经穴。同一穴位进针方向不同、进针深度不同、取穴姿势不同、针刺方法运用方式不同，主治病症各异。

如手太阴肺经穴少商，针刺法用毫针斜刺向上，进针 0.1 寸，针感局部疼痛，可治疗感冒，咳嗽；温通法用快针速刺少商，进针 1 分，可治疗中风、无脉症、鼻出血属实证；强刺针法用三棱针点刺出血即可，可清利咽喉、开窍醒志，治疗咽喉肿痛、拇指麻木、癫证、厥证。

手阳明大肠经穴曲池，针刺法用毫针顺经斜刺 1.5 寸，“得气”后，大幅度提插泻法，治疗咽喉肿痛、牙痛、目赤肿痛、颈部淋巴结炎；毫针泻法直刺 1.5 寸，局部酸胀，治疗腹痛、泄泻、丹毒；温通法用浮火针点刺局部，治疗咳嗽、泄泻、头痛、中风、上肢疼痛、上肢麻木、水肿、上肢扭伤、乳癖、丹毒、经早、阴痒、网球肘、瘾疹、瘰疬；强刺针法用三棱针点刺放血，治疗银屑病、面痛、麦粒肿。

足阳明胃经穴条口，针刺法用毫针直刺 2～3 寸，局部酸胀针感，治疗小腿冷痛麻痹、转筋、跗肿、足缓不收；毫针直刺 2～3 寸透承山，治疗肩臂痛。

足阳明胃经穴伏兔，屈膝跪坐，毫针直刺 2.5 寸，酸胀感可至膝部，治疗坐骨神经痛；仰卧，毫针直刺，局部酸胀感，治疗腿痛痹证；针刺法用三棱针点刺 3～5 分，治疗中风、痹证、小儿痿证。

二、发挥透穴

透穴法其理论是以经络循行腧穴主治为基础，其方法是针刺入某一穴位后，采用不同的针刺方向、针刺角度和不同的针刺深度，以同一根针作用于两个或两个以上的多个穴位，从而达到治疗疾病目的的一种针刺方法。这种针法充分发挥了两穴双重主治作用的叠加效果，提高疗效，并具有取穴少、针感强、疗效佳的特点。

透穴法历史源远流长，早至《黄帝内经》，正式定名“透针”的是金代的窦默，他曾著《针经指南》载有透针的提法，《扁鹊神应针灸玉龙经》首次明确提出了透穴刺法，其记载的玉龙歌曰：“偏正头风痛难医，丝竹金针亦可施，沿皮向后透率谷，一针两穴世间稀”。这是针刺丝竹空透率谷治疗偏头痛的针法。《针灸六集》中也有不少透穴针法治疗疾病的记载。

周氏世家传人周怀明主要用三类透刺针法：

1. 平透刺法

是从本经一穴进针，待“得气”后，针尖向着本经的另一穴位透刺，结合迎随补泻手法，可以向上透，亦可以向下透。如曲池透臂臑治疗颈痛，操作上用 5～6 寸毫针，刺入曲池后将针平卧，针尖向上沿皮刺入 5～6 寸；其他如颊车透地仓治疗面瘫，丝竹空透率谷治疗偏头痛等。

2. 斜透刺法

斜刺是针尖与皮肤成 60 度或 45 度透刺，操作从一个穴位直刺 3 分，再斜向另一个穴位，多用于病症涉及相邻经脉或同一经脉，如胆经的阳陵泉透胃经的足三里。

3. 横透针法

医家一般用于四肢内外侧相应的阴阳经，从一经一穴进针，透向相对应的另一经一穴，针尖不宜穿透，以能看见针尖顶起皮肤为度。临床常用阳陵泉透阴陵泉治疗膝痛。但周氏世家传人周怀明在临床上常用丘墟透照海，此法历代医家罕见，最难操作，但疗效极佳。丘墟位于足外踝的前下方，照海位于内踝尖下方的凹陷处，操作上取 3～5 寸长针，从丘墟向照海方向深刺，穿过丘墟穴下皮肤、皮下组织、肌腱、足骨缝隙，到达照海穴下，以不穿透照海处皮肤而又感觉到针尖为度。丘墟为足少阳胆经之原穴，照海属足少阴肾经，肝肾同源，肝胆互为表里，故一针透二穴，有疏肝解郁、祛瘀通络、清热利湿、调气止痛之效，治疗胁痛、肝病、黄疸和蛇丹有显著的疗效。此外，内关透外关、劳宫透后溪、条口透承山、曲池透少海也很常用。

三、妙用奇穴

奇穴指经外奇穴。《黄帝内经》是现存文献中最早记载奇穴的典籍，如“刺十指头”“两眉间”“刺舌下两脉”等只有定位主治的记载。其发展在隋唐，在原有定位主治的基础上又被赋予穴名，同时也出现有定名、定位、主治的内容完整的新的经外奇穴。奇穴名称首见于《备急千金要方》，书中收录了当时的经外奇穴，还增加了许多奇穴。其成熟在明清，《奇效良方》《针灸大成》《类经图翼》《针灸集成》等专列“经外奇穴”篇章。此时的奇穴已经在形式上与十四经穴发生分离，成为明确的有实用价值的穴位系统。《太平圣惠方》载在治疗舌头肿胀时“用手指或铍刀把舌下两边的皮肤弄破使之出血”。此法为后世医家所借鉴，用于治疗舌肿胀，而且发展为针刺金津、玉液出血治疗构音障碍及吞咽困难。

周氏世家传人周怀明医生用三棱针强刺法取金津玉液治疗高血压病，气闭引起的失音症，中风引起的舌强不语均有显著疗效。操作时强调医者左手持纱布拿住患者舌部使之翻以暴露舌下金津、玉液两穴，医者右手持三棱针快速刺向瘀紫之血管使之出血，然后嘱患者在洗手池旁，尽其力量嘬出血液，吐进水池，至血液自然停止，嘬不出血而止。

周氏世家传人周怀明在临床上经常用的奇穴还有里内庭、腰奇、四神聪、十宣、太阳、八邪等。

四、多选阿是穴

在临床中以痛点作为腧穴，以病理反应点作为腧穴，且无固定穴名、无所属经络、无具体位置的穴位，统称为阿是穴。阿是穴法，早在《灵枢·经筋》中有“以痛为输”的记载，后世“不定穴”“天应穴”亦是同义。如《扁鹊神应针灸玉龙经·玉龙歌》云：“浑身疼痛疾非常，不定穴中细审详”。其文注释：“不定穴，又名天应穴，但疼痛便针”。孙思邈最早提出阿是穴：“故吴蜀多行灸法。有阿是之法，言人有病痛，即令捏其上，若里当其处，不问孔穴，即得便快成痛处，即云阿是，灸刺皆验，故曰阿是穴也”。

周氏世家传人周怀明在临床上常用毫针刺法、强刺法应用时选用阿是穴。疼痛的产生多因“不通则痛”，温则流而通之，治疗须以“通则不痛”为法则。强刺针之疼痛的部位或穴位，可借助针感传导力，激发经气，温通经络，调节脏腑使气血调和、经络畅通。如强刺针点刺最痛点治疗瘀血头痛、腰痛、坐骨神经痛、落枕、颈椎病、跟骨刺、网球肘、腱鞘炎、阑尾炎、颈项僵痛、肩周炎；强刺针还常以患处作为阿是穴来取之，如点刺肿块治疗乳痈、乳岩、乳腺增生、瘿瘤、瘰疬、痰核、胶瘤，刺患处治疗丹毒、脱疽、臁疮、舌丹、牛皮癣、白癜风、阴痒等。

五、擅长险穴

周氏世家传人周怀明对有些经穴在针刺治疗上存在一定的风险，《素问·刺禁论》云：“刺头中脑户，入脑立死”。风府，古人曾提出：“此穴入针，人即晕倒”。《扁鹊心书·中卷》易导致小脑及延髓损伤的穴位为哑门、风府、风池，因哑门深部为延髓和脊髓的连接部分，风池深部邻近延髓和椎动脉，针刺不当，极易伤及，后果严重，往往因抢救不及而死亡。如睛明穴位于目内眦角稍上方凹陷处，穴位下浅层有内眦动静脉的分支或属支，深层有眼动、静脉的分支或属支。针刺时极易碰伤血管导致出血引起眼球青紫。一些医者尽量不用这些穴位以回避危险。

周氏世家传人周怀明医生基于长期的临床经验，深知风险穴往往具有显著的临床主治疗效，非其他腧穴可替代，熟练掌握进针深度、角度、方向、手法及操作，同时患者遵守医嘱予以配合，才能够回避风险。如临床上用睛明穴治疗目赤肿痛、白内障、视网膜炎、视神经萎缩，操作时，嘱患者平视，眼球居中，手持 2 寸毫针，沿眼眶边缘缓慢进针，刺入 1～1.5 寸，不施手法，留针 30 分钟，缓缓出针，用干棉球按压针孔 5～6 分钟。

六、精简用穴

《医学入门》提出“明穴法”的观点，重点讨论了五输穴和八脉交会穴，倡导用穴精简，“百病一针为率，多则 6～9 针，满身针者可恶”。周氏世家传人周怀明在临床中也常是取穴精简，“精”是指穴位要少而精，力争做到取穴最少疗效最著，甚至一病只用一个穴位，这就是周氏世家传人周怀明所有的“单穴成方”。例如摇头方仅用长强穴。

周氏世家传人周怀明医生除针灸治疗外，他利用特种针法还有穴位注射、强刺针、埋线等临床应用可谓一绝，对内科病、外科病、妇科病、儿科病、皮肤科病等，中西药治疗无效者，他运用穴位注射、埋线等治疗颇有收效。短期内的疾病很快痊愈，被患者称赞为“针灸世家的豫东神针”。

百病源于气　调气体自健

北京市中和亚健康科学研究院　汤氏医派气味气机研究所　汤宏勇　汤　鉴

【摘要】气机升降出入运动是人体生命活动的基本形式，气机调畅是生命之常，气机失调为百病之源。中医气机理论用于分析、解释病因病机、症状表现和预后转归，贯穿了“未病先防，既病防变，愈后防复”的疾病前、中、后的几个阶段，对于养生、保健以及疾病的预防、治疗、康复具有很强的指导意义。

【关键词】中医气机理论；调理气机；治未病

1. 概述

“气”是中国哲学、道教和中医学中常见的概念。在中医学中，“气”大体是指人体内不断运动变化着的精微物质与内脏器官的功能性活动，是构成人体及维持生命活动的最基本能量，同时也具有生理机能的含义。中医气学理论发展源远流长，中医认为“气”对人体健康至关重要，认为“气者，人之根本也”[1]，自古就有“病因气起”“气通则病除”的说法。传统气学理论不仅是对人体健康的认知，也是解释和论证生命、健康、疾病有密切关系的大环境和辨证逻辑的理论工具，是超越科学范畴而进入思辨领域的哲学理念[2]。随着医学的发展和中西医结合研究的深入，现代医学对于“气”也有了不同的解释与定义，如王米渠认为“气”是功能基因的组合[3]，张永忠等认为中医学人体之气的实质是新陈代谢[4]，李梢等则用现代“熵”的概念解释“气”的运动[5]，等等。这些解释既符合现代科学理论，也与传统中医气学理论相通，证实了“气”在病理学、发病学及治疗学上的作用。

2. 人体之气

人体之气来源于先天之精所化生的先天之气（即元气）、水谷之精所化生的水谷之气和自然界的清气，后两者又合称为后天之气（即宗气），三者结合而成一身之气，是脾、肾、肺等脏腑的综合协调作用的结果。元气受之父母，宗气源于饮食中的水谷精微，自然界的清气依靠肺的呼吸功能和肾的纳气功能吸入体内，三者融合的结果称为人气[6]。“人气”能推动和调控各脏腑经络形体官窍的生理活动及血、津液、精的运行、输布和代谢；“元气”是人体最根本最重要之气，推动和调控着人体的生长发育和生殖功能及各脏腑、经络、形体、官窍的生理活动；“宗气”有着行呼吸、行血气和资先天的生理功能。除此之外，人体之气还可根据生成来源、分布部分及功能特点的不同，分为营气、卫气、脏腑之气、经络之气、阴气、阳气、正气、邪气、寒气、热气等。

2.1 气的升降出入

人体之气处于不断的运动变化之中，它运行于全身脏腑、经络、四肢百骸，无处不有，时刻推动、激发着人体的各种生理活动。这种运动变化称之为气机，是气的根本属性，是自然界一切事物发生发展变化的根源。古人以升、降、出、入四字来说明物质气的运动规律和具体表现形式。升降出入是万物变化的根本，是生命活动的体现。

气的升降出入之间是互为因果，相互协调，共同完成人体内部及其与外界环境之间的气化过程。升者升其阳，降者降其阴，出者吐其故，入者纳其新。升降侧重体内的气化过程；出入则侧重人体与外界环境的物质交换。升降出入，内而脏腑，外而皮毛，上而头面，下而百骸，纵横往来，并行不悖。

2.2 气机调畅是生命之常，气机失调为百病之源

人体脏腑经络、气血津液、营卫阴阳，无不有赖于气机升降出入而相互联系。而人体的生命活动，内而消化循环，外而视听言行，无不是脏腑之气升降出入的体现。就五脏而言，心肺在上，主降，肝肾在下，宜升。其中肝之升发，肺之肃降为一对升降的两方面；心火下降，肾水上升，共同构筑阴阳平衡体；脾胃居于中焦，脾气上升，胃气下降，为一身气机升降之枢纽。而六腑，虽传化物而不藏，以通为用，宜降，但在传化过程中，亦有吸收水谷精微，化生津液作用，可见六腑亦是降中寓升。五脏六腑的气化正是在这种升已而降、降已而升、升中有降、降中有升的状态中，共同维系全身气血津液的代谢平衡[7, 8]，从而维持人体正常的生命活动，保持健康状态。

反之，气机不调则致疾病，故有“百病生于气”之说。正如《素问·举痛论》中所说：“余知百病生于气也，怒则气上，喜则气缓，悲则气消，恐则气下，寒则气收，炅则气泄，惊则气乱，劳则气耗，思则气结”。[1]以上九种气机失调的形式被统称为九气为病，旨在说明许多疾病的发生都是由于脏腑气机失调所致。气之活动循常有序，则人体呈平人常态；气之活动失常，则一变而为异常的生命活动过程，即疾病状态，“故百病皆生于气”。[9]气机失调是指气的升降出入运动失调。《素问·六微旨大论》曰：“出入废则神机化灭，升降息则气立孤危。故非出入，则无以生长壮老已，非升降，则无以生长化收藏。升降出入，无器不有。故器者生化之宇，器散则分之，生化息矣”。首先，各种致病因素引起气的升降出入改变，抑或气量的减少，表现为气滞、气逆、气陷、气闭、气脱、气虚等基本的病机变化。其次，内在脏腑功能失调，亦可发生内生五邪为病，影响全身气机的运行，导致阴阳气血失调。表现为肺失宣降、胃失和降、肝失疏泄、脾失升清、肾失气化等脏腑气机异常的病理变化。再次，气的异常运动变化，影响血和津液的循环代谢。因气能生血、行血、摄血、生津、行津、摄津，若气机失常可致气血不足、气滞血瘀、气虚出血、气滞水停、气脱大汗淋漓等病理变化，出现痰饮、水肿、汗液异常、血液运行障碍等多种病变。正如张介宾在《景岳全书·疾病类》中所云：“凡病之为虚为实，为寒为热，至其病变，莫可名状。欲求其本，则只一气字足以尽之”。

3. 调气是健康之本

气机失调是百病之源，因此，调畅气机是维持健康状态的基本思路。健康的维持需要未病先防，既病防变、愈后防复。《内经》中指出，身体“以从其阴阳之升降，是圣人之体藏乎天，故身无奇

病”。可见调和气机的升降出入，对“治未病”有很好的指导作用。在气机失调的情况下，注意调节气机升降出入运动，采取“补其不足，损其有余，实则泻之，虚则补之”的方法，使阴阳偏盛偏衰复归于相对平衡协调的状态，是“治已病”的基本原则。在调畅气机的过程中，注重机体的整体联系，注意顺应脏腑特性，顾护五脏六腑之精气，通过调畅气机达到祛除病邪、恢复人体正常功能的目的[10]。

气机理论的指导思想贯穿于疾病的前、中、后这三个阶段，使之在整个医疗过程中都得以充分体现，对养生、保健、预防、医疗、康复具有重要的指导意义[11-14]。

3.1 气机理论指导“治未病”

治未病需要顺应天时、调摄精神、引导吐纳、运动锻炼、饮食调养、药物预防、审慎用药。

顺应天时：一年四季或一日晨昏变化，皆可分为四时，四时轮转，体现阴阳升降。“朝则人气始生，病气衰，故旦慧。日中人气长，长则胜邪，故安。夕则人气始衰，邪气始生，故加。夜半人气入藏，邪气独居于身，故甚也”。在长沙马王堆出土文物——三千年前的帛书上就有记载，人们要想长寿，就得顺应天地阴阳变化的规律。根据四季气候变化和一天之内昼夜早晚的不同特点来进行饮食、锻炼，遵其道法，调畅气机。

引导吐纳、运动锻炼，《内经》云：“久视伤血，久卧伤气，久坐伤肉，久立伤骨，久行伤筋”。提示应当劳逸结合、锻炼适度，才能气血调畅、疏郁散结、脏腑得养、阴阳互守。适当的运动能使周身的血液畅流不息，不致瘀滞；能改善人体各系统的生理功能，保证脏器细胞正常活动；促进人体新陈代谢，使人体保持旺盛的活力，是预防疾病，消除疲劳，恢复体力，获得健康长寿的要素。现代研究表明，八段锦、五禽戏、太极拳等导引锻炼功法，可以通过运动器官功能的增强促进人体的新陈代谢，可以双向调节血压，加大肺活量，延缓动脉硬化，可以促进食物的消化和吸收。通过呼吸和意念的自我调控，增强神经内分泌功能，促进免疫物质的活性，增强机体抵御疾病的能力。还有一些学者特别强调吐纳在导引“治未病”中的作用。吐为呼，纳为吸；呼气时副交感神经兴奋，吸气时交感神经兴奋。人的五脏六腑都由交感神经和副交感神经支配。一呼一吸的调控通过交感神经和副交感神经对中枢神经系统有良好的调整作用，并可以通过调整中枢神经增强五脏六腑的功能。[15]

饮食养生：《素问·脏气法时论》中“五谷为养，五果为助，五畜为益，五菜为充，气味合而服之，以补精气”的观点，堪称中华民族饮食和营养的纲要。《养生录》中谈到养生“六宜”，食宜早些、食宜暖些、食宜少些、食宜淡些、食宜缓些、食宜软些。孙思邈在著作中列食养、食疗食物154种，他说：“安身之本，必资于食，是故食能排邪而安脏腑，悦神爽志以资气血，若能用食平疴，释情遣疾者，可谓良工”。也就是说，食物对人体的滋养作用，本身就是最重要的增进健康、益寿延年的途径。合理安排饮食，可保证机体的营养，使五脏功能旺盛，气血充实，提高适应自然界变化的应变能力，增强抵御外邪的力量。

3.2 气机理论指导疾病的治疗

3.2.1 气机理论指导治疗思路与方法

脏腑病变当调气。五脏精气，宜藏不宜泻，当耗损不藏时，易产生虚证，故对于脏器亏损者宜补其气。如肾精亏虚者宜填其精，并注重补益肾气。对于五脏实证亦当理气、调气。如心气实、心火亢盛者宜清心泻火，方宜泻心汤、导赤散之属；针对肺气上逆则用降气之法以平复上逆之肺气，方如苏子降气汤之属；而对肝之气机郁滞所致的情志不舒、胁肋疼痛宜疏肝理气[16]，以畅肝木条达之性，方如逍遥散、柴胡疏肝散之属。六腑宜通不宜滞，每因气机阻滞、传化失职而起病，故在治疗之中应以行气导滞之品疏通腑气，助其传化水谷，排除糟粕，方如木香顺气丸，承气汤之类。

血之病变宜调气。气的功能发生障碍则会引起诸如血虚、血瘀、出血等一系列的病证，故临床治疗此类病证时须注重调气。针对血虚采用益气生血之法，即在少量补血药中投以大剂补气之品，如当归补血汤；对于血瘀者，宜用益气活血和行气活血之法，在使用活血药的同时佐以补气、行气之品，使气助血行以成化瘀之功，如复原活血汤、血府逐瘀汤。对于失血的病人可用益气摄血法，此法尤用于大失血出现血脱者，如独参汤以益气固脱。正如赵献可在《医贯·血症论》中指出："有形之血不能速生，无形之气所当急固"。

3.2.2 气机理论指导临床用药原则

调气药物性味选用。不同性味的药物对于气的运动产生不同的影响，辛热(温)药属阳，有升散阳气、开发腠理的作用，而苦寒(凉)药属阴，有清解通降、沉敛下行作用。辛热(温)和苦寒(凉)两种不同药性的药物相配，则能调畅气机，使升降得宜，气化复常，达和解之功。气以脏腑为根基，气病当调脏腑。辛味药可分别作用于肺、肝、脾、胃等脏腑而发挥调理气机的作用。辛味药，可开宣肺气，调畅气机。辛能散肝气，治肝之要在疏肝，疏肝必用辛。《素问·脏气法时论》说："肝欲散，急食辛以散之"。辛散升达，畅利中焦气机。气之源在脾，脾为气血生化之源，中焦为气机升降之关键。脾胃居中焦，职司升清降浊，为气机升降之枢纽。三化汤方中配伍辛散之羌活，意在与苦降之大黄、枳实、厚朴为伍，畅利中焦气机，气畅则血行，气畅则络通。传统治法中的辛开苦降，就是辛味药在畅利中焦气机处方中的作用机理。

3.2.3 气机理论的临床应用

现代临床各科运用气机升降理论分析、解释病因病机、症状表现和预后归转，并在治疗各种疾病的临证实践治疗法则中具体运用，显示了气学理论的临床实用价值。

例如，有许多学者针对气机升降理论对于胃病论治的指导作用进行了深入的研究[17-19]。认为气学理论贯穿胃病辨证论治的始终，从其病因病机、治疗原则、治疗药方的各方面进行了指导。胃病的病理机制是胃络气机不畅，所谓的"不通则痛"。实证胃病多有气滞、气逆存在，虚证胃病多有气虚证。胃病之治，多用通法，总以调理气机为纲。调理气机又当针对证候的具体情况采用不同的治疗方法。药物治病，主要是以其气味之偏而调正气之虚、邪气之胜，即通过补虚泻实，达到气血平和的目的。实证胃病用理气和胃法治疗，常用平胃散等，而淤血胃痛、胃气上逆、胃热等均有不同方药。

除此之外，还有一些用气学理论对心绞痛冠心病[20, 21]或其它肝胆疾病[22]、心肾疾病[23, 24]以及癌症[25-27]等疾病治疗的研究。

对于癌症的治疗，中医认为其主要是由于气滞不通，先气滞后血瘀，因此癌症患者常见闷、肿、痛、结块等症状，应用理气药物进行治疗，如陈皮、香附、川楝子等。另外，中医认为癌瘤患者普遍出现正气虚弱，加之手术、放疗、化疗等都会损伤元气，应辅以扶正药物，如人参、灵芝等。张明生等[28]在中医气学辨证原理指导下，配合扶正祛邪、理气法原理，开具药方进行治疗，发现其对于食管癌呃逆、贲门癌疼痛、直肠癌下坠有良好疗效。

除在疾病治疗上的应用，国内有些学者还通过研究发现，调理气机具有增强免疫力，改善微循环和脏腑机能等功能。可见气学理论对临床诊治方面有着重要的指导意义和实践价值。

4. 总结

气是构成人体的基本物质，气的升降出入运动是人体生命活动的。升降出入一旦止息，就会失去生命的原动力，人的生命活动也将停止，正如《灵枢·寿夭刚柔》中所述："形与气相任则寿，不相任则夭。[3]""百病源于气"的观点说明气机失调是疾病发生的基本病机，气机失调是形成疾病的根源。所以"治病需先治气"，在疾病的治疗中要以"调气"为首要，以达到气顺则体健，养气"治未病"的目的。

参考文献：

1. 黄帝内经. 素问. 北京:人民卫生出版社，1963.

2. 张明雨. 中医理论范畴中健康的本质就是气机的调畅——浅析中医学"气机"理论的科学内涵. 人类健康理念国际论坛、2 次学术年会. 2009.

3. 王米渠. 气的当今认识--乃功能基因组合. 现代中西医结合杂志，2003. 12(2)：p. 113-114.

4. 张永忠，论中医学人体之气的实质是新陈代谢. 中国中医基础医学杂志，2000. 6(5)：p. 8-12.

5. 李梢，张其成. 中医学的"气"与熵再探. 北京中医药大学学报，1997(5)：p. 9-11.

6. 孙广仁，中医基础理论. 中国中医药出版社，2007.

7. 朱向东，安耀荣. 气机升降理论探析. 中医研究，2006. 19(9)：p. 1-3.

8. 鞠宝兆. 浅论“百病生于气”姜玉宝，吉林中医药，2008.

9. 明•张介宾，类经. 人民卫生出版社，1965.

10. 胡慈姚，论“百病生于气”与气机理论的临值. 中华中医药杂志，2007. 22(6)：p. 392-394.

11. 黄朝忠，苏颖. 气机理论及其在临床中的应用. 山西中医学院学报，2014(1)：p. 8-9.

12. 帅焘，董晓明. 气机升降出入理论的临床运用. 云南中医学院学报，1996(1)：p. 18-21.

13. 孙广仁，关于中医学气的功能中的几个问题. 中医药信息，2001. 18(5)：p. 2-4.

14. 吴闽枫，浅议“气”在中医理论指导下的康复作用. 城市建设理论研究:电子版，2014(19).

15. 张俊杰，导引“治未病”. 祝您健康，2011(8)：p. 20-20.

16. 姚智聪，七情对疾病的作用与影响. 长春中医药大学学报，2007. 23(5)：p. 90-91.

17. 严玉莲，王素叶. 浅析气学理论对胃病论治的指导作用. 福建中医药，2001. 32(4)：p. 43-44.

18. 张新海. 气机升降理论在治疗胃病中的应用. 国医论坛，1997(5)：p. 22-22.

19. 张志峰，升降学说在治疗胃病中的运用举隅. 陕西中医，2006. 27(1)：p. 361-362.

20. 杨成龙. 从气血辨证论治颈性心绞痛经验. 2013 中华中医药学会皮肤病分会第十次学术交流大会暨湖南省中西医结合皮肤性病第八次学术交流大会论文汇编. 2013.

21. 杨柱，唐东昕，金亚弦. 从气血辨证论治颈性心绞痛经验. 中医杂志，2008. 49(12)：p. 1072-1073.

22. 张根腾，中医气机升降出入理论在肝胆疾病中的运用. 长春中医药大学学报，1996(1)：p. 1-2.

23. 滕晶. 从气机的升降出入理论探论失眠症. 中国中医急症，2012. 21(9)：p. 1406-1406.

24. 张根. 气机升降出入理论在心肾疾病中的应用. 山西中医，1995(6).

25. 殷东风. 中医“调理气机”法对轻中度癌性疼痛治疗作用的临床研究. 全国中医药肿瘤学术年会. 2011.

26. 于洁，浅谈中医外治法治疗癌性疼痛. 中医临床研究，2014(24)：p. 134-136.

27. 章长立. 中医“气”在癌症防治中作用的探讨. 全国鲜药学术研讨会. 2014.

28. 张明生，王建纲，张静. 理气法在癌症治疗中的应用. 邯郸医学高等专科学校学报，2004. 17(1)：p. 33-34.

气味气机疗法治疗哮喘体会

汤氏医派气味气机研究所　汤宏勇　罗宏斌

哮喘是中医哮证和喘证的总称，辘辘有声为哮证，临床多实，气促气急为喘证，临床多虚，因其哮证必致喘，但喘证不一定致哮。

西医又名支气管哮喘，支气管哮喘是由多种细胞及细胞组分参与的慢性气道炎症，此种炎症常伴随引起气道反应性增高，导致反复发作的喘息、气促、胸闷和（或）咳嗽等症状，多在夜间和（或）凌晨发生，此类症状常伴有广泛而多变的气流阻塞，可以自行或通过治疗而好转。

一、哮喘与气机

气机代表着人体气体升降出入过程中脏腑、组织器官的功能活动，是人体生命活动规律的概括。

哮喘是由于外部和内在原因导致肺气宣发肃降功能失常，使支气管痉挛而致哮，气道受阻，呼吸短浅急促，气体升降出入不畅而致喘； 机体应急自救，出现呼吸心率加快，短气大量自汗，肺气不能下降纳气于肾，肾气不能上升而致喘。

二、哮喘与五脏

哮喘与肺关系最为密切，外感风寒、花粉、山风岚瘴之气导致肺失宣发肃降，出现咳嗽、多痰、甚者出现哮喘，为本病之所在。

哮喘与肾的关系，必有肺系气机升降出入失调，肺气不能下降入肾，肾阳之气又不能上升而致喘。有子病及母、母病及子的母子互病之意。

哮喘与心的关系，必有肺系气机升降失调，气道受阻，气体交换不足，久之血氧含量下降，心肌缺血缺氧，使心率加速自救而致喘。

哮喘与肝的关系，肝主七情，气机的条达枢纽，使肺主气的功能失调，（木侮金），气机升降出入失调致咳喘，此症型临床较少见。

哮喘与脾的关系，哮喘日久致脾虚或脾虚生痰湿致肺失肃降而致咳喘，本症型临床系母病及或同病出现较多。

另外还有阳明腑实致三焦气机受阻而致喘。

三、哮喘的治疗

哮喘的治疗宜根据病因和症状的不同，采取不同的治疗方法，但离不开通肺降气，解除呼吸道阻塞，恢复气机升降出入之常道。

急性期的治疗：①去除或隔离病原；②给予净化气体—气味疗法；③宣肺化痰，降气平喘为主调泻其有余，首选麻黄汤、定喘汤之类加减；兼心率加快、大汗淋漓、不能平卧的病人，加生脉之类；④兼有水液代谢障碍、喉间及肺部辘辘有声的用小青龙汤之类；⑤阳明腑实之喘用大承气汤攻下，通调三焦气机为要；⑥嘱其宜冷热适中的环境少活动，避免高温环境加速心率、大汗淋漓而致阴阳离决危及生命。

缓解期的治疗：根据五脏偏盛偏衰补其不足，最宜使用气味疗法加补土生金法加气机疗法，方用四君子汤之类加百合、蛤蚧、雪莲等。

恢复期的治疗：补其母子，方用金匮肾气丸加蛤蚧、紫河车等，增强肺功能，加强气机升降出入训练，以防疾病反复患顾。

四、案例

吴某某，女，43 岁，2009 年 10 月 26 日初诊

主诉：咳嗽多痰，多汗，出气不赢二十余天，加重 7 天。患者 35 年前开始患哮喘，每年反复发作十余次，观其患者咳嗽频频，痰黏色黄，喘促不能平卧、头面大汗，衣服湿润，听诊肺部哮鸣音及湿啰音，心率 105 次/分钟，脉沉溺而数，拟定喘汤加味：麻黄 12 克，西洋参 15 克，白果肉 10 克，蜜冬花 10 克，炒苏子 10 克，炒葶苈子 10 克，沉香 3 克，五味子 5 克，姜法夏 8 克，黄芩 6 克，前胡 10 克，橘红 10 克，麦冬 10 克，甘草 6 克。10 剂，并用气味疗法加双肺俞穴针刺泻法配敷贴，每天在家换敷贴一次，嘱其多休息，避免动则加重喘息、汗多、心率加快出现心肺阴阳离纯的危险。

复诊 11 月 6 日，患者称其病好多了，观其言语较多，但气短，饮食欠佳，咳嗽减少，有痰，无汗出、喘促能平卧，活动后易出汗，听诊哮鸣音明显减轻，有湿啰音，心率 86 次/分钟，守上方继服 15 剂，余法同上。

三诊 11 月 22 日，患者说能做少量家务，每次发病从没这么快好过，见其人有悦色，稍有咳嗽，少痰，无喘息，听诊哮鸣音很弱，轻微湿啰音，心率 85 次/分钟，脉沉滑，守二诊方减少麻黄、西洋参用量至 10g，去葶苈子、黄芩，加海浮石 8g，瓜蒌子 10 克。15 剂，余法同前。

四诊 12 月 8 日，偶尔有咳嗽，无痰，稍口渴，能外出活动，听诊有轻微湿啰音，心率 80 次/分钟，脉沉滑，守三诊方减麻黄、法半夏、沉香，加芦根 30 克。15 剂，余法同前。

五诊 12 月 24 日，自述哮喘已完全好了，但胃口不佳，吃饭不香，短气乏力，听诊哮鸣音、湿啰音稀少，心率 78 次/分钟，不能干重体力活，长期肺失肃降，气机失调，脾失健运，方用四君子汤加味，培土生金，药用：太子参 20 克，茯苓 12 克，白术 10 克，山药 15 克，海浮石 8 克，百

合 10 克，橘红 10 克，雪莲花 8 克，蛤蚧 1 个，甘草 6 克。15 剂，余法去穴位敷贴，改用气机疗法。

六诊 2010 年 1 月 10 日，上述症状好转，守方续服 15 剂，余法同上次。

七诊 2010 年 1 月 26 日，患者顾及其哮喘反复发作之陈年痼疾，嘱其继续用培土生金，补肾纳气制成膏方调理半年，同时坚持使用气味、气机疗法。随访至今，病人哮喘很少发作，身体整体状态也好于 10 年前。

五、体会

哮喘病的治疗不能一方一药通治，随机应变是常理，不能看到某一表象而断章取义施治，如大汗淋漓用收敛止汗法，会出现闭门留寇之虞；心率加快用减慢心率之法，会出现抑制代偿自救，是极不可取的，因为这二种情况属于危重疾病过程中应急反应之常态，故本病出现二症，也只能采取益气固脱法，生脉益气固表，护心通脉为上策，益其气、生其脉，方解心肺之血氧供济，此时意谓标中求本，非急则治标而伤人性命。总之，哮喘病的治疗可概括为用中医的新三联疗法进行治疗，经济、安全、疗效可靠、标本兼顾、复发率低。各期三联疗法总结如下：气味、气机疗法贯穿疾病的全过程，具体是：急性发作期用气味疗法十穴位注射敷贴疗法十汤药；缓解期用气味疗法十气机疗法十汤药；恢复期用气味疗法十气机疗法十膏方或丸剂较为适合现代临床和病人需求。

中西医结合治疗急慢性白血病

迪拜同仁堂 中医全科主治医师　　于殿生
北京同仁堂王府井中医院 中医师　　于志达

一、白血病概述

“白血病（leukemia）是一类造血干祖细胞的恶性克隆性疾病。根据白血病细胞的分化成熟程度和自然病程，将白血病分为急性和慢性两大类。急性白血病(acute leukemia，AL)的细胞分化停滞在较早阶段，多为原始细胞及早期幼稚细胞，病情发展迅速，自然病程仅几个月。慢性白血病（chronic leukemia，CL）的细胞分化停滞在较晚的阶段，多为较成熟的幼稚细胞和成熟细胞，病情发展缓慢，自然病程为数年。其次，根据主要受累的细胞系列，可将急性白血病（AL）分为急性淋巴细胞白血病（acute lymphoblastic leukemia，ALL）和急性髓系白血病(acute myelogenous leukemia，AML)。慢性白血病（CL）则分为慢性髓系白血病（chronic myelogenous leukemia，CML)、慢性淋巴细胞白血病（chronic lymphocytic leukemia，CLL)，极少见类型的白血病如：毛细胞白血病、幼淋巴细胞白血病等”。

二、白血病的病因和发病机制

人类白血病的病因尚不完全清楚。

1. 生物因素　主要是病毒感染和免疫功能异常。

2. 物理因素　包括 X 射线、γ 射线等电离辐射。

3. 化学因素　多年接触苯以及含苯的有机溶剂与白血病发生有关。室内家具、墙壁装修、食物添加剂等化学原料的使用超标，水、空气污染等都是重要因素。化学物质所致的白血病以急性髓系白血病（AML）为多。

4. 遗传因素　家族性白血病约占白血病的 0.7%。

5. 某些血液病最终可能发展为白血病。

三、急性白血病的临床表现

（一）正常骨髓造血功能受抑制表现

1. 贫血　部分病人因病程短，可无贫血。半数病人就诊时已有严重贫血。

2. 发热　半数病人以发热为早期表现。可低热，亦可高达 39～40℃或以上，伴有畏寒、出汗等。虽然白血病本身可以发热，但高热往往提示有继发感染。感染可发生在各部位，以口腔炎、牙龈炎、咽峡炎最常见，可发生溃疡或坏死；肺部感染、肛周炎、肛旁脓肿亦常见，严重时可有血流感染。

3. 出血　以出血为早期表现者近 40%。出血可发生在全身各部位，如皮肤瘀点瘀斑、鼻出血、牙龈出血、妇女月经过多为多见。眼底出血可致视力障碍。颅内出血时会发生头痛、呕吐、瞳孔大小不对称，甚至昏迷、死亡。

（二）白血病细胞增殖浸润的表现

1. 淋巴结和肝脾大　淋巴结肿大以急性淋巴细胞白血病（ALL）较多见。

2. 骨骼和关节痛　常见胸骨下段局部压痛。可出现关节、骨骼疼痛，尤以儿童多见。

3. 眼部肿瘤

4. 口腔和皮肤　口腔炎、牙龈增生肿胀、皮肤斑丘疹结节等。

5. 中枢神经系统白血病　为多数化疗药物难以透过血脑屏障，不能有效杀灭隐藏在中枢神经系统的白血病细胞所致。轻者表现为头痛、头晕，重者有呕吐、颈项强直，甚至抽搐、昏迷。可发生在疾病的各时期，尤其是治疗后缓解期，以急性淋巴细胞白血病（ALL）最常见，儿童尤甚。

6. 睾丸　多为一侧睾丸无痛性肿大。睾丸白血病多见于急性淋巴细胞白血病（ALL）化疗缓解后的幼儿和青年。

此外，白血病可浸润其他组织器官，肺、心、消化、泌尿、生殖系统等均可受累。

四、急性白血病的实验室检查

1. 血象　大多数病人白细胞增多，$>10\times10^9$/L 者，称为白细胞增多性白血病；$<1.0\times10^9$/L 者，称为白细胞不增多性白血病。常有不同程度的贫血。约 50%的病人血小板 $<60\times10^9$/L，晚期血小板常极度减少。

2. 骨髓象　是诊断急性白血病(AL)的主要依据和必做检查。FAB（法美英）分型将原始细胞≥骨髓有核细胞(ANC)的 30%定义为急性白血病(AL)的诊断标准，WHO（世界卫生组织）分型则将这一比例下降至≥20%，另加一些其他条件，应诊断为急性髓系白血病(AML)。多数急性白血病(AL)骨髓象有核细胞显著增生，以原始细胞为主；少数急性白血病骨髓象增生低下，称为低增生性急性白血病。

其他如细胞化学检查、免疫学检查、细胞遗传学检查等从略。

五、急性白血病的中西医治疗

（一）一般治疗

1. 紧急处理高白细胞血症　当循环血液中白细胞数 $>100\times10^9$/L，病人可产生白细胞瘀滞症，表现为呼吸困难、低氧血症、反应迟钝、言语不清、颅内出血等。此时，中药清热解毒药效果可靠，加用滋阴药物可稀释血液浓度，亦可同时加用西药地塞米松等。

2. 防治感染　清热解毒中药如黄连、黄芩、黄柏、栀子、金银花、连翘等，联合应用效果极佳，亦可同时配合应用西药敏感抗生素。

3. 成分输血支持　贫血严重者，中药可用阿胶、生地、当归等，但远不如西医输红细胞、吸氧效果好而快。血小板计数过低者，预防出血，中药可用大小蓟、阿胶等，黄连、黄芩炒用既可清热解毒，亦可增加止血效果。但血小板太低时，作为救急，还是以输入血小板为佳，然后用中药缓治之。

4. 防治高尿酸血症肾病　由于白血病细胞大量破坏，特别在化疗时更甚，血清和尿中尿酸浓度增高，积聚在肾小管，引起阻塞而发生高尿酸血症肾病。除鼓励多饮水外，中药可用猪苓、泽泻、山萸肉等利尿排酸护肾，以预防肾功能受损伤。

5. 维持营养　中西药均可酌情应用。

（二）抗白血病治疗

西医的治疗方法主要是化疗，化疗方案随着时间的推移在不断优化，其疗效也在不断提高，在此不予赘述。中药主要应用清热解毒药物，笔者倾向于应用“黄连解毒汤”加味。

六、笔者对白血病的治疗原则、注意事项的总结

1. 从肝论治　鉴于人体消化系统所消化吸收到的营养物质，通过肝门静脉进入肝脏，经过肝脏进行分解、合成、解毒等处理，然后通过心脏输送到全身以起营养作用。因此，当进入肝脏的营养物质不能及时地被适当处理时，大量的有害物质即进入血液循环中，根据有害物质的不同，呈现各种不同反映，发生各种不同的病证，如各种白血病、再生障碍性贫血、血小板减少性紫癜、过敏性紫癜、个别类型的荨麻疹等。而治肝重在改善肝脏的内在环境及其功能。利胆汁、松弛肝内胆管壁、扩张肝胆管内径，以使肝脏内环境得以改善。加之养肝药物，以改善肝的功能。因此，无论是治疗产生白血病的病因，还是发病后提高机体的抗病能力，乃至缓解期的善后，调肝法均具有举足轻重的作用。

2.重视抗感染　由于白血病患容易受感染，故需重用抗菌、抗病毒药物。

3.预防出血　及早人为干预，使用止血药物，对防止出血很有必要。

4.注重调理肠胃功能　促进胃肠道的消化吸收功能，增加蛋白质的来源和红细胞生成的原料，以保障营养供应。如此，无论对提高抗病能力，还是缩短病程、加快机体的功能恢复，均有积极意义。

5.用药要准，用量要足；给药间隔时间要缩短，最低每日给药 4 次以上，至 5、6 次，甚至不拘时频频服之。

七、治愈病例选录

病例一：急性粒细胞性白血病

患者张某，女，12 岁（2014 年），青岛人。2014 年 7 月 10 日 14：00 青岛大学附属医院儿科第五次入院记录：

主诉：确诊为急性粒细胞性白血病 7 月余，同院化疗。

现病史：患儿于 7 月余前因“发现双下肢皮肤出血点 1 周”首次于 2013.12.29 入住本科，当时查体：肝肋下 1cm，脾肋下未触及。双下肢可见多个陈旧性出血点，色暗红，针尖样大小，压之不褪色。左侧颈部可扪及一肿物，约 1.5cm×2cm，边界清，质硬，无压痛，表面无破溃，无红肿，皮温不高。血常规：白细胞计数 $14.7\times10^9/L$，中性粒细胞计数 $0.27\times10^9/L$，血红蛋白 102g/L，血小板计数 $32\times10^9/L$，CRP 0.78mg/L。上腹+下腹 CT：肝脏饱满，脾大。骨髓细胞学示：粒系增生明显活跃，原始粒细胞占 62.0%，部分细胞核畸形变，浆内可见棒式小体，其余阶段比例大致正常，部分细胞核可见畸形变，红系增生活跃 ，淋巴细胞比例明显减低。融合基因筛查未见阳性结果；染色体核型分析检测结果：47，XX，del，（9）（q22），add(15)(p11)，+21 [20]，根据 MTCM 分型诊断为急性白血病（M2），给予 DAE 方案（吡柔比星 0.02g d1-d3+阿糖胞苷 100mg d1-d7+依托泊苷 100mg d5-d7）化疗。化疗结束后骨髓细胞学检查示（1.26）：骨髓增生活跃，粒系增生明显活跃，晚幼粒细胞以上阶段比例均增高，其中原始粒细胞比例约占 14.5%，分叶核细胞比例明显减低，部分细胞核有畸形变。化疗结束后合并感染，给予抗感染治疗后好转出院。

后患儿多次入院，予 HAE 方案 X1 次……

体格检查：BP：100/62mmHg　体重 46kg

初步诊断：急性粒细胞性白血病（M2a,高危组 CR）

2014 年 7 月 22 日青岛大学附属医院出院记录：

患儿于 7 月余前首次入院，根据患儿给予 DAE 方案化疗，化疗后患儿合并骨髓抑制及感染，给予重组人粒细胞刺激因子及抗感染后好转。复查骨髓细胞学示（1.26）：原始粒细胞比例约占 14.5%。后又给予 HAE 方案化疗，化疗后行骨髓细胞学检查：原始粒细胞比例约占 5.5%。末次于 2014－5－28 入院予 HA 方案化疗，期间给予腰椎穿刺+鞘内注射 1 次。脑脊液检查未见异常，化疗过程顺利，好转出院。

入院诊断：急性粒细胞性白血病（M2a,高危组 CR）

诊疗经过：血常规+CRP：血红蛋白 131.00g/L，白细胞计数 $6.76\times10^9/L$，中性粒细胞计数 $4.68\times10^9/L$，血小板计数 $245\times10^9/L$。CRP 正常。骨髓细胞学检查：原粒+早幼粒 5%，超声心动图、常规心电图、尿液分析、生化全套、肌钙蛋白 I 未见异常，给予 MA（米托蒽醌 8mg×3 天+阿糖胞苷 2g q12hx2 天）化疗方案，辅以保肝、保心、护胃、止吐、调节免疫功能，并给予右丙亚胺减轻心脏毒性，给予复方新诺明预防真菌感染，化疗过程中患儿出现恶心、呕吐，尚可耐受，化疗完成后复查血常规：血红蛋白 120.00g/L，白细胞计数 2.41×10^9/L，中性粒细胞计数-，血小板计数 68 ×10^9/L。复查生化正常。考虑患儿进入骨髓抑制期……血小板及中性粒细胞将进一步下降，贫血症状加重，家属要求自动出院，告知病情，家属表示一切后果自负。

出院诊断：①急性粒细胞性白血病（M2a，高危组，CR）；②骨髓抑制；③中性粒细胞缺乏；④血小板减少症 5 贫血（轻度）。

出院情况：（略）

出院医嘱：

1. 注意休息、合理饮食、预防感染。

2. 出院 1 天后门诊复查血常规，每周至少复查血常规 2 次，每周复查 1 次肝功能。

3. 患者如出现不适、皮肤黏膜出现出血点、瘀斑等情况，及时来诊。

4. 出院 2～3 周后联系下一周期治疗。

2014 年 4 月，该患者之父邀笔者诊治。笔者主张中西医结合治疗，即病情严重时，以西药为主，中药为辅；缓解期，则以中药为主，西药为辅。患儿在青岛大学附属医院儿科运用西药化疗的同时，并用中药大柴胡汤、茵陈蒿汤、黄连解毒汤、六味地黄汤等加减。基本方剂如下：黄连、黄芩、黄柏、栀子、生地、柴胡、茵陈、白芍、五味子、姜半夏、当归、阿胶、小蓟、桂枝、鸡内金、茯苓、枳实、甘草，断断续续治疗近一年，渐渐痊愈。2015 年 7 月 16 日复查：白细胞计数 6.57×10^9/L，中性粒细胞比率 57.3%，红细胞计数 4.86 X /L，血红蛋白 138.00g/L，血小板计数 199×10^9/L。2015 年 8 月 6 日 B 超示：肝脾稍大。2015 年 10 月 20 日复查：白细胞计数 8.14×10^9/L，中性粒细胞比率 64.9%，红细胞计数 4.83 X /L，血红蛋白 139.00g/L，血小板计数 189×10^9/L。后并经骨髓涂片复查数次均未见异常。至今 6 年未复发。

病例二：类白血病反应、嗜酸粒细胞增多症

患者姓名：马某某，男，14 岁（2009 年），山东青岛人。2009 年 6 月 5 日，在胶南市人民医院门诊：前几天发热、头痛，T38.5℃，在外打针及……体温下降。现上腹疼痛、食欲欠佳。

诊断：类白血病反应

处理：住院内1

2009 年 7 月 21 日青岛大学附属医院血液内科门诊：病史同前，腹部阵发性痛。

检查：白细胞计数 63.45 ×10^9/L，中性粒细胞百分率 6.5%，嗜酸粒细胞百分率 83.50%，嗜酸细胞计数 53.01×10^9/L，红细胞计数 4.56 X /L，血红蛋白 114.00g/L，血小板计数 298×10^9/L；腹部 B 超：肝大，脾大，腹膜后可见多个淋巴结。

诊断：嗜酸细胞增多症

处理：暂用美卓乐 10mg tid，治疗 2 周观察（激素可致高血压、糖尿病、胃溃疡、骨股头坏死等副作用，向家属讲明，签字为证）

自青岛大学附属医院回家未用激素治疗，数日后，即延笔者诊治。

查：T38.5℃，心肺（-），腹软，脐周压痛明显，莫菲征（+），肝区轻叩痛，舌红、苔黄，脉弦数。

笔者给予大柴胡汤、茵陈蒿汤、乌梅丸等方剂加减治疗，2 个月余，体温降至 37.5℃以下，腹痛消失。基本处方如下：乌梅（碎）20 克，五味子 10 克，桂枝 10 克，干姜 6 克，黄连 6 克，黄芩 12 克，白芍 30 克，大黄 6 克，姜半夏 12 克，丹皮 12 克，枳实 12 克，甘草 10 克，怀牛膝 20 克，茯苓 12 克，川椒 6 克，茵陈 30 克，栀子 12 克，金钱草 20 克。水煎服，日 1 剂，分 3 次温服。后曾加用柴胡、黄柏、鸡内金、山楂、当归、连翘、葛根等药。治疗 4 个月余，莫菲征呈阴性，肝区无叩痛。共计用中药调治 10 个月余。

于 2009 年 11 月 30 日青岛大学附属医院血液内科复诊：病史同前，来诊复查，从未使用激素治疗，现服中药。Rx：血常规（嗜酸细胞由上次 13.1%↓为 9.3%，HGB、PCT 正常），腹部 B 超（肝略大，脾不大，腹膜后未见淋巴结），继续口服中药治疗观察，1 个月内复查。

于 2010 年 5 月 11 日青岛大学附属医院复查：白细胞计数 6.5×10^9/L，中性粒细胞百分率 50.50%，嗜酸粒细胞百分率 2.7%，嗜酸细胞计数 0.2×10^9/L，红细胞计数 5.21 X /L，血红蛋白 139.00g/L，血小板计数 247×10^9/L。

于 2010 年 5 月 11 日青岛市立医院复查：白细胞计数 5.72×10^9/L，中性粒细胞百分率 48.20%，嗜酸性粒细胞百分率 2.6% 嗜酸性粒细胞计数 0.15×10^9/L，红细胞计数 5.22 X /L，血红蛋白 137.00g/L，血小板计数 253×10^9/L。

现病愈 11 年未见复发，体格健壮，并已娶妻生子。

附注：本文西医内容均引自《内科学》葛均波、徐永健、王辰主编，人民卫生出版社 2019 年 1 月第 9 版。

白癜风病因探析和治疗方法

冯德孔白癜风研究院　冯德孔　冯 华　冯 伟（整理）

一、病因分析

经过 53 年的时间，冯德孔、冯华医师对 8 万位白癜风患者建立 12477 份病例档案进行调查发现：近亲结婚家庭子女出现白癜风 226 个家庭和 242 个病例，占 1.9%，结合家族史的调查，遗传发病率在 12%左右。对长期以来在世界上认为病因不明的皮肤病——白癜风现在已经充分证实和可以肯定：其中一部分患者是由遗传所致。而 80%以上的患者由营养代谢所致。并发现：白斑部位痛感度降低，证实了实验室研究的结果：“白癜风发生部位皮肤神经末梢发生退行性变化”。以及发现大面积白斑部位皮肤变得平薄、光滑等问题。发现 148 例外阴白斑中 12 例为父母近亲结婚。发现家庭夫妻双方同病问题，揭示了饮食、生活习惯相同会产生家庭同病。从而质疑在一些医学论文中，白癜风的遗传发病率的统计可能水分较高。

（冯德孔的这些发现，得到了中国遗传学奠基人中国科学院资源院士、美国科学院外籍院士谈家祯教授生前的肯定和祝贺。）

冯德孔、冯华发现：贫血、低血压、高血压、动脉血管硬化、肠胃病、偏食、失血以及各种内、外科疾病等只要是影响到人体的血液总量，影响到微循环和皮肤的血液供给，进一步影响黑色素细胞的代谢从而产生白癜风。这些现代的发现和研究证实中国古代对白癜风的病因“气血失和”是正确的但不够完善。

二、治疗

对病因有了发现，治疗就有针对性。

治疗方法:内服外用云南热带植物药和部分传统中草药调和气血，外用高频电疗配合治疗以针对神经末梢发生退行性变化问题。电疗每日一次，治疗 5 次间隔 1 天。中草药早晚各 1 次。3 个月为一疗程。

疗效观察：3200 例，总有效率 98.5%。

痊愈：2736 例，占 85.50%；显效：320 例，占 10%；好转：96 例，占 3%；无效:48 例，占 1.5%。

典型病例:云南一位财经大学教授两侧面部严重白癜风 1994 年治疗 8 个月痊愈至今未复发。香港著名人士全国人大常委会常委曾宪梓先生亲属 1992 年治疗 6 个月，痊愈。2015 年 7 月 29 日 148 号病历，一个 6 岁半的小女孩患外阴白斑，在我院治愈。其 5 天前来复诊，历时 4 年 9 个月疗效巩固。30 年来在我科治愈的外阴白斑病例中 95%未复发。

论文发表于 1996 年 9 月 21 日香港，首届世界中医药学大会年会，1998 年《科学中国人》第 11 期，后来多次参加学术交流：2007 年 3 月 16 日于美国旧金山、洛杉矶，9 月 16 日于日本东京、大阪，11 月 11 日于斯里兰卡科伦坡，第 45 届世界传统医学大会 2008 年 3 月 22 日于印度金奈第 46 届传统医学大会等。

柳才久与反射疗法

中华反射学研究院长沙分院　柳才久

柳才久，男，1944年出生于湖南省澧县，1961年入伍，1986年转业。中华反射学研究院长沙分院院长，中国足部反射区健康法研究会(以下简称“中国足健会”）顾问，湖南柳奕绿色养生有限公司董事长，长沙柳奕反射疗法培训中心（以下简称“培训中心”）主任，全国卫企协会医药技术开发专业委员会反射疗法首席专家。曾担任《当代军人辞典》副主编，《人民武装辞典》编审。柳奕反射疗法创始人。

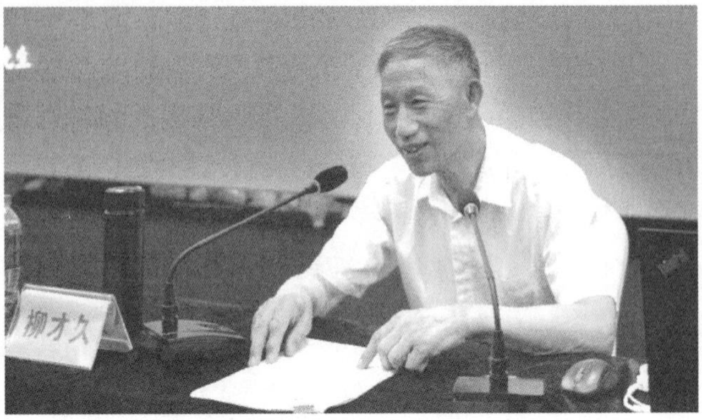

1991年起潜心钻研反射疗法，继承创新，著有两本反射疗法专著，弟子逾五千，诊疗数万人，矢志于推广普及反射疗法，让绿色医师进入每个家庭。

柳才久在钻研反射疗法的实践中逐渐领悟到：敏感度是诊断准确的关键，渗透力是疗效显著的关键，刻意坚持苦练基本功，医术日渐精湛。他用反射疗法治疗胆囊泥沙性结石半个月左右基本清除，脸上的色素斑很快消失，小儿肾综痊愈……他认为身体免疫力下降乃是诱发癌症的决定因素，认定癌症不过是一种可以调控的慢性病，提出了“调心当先，更新理念，饮食清淡，加强锻炼”，治疗癌症的十六字诀。这些年，他接诊的肝癌、肺癌、妇科癌症等都有治愈的病例。

柳才久认为，中医的传承不仅在于继承，更重要的是创新。他博采众长，从理论与实践的结合上不断总结，提出并解决了业内一些重要问题：他特别强调精神因素是健康的第一要素，在保健、预防、治疗、诊断等各个方面都不例外。因此，每个医务工作者都应当成为一名合格的心理医生。他提出了人体是一个大药库的观点。坚信遵循大道至简这一事物发展的客观规律，利用好体内的药物，保健治病就能做到事半功倍。他明确了反射疗法治疗达到显效的标准不是按摩的时间和次数，而是施力一定要透过表皮和软组织渗透到骨膜，产生脉冲反射。施力方向只能是静脉流动的方向，重按为泄，轻按为补。他创造了一套直观教学法，学员不论年龄、性别、职业、学历、是否残疾，只要认真学习，勤于实践，一周即可入门，一月就能治病。他与弟子们一起探索，初步确定了梦区、口腔、输精(卵)管、子宫前(后)倾等新的反射区。他还提出了两个具有重大学术价值和社会价值的课题：①反射疗法是冠心病的克星；②几乎所有的重大疾病都与胰腺有关。这两个观点都具有很大的研究和应用空间。

柳才久从1994年开始义务举办培训班；2001年，接受长沙市劳动局的建议，创建“培训中心”；2011年，湖南省人社厅聘他担任湖南省反射疗法师新职业开发专家小组副组长。2019年，中国足健会吸纳培训中心为“理事单位”并授牌“中华反射学研究院长沙分院”。这些年来，他办学一直不设门槛，包教包会，复学免费，毫无保留地传授。他亲自任教的学员早已超过5000人。2014年，他完成了以治疗为主要内容的第二本反射疗法专著，由世界图书出版公司出版发行。采用科普形式写作，行文简练，深入浅出，选用的病例既有典型意义，又有故事情节，生动实在而富有启迪，医务人员愿意看，一般群众看得懂。书中附有“足疗百病处方”，给了初学者和自学者信心和拐棍。许多人边学边用，对反射疗法逐步产生兴趣，成为反射疗法坚定的实践者和热心的宣传员。他计划还写一本以诊断为主要内容的专著，指导人民群众全面认识和应用反射疗法。

2020年初，全国新冠肺炎暴发，他以满腔热情，适时向学子们发出了“为国分忧，为民解难”的紧急动员令，将自己录制的提高人体免疫力的视频免费奉献社会，要求大家广泛传播并指导人民群众动手操作。据初步了解，柳奕学子包括身在武汉的学子及其亲人无一人感染。

柳才久满怀信心地说：“我早已将反射疗法作为一项事业去追求，作为一种乐趣去享受。从事这项工作的人多了，必然会涌现出一批又一批杰出人物，将反射疗法这一国粹传承下去，发扬光大！”

中医治疗淋巴瘤的体会

万宁市温克强中医诊所　温克强

我现年63岁，长期在乡镇从业中医，仅从2000年以来，先后治疗淋巴瘤及各种恶性肿瘤的病例数千计，有效率达80%以上，其中深圳市女教师陈某某、陵水县的毛某某、杨某某等至今已十多年均未有复发。以下对其中一个典型病例进行详细介绍：

2018年5月6日上午，本地教师王某，男，40岁，前来就诊，经查，颈左侧及颊车穴下方，有7块如鸽蛋大小的肿块，连成片，坚硬不移，双腹股沟淋巴结皆肿大，如杏仁大小推之不移，头痛如破，胸部肿胀，面色灰滞，神识尚清，二便闭结，溲如浓茶，口臭熏人，苔黄厚腻、中根黑燥，脱发秃顶，鼻孔流涕，时伴流脓血，厌食纳差，疲倦欲伏，肝脾肿大，手足麻木，握不住纸张，显现出一副痛苦面容，消瘦的体型，六脉沉、滑、数实。

据患者自述，2017年5月6日，发烧头痛，去往某镇卫生院就诊，医院诊断为感冒发热，体温39～40℃，西医治疗，服用西药，治疗28天，症状未见好转，故于6月1日，转院琼海市某医院呼吸科，住院治疗2天，发热未退，病情加重，又转院到海南某医院血液科治疗，经检查确诊为“细胞淋巴瘤”，已扩散肝部，引发肝大、肝硬化以及多发性结节，随后化疗了7次。2017年11月12日，患者赴广州某肿瘤医院检查，结果为“细胞淋巴瘤”，扩散入肝脾，该院专家建议做干细胞移植治疗，医疗费用大概50万元左右，存活期两年，否则存活期仅为两个月。

鉴于高昂的医疗费用以及自身状况，患者放弃了在广州的治疗方案，重返海南住院治疗，又做两次化疗，效果不佳，病情仍持续恶化，这时海南医院的专家也建议做干细胞移植治疗，如若不然，生命存活时间最多不过三个月。患者万般悲痛，如梦初醒，觉得化疗几次病症未治愈，还损伤身体，医疗费高昂，除了规定报销部分医疗费，额外已花费30多万元，随即还乡想试试中医治疗，故找到我，经问诊辨证，脉症合参。

首诊处方：山楂25克，茵陈25克，花粉15克，山萸肉25克，沙参30克，黄芪90克，红参15克，白花蛇舌草120克，夏枯花50克，垂盆草30克，重楼30克，元参30克，柴胡15克，鳖甲30克，海藻30克，甘草30克，法半夏30克，藁本20克，白芷12克，卷柏15克，蔓荆子12克，苍耳子15克，鬼针草30克，石见穿30克，蜈蚣4条。15剂。

2018年6月30日，二诊，鼻窍干净，面色红润，舌苔白黄，脉紧而数。在首诊药方中去卷柏、苍耳子，加白术、陈皮等培土健中。二诊处方：半夏30克，茯苓25克，白术20克，陈皮15克，蜈蚣4条，玄参30克，鳖甲30克，海藻30克，甘草30克，黄药子30克，花粉15克，山萸肉45克，怀山药25克，山楂25克，茵陈30克，黄芪120克，五灵脂10克，红参15克，砂仁10克，15剂。

2018年7月21日，三诊，食欲增加睡眠良好，舌苔薄白，脉象和匀，在二诊方中加当归、枸杞子、破故纸、菟丝子、羊曲 ，融入一血分，散浊生新，补肾纳气。三诊处方：黄芪 120 克，党参 40 克，当归 18 克，茯苓 25 克，白术 20 克，陈皮 15 克，杞子 30 克，菟丝子 30 克，淫羊藿 30 克，破故纸 30 克，白花蛇舌草 100 克，陈皮 15 克，夏枯花 50 克，垂盆草 30 克，玄参 30 克，鳖甲 30 克，茵陈 30 克，山楂 25 克，柴胡 15 克，海藻 30 克，甘草 30 克，半夏 25 克，黄药子 25 克，木鳖子 25 克，重楼 25 克，山萸肉 30 克，花粉 20 克。

治疗 3 个多月后，身体一天比一天好，经海南人民医院复查，“细胞淋巴瘤”及扩散入肝脏病灶均已清除，血常规恢复正常。欢乐之中，不忘昔日悲痛，介绍当时一起住在海南某医院病房的梁某某以及同乡村民翁某某女士前来就诊，均得到了良好的治疗效果。

中药医治起死回生，3 例全部治愈，传为佳话。细胞淋巴瘤属于恶性肿瘤之一，历来患者损命，如何救治，实践出真知。我在临床施治得到体会，由于迁延失治或久病攻多，或放疗，化疗摧残气血耗伤过甚，邪盛正虚格局已成。此时宜着眼整体，采用扶正邪自退，养正积自消的宗旨。

首先分辨清楚标本虚实，对症治疗。本病中医认为是恶核，主病因病机为脏腑虚弱、气机郁结、水湿运化失司、导致阴阳受损肝肾阴亏，虚火内动，灼津为痰，痰火当属六脉，沉、滑、数实，缘由正气先虚，痰湿内生、真阳失运，日久浊阴僭居阳位，湿痰内结，本例因虚成实，治当养正消积，扶正温阳为先。这个病例王某发病时间一年半，可见本“虚”至极。而他初时发病发烧不退，化疗后“鼻塞头晕头痛，肝大硬化，低烧”等。“标”象突出。综合辨析为本虚标实，治则就要扶正攻伐兼备。首诊用黄芪、党参补益气血，二诊加茯苓、白术、陈皮培土健中。三诊加当归散浊生新，加杞子、菟丝子、羊曲、破故纸补肾纳气，扶正得体。运用蛇舌草、夏枯花、垂盆草、重楼作为抗瘤要药；海藻、甘草、生法夏，生化分解肿瘤、肿块细胞；黄药子、木鳖子重力伐克肿瘤块，攻坚破结；玄参、鳖甲润燥滋阴止血、摄血、黄芪、党参等燥热之过；川贝、山豆根化除痰涕，肃降气机，除却涕零；藁本、白芷疏通头部经络血管镇痛；苍耳子、卷柏引药通窍归经，进入病所起作用，全方位收到标本兼治之功效。

其次用药要狠，才能收效。中医治病不仅要注重遣方用药，而且要特别注意掌握好药量，用量过轻难于去病；用量过重又会损伤身体。恶性肿瘤是痼症，顽疾治疗中非投大剂量药物莫能。因此，以上三个方剂中黄芪、白花蛇舌草、夏枯草、海藻、甘草、生法夏、黄药子、木鳖子全是用大药量，这种用药在现行中医药大学教研书中、经典名著中实属罕见，也许会令诸位行家难于接受。

再者，要敢于创新，敢于穿越雷池，敢于先吃螃蟹，谱写中医诊治恶性肿瘤的新篇章。海藻、甘草这个药对属于中医药“十八反”之一，被历代中医诸家所禁忌，其药量又是用到 30 克，更是违规破例了，大有擅闯禁区之嫌，触犯了中医基本理论之底线。其实不然，我经过亲身尝药及投入临床医疗使用，并非产生任何风险，安全可靠。在上述三个方剂中运用海藻、甘草，配备黄药子、木鳖子、能够生化分解和重力攻伐肿瘤、肿块细胞，吸收病灶，可谓肿瘤之“克星”。

值得一提的是，这个药对孕妇忌用，其他的具体辨证使用。

最后，重点治发烧，关键要根治发烧。王某初起发病发烧不退，化疗后鼻塞、头晕、头痛、低烧，令人痛苦难耐。我在长期的临床治疗实践中认识到发烧灼热是细胞淋巴瘤的一种症状。

中医辨治发烧要区分表里。我认为细胞淋巴瘤病根在体内营血，身体的发烧是气分血分的病变。并非完全是体表外感风寒六淫邪中。临床诊治重点选用药为黄芪，并且药物用量在 120 克以上，大补气血使内营清凉。如果选用银翘散、柔菊饮、白虎石膏汤之类清热解毒，解表伤正，误诊误治，导致病情恶变，加速命亡。

祖国中医历史悠久，博大精深，奥妙变化无穷，千万不能抱有以简单的一方一药求全能收效的侥幸心理。我们只有不断实践探索，才能开拓出医治恶性肿瘤的良方妙药。

治疗腰椎间盘突出症的经验方

张统文

腰椎间盘突出症，又称腰椎纤维环破裂症或腰髓核突出症，是腰腿疼痛最常见的原因之一。本病多见于青壮年，男性多于女性，与劳动强度大小、外伤有关。随着年龄的增长，腰椎间盘受到旋转挤压等损伤，使椎间盘失去原有的弹性或产生裂缝，此为腰椎间盘突出的内因；外伤、风寒、湿邪为其外因。此病患者不能久坐、久行，活动受限，若阴雨等天气变化，甚至动弹不得，其痛苦人尽皆知！

在我跟随周潜川先生期间，多与周老请教医治此病的良方。周老以搜风祛湿、活血化瘀、辅以补肾为入手，并亲传我一处方：鹿衔草、透骨草、防风、威灵仙、补骨脂各 72 克，土鳖虫、莱菔子各 36 克，白花蛇 5 盘”。共为细末为 1 个月剂量，日 2 次吞服。另方配浑元丹 30 个（即鸡蛋洗净放砂锅内，用水泡麻纸搭砂锅缝，放火上烧煮，待纸干后即成），每日服 1 粒，连蛋皮齐服。

一般患者通常在服用上述方药一个月后症状大大减轻，若不遇天气影响，基本消除疼痛。后遇一刘姓患者，医院拍片诊断为腰椎间盘突症，病情较为严重，几乎不能自理，须由陪侍搀扶就医。予以上述周老经验方药。1 个月之后复诊，确有疗效，但患者恢复较慢。针对患者病情较重的状况，我几经钻研，在周老上述方药的基础上又加熟地 72 克用于补肾滋阴，亦为加强补骨脂功能；加当归 72 克、水蛭 36 克，加强补血及化瘀止痛之功。此方优化后，患者服用一月有余，几乎可以完全自理，又连服两月病痛消除。

此后，临床实践中众多腰椎间盘突出症患者，我均采用经我补充优化过的方药为基础方来处置，疗效甚佳。

作者介绍：

张统文，自十二岁即拜师当地名中医牛瑞山先生名下当学徒，熟读本草四百味以及汤头歌诀，《医宗金鉴》等中医典籍。1958 年考入山西省中医学校系统学习中医药理论知识，后被安排在山西省中医研究所学徒班学习，师从名中医周潜川先生，并得到李汉卿、韩玉辉、白青佐等多位名医的直接教课指导，成为中华人民共和国成立以来山西省第一批科班中医士。从医五十余年来，经过其理论联系实际的深研细钻，总结了一些行之有效的治疗方案。

祖牟疗法及其应用

陕西省慈善联合会爱心理疗中心主任　李小社

祖牟疗法是笔者在《黄帝内经》《针灸甲乙经》和孙思邈阿是穴理论的基础上，把针灸、刮痧、推拿等融为一体而衍生出来的一种诊疗技术。其命名，寓意从祖先传统中求取新用。祖牟疗法以督脉为主线，结合十二经脉腧穴或局部痛点来判断脏腑和局部病变进行治疗。不用针、刮痧板等医疗器具，而是以指腹、指关节、肘关节等进行经络、穴位及疼痛点的“加压”推拿，安全有效、无副作用达到治疗疾病的目的。

一、祖牟疗法的理论依据

《黄帝内经》记载：“经脉者，所以能决死生，处百病，调虚实，不可不通”。经络就是一条条管道，在人体相互连通。它是运行气血，联络脏腑肢节，沟通上下内外的通道。中医经络理论体系作为核心，有着不可替代的作用。一直以来，中医就有“痛则不通，通则不痛”。的指导原则。我们人体疾病最明显的症状就是疼痛，因为疼痛会使人坐立不安，心神不宁。

如果说经络起着运输人体气血、能量、滋润人体各个角落的作用的话，那么穴位就是联系每条经络的枢纽，是加压站以及气血、能量的调给处，同时调节人体气血能量的合理分配。当穴位瘀堵，按压此部位就有痛感、刺痛或针扎的感觉，根据身体感觉反应的症状不同，可反映瘀堵的不同程度。

祖牟疗法对于解决痛症有着立竿见影的效果。原因就是它能够实时解决经络不通的问题，可以做到从“疼痛”到立即疏通、直至“不痛”。这是我们广大中医理疗门诊的利器。

二、祖牟疗法的特点

1. 以督脉为主线，结合十二经脉腧穴或局部痛点来判断脏腑和局部病变进行治疗。

2. 不用针、刮痧板等医疗器具，而是以指腹、指关节、肘关节等进行经络、穴位及疼痛点的“加压”推拿，安全有效，无副作用，达到治疗疾病的目的。

3. 方法简便易学，容易普及操作，适用大众保健。

4. 祖牟疗法是一门简单、安全、环保的医术。

祖牟疗法是对中国传统文化《黄帝内经》《伤寒论》等中医经典著作的传承。深受《黄帝内经》天人合一整体观念的影响，是践行“欲知其内者，当以观乎外；诊于外者，斯以知其内。盖有诸内者，必形诸外”等中医方法学的有效探索。人体是有形和无形的统一，经络不仅有运行气血营养物质的功能，而且还有传导信息的作用。经络构成了人体各组成部分之间的信息传导网。十二经脉有病就会影响到相应的脏腑，从而出现脏腑的病理变化。脏腑的病变也会反应在十二经脉循行路线上。当经络不通畅时，就会出现“不通则痛”的表现，在相关部位出现疼痛点、局部肌肉板结，甚至形成结节。此时，“加压”推拿这些反应点，不仅可以疏通局部的经络并可将此信息沿着经脉传于体内有关脏腑，使该脏腑的功能发生变化，从而达到疏通气血和调整脏腑功能的目的。“祖牟疗法”正是践行了“经络者，所以能决死生，处百病，调虚实，不可不通”的诊疗精髓。

三、祖牟疗法的应用

“祖牟疗法”在对中医推拿传承的基础上推陈出新。不仅治疗疼痛，还能解除人体因风热湿寒的其他内科病症。它像推拿又不是推拿，它不搬不拧，不打针、不用药、不开刀，只用“祖牟疗法”，即可达到明显疗效，轻者甚至可一次治愈，连癌症治疗都能得到印证。“祖牟疗法”按推几乎对全部疼痛立时见效，快速减轻症状。

1. 以手法代替针法

徒手按推，无侵入性、无创伤性，简便安全；祖牟疗法是集诊断、治疗、保健合一的新方法，在全身以“督脉”为主线，用“加压”手法在督脉两侧腧穴及疼痛点推拿并结合生姜贴外用来治疗疾病。双方互动来确认痛点的找法，有明确的规律性，且融合了经络穴位与阿是穴的长处，故其效果显著而确切，操作简便而易学。

2. 以温敷代替温灸

“祖牟疗法”对姜的应用较多但并不局限于姜。古中医药中（《中医经典文库医学三字经》）对姜通神明、去污秽、散寒止吐的功效记载颇多。在“祖牟疗法”中，温敷用材与工具可大为拓广，凡阳光、热水袋、电热毯、水暖床、远红外线、暖贴、鲜姜泥、姜粉泥、任何温热性膏贴等，皆可用以温敷，面积可大可小，时间可长可短，温度可高可低，无有定法，唯视病情所需，并以患者感觉温暖舒服为度，用以改善增强体力。

3. 以简单温热性药食代替复杂方剂

“祖牟疗法”将食材作为辅助材料以达到扶正祛邪，除湿祛寒，调节阴阳平衡，增强人体的自愈力。只用温补，用材有简单化、生活化的优点，用量则以患者能够吸收、感觉温暖舒服为度。

4. “祖牟疗法”治疗疾病的范围

该疗法治疗范围广，如：颈椎病、肩周痛、腰痛、腿痛；脑梗后遗症的康复、失眠、妇科痛经、月经不调；青光眼、头晕症、冠心病、高血压等一系列心血管疾病；消化、泌尿系统一系列疾病；疑难杂症；可用于急救之用及醒酒、心梗死、脑梗死等。

针罐排毒通脑——取血栓，防脑梗，治中风

沈荣生

【摘要】脑中风、脑梗死是严重危害人民健康的主要疾病之一，是长期致残的首位原因，七成生存者多有偏瘫、失语、半身不遂等残障。

中医文献认为“中风者非外来风邪，乃本气病也”“血瘀凝聚成块并走于上阻碍血管，严重者大厥，大厥者暴死”。西医认为“心脑血管疾病的根源是血管瘀积和血管的老化”“溶栓治疗是目前国际公认的治疗脑梗死最有效的方法”。

沈氏中医外科历经四代，第四代传承人根据中医经络理论，总结继承前代治疗经验，吸收针灸法与拔罐法的优点，加以结合与运用，创立针罐排毒通经法：一是在头部百会穴排毒通脑，取血栓，促进脑部血管循环，增加脑血管流量；二是疏通人体四肢经过头部的六条阳经，取瘀血、祛斑块，疏通气血管道；三是通阴导阳，平衡阴阳，打通任督两脉，沟通五脏六腑气脉，达到“通则无病通则强身”，预防脑梗死，治疗中风之目的。

一、脑梗死是严重危害人身健康的疾病之一

世人皆知，脑梗死是严重危害人类健康的主要疾病之一，是长期致残的首位原因。据有关资料，75%的脑梗死是由于急性血栓形成，或其他部位的血栓转移导致局部脑血管闭塞。据世界卫生组织统计，全世界每年因心脑血管疾病死亡人数占总死亡人数的3%。我国脑病患者已达700万人，脑梗死的死亡人数占我国居民死亡人数的第一位，并正以每年8.7%的发生速度上升，而发病者约30%死亡，70%的生存者多有偏瘫、失语等残障。国家每年因脑血管造成的各种损失高达百亿元以上，造成严重社会、经济、家庭问题和患者的巨大痛苦和沉重负担，而且心脑血管疾病具有发病率高，致残率高，死亡率高，复发率高，并发症多，即“四高一多”，成为“非死即残”的危症、顽症、绝症，引起世界各国人民关心和重视，每年9月16日定为“脑健康日”。

二、脑梗死原因

西医认为脑梗死主要危险因素有四：一是高血压，二是糖尿病，三是高血脂，四是心脏病。说：“心脑血管疾病的根源是血管内异物堆积和血管的老化，血液垃圾残留沉淀，血管壁增厚形成的”。说：“脑栓塞由于异常物质（固体、液体、气体）经血液进入脑血管引起阻塞，使其供应区域发生供血障碍，导致脑组织坏死或软化，并引起相应的神经系统症状和体征，属于缺血性中风，占中风发病率的5%～20%”。“脑栓塞往往为多发且出血性梗死为常见，占30%～50%。这是因为栓子阻塞较大血管引起血管壁坏变”。人称“可怕的流动的血栓”“血栓好似未爆炸的炸弹”。

中医各家所论中风、脑梗死、半身不遂，认为这种病来势较快，病势险恶，变化多端，犹如自然界的风一样，善行多变，谓之“中风”。病因皆是因风、因火、因气、因痰、因涎造成。古文献有称“尸厥”“痰厥”“酒厥”“血厥”。《内经》调经论，归之于气血之因，曰“血之与气并走于上，则为大厥，厥则暴死，气复反则生，不反则死”“总由耗血败伤而然”“亏损之气，是其根源”“无气者不能动，不能动名曰半身不遂”这与“五志过度，过食肥甘有关”。血瘀论把瘀血分为“留血、蓄血、积血、败血、恶血、死血、毒血，……血瘀凝聚成块，并走于上阻碍血管，严重者会暴死。

三、治疗脑血管病 中西医各有其法

西医认为“心脑血管疾病的根源是血管内异物堆积和血管的老化，只有从清血液、修复血管两方面入手，双管齐下才能彻底清除病根”“治疗方法

包括药物、溶栓、导管介入、手术。外科手术的目的在于将动脉粥样斑块的血管内膜剥除，去除血栓来源”。内科治疗包括升压、扩容、血液稀释和钙离子拮抗剂，降低血小板的黏稠度。说：“溶栓治疗是目前国际公认的治疗脑梗死最有效的方法”。

中医治中风、偏瘫历经数千年。《史记》记载，战国时神医扁鹊过虢国，虢太子尸厥，“扁鹊乃使弟子子阳厉针砥石，以取外三阳五会。有閒，太子苏”。《史记》记扁鹊针刺百会穴、治尸厥，以刀刺骨、治痈肿的医术。汉末三国时，神医华佗治病“或用药、或用针、或用刀、或用灸……”为曹操治头痛病，说“大王头脑疼痛，因患风而起，病根在脑袋风涎不能出，枉服汤药，不可治疗”，要“先饮麻沸汤，然后剖开脑袋，取出风涎，方可治根”。曹操惧怒曰：脑袋安可砍开。怀疑华佗谋害他，被冤杀。唐朝时，唐高宗李治，四十岁不到就常犯头晕目眩，奏章难阅，不能亲临朝政，皇后武则天代政。唐高宗常服罂粟治头晕症，病情严重时御医秦鸣鹤在头部扎针放血，针刺百会穴，以减轻痛苦。中医用针刺头部经穴，调气放血，古已有之，经久不衰，这是中医瑰宝的特色疗法。近现代治头痛、脑梗、中风，西医占主导地位，取代了中医扎针放血、开颅取涎的医术。但国医大师贺普仁的“针灸三通法”在20世纪70年代为日本首相田中角荣酒后治高血压、手发麻，在头部“百会穴”针刺放血，使血压下降，中风延迟了十三年。

四、针罐排毒通脑，取血栓，防脑梗，治中风

沈氏中医外科历经四代，擅长中医外科，使用传统中药膏、丹、散剂治疗各种外科疾病。第三、第四代传承人根据中医经络理论，总结继承前代治疗经验，受华佗“刮骨疗毒”法启示，吸收针灸法与拔罐法的优点，加以结合与运用，创立针罐排毒通经法，治疗各种外科疾病及疑难杂症，包括脑梗、头痛等疾病，不用“利斧”，不用尖刀，亦不用洋刀，不用麻醉汤药，不需剖开头颅，不伤皮肉，无痛苦，在头部针罐排毒通脑，清除脑部各种有害毒素，包括涎、液、津，以及气血栓子、斑块，治疗头部各种疾病，具体疗法如下：

（一）针罐在头部百会穴，排血栓，通天道，促进脑血管循环，增加脑血管流量。百会穴是百脉所会之处，是醒脑、息风之穴。“排毒”，统而言之，是指气滞血瘀之毒；广义点儿说，是指脑部大中小血管之固体、液体、气体因子（危险因素）。如寒积、水积、痰积、湿积、液积、气积，积久则碍气阻血而气滞血瘀，血管狭窄形成斑块。西医从微观上看，“脑内有害因子、因素约有 200 多种，最坏的有 10 多种”。有害因子，结聚成块，堵住大小血管（注：包括气管），气血不畅则为痛、为胀、为晕、为梗死，“半身不遂”。针罐排毒通脑，在头部百会穴及其他部位，包括颈两侧用针或小手术刀刺破表皮，用磁性螺旋抽气罐吸拔脑膜内毒素（瘀血、斑块），拔罐的负压可大可小，针灸可入，瘀血可出，脑硬膜、软膜和蛛网膜三层间大小气血管皆相通。留罐 15 分钟左右，血管层的液（涎）体、气体，包括血栓子均能吸拔出体外。瘀血、斑块（一种很粘很稠的瘀血）外出，颅内压力会立即减少，气血会通畅，腔梗、脑梗、头痛（头昏、头晕）患者就有立竿见影之效，一般 3～5 次即能改善血管堵塞之患。

（二）头是诸阳之会，须疏通人体四肢到达头部的六条阳经。中医说“六经皆有头痛”，有血府血管，有气府气道。人体手足六条阳经与大脑，脏腑组成一个完整的气血供应回流体系。西方医学家也认识到“在脑内有一座神奇的环型交通渠道”。人体气血管道纵横交错好似一座井然有序的现代城市的水、陆、空、地交通网络系统，开通进与出的大中小通道、街坊、巷里，一座城市才有生机繁荣活力。西医理论说：“大脑供应血液的主要动脉有：左右两侧内动脉与椎基底动脉系统”。脑组织的血液供应非常突出，占整个人体仅 2%～3%的大脑组织所需的血液就占心脏搏出量的 15%～20%以及全身耗氧量的 20%～25%。人体手、足六经连接五脏六腑到达头部，气血运行循环往复，通畅无阻，头部疾病可防可治。

（三）通阳导阴，平衡阴阳。中医说人的脏腑有阴有阳，经络亦分阴阳。西医把血管分为动脉与静脉。血液进出心脏，有出才有进，有升才有降，气血进出通畅，病不得生也。人体阴阳气血之大道是任、督两脉，连接五脏六腑，“打通任、督两脉”，可谓“天下无敌”。排毒通脑，清除头部瘀血是治标，疏通手、足三阳三阴气脉是治本，以此达到“通则无病”“通则强身”之目的。

针罐排毒通脑，取血栓，防脑梗，治中风，其优越性如下：

（一）疗法简单，安全，有效。体外针罐排毒，无害怕心理，无伤精神。

（二）可以标本兼治。脑部排毒取血栓是治标，疏通“六经”是治本。能有效预防、避免脑梗死（包括心梗）风险。

（三）一法可防治多病。针罐排毒通脑，清除头部瘀血，可以推陈出新补充脑部新血，使神明之腑不失神，精明之位更清醒。

（四）经济、实惠、方便。脑外清理血管，无须住院，省时、省钱、省精力。这是中医传统疗法的瑰宝，可惠及乡邻。

2016 年，共防治脑部疾患者 556 人次，其中腔、脑梗者 232 人次，头晕者 97 人次，头昏者 72 人次，头痛者 56 人次，脑萎缩者 31 人次，脑出血与脑瘤者 30 人次，其他头病患者 28 人次。

病例：

1. 茅某，男，83 岁，60 岁时。手足发麻，头晕，几次突然猝倒，医院诊断为“颈椎强直，骨质增生”。吃药、打针、牵引，效果不佳，其一个人不能独自出门，需要妻子陪同。

1999 年开始针罐排毒，在颈椎部位，拔出黏稠的瘀血，头感觉很轻松，不晕了，可以骑自行车外出。

在 15 年中，通过针罐排毒通经，不吃药、不输液，至今 2019 年 11 月身体健康，活动正常，没有发生腔梗、脑梗。

2. 张某，女，78 岁。2011 年前两次脑梗，靠吃药、输液预防脑梗，时常头昏。

2011 年 7 月起先后两个月，针罐排毒通脑，清除头部瘀血，每周 1 次，仅在头部左侧排毒 8 次，取出 80C 毫升瘀血，3 年没有发生过心脑血管病。2013 年单位体检，没有心脑血管病症状。2019 年再次体检，身体健康。

治疗“月子”期罹患类风湿性关节炎的临床实践

山西省闻喜县竹林园祖传专治妇女月子病诊所主治医师　张林昌　学士

类风湿性关节炎是中医“尪痹证”范畴，形体多尪羸，腰脊酸痛，手关节难受，酸困畸形，晨僵，僵直，强硬，屈仰不能，活动受限，对称性的手关节肿胀病，脊背难受，腿难受酸困疼痛，痿弱无力，浑身冷，浑身难受酸困，胸满气短，X 线检查有不同程度的骨侵蚀，关节间隙变窄，关节半脱位，脱位或骨性强直，膨大等，患者均有肝肾亏虚，骨损筋蚀。

“月子”期是指产妇胎盘娩出后到身体恢复到接近孕前状态的时期，通常 1 个月到 45 天，就本文所论产后发生类风湿性关节炎病而言，指产后 100 天之内时期。产妇百天以内，身夹骨开，气血虚弱，卫表空虚，百节开张，血脉流散，受六淫之邪，风、寒、暑、湿、燥、火引起疼痛。百天以内气血虚弱则在经络肉之间，血多流滞，经络空虚，风寒湿邪乘虚而入，累日不散，骨节不利引起疼痛，等到百天之养气血恢复正常时，筋骨就合闭，就进入骨内。如若再小产、孕育、引产、生产，再受风、寒、湿、热、痰气就会引起类风湿。这类病患根据血常规化验，白细胞、红细胞、血红蛋白都低，（RF）+号，通过用药，白细胞、红细胞、血红蛋白都提高了，（RF）+号也消失了。笔者临床运用纯中药结合家传秘方，治疗类风湿获得了极佳的疗效，现总结介绍如下：

一、资料与方法

（一）临床资料

本组所观察的 59 例，均为我竹林园月子病诊所的临床病例，年龄 26～70 岁。病症表现为晨僵、两手关节胀痛、难受、两肩膀痛、两手腕痛、两胯骨痛、两腿难受酸困疼痛无力、腿膝冷痛甚至抽搐，长时间的病伤肝肾，同时都会产生类风湿病。

（二）中医诊断辨证标准

中医诊断标准参考国家中医药管理局 1994 发布的《中医病症诊断疗效标准》中于“尪痹”的诊断依据证候分类，疗效评定[53]。

1.1 初起多以小关节呈对称性疼痛肿胀，多发于指关节或背脊，晨僵，活动不利。1.2 起病缓慢，反复迁延不愈，逐渐形体消瘦。常因感受风，寒，湿，邪而反复发作。1.3 病久受累关节呈梭形肿胀，压痛拒按，活动时疼痛。后期关节变形僵直，表面光滑，周围肌肉萎缩。少数病例有皮下结节。1.4 血查类风湿因子阳性，发作期血沉可增快。X 线摄片可见骨质疏松改变，或关节骨面侵蚀呈半脱位或脱位，以及骨性强直，关节面融合等。

（三）治疗方法

应用纯中药根据家传秘方粉剂合成胶囊。

1. 祛风散寒，除湿通经络

主症：关节肿胀疼痛，痛有定处，晨僵屈伸不利，遇寒则痛剧，局部畏寒怕冷。舌苔薄白，脉浮或沉紧。

方药：防己 10 克，防风 10 克，羌活 6 克，独活 6 克，当归 15 克，川芎 3 克， 黄芪 20 克，秦艽 6 克，乳香 3 克，甘草 6 克，苍术 10 克。

辨证加减：①风盛者加防风、白芷，以驱散风邪；②寒盛者加附子、川穹、细辛以湿内散寒；③阳虚寒加附子，温通十二经脉；湿盛者白术易苍术、川朴；④若面色苍白、局部喜暖畏寒、面淡。加附子，温阳散寒；⑤痛剧加蜈蚣、全蝎，搜风剔络；⑥刺痛者加三七、红花、没药、延胡索、桃仁，活血化瘀。

2. 清热除湿，宣痹通络

主证：恶风、发热、关节红肿热痛、得凉则痛、关节活动受限、手不能握摄，足难以履步，骨骱灼热、肿胀、疼痛、重着感，晨僵，口渴或渴不饮，溲黄赤，大便不爽或不实，苔腻或黄腻、舌质偏红，脉数。

方药：防己 10 克，僵蚕 20 克，薏苡仁 30 克，连翘 15 克，苍术 15 克，滑石 30 克，焦山栀子 15 克，黄柏 10 克，怀牛膝 30 克，赤小豆 30 克，鸡血藤 15 克。

辨证加减：①关节肿痛加忍冬藤、木瓜、桑枝使清热利湿，活络通痹之功更专；②湿浊者加土茯苓；③热毒盛者加紫花、地丁、蒲公英、忍冬花；④热盛者石膏、寒水石；⑤热灼伤阴加玄参、生地，去滑石、赤小豆。

3. 肝肾同治，气血两损证

主要症状：形体消瘦，关节变形，肌肉萎缩，骨节烦痛，僵硬，活动受限，关节功能 IV 级，筋脉拘急或筋惕肉瞤，目瞤，常伴见腰膝酸软，无力，眩晕，心悸，气短，指甲淡白，脉细弱，苔薄，面淡无华或面淡红。

方药：十全大补汤合独活寄生汤加减，党参 16 克，独活 10 克，桑寄生 30 克，秦艽 10 克，防风 10 克，细辛 5 克，当归 10 克，芍药 10 克，川芎 10 克，地黄 15 克，杜仲 15 克，牛膝 15 克，黄芪 20 克，白术 10 克，肉桂 3 克，甘草 6 克。

辨证加减：①偏阴血虚者，咽干耳鸣，失眠梦扰，盗汗、烦热颧红加左归丸治之；②偏阳虚者面白、浮肿、畏寒喜暖、手足不温，右归丸；③肿胀者白芥子、皂角；④关节疼痛者加忍冬藤、鸡血藤、青风藤、海风藤、雷公藤。

药物治疗：急性期由于神经根发炎、充血炎性反应而引起剧烈疼痛时，给竹林园风湿宁九号方胶囊，痿弱无力给十一号胶囊，祛风除湿给六号胶囊，每日一剂，10 剂为一个疗程。

（四）疗效，根据《中医常见病症诊疗常规》疗效标准而拟定。

1. 治愈：临床症状消失、关节活动正常、实验检查白细胞、红细胞、血红蛋白都提高了正常了，恢复工作。

2. 好转：临床症状，明显好转，实验检查有改善，无明显的压痛点、刺痛、难受、酸困显明消失。

3. 未愈：症状及实验室检查无变化，效果不明显。

总有效率 90%。无效的为不遵医嘱的、不加强保养的。喝药期间就是保养阶段，不但不保养，反而泡脚、洗澡就会增加湿气、症状加重。

三、临床案例

山西闻喜杨某 56 岁，患类风湿 23 年，2006 年 3 月间来到我竹林园临床治疗：

23 年前，产后两手关节胀痛、两肩膀痛、变天以后浑身难受、酸困、痿弱无力、两手麻木、两腿硬的不能打弯。医院化验为类风湿（RF 二十）白细胞 2.8，红细胞 2.98，血红蛋白 9.7，中医诊断风寒湿邪尪痹症，西医诊断化验定为类风湿。

治疗用本园系列家传方药：

（1）竹林园风湿宁 9 号：以治气血凝滞。

（2）竹林园之 6 号：祛风寒、除湿通经络，及浑身冷。

（3）竹林园痿弱无力之 8 号：祛 36 种风的之一种风。

（4）用竹林园之 3 号：以治腿膝冷痛。

（5）用竹林园之 5 号：以治手足麻目、四肢无力、剧麻。

患者到竹林园用秘方临床治疗效果显明。治疗一个半疗程，医院复查化验：白细胞达到 4.8，红血球达到 4.64，血红蛋白达到 164，RF 阳变为 RF 阴，各症状不同程度都得到改变，通过再服药达到正常值。

和述龙中医药治愈淋巴瘤病案

云南丽江玉龙雪山本草诊所　和述龙 和德寿

【关键词】淋巴瘤；白血病；中草药疗法

一、病历摘要：

布莱恩. 托尔（Mr. Brian Taugher ），男，64 岁，美国人。3 年前见多处淋巴结肿大，至今未愈。于 1994 年诊为前列腺癌，并见多个肿大之淋巴结，已切片检查。此后，一直在美国梅奥医院血液病学博士托马斯·威茨格大夫处接受诊疗（以下诸数据皆由梅奥医院提供）。1996 年夏，因左眼窝肿块而放疗。其否认化疗。

1996 年 9 月 20 日验血结果：红细胞 4.26×10^{12}/L，红细胞平均体积 96.4fL，白细胞 11.4×10^{9}/L，MPV7.0 fL（ 正常值 7.6～10.8fL ），嗜中性粒细胞(分叶核) 25%(正常值 42～75%)，淋巴细胞 72%（正常值 16～52% ），血小板计数 175 $\times10^{9}$/L(正常值 150～450)

确诊：对眼窝、血液、淋巴结及骨髓有侵犯的低度恶性滤泡性小裂细胞为主型的非何杰金氏淋巴瘤，IV-A 期。于 1997 年 3 月 5 日求诊笔者。

二、诊疗经过：

患者年逾天命，精神略差，体胖，乏力，时有头昏，腰膝酸软，偶有目涩眼干。舌暗红，苔白腻，脉弦滑。体重 80.3kg，血压 160/80 mmHg。右侧腋下淋巴结 1×1cm，右腹股沟淋巴结 5×5cm（边缘清楚），腹部有疝气术瘢，肝脾未及，心肺无异常。

实验室检查：红细胞 4.3×10^{12}/L，血红蛋白 141g/L，白细胞 10.1×10^{9}/L，血小板计数 118× 10^{9}/L，红细胞平均体积 96.2fL。白细胞分类：嗜中性粒细胞：杆状核 0.5%（正常值 0～3% ），分叶核 25%，淋巴细胞 44.5%，单核细胞 3.5%（ 正常值 1～11% ），嗜碱性粒细胞 0.5%（正常值 0～4%），嗜酸性粒细胞 1.0%（正常值 0～7% ），淋巴瘤细胞 25%（正常值 0 ）。碱性磷酯酶 154u/ L（正常值 98～251 u/L），谷-草转氨酶 35u/L（正常值 12～31 U/L）。

西医诊断：非何杰金氏淋巴瘤，IV-A 期。前列腺癌史 3 年多。

中医诊断：痰核瘰疬（本虚标实证）

方药：石菖蒲 90g，丹参 80g，陈皮 60g，藿香 50g，赤芍 40g，大血参 20g，小血参 20g，白首乌 80g，夏枯草 40g，青蒿 40g，以上诸药研末，拌匀，存于干燥器皿里，以防潮湿，每取 2g 泡开水加适量蜜糖调服，日饮三次。

方中菖蒲、陈皮、藿香理气，调中，燥湿，化痰，破癥；丹参、赤芍、大血参、小血参补血，活血祛瘀，除癥；白首乌补肾，滋养强壮，补血；夏枯草，青蒿清肝，散结。加蜂蜜调和诸药，补中气。

1997 年 10 月 10 日函诊：药后，饮食、睡眠、精神皆有改善。欲续服药。方药服法同前。

1998 年 1 月 30 日函诊：药后白细胞计数已降至正常范围，淋胞结肿大已变小。邮来两份梅奥医院医疗记录（服余药前后情况），诸如验血报告等。

淋巴结：左锁骨上窝淋巴结 1×1.5cm，左腋下淋巴结 1×1cm，右腋下淋巴结 1.5×1.5cm(多个组成)，右腹股沟淋巴结 1×1cm。腹部（阴性），脾脏未触及，其他心、肺、乳腺、眼、四肢、脑等均阴性。

意见栏第一句为：淋巴细胞增多症实有改善，已复正常。中性粒细胞已经上升。

验血报告：血红蛋白 132g/L，红细胞 4.04×10^{12}/L，红细胞平均体积 97.4fL，白细胞 5.5×10^{9}/L，嗜中性粒细胞 2.4×10^{9}/L（参考值 1.7-7 $\times10^{9}$/L），单核细胞 0.36×10^{9}/L(参考值 0.3-0.9$\times10^{9}$/L)，淋巴细胞 2.67×10^{9}/L（参考值 0.9-2.9$\times10^{9}$/L),嗜碱性粒细胞 0.01×10^{9}/L（参考值 0-0.3$\times10^{9}$/L)，嗜酸性粒细胞 0.05×10^{9}/L（参考值 0.05-0.5$\times10^{9}$/L)，血小板计数 115×10^{9}/L，MPV 7.4 fL。

方药：前方加雪山芪 50g，雪山党参 50g，服法同前。所以加味意在更益补气。

1999 年 3 月 8 日来函 3 月 2 日复查结果：一般情况佳，脉搏 70 次 / 分，血压 160/80mmHg，眼、耳、鼻、喉（-），淋巴结（-），心（-），肺清晰，腹部、直肠、睾丸、前列腺、四肢、脑及步态等，均无阳性体征。

印象报告：实验室检验，血细胞计数正常，无淋巴细胞增多症，chem group、 PSA、LDH 、CT 等腹部检查均无阳性反应，腹部 CT 可见些 1 cm 大小的淋巴结，但与 1997 年 9 月情况相比，大有好转。

验血相关指数：血红蛋白 139g/L，红细胞 4.30 $\times10^{12}$/L，白细胞 5.7×10^{9}/L，中性粒细胞 2.97 $\times10^{9}$/L，淋巴细胞 2.10×10^{9}/L，血小板计数 196×10^{9}/L。

1999 年 9 月，威茨格大夫信函，曰其观察患者多年，见草药疗效满意，欲求笔者合作。

2002 年 8 月 18 日，布莱尔拿着 1 月 23 日梅奥医院检察结果，二次来诊所，致谢笔者。印象报告：患者从未化疗，但其草药医好。

2005 年 9 月 20 日，布莱尔再次到诊所致谢并求药。

2008 年 2 月 12 日、2009 年 8 月 7 日分别来函致谢，据说实验报告良好。要求继续寄药给他，方药均以原方加减，服法同前。

本例患者服用笔者方药已有 13 年之久（从 64 岁至 77 岁），存活时间可能更长。

三、病例讨论：

淋巴瘤，属一组原因不甚确切、原发于淋巴结和淋巴组织之恶性肿瘤，其恶性程度不一，以无痛性、进行性淋巴组织增生、淋巴结肿大为临床特点。中医之瘰疬、筋瘰、失荣、痰核、石疽、恶核诸病，与之相似，大小不一，多少不等，皮色不变，无红无热，无痛无痒，不硬，推之可移，常见于颈项、下颌、四肢、背部等，属阴疽。临证，当求古训，无痰不成核，故化痰软坚散结是其大法，贯穿始终。

诸病痰核，皆由肺、脾、肾三脏失调，与寒热、气火相合，津液失其敷布运行，聚而生湿，凝而为痰、为核。故痰核乃脏腑失调之物，一旦形成，体内随处可留，经络脏腑，或为气滞，或为血瘀，不可胜数。

淋巴瘤，其类其候、其因其机无常方，故当细察寒热、虚实、法阴阳。观其脉证，知犯何逆，随证治之。余常以化痰软坚散结，与祛瘀相伍，可见转机。

淋巴瘤，属难治，而本例既往有癌史，今又并白血病，年逾花甲，病程长，复经放疗、手术，正气亏损，痰毒内留，日久气滞血瘀，痰核累累居于腹腔、胁腋，均为痰瘀交结所致，属本虚标实证。

立方旨意在攻补兼施，寒热并用，调理气血。方中陈皮、菖蒲、藿香为理气之品，兼有调中、燥湿、化痰、破癥之功；丹参、赤芍、大血参、小血参为理血药，能补血、活血、除癥；白首乌补肾，培元阴元阳；佐夏枯草、青蒿两味性寒之物于温热方中，意在清肝、散结，以防化热动火。观今之药理研究，方中石菖、夏枯能杀腹水癌细胞；青蒿之抗白血病细胞则无严格细胞特殊性，对诸白血病（单白、粒白、淋白）外周血细胞 3H-TDR 自动掺入之抑制皆明显，相互之间无多少差异；雪山党参、雪山芪则有增强免疫功能；白首乌抗癌机理已证实；丹参能直接抗肿瘤，且能通过其活血来增强血液循环，加大血流量，改善微循环，因而在整个抗肿瘤方中，又是引经药。本例治疗中，放疗是一个重要环节，若与中医草药联手并进，治疗淋巴瘤及白血病将可见一种新状况。

作者简介：

和述龙，云南省丽江市玉龙县人，1958 年生，是丽江纳西族名医和士秀之子，从小受到民间民族医药的熏陶，现为中西医结合主治医师，是丽江玉龙雪山诊所法人，曾荣获省市部门颁发的许多荣誉证书。自学多种外语，如英语、日语、德语、法语等语言，还能用韩、希伯来语看病，诊所曾有 100 多人次前来研究学习的外国学者、学生，都是由他亲自用英语授课。被国际名人传记中心选入《2000 名二十世纪杰出科学家》多语辞书里。曾在这里学习的医科学生们还写了很多论文，其中来自德国的茱莉亚博士在诊所里研究 6 个月后，制作了《最受世人尊敬和爱戴的人》29 分钟电视节目，后来此专题片参加了国际电影节，曾在伦敦、曼彻斯特、汉堡、阿姆斯特丹和巴黎等欧洲大都市上映。还有美国的卫丽博士在诊所学习后撰写的《神圣医疗——协调阴阳，调理气血，照顾整体，综合治疗，中西结合》29 页的论文。

和德寿，1985 年生，和述龙之子。从小被民间民族医药耳濡目染，毕业于北京中医药大学继续教育学院，专科学历，现在云南中医学院深造，为云南中医学院专升本 2 年级学生。假期都在丽江玉龙雪山本草诊所研究，实习。

国医年鉴

GUOYI LIANJIAN

2020

中华抗疫

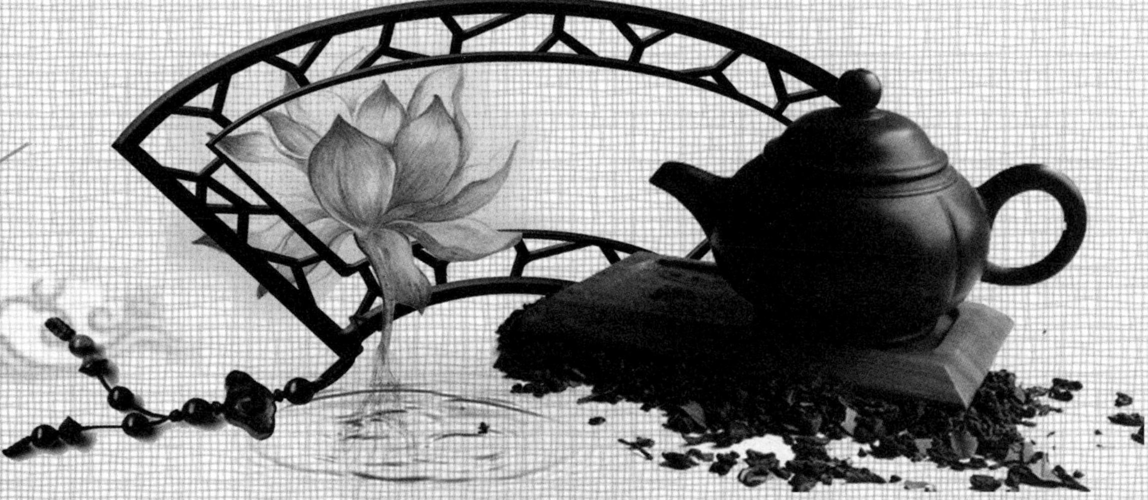

中华人民共和国国家卫生健康委员会公告

2020 年第 1 号

经国务院批准，现公告如下：

一、将新型冠状病毒感染的肺炎纳入《中华人民共和国传染病防治法》规定的乙类传染病，并采取甲类传染病的预防、控制措施。

二、将新型冠状病毒感染的肺炎纳入《中华人民共和国国境卫生检疫法》规定的检疫传染病管理。

特此公告。

中华人民共和国国家卫生健康委员会

2020 年 1 月 20 日

相关链接：新型冠状病毒感染的肺炎纳入法定传染病管理

解读：

新型冠状病毒感染的肺炎纳入法定传染病管理

根据《传染病防治法》的相关规定，基于目前对新型冠状病毒感染的肺炎的病原、流行病学、临床特征等特点的认识，报国务院批准同意，国家卫生健康委决定将新型冠状病毒感染的肺炎纳入法定传染病乙类管理，采取甲类传染病的预防、控制措施。新型冠状病毒感染的肺炎纳入法定传染病管理，各级人民政府、卫生健康行政部门、其他政府部门、医疗卫生机构可以依法采取病人隔离治疗、密切接触者隔离医学观察等系列防控措施，共同预防控制新型冠状病毒感染的肺炎疫情的传播。

新型冠状病毒感染的肺炎诊疗方案

新型冠状病毒感染的肺炎诊疗方案（试行第三版）

关于印发新型冠状病毒感染的肺炎诊疗方案（试行第三版）的通知

国卫办医函〔2020〕66 号

各省、自治区、直辖市及计划单列市、新疆生产建设兵团卫生健康委、中医药管理部门：

为进一步指导全国科学规范做好新型冠状病毒感染的肺炎病例诊断和医疗救治工作，我们组织专家对诊疗方案进行修订，形成了《新型冠状病毒感染的肺炎诊疗方案（试行第三版）》。现印发给你们，请参照执行。

国家卫生健康委医政医管局联系人：杜青阳

联系电话：010-68792989

传　　真：010-68791823

国家中医药管理局医政司联系人：王瑾

联系电话：010-59957686

传　　真：010-599576845

附件：新型冠状病毒感染的肺炎诊疗方案（试行第三版）

国家卫生健康委办公厅

国家中医药管理局办公室

2020 年 1 月 22 日

附件:

新型冠状病毒感染的肺炎诊疗方案

（试行第三版）

2019 年 12 月以来，湖北省武汉市部分医院陆续发现了多例有华南海鲜市场暴露史的不明原因肺炎病例，现已证实为一种新型冠状病毒感染引起的急性呼吸道传染病。截至目前搜集到的病例，显示无华南市场暴露史病例在增加，并出现了聚集性病例和无武汉旅行史的确诊病例，而且在境外多个国家和地区发现了来自于武汉的无明确市场暴露史的确诊病例。鉴于对病毒的来源、感染后排毒时间、发病机制等还不明确，为更好地控制此次疫情，减少和降低疾病在国内和出境传播概率，进一步加强对病例的早期发现、隔离和治疗，最大可能的减少医院感染发生，是当前控制传染源、降低发病率的关键，提高救治能力，同时最大可能的减少医院感染发生，我们对《新型冠状病毒感染的肺炎诊疗方案（试行第二版）》进行了修订。

一、冠状病毒病原学特点

冠状病毒为不分节段的单股正链 RNA 病毒，属于巢病毒目（Nidovirales）冠状病毒科（Coronaviridae）正冠状病毒亚科（Orthocoronavirinae），根据血清型和基因组特点冠状病毒亚科被分为α、β、γ和δ四个属。已知感染人的冠状病毒有 6 种，包括α属的 229E 和 NL63，β属的 OC43 和 HKU1、中东呼吸综合征相关冠状病毒（MERSr-CoV）和严重急性呼吸综合征相关冠状病毒（SARSr-CoV）。此次从武汉市不明原因肺炎患者下呼吸道分离出的冠状病毒为一种属于β属的新型冠状病毒。冠状病毒有包膜，颗粒呈圆形或椭圆形，经常为多形性，直径 50～200nm。S 蛋白位于病毒表面形成棒状结构，作为病毒的主要抗原蛋白之一，是用于分型的主要基因。N 蛋白包裹病毒基因组，可用作诊断抗原。对冠状病毒理化特性的认识多来自对 SARS-CoV 和 MERS-CoV 的研究。病毒对热敏感，56℃ 30 分钟、乙醚、75%乙醇、含氯消毒剂、过氧乙酸和氯仿等脂溶剂均可有效灭活病毒，氯己定不能有效灭活病毒。

二、此次疫情的临床特点

（一）临床表现

以发热、乏力、干咳为主要表现。鼻塞、流涕等上呼吸道症状少见。约半数患者多在一周后出现呼吸困难，严重者快速进展为急性呼吸窘迫综合征、脓毒症休克、难以纠正的代谢性酸中毒和出凝血功能障碍。值得注意的是重症、危重症患者病程中可为中低热，甚至无明显发热。部分患者起病症状轻微，可无发热，多在 1 周后恢复。多数患者预后良好，少数患者病情危重，甚至死亡。

（二）实验室检查

发病早期外周血白细胞总数正常或减低，淋巴细胞计数减少，部分患者出现肝酶、肌酶和肌红蛋白增高。多数患者 C 反应蛋白和血沉升高，降钙素原正常。严重者 D-二聚体升高、外周血淋巴细胞进行性减少。

（三）胸部影像学

早期呈现多发小斑片影及间质改变，以肺外带明显。进而发展为双肺多发磨玻璃影、浸润影，严重者可出现肺实变，胸腔积液少见。

三、病例定义

（一）疑似病例（原观察病例）

同时符合以下 2 条：

1.流行病学史

发病前两周内有武汉市旅行史或居住史；或发病前 14 天内曾经接触过来自武汉的发热伴有呼吸道症状的患者，或有聚集性发病。

2.临床表现

（1）发热；

（2）具有上述肺炎影像学特征；

（3）发病早期白细胞总数正常或降低，或淋巴细胞计数减少。

（二）确诊病例

符合疑似病例标准的基础上，痰液、咽拭子、下呼吸道分泌物等标本行实时荧光 RT-PCR 检测新型冠状病毒核酸阳性；或病毒基因测序，与已知的新型冠状病毒高度同源。

（三）重症病例

符合下列任何一条：

1.呼吸频率增快（≥30 次/分），呼吸困难，口唇紫绀；

2.吸空气时，指氧饱和度≤93%；

3.动脉血氧分压（PaO_2）/吸氧浓度（FiO_2）≤300mmHg（1mmHg=0.133kPa）；

4.肺部影像学显示多叶病变或 48 小时内病灶进展＞50%；

5.合并需住院治疗的其他临床情况。

（四）危重症病例

符合以下情况之一者：

1.出现呼吸衰竭，且需要机械通气；

2.出现休克；

3.合并其他器官功能衰竭需 ICU 监护治疗。

四、鉴别诊断

主要与流感病毒、副流感病毒、腺病毒、呼吸道合胞病毒、鼻病毒、人偏肺病毒、SARS 冠状病毒等其他已知病毒性肺炎鉴别，与肺炎支原体、衣原体肺炎及细菌性肺炎等鉴别。此外，还要与非感染性疾病，如血管炎、皮肌炎和机化性肺炎等鉴别。

五、病例的发现与报告

各级各类医疗机构的医务人员发现符合病例定义的疑似病例后，应立即进行隔离治疗，并报告医疗机构相关部门和辖区疾控中心，由医疗机构在 2 小时内组织院内或区（县）有关专家会诊，如不能诊断为常见呼吸道病原体所致的病毒性肺炎，应当及时采集标本进行病原检测。疑似病例连续两次呼吸道病原核酸检测阴性（采样时间至少间隔 1 天），方可排除。

六、治疗

（一）根据病情严重程度确定治疗场所疑似及确诊病例应在具备有效隔离条件和防护条件的定点医院隔离治疗，疑似病例应单人单间隔离治疗，确诊病例可收治在同一病室。危重症病例应尽早收入 ICU 治疗。

（二）一般治疗

1.卧床休息，加强支持治疗，保证充分热量；注意水、电解质平衡，维持内环境稳定；密切监测生命体征、指氧饱和度等。

2.根据病情监测血常规、尿常规、C-反应蛋白（CRP）、生化指标（肝酶、心肌酶、肾功能等）、凝血功能，必要时行动脉血气分析，复查胸部影像学。

3.根据氧饱和度的变化，及时给予有效氧疗措施，包括鼻导管、面罩给氧，必要时经鼻高流量氧疗、无创或有创机械通气等。

4.抗病毒治疗：目前尚无有效抗病毒药物。可试用α-干扰素雾化吸入（成人每次 500 万 U，加入灭菌注射用水 2ml，每日 2 次）；洛匹那韦/利托那韦每次 2 粒，一日二次。

5.抗菌药物治疗：避免盲目或不恰当使用抗菌药物，尤其是联合使用广谱抗菌药物。加强细菌学监测，有继发细菌感染证据时及时应用抗菌药物。

6.其他：根据患者呼吸困难程度、胸部影像学进展情况，酌情短期内（3～5 天）使用糖皮质激素，建议剂量不超过相当于甲泼尼龙 1～2mg/kg·d。

（三）重症、危重症病例的治疗

1.治疗原则：在对症治疗的基础上，积极防治并发症，治疗基础疾病，预防继发感染，及时进行器官功能支持。

2.呼吸支持：无创机械通气 2 小时，病情无改善，或患者不能耐受无创通气、气道分泌物增多、剧烈咳嗽，或血流动力学不稳定，应及时过渡到有创机械通气。有创机械通气采取小潮气量“肺保护性通气策略”，降低呼吸机相关肺损伤。必要时采取俯卧位通气、肺复张或体外膜氧合（ECMO）等。

3.循环支持：充分液体复苏的基础上，改善微循环，使用血管活性药物，必要时进行血流动力学监测。

（四）中医治疗

本病属于中医疫病范畴，病因为感受疫戾之气，病位在肺，基本病机特点为“湿、热、毒、瘀”；各地可根据病情、当地气候特点以及不同体质等情况，参照下列方案进行辨证论治（本方案不可用于预防）。

1.湿邪郁肺

临床表现：低热或未发热，干咳，少痰，咽干咽痛，倦怠乏力，胸闷，脘痞，或呕恶，便溏。舌质淡或淡红，苔白或白腻，脉濡。

治法：化湿解毒，宣肺透邪。

推荐处方：麻杏薏甘汤、升降散、达原饮。

基本方药：麻黄、杏仁、草果、槟榔、蝉蜕、连翘、苍术、桔梗、黄芩、牛蒡子、生甘草。

2.邪热壅肺

临床表现：发热，口渴，不欲饮，胸闷、咽干少痰，纳差，大便不畅或便溏。舌边尖红，苔黄，脉浮数。

治法：清热解毒，宣肺透邪。

推荐处方：麻杏石甘汤、银翘散。

基本方药：麻黄、杏仁、石膏、桑白皮、金银花、连翘、黄芩、浙贝母、生甘草。

3.邪毒闭肺

临床表现：高热不退，咳嗽痰少，或有黄痰，胸闷气促，腹胀便秘。舌质红，苔黄腻或黄燥，脉滑数。

治法：宣肺解毒，通腑泻热。

推荐处方：宣白承气汤、黄连解毒汤、解毒活血汤。

基本方药：杏仁、生石膏、瓜蒌、大黄、麻黄、葶苈子、桃仁、赤芍、生甘草。

4.内闭外脱

临床表现：神昏，烦躁，胸腹灼热，手足逆冷，呼吸急促或需要辅助通气。舌质紫绛，苔黄褐或燥，脉浮大无根。

治法：开闭固脱，解毒救逆。

推荐处方：四逆加人参汤、安宫牛黄丸、紫雪散。

基本方药：人参、附子、山茱萸，送服安宫牛黄丸或紫雪散。

七、解除隔离和出院标准

体温恢复正常 3 天以上、呼吸道症状明显好转，肺部影像学显示炎症明显吸收，连续两次呼吸道病原核酸检测阴性（采样时间间隔至少 1 天），可解除隔离出院或根据病情转至相应科室治疗其他疾病。

八、转运原则

运送患者应使用专用车辆，并做好运送人员的个人防护和车辆消毒。

九、医院感染控制

按照我委《医疗机构内新型冠状病毒感染预防与控制技术指南（第一版）》的要求执行。

国家卫生健康委员会办公厅

2020 年 1 月 22 日印发

校对：杜青阳

新型冠状病毒感染的肺炎诊疗方案（试行第四版）

关于印发新型冠状病毒感染的肺炎诊疗方案（试行第四版）的通知

国卫办医函〔2020〕77 号

各省、自治区、直辖市及新疆生产建设兵团卫生健康委、中医药管理部门：

为进一步做好新型冠状病毒感染的肺炎病例诊断和医疗救治工作，我们组织专家对诊疗方案进行修订，形成了《新型冠状病毒感染的肺炎诊疗方案（试行第四版）》。现印发给你们，请参照执行。各有关医疗机构要在医疗救治工作中积极发挥中医药作用，加强中西医结合，建立中西医联合会诊制度，促进医疗救治取得良好效果。

附件：新型冠状病毒感染的肺炎诊疗方案（试行第四版）（略）

国家卫生健康委办公厅

国家中医药管理局办公室

2020 年 1 月 27 日

相关链接：

新型冠状病毒感染的肺炎诊疗方案（试行第四版）解读

2020 年 1 月 27 日国家卫生健康委员会发布了《新型冠状病毒感染的肺炎诊疗方案（试行第四版）》（以下简称“诊疗方案第四版”），现将主要内容解读如下。

2019 年 12 月以来，湖北省武汉市陆续发现了多例新型冠状病毒感染的肺炎患者，随着疫情的蔓延，我国其他地区及境外也相继发现了此类病例。目前报告的病例多数有武汉居住史或旅行史，在个别地区已发现无武汉旅行史病例。现已将该病纳入《中华人民共和国传染病防治法》规定的乙类传染病，并采取甲类传染病的预防、控制措施。

疫情发生后，国家卫生健康委员会组织相关专家制定了《新型冠状病毒感染的肺炎诊疗方案》试行、试行第二版和试行第三版。

试行第四版内容包括冠状病毒病原学特点、临床特点、病例定义、鉴别诊断、病例的发现与报告、治疗、解除隔离和出院标准、转运原则和医院感染控制等内容，增加了流行病学特点。

第一，冠状病毒病原学特点介绍了冠状病毒亚科分为α、β、γ和δ四个属。加上这次新发现的冠状病毒，已知感染人的冠状病毒有 7 种。大多数冠状病毒引起上呼吸道感染，而中东呼吸综合征相关冠状病毒、严重急性呼吸综合征相关冠状病毒及这次的新型冠状病毒可引起肺炎、甚至重症肺炎，且可在人际间传播。

冠状病毒对紫外线和热敏感，大部分消毒剂可有效灭活病毒，但氯己定不能有效灭活病毒，应避免使用含有氯己定的手消毒剂。

第二，流行病学特点。传染源主要是新型冠状病毒性肺炎患者。经呼吸道飞沫传播是主要的传播途径。亦可通过接触传播。老年人及有基础疾病者感染后病情较重，儿童及婴幼儿发病较少。

第三，临床表现增加对潜伏期描述，潜伏期一般为 3～7 天，最长不超过 14 天。以发热、乏力、干咳为主要表现。少数患者伴有鼻塞、流涕、腹泻等症状。但部分患者发病时为中低热，甚至无明显发热，有的症状轻微，要特别关注。重症患者约半数患者在一周后出现呼吸困难，部分患者快速进展为急性呼吸窘迫综合征。从目前收治的病例情况看，多数患者预后良好，儿童病例症状相对较轻。死亡病例多见于老年人、有慢性基础疾病者。

实验室检查方面，外周血白细胞总数正常或减低，淋巴细胞计数减少，淋巴细胞降低程度和病情严重程度相关。多数患者C反应蛋白和血沉升高，部分患者出现肝酶、肌酶、肌红蛋白和D-二聚体升高。可在咽拭子、痰、下呼吸道分泌物、血液、粪便等多种标本中检测出新型冠状病毒核酸。

胸部影像学的早期呈现多发小斑片影及间质改变，以肺外带明显。进而发展为双肺多发磨玻璃影、浸润影，严重者可出现肺实变，胸腔积液少见。

第四，病例诊断分为疑似病例和确诊病例。

疑似病例需结合流行病学史和临床表现综合分析。有流行病学史中的任何一条（发病前 14 天内有武汉地区或其他有本地病例持续传播地区的旅行史或居住史；发病前 14 天内曾接触过来自武汉市或其他有本地病例持续传播地区的发热或有呼吸道症状的患者；有聚集性发病或与新型冠状病毒感染者有流行病学关联。），符合临床表现中任意2条；无明确流行病学史的，需符合临床表现中的3条。

确诊病例需有呼吸道标本或血液标本行实时荧光 RT-PCR 检测新型冠状病毒核酸阳性；或病毒基因测序，与已知的新型冠状病毒高度同源。

第五，增加临床分型。根据是否有临床症状、是否有肺炎、肺炎的严重程度、是否出现呼吸衰竭、休克、有无其他器官功能衰竭等分为普通型（发热、呼吸道等症状，影像学可见肺炎表现的）；重型（呼吸窘迫，RR≥30 次/分；静息状态下，指氧饱和度≤93%；动脉血氧分压（PaO2）/吸氧浓度（FiO2）≤300mmHg）和危重型（出现呼吸衰竭，且需要机械通气；出现休克；合并其他器官功能衰竭需 ICU 监护治疗）。

第六，鉴别诊断。引起社区获得性肺炎的病原多达 100 余种，其中病毒约占 30%，而且其他病毒导致的肺炎与常见的流感病毒、副流感病毒、腺病毒、呼吸道合胞病毒、鼻病毒、人偏肺病毒、SARS 冠状病毒等有相似之处，单从临床表现、胸部影像学难以鉴别，需依靠病原学检测来区分。

第七，病例的发现、报告与排除。新型冠状病毒感染的肺炎已纳入乙类传染病，按甲类传染病管理。为了缩短疑似病例在非定点医院的滞留时间，将疑似病例的诊断、报告、检测、转诊流程简化。各级各类医疗机构的医务人员发现符合病例定义的疑似病例后，应立即进行隔离治疗，院内专家会诊或主诊医师会诊，仍考虑疑似病例，在2小时内进行网络直报，并采集呼吸道或血液标本进行新型冠状病毒核酸检测，同时尽快将疑似病例转运至定点医院。增加“与新型冠状病毒感染者有流行病学关联者，即便常见呼吸道病原检测阳性，也建议及时进行新型冠状病毒病原学检测”。

疑似病例连续两次呼吸道病原核酸检测阴性（采样时间至少间隔1天），方可排除。

第八，治疗包括隔离、对症支持，同时密切监测病情变化，尤其是呼吸频率、指氧饱和度等。

疑似病例应单人单间隔离治疗，确诊病例可收治在同一病室。危重症病例应尽早收入 ICU 治疗。

要避免盲目或不恰当使用抗菌药物，尤其是联合使用广谱抗菌药物。

虽然尚无批准上市的抗病毒药物，基于既往研究结果，发病早期可试用α-干扰素雾化吸入，也可选用洛匹那韦/利托那韦。

重症、危重症病例的成功治疗是降低病死率的关键。要积极防治并发症，治疗基础疾病，预防继发感染，及时进行器官功能支持。患者常存在焦虑、恐惧情绪，应加强心理疏导。重点是呼吸支持。对需要呼吸支持的患者，如果无创机械通气2小时，病情无改善，或患者不能耐受，应及时过渡到有创机械通气。可根据患者呼吸困难程度、胸部影像学进展情况，酌情短期内（3～5天）使用糖皮质激素，建议剂量不超过相当于甲泼尼龙1～2mg/kg·d；可静脉给予血必净 100mL/日，每日2次治疗；可使用肠道微生态调节剂，维持肠道微生态平衡，预防继发细菌感染；有条件情况下可考虑恢复期血浆治疗。

关于中医治疗。依据对病人观察的深入，根据临床实际情况，在上一版基础上，对原方案进行调整和补充。增加了对疾病全过程的分期，覆盖居家医学观察病人、发热门诊病人、急诊留观病人及住院病人。推荐了四个处方及剂量，增加了医学观察期、中期及重症期推荐的中成药。各地可根据病情、当地气候特点以及不同体质等情况，参照推荐的方案进行辨证论治。

第九，解除隔离和出院标准。体温恢复正常 3 天以上、呼吸道症状明显好转，连续两次呼吸道病原核酸检测阴性（采样时间间隔至少 1 天），可解除隔离出院或根据病情转至相应科室治疗其他疾病。

第十，转运原则。为保证转运安全，运送患者应使用专用车辆，并做好运送人员的个人防护和车辆消毒。

新型冠状病毒感染的肺炎诊疗方案（试行第五版）

关于印发新型冠状病毒感染的肺炎诊疗方案（试行第五版）的通知

国卫办医函〔2020〕103 号

各省、自治区、直辖市及新疆生产建设兵团卫生健康委、中医药管理局：

为进一步做好新型冠状病毒感染的肺炎病例诊断和医疗救治工作，我们组织专家在对前期医疗救治工作进行分析、研判、总结的基础上，对诊疗方案进行修订，形成了《新型冠状病毒感染的肺炎诊疗方案（试行第五版）》，现印发给你们，请参照执行。各有关医疗机构要在医疗救治工作中积极发挥中医药作用，加强中西医结合，建立中西医联合会诊制度，促进医疗救治取得良好效果。

附件：新型冠状病毒感染的肺炎诊疗方案（试行第五版）（略）

国家卫生健康委办公厅

国家中医药管理局办公室

2020 年 2 月 4 日

相关链接：

新型冠状病毒感染的肺炎诊疗方案（试行第五版）解读

2020 年 2 月 5 日国家卫生健康委员会发布了《新型冠状病毒感染的肺炎诊疗方案（试行第五版）》（以下简称“诊疗方案第五版”），现将主要内容解读如下。

2019 年 12 月以来，湖北省武汉市陆续发现了多例新型冠状病毒感染的肺炎患者，随着疫情的蔓延，我国其他地区及境外也相继发现了此类病例。目前报告的病例多数有武汉居住史或旅行史，在个别地区已发现无武汉旅行史病例。现已将该病纳入《中华人民共和国传染病防治法》规定的乙类传染病，并采取甲类传染病的预防、控制措施。

疫情发生后，国家卫生健康委员会组织相关专家制定了《新型冠状病毒感染的肺炎诊疗方案》试行、试行第二版、试行第三版和试行第四版。

试行第五版内容包括冠状病毒病原学特点、临床特点、病例定义、鉴别诊断、病例的发现与报告、治疗、解除隔离和出院标准、转运原则和医院感染控制等内容。

第一，冠状病毒病原学特点介绍了冠状病毒亚科分为α、β、γ和δ四个属。加上这次新发现的冠状病毒，已知感染人的冠状病毒有7种。大多数冠状病毒引起上呼吸道感染，而中东呼吸综合征相关冠状病毒、严重急性呼吸综合征相关冠状病毒及这次的新型冠状病毒可引起肺炎、甚至重症肺炎，且可在人际间传播。

冠状病毒对紫外线和热敏感，大部分消毒剂可有效灭活病毒，但氯己定不能有效灭活病毒，应避免使用含有氯己定的手消毒剂。

第二，流行病学特点。传染源改为“目前所见传染源主要是新型冠状病毒感染的患者。无症状感染者也可能成为传染源”。

第三，临床表现。潜伏期1～14天，一般为3～7天。以发热、乏力、干咳为主要表现。少数患者伴有鼻塞、流涕、腹泻等症状。因部分重症患者无明显呼吸困难，表现为低氧血症，改为“重症患者多在发病一周后出现呼吸困难和/或低氧血症，严重者快速进展为急性呼吸窘迫综合征、脓毒症休克、难以纠正的代谢性酸中毒和出凝血功能障碍等”。强调“轻型患者仅表现为低热、轻微乏力等，无肺炎表现”。

实验室检查增加“部分患者可出现肝酶、LDH、肌酶和肌红蛋白增高；部分危重者可见肌钙蛋白增高”。和“鼻咽拭子、痰、下呼吸道分泌物、血液、粪便等标本中可检测出新型冠状病毒核酸”。

胸部影像学的早期呈现多发小斑片影及间质改变，以肺外带明显。进而发展为双肺多发磨玻璃影、浸润影，严重者可出现肺实变，胸腔积液少见。

第四，病例诊断根据湖北省和湖北省以外其他省份区别对待。

湖北以外其他省份仍然分为“疑似病例”和“确诊病例”两类。基于已经发现没有明确流行病学史的确诊病例，故将“无明确流行病学史的，符合临床表现中的3条（发热和/或呼吸道症状；具有上述肺炎影像学特征；发病早期白细胞总数正常或降低，或淋巴细胞计数减少。）”也纳入疑似病例进行排查。确诊病例诊断标准没变（需有呼吸道标本或血液标本行实时荧光RT-PCR检测新型冠状病毒核酸阳性；或病毒基因测序，与已知的新型冠状病毒高度同源）。

湖北省增加“临床诊断”分类。而且“疑似病例”标准修改为：无论有没有流行病学史，只要符合“发热和/或呼吸道症状”和“发病早期白细胞总数正常或降低，或淋巴细胞计数减少”这2条临床表现，便可考虑为疑似病例。相当于疑似病例标准放宽了。疑似病例具有肺炎影像学特征者，为临床诊断病例。确诊病例诊断标准没变。

第五，临床分型。根据是否有临床症状、是否有肺炎、肺炎的严重程度、是否出现呼吸衰竭、休克、有无其他器官功能衰竭等分为轻型（临床症状轻微，影像学未见肺炎表现）；普通型（发热、呼吸道等症状，影像学可见肺炎表现的）；重型（呼吸窘迫，RR≥30次/分；静息状态下，指氧饱和度≤93%；动脉血氧分压（PaO2）/吸氧浓度（FiO2）≤300mmHg）和危重型（出现呼吸衰竭，且需要机械通气；出现休克；合并其他器官功能衰竭需ICU监护治疗）。

第六，鉴别诊断。引起社区获得性肺炎的病原多达100余种，其中病毒约占30%，而且其他病毒导致的肺炎与常见的流感病毒、副流感病毒、腺病毒、呼吸道合胞病毒、鼻病毒、人偏肺病毒、SARS冠状病毒等有相似之处，单从临床表现、胸部影像学难以鉴别，需依靠病原学检测来区分。

第七，病例的发现、报告与排除。湖北省和湖北以外其他省份有所不同。

湖北以外其他省份，病例的发现与被告程序和第四版一样，没有变化，强调转运要确保转运安全前提下尽快将疑似患者转运至定点医院。

针对湖北省，要求各级各类医疗机构的医务人员发现符合病例定义的疑似病和临床诊断病例后，应当立即进行隔离治疗，疑似病例和临床诊断病例要单间隔离，对疑似病例和临床诊断病例要尽快采集标本进行病原学检测。

疑似病例连续两次呼吸道病原核酸检测阴性（采样时间至少间隔1天），方可排除。

第八，治疗包括隔离、对症支持，同时密切监测病情变化，尤其是呼吸频率、指氧饱和度等。

疑似病例应单人单间隔离治疗，确诊病例可收治在同一病室。

危重症病例应尽早收入 ICU 治疗。

抗菌药物使用：要避免盲目或不恰当使用抗菌药物，尤其是联合使用广谱抗菌药物。

抗病毒治疗：增加“目前没有确认有效的抗病毒治疗方法”。在可试用 α-干扰素雾化吸入、洛匹那韦/利托那韦基础上，增加“或可加用利巴韦林”。同时，要注意洛匹那韦/利托那韦相关腹泻、恶心、呕吐、肝功能损害等不良反应，以及和其他药物的相互作用。

重症、危重症病例的成功治疗是降低病死率的关键。要积极防治并发症，治疗基础疾病，预防继发感染，及时进行器官功能支持。患者常存在焦虑、恐惧情绪，应加强心理疏导。

病情监测，增加“有条件者，可行细胞因子检测”。

呼吸支持：（1）氧疗：重型患者应接受鼻导管或面罩吸氧，并及时评估呼吸窘迫和（或）低氧血症是否缓解。（2）高流量鼻导管氧疗或无创机械通气：当患者接受标准氧疗后呼吸窘迫和（或）低氧血症无法缓解时，可考虑使用高流量鼻导管氧疗或无创通气。强调“若短时间（1～2 小时）内病情无改善甚至恶化，应及时进行气管插管和有创机械通气”。（3）有创机械通气：采用肺保护性通气策略，即小潮气量（4～8ml/kg 理想体重）和低吸气压力（平台压<30cmH2O）进行机械通气，以减少呼吸机相关肺损伤。（4）挽救治疗：对于严重 ARDS 患者，建议进行肺复张。在人力资源充足的情况下，每天应进行 12 小时以上的俯卧位通气。俯卧位通气效果不佳者，如条件允许，应尽快考虑体外膜肺氧合（ECMO）。

循环支持：充分液体复苏的基础上，改善微循环，使用血管活性药物，必要时进行血流动力学监测。

其他治疗措施：可根据患者呼吸困难程度、胸部影像学进展情况，酌情短期内（3～5 日）使用糖皮质激素，建议剂量不超过相当于甲泼尼龙 1～2mg/kg/日，应当注意较大剂量糖皮质激素由于免疫抑制作用，会延缓对冠状病毒的清除；可静脉给予血必净 100ml/次，每日 2 次治疗；可使用肠道微生态调节剂，维持肠道微生态平衡，预防继发细菌感染；可采用恢复期血浆治疗；对有高炎症反应的危重患者，有条件可以考虑使用体外血液净化技术。

关于中医治疗。本病属于中医疫病范畴，病因为感受疫戾之气，病位在肺，基本病机特点为“湿、热、毒、瘀”；各地可根据病情、当地气候特点以及不同体质等情况，可参照推荐的方案进行辨证论治。

第九，解除隔离和出院标准。在“体温恢复正常 3 天以上、呼吸道症状明显好转”基础上，增加“肺部影像学显示炎症明显吸收”，连续两次呼吸道病原核酸检测阴性（采样时间间隔至少 1 天），可解除隔离出院或根据病情转至相应科室治疗其他疾病。

第十，转运原则。为保证转运安全，运送患者应使用专用车辆，并做好运送人员的个人防护和车辆消毒。

新型冠状病毒性肺炎诊疗方案（试行第五版 修正版）

关于印发新型冠状病毒性肺炎诊疗方案（试行第五版 修正版）的通知

国卫办医函[2020]117 号

各省、自治区、直辖市及新疆生产建设兵团卫生健康委、中医药管理局：

根据全国新型冠状病毒性肺炎医疗救治专家组建议，经研究，我们对《新型冠状病毒感染的肺炎诊疗方案（试行第五版）》中利巴韦林的用法用量进行了修正。现将修正后的诊疗方案印发给你们，请参照执行。

附件：新型冠状病毒性肺炎诊疗方案（试行第五版 修正版）

国家卫生健康委办公厅
国家中医药管理局办公室
2020 年 2 月 8 日

相关链接：

新型冠状病毒性肺炎诊疗方案（试行第五版 修正版）解读

经全国新型冠状病毒性肺炎医疗救治专家组充分讨论，考虑到大剂量利巴韦林的安全性，将其使用剂量调整为：成人，500mg/次，每日 2 至 3 次静脉输注。

新型冠状病毒性肺炎诊疗方案（试行第六版）

关于印发新型冠状病毒性肺炎诊疗方案（试行第六版）的通知

国卫办医函〔2020〕145 号

各省、自治区、直辖市及新疆生产建设兵团卫生健康委、中医药管理局：

为进一步做好新型冠状病毒性肺炎病例诊断和医疗救治工作，我们组织专家在对前期医疗救治工作进行分析、研判、总结的基础上，对诊疗方案进行修订，形成了《新型冠状病毒性肺炎诊疗方案（试行第六版）》。现印发给你们，请参照执行。各有关医疗机构要在医疗救治工作中积极发挥中医药作用，加强中西医结合，建立中西医联合会诊制度，促进医疗救治取得良好效果。

附件：新型冠状病毒性肺炎诊疗方案（试行第六版）

国家卫生健康委办公厅
国家中医药管理局办公室
2020 年 2 月 18 日

相关链接：

《新型冠状病毒性肺炎诊疗方案（试行第六版）》解读

2020 年 2 月 19 日国家卫生健康委员会发布了《新型冠状病毒性肺炎诊疗方案（试行第六版）》（以下简称“第六版”），现进行解读如下。

一、传播途径

传播途径将“经呼吸道飞沫和接触传播是主要的传播途径”改为“经呼吸道飞沫和密切接触传播是主要的传播途径”。“接触”前增加“密切”二字。增加“在相对封闭的环境中长时间暴露于高浓度气溶胶情况下中存在经气溶胶传播的可能”。

二、临床表现

重症患者严重者除了“快速进展为急性呼吸窘迫综合征、脓毒症休克、难以纠正的代谢性酸中毒和出凝血功能障碍”外，还可出现“多器官功能衰竭”。

实验室检查，强调“为提高核酸检测阳性率，建议尽可能留取痰液，实施气管插管患者采集下呼吸道分泌物，标本采集后尽快送检”。

三、诊断标准

第六版诊断标准取消湖北省和湖北省以外其他省份的区别。统一分为“疑似病例”和“确诊病例”两类。

疑似病例判定分两种情形。一是“有流行病学史中的任何一条，且符合临床表现中任意 2 条（发热和/或呼吸道症状；具有上述肺炎影像学特征；发病早期白细胞总数正常或降低，淋巴细胞计数减少）”。二是“无明确流行病学史的，且符合临床表现中的 3 条（发热和/或呼吸道症状；具有上述肺炎影像学特征；发病早期白细胞总数正常或降低，淋巴细胞计数减少）”。

确诊病例需有病原学证据阳性结果（实时荧光 RT-PCR 检测新型冠状病毒核酸阳性；或病毒基因测序，与已知的新型冠状病毒高度同源）。

四、临床分型

仍分为“轻型、普通型、重型和危重型”，对动脉血氧分压（PaO_2）/吸氧浓度（FiO_2）≤300mmHg（1mmHg=0.133kPa）增加“高海拔（海拔超过 1000 米）地区应根据以下公式对 PaO_2/FiO_2 进行校正：PaO_2/FiO_2 × [大气压（mmHg）/760]”。

将“肺部影像学显示 24-48 小时内病灶明显进展>50%者”按重型管理。

五、鉴别诊断

按照新型冠状病毒感染轻症和新型冠状病毒性肺炎提出相关疾病的鉴别诊断。

如新型冠状病毒感染轻型表现需与其他病毒引起的上呼吸道感染相鉴别；新型冠状病毒性肺炎主要与流感病毒、腺病毒、呼吸道合胞病毒等其他已知病毒性肺炎及肺炎支原体感染鉴别。

强调“对疑似病例要尽可能采取包括快速抗原检测和多重 PCR 核酸检测等方法，对常见呼吸道病原体进行检测”。

六、病例的发现与报告

删除“关于湖北省对临床诊断病例的处置要求”。

删除“疑似病例”排除标准，疑似病例的解除隔离标准和“解除隔离标准”相一致。

七、治疗

1. 根据病情确定治疗场所。删除“疑似及确诊病例”，改为“应在具备有效隔离条件和防护条件的定点医院隔离治疗，确诊病例可多人收治在同一病室”。

2. 抗病毒治疗：删除“目前没有确认有效的抗新型冠状病毒治疗方法”。在试用药物中，增加“磷酸氯喹（成人 500mg，每日 2 次）和阿比多尔（成人 200mg，每日 3 次）”两个药物。利巴韦林建议与干扰素或洛匹那韦/利托那韦联合应用。试用药物的疗程均不超过 10 天。建议在临床应用中进一步评价目前所试用药物的疗效。不建议同时应用 3 种及以上抗病毒药物，出现不可耐受的毒副作用时应停止使用相关药物。

3. 重型、危重型病例的治疗。增加“康复者血浆治疗”，建议适用于病情进展较快、重型和危重型患者。用法用量参考《新冠肺炎康复者恢复期血浆临床治疗方案（试行第一版）》。

4. 其他治疗措施：将对有高炎症反应的危重患者，“有条件可以考虑使用体外血液净化技术”。修改为“有条件的可考虑使用血浆置换、吸附、灌流、血液/血浆滤过等体外血液净化技术”。

5. 关于中医治疗。通过对病人观察治疗的深入，在总结分析全国各地中医诊疗方案、梳理筛选各地中医治疗经验和有效方药基础上，结合已印发的《关于推荐在中西医结合救治新型冠状病毒感染的肺炎中使用“清肺排毒汤”的通知》《新型冠状病毒性肺炎重型、危重型病例诊疗方案（试行第二版）》和《新型冠状病毒性肺炎轻型、普通型病例管理规范》等，对《新型冠状病毒感染的肺炎诊疗方案（试行第五版 修正版）》进行了调整和补充。

延续上一版对疾病全过程的分期，将中医治疗分为医学观察期和临床治疗期（确诊病例），将临床治疗期分为轻型、普通型、重型、危重型、恢复期。医学观察期推荐使用中成药。临床治疗期推荐了通用方剂“清肺排毒汤”，并分别对轻型、普通型、重型、危重型和恢复期从临床表现、推荐处方及剂量、服用方法三个方面予以说明。同时，在方案中增加了适用于重型、危重型的中成药（包括中药注射剂）的具体用法。各地可根据病情、当地气候特点以及不同体质等情况，参照推荐的方案进行辨证论治。

八、解除隔离和出院后注意事项

解除隔离标准需满足以下 4 个条件：

1. 体温恢复正常 3 天以上；

2. 呼吸道症状明显好转；

3. 肺部影像学显示急性渗出性病变明显吸收好转；

4. 连续两次呼吸道标本核酸检测阴性（采样时间至少间隔 1 天）。

增加“出院后注意事项”：

1. 定点医院要做好与患者居住地基层医疗机构间的联系，共享病历资料，及时将出院患者信息推送至患者辖区或居住地居委会和基层医疗卫生机构。

2. 患者出院后，因恢复期机体免疫功能低下，有感染其他病原体风险，建议应继续进行 14 天自我健康状况监测，佩戴口罩，有条件的居住在通风良好的单人房间，减少与家人的近距离密切接触，分餐饮食，做好手卫生，避免外出活动。

3. 建议在出院后第 2 周、第 4 周到医院随访、复诊。

新型冠状病毒性肺炎诊疗方案（试行第七版）

关于印发新型冠状病毒性肺炎诊疗方案（试行第七版）的通知

国卫办医函〔2020〕184 号

各省、自治区、直辖市及新疆生产建设兵团卫生健康委、中医药管理局：

为进一步做好新型冠状病毒性肺炎病例诊断和医疗救治工作，我们组织专家在对前期医疗救治工作进行分析、研判、总结的基础上，对诊疗方案进行修订，形成了《新型冠状病毒性肺炎诊疗方案（试行第七版）》。现印发给你们，请参照执行。各有关医疗机构要在医疗救治工作中积极发挥中医药作用，加强中西医结合，完善中西医联合会诊制度，促进医疗救治取得良好效果。

附件： 新型冠状病毒性肺炎诊疗方案（试行第七版）

国家卫生健康委办公厅

国家中医药管理局办公室

2020 年 3 月

相关链接：

《新型冠状病毒性肺炎诊疗方案（试行第七版）》解读

2020 年 3 月 3 日国家卫生健康委员会发布了《新型冠状病毒性肺炎诊疗方案（试行第七版）》（以下简称“第七版”），现解读如下。

一、前言

在前言部分，增加“通过采取一系列预防控制和医疗救治措施，我国境内疫情上升的势头得到一定程度的遏制，大多数省份疫情缓解，但境外的发病人数则呈上升态势” 。

“随着对疾病临床表现、病理认识的深入和诊疗经验的积累，为进一步加强对该病的早诊早治，提高治愈率，降低病亡率，最大可能避免医院感染，同时也要注意境外输入性病例导致的传播和扩散”。

二、传播途径

增加“由于在粪便及尿中可分离到新型冠状病毒，应注意粪便及尿对环境污染造成气溶胶或接触传播 。

三、增加“病理改变”

按照大体观、镜下观分别对“肺脏、脾脏及肺门淋巴结、心脏和血管、肝脏和胆囊、肾脏、脑组织、肾上腺、食管、胃和肠管等器官”进行描述。以肺脏和免疫系统损害为主。其他脏器因基础病不同而不同，多为继发性损害。

四、临床表现

（一）增加对孕产妇和儿童的临床表现描述。

如“孕产妇临床过程与同龄患者接近”。“部分儿童及新生儿病例症状可不典型，表现为呕吐、腹泻等消化道症状或仅表现为精神弱、呼吸急促”。

（二）病原学检测。

删除“为提高核酸检测阳性率，建议尽可能留取痰液，实施气管插管患者采集下呼吸道分泌物”，增加“采用 RT-PCR 或/和 NGS 方法”进行核酸检测，同时强调“检测下呼吸道标本（痰或气道抽取物）更加准确”。

（三）增加血清学检测。

新型冠状病毒特异性 IgM 抗体多在发病 3-5 天后阳性，IgG 抗体滴度恢复期较急性期有 4 倍及以上增高。

五、诊断标准

（一）对流行病学史中的“聚集性发病”做出解释，即“2 周内在小范围如家庭、办公室、学校班级等场所，出现 2 例及以上发热和/或呼吸道症状的病例”。

（二）临床表现中的“淋巴细胞计数减少”修改为“淋巴细胞计数正常或减少”。

（三）确诊病例在原有核酸检测和测序基础上增加“血清学检测”作为依据，即“新型冠状病毒特异性 IgM 抗体和 IgG 阳性”或“新型冠状病毒特异性 IgG 抗体由阴性转为阳性或恢复期较急性期 4 倍及以上升高”也可确诊。

六、临床分型

仍分为“轻型、普通型、重型和危重型”。

重型按照“成人”和“儿童”分别定义。

成人的重型标准没有变化，增加儿童重型标准：

1. 出现气促（＜2 月龄，RR≥60 次/分；2～12 月龄，RR≥50 次/分；1～5 岁，RR≥40 次/分；>5 岁，RR≥30 次/分），除外发热和哭闹的影响；

2. 静息状态下氧饱和度≤92%；

3. 辅助呼吸（呻吟、鼻翼扇动、三凹征），发绀，间歇性呼吸暂停；

4. 出现嗜睡、惊厥；

5. 拒食或喂养困难，有脱水征。

七、按照成人和儿童分别增加“重型、危重型临床预警指标”

（一）成人

1. 外周血淋巴细胞进行性下降；

2. 外周血炎症因子如 IL-6、C-反应蛋白进行性上升；

3.乳酸进行性升高；

4.肺内病变在短期内迅速进展。

（二）儿童

1.呼吸频率增快；

2.精神反应差、嗜睡；

3.乳酸进行性升高；

4.影像学显示双侧或多肺叶浸润、胸腔积液或短期内病变快速进展者；

5.3 月龄以下的婴儿或有基础疾病（先天性心脏病、支气管肺发育不良、呼吸道畸形、异常血红蛋白、重度营养不良等）、有免疫缺陷或低下（长期使用免疫抑制剂）者。

八、增加疑似病例排除标准

疑似病例排除需满足：连续两次新型冠状病毒核酸检测阴性（采样时间至少间隔 24 小时），且发病 7 天后新型冠状病毒特异性抗体 IgM 和 IgG 仍为阴性。

九、治疗

（一）一般治疗中的氧疗措施，增加“有条件可采用氢氧混合吸入气（H_2/O_2 ：66.6%/33.3%）治疗”。

（二）抗病毒治疗。

删除“洛匹那韦/利托那韦相关腹泻、恶心、呕吐、肝功能损害等不良反应”，改为“要注意上述药物的不良反应、禁忌症以及与其他药物的相互作用等问题”。增加“对孕产妇患者的治疗应考虑妊娠周数，尽可能选择对胎儿影响较小的药物，以及是否终止妊娠后再进行治疗的问题，并知情告知”。

（三）重型、危重型病例的治疗。

1.根据病理气道内可见黏液及黏液栓形成，为改善通气，有创机械通气增加“根据气道分泌物情况，选择密闭式吸痰，必要时行支气管镜检查采取相应治疗”。

2.增加“体外膜肺氧合（ECMO）相关指征”：①在 FiO_2＞90%时，氧合指数小于 80mmHg，持续 3～4 小时以上；②气道平台压≥35cmH_2O。

3.循环支持调强调“进行无创或有创血流动力学监测，在救治过程中，注意液体平衡策略，避免过量和不足”。

4.增加“肾功能衰竭和肾替代治疗”：除了查找肾功能损伤的原因外，对于肾功能衰竭的重症患者可选择连续性肾替代治疗（CRRT），同时给出治疗指征。

5.对重型、危重型患者存在细胞因子风暴的，为清除炎症因子，阻断“细胞因子风暴”，增加“血液净化治疗”。

6.增加“托珠单抗”用于免疫治疗：适应证为“双肺广泛病变者及重型患者，且实验室检测 IL-6 水平升高者”。给出了具体用法、用量，要注意过敏反应，有结核等活动性感染者禁用。

7.其他治疗措施中增加“儿童重型、危重型病例可酌情考虑使用静脉滴注丙种球蛋白。妊娠合并重型或危重型患者应积极终止妊娠，剖宫产为首选”。

（四）中医治疗增加了危重型出现机械通气伴腹胀便秘或大便不畅，以及人机不同步情况下的中药使用。

十、“解除隔离标准”改为“出院标准”

（一）出院标准仍为 4 条，前 3 条没变。第 4 条增加“痰、鼻咽拭子等”呼吸道标本核酸检测连续两次阴性，采样时间至少“间隔 1 天”，改为“至少间隔 24 小时”。

（二）出院后注意事项。鉴于有少数出院患者出现核酸检测复检阳性的问题，为加强对出院患者的健康管理和隔离，将“应继续进行 14 天自我健康状况监测”改为“应继续进行 14 天的隔离管理和健康状况监测”，同时要求佩戴口罩，有条件的居住在通风良好的单人房间，减少与家人的近距离密切接触，分餐饮食，做好手卫生，避免外出活动。

新型冠状病毒感染的肺炎防控方案

新型冠状病毒感染的肺炎防控方案（第二版）

为做好全国新型冠状病毒感染的肺炎防控工作，切实维护人民群众身体健康和生命安全，根据疫情形势和研究进展，特制定本方案。

一、目的

及时发现和报告新型冠状病毒感染的肺炎病例，了解疾病特征与可能的感染来源，规范密切接触者管理，防止疫情扩散蔓延。

二、适用范围

适用于指导各地开展防控工作。本方案将根据疫情形势的变化和评估结果，及时更新。

三、防控措施

（一）加强组织领导。高度重视新型冠状病毒感染的肺炎疫情防控工作。各级卫生健康行政部门在本级政府领导下，加强对本地疫情防控工作的指导，组建防控技术专家组，按照“预防为主、防治结合、科学指导、及时救治”的工作原则，组织有关部门制订并完善相关工作和技术方案等，规范开展新型冠状病毒感染的肺炎防控工作。

各级卫生健康行政部门负责疫情控制的总体指导工作，落实防控资金和物资。

各级疾控机构负责开展监测工作的组织、协调、督导和评估，进行监测资料的收集、分析、上报和反馈；开展现场调查、实验室检测和专业技术培训；开展对公众的健康教育与风险沟通。

各级各类医疗机构负责病例的发现与报告、隔离、诊断、救治和临床管理，开展标本采集工作，并对本机构的医务人员开展培训。

（二）病例发现与报告。各级各类医疗机构、各级疾控机构按照《新型冠状病毒感染的肺炎病例监测方案（第二版）》（见附件 1）开展新型冠状病毒感染的肺炎病例的监测、发现和报告工作。

1. 病例发现。各级各类医疗机构在新型冠状病毒感染的肺炎监测和日常诊疗过程中，应提高对新型冠状病毒感染的肺炎病例的诊断和报告意识，对于不明原因发热、咳嗽等症状的病例，应注意询问发病前 14 天内的旅行史或可疑的暴露史，了解本人近期有无赴新型冠状病毒感染的肺炎疫情发生地区的旅行史，有无哺乳动物、禽类等接触史，尤其是野生动物接触史，以及有无与类似病例的密切接触史。

2. 病例报告。发现新型冠状病毒感染的肺炎疑似病例、确诊病例时，具备网络直报条件的医疗机构应当立即进行网络直报。不具备网络直报条件的，应当立即向当地县（区）级疾控机构报告，并于 2 小时内寄送出传染病报告卡，县（区）级疾控机构在接到报告后立即进行网络直报。负责病例网络直报的医疗机构或疾控机构要根据实验室检测结果、病情进展及时对病例诊断类型、临床严重程度等信息进行订正。

（三）流行病学调查。县（区）级疾控机构接到辖区内医疗机构或医务人员报告新型冠状病毒感染的肺炎疑似病例、确诊病例后，应当按照《新型冠状病毒感染的肺炎流行病学调查方案（第二版）》（见附件 2）进行调查。

（四）标本采集与检测。收治病例的医疗机构要采集病例的相关临床标本，通知县（区）级疾控机构尽快将标本送至当地指定的疾控机构或医疗机构实验室进行相关病原检测（见附件 4）。

采集的临床标本包括病人的上呼吸道标本（如咽拭子、鼻拭子等）、下呼吸道标本（如深咳痰液、呼吸道吸取物、支气管灌洗液、肺泡灌洗液等）、抗凝血和血清标本等。临床标本应尽量采集病例发病早期的呼吸道标本（尤其是下呼吸道标本）和发病 7 天内急性期血清以及发病后第 3～4 周的恢复期血清。

标本采集、运送、存储和检测暂按二类高致病性病原微生物管理，按照《病原微生物实验室生物安全管理条例》及《可感染人类的高致病性病原微生物菌（毒）种或样本运输管理规定》（原卫生部令第 45 号）及其他相关要求执行。

（五）病例救治及院内感染预防控制。病例需收治在指定医疗机构，承担新型冠状病毒感染的肺炎病例救治的医疗机构，应做好医疗救治所需的人员、药品、设施、设备、防护用品等保障工作。

医疗机构应当重视和加强隔离、消毒和防护工作。对疑似病例、确诊病例实行隔离治疗，疑似病例应当进行单间隔离治疗。医疗机构应当严格按照《医疗机构消毒技术规范》，做好医疗器械、污染物品、物体表面、地面等的清洁与消毒；按照《医院空气净化管理规范》要求进行空气消毒。在诊疗新型冠状病毒感染的肺炎患者过程中产生的医疗废物，应根据《医疗废物处理条例》和《医疗卫生机构医疗废物管理办法》的有关规定进行处置和管理。

（六）密切接触者的追踪和管理。由县（区）级卫生健康行政部门组织、协调密切接触者的追踪和管理。对确诊病例的密切接触者实行居家或集中隔离医学观察（见附件 3），每日至少进行 2 次体温测定，并询问是否出现急性呼吸道症状或其他相关症状及病情进展。密切接触者医学观察期为与病例末次接触后 14 天。

（七）宣传教育与风险沟通。积极开展舆情监测，普及疫情防控知识，及时向公众解疑释惑，回应社会关切，做好疫情防控风险沟通工作。要加强重点人群、重点场所以及大型人群聚集活动的健康教育和风险沟通工作。

（八）加强医疗卫生机构专业人员培训。对医疗卫生机构专业人员开展新型冠状病毒感染的肺炎病例的发现与报告、流行病学调查、标本采集、实验室检测、医疗救治、院感防控、密接管理、个人防护等内容的培训，提高防控和诊疗能力。

（九）加强实验室检测能力及生物安全防护意识。各省级疾控机构、具备实验室检测能力的地市级疾控机构以及指定的医疗卫生机构要做好实验室诊断方法建立和试剂、技术储备，随时按照实验室生物安全规定开展各项实验室检测工作。

附件：1. 新型冠状病毒感染的肺炎病例监测方案（第二版）

2. 新型冠状病毒感染的肺炎病例流行病学调查方案（第二版）

3. 新型冠状病毒感染的肺炎可疑暴露者和密切接触者管理方案（第二版）

4. 新型冠状病毒感染的肺炎实验室检测技术指南（第二版）

附件 1

新型冠状病毒感染的肺炎病例监测方案（第二版）

2019 年 12 月以来，湖北省武汉市发现新型冠状病毒感染的肺炎病例。为指导各地及时发现和报告该新型冠状病毒感染的肺炎病例，防止疫情扩散，制定本方案。湖北省武汉市的监测工作参照执行，具体方案由当地另行制定。

一、目的

（一）及时发现和报告新型冠状病毒感染的肺炎病例和聚集性病例；

（二）掌握全国新型冠状病毒感染疫情的特点，及时研判疫情发生发展趋势。

二、病例定义

（一）疑似病例。有以下三项临床表现，并具有任何一项流行病学史的患者：

1. 临床表现：

（1）发热；

（2）具有肺炎影像学特征；

（3）发病早期白细胞总数正常或降低，或淋巴细胞计数减少。

2.流行病学史：

(1)发病前 14 天内有武汉市旅行史或居住史；

(2）发病前 14 天内曾接触过来自武汉的发热伴有呼吸道症状的患者；

(3）有聚集性发病或与确诊病例有流行病学关联。

（二）确诊病例。疑似病例具备以下病原学证据之一者：

1.呼吸道标本或血液标本实时荧光 RT-PCR 检测新型冠状病毒核酸阳性；

2.病毒基因测序，与已知的新型冠状病毒高度同源。

（三）聚集性病例。疑似聚集性病例是指 14 天内在小范围（如一个家庭、一个工地、一个单位等）发现 1 例确诊病例，并同时发现 1 例及以上发热呼吸道感染病例。

在上述情形下，发现 2 例及以上确诊病例，且病例间可能存在因密切接触导致的人际传播的可能性或因共同暴露而感染的可能性，判定为聚集性病例。

三、工作内容

（一）病例发现与报告。各级各类医疗机构发现符合疑似病例、确诊病例定义的患者时，应于 2 小时内进行网络直报。疾控机构在接到报告后应立即调查核实，于 2 小时内通过网络完成报告信息的三级确认审核。不具备网络直报条件的医疗机构，应立即向当地县（区）级疾控机构报告，并于 2 小时内将填写完成的传染病报告卡寄出；县（区）级疾控机构在接到报告后，应立即进行网络直报，并做好后续信息的订正。

通过密切接触者医学观察，或者在聚集性病例判定过程中，或者通过其他途径发现的发热呼吸道感染病例，经采样检测后，如新型冠状病毒阳性，当地县（区）级疾控中心应立即按照确诊病例进行网络直报。

网络直报病种选择“新型冠状病毒感染的肺炎”，在“诊断类型”中符合疑似病例标准按“疑似病例”上报，病例确诊后，病例报告单位应及时将病例订正为“确诊病例”。

疑似及确诊病例需根据《新型冠状病毒感染的肺炎诊疗方案（试行第二版）》报告临床严重程度分类，在传染病报告卡新增副卡“临床严重程度”中选择“非肺炎病例”“轻症肺炎病例”“重症肺炎病例”“危重症肺炎病例”，根据临床症状的进展及时进行订正。

聚集性病例（含疑似聚集性病例）一经确认后，辖区疾控中心应通过突发公共卫生事件报告管理信息系统在 2 小时内进行网络直报，事件级别可先选择“未分级”。在卫生健康部门依据风险评估结果对事件定级后，可对事件级别进行相应调整。并将相关初次、进展和结案报告及时进行网络直报。

（二）流行病学调查。

县（区）级疾控机构接到新型冠状病毒感染的肺炎病例报告后，应于 24 小时内完成个案调查，并及时进行密切接触者登记。具体内容见《新型冠状病毒感染的肺炎病例流行病学调查方案（第二版)》和《新型冠状病毒感染的肺炎可疑暴露者和密切接触者管理方案（第二版)》。

县（区）级疾病预防控制机构完成个案调查或聚集性疫情专题调查后，应将个案调查表或专题调查报告及时通过网络报告系统进行上报，具体报告方式和网址另行通知。

县（区）级疾控机构应及时将流行病学调查分析报告报送本级卫生健康行政部门和上级疾控机构。

（三）标本采集和实验室检测。

收治疑似病例的医疗机构要采集病例的相关临床标本，通知县（区）级疾控机构尽快将标本送至当地指定的疾控机构或医疗机构进行相关病原排查检测。

采集的临床标本包括病人的上呼吸道标本（如咽拭子、鼻拭子等）、下呼吸道标本（如深咳痰液、呼吸道吸取物、支气管灌洗液、肺泡灌洗液等）、抗凝血和血清标本等。临床标本应尽量采集病例发病早期的呼吸道标本（尤其是下呼吸道标本）和发病 7 天内急性期血清以及发病后第 3～4 周的恢复期血清。

临床标本采集和实验室检测具体要求见《新型冠状病毒感染的肺炎实验室检测技术指南（第二版）》。

标本采集、运送、存储和检测暂按二类高致病性病原微生物管理，按照《病原微生物实验室生物安全管理条例》及《可感染人类的高致病性病原微生物菌（毒）种或样本运输管理规定》（原卫生部令第 45 号）及其他相关要求执行。

（四）病例诊断流程要求。

各省（自治区、直辖市）发现的符合新型冠状病毒感染的肺炎确诊病例定义的首例病例，须将原始标本或 PCR 扩增产物送中国疾控中心或国家卫生健康委指定的第三方检测机构复核确认后，由国家卫生健康委疫情应对处置领导小组下设的诊断组根据病例临床表现、流行病学史和实验室检测结果等进行评估确认。各省首例病例确认后的其他病例，确诊流程由各省自行确定。

省级疾控中心上送标本时，应同时报送标本送检表（参见《新型冠状病毒感染的肺炎实验室检测技术指南（第二版）》）

附件 2

新型冠状病毒感染的肺炎流行病学调查方案（第二版）

为掌握新型冠状病毒感染的肺炎病例发病情况、暴露史、接触史等流行病学相关信息，做好密切接触者的排查，防范新型冠状病毒感染的肺炎病例的蔓延和传播，特制定本方案。

一、调查目的

（一）调查病例的发病和就诊情况、临床特征和可能的感染来源；

（二）发现和管理病例的密切接触者。

二、调查对象

新型冠状病毒感染的肺炎疑似病例、确诊病例以及聚集性疫情。

三、调查内容和方法

县（区）级疾控机构接到新型冠状病毒感染的肺炎病例报告后，应于 24 小时内完成流行病学调查，可通过查阅资料，询问病例、知情人和接诊医生等方式开展。如果病例的病情允许，则调查时应先调查病例本人，再对其诊治医生、家属和知情者进行调查。

调查内容分为第一部分和第二部分，包括基本情况、发病与诊疗、临床表现、实验室检查、流行病学史、密切接触者信息以及病例的诊断、治疗与转归等，疑似病例仅需填报第一部分，确诊病例填报第一部分和第二部分。《新型冠状病毒感染的肺炎病例个案调查表》见附表。

（一）基本情况：基本人口学信息，如：姓名、性别、年龄、住址、民族、联系方式等信息。

（二）发病与诊疗情况：临床表现、实验室检查、发病就诊经过和病情变化与转归。

（三）可能感染来源：对病例发病前 14 天内的暴露史开展调查，主要调查其发病前武汉相关旅行史或居住史，与发热呼吸道症状患者的接触史，野生动物及其售卖环境等相关暴露史。务必详细询问接触时间、方式、频次、地点、接触时采取的防护措施等。调查时，若发现调查表中未列入，但具备重要流行病学意义的内容也应进行详细追问和记录。

（四）密切接触者判定：对病例发病后的活动情况和人群接触情况进行追踪和排查，确定密切接触者。密切接触者定义和判定标准按照《新型冠状病毒感染的肺炎可疑暴露者和密切接触者管理方案（第二版）》执行。

四、组织与实施

按照“属地化管理”原则，由病例发病前的居住地、发病后的活动范围、就诊医疗机构所在的县

（市、区）级卫生健康行政部门组织疾病预防控制机构开展新型冠状病毒感染的肺炎病例的流行病学调查。调查单位应迅速成立现场调查组，根据制定的调查计划，明确调查目的，确定调查组人员组成和各自的职责与分工。调查期间，调查人员要做好个人防护。市级、省级、国家级疾病预防控制中心将根据疫情处理需要赶赴现场，与前期抵达的调查机构组成联合调查组开展现场流行病学调查。

五、信息的上报与分析

县（区）级疾病预防控制机构完成个案调查或聚集性疫情专题调查后，应于2个小时内，将个案调查表或专题调查报告及时通过网络报告系统进行上报，具体报告方式和网址另行通知。同时将流行病学调查分析报告报送本级卫生健康行政部门和上级疾控机构。

附件：新型冠状病毒感染的肺炎病例个案调查表（略）

附件3

新型冠状病毒感染的肺炎可疑暴露者和密切接触者管理方案（第二版）

为了做好新型冠状病毒感染的肺炎病例密切接触者以及阳性动物和环境等的可疑暴露者的判定和管理，有效控制疾病的传播，基于目前对新型冠状病毒感染的肺炎的认识，疾病的潜伏期最长约为14天，病例存在人传人情况，参照SARS和MERS的防控经验判断，潜伏期可能无传染性，制定本方案。

一、判定标准

（一）病例的密切接触者。与病例发病后有如下接触情形之一，但未采取有效防护者：

1. 与病例共同居住、学习、工作，或其他有密切接触的人员，如与病例近距离工作或共用同一教室或与病例在同一所房屋中生活；

2. 诊疗、护理、探视病例的医护人员、家属或其他与病例有类似近距离接触的人员，如直接治疗及护理病例、到病例所在的密闭环境中探视病人或停留，病例同病室的其他患者及其陪护人员；

3. 与病例乘坐同一交通工具并有近距离接触人员，包括在交通工具上照料护理过病人的人员；该病人的同行人员（家人、同事、朋友等）；经调查评估后发现有可能近距离接触病人的其他乘客和乘务人员；

4. 现场调查人员调查后经评估认为符合其他与密切接触者接触的人员。

判定的密切接触者请填入《新型冠状病毒感染的肺炎病例密切接触者登记表》（附表1）。

（二）可疑暴露者。可疑暴露者是指暴露于新型冠状病毒检测阳性的野生动物、物品和环境，且暴露时未采取有效防护的加工、售卖、搬运、配送或管理等人员。

二、管理要求

（一）对确诊病例的密切接触者或可疑暴露者进行医学观察。

1. 采取居家或集中隔离医学观察，无法居家隔离医学观察的密切接触者，可安排集中隔离观察。医学观察期限为自最后一次与病例发生无有效防护的接触或可疑暴露后14天。

2. 实施医学观察时，应当书面或口头告知医学观察的缘由、期限、法律依据、注意事项和疾病相关知识，以及负责医学观察的联系人和联系方式。

3. 居家医学观察对象应相对独立居住，尽可能减少与共同居住人员的接触。原则上不得外出。如果必须外出，经医学观察管理人员批准后方可，并要佩戴一次性外科口罩，避免去人群密集场所。

4. 医学观察期间，由指定的管理人员每天早、晚各进行一次体温测量，并询问其健康状况，填写密切接触者医学观察记录表，填写《新型冠状病毒感染的肺炎病例密切接触者医学观察登记表》（附表2），并给予必要的帮助和指导。《新型冠状病毒感染的肺炎病例密切接触者医学观察统计日报表》

（附表 3）和《新型冠状病毒感染的肺炎病例密切接触者医学观察每日统计汇总表》（附表 4）供各地进行密切接触者医学观察情况汇总时参考。

5. 医学观察期间出现发热、咳嗽等呼吸道感染症状，如发热、咳嗽、气促等急性呼吸道感染症状者，则立即向当地的卫生健康部门报告，并按规定送定点医疗机构诊治，采集标本开展实验室检测与排查工作。

6. 医学观察期满时，如未出现上述症状，解除医学观察。

（二）对可疑暴露者开展健康告知工作。对可疑暴露者，由县级卫生健康行政部门会同相关部门，组织进行健康告知，嘱其出现发热、咳嗽等呼吸道感染症状时要及时就医，并主动告知其职业或动物接触情况等。

附件（略）：1. 新型冠状病毒感染的肺炎病例密切接触者登记表

2. 新型冠状病毒感染的肺炎病例密切接触者医学观察登记表

3. 新型冠状病毒感染的肺炎病例密切接触者医学观察统计日报表

4. 新型冠状病毒感染的肺炎病例密切接触者医学观察每日统计汇总表

附件 4

新型冠状病毒感染的肺炎实验室检测技术指南（第二版）

为指导各级疾控部门和其他相关机构开展新型冠状病毒感染的肺炎实验室检测工作，特制定本技术指南。本指南主要介绍目前已经比较成熟、易于实施的核酸检测方法。

一、标本采集

（一）采集对象。新型冠状病毒感染的肺炎疑似病例、疑似聚集性病例患者，其他需要进行新型冠状病毒感染诊断或鉴别诊断者，或其他需要进一步筛查检测的环境或生物材料（如溯源分析）。

（二）标本采集要求。

1. 从事新型冠状病毒检测标本采集的技术人员应经过生物安全培训（培训合格）和具备相应的实验技能。采样人员专业防护装备（personal protective equipment，PPE）要求：N95口罩、护目镜、防护服、乳胶手套、防水靴套；如果接触患者血液、体液、分泌物或排泄物时，戴双层乳胶手套。

2. 住院病例的标本由所在医院医护人员在当地疾控机构专业人员指导下采集。

3. 密切接触者标本由当地疾控机构负责采集。

4. 根据实验室检测工作的需要，可结合病程多次采样。

（三）标本采集种类。每个病例必须采集急性期呼吸道标本和急性期血液标本；重症病例优先采集下呼吸道标本（如支气管或肺泡灌洗液等），可根据临床表现与采样时间间隔进行采集。

其他研究材料依据设计需求采集。

标本种类：

1. 上呼吸道标本：包括咽拭子、鼻拭子、鼻咽抽取物。

2. 下呼吸道标本：包括深咳痰液、呼吸道抽取物、支气管灌洗液、肺泡灌洗液、肺组织活检标本。

3. 血液标本：尽量采集发病后7天内的急性期抗凝血。采集量5ml，以空腹血为佳，建议使用含有抗凝剂的真空采血管采集血液。

4. 血清标本：尽量采集急性期、恢复期双份血清。第一份血清应尽早（最好在发病后7天内）采集，第二份血清应在发病后第3～4周采集。采集量5ml，以空腹血为佳，建议使用真空采血管。

（四）标本采集方法。

1. 咽拭子：用2根聚丙烯纤维头的塑料杆拭子同时擦拭双侧咽扁桃体及咽后壁，将拭子头浸入含3ml采样液的管中，尾部弃去，旋紧管盖。

2．鼻拭子：将1根聚丙烯纤维头的塑料杆拭子轻轻插入鼻道内鼻腭处，停留片刻后缓慢转动退出。取另一根聚丙烯纤维头的塑料杆拭子以同样的方法采集另一侧鼻孔。上述两根拭子浸入同一含3ml采样液的管中，尾部弃去，旋紧管盖。

3．鼻咽抽取物或呼吸道抽取物：用与负压泵相连的收集器从鼻咽部抽取黏液或从气管抽取呼吸道分泌物。将收集器头部插入鼻腔或气管，接通负压，旋转收集器头部并缓慢退出，收集抽取的黏液，并用3ml采样液冲洗收集器1次（亦可用小儿导尿管接在50ml注射器上来替代收集器）。

4．深咳痰液：要求病人深咳后，将咳出的痰液收集于含3ml采样液的50ml螺口塑料管中。

5．支气管灌洗液：将收集器头部从鼻孔或气管插口处插入气管（约30cm深处），注入5ml生理盐水，接通负压，旋转收集器头部并缓慢退出。收集抽取的黏液，并用采样液冲洗收集器1次（亦可用小儿导尿管接在50ml注射器上来替代收集）。

6．肺泡灌洗液：局部麻醉后将纤维支气管镜通过口或鼻经过咽部插入右肺中叶或左肺舌段的支管，将其顶端契入支气管分支开口，经气管活检孔缓缓加入灭菌生理盐水，每次30～50ml，总量100～250ml，不应超过300ml。

7．血液标本：建议使用含有抗凝剂的真空采血管采集血液标本5ml，室温静置30分钟，1500～2000rpm离心10分钟，分别收集血浆和血液中细胞于无菌螺口塑料管中。

8.血清标本：用真空负压采血管采集血液标本5ml，室温静置30分钟，1500～2000rpm离心10分钟，收集血清于无菌螺口塑料管中。

9．其他材料：依据设计需求规范采集。

（五）标本包装。标本采集后在生物安全二级实验室生物安全柜内分装。

1．所有标本应放在大小适合的带螺旋盖内有垫圈、耐冷冻的样本采集管里，拧紧。容器外注明样本编号、种类、姓名及采样日期。

2．将密闭后的标本放入大小合适的塑料袋内密封，每袋装一份标本。

（六）标本保存。用于病毒分离和核酸检测的标本应尽快进行检测，能在24小时内检测的标本可置于4℃保存；24小时内无法检测的标本则应置于-70℃或以下保存（如无-70℃保存条件，则于-20℃冰箱暂存）。血清可在4℃存放3天，-20℃以下可长期保存。应设立专库或专柜单独保存标本。标本运送期间应避免反复冻融。

（七）标本送检。标本采集后应尽快送往实验室，如果需要长途运输标本，建议采用干冰等制冷方式进行保藏。

1．上送标本：各省（自治区、直辖市）首例检测结果阳性、疑似聚集性病例及聚集性病例的标本，上送中国疾病预防控制中心病毒病预防控制所进行检测复核，并附样本送检表（见附件）。

2．病原体及标本运输

2.1 国内运输

新型冠状病毒毒株或其他潜在感染性生物材料的运输包装分类属于A类，对应的联合国编号为UN2814，包装符合国际民航组织文件Doc9284《危险品航空安全运输技术细则》的PI602分类包装要求；环境样本属于B类，对应的联合国编号为UN3373，包装符合国际民航组织文件Doc9284《危险品航空安全运输技术细则》的PI650分类包装要求；通过其他交通工具运输的可参照以上标准包装。

新型冠状病毒毒株或其他潜在感染性材料运输应按照《可感染人类的高致病性病原微生物菌（毒）种或样本运输管理规定》（原卫生部令第45号）办理《准运证书》。

2.2 国际运输

新型冠状病毒毒株或样本在国际间运输的，应规范包装，按照《出入境特殊物品卫生检疫管理规定》办理相关手续，并满足相关国家和国际相关要求。

二、新型冠状病毒的实验室检测

新型冠状病毒感染的常规检测方法是通过实时荧光RT-PCR鉴定。任何新型冠状病毒的检测都必须在具备适当条件的实验室由经过相关技术安全培训的人员进行操作。本指南中的核酸检测方法主要针对新型冠状病毒基因组中开放读码框1a/b （open reading frame 1ab，ORF1ab）和核壳蛋白（nucleocapsid protein，N）。

在实验室要确认一个病例为阳性，满足以下条件：

同一份标本中新型冠状病毒2个靶标（ORF1ab、N）特异性实时荧光RT-PCR检测结果均为阳性。

阴性结果也不能排除新型冠状病毒感染，需要排除可能产生假阴性的因素，包括：样本质量差，比如口咽等部位的呼吸道样本；样本收集的过早或过晚；没有正确的保存、运输和处理样本；技术本身存在的原因，如病毒变异、PCR抑制等。

三、实时荧光RT-PCR方法检测新型冠状病毒核酸

（一）目的。规范实时荧光RT-PCR方法检测新型冠状病毒核酸的工作程序，保证实验结果的正确可靠。

（二）范围。适用于实时荧光RT-PCR方法检测新型冠状病毒核酸。

（三）职责。

检测人员：负责按照本检测细则对被检样本进行检测。

复核人员：负责对检测操作是否规范以及检测结果是否准确进行复核。

部门负责人：负责对科室综合管理和检测报告的审核。

（四）样本接收和准备。核对被检样本姓名、性别、年龄、编号及检测项目等；待检样本的状态如有异常，需注明；待检样本应存放于-70℃冰箱保存。

（五）检测项目。

1.新型冠状病毒核酸测定（实时荧光RT-PCR方法）

推荐选用针对新型冠状病毒的ORF1ab、N基因区域的引物和探针。

靶标一（ORF1ab）：

正向引物（F）：CCCTGTGGGTTTTACACTTAA

反向引物（R）：ACGATTGTGCATCAGCTGA

荧光探针（P）：5'-FAM-CCGTCTGCGGTATGTGGAAAGGTTATGG-BHQ1-3'

靶标二（N）：

正向引物（F）：GGGGAACTTCTCCTGCTAGAAT

反向引物（R）：CAGACATTTTGCTCTCAAGCTG

荧光探针（P）：5'-FAM-TTGCTGCTGCTTGACAGATT-TAMRA-3'

核酸提取和实时荧光RT-PCR反应体系参考相关厂家试剂盒说明。

2.结果判断

阴性：无Ct值或Ct值>40。

阳性：Ct值<37，可报告为阳性。

可疑：Ct值在37-40之间，建议重复实验，若Ct值<40，扩增曲线有明显起峰，该样本判断为阳性，否则为阴性。

四、病原生物安全实验活动要求

根据目前掌握的新型冠状病毒的生物学性状、传播特性、致病性、临床资料等信息，考虑到新型冠状病毒感染聚集性发病且有重症病例，并有死亡病例的特点，实验活动暂按照病原微生物危害程度分类中第二类病原微生物进行管理，具体要求如下：

（一）病毒培养。指病毒的分离、培养、滴定、中和试验、活病毒及其蛋白纯化、病毒冻干以及产生活病毒的重组试验等操作。利用活病毒或其感染细胞（或细胞提取物），不经灭活进行的生化分析、血清学检测、免疫学检测等操作视同病毒培养，上述操作应在具有开展相应活动资质的生物安全三级（Biological Safety Level 3,BSL-3）实验室进行。使用病毒培养物提取核酸时，裂解剂或灭活剂的加入必须在与病毒培养同等级别实验室和防护条件下进行，可靠方法灭活后的病毒培养物，可在BSL-2或BSL-1级实验室操作。

（二）动物感染实验。指以活病毒感染动物的实验。应在具有开展相应活动资质的动物（animal）BSL-3（ABSL-3）实验室进行操作。

（三）未经培养的感染性材料的操作。未经培养的感染性材料在采用可靠的方法灭活前进行的病毒抗原检测、血清学检测、核酸检测、生化分析等操作，应在生物安全二级实验室操作，但个人防护装备参照生物安全三级实验室的防护要求。未经可靠灭活或固定的人和动物组织标本因含病毒量较高，其操作的防护级别应比照病毒培养。

（四）灭活材料的操作。感染性材料或活病毒在采用可靠的方法灭活后可在BSL-1实验室操作。

（五）无感染性材料的操作。指针对确认无感染性的材料的各种操作，包括但不限于无感染性的病毒DNA或cDNA操作，应在BSL-1实验室进行。

附件：新型冠状病毒检测标本送检表（略）

相关链接：

解读《新型冠状病毒感染的肺炎防控方案（第二版）》

为做好全国新型冠状病毒感染的肺炎防控工作，切实维护人民群众身体健康和生命安全，根据当前疫情形势和研究进展，国家卫生健康委组织制定了新型冠状病毒感染的肺炎病例监测方案、流行病学调查方案、可疑暴露者和密切接触者管理方案以及实验室检测技术指南，提出加强组织领导、病例发现与报告、流行病学调查等9项防控措施，用于指导各地开展防控工作，以促进及时发现和报告新型冠状病毒感染的肺炎病例，了解疾病特征与可能的感染来源，规范密切接触者管理，防止疫情扩散蔓延。本方案将根据疫情形势的变化和评估结果，及时更新。

新型冠状病毒感染的肺炎防控方案（第三版）

国家卫生健康委办公厅关于印发新型冠状病毒感染的肺炎防控方案（第三版）的通知

国卫办疾控函〔2020〕80号

各省、自治区、直辖市及计划单列市、新疆生产建设兵团卫生健康委，中国疾病预防控制中心：

为进一步指导各地做好新型冠状病毒感染的肺炎防控工作，我委组织更新了新型冠状病毒感染的肺炎防控方案。现印发给你们，请参照执行。各地在执行过程中如有相关建议，请及时反馈我委。

附件：新型冠状病毒感染的肺炎防控方案（第三版）（略）

国家卫生健康委办公厅

2020年1月28日

相关链接：

解读《新型冠状病毒感染的肺炎防控方案（第三版）》

为进一步指导各地做好新型冠状病毒感染的肺炎防控工作，国家卫生健康委组织对《新型冠状病毒感染的肺炎防控方案》（以下简称《防控方案》）进行修订，形成《新型冠状病毒感染的肺炎防控方案》（第三版），于2020年1月28日印发。《防控方案》（第三版）是基于将新型冠状病毒感染的肺炎纳入乙类法定传染病甲类管理、全国疫情形势变化和国内外流行病学、临床研究进展，综合考虑《防控方案》（第二版）实施过程中各省和技术督导组反馈的问题进行了修订。《防控方案》（第三版）增加了“特定人群个人防护指南（第一版）”“特定场所消毒技术方案（第一版）”，进一步规范特定人群的防护和特定场所的消毒。在病例发现中，增加轻症病例和无症状感染者，将具有流行病学史的非肺炎病例以及无流行病学史的肺炎病例、轻症病例和无症状感染者等纳入病例报告及管理，切合目前的防控整体策略，做到“五早”。要求“对疑似病例、确诊病例、轻症病例和无症状感染者”的密切接触者进行隔离观察，提高了排查的敏感性，有效防止疫情蔓延和输出。要求基层主动对近两周有武汉或其他有本地病例持续传播地区的旅行史、居住史，且出现呼吸道等症状作为重点人群开展筛查、采样和检测，提高病例发现的及时性。

新型冠状病毒性肺炎防控方案（第四版）

国家卫生健康委办公厅关于印发新型冠状病毒性肺炎防控方案（第四版）的通知

国卫办疾控函〔2020〕109号

各省、自治区、直辖市及新疆生产建设兵团卫生健康委，中国疾病预防控制中心：

为进一步指导各地做好新型冠状病毒性肺炎防控工作，我委组织更新了新型冠状病毒性肺炎防控方案。现印发给你们，请参照执行。各地在执行过程中如有相关建议，请及时反馈我委。

附件：新型冠状病毒性肺炎防控方案（第四版）（略）

国家卫生健康委办公厅

2020年2月6日

相关链接：

解读《新型冠状病毒性肺炎防控方案（第四版）》

为进一步指导各地做好新型冠状病毒性肺炎防控工作，根据当前疫情形势和防控工作实际，国家卫生健康委组织对《新型冠状病毒性肺炎防控方案》（以下简称《防控方案》）进行修订，形成《防控方案》（第四版），主要修订内容如下：

（一）基于目前对新型冠状病毒的科学研究，在总体方案中增加了新型冠状病毒病原学和流行病学特征的阐述。

（二）在监测方案中，湖北以外省份的监测定义中调整了疑似病例的流行病学史描述和判定原则。流行病学史将第三版的“武汉市或其他有本地病例持续传播地区”调整为“武汉市及周边地区，或其他有病例报告社区”。判定原则由第三版的“有流行病学史中的任何一条，同时符合临床表现中1和2条、或2和3条”调整为“有流行病学史中的任何一条，符合临床表现中任意2条”，进一步提高疑似病例监测的敏感性。

（三）在监测方案中，增加了仅适用于湖北省的监测定义，包括疑似病例、临床诊断病例和确诊病例。与其他省份相比，扩大了湖北省疑似病例范围。

（四）在监测方案中，将监测定义调整为确诊病例、疑似病例和无症状感染者，删除轻症病例定义，将其纳入临床分型中的轻型。增加了无症状感染者的主要发现途径、隔离医学观察措施和解除要求。

（五）在监测方案中，将聚集性病例标本上送中国疾控中心复核确认的例数要求调整至“5例及以上”。

（六）在流行病学调查方案中，明确疑似病例的调查内容为基本信息和密切接触者情况，在明确诊断前不要求进行个案调查表网络报告，减轻基层工作负担。

（七）调整了密切接触者和无症状感染者的管理措施。要求有条件的地区对密切接触者采取集中隔离医学观察。强调了无症状感染者原则上应采取集中隔离医学观察。

（八）虽然目前粪-口传播途径尚待明确，但本方案在实验室检测、密切接触者管理、特定人群防护及特定场所消毒等内容中均已提出相应的措施和要求，降低了粪-口途径传播的风险。

新型冠状病毒性肺炎防控方案（第五版）

国家卫生健康委办公厅关于印发新型冠状病毒性肺炎防控方案（第五版）的通知

国卫办疾控函〔2020〕156号

各省、自治区、直辖市及新疆生产建设兵团卫生健康委，中国疾病预防控制中心：

为进一步指导各地做好新型冠状病毒性肺炎防控工作，我委组织更新了新型冠状病毒性肺炎防控方案。现印发给你们，请参照执行。各地在执行过程中如有相关建议，请及时反馈我委。

附件：新型冠状病毒性肺炎防控方案（第五版）（略）

国家卫生健康委办公厅

2020年2月21日

相关链接：

解读《新型冠状病毒性肺炎防控方案（第五版）》

根据新型冠状病毒性肺炎纳入乙类法定传染病甲类管理、精准施策分区分级防控要求，结合全国疫情形势变化、研究进展和防控工作实际，国家卫生健康委组织修订了《新型冠状病毒性肺炎防控方案》，主要修订内容如下：

（一）基于目前对新型冠状病毒的科学研究，将总体方案中的主要传播途径论述修改为：经呼吸道飞沫和接触传播，在相对封闭的环境中长时间暴露于高浓度气溶胶情况下存在经气溶胶传播的可能，其他传播途径尚待明确。

（二）在总体方案中增加“科学划分疫情风险等级，分区分级精准防控”的内容。以县（区）为单位，划分了低、中、高风险等级，明确分级分类防控策略和措施，要求根据疫情研判结果及时调整风险等级和响应级别。

（三）在总体方案中，突出分类指导，细化重点场所、机构、人群防控措施，指导企业复工复产后，学校、托幼机构复课复园后，养老机构、残障人员福利机构等特殊机构落实防控措施。

（四）在总体方案中，明确了疑似病例的解除隔离和出院标准，完善了无症状感染者解除隔离要求。

（五）在总体方案中，增加了“有条件的医疗卫生机构可开展有关疾病传播特点、临床特征、策略评估等相关调查研究，为优化防控策略提供科学证据”。

（六）在病例监测方案中，删除了针对湖北省的病例定义，明确了对湖北省已报告的“临床诊断病例”的订正具体要求，细化了无症状感染者的病例报告填报内容。

（七）在流行病学调查方案中，强化了对基层聚集性疫情调查的技术指导；简化了个案调查表内容和个案调查报告报送要求，减轻基层工作负担。

（八）在密切接触者管理方案中，将密切接触者判定原则修订为“从疑似病例和确诊病例症状出现前 2 天开始，或无症状感染者标本采样前 2 天开始，未采取有效防护与其有近距离接触（1　米内）的人员”。

（九）在实验室检测技术指南中，强调了提高核酸检测阳性率的具体措施和要求，细化了标本采集和处理方法，增加了单靶标阳性病例的判定原则。

（十）在特定场所消毒技术方案和特定人群个人防护指南中，细化了粪便、污水消毒处理方法和手消毒剂可选择的种类。

新型冠状病毒性肺炎防控方案（第六版）

国家卫生健康委办公厅关于印发新型冠状病毒性肺炎防控方案（第六版）的通知

国卫办疾控函〔2020〕204 号

各省、自治区、直辖市及新疆生产建设兵团卫生健康委，中国疾病预防控制中心：

为进一步指导各地做好新型冠状病毒性肺炎防控工作，我委组织更新了新型冠状病毒性肺炎防控方案。现印发给你们，请参照执行。各地在执行过程中如有相关建议，请及时反馈我委。

附件：　新型冠状病毒性肺炎防控方案（第六版）（略）

国家卫生健康委办公厅

2020 年 3 月 7 日

相关链接：

解读《新型冠状病毒性肺炎防控方案（第六版）》

为进一步做好全国新冠肺炎防控工作，控制疫情传播，根据乙类传染病甲类管理的要求，结合全国疫情形势变化及研究进展，国家卫生健康委组织修订了《新型冠状病毒性肺炎防控方案》，主要修订内容如下：

一、强化四早策略

进一步明确“早发现、早报告、早隔离、早治疗”的防控要求。在病例发现和报告中，细化病例发现的五条主要途径，增加用工单位主动筛查、发挥常规监测网络作用和强化口岸卫生检疫等途径。在病例救治中，强调应隔尽隔、应收尽收、应检尽检、应治尽治，提高收治率和治愈率，降低感染率和病亡率。

二、严格落实报告、检测、流调时限要求

一是明确规定疑似病例、确诊病例和无症状感染者需在诊断后 2 小时内完成网络直报工作。二是明确规定承担检测任务的机构，必须在收到标本后 12 小时内反馈检测结果。三是明确规定确诊的个案病例必须在 24 小时内完成流行病学调查工作并及时报告。

三、及时修订补充有关标准

一是根据最新研究进展，结合基层工作实际需求，补充病例的血清学诊断、疑似病例排除标准和病例出院后管理要求等内容。二是无症状感染者定义中，增加血清特异性 IgM 检测阳性作为可选判定标准。

四、防范境外病例输入

一是在监测定义中调整病例的流行病学史，增加境外疫情严重国家和地区的旅行或居住史。二是在病例发现途径中，增加口岸卫生检疫等措施。三是在重点场所、机构、人群防控中，增加对来华（归国）人员进行口岸卫生检疫和健康管理等内容。

五、强化中国疾控中心技术指导作用

防控方案中涉及的新冠肺炎流行病学调查指南、密切接触者调查与管理指南、实验室检测技术指南、特定场所消毒技术指南和特定人群个人防护指南由中国疾控中心统一制定，要求中国疾控中心加强对全国防控工作的技术指导。

六、发挥中医药作用

总结中医药在新冠肺炎防控中的成效，明确提出在传染病预防和救治工作中鼓励、支持发挥中医、中药的独特优势和作用。

中医防治儿童“新型冠状病毒性肺炎”方案

中医儿科臣字门学术流派　徐荣谦　主笔

一、前言

庚子年春节前后，以湖北省武汉市为主的地区发生了“新型冠状病毒性肺炎”疫情。当前国内防疫形势渐趋平稳。但是，国际形势严峻。

我们不能忘记在 2003 年“非典”的过程中，使用中医中药治疗 SARS 病毒所致的重症急性呼吸道感染（包括肺炎），取得了骄人的效果，大大地降低了病死率，显著地提高了临床疗效。

春节前夕，北京协和医院制订的“方案”中客观指出：“目前没有循证医学证据支持现有抗病毒药物对冠状病毒有效”。因此，千万不能迷信“奥司他韦”“利巴韦林”等所谓的抗病毒药物。我们认为，防治“新型冠状病毒性肺炎”的重点，应以“中医中药”为主，中西医结合进行防治。我们根据国家中医药管理局与北京市中医药管理局防治方案，以及从武汉等防疫前线得到的“患者临床症状”。判定其属于“疫病”的范畴。制定了“中医中药防治儿童新型冠状病毒性肺炎的防治方案”。

二、“传染源”与“传播途径”

（一）传染源：“新型冠状病毒”感染的患者和无症状感染者是主要传染源。

（二）传播途径：主要由“飞沫”经呼吸道传播。亦可经污染物通过接触传染。

（三）潜伏期：一般 1～14 天左右。

三、儿童健康体态的预防

（一）保护儿童“正气”，增强抵抗力：

《黄帝内经》云：“正气存内，邪不可干，邪之所凑，其气必虚”。

1. 家长应与孩子加强交流，消除恐惧心理，保持心情愉悦，以维护孩子的“正气”，保持孩子具有较好的抵抗力。

2. 科学地安排好孩子的作息时间，基本保持原来上学与去托儿所（幼儿园）时的作息时间，形成良好的“生物钟”，不降低孩子的抵抗力。

3. 合理饮食，荤素搭配。防止暴饮暴食，少吃炙煿厚味等。以免食火内生，降低抵抗力。

（二）科学防护：

1. 不到或少到“超市”“车站”等人群集中的地方。

2. 出门科学“戴口罩”，回家后及时洗手。

（三）预防用药：

1. “徐氏避疫散”

本着清其鼻咽，防其内侵的原则。做到预防为主，不治已病，治未病。防患于未然，可口服进行预防。

处方：

桑叶 3g、苏叶 3g、淡竹叶 3g、芦根 10g、葛根 3g、蝉蜕 3g 等药物，泡水当茶饮。

2. 玉屏风散

体质较弱者：口服玉屏风散，增强抵抗力。有食积、内热者，不可服用。

3. 小儿化食丸

食积内热者：口服小儿化食丸。

四、病因病机

目前，根据我国“新型冠状病毒感染肺炎”患儿临床特点和流行病学状况，认为属于中医“疫病”范畴。

（一）病因：

其病因主要为“湿毒”。“湿毒”为“湿瘟疫毒”的简称。属于中医“瘟疫”的范畴。根据儿童“新型冠状病毒感染肺炎”临床症状，其“湿毒”具有“湿邪”与“疫毒”的双重特征。

（二）病机：

“湿毒”侵犯人体，基本遵循“温病”的传变规律，暨“温邪上受，首先犯肺，顺传阳明，逆传厥少”的规律。“湿毒”属于外来之疫邪。其侵犯人体，首先侵犯人的口、鼻、咽喉，随之侵犯“肺胃”。亦可由下传大肠。感受“湿毒”严重者，或患病儿童素来体质较差，可以由肺逆传于“心肝”，出现危证。

概括起来，“湿毒”从口鼻而入，内犯于肺，宣肃失司，则鼻痒咽痛，咳嗽有痰；上源不利，水湿停肺，肺气闭郁，口周青灰，呼吸不利，发热咳嗽；郁而化热，形成湿热。湿热炎肺，肺气闭塞，高热胸闷，咳嗽喘促；炼液生痰，痰热互结，闭阻肺气，气急鼻煽，痰声辘辘，状如拽锯。

若“湿毒”由肺犯胃，胃失和降。则脘腹闷胀，恶心纳差，甚则呕吐；或由肺犯脾，则身体沉重，肌肉酸痛，大便溏薄；或湿热由卫及气，则高热稽留。

邪气渐退，或余毒未尽，痰热留恋，低热流连，咳嗽有痰；或阴液大损，咳嗽痰粘；或肺脾气虚，面色黄白，低热起伏，纳呆便溏。

若“湿毒”炽盛，高热羁留，亦可引动肝风，抽搐不已；肺与心同居上焦，肺主气而心主血。气行则血行，气滞则血瘀。疫邪由肺袭心，血瘀加重气滞，形成恶性循环，心阳虚衰，险象环生，危及生命。

（三）基本病机：“湿毒闭肺”。

五、治疗原则

“新冠肺炎”的治疗原则以“开肺祛毒”为基本大法。

六、分期辨证论治

（一）儿童潜伏期：

1. 湿毒侵鼻

⑴临床表现

孩子有接触，尚未发病这一段时间，为“潜伏期”。一般为 14 天。早期可无症状；中期或后期，患儿会出现烦闹黏人，鼻咽不舒，口干不欲饮水，周身不适等轻微临床表现。

⑵防治措施

①隔离 14 天。

②隔离期间，家长等应多于孩子加强沟通。对于较大儿童，应讲明科学防疫的知识，使其放下“恐惧心理”，保持良好心态，吃好饭，睡好觉。保持“抵抗力”不下降。

③合理饮食：荤素搭配，营养丰富。五谷杂粮搭配合理。少吃油炸等易上火的食物。适当熬点绿豆粥、山药粥、芡实粥等。南方地区还可以熬点薏米粥等。亦应适当吃些萝卜、青菜及水果等。例如芫荽煮萝卜，即可透邪，又能消导理气。

⑶治法：清利鼻窍，开肺祛毒

截断邪气下传之通路，以安内宅。

⑷方剂：小柴胡汤合藿香正气散加减。

⑸处方：

柴胡 10g，黄芩 15g，玄参 10g，生甘草 3g，藿香 10g，苏叶 10g，白芷 10g，桔梗 5g，桑叶 15g，连翘 15g。

（二）儿童疾病的初期体态：

2. 湿毒侵咽

⑴证候：无热鼻痒，咳嗽无痰，咽喉不适，肌肉酸痛，腹满纳呆等。

⑵治法：清利鼻咽，开肺祛毒。

⑶方剂：小柴胡汤合黄芩滑石汤加减。

⑷处方：

柴胡 10g，黄芩 15g，玄参 10g，滑石块 15g（先煎），茯苓 15g，大腹皮 6g，白蔻仁 3g，通草 3g，荆芥 10g，连翘 15g，薏苡仁 30g，生甘草 5g，芦根 15g，炒神曲 10g，水煎频服。

3. 湿毒犯肺

⑴症状：低热或不发热，鼻痒流涕，咽干痛痒，喉中有痰，头重如裹，周身酸懒疼痛，无汗烦躁，黏人哭闹，舌红、苔腻微黄，脉象浮紧。

⑵治法：解表清热，开肺祛毒。

⑶方剂：大青龙汤合藿香散加减。

⑷处方：

炙麻黄 5g，桂枝 10g，杏仁 9g，生石膏 30g（先煎），炙甘草 10g，藿香 10g，枳壳 10g，煅蛤壳 15g 先煎，生姜 3g，　大枣 3g。

（三）儿童疾病的中期体态：

4. 湿毒炎肺

⑴症状：低热或高热，鼻痒流涕，咽干痛痒，呕恶欲吐，咳嗽有痰，黄白相间。头重如裹，周身酸懒疼痛，无汗，胸闷烦躁，黏人哭闹，口周青灰，肺部可闻及湿啰音。舌红、苔腻微黄，脉象浮紧。

⑵治法：解表清热，开肺祛毒。

⑶方剂：大青龙汤合葶苈大枣泻肺汤加减。

⑷处方：

炙麻黄 5g，桂枝 10g，杏仁 9g，生石膏 30g（先煎），炙甘草 10g，葶苈子 10g，苏子 10g，滑石块 20g 先煎，生薏苡仁 30g，炒栀子 10g，芦根 15g，煅蛤壳 15g(先煎)，生姜 3g，大枣 3g。

（四）儿童疾病体态极期：

5. 疫毒闭肺

⑴症状：高热不退，咽喉肿痛，口苦乏力，咳嗽痰黄，喘憋气急，舌苔黄腻。

⑵治法：清热化湿，开肺祛毒。

⑶方剂：三黄石膏汤合千金苇茎汤加减

⑷处方：

黄芩 15g，黄连 5g，黄柏 10g，生石膏 30g（先煎），炙麻黄 5g，炒栀子 10g，豆豉 10g，寒水石 30g（先煎），芦根 15g，生薏苡仁 30g，冬瓜子 10g，滑石块 30g（先煎）。

（五）儿童疾病体态后期：

6. 湿毒困肺

⑴症状：

低热缠绵，咳嗽有痰，痰色黄白相间。纳呆，周身酸懒不适，肺部湿啰音难消退。舌质淡红、舌苔白腻。脉象弦滑。肺部 CT 片恢复缓慢。

⑵治法：燥湿化痰，开肺祛毒。

⑶方剂：小苦辛汤和礞石滚痰汤加减。

⑷处方：

干姜 3g，黄芩 15g，黄连 3 克，煅牡蛎 30（先煎），法半夏 6g，苏子 10g，葶苈子 10g，青礞石 15g（先煎），浙贝母 10g，藿香 10g，枳壳 10g，煅蛤壳 20g（先煎）。

⑸饮食调理：

可选用川贝炖雪梨、山药莲子粥、陈皮泡水当茶饮等。

⑹推拿按摩

徐氏小儿按摩：百会、廉泉；天突、孔最等配合。

补脾经、补肺经，点按丰隆，摩按天突、膻中、神阙，拍背部促进排痰等。

（六）儿童疾病体态恢复期：

7. 阴虚肺热

⑴症状：潮热盗汗，鼻燥咽干，咳嗽无痰或痰黏难咯。口干欲饮，小便黄赤，大便干结，肺部湿啰音消退缓慢。舌质红、舌苔剥脱。脉象弦细。肺部 CT 片恢复缓慢。

⑵治法：滋阴润燥，开肺祛毒。

⑶方剂：沙参麦冬汤合藿香散加减。

⑷处方：

沙参 10g，麦冬 15g，玉竹 10g，天花粉 10g，霜桑叶 15g，生扁豆 10g，白芍 15g，生甘草 5g，葛根 15g，藿香 10g，枳壳 10g，煅蛤壳 20g（先煎）。

8. 肺脾气虚

⑴症状：面色黄白无华，低热起伏不定，倦怠乏力，恶心、腹胀，纳呆、便溏，舌淡胖、苔白腻。

⑵治法：培土生金，开肺祛毒。

⑶方剂：人参五味子汤合藿香散加减。

⑷处方：

人参 5g，茯苓 15g，炒白术 15g，炙甘草 10g，五味子 10g，藿香 10g，枳壳 10g，煅蛤壳 20g（先煎），麦冬 10g，生姜 3g，大枣 3g。

（七）儿童亚健康体态康复期调治：

所谓的“儿童亚健康体态”是指儿童患病后尚未彻底康复。以及儿童在居家隔离期间，虽未患病，但是由于调护不当，身体健康受到一定影响，形成“亚健康状态”。对此，应给予足够重视，加以调治，使其尽快康复。

从肺论治基本方：辛夷 10g，玄参 10g，板蓝根 10g，煅蛤壳 15g（先煎）。

1. 儿童偏肺虚质

肺为华盖，居于上焦，覆盖五脏六腑，清虚娇嫩，清轻肃静，不耐受邪气，故外邪侵犯，肺首当其冲。

肺藏魄，魄生而主司感觉，肺不藏魄可使感觉迟钝或皮肤感觉过敏。偏肺虚体质儿童，面色、皮毛、呼吸、水液代谢以及儿童感知活动等可受到影响。

⑴临床表现：

面色偏白而欠泽，毛发偏干而少泽。落魄失貌，皮肤感觉过敏，容易出汗或干燥。形体偏瘦弱，胸廓偏扁平，语声低微，鼻孔偏干，偶有鼻衄，或常有鼻塞流涕，偶有夜眠打鼾，时感咽喉不适或清嗓，易反复感冒，常伴自汗，偶有轻咳，性格偏内向，大便溏软或便秘，睡眠不熟，舌质淡、苔薄白，脉多浮。

⑵治法：利窍安魄，开肺祛毒。

⑶方剂：从肺论治基本方合定魄丸加减

⑷处方：

辛夷 10g，玄参 10g，板蓝根 10g，煅蛤壳 15g（先煎），藁本 10g，防风 10g，川芎 10g，琥珀面 1g 冲服，人参 5g，茯神 30g，石菖蒲 15g，酸枣仁 15g。

2. 偏脾虚质

脾者，为气血生化之源，主运化，主统血，其华在唇，在窍为口，在体合肉主四肢活动，与胃相表里，为后天之本。万物无土不生，五行无土不成，四季脾旺不受邪。脾藏意，主意念、意志、意想、意向等。脾在志为思，主思考、思虑。偏脾虚体质儿童，面色、口唇、肌肉、四肢功能、运化功能、水液代谢以及儿童精神状态均可受到影响。

⑴临床表现：

面色偏黄而欠泽，意不安宁，思绪不稳。肌肉松软，形体偏瘦，性情喜静，容易疲乏，懒于运动，口水较多，食欲稍差，偏食，大便偏溏，唇色、舌质、爪甲偏淡，舌体胖嫩，时有地图舌，指纹淡滞，脉象浮缓。

⑵治法：健脾安意，开肺祛毒。

⑶方剂：从肺论治基本方合归脾汤加减。

⑷处方：

辛夷 10g，玄参 10g，板蓝根 10g，煅蛤壳 15g（先煎），人参 5g，炒白术 15g，茯神 15g，炙甘草 10g，黄芪 10g，当归 10g，木香 5g，龙眼肉 5g，远志 10g，钩藤 15g，酸枣仁 15g，生姜 3g，大枣 3g。

3. 儿童偏肾虚质

肾者，为真阴真阳之所在，主骨生髓通于脑，其华在发，主生长发育，为先天之本。齿为肾之余。肾藏志，主志气、志向、情志、神志、意志。偏肾虚体质儿童，往往面色、毛发、牙齿、骨骼以及儿童精神状态受到影响。

⑴临床表现：

面色偏黑而欠泽，志不坚定，骨头细弱。身材多偏矮小，毛发少泽，记忆力较差，气息低怯，腿脚偏软，不能久行，喜让人抱，小便偏多，舌胖嫩，指纹色淡或暗，脉沉迟。

⑵治法：补肾定志，开肺祛毒。

⑶方剂：从肺论治基本方合六味地黄丸加减。

⑷处方：

辛夷 10g，玄参 10g，板蓝根 10g，煅蛤壳 15g（先煎），熟地 10g，怀山药 10g，山萸肉 5g,牡丹皮 15g，茯神 15g，泽泻 10g，远志 10g，石菖蒲 10g。

4. 儿童偏肝亢质

肝为魂之处，血之藏，筋之宗。肝主疏泄，主藏血。为将军之官，谋虑出焉。肝开窍于目，主筋，其华在爪。肝藏魂，魂有所舍，心神安定，不惊不躁。因此，偏肝亢体质儿童，往往面色、毛发、筋脉、爪甲以及儿童情绪状态等受到影响。

⑴临床表现：

面色偏青欠泽，魂不守舍，性情偏激，脾气暴躁，任性冲动，固执己见，夜卧欠安，时感口苦，偶有惊惕，或有磨牙，头屑偏多，头发油腻，面红目赤，大便色青，舌质偏青，舌苔薄黄，脉象偏弦，指纹色青。

⑵治法：清肝安魂，开肺祛毒。

⑶方剂：从肺论治基本方合泻青丸加减。

⑷处方：

辛夷 10g，玄参 10g，板蓝根 10g，煅蛤壳 15g（先煎），龙胆草 6g，栀子 10g，青黛 5g，酒大黄 3g，羌活 10g，防风 10g，当归 10g，玳瑁面 1g（分冲）。

5. 儿童偏阳热质

小儿“体禀少阳”阳气偏盛，容易出现偏阳热体质。偏阳热质儿童往往面色、语声、呼吸、情绪、发育及运动能力等方面受到影响。

⑴ 临床表现：

面色偏红欠泽，性情亢奋，易于激动，活泼多动，嬉笑话多，喜冷恶热，口渴喜饮，鼻干咽燥，口唇红赤，心烦意乱，时有梦话，夜卧不安，扬手踢足，小便短黄，大便偏干，吐舌弄舌，舌质干红、苔黄厚腻，脉数，指纹色紫。

⑵清热泻火，开肺祛毒。

⑶方剂：从肺论治基本方合连翘解毒丸加减。

⑷处方：

辛夷 10g，玄参 10g，板蓝根 10g，煅蛤壳 15g（先煎），金银花 10g，连翘 15g，荆芥 10g，炙甘草 10g，防风 10g，牛蒡子 10g。

6. 儿童偏阴虚质

阴主柔静、主成长、主收藏。偏阴虚体质儿童，往往面色、语声、呼吸、情绪及精神状态等方面均可受到影响。

⑴临床表现：

面皮偏干，颧红而欠泽，皮肤干燥，手足心热，形体偏瘦，头发干枯少光泽，眼睛干涩，鼻腔微干，口唇偏干，口燥咽干，渴喜冷饮，时有盗汗，心烦多梦，性情急躁，活泼好动，小便短黄，大便偏干，午后两颧潮红，舌质红、少津少苔，指纹偏紫，脉象细数。

⑵治法：滋阴润燥，开肺祛毒。

⑶方剂：从肺论治基本方合沙参麦冬汤加减。

⑷处方：

辛夷 10，玄参 10g，板蓝根 10g，煅蛤壳 15g（先煎），沙参 10g，麦冬 10g，玉竹 10g，石斛 10g，白芍 10g，炙甘草 10g。

7. 儿童偏怯弱质

怯者，胆小，缺乏勇气，本义为胆小、畏缩。“怯”字从心，心去为怯。心藏神，心主神明。怯弱质儿童多表现为心虚的征象。惊则动魄而咳、惊则气乱而咳喘、恐则气下而泄泻。故偏怯弱质儿童易出现涉及心、肝、脾、肺、肾、胆、大小肠等脏腑相关的变化。

⑴临床表现：

面色变幻不定而欠泽，失神变貌，鼻周泛青，性格内向，懦弱谨慎，缺乏自信，敏感多疑，畏缩不前，遇事优柔寡断，胆小易惊，睡中哭闹，梦中易惊，指纹青紫，舌淡、苔白，脉多弦细。

⑵治法：温胆宁神，开肺祛毒。

⑶方剂：从肺论治基本方合温胆汤加减。

⑷处方：

辛夷 10g，玄参 10g，板蓝根 10g，煅蛤壳 15g（先煎），清半夏 10g，陈皮 10g，枳实 3g，竹茹 6g，炙甘草 10g，茯神 15g，钩藤 15g，炒枣仁 15g。

8. 儿童特敏质

特敏质是小儿由于先天胎禀不足或后天喂养不当，容易出现过敏症状的状态，常因先天禀赋不足，家族多有过敏史或后天喂养不当，抵抗力、适应力变差或环境、食物、药物因素影响等引起。

⑴临床表现：

面色虚浮欠泽，皮肤瘙痒，易出现抓痕。素体虚弱，形体瘦弱，食欲不振，筋骨痿软，容易感冒，反复皮疹，时打喷嚏，鼻塞流涕，时轻时重。每遇花粉等特殊物质则症状突然加重，甚则危及生命。

⑵治法：祛风止痒，开肺祛毒。

⑶方剂：从肺论治基本方合荆翘饮加减。

⑷处方：

辛夷10g，玄参10g，板蓝根10g，煅蛤壳15g（先煎），荆芥10g，连翘15g，淡竹叶10g,牛蒡子10g，蝉蜕10g，芦根15g，白蒺藜10g,防风10g。

9.生活调理

⑴处于恢复期的患儿，由于体质尚未完全康复。应继续保持愉悦的心情，以利于身体的康复。

⑵还应对孩子多加关注，使其继续保持良好的作息规律，防止死灰复燃。

⑶防止过度玩手机与看电视，防止损伤眼睛，不利于孩子康复。

10.饮食调理

儿童亚健康体态康复期的饮食应逐步恢复，不宜一下子就恢复正常。饮食总宜清淡一些为好，中医认为“糜粥自养”为佳。但要营养丰富，易于消化。例如：可选用“皮蛋瘦肉粥”“鱼肉粥”“莲子山药粥”等等均可。此外，“黄芪炖老母鸡”“当归羊肉汤”“人参乌鸡汤”等亦可根据每个人的不同情况而选用。

同时，注意荤素搭配，营养均衡，五谷杂粮兼而食之。防止大吃大喝，嗜食无度，损伤肠胃，降低抵抗力。

11.推拿按摩

适当按揉风池、太阳、合谷、内关、足三里等穴位，摩按脐周，以利于康复。

12.外用药

可以选用丁香、肉桂、白芷、生山楂、炒神曲、连翘等分研粉，黄酒调之成糊状，敷脐。以助康复。

总之，就是要尽快将体质恢复到正常水平。保持身体健康，抵抗力强。

附：**湿毒论**

1.“新冠肺炎”的病性与疫源病因

⑴病性：

根据本次 “新冠肺炎”发病情况，确定“新冠肺炎”属于“瘟疫”的范畴。如《素问·刺法论》说：“五疫之至，皆相染易，无问大小，病状相似”。

⑵病源病因：

根据“新冠肺炎”的临床症状来看，其病源病因不是普通的“风、寒、暑、湿、燥、火”的六淫之邪。而是具有“瘟疫”性质的“湿瘟疫毒”，简称“湿毒”。诚如《瘟疫论》中所云：“夫温疫之为病，非风、非寒、非暑、非湿，乃天地间别有一种异气所感”。

所谓的“异气”暨“戾气”为“疫疠”之气。故《瘟疫论·原病》又云：“疫者感天地之疠气……无论老少强弱，触之者即病”。

2. “湿毒”的特性

⑴“湿毒”具有“阴寒与毒热”的双重性：

“湿瘟疫毒”简称“湿毒”。“湿毒”属“瘟疫”的一种。湿为阴邪，具有阴寒的属性。毒为疫毒阳邪，具有阳热的性质。湿与毒相混，如油和面，胶结一起。故湿毒具有“阴寒与毒热”的双重特性。

“湿毒”为瘟疫的一种，人若感染之，本应高烧，为什么感染初期往往无热，或仅有低热。这是由于具有阳热之性的疫邪与具有阴寒之性的湿邪混合后，制约了湿瘟疫毒的火热之性。因此，“湿毒”暨保留了具有“传染”的性质，又具有阴寒的特性。人感染后，初期无热，或仅有低热。即便极期，往往热度也不是很高。常常表现为身体困倦，周身酸懒，头重如裹，呕恶纳差，胸脘痞闷，大便不调，黏腻不爽。同时，“湿毒”具有“湿热”的特性。

⑵“湿毒”与“寒湿”“湿热”的区别：

“寒湿”与“湿热” 虽然黏腻难除，仍属于普通的“六淫邪气”，不具有“天地间别有一种戾气”的“传染”性质。因此，“寒湿”与“湿热”不能作为“新冠肺炎”病源病因。

“湿毒”为“疫邪 ”，具有 “天地间别有一种戾气”的 “传染”性质。符合“新冠肺炎”的病源病因。

“湿毒”比“湿热”性质更烈，儿童成人感受的湿毒为同一种“疫邪”。因此，成人与儿童症状虽然有轻重的微小差别。但是，基本症状相似。

⑶“湿毒”侵犯人体的病理机转

“湿毒”属于“瘟疫”，侵犯人体遵循温病的传变规律。即“温邪上受，从口鼻而入”。诚如《瘟疫论·原病》云：“邪自口鼻而入，则其所客，内不在脏腑，外不在经络，舍于伏脊之内，去表不远，附近于胃，乃表里之分界，是为半表半里，即《针经》所谓横连膜原是也”。

“湿毒”从口鼻而入，首先犯肺。尔后遵循湿热的传变规律，上蒙下流。

“湿毒”上蒙，清窍被蒙，则头重、头痛，困睡多眠。

下流则小便黄赤，大便粘腻不爽。脾喜燥恶湿，湿易困脾，则身体酸沉多困。

如浮越于少阳，则有胁痛、耳聋、寒热、呕而口苦。

湿毒易犯心营，则心胸烦闷不舒，心慌气短。甚至入营，嗜睡昏厥。

总之，“湿毒”侵人，主要犯肺，阻塞气道肺络，宣肃失司，故咳嗽痰粘难咯。“湿毒”亦可损心、犯脾、侵肝、袭肾，上蒙下流。儿童由于阳气偏盛，因此化热发烧较成人明显。但是，小儿体质单纯，基础疾病少，故症状相对轻一些，重症病例少一点。湿毒性质粘腻，如油和面。一但染上，则粘腻难祛，潜伏期要长，康复起来也缓慢些。这就是我们将“新冠病毒”定为“湿毒”原因。

3.“湿毒”的治法特点：

⑴早期清热与芳香化湿并重：

“湿毒”疫病早期即使不发热，也不应单纯使用“芳香化湿”之法。而应在清热祛湿的基础上，佐以芳香化湿，方可截杀“湿毒”，防止后来形成燎原之势。

⑵极期清热与祛湿并重：

极期以清除热毒为要，佐以祛湿。只有清热与祛湿同步进行，方可退高热，解“湿毒”，缓解病情。

⑶后期“湿毒”粘腻羁留：

应注意清热祛湿与“扶正”相结合，方可康复。即一方面清除“湿毒”余邪；另一方面恢复肺脏功能，才能康复。

4.“湿毒”的用药特点

⑴重用“三黄”：

所谓“三黄”即黄芩、黄连与黄柏三味药。三黄味苦性寒。寒能清热，苦能祛湿。用“三黄 ”治疗“湿毒”，尤为适宜。炒栀子通利三焦，生石膏退十二经之淫热，故可退极期之高热。

早期“湿毒”在上，单用黄芩即可，可以大泻肺火。

后期“湿毒”粘腻羁留难清，黄芩与黄连同用即可。

⑵ “人参”的合理应用：

人参味甘，大补元气，止渴生津，调荣养卫。人参为补气之王者。尤其善补肺气，对于“新冠肺炎”后期，肺气大损之时，更应使用人参。

但是，为大补之品。非虚莫用。实火使用人参势必火上浇油，火热更甚。

古有“人参败毒散”，是治疗虚人外感之方，非虚之证不可滥用。

2020 年 3 月 29 日于北京

国务院应对新型冠状病毒感染肺炎疫情联防联控机制

关于做好新冠肺炎疫情常态化防控工作的指导意见

国发明电〔2020〕14 号

各省、自治区、直辖市人民政府，国务院各部委、各直属机构：

在以习近平同志为核心的党中央坚强领导下，经过全国上下艰苦努力，我国新冠肺炎疫情防控向好态势进一步巩固，防控工作已从应急状态转为常态化。按照党中央关于抓紧抓实抓细常态化疫情防控工作的决策部署，为全面落实“外防输入、内防反弹”的总体防控策略，坚持及时发现、快速处置、精准管控、有效救治，有力保障人民群众生命安全和身体健康，有力保障经济社会秩序全面恢复，经中央应对新型冠状病毒感染肺炎疫情工作领导小组同意，现提出以下意见。

一、坚持预防为主

1. 科学佩戴口罩。在人员密集的封闭场所、与他人小于 1 米距离接触时佩戴口罩。医疗机构工作人员，在密闭公共场所工作的营业员、保安员、保洁员、司乘人员、客运场站服务人员、警察等人员以及就医人员等要佩戴口罩。

2. 减少人员聚集。注意保持 1 米以上的社交距离。减少非必要的聚集性活动，减少参加聚集性活动的人员。尽量不前往人员聚集场所尤其是密闭式场所。

3. 加强通风消毒。室内经常开窗通风，保持空气流通。公共场所、场站码头、公共交通工具要落实日常清洁、消毒等卫生措施。

4. 提高健康素养。养成“一米线”、勤洗手、戴口罩、公筷制等卫生习惯和生活方式。咳嗽、打喷嚏时注意遮挡。

二、落实“四早”措施

5. 及时发现。落实公共场所体温检测措施，加强预检分诊和发热门诊排查，做到对确诊病例、疑似病例、无症状感染者的“早发现”，并按要求“早报告”，不得瞒报、漏报、迟报。

6. 快速处置。24 小时内完成流行病学调查，充分发挥大数据等优势，尽快彻底查明可能的感染源，做好对密切接触者的判定和追踪管理。落实“早隔离”措施，及时对确诊病例、疑似病例进行隔离治疗，对无症状感染者、密切接触者实行 14 天集中隔离医学观察。对可能的污染场所全面终末消毒。

7. 精准管控。依法依规、科学划定防控区域范围至最小单元（如楼栋、病区、居民小区、自然村组等），果断采取限制人员聚集性活动、封锁等措施，切断传播途径，尽最大可能降低感染风险。及时公布防控区域相关信息。

8. 有效救治。指定定点收治医院，落实“早治疗”措施，加强中西医结合治疗。及时有效全面收治轻症患者，减少向重症转化。坚持“四集中”，对重症患者实施多学科救治，最大限度提高治愈率、降低病亡率。患者治愈出院后，继续集中或居家隔离医学观察 14 天。

三、突出重点环节

9. 重点场所防控。按照相关技术指南，在落实防控措施前提下，全面开放商场、超市、宾馆、餐馆等生活场所；采取预约、限流等方式，开放公园、旅游景点、运动场所，图书馆、博物馆、美术馆等室内场馆，以及影剧院、游艺厅等密闭式娱乐休闲场所，可举办各类必要的会议、会展活动等。

10. 重点机构防控。做好养老机构、福利院、监所、精神卫生医疗机构等风险防范，落实人员进出管理、人员防护、健康监测、消毒等防控措施。养老机构内设医务室、护理站等医疗服务机构的，不得超出医疗许可服务范围对外服务。医疗机构举办养老机构或与养老机构毗邻的，应按照医疗机构分区管理要求开展交叉感染评估，评估有风险的应采取必要的控制措施。

11. 重点人群防控。指导老年人、儿童、孕产妇、残疾人、严重慢性病患者等重点人群做好个人防护，并开展心理疏导和关爱帮扶等工作。

12. 医疗机构防控。加强院内感染防控，推广分时段预约诊疗，严格落实医疗机构分区管理要求，及时排查风险并采取处置措施，严格探视和陪护管理，避免交叉感染。严格预检分诊和发热门诊工作流程，强化防控措施。落实医务人员防护措施，加强对医务人员的健康管理和监测。

13. 校园防控。实行教职员工和学生健康情况“日报告”“零报告”制度。做好健康提示、健康管理和教室通风、消毒等工作，落实入学入托晨（午）检、因病缺课（勤）病因追查和登记等防控措施。

14. 社区防控。加强基层社区网格化管理，发挥社区志愿者作用。做好健康教育、环境卫生治理、出租房屋和集体宿舍管理、外来人员管理等工作。出现疫情的社区要加强密切接触者排查和隔离管理、终末消毒等工作，必要时采取限制人员聚集性活动、封闭式管理等措施。

四、强化支撑保障

15. 扩大检测范围。各地可根据疫情防控工作需要和检测能力，进行科学评估，对密切接触者、境外入境人员、发热门诊患者、新住院患者及陪护人员、医疗机构工作人员、口岸检疫和边防检查人员、监所工作人员、社会福利养老机构工作人员等重点人群“应检尽检”。对其他人群实施“愿检尽检”。人群相对密集、流动性较大地区和边境口岸等重点地区县区级及以上疾控机构、二级及以上医院要着力加强核酸检测能力建设；鼓励有资质的社会检测机构提供检测服务，扩大商业化应用。“应检尽检”所需费用由各地政府承担，“愿检尽检”所需费用由企事业单位或个人承担；检测收费标准由各地物价部门确定并公示。各地要及时公布检测机构名单。

16. 发挥大数据作用。依托全国一体化政务服务平台，全面推动各地落实“健康码”互通互认“一码通行”，及时将核酸和血清抗体检测结果、重点人员等信息共享到“健康码”数据库，推进人员安全有序流动。做好全国一体化政务服务平台“防疫健康信息码”入境人员版的推广应用，加强入境人员闭环管理。

17. 强化科研与国际合作。推进疫苗、药物科技攻关和病毒变异、免疫策略等研究。加快检测试剂和设备研发，提高灵敏度、特异性、简便性，进一步提升检测能力、缩短检测时间。加强与世界卫生组织等国际组织、有关国家的信息共享、技术交流和防控合作。

五、加强组织领导

18. 落实党委和政府责任。各地党委和政府要落实属地责任，加强组织领导，坚持依法防控、科学防控、联防联控，加大经费投入，加强医疗物资动态储备，提升防控和应急处置能力，严格落实常态化防控各项措施要求。国务院各有关部门要落实主管责任，继续加强联防联控、统筹调度，强化对各地常态化防控工作的指导和支持。

19. 落实企事业单位责任。各企事业单位要落实主体责任，严格执行疫情防控规定，健全防控工作责任制和管理制度，制定完善应急预案。

20. 动态调整风险等级和应急响应级别。各地要按照分区分级标准，依据本地疫情形势，动态调整风险等级和应急响应级别。要因地制宜、因时制宜，不断完善疫情防控应急预案和各项配套工作方案，一旦发生疫情，及时采取应急处置措施，实施精准防控。

境外疫情输入防控在落实常态化防控工作的同时，按照中央关于做好防控境外疫情输入工作的指导意见实施。

国务院应对新型冠状病毒感染肺炎
疫情联防联控机制
2020 年 5 月 7 日

（来源：中国政府网，2020 年 05 月 08 日）

抗疫文选

习近平考察北京地坛医院和朝阳区疾控中心

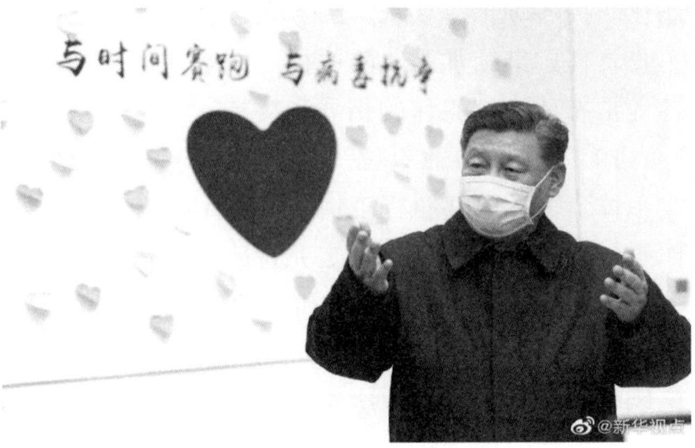

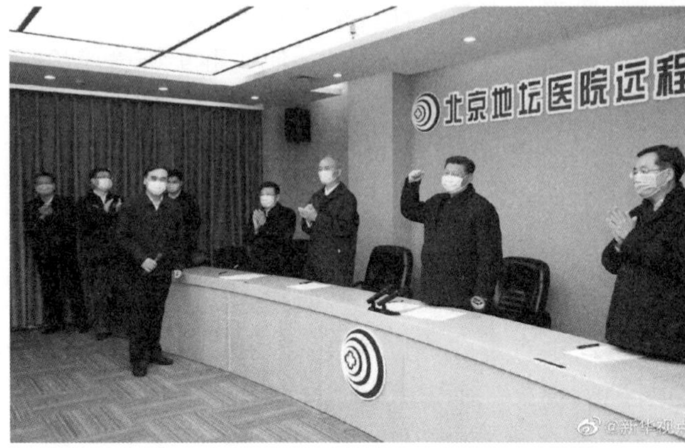

2020 年 2 月 10 日下午，习近平来到北京地坛医院，察看新冠肺炎感染者住院诊疗情况，视频连线武汉市重症患者收治医院，听取中央指导组、湖北指挥部有关情况汇报，慰问奋战在一线的医务工作者。随后，习近平前往朝阳区疾病预防控制中心，了解朝阳区开展应急处置、流行病学调查、筛查报告和北京市疫情防控工作情况。（新华社）

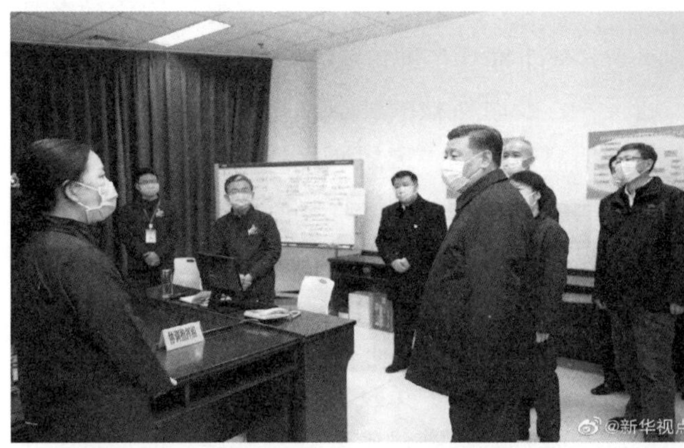

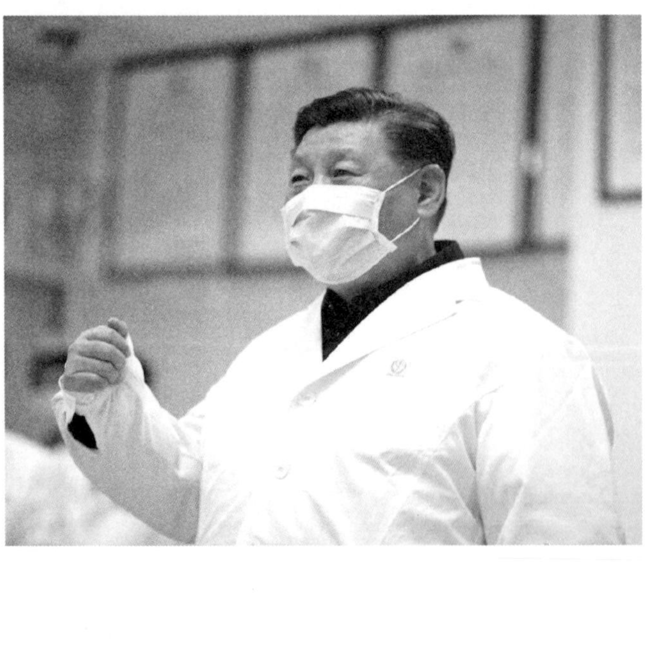

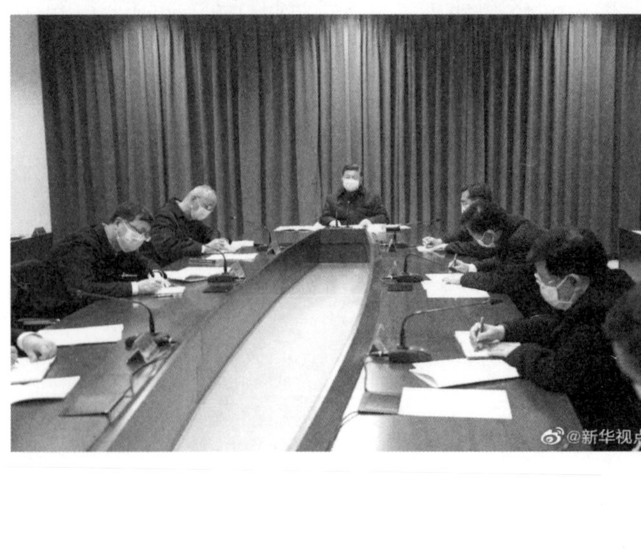

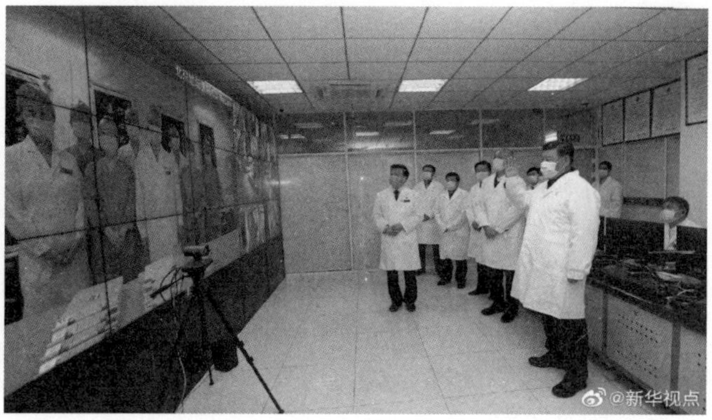

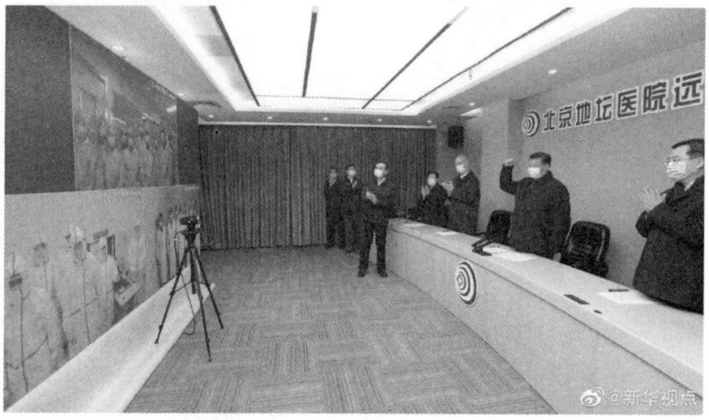

国家中医药管理局党组传达贯彻习近平总书记重要指示精神和李克强总理批示要求 研究部署新型冠状病毒感染的肺炎疫情防控工作

2020 年 1 月 21 日上午，国家中医药管理局党组召开会议，专题传达学习习近平总书记关于新型冠状病毒感染的肺炎疫情的重要指示、李克强总理重要批示和孙春兰副总理讲话精神，研究中医药系统贯彻落实党中央、国务院新型冠状病毒感染的肺炎疫情防控部署的工作举措。

会议指出，习近平总书记关于新型冠状病毒感染的肺炎疫情的重要指示要求，深刻指出当前疫情防控形势，对做好疫情防控工作提出明确要求，为做好疫情防控工作指明方向。李克强总理、孙春兰副总理多次做出重要批示，充分体现了以习近平同志为核心的党中央对人民健康的高度重视和亲切关怀。

会议强调，中医药系统要切实提高政治站位，深刻学习领会习近平总书记重要指示和党中央、国务院一系列部署要求，坚决把思想和行动统一到以习近平同志为核心的党中央决策部署上来。要切实增强大局意识、责任意识，以对群众健康高度负责的态度，始终把人民群众生命安全和身体健康放在第一位，坚守职责、勇于担当、主动作为，在疫情防控工作中发挥中医药应有作用。要切实狠抓贯彻落实，把党中央、国务院的各项部署细化为具体行动，确保各项工作目标清晰、任务明确、措施可行、保障到位、有力推进。要切实加强组织领导和沟通协调，在国家卫生健康委统一指导下，坚持中西医结合，推动中医药积极主动介入，全力以赴做好救治工作。

会议对下一阶段工作做出具体安排。一是积极参与应对新型冠状病毒感染的肺炎疫情联防联控工作，建立健全国家中医药管理局新型冠状病毒感染的肺炎疫情应对处置工作机制，制定工作方案，推动形成中西医协同的防控机制。二是组织中医专家结合临床救治情况，研究提出中医药诊疗方案，纳入新一版新型冠状病毒感染的肺炎诊疗方案并发布实施。三是中医医院要依法依规落实各项防控措施，中医药要及早介入，中西医结合救治重症和危重症患者，发挥中医药独特作用。局直属（管）医院要建立“日报告、零报告”等制度，严格落实院感防控等措施。四是做好中医药防治科研工作。五是做好信息发布和科普工作，有针对性地普及中医药防治冬春季传染病相关知识。六是部署好全系统春节期间值班值守工作，确保人民群众度过一个安定祥和的新春佳节。

国新办举行新闻发布会，余艳红介绍中医药参与疫情防控救治情况

时间：2020-03-09

国务院新闻办公室于3月6日（星期五）下午4时在湖北武汉举行新冠肺炎疫情防控救治进展情况新闻发布会。中央指导组成员、国家卫生健康委党组成员、中医药局党组书记余艳红出席发布会并答记者问。

美国有线电视新闻CNN记者：我们注意到，中国政府发布的诊疗方案也好、官方声明也好，甚至是官方媒体的报道都大力强调了中医药的作用，包括多种中医药的明显疗效，甚至有通过纯中医治疗出院的病例。与此同时，世界卫生组织的专家上周在北京的新闻发布会上尤其提到，目前为止，唯一一种被证明可能对抗病毒有效的是一款西药，来自美国的瑞德西韦。我的问题就是，中方在有关中医药方面的立场和观点，是否和世卫组织矛盾?中方的科学根据在哪里?有关通过中医治疗而好转或者出院的病例会不会是一种自愈的结果呢?谢谢。

余艳红：非常感谢您对中医药在这次疫情防控中作用发挥的关心。中国诊疗方案是中医和西医共同并肩战“疫”、共同智慧的结晶。在治疗方案中，中医有比较重要的地位，这是坚持中西医并重的中国卫生健康工作方针，也是中医药的疗效决定的。您的问题关注在疗效上，我从三个方面谈一谈。

首先，中医药防治瘟疫有着独特的理论和实践。鉴于早期防治新冠肺炎没有特效药和疫苗，运用中医药防治瘟疫的实践经验和技术方法，发挥中医药整体调节、提高免疫的作用，激发自身的抗病能力和康复能力，是一种有效的治疗方法。在近年的抗击SARS、甲流中，都已经证明了中医药的作用。正如中医常讲的，“正气存内，邪不可干”。

第二，大量病人治愈出院的事实充分证明，中西医结合效果显著。目前5万余名确诊患者出院了，大多数患者使用了中医药。专家团队研究证实，中西医结合与单纯使用中药和西药相比，能较快地改善发热、咳嗽、乏力等症状，缩短住院天数，提高核酸转阴率，有效减少轻型和普通型向重型、重型向危重型的发展，提高治愈率、减少病亡率。

我举几个例子，比如，轻型和普通型患者，一项452例患者的随机对照开放性试验显示，中西医结合在改善症状、提高核酸转阴率方面，显著优于单纯的西药组。另一项500例的临床队列研究显示，肺部CT影像明显改善，没有轻型转为重型。重症患者，一项75例的临床对照试验显示，中西药并用较单纯西药组相比，核酸转阴时间、住院时间平均缩短3天。危重症患者，中医和西医专家的联合会诊、辨证论治后，中药在改善血氧饱和度、抑制炎症风暴等方面有积极的作用。国家卫生健康委和国家中医药局成立了12个重症专家指导组，这就是中医和西医联合指导救治，深入推进中西医结合，提高治愈率、降低病亡率。

第三，您刚才讲到了，你们关注到了单纯使用中药治疗的病例。确实有，我们初步地总结了已经出院的近百例中医药治疗的病人，其中有不少病人都是重症，他们都是运用中药为主治疗的。

有关病例的研究和总结，我们正在进行中。

在这次疫情防控中，习近平总书记一直强调，要坚持中西医并重、中西医结合、中西药并用，我们愿意分享治疗新冠肺炎的“中国经验”“中国方案”，让更多国家了解中医药、理解中医药，使用中医药。在我们中国，疫情发生的时候，我们有中医药，一用上中医药，老百姓症状就很快缓解，更多地增强了战胜疾病的信心和勇气。谢谢您的提问。

湖北卫视记者：能不能给我们普通老百姓解释一下，中医药是如何治疗新冠肺炎的?它有什么样的特色优势?谢谢。

余艳红：这是一个很好的问题。我在前面回答

记者的问题时，已经介绍过中医和西医不同。中医药防治传染病，注重增强人体自身的抵抗力和修复能力，注重维护整体平衡，这使得中医药在应对那些病因不明确、缺乏疫苗和特效药物的传染病时，有自己的用武之地，提供了不一样的防治策略。

中医药在疫情暴发时，通过症状收集和临床分析，即可确定中医治疗方案，迅速用于临床救治，具有快速反应、迅速应对等优势。在这一次新冠肺炎疫情中，中医药的及早使用、快速改善症状，增强了患者战胜疾病的信心和勇气。

这次疫情发生后，中医专家从古代经典名方中汲取精华，结合临床诊疗的经验，迅速提出了中医方案，并且在临床中不断优化。根据方案，我们坚持早期使用，全程参与，精准施策，中医药深度介入预防、治疗、康复的全过程。

对于轻型和普通型患者，我们第一时间使用中药，对于重型和危重型患者，中医和西医专家联合会诊，中西药并用，发挥两种医学的叠加效应。对于恢复期人群，中药和针灸、按摩等方法并用，促进患者康复。

实践证明，中医药治疗新冠肺炎效果是很明确的。在国家最新颁布的第七版诊疗方案中，中医治疗的内容很丰富，既有通用方，也有针对不同病情、不同证型的方剂，还有中成药，体现了辨证与辨病的统一，理论与临床实践的统一，指导和规范的统一，是传承精华、守正创新的生动实践。我们很愿意让更多的老百姓了解中医药的方法，也很愿意和国际社会分享中医药的治疗经验。谢谢。

国新办举行发布会：余艳红介绍中医药在参与新冠肺炎疫情防控和救治中发挥重要作用

时间：2020-03-27

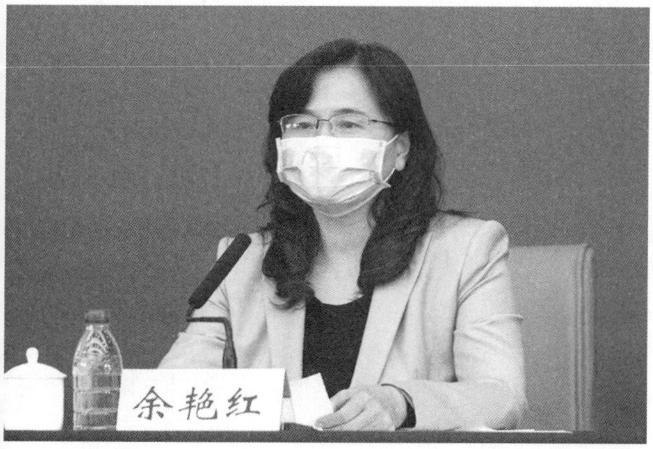

余艳红：各位记者朋友，大家下午好！这是我第三次来到国新办在湖北举行的新闻发布会，前两次发布会中，我已经对中医药所做的工作、发挥的作用作了一些介绍，我要感谢记者朋友们，就相关内容的报道，你们的认可与肯定是对我们继续做好相关工作的巨大鼓励。

随着疫情发展不同阶段的到来，特别是当前疫情进入了全球性的大流行期，中医药在中国的经验能为世界分享什么?很多媒体朋友非常关注。

记者朋友们，在新冠肺炎疫情构成全球性威胁的时候，今天我和几位专家来到这里，期待通过更多的对话与交流，与大家分享中医药参与疫情防控和救治的有关情况。

习近平总书记高度重视新冠肺炎疫情防控工作，亲自领导、亲自指挥、亲自部署这场斗争，多次强调要坚持中西医结合、中医药并用。在以习近平同志为核心的党中央领导下，贯彻中央应对疫情工作领导小组的部署，按照李克强总理和王沪宁同志的要求，以孙春兰副总理为组长的中央指导组，强力推动中医药全面介入、深度参与新冠肺炎救治工作。在这次疫情防控中，中医药主要开展了以下几个方面的工作：

第一，调集精锐力量。从全国调来 4900 余名中医药人员驰援湖北，约占援鄂医护人员总数的

13%，其中有院士 3 人，数百名专家。这次中医药援助队伍规模之大、力量之强，是前所未有的。

第二，分类开展救治。轻症治疗和恢复期治疗中医药早期介入，重症、危重症实行中西医结合，制定了相应的治疗规范和技术方案。在武汉疫情暴发早期，许多疑似病人在隔离点等待确诊，我们及时给予中药汤剂或中成药，有效缓解了病情发展，缓解了医疗资源紧张的压力。

第三，筛选有效方药。推动科技攻关，对已经纳入第五、第六、第七版诊疗方案的中成药和方剂，我们进行了临床疗效的同步观察，目前已筛选出金花清感颗粒、连花清瘟胶囊、血必净注射液和清肺排毒汤、化湿败毒方、宣肺败毒方等有明显疗效的“三药三方”。

社会各界认为，中医药发挥了重要作用，成为这次疫情防控的一大亮点。我这里有一组数据，全国新冠肺炎确诊病例中，有 74187 人使用了中医药，占 91.5%，其中湖北省有 61449 人使用了中医药，占 90.6%。临床疗效观察显示，中医药总有效率达到了 90%以上。中医药能够有效缓解症状，能够减少轻型、普通型向重型发展，能够提高治愈率、降低病亡率，能够促进恢复期人群机体康复。

此次新冠肺炎疫情防控中，中医药人第一时间上场，仁心仁术，大医精诚，凝聚了前行动力，彰显了特色优势，贡献了重要力量。

记者朋友们，中医药学是中国古代科学的瑰宝，是融预防、治疗、康复为一体的整体医学，历史源远流长，家喻户晓，遇到重大疫病事件，都会从中寻找解决办法。孙思邈的《千金方》、张仲景的《伤寒杂病论》、吴又可的《温疫论》、吴鞠通的《温病条辨》等经典著作，系统地总结了中医药防治传染病的基础理论、临床实践、方剂药物和技术方法，凝结了古人对疫病防治规律不断探索、思考、总结的智慧。屠呦呦研究员从葛洪的《肘后备急方》中汲取灵感，发现了青蒿素，挽救了全球数百万人的生命，并因此获得诺贝尔生理学或医学奖。

中医药治疗病毒性传染病也有良好效果。近年来，病毒性呼吸道传染病频发流行，中医药在治疗 SARS、甲型 H1N1 等疾病方面也取得明显成效，为应对新发突发传染病积累了丰富的经验。研究证实，中药的整体调节，能够增强人体免疫力，同时还有抑制和杀灭病毒的作用。

记者朋友们，此次新冠肺炎疫情在早期没有特效药、没有疫苗的情况下，总结中医药治疗病毒性传染病规律和经验，深入发掘古代经典名方，结合临床实践，形成了中医药和中西医结合治疗新冠肺炎的诊疗方案，成为中国方案的重要特色和优势，筛选了以“三药三方”为代表的一批有效方药。这次的实践再次充分证明，中医药学这个老祖宗留下来的宝贵财富屡经考验，历久弥新，值得珍惜，它依然好使、管用，并且经济易行。

疫情没有国界，病毒是人类共同的敌人，我们所积累的这些宝贵的经验，有效的治疗方法，愿意拿出来供各国借鉴。正如世界卫生组织总干事谭德塞先生说的，中国疫情局势实现逆转，中国的抗疫措施经过实践取得明显成效，值得借鉴。

在这里，借各位媒体朋友们的平台，我们想说，中国的中医药界愿与国际社会进一步加强合作交流，分享防疫和救治经验，向有需要的国家和地区提供有效中成药、专家咨询和力所能及的援助。谢谢大家。

彭博新闻社记者：请问中国已经向哪些国家给出了中医药治疗新冠肺炎方面的建议，其他国家在治疗中是否使用了中医药?效果如何?

余艳红：谢谢你对中医药国际合作的关心。公共卫生危机是人类面临的共同挑战，团结合作是最有力的武器。新冠肺炎疫情发生以后，许多国家和人民给予了我们中国无私的援助，不同国家人民喊出了“中国加油”“武汉加油”，让我们感觉到跨越国境的理解、支持与信任。现在疫情在多国、多点暴发，中方愿同有需求的国家开展中医药参与疫情防控的国际合作，并提供力所能及的援助。目前已经开展了以下几个方面的工作：

一是分享救治经验，及时主动同世界卫生组织合作，分享中医药参与疫情防控的有关情况，把中国最新版本的新冠肺炎中医药诊疗方案翻译成英文，在国家中医药管理局官网新媒体上全文公开，并且主动跟有需求的国家和地区互相分享，可以随时在我们网上查阅这些方案。应该说，这些方案是在短时间内对几万病人集中管理和治疗中得出的最宝贵的经验，它确实是弥足珍贵的，效果也是很肯定的。我们还通过远程视频交流，提供技术方案等，向日本、韩国、意大利、伊朗、新加坡等国家分享救治经验，像我们在座的张伯礼教授、刘清泉教授，还有邱海波院长，他们是好几次通过视频会和国际连线，前几天好像张伯礼老师还和美国连线过，昨天我们仝小林院士也是通过远程会诊，跟远在伊朗的病人进行视频看病。

第二，我们捐赠中药产品。中国有关组织和机构已经向意大利、法国等国和我国港澳地区等十几个国家和地区进行了捐赠中成药、饮片、针灸针等药品和器械。刚才我们张伯礼老师、黄璐琦院长对这方面进行了介绍，我就不再赘述了。

第三，选派中医师赴外支援。我们关注到，已经有中医专家前往意大利、柬埔寨抗疫。据我所知，中国的中医药专家一直与境外相关专家保持着密切联系，从他们得到的反馈信息看，效果还是很好的。

媒体朋友们，中医药是东方智慧在认识生命、阐释生活、揭示生死的生动实践中，为传染病防治提供了“未病先防”“既病防变”的策略，值得我们传承、发展和利用。我们国家的诺贝尔奖获得者屠呦呦先生在获奖时曾说过一句话，中医药是一个伟大宝藏，青蒿素是中医药献给世界的礼物。我相信，中医药以前是、现在是、未来仍然是人类抗“疫”的重要武器。我们愿与世界各国携手前行，早日战胜新冠疫情，共同为促进人类健康书写华彩篇章。谢谢！（来源：国务院新闻办 2020-03-23，配图来源：中国政府网）

到武汉去！41 架包机近 6000 人同日抵达，强援来了！

中国经济网：2020 年 2 月 9 日，近 6000 人组成的多支医疗队乘坐 41 架次包机陆续抵达武汉，这是疫情以来武汉机场迎接运输保障医疗队人数最多的一天。

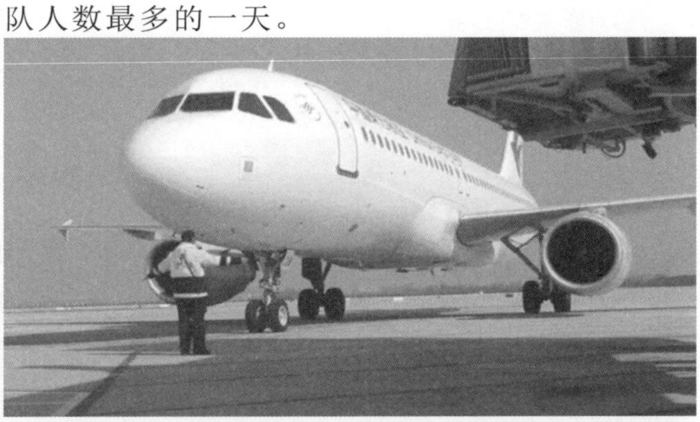

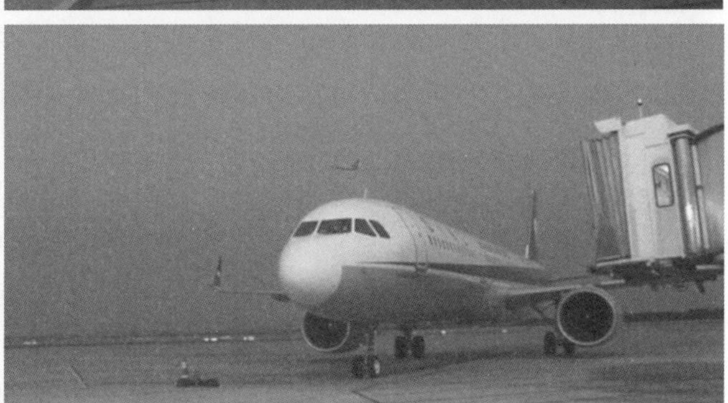

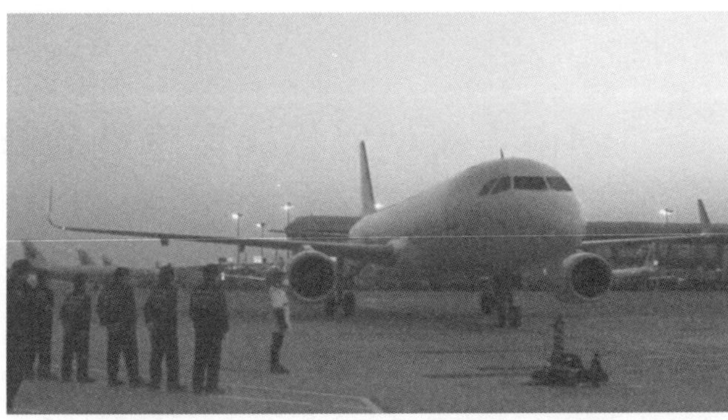

他们来自辽宁、上海、天津、河北、山西、江苏、浙江、广东、四川、山东、河南、福建等省（市），将以“一省包一市”的方式支持湖北省 16 个市的疫情防控救治工作。

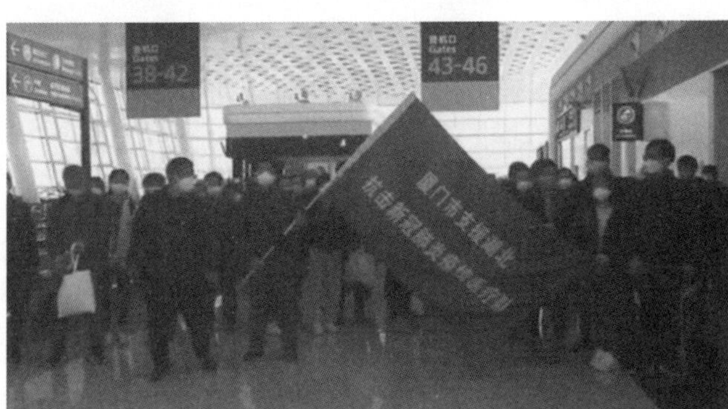

来自全国各地的医疗队人员和来自世界各地的 328.1 吨防疫物资自凌晨 01：50 最早一架包机落地，一直到深夜 23：50，昼夜不息，驰援湖北。

记者从国家卫生健康委获悉，省际对口支援湖北省武汉以外地市新型冠状病毒性肺炎防治工作方案已经印发。考虑到实际情况，实际支援并非“一对一”，具体的对口支援关系是：

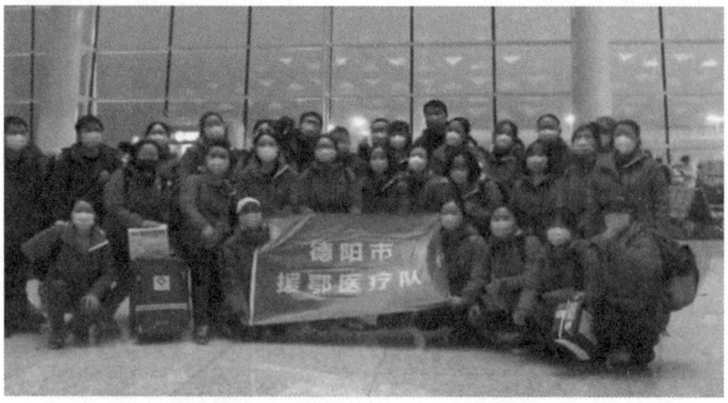

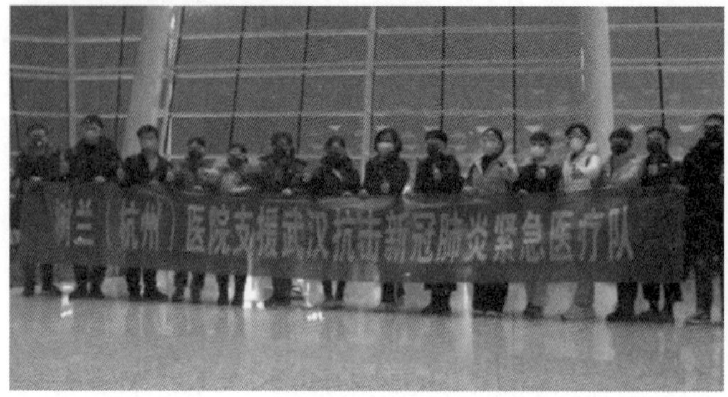

外省支援湖北“正版对口支援表”

重庆、黑龙江——孝感	山东、湖南——黄冈	江西——随州
广东、海南——荆州	辽宁、宁夏——襄阳	江苏——黄石
福建——宜昌	内蒙古、浙江——荆门	山西——仙桃、天门、潜江
贵州——鄂州	云南——咸宁	广西——十堰
天津——恩施	河北——神农架林区	

卫健委发布的各省对口支援湖北地市对应表

湖南省新型冠状病毒感染的肺炎中医药诊疗方案视频培训内容

国医大师、湖南省防治新型肺炎中医药高级专家组顾问　熊继柏

编者说明：国医大师关于肺炎讲话录音整理稿，2020 年 2 月 3 日在网络首发后，引起广大媒体与朋友的关注，本稿系在录音整理稿基础上，由国医大师熊继柏亲自校正审阅。

内容概要

1. 疾病概述（特点及病因、病性、病机、病位）
2. 辨证施治方案　（分四期论治）
3. 中医药预防
4. 总结

讲话原文

同志们，大家好！我受湖南省防治新型肺炎领导小组和中医高级专家组的委托，来给大家讲一讲有关中医药防治的方案。这个方案是我们湖南省中医药高级专家组共同研讨，而且是经过多次研讨才拟定的，并且一直在省中医药管理局两位局长的亲自组织领导下，确定的方案。

特点

首先我们要对这次新型的肺炎有一个基本的认识。这次的新型病毒性肺炎有三个特点。第一个特点是发病迅速，传播很快，传染性极强。第二个特点，所有的病人基本上是同样的主症，发热、咳嗽，然后气喘。而且病势发展很猛，一开始仅仅是发热、咳嗽甚至还兼有一些肠胃道的症状，然后迅速进入重症期，一到重症期就是高烧、暴喘甚至呼吸衰竭，这是一个共同的症状特点。第三个特点，发病季节是在去年也就是我们讲的己亥年，大雪、冬至之后，直到现在。

根据这三个特点，我们首先要弄清四条，哪四条呢？第一条中医学上叫什么病？新型冠状病毒感染的肺炎，这是现代医学病名，中医没有这个病名，我们必须搞清中医应该称此病为什么病名？这是第一个要搞清楚的。第二条，病因是什么？第三条，病邪性质是什么？第四条，病变的部位是什么？也就是我们所讲的病机，包括病因、病性、病位，概而称为病机。所以我想就这四点做一点解释。

中医学上叫什么病？首先要弄清这是一个什么病？它是一个传染病，它不是一般的外感病，更不是一般的杂病，首先要明确它是传染病。

传染病中医称为什么病？在《黄帝内经·素问·刺法论》中讲："五疫之至,皆相染易,无问大小，病状相似"。"避其毒气，天牝从来"。这段原文告诉我们这个病是个疫病，疫病就是相互传染，无论老少都是同样一个病症，就称为疫病。在明代吴又可的《温疫论》专门讲了温疫。他说"疫者，感天行之疠气也"，疫是自然界疫疠之气。"此气之来，无论老少强弱，触之者即病"。这就是讲的传染病。从这两条原文我们就可以看到，我们的古人已经认识到传染病称为疫病。所以毫无疑问这个病就是属于疫病。

病因是什么？

它的病因是什么？病因刚才前面提到的是疫疠之气，清代的吴鞠通在《温病条辨》中说"疫者，疠气流行，多兼秽浊"，一个是疫疠之气，二个是秽浊之气。《黄帝内经》讲"避其毒气，天牝从来"。天牝是什么？就是鼻子。说明它是从呼吸道传播的传染病。这不是一般的常见病，根本不是一般的外感病邪。关于病名，我们要确定它是疫病。它的病因是疫疠的毒气。

病邪性质是什么？

第三点就是病邪性质。关于性质我想多讲几句。

1.因为这个病发在冬天，有人认为这是伤寒，是感受寒邪发的病，这个说法有没有道理？有道理啊，是冬天发的病，而且病人一开始确实有一点点恶寒的表现，发热恶寒似乎是伤寒。但是要明确，什么是伤寒？伤寒有广义的和狭义的，《伤寒论》是广义的，《伤寒论》中的太阳伤寒是狭义的，无论是广义和狭义，我们看看原文。《难经》讲"伤寒有五：有中风，有伤寒，有湿温，有热病，有温病"。这五个哪一个是传染病？不是。张仲景的《伤寒论》的太阳篇讲伤寒，那是讲狭义的伤寒。"太阳病，或已发热，或未发热，必恶寒，体痛，呕逆，脉阴阳俱紧者，名为伤寒"。

大家想想这是传染病吗？这肯定不是传染病。所以我们讲的伤寒不是传染病，这是第一个理由。

2.第二个理由，吴又可《温疫论》曾经专门讲过"伤寒不传染，时疫多传染，伤寒邪从毛窍入，时疫邪从口鼻入"。这就说明两点：第一点我们讲的伤寒不是传染病，而疫病是传染病；第二点，伤寒邪是从外表进入的，是从体表毛窍进入的，而温邪、疫邪它是从口鼻传入的，这就明确了，疫病不能讲成伤寒，这是一个理由。

3.再一个理由，都认为冬天的发病就是寒邪，这一点大家要明确，这里有一个非常复杂的因素，按照《黄帝内经》运气学的规律，己亥年啊，亥年是厥阴风木司天，厥阴风木之气也就是风气，是主上半年的客气变化，主要的是第三步；下半年是少阳相火之气在泉，在泉之气就是主的第六步。第六步是什么时间呢？从大雪开始，大雪、冬至、小寒、大寒，再是立春，这个阶段在去年它的客气是什么气呢？是少阳相火。客气就是干扰之气，就是异常的气候变化，也就是火热之气的干扰，当然这只是运气规律。在这种火热之气的干扰下，如果气候确实有特殊的变化，那么就容易发生疫病。《黄帝内经》中曾经专门指出，在吴鞠通的《温病条辨》也专门指出过，《黄帝内经·素问·六元正纪大论》讲厥阴司天之年，"终之气……阳乃大化，蛰虫出见，流水不冰"。人们感到温暖舒服，那就是一个暖冬。"其病温厉"。就容易发生传染病。吴鞠通在《温病条辨》上面引用的原文，他改了一个字，省略了一段话，他讲："厥阴司天之年，终之气，民病温厉"。这就直截了当地告诉我们在厥阴司天这个年份，最后一步是少阳相火在泉，受火热之气的异常干扰，那就是应寒而不寒，变成一个暖冬。

如果这个时候气候的反复很大，就容易发生传染病。那是不是每逢乙亥年就发传染病？不是，它必须根据当时的实际气候的变化。《黄帝内经·素问·至真要大论》这样讲“时有常位，而气无必也”。时间是有固定的规律的，但是气候它不是绝对不变的。

我从 2019 年冬至节气前开始就密切关注气候变化，冬至节前后，气候忽冷忽热，反复无常。所以我当时就意识到很可能有传染病发生，这是《黄帝内经》运气学理论，就知道今年冬天这个传染病，不要把它做寒证看。还有一种认识，此次传染病发于武汉，武汉地区属于湿热地带，所以就认为这个病是湿温。

同志们啊，对湿温我们是很清楚的，温病学家早就告诉我们，湿温病的发病季节在夏秋之际，而且关于什么是湿温病，《温病条辨》下了明确的定义，它的原文是这么讲的，“头痛恶寒，身重疼痛，舌白不渴，脉弦细而濡，面色淡黄，胸闷不饥，午后身热，状若阴虚，病难速已，名曰湿温”。

大家想这是个什么病？这就是一个普通的湿热病，它不是传染病，而且它有季节性，所以它不是疫病啦，不能跟疫病混为一谈。

那么我们当前疫病究竟是什么性质呢？疫病它的病邪性质有两大类，第一类是温热类，第二类是湿热类，温热类多发于冬春季节，湿热类多发于夏秋季节。温热类的疫病基本上是从口鼻传入的，比如流感、麻疹、白喉、百日咳以及我们当前所发的肺炎，这个属于呼吸道传染。而湿热性质的疫病多是肠胃道的传染病，比如急性胃肠炎，比如霍乱，比如痢疾。在脑膜炎里头也有两种，一种流脑，一种乙脑，流脑是属于温热性质的，而乙脑就是属于湿热性质的，这一点在性质上我们要有所鉴别。这次的疫病我们应该把它的病邪性质确定为“温热浊毒”。这个“浊”字哪里来的呢？吴鞠通《温病条辨》讲了“疫者，疠气流行，多兼秽浊”。是秽浊之气，它是秽浊。“毒”字哪来的呢？《黄帝内经·素问·刺法论》“五疫之至，皆相染易”“避其毒气，天牝从来”，是浊毒，是温热性质的浊毒，这就是我们对这次疫病的病邪性质的认识，这是第三点。

病变部位是什么？

第四点，我们要清楚的就是病变部位，病变部位在哪儿呢？疫邪从口鼻进入，呼吸道传染，肺为呼吸出入之门户，秽浊之气由口鼻吸入，必然先伤肺气。

这话不是我的话，这个话出自《吴医汇讲》，肺为呼吸出入之门户，口鼻进入疫毒之气，必然先伤肺气，毫无疑问，病位在肺。我们看看这个病的主症，开始发热，然后主症咳嗽、气喘，全是肺司呼吸所主的病，《黄帝内经》讲：“肺病者喘咳气逆”。咳、喘、气急都是肺的病。但是有一个复杂的因素，我们学中医的应该知道，肺与胃经脉是相通的，肺与大肠是相互表里的，也就是说肺与胃、肺与大肠有密切的关系，因此肺有病往往也会及于胃肠，为什么？因为它们有经脉联系，《黄帝内经·灵枢·经脉篇》讲：“肺手太阴之脉，起于中焦，下络大肠，还循胃口，上膈属肺”。这就说明肺与胃、与大肠直接相通，它们的网络是相通的，所以肺有病必然影响胃肠。因此在疫病的病变过程中，有一些病人确实有胃肠道的症状，比如胸闷、泛恶、欲呕，甚至于大便溏泻，但是我们要清楚其主要病位在肺，胃肠道的症状只是一个兼证而已。这几天我已经接触了 30 多个病人，中医肯定是要看病人的，你不了解病人的实际情况，光从书本上讲，只能是纸上谈兵，必须了解病人。我看这 30 多位病人中已经碰到三个危重病人，还有 30 多位都是一般的。

但是有一个共同的特点，开始发热，然后进入咳嗽，进入危重期，高热、气喘，开始有一点点恶心、呕吐，甚至于大便溏，后面基本上就没有，这是共同的症状表现。第二个症状表现，就是一开始症状并不明显，突然一变就成为重症期，只要是发热不退，立马就发高热，就开始暴喘，这是第二个特点。第三个特点，所有的病人绝大多数舌上都是薄黄苔或薄黄腻苔。到了危重期，就是黄腻苔，甚至于是黄厚腻苔，这个真相已经暴露出来了，是痰热结聚，是秽浊之气阻塞。我通过这几天与病人接触就更加明确了这个疾病的病变部位，病邪性质以及传播的速度。

辨证论治方案（分四期论治）

下面我们就把关于如何防治新型病毒性肺炎的方案，给大家具体地讲一下。

新型肺炎应该分为四期，第一期是初热期，包括咳喘期，第二期是重症期，第三期是危重期，第四期就是恢复期，我们根据四期来确定治疗方案。

中医治病有一个基本的原则，这是永远不能脱离的，就是辨证施治。张仲景《伤寒论》讲得很清楚，“观其脉证，知犯何逆，随证治之”。我们《黄帝内经》也早就明确指出了，要“审察病机”“谨守病机，各司其属”。“勿失病机”，为什么一定要强调病机，就是告诉我们要辨证，中医是离不开辨证的，要在准确辨证的前提下才能够准确施治。

下面我们就按照辨证施治的总原则，分成了四期。

第一期初热期，分了三型。

温邪犯肺：

第一个证型是温邪犯肺，就是一开始，温邪犯肺的表现，发热微恶寒，注意它是微恶寒。伤寒是恶寒重发热轻，温热病是发热重恶寒轻，一开始发热往往都有38度左右，有的甚至39度，干咳，少痰，咽干，咽痛，舌红、苔薄白，脉浮或浮数，这是温邪犯表的表证现象。

所以表证的时候我们要用轻清宣透的方法，而且要注意宣肺。这个时候的治法一透邪二宣肺，我们称为宣肺透邪。吴鞠通讲：“治上焦如羽，非轻不举”。治邪在上焦外感初期的病，要用轻清宣透的方法，不要用重剂，一开始用重剂那是不适合的，动不动就是麻黄、石膏、大黄，这就不合适了。必须用轻清宣透。

轻清宣透什么方呢？就是桑菊饮和银翘散。如果病人先有口苦，呕逆又恶寒发热，那么这是邪犯少阳，可以合用小柴胡汤或者小柴胡汤合桑菊饮，这是可以的，因为去年冬天是少阳相火的干扰之气，这一点我们不能忘，所以小柴胡汤是可以的，可以用小柴胡汤合桑菊饮，这是第一个型的证治。

咳嗽微喘：

第二个证型咳嗽微喘，这个时候病人的表现是以咳嗽为主，有的发热已经解除了，有的发热不严重，重点是咳嗽兼有气喘。气喘并不明显的时候，但是有胸闷，还有咳痰，咯痰不爽，咽喉痒，当然还有兼证，比如食量差，大便不溏或者是大便溏。

这个时候脉滑或者是浮滑，舌苔有薄白的也有薄黄的，这是初热期，刚刚表现以咳嗽为主症的时候，这应该是第二个阶段，治疗重点要宣肺止咳。要知道肺的特点，一个是主宣发，一个是主肃降，凡是外邪闭肺，不论是什么邪气，第一要宣，第二要降，驱邪找出路，要依据肺本身的生理特点来解决邪气的出路，所以这个时候应该宣肺止咳。因为重点是咳嗽，所以我们可以用桑贝止嗽散，也就是程钟龄的止嗽散加桑贝散，其实杏苏散也是可以用的，但是比较而言，程钟龄的止嗽散更为合适，但是止嗽散它没有平喘的作用，所以这个时候要用桑贝散。

我们中医有一个一贯的原则就是治未病原则。治未病第一是未病先防，第二就是既病要防变，要防止陷邪深入，要防止它由轻变重，要防止它的病情发展，所以这个时候就要考虑咳的下一步很可能就是喘促。因此加桑贝散就是这么一个道理，桑白皮和贝母其实就是防止喘促的，不让他喘促加重。如果病人表现舌苔黄腻，胸闷，吐黄浊痰，这就说明郁热伤肺了，这是痰热壅阻肺气，痰热阻塞胸肺啊，用什么方挺合适呢？张仲景小陷胸汤是最合适的。《伤寒论》讲，“小结胸病，正在心下，按之则痛，脉浮滑者，小陷胸汤主之”。小陷胸汤是治小结胸病的啦。要知道啊，我们用方第一要针对主症，第二要针对病机，张仲景小陷胸汤，治小结胸不错，但是这个小结胸是痰热结聚在胸膈所出现的小结胸，那么现在我们这个疫病里面有痰热结聚胸膈的证型的时候，毫无疑问就要用小陷胸汤。但是用小陷胸汤有一个注意点，温病学家曾经提到过：“舌苔不黄腻黄滑者，小陷胸汤不可用”。为什么这么说呢？舌苔不黄腻不黄滑，说明痰热不重，就不要用小陷胸汤，所以必须在痰热很重，阻塞胸膈的时候，就可以配用小陷胸汤了。这里我还要顺便说一下，小陷胸汤内有一味药是瓜蒌实，我们现在的瓜蒌实，有些药房有，有些药房没有，有些药房只有瓜蒌皮，其实瓜蒌皮是最合适的。无论是瓜蒌实也好，瓜蒌皮也好，它们的作用都是宽胸利膈化痰浊，但是它有另外一个副作用，就是吃后大便溏泻，因为它含大量的油脂，吃了以后大便溏泻，我们在用瓜蒌实、瓜蒌壳的时候，有人一开就是 30 克、20 克，殊不知这么吃下去病人就会拉肚子，只吃了两次，便拉四次肚子；吃了三次，或拉六次肚子，病人本来蛮好的，一下就把他拉趴下去了。我们要知道，正气亏损，邪气就会亢进。疾病变化的过程，它本身就是一个正邪斗争的过程，中医一贯注重扶正要固本，祛邪要扶正，扶正祛邪两者兼顾。你动不动就大砍大杀，这位病人怎么办？还不由轻变重，弄出多的病来了。所以我们用药的时候不要乱用，一定要考虑它的副作用，这是我顺便讲的多余的话，这是第二个证型。

邪犯胃肠：

第三个证型是邪犯胃肠型，我们在所看到的病人中有一部分病人一开始确实有恶心欲呕，大便溏等症状，因为肺与胃肠它是相互联系的，所以出现这个症状，我们只能把它作为一个兼证看。这个症状表现是纳差，大便溏，恶心欲呕，有的还腹胀，有的疲乏，有的舌上是薄黄苔，有的是黄腻苔，这个时候要化湿浊，重点是化浊，也叫清热化浊，理气健脾，也可以讲理气运脾。用什么方呢？王孟英的王氏连朴饮，这是一个方，还有一个方是《医原》里面的藿朴夏苓汤，我想把这两个方解释一下。王氏连朴饮，黄连、厚朴是君药，里面还有一个栀子豉汤，还有法半夏，还有菖蒲和芦根，这是王氏连朴饮这个方的所有的药。

栀子豉汤是治疗热扰胸膈的，但大便溏不能用栀子，《伤寒论》讲了病人大便旧微溏者，不可用栀子豉汤。这一点我们不能忘了，所以方中的栀子豉汤可以去掉。这个藿朴夏苓汤的藿香、白蔻仁和王氏连朴饮中的菖蒲是去浊的。藿朴夏苓汤重点是化浊利湿，治疗大便溏泻，所以合用藿朴夏苓汤。王氏连朴饮和藿朴夏苓汤可以治疗胃肠这些症状，但这是一个兼证，不可多用，大便溏，恶心呕吐，一旦症状控制就不需要多用，不要一个人一吃就是 10 付，15 付，那就不对了。因为这个新型肺炎的疫病主要病位在肺，它的发展趋势是咳嗽气喘，所以这里我们只能把它作为兼证去对待，这是初热期，辨证分型分为这三型。

第二期就是重症期，重症期后面还有一个危重期，这其实只是程度不同而已。

邪热壅肺：

重症期第一个型是邪热壅肺证，病人的表现，发热咳嗽，气喘口渴，胸闷，吐黄痰，脉滑数。我今天看到一个重症，就是一开始发热，只一点点咳嗽，没有控制住，立马就发生气喘、咳嗽，热势就增高，就属于重症，也就是属于邪热壅肺型，主方是麻杏石甘汤。麻杏石甘汤出自《伤寒论》《伤寒论》讲发汗后或者下后，有的是无汗而喘，有的是汗出而喘，无大热，麻杏石甘汤主之。他讲了一个无大热，前提是汗后或者下后。张仲景麻黄、石膏的用量是个什么比重呢？麻黄用四两，石膏用半斤，我们不能看他当时的分量是多少？但是这个比例已经很清楚了，半斤就是八两啦，那就是说石膏只用到麻黄的一倍，只加一倍，二比一的分量。对于这种高热、气喘、肺炎症，这种病毒性的肺炎症，如果石膏只用到麻黄的两倍，那是解决不了这个热邪的。我本人是有经验的，而且是有长期的经验，石膏最少要用到麻黄的 4 倍或者 5 倍，就是说麻黄用 5 克，石膏要用到 15g 到 25g，更甚的可以用到 30 克。同时还要注意麻黄，张仲景用麻黄，无论是小青龙汤、麻黄汤、麻黄附子细辛汤等等，麻黄都是先煎吹去沫，为什么要先煎去其沫呢？要去掉它的这种辛燥之气，是减少它的辛燥之气，防止病人发生虚脱，凡是虚人服用麻黄容易大汗淋漓啊。我们现在没有什么先煎去其沫，怎么办呢？就用炙麻黄，用蜂蜜炙，缓解它的辛燥之气，所以麻黄要用炙麻黄。麻杏石甘汤本身就是宣泄肺热，合桑贝散就是清肺热，化痰浊，这样进一步控制它的邪热壅肺的喘咳，这是第一种情况。

疫毒闭肺：

第二种情况，疫毒闭肺型，疫毒闭肺我们又称为脏腑同病，也称为表里俱实证，临床表现是高热、咳嗽、吐黄痰、胸闷、气促，其中有一个更重要的症状，就是便秘和腹胀，这个时候舌苔往往是黄腻苔或者黄燥苔，脉象也是滑数。我们知道肺与大肠相表里，肺热壅盛，又兼大肠腑实里结，这不是表里同病吗？肺与大肠相表里嘛，也叫脏腑同病。这个时候光清泻肺热不够，必须通泄腑气，所以要用吴鞠通的宣白承气汤清肺通腑来解毒热。宣白承气汤出自《温病条辨》：“喘促不宁，痰涎壅滞，右寸实大，肺气不降者，宣白承气汤主之”。这个右寸实大就是指的肺脉实大，肺热壅盛，表面上是肺热壅盛，而暗中的有一个腑气不通，所以这个时候通腑就可以泄热，这叫表里同治。曾经也有人用防风通圣散的，防风通圣散没有这个合适，防风通圣散它是治表里外感证的，这里是指肺热壅盛的喘促造成腑气不通的，就用宣白承气汤。但注意宣白承气汤不可久用，为什么？大黄、瓜蒌实都是通大便的药，给人久用就会造成大便泄泻。我们治病关键是要杀病毒，控制症状，不让症状发展，解除病毒以后就不要老吃这个药，一开开个 10 剂，别人已经拉肚子，怎么还要吃？那就不行了，要特别注意不要伤伐正气。《黄帝内经·素问·五常政大论》讲过这么一个规矩：“大毒治病十去其六，常毒治病十去其七，小毒治病十去其八，无毒治病十去其九”。十去其九就够了，就不要再吃了。后面怎么办呢？“谷肉果菜，食养尽之”。为什么要这样做？“无使过之，伤其正也”。不要太过，不要伤害人的正气，不要动不动就是大黄 10 克，麻黄 10 克，瓜蒌实 30 克，这样会损伤正气的。我要再叮嘱一遍，服用宣白承气汤只要大便一通，喘促一降，高热一退就可以停药，这是第二种分型。

第三期是危重期

危重期就会出现内闭外脱，内闭外脱往往有两种情况，一种是阴脱，一种是阳脱，这个是一般的规律，凡是病人到生命垂危的时候，往往出现两脱。但是这里要注意它不完全是脱，还有邪闭，这是一个虚实夹杂的病证，这叫内闭外脱，一方面是热邪深重，二方面是肺部气津虚脱。内热炽盛表现神昏烦躁，胸腹灼热，因为灼热在胸腹往往手足不一定高热，他是逆冷的，这是一个反常的现象，这叫热郁在中，阳不能达，就会出现这种现象。呼吸急促者，这个时候必须辅助他呼吸，不上呼吸机，他呼吸就衰竭。舌质红绛或者是苔黄或者是苔燥，脉数或者是芤脉或者是促脉。此时，第一要固脱，第二要开闭，固脱就是固肺气，固肺津，开闭就是泄肺热。所以必须有两个方，第一个方生脉散，生脉散是李东垣的方，出自《内外伤辨惑论》《温病条辨》吴鞠通讲：“汗多，脉散大，喘喝欲脱者，生脉散主之”。汗多，大汗淋漓，脉散大，就是大而芤的脉，喘喝欲脱不就是我们现在讲的呼吸衰竭吗？用生脉散，这是固肺气，救肺津的，这是固脱的。但是现在这个新型肺炎，热邪特别重，凡是危重期，就是高热气喘，他的高热与气喘是并进的，有的虽然没那么高热，他热邪阻于肺部，阻于胸膈，所以这个时候热邪深重，必须清热，因此要用三石汤。三石汤出自吴鞠通的《温病条辨》。我们有一个救急的方叫紫雪丹，三石是紫雪丹中的主药，滑石，石膏，寒水石。吴鞠通讲：“暑温蔓延三焦，邪在气分者，三石汤主之”。重点是清三焦暑热的，其实它化浊，滑石，杏仁，通草，这是化浊的，还有金银花，这是解毒的，它具有清热化浊解毒三个作用，因此我们可以用三石汤。方中滑石、石膏、寒水石的分量都要用的比较重，一般要用 20 克左右。如果病人出现昏迷就必须配服安宫牛黄丸。这里我要顺便说一下，上海有一个同志给我打电话，不知谁说的，说这次的新型肺炎用安宫牛黄丸可以做预防，所以大家大买安宫牛黄丸。我说这错了，安宫牛黄丸是治疗热入心包造成的昏迷不醒的病人，那是热邪已经深入了，而且产生昏迷，神志模糊了，才用安宫牛黄丸。你现在就吃安宫牛黄丸，中医有一个警句：不要引邪深入，不能引贼入室，是不是？病邪还没来，你把它引到里面去干什么？这不知是谁乱说的。所以安宫牛黄丸我们要正确使用，没有昏迷，绝不能用安宫牛黄丸。不要以为这个药比较贵，就是好药，现在老百姓有种错误的观念，药越贵就是越好的药，大家都拼命买，谁说哪个药好就买哪个药，这是不对的，不能这样做。安宫牛黄丸用的时候也要注意，大人一天一丸，小孩不能吃一丸，因为里面有一些劫伐的药，比如冰片，比如麝香，比如牛黄，这都是劫伤元气的药，要注意一点，用药不要过度。危重期还有一个最危险的证型，就是阴竭阳脱。不论什么病，包括疫病在内，伤阴过度，热毒伤阴过极往往转化，造成阳脱。这个时候的主症手足厥冷，也可以讲手足厥逆，全身出冷汗，体温下降，最重要的是体温下降，我们用现在的检测手段，一量体温多高就知道了。历史上我们中医没有体温表的时候，就必须摸人家的手足、身体，特别是胸腹部位，才知道他体温是否下降，现在体温表一量就知道了。精神是十分的极度的萎靡，神识淡漠，舌色晦暗，脉微细。张仲景讲少阴病脉微细，有阳脱的情况。人在生命垂危的时候，往往是阴阳俱损，阴损及阳，首先有阴脱，而后造成阳脱，这是一个基本的规律。到阳脱的时候大汗淋漓，四肢厥冷，体温下降，脉象甚至看不到了，这个时候毫无疑问要温阳固脱，用参附汤加上龙骨牡蛎叫参附龙牡汤，这就是固气脱的。但是要注意不能弄错，如果尚有热邪的时候，不能用，如果是以津脱为主的不能用，这个时候一定是阳脱气脱。我们要抓住他的特点，体温下降，脉象微细，舌淡紫，这样才能用参附汤，参附龙牡汤，这是第三期危重期。

第四期就是恢复期

有的在危重期已经被治好了，或者病人没进入危重期就已经开始好了，到了恢复期，恢复期好办了。恢复期一般是两种倾向，我们知道热病最容易伤阴，疫病同样如此，无论是温热疫邪也好，湿热疫邪也好，往往都容易伤阴。温热病的后期是伤阴的，温病学家讲了“存得一份津液，便有一分生机”“存得一份津液，便有一份生理”，这是必然的。湿热病容易导致阳衰，温病学家也讲了，这个湿热病治阳衰，不一定要用温药，要用利湿的药，防止他阳衰。这是温病学家讲的，我们对疫病也要按照这个规律去治疗他的恢复期。所以恢复期无非是两种，一种是津亏的，一种是气虚的。津亏津亏了，哪儿津亏呢？一个是肺，二个是胃，我们称为肺胃阴虚型，也可以讲肺胃津亏型，口干，食少，疲乏，舌红少苔，当然有的还舌上干燥，这里要注意到舌色非常重要。凡是阴亏了，第一个表现就是舌红少苔，不是血虚，如果是血虚那是舌淡，或者是热邪伤人造成津亏，他是舌红少苔。温病学家叶天士曾经讲过，“温病救阴犹易，通阳最难，救阴不在血，而在津与汗”。这种病后期不是血虚，而是津亏。如果是血虚，脸色淡黄，舌淡，而这里是津亏，所以病人表现一定是舌红少苔或者是舌红而干，这一点是一定要注意的。用什么方呢？要滋养肺胃的阴，用沙参麦冬汤。这个沙参麦冬汤出自叶天士的叶氏养胃汤，所以我经常说沙参麦冬汤不是吴鞠通的，而是叶天士的，叶天士的叶氏养胃汤：沙参、麦冬、玉竹、扁豆、桑叶、甘草，六味药，吴鞠通加了一味药——天花粉，就变成沙参麦冬汤了。我读了这些书以后，我经常讲沙参麦冬汤是叶天士的不是吴鞠通的，当然吴鞠通加了一味药，那就把名字给改了，我想应该改为加味叶氏养胃汤，当然吴鞠通已经讲沙参麦冬汤，叶天士与吴鞠通都是我们的老前辈，所以还是叫沙参麦冬汤，它就是滋养肺胃阴虚，促进饮食，解除余热，**这是一个温邪犯肺。**

第二个脾肺气虚，这个病在肺，肺气虚，肺主气，但是脾为肺之母。脾者土也，肺者金也，我们要用培土生金法，补肺必先补脾，这是一个基本道理，这是我们中医一贯的原则。所以脾肺气虚，重点是补脾，然后益肺气。用什么方呢？用刘河间的黄芪四君子汤加陈皮、法半夏，我们称之为黄芪六君子汤，也就是六君子加黄芪，一补脾肺二补气虚，这样就恢复得很快，这个恢复期就好办了。我们要掌握的就是一个是属于阴虚的，一个是属于气虚的。在治疗方案里面，我们主要就拟定这么一个四期的方案，这四期的方案大概的东西，我想都应该囊括进去了，当然有些病人因为体质的差异，有些地方因为局部地理气候的关系，或者是生活习惯，或者有些人素有什么痼疾，他在病变表现过程中会有一些不同，我们要随证施治，总而言之要辨证施治。《黄帝内经·灵枢·寿夭刚柔》讲：“人之生也，有刚有柔，有弱有强，有短有长，有阴有阳”。

人的体质是有差异的，有刚柔的区别、有强弱的区别，有肥瘦的区别、有阴阳的区别，何况还有老少的区别。

总之，我们要针对不同的体质，根据他不同的表现，随证施治。我们讲的这些只是一个主流的，一个梗概的东西，所以刚才讲的这些主方前面都加了三个字，“推荐方”，这是给大家推荐的，不是一定不移的。

但是我们不论怎么办？都必须要把握这个病的病邪性质，病变部位，这是一个什么样的病？它的趋势是什么？这一点我们是必须清楚的。

预防

关于预防，这里出了两个预防方。

一个预防方是针对虚人来的，尤其属于虚寒体质的，我想老年人，寒气重的人，素体阳气不足的人，这是实用的。大家都知道中医的理论，“正气存内，邪不可干”“邪之所凑，其气必虚”“邪之所在，皆为不足”。这都是《黄帝内经》的理论，所以我们要固正气。第一个处方是针对固正气，治疗虚寒，对虚寒体质用于预防的方。

第二个方就适合普通的人群，特别是幼年儿童人群是最合适的，因为它是辛凉御邪，清热解毒的一个方，就是银翘散加减的一个方，用了银花、连翘、甘草、板蓝根解毒，用了芦根、桑白皮清肺热，用了荆芥、薄荷辛凉透邪，所以它是一个清肺解毒，御邪在外的方，普遍的人都可以用。

预防药分量不要重，用的时间也不需要长，3～5 剂即可，不要把它作为饮料去喝，不要一天都吃这个药，我们不主张大家天天吃这个药，3～5 天即可。

现在预防重点是要早发现、早隔离、早治疗，这是关键。全方位严密隔离措施，这是切不可少的，大家要知道这个病是由口鼻传染的，这是呼吸道传染病。现在电视里天天讲，要戴口罩，要勤洗手，要隔离，不要到公共场所去，这完全是对的，大家认真做到就行了。

总结

我想这次疫病的发生和流行，对我们全体中医是一个很大的考验，既考验我们的医德医风，也考验我们的医疗技术和医疗水平。

我们不单单是要有决心，更重要的是要有办法，而且要有准确的办法，要有准确的施治法则，要有准确的预防措施，这才能够真正为人民的生命和健康负责，所以我们既要有决心，又要有办法。

我希望我们大家在党中央的坚强领导下，在湖南省委省政府和省卫健委、省中医药管理局的直接领导下，我们大家共同努力，尽快打赢这场防疫的阻击战。谢谢大家！

2020 年 2 月 5 日

湖南省中医药管理局关于在全省机关、企事业单位、学校推广使用中药预防新型冠状病毒感染的中药预防处方

为更好地应对即将到来的春节返程、复工复产密集人流，根据湖南省委领导的指示要求，进一步指导全省充分发挥中医药在防控新冠肺炎疫情中的优势，在使用我省前期预防用药基础上，由湖南中医药大学（湖南省中医药研究院）组织专家，讨论制定了 2 个中药预防处方，供机关、企事业单位、大专院校、中小学预防使用。请结合实际，参考执行。（详见：湘中医药函〔2020〕23 文件）

预防 1 号方：药物组成：黄芪 15 克，白术、连翘、山银花各 9 克，藿香、石菖蒲、防风、甘草各 6 克。煎服法：一日 1 剂，水煎，分两次服用。此为成人一日剂量。如多人服用，可视人数加量煎煮。如：以 100 人份/天计算，将黄芪 1.5 公斤，白术、连翘、山银花各 0.9 公斤，藿香、石菖蒲、防风、甘草各 0.6 公斤，置于大锅内，加水 32 升，浸泡 20～30 分钟，煮沸后微沸 30 分钟，过滤，滤液静置，另取药渣加水 15 升，再煮沸后微沸 20 分钟，过滤，合并两次滤液。口服，每日两次，每次 150 毫升。适用人群：成年人的预防用药，可连服 3～5 天。注意事项：孕妇禁用；在使用过程中如有任何不适则及时停用。

预防 2 号方：药物组成：黄芪 30 克，山银花 15 克，陈皮 9 克，大枣 5 枚，甘草 7 克。煎服法：一日 1 剂，水煎，分两次服用，此为成人一日剂量。

如多人服用，可视人数加量煎煮。如：以 100 人份/天计算，将黄芪 3 公斤，山银花 1.5 公斤，陈皮 0.9 公斤，大枣 1.5 公斤。置于大锅内，加水 32 升，浸泡 20～30 分钟，煮沸后微沸 30 分钟，过滤，滤液静置，另取药渣加水 15 升，再煮沸后微沸 20 分钟，过滤，合并两次滤液。口服，每日两次，每次 150 毫升，儿童视年龄剂量酌减。适用人群：体虚易感冒者、老年人、儿童的预防用药，可连服 5～7 天。注意事项：孕妇禁用；在使用过程中如有任何不适则及时停用。

徐荣谦解读《四气调神大论》 教您春天如何养生保健

《黄帝内经·素问·四气调神大论》云："春三月，此谓发陈。天地俱生，万物以荣，夜卧早起，广步于庭，被发缓形，以使志生，生而勿杀，予而勿夺，赏而勿罚，此春气之应，养生之道也；逆之则伤肝，夏为寒变，奉长者少"。

正月、二月与三月为春季的三个月，少阳当令。所谓"发陈"，是推陈出新。春天阳气升发，大地回暖，万物复甦，草木萌芽，生机盎然，欣欣向荣。人与万物同样，进入升发时期。特别是儿童，进入身体发肓的黄金时期。处在生长发育期的儿童，开始了长高。

春季如何科学地养生保健呢！

中医认为春季主要应养肝与胆。肝主疏泄，与人的情志密切相关。胆喜宁谧，不喜欢烦扰。所以，春季人们应该入夜即睡，次日早些起床。古人，男人也留长头发。应披散开头发，解开衣带，使形体舒缓，放宽步伐，步履缓慢，保持精神愉快，胸怀舒畅，保持身体的生机。女人尚有长发，男人不蓄长发。故不应拘泥于披开头发之说。初春乍暖还寒，尤其晨起天气较冷，故不宜解开衣带。应注意保暖，防止着凉感冒。衣着宜宽松而又保暖才好。

春天万物萌发，细菌病毒也滋生漫延。因此，春季往往是传染病多发的季节。特别是今春，"新型冠状病毒感染肺炎"漫延祖国大地，危害广大人民群众身心健康。

大家必须注意科学防疫，居室科学通风，保持空气新鲜。科学洗手，不聚会，不扎堆，外出戴口罩。

春天是奖赏的季节，不是杀伐的季节，所以古人有"沙场秋点兵。对于该处死的罪犯，多采用秋后处决"。对于下属，对于孩子，应以奖赏鼓励为主。已经给予的赏赐，不要收回。故曰"赏而勿罚，予而勿夺"。

当前，"新型冠状病毒感染性肺炎"流行，最大的问题是安定民心，保持镇定，不降低人体的"正气"，保持身体处于良好的健康状态，才能增强抵抗力。

恐慌则会损伤正气，降低抵抗力。最典型的恐慌是一直宅在家中，不敢出门，甚至整天躺在床上长睡不醒，更是错误的。正确的是，风和日丽时，戴口罩，出门锻炼不扎堆。回家后科学洗手与消毒。天气差，不宜出门时，也应科学作息，春季早睡早起。并在室内锻炼。以保持良好心态，维护正气，保持抵抗力。反之，恐慌会损伤肝脏，降低抵抗力。当前，恐慌的典型表现是：①心中害怕，吃不好饭，睡不好觉，惶惶不可终日。②家中人无病患，无人有接触史，也要戴口罩。③疯狂洗手，一天洗手无数次。④出门戴护目镜，还觉得不保险。

当前，在以习近平同志为总书记的党中央正确领导下，有祖国数千年防治疫病的经验！中、西医结合，科学防疫，定能打胜一场全民抗击"疫病"的防疫战。

同胞们！同志们！

送瘟神的日子即将到来！

欢庆胜利的日子就要到来！

准备好美酒佳肴，共同举杯，准备欢庆胜利吧！

中医治疗新冠肺炎疗效显著高于西医的科学原理探讨

王锡民

（作者简介：王锡民，主任医师、教授，现任中国未来研究会医学委员会副会长兼中西医研究专家委员会主任委员）

前言：

从近日国外抗疫疗效现状来看，西医实力雄厚的欧美国家具有很高的死亡率。据“国外疫情”2020年3月31日数据显示：累计死亡34521人，累计治愈89913人，死亡人数与治愈人数之比为38.39/100。又据“国外疫情”2020年4月30日数据显示：累计死亡215209人，累计治愈905673人，死亡人数与治愈人数之比为23.76/100。重现了我国武汉抗疫之初新冠肺炎高死亡率的情景（截至2020年2月2日之前为纯西医抗疫疗效，死亡人数大于治愈人数）。

西医抗疫不力的主要原因是因为没有抗新型冠状病毒的特效药，“对症治疗”和“支持疗法”只能维持重症危重症患者暂时的生命体征，且无有其他逆转病情的救命措施。重症危重症病人能否渡过生死大关，唯一希望寄托于自身本已衰弱的“免疫力”和“自愈力”，许多危重病人正因为“抗不过去”而丧命，某些西医人员本人不幸感染后也没有办法救自己的性命。

中医上阵后用“通治方”首先阻止了轻症转重症，使治愈率当即提高，整个疫情随之发生反转，这时人们才意识到，中医原来是一匹不被世人所知的抗疫黑马。然而，千人一方的中药“通治方”仍然解决不了危重症患者死于“大白肺”（毛玻璃样改变）的问题，CT片“大白肺”究竟是何种病理变化？一时无人能解。这可能就是钟南山院士当时说“中药对于重症也没办法”的真实原因（武汉2020年2月3日至2月19日数据为用“通治方”后的中西医结合疗效，死亡人数已大幅度低于治愈人数）。

这时候，只有一位习惯以西医思维套用中医概念的西医陈娟医生，没有局限于中医“四诊辨证施治”的约束，她根据CT片“毛玻璃样改变”，推断有可能是“痰”堵在肺内了，据此制定出“化痰宣肺”处方，果然收到了奇迹般的治疗效果。“毛玻璃样改变”很快逆转，重症转为轻症，结果没有一例转为危重症。最终，她主管的30例（含6例重症）新冠肺炎患者全部治愈，治愈率达100%，死亡率为0，这个疗效成为本次全国抗疫的最高疗效（冠军）。陈娟医生采用的是以“中药为主、西药为辅”的治疗方法。这个事实有力地证明如下三个道理：一是证明中医药辨证施治可以解决纯西医救治危重症病人高死亡率的难题；二是证明借助于西医理化检查，可以消除中医四诊辨证“只认证、不认病”的先天盲区，显著提高四诊辨证的精准度；三是证明西医思维用于中医辨证施治，可以显著提高中医辨证用药的精准度。

此外，刘良教授“病理解剖结果”公布后，证实CT片肺部“毛玻璃样改变”是因细小气道和肺泡被黏痰堵塞所致，为中医辨证治疗肺部“毛玻璃样改变”指明了精准用药方向——“化痰宣肺”。结果许多重症危重症患者的生命得救了：治愈率大幅度上升，死亡率迅速下降。这个事实也证明，将理化检查纳入中医辨证之中可提高中医辨证施治的精准度，并发挥出中医抗疫救命的最大潜力。

那么，为什么中医“抗疫”疗效会高于西医抗疫技术呢？西医人对此迷惑不解，中医人则说“中药不杀病毒但能增加正气”，却说不出老百姓易懂的科学道理。医学界有责任为大众讲明白两种医学治病的科学原理。

过去，人们总是习惯性地认为西医能确诊疾病，就一定比中医先进、比中医科学。然而，医学的目的终归是治病救人，诊断毕竟是为治病服务的。对于已确诊感染的8万新冠肺炎患者的生命而言，救命能力才是第一位重要的。不管是中医还是西医，谁能救命就证明谁的技术更先进、更科学。如果有一项救命技术超过西医疗效，那就证明这项救命技术之中一定隐藏着不为人知的先进的科学原理。2003年“抗非典疫情”和本次“抗新冠肺炎疫情”，两次“抗疫”都证明中医药救治重症患者生命的疗效明显超过西医技术，那就说明在中医药抗病毒性肺炎技术的背后，一定隐藏着比西医治病技术更加先进、更加科学的治病原理。

当然，中医人也不要忘记，西医理化检查和确诊技术可以为中医四诊辨证施治指明精准用药方向，以弥补中医四诊辨证施治的先天缺陷；西医支持疗法则可为中医继续治疗重症患者提供可能性。中西医只有密切配合，实现互补，才能使重症患者生命获得最大限度的救治。

本文目的，就是从中西医两种治疗新冠肺炎技术的科学原理出发，从抗病毒治疗、支持疗法、扶正祛邪和标本兼治等六个层面对于中医、西医两种疗法的疗效和治病原理进行比较性研究，试图揭开两种疗法疗效差距背后的谜底所在。

本文作为一家之言，本着科学求实的态度参与讨论，若有数据误差或分析不当之处，还望读者不吝指正。

一、西医治疗新冠肺炎为什么会有如此之高的死亡率

前文已述，无论是国外西医实力最雄厚的西方国家，还是我国武汉西医抗疫之初，治疗新冠肺炎都具有很高的死亡率。

归纳西医治疗新冠肺炎技术，主要使用三种方法：一是病因治疗，即杀灭病毒；二是对症治疗，以缓解症状；三是支持疗法，以维持重症危重症患者暂时的生命体征。

1. 病因治疗——西医没找到杀灭新型冠状病毒的特效药

由于西医没找到能杀灭新型冠状病毒的特效药，只得使用抗其他病毒的旧药姑且代之试用于患者。从西医治疗新冠肺炎不断出现危重症死亡的现实，以我国病理解剖所看到的肺部溃烂情况，都证明抗病毒西药并不能遏制新型冠状病毒的大量增殖及其危害。其结果是，轻症患者靠“自愈力”自愈，死亡者都是危重症患者。

2. 对症治疗——不能阻止新冠肺炎病情恶化

新冠肺炎本是由新冠病毒感染引起的严重肺部炎症，同时伴有消化道炎症反应。对症治疗药物只能暂时缓解病人当前的某些症状，并不能促进肺部炎症和消化道炎症的病情逆转。

新冠肺炎发病早期出现的干咳，是由痰分泌物堵塞在终末细支气管和肺泡内产生的刺激引起，西医采用吸痰方法很难吸出终末小气道和肺泡内的粘性痰分泌物，故无法阻止病情的继续恶化，才会发展成为CT片肺部“毛玻璃样改变”。不少危重症患者最终因肺内痰分泌物堵塞无法排出而憋死，后来的病理解剖证明了这一死亡原因。

3. 支持疗法只能暂时维持患者的生命体征

支持疗法，对于新冠肺炎危重症患者维持生命体征而言，具有十分重要的意义，为患者继续接受治疗提供了支撑条件，但本身也不具有促使严重病情良性逆转的作用。因而，患者病情能否发生逆转，唯有依赖病人当前已经衰弱的免疫力和自愈力。假如病情未到山穷水尽，就有好转的可能；假如已病入膏肓，则无能为力。

4. 激素治疗病毒性肺炎的实际疗效尚有争议

据《中国危重病急救医学》2003年第6期“38例重症 SARS 患者临床救治回顾分析”一文报道，广州呼吸病研究所、英东重症监护医学中心徐远达等从2002年12月至2003年4月共治疗38例SARS患者，死亡8例。其中，大剂量激素治疗是其主要治疗手段之一。相比之下，据中国科技信息研究所中医药战略地位研究课题组调研报告：广州中医药大学一附院收治36位SARS病人，全部吃中药治疗，结果无一人死亡，医护人员零感染，平均退热时间2.97天，炎症阴影吸收平均6.2天，平均住院时间8.86天。患者出院后没有留下任何后遗症。以上对比说明，中医治疗 SARS 病毒性肺炎的效果显著高于西医治疗，激素治疗效果是不靠谱的。

那么，对于本次新冠肺炎疫情而言，激素的利与害又究竟是怎样的呢？下文是从激素作用原理上略加分析，仅供参考。

糖皮质激素是临床上最常使用的抗炎药和免疫抑制剂，具有抗炎、抗过敏、抗休克、非特异性抑制免疫及退热等多种作用，可以阻止免疫性炎症反应。但与此同时，它还有许多严重的副作用。

第一，激素抑制非特异性免疫细胞功能。由于机体对于新型冠状病毒没有特异性免疫力，如果再使用激素抑制非特异免疫力的话，那么，病人就失去了对抗病毒的最后一道防线，此时就只能任由病毒在体内大量复制，必然会加快和扩大肺脏组织的进一步损害。

第二，激素减慢葡萄糖分解为CO_2的氧化过程，并减少机体组织对葡萄糖的利用，其结果是降低机体能量产生的速度，这对于急需补充能量来修复肺脏损伤细胞和增强免疫细胞战斗力的衰弱患者而言，无异于雪上加霜，必然会延误炎症组织细胞的修复速度。

总之，应用激素既有抗炎、抗休克等正面作用，同时又有加速新型冠状病毒复制速度破坏人体细胞扩大炎症的副作用。那么，扩大炎症是否会抵消其抗炎作用？还需进一步证实。

综上所述，西医治疗新冠肺炎既没有特效抗病毒药物，又缺乏促进肺部病理炎症逆转的有效药物，只靠对症治疗缓解症状和支持疗法维持患者生命体征。这对于危重症患者而言，能否活下来，唯一依靠的是自身已经衰弱的免疫力和自愈力能否“抗过去”。抗过去则生，抗不过去则死，出现死亡率高的现象就无法避免。

不过，西医支持疗法可以为新冠肺炎患者得到中医继续治疗提供保障，西医的理化检查和诊断，也能为提高中医辨证施治精准用药指明治疗方向。这是两个不可替代的优势。

二、中医治疗新冠肺炎治愈率高、死亡率低的原理探讨

本文分析所依据的中医理论根据，主要是王锡民著《现代科学破解元气阴阳千古之谜》一书从古中医理论中梳理、补充和完善之后的元气、阴阳、阴阳平衡概念，以及应用现代科学诠释“先天之精、元气、阴阳、阴阳平衡、阴阳失调”等概念的“中西医统一学理论”原理。应用前者分析中医治疗新冠肺炎疗效的中医原理；应用后者分析中医治疗新冠肺炎的现代医学原理。

新冠肺炎对应的中医病名是“疫病”，其病因是一种传染性极强的疫疠之气（即新型冠状病毒）。中医将疫疠之气归属于“外邪”范畴。一方面，“外邪”侵犯人体后，损伤正气导致正气不足，同时又损伤元气导致元气亏损，故中医治疗新冠肺炎的基本原则就是扶持正气、祛除外邪，简称“扶正祛邪”。“正胜邪自去、邪去正自安”。另一方面，“疫疠之气经口鼻而入”常损伤肺脾引起病变出现一系列相应症状。以标本而论，肺脾病变为本，症状体征为标，针对性治疗原则是“标本兼治”。综上论之，中医治疗新冠肺炎的总原则是“扶正祛邪”与“标本兼治”并举。

先说“扶正祛邪”。“祛邪”即祛除疫疠之气，即抗病毒。“扶正”，即“扶正固本”，乃扶持正气、稳固根本之意也。所谓“扶持正气”，即增强人体抗病能力（西医称免疫力）。那么，“稳固根本”又是什么意思呢？笔者的研究结论是，“正气”受阴阳和元气主宰，阴阳和元气就是正气的根本，故要“扶持正气”就必须“稳固根本”，即稳固人体阴阳、元气二本。

再说“标本兼治”，治疗肺脾两脏病变需要标本兼治。“治标”，即消除症状、体征；“治本”即纠正三本异常。其一，“治本”首先要治疗肺脾病理炎症之本；其二，病理炎症受控于阴阳和元气，故调整阴阳之本和恢复元气之本，才能促进肺脾病理炎症的消除。此为纠正“三本”异常也。

据以上分析，笔者将中医药治疗新冠肺炎归纳为如下“6层治病方法”，其中有五种方法是当今西医学还没有认识到的。

1．祛除外邪——中药具有天然抗病毒作用

本病外邪是疫疠之气。祛除“疫疠之气”，与西医“抗新冠病毒”概念具有相同含义。

经典中医治疗外感疾病方法，有广义“伤寒”和“温病”两类。前者的外邪为六淫之邪，多指感染性疾病，后者的外邪为“疫疠之气”，专指传染病。两类外邪虽有不同之处，但也有其共同致病特点，即都能引起人体“发热”。中医祛除外邪的共性方法就是“退热”。例如，当外邪在表时，可通过解表发汗来退热；当外邪入里化热时，可通过清热药（燥湿、解毒、泻火等）来退热。

笔者查阅《中药药理学》，发现解表药大都有天然的抗病毒、抗菌作用，故认为“中药不杀病毒”的认识是错误的。“解表退热”药分为两类：一是麻黄、桂枝、紫苏、生姜等偏温的发散风寒药，二是柴胡、薄荷、牛蒡子、菊花等偏寒的发散风热药。两类解表药的共性是，都具有抗病原微生物（抗病毒、病菌等）作用，这可能是其解表退热的主要原理，它治的是“发热之本”（病因）。发汗虽也能退热，但若病毒不除，发汗退热后还会出现反复，故发汗是治“发热之标”（症状）。事实上，许多人应用中药后可在1～3天内彻底退热，这种彻底退热作用，应当是通过抗病毒、抗菌作用实现的。

笔者查阅《药理学》还发现，外邪入里化热后所用的清热药也有共性，也是天然的抗病毒、抗菌作用。“外感之邪”入里化热，要用清热药来退热，例如黄连、黄芩，金银花、连翘、板蓝根，知母、芦根、天花粉等，这些药的共性是都具有抗病毒、病菌作用。故笔者据此认为，清热药的退热作用，也是通过抗病毒和抗菌作用实现的。当然，有时也使用不具抗病毒、抗细菌作用的退热药物，如石膏能抑制体温调节中枢，但能增强免疫细胞吞噬能力。

据以上分析可知，中医除外邪（包括疫疠之气）治疗发热性疾病的药物，其共性特点是都具有天然的抗病毒、抗菌作用。作为疫疠之气的新型冠状病毒传染性极高，祛除它的基本方法实际是应用了抗病毒兼有抗菌作用的多种药物，如黄芩、金银花、连翘等。虽然古代医家不知晓祛邪药物清除病原微生物的科学原理，但却能从治病过程的现象中观察到解表药和清热药都能退热这种共性。

据央广网天津2月17日消息，科技部应急科技攻关项目52例新型冠状病毒性肺炎出院病人。中央指导组专家组成员张伯礼院士向记者列举了一组中西医结合治疗组（34例）和西医治疗组（18例）的疗效对比数据。治疗结果表明，中药比西药具有更快、更高的治愈率，治愈后病毒检测阴性，这就是中药抗新冠病毒作用的佐证。此外，中药阻击轻症向重症转化，也是中药具有抗新冠病毒作用的证明。

2. 祛除外邪——中药有天然扶持正气作用（增强免疫力）

“正气”指机体抵抗疾病的能力，相当于西医说的“免疫力”。二者实际上是一码事。

目前免疫学认为，新冠肺炎是“免疫过度应答”所致。笔者认为，这个“免疫过度应答”的说法用词并不准确，甚至用反了，掩盖了真相，极易造成读者误解。

这是因为，“免疫过度应答”的本质并不是因为机体免疫力太过强大才造成这样的严重炎症；恰恰相反，是因为机体免疫力太低下无力消灭入侵的过多病毒，以至于正邪交争僵持时间太久，才会造成越来越严重的炎症反应。这个道理其实不难理解：当免疫力强大时，入侵的病毒可在短时间内就被机体消灭，不至于引发严重的肺部炎症，甚至可以不出现症状（如无症状带病毒者）；恰恰相反，只有当免疫力低下无力消灭入侵的病毒时，才会造成正气（免疫力）与邪气（病毒）长时间相持不下，由于病毒复制速度大于免疫系统清除病毒的速度，才会导致炎症越发严重。这样造成的严重炎症反应，其实就是免疫学所说的“过度免疫应答”。故可认为，“过度免疫应答”的真实原因是免疫力低下所造成的，而不是因为免疫力太强大所造成的。

“扶正”就是扶持“正气”，即增加机体的免疫力。《中药药理学》研究证明，中药中确实存在着很多种增强免疫力的中药，如人参、黄芪、白术、当归、灵芝、甘草等，这些中药均可增强巨噬细胞的吞噬作用；而且人参、灵芝、柴胡、地黄等还能促进机体产生抗体等。

综上1、2所述，中药清除病毒的机理共有两个：一是直接抑制病毒复制，二是增强免疫细胞吞噬病毒的能力。

3．中医“辨证施治”方法是最佳“治标”措施

中医“辨证施治”可消除新冠肺炎患者全身的所有症状、体征。

从系统论的观点出发，笔者将达到精准“辨证施治”治病能力者，称之为“中医系统疗法”，达不到精准“辨证施治”能力者则不能称为“中医系统疗法”。

所谓“中医系统疗法”，就是可针对人体整体系统和相关子系统出现的各种异常症状、体征进行全面治疗的方法。其特点是，既可快速消除新冠肺炎患者发热、乏力、肌肉酸疼等全身症状，又能治疗干咳、咽喉疼痛、鼻流清涕等呼吸道局部症状，以及消除呕吐、大便次数增加等消化道症状，同时还能纠正重症患者的胸闷气短、呼吸困难、低氧血症等症状。此外，还可兼顾“治本”作用。这是笔者将精准“辨证施治”水平称为系统疗法的原因。很显然，达到“精准辨证施治”以治“标”的中医疗效是西药对症治疗所无法达到的。

从治病原理讲，西药是单分子单靶点作用方式，一种药物只能暂时阻断某子系统某个环节的异常变化，只能暂时缓解某症状，停药后还会再犯，不具有治愈作用。止痛药、降压药都是如此。中医若达到精准“辨证施治”水平时，一味中药含有几十种成分，一个方剂中的十几味中药中含几百种成分，这些不同成分可作用于人体系统的多个环节和多个靶点，形成合力作用，可同时消除各种症状、体征，故其疗效远高于西药对症治疗。可见中药多分子多靶点作用必然大于西药单分子单靶点治疗效果。

总之，中医达到“精准辨证施治”水平时消除症状、体征之“标”的作用，明显优于西医对症疗法暂时缓解症状的作用。从这个意义上讲，中医治疗理念比西医治疗理念更先进。

4．中医借助理化检查若升格为“五诊辨病辨证精准施治”可治疗病理之本

症状、体征是病理生理学异常的外在反应，故消除症状既可看作是“治标”，同时也可看作是对于病理生理学异常的“治本”。

笔者自 1983 年起，探索将理化检查纳入中医四诊辨证，合称“五诊辨病辨证精准施治”方法，收到了显著治病疗效，治愈了大量经过中西医专家久治不愈的难治病例，积累了一定的治病经验。2014 年 5 月 7 日，笔者在《健康报·中医周刊》发表“中医不要自断一臂”为题目的文章，提出借助理化检查可消除中医“四诊辨证施治”的先天盲区，升格为“五诊辨病辨证精准施治”方法的观点。既能消除症状、体征之“标”，又能治疗病理之“本”。

在这次全国“抗新冠肺炎疫情”的众多文章中，有两篇好文章足以引起中医人的反思。这两篇文章分别介绍了借助西医理化检查消除中医四诊盲区进而提高中医辨证精准用药疗效的实证事实，解决了中西医在治疗新冠肺炎重症病人过程中，因无法应对肺部“毛玻璃样改变”而不断死人的重大难题，救治了大量新冠肺炎重症病人的生命。

第一个典型成功经验，是“西学中”的西医陈娟医生采用中医四诊辨证施治方法，消除了患者所有症状、体征（咳嗽、发热、呕、泻等）之后，患者的饮食、睡眠、精神等状况都有明显改善，但却意外发现患者 CT 片肺部病理变化出现反而加重的“毛玻璃样改变”，而且白色区域正在不断扩大。这种“毛玻璃样改变”是引起患者死亡的主要原因，当时中西医专家对此都迷茫不解，有些文章披露了这一实情。然而，当习惯于用西医思维套用中医概念的陈娟医生，看到患者症状减轻的同时，其 CT 片病理变化反而加重的现象后，没有受中医“四诊辨证施治”方法的局限性所束缚。她根据西医原理套用中医概念，意识到 CT 片“毛玻璃样改变”很可能就是中医所说的“痰”堵在肺里了，据此制定出加大“化痰宣肺”力度的麻黄剂量，配合瓜蒌薤白半夏汤以及苏子、地龙等药物助力，结果收到了奇迹般的疗效。病人用药后咳出大量痰液，肺部“毛玻璃样改变”随之好转，突然加重的病情则很快从重症转为轻症，结果转危为安，可谓“起死回生”。这对于当时武汉每天因危重症死亡达 100 多人的现状而言，无异创造了一个救命的奇迹。陈娟于 2 月 25 日发表文章在网上介绍经验，及时为整个“抗疫”提供了可借鉴的经验。

笔者特别要强调的是，这个奇迹的创造者所依赖的证据不是局限于四诊辨证，而是以 CT 片上的病理变化为据，用西医思维解决了中医四诊辨证顾及不到的盲区这一难题，也揭开了病人服用中药之后病情突然加重之谜，极大地提升了中医辨证施治的精准度，这才阻止了病情继续恶化，挽救了患者的生命。

这个事实告诉我们，使用西医理化检查和西医思维对于提升中医急症的辨证施治精准度具有极其重要的意义。也正因为陈娟医生是一名西医，有着较为扎实的西医理论功底，又自学了中医，所以才有可能把西医辨病理变化纳入中医辨证之中，超过了当时所有中医辨证施治的精准度。突出表现在陈娟收治的 30 位新冠肺炎病人中，6 例重症新冠肺炎病人全部转为轻症，最终 30 例病人全部治愈出院，治愈率达到 100%，没有一人转院，没有一人死亡。实际上夺得了本次全国抗疫之冠军，成为本次“抗疫”的一大亮点和奇迹，赢得了 1000 多位读者的赞誉。

第二个典型成功经验，就是张伯礼院士 3 月 29 日在清华五道口在线大讲堂介绍的经验。他说：“新冠肺炎的损伤在深部气道，肺泡、小气道里边有很多黏液性的分泌物，这些黏液非常的黏稠，这也是为什么很多人上了呼吸机，呼吸状况也得不到改善的原因，就是被黏液堵住了”。“中医在方舱收治的 564 例患者当中，没有一例轻转重，也没有一例复阳（注：564 例新冠肺炎患者，治愈 394 人，因患有其他病和关舱需要转院 170 人），是因为我们在治疗处方中加了些药，专门来解决这个问题”。即针对黏稠的痰液，在药方中加入了有化痰药效的橘红、皂角刺等，帮助病人把肺深部的黏稠痰给咳出来、排出来，才会让治愈者不“复阳”。张伯礼院士提高中医精准用药的根据，来自刘良教授发表的新冠肺炎患者病理解剖实证结论。

还有一个典型成功经验不能不说：据科技日报，黄璐琦院士率领的国家中医医疗队在武汉金银潭医院，截至 3 月 30 日共收治重症危重症患者 158 人，140 人治愈出院，重症危重症患者治愈率达 89%。其中，纯中药辨证治疗出院 88 例、中西医结合治疗出院 42 例；西医治疗出院 10 例。这个事实也是出现在病理解剖报告之后。

以上典型例子雄辩地证明：中医借助于理化检查，可以消除四诊辨证的先天盲区，大大提升中医四诊辨证施治水平，从四诊辨证施治不精准水平向“五诊辨病辨证精准施治”水平过渡，从原来只能消除症状、体征之“标”提高到能够治疗“病理之本”。这些例子也为笔者大力提倡“五诊辨病辨证精准施治”系统疗法提供了新的科学证据。

西医至今还没发明能促进病理变化发生良性逆转的治本药物，相比之下，中医疗法彰显出治本的先进优势。

5. 中医可调整阴阳之根本——促进“病理之本”痊愈

笔者的研究结论是，病理炎症是外在症状、体征的本质，但病理炎症直接受阴阳之本的调控，这一认识完全符合《内经》“本于阴阳”之说。据此可知，若要治疗病理性炎症，就必须同时调整阴阳之本，纠正阴阳失调。

何为阴阳失调？古今中医书籍尚无正确定义。《现代科学破解元气阴阳千古之谜》一书首次给出正确中医定义：所谓“阴阳失调”，实质是失去阴阳绝对平衡能力、远离阴阳绝对平衡线，超出阴阳相对平衡的健康区范围、持续停留在阴阳相对平衡的病理区范围的疾病状态。该书同时给出现代医学定义：所谓“阴阳失调”，就是下丘脑自主神经-内分泌系统联合中枢调控下的各种功能紊乱；所谓纠正阴阳失调，就是纠正上述紊乱。不再赘述。

在新冠肺炎患者的临床表现中，发热、怕冷、寒湿、温燥等各种症状都属于阴阳失调的具体表现。病毒在破坏肺脏细胞引起病理炎症的同时，也直接引起人体整体阴阳失调。要想使病理变化尽快痊愈，只有通过纠正阴阳失调才能尽快实现。纠正阴阳失调是促进病理痊愈的“治本”措施。

但阴阳失调的表现很复杂，有时仅从症状、体征上就可判断；有时隐藏在症状、体征背后或以假象形式存在，就不好判断。如果用药用反了，还会加重病情。因而，只有学透阴阳平衡之理，才是辨识疾病阴阳失调和阴阳错杂的根本大法，成为善调阴阳的中医治病高手。

笔者要指出的是，尽管西医基础医学在微观结构、功能和实证方面取得了巨大进步，其外貌表现为既科学又先进，但西医临床治病理念并没有跟上基础医学前进的步伐，至今仍停留在几百年前的机械唯物论认识阶段，只见树木、不见森林，不懂治本之术，故其治病能力很难提高，只能停留在缓解症状、维持生命体征的低层次治病理念阶段，至今不理解中医调整阴阳在疾病痊愈中的重要意义。相比之下，证明中医调整阴阳这一理念比西医治病理念更先进、更科学。

6. 中医可恢复元气之根本——促进病理痊愈

中医认为，病理变化能否逆转、疾病能否自愈，还决定于人体元气的盛衰。

何谓人体元气？元气概念首见于《难经》，它既不是《难经》中的原气，也不是《内经》中的真气（经气）。自唐代、金元、明、清以来，历代医家将真气与元气混为一谈。李东垣首先混淆了真气与元气的界限；张景岳则误将真气、阳气、阴气、卫气、营气、充气、胃气、宗气、中气、元阴元阳之气统统当成了元气；郑钦安将元气与阳气混为一谈等等。《中医基础理论》教材继承了前人观点，也将元气、原气、真气误当成同一种气；还认为“元气的生成来源是肾中所藏的先天之精”“元气与肾气的构成成分大致是相同的，所发挥的功能也基本相似”，结果又将元气与肾气混为一谈。据此可知，古今中医理论中的“元气”概念实际上是一本相互矛盾的糊涂账。

《现代科学破解元气阴阳千古之谜》一书，通过梳理古今历代中医书籍，溯本求源，去伪存真，首次厘清了先天之精和元气的真实内涵；指出元气生成并非来源于肾中先天之精，而是推断出在未形成人形、未形成“肾”之前的受精卵、胚胎阶段就已经有了元气。此外，还发现元气具有五大活动规律，据此创立了中医原味的“元气理论体系”。

然后，该书又从现代医学原理出发，提出人体“先天之精”的本质，就是“人体一身器官组织的所有细胞”的全新观点。还指出，人体“元气”的本质，就是“人体一身器官组织的所有细胞的功能活动”，包括细胞新陈代谢，故又称“人体生命活力”。此外，还从系统科学角度出发，提出人体“元气”的本质是“人体整体生命系统中基因程控信息、物质和能量三者合一的功能体系，是物质、能量、信息和功能四者的高度统一”。简言之，先天之精与元气是“体用”关系，细胞之体就是先天之精，细胞之用就是元气功能。对于人体整体而言，元气就是人体整体之气或整体功能，或整体生命活力。这个原理的揭示对于中医辨证施治而言，具有极为重要的指导意义。

当代著名中医学大家朱良春大师读后，评价为“‘寻回中医失落的元神’的精辟之作”和“破解千古之谜的杰作”。全国高等中医院校“十二五”规划教材《中医基础理论》九版编委、分管有关“精气血津液神”一章的王全年教授读后连续多次发表评论：“读了王锡民先生的书《现代科学破解元气阴阳千古之谜》收获极大，感谢王锡民先生对于精有独到见解，这本书可能是我看到的对‘精’最有开拓之功的一本书”。

根据《现代科学破解元气阴阳千古之谜》一书破解的“先天之精本质”和“元气本质”，对照新冠肺炎患者可知：人体任何细胞受到损害，都必然会损伤整体元气功能。

当新型冠状病毒侵入人体，破坏了大量肺脏细胞和消化道细胞引发炎症后，所出现的咳嗽、气喘、痰湿等肺气受损表现，以及无食欲、呕吐、腹泻等脾气受损表现，还有全身乏力等，全部都是整体元气受损的临床表现。

据此临床表现，中医在辨证用药时就可针对具体情况，恰到好处地适量选用人参、白术、甘草等各种相应的补气之品，以促进肺脏细胞、消化道细胞的修复，才能加快整体元气的恢复。

根据该书揭示的“元气具有促进能量代谢的作用”，可知元气充盛表明人体内能量代谢旺盛，这对于增强机体正气（免疫力）、加快病理炎症吸收、促进疾病自愈提供了能源基础。由此可知，辨识人体元气、恢复元气之根本是中医治病治本大法。

相比之下，西医临床坚持机械唯物论固化观念，其治病理念远远落后于当今基础医学理论的发展，更未能认识到中医“治本”这一高级层次。

三、结论

西医治疗新冠肺炎之所以死亡率高、治愈率低，一是因为西医无抗病毒特效药；二是只能依靠对症治疗和支持疗法维持生命体征，没有促进病理炎症发生良性逆转的有效措施。危重症患者能否活下来，唯一靠自身已经衰弱的免疫力和自愈力能否“抗过去”，抗过去则生、抗不过去则死，这是西医治疗出现高死亡率的主要原因。由此可知，西医治病理念还处于落后水平阶段。

中医治疗新冠肺炎疗效之所以能显著高于西医：一是因为中药通过抑制病毒复制和增强免疫力达到抗病毒的目的；二是因为中医既能治症状、体征之标、又能治病理之本；三是因为中医方法既能调整阴阳平衡，又能恢复元气功能，直接决定“病理之本”的转归，加快疾病痊愈速度。在以上6层治病方法中，从治病原理上看，有5种技术比西医技术更为先进和更科学。这才是中医治疗新冠肺炎疗效显著高于西医疗效的最重要原因。

关于“新冠肺炎”的中医思考

潘年松

一、从病因病机与发病思考病名与早期证型

国卫办医函【2020】66号（以下简称“诊疗方案（试行第3版）”）、国卫办医函【2020】77号（以下简称“诊疗方案（试行第4版）”）、国卫办医函【2020】117号（以下简称“诊疗方案（试行第5版）”）明确：本病属于中医疫病范畴。其中，“诊疗方案”（第3版）研判为起于“湿”，以“湿热”为初始病机。“诊疗方案”（第4版）、“诊疗方案”（第35版）起于“寒”，以“寒湿”为初始病机。在2020年2月18日颁发的“诊疗方案（试行第6版）”）中，只给出病名叫“疫病”，而把具体的起始证交由各地灵活确定。

现在的中医学教材里，没有专门的“疫病”。所以，笔者建议在编写教材时，仍归入“感冒”病名之下，其首发证型属于“寒邪疫毒”。理由如下。

首先，从病因上追溯。正常情况下，从立冬开始到冬至，气候应该是渐进式地从秋燥变得寒冷，冬至到立春，气候应该是渐进式从寒冷变到春温。立冬到立春期间，整体气候的时令之气是以寒冷为主。人体适应气候，叫“天人相应”，在立冬到立春，就是以避藏为特点，如人体表面的毛孔、汗孔、皮脂腺孔等等收紧，中医叫“腠里闭”。这次疫情的发生，起源于武汉，纵观武汉从公历11月7日立冬到公历2月4日立春的气候，平均最高气温都在10摄氏度以上，最低气温没有0摄氏度及以下，即不寒冷。按照中国疾控中心为首的多家单位联合撰文于2020年2月24日发表在《新英格兰医学杂志》上发表的论文《新型冠状病毒感染肺炎在中国武汉的初期传播动力学》中柱状图揭示，从阳历2019年11月6至9号起出现病例。正是立冬时节。所以，其病因正如《礼记·月令》中记载：“季春行夏令，则民多疾疫；孟夏行秋令，则其民大疫”。即“非其时而有其气”。

此外，从发病特点上看。中医理论体系里面，没有“病毒”这个词。最早的记载当属《黄帝内经》：“五疫之至，皆相染易，无问大小，病状相似”。《新型冠状病毒感染肺炎在中国武汉的初期传播动力学》论文中揭示：在2019年12月21日前就在武汉已经显示了“人传人”。说明在病因上除了有寒邪之外，也有疫毒夹杂，都是从外而侵入人体。

其次，从病机上分析。在《素问·六元正纪大论》中记载：“己亥之纪也，……终之气，畏火司令，阳乃大化，蛰虫出见，流水不冰，地气大发，草乃生，人乃舒，其病温厉”。称呼为“温厉”。“温厉”一词放在现在的语言环境里，一般是按照《论语·述而》“子温而厉，威而不猛，恭而安”文意解释为温和而严正的意思。显然，把这个解释放在前述原文的语境里，解释不通，因为是谈“病”，所以，笔者认为：这个温通瘟，这个厉通疠，这样就是“瘟疠”，才能理解其语义。大意是本来应该是严寒的冬季，出现反常的以温热为特点的气候，由此引起人体腠里本该紧闭而反而疏松，时令寒气趁腠里疏松而侵入人体，引发病名叫做“温厉”的疾病。由此可见：其病机核心是时令之气是寒，应该让人体腠里紧闭，而非时之气是温，非时之气让人体腠里疏松，于是，时令寒气容易进入人体。

所以，整体而言属于外感寒邪疫毒侵入，故归入感冒病名之下，最早期的证型归属于寒邪疫毒。

至于寒邪疫毒进入人体的病机演变：人体正气充足则逼邪外出而愈；人体正气不充足则外邪入里，郁而化热、热胜动血伤阴甚至于闭脱之变化，因人而异都好理解。

二、从病因病机与发病思考预后

基于上述一的分析，笔者预测：本次疫情的起点是立冬，拐点是立春，终点应该是春分。立春到春分，主令之气渐渐由冬寒冷转变为春温，而外界气候恰恰是倒春寒，这与立冬到立春的主令是寒，非时之气是温形成鲜明互补，随着互补的完成，主令之气与外界气候渐渐趋于一致，产生疫情的非时之气将渐渐变小，因而渐渐向好。

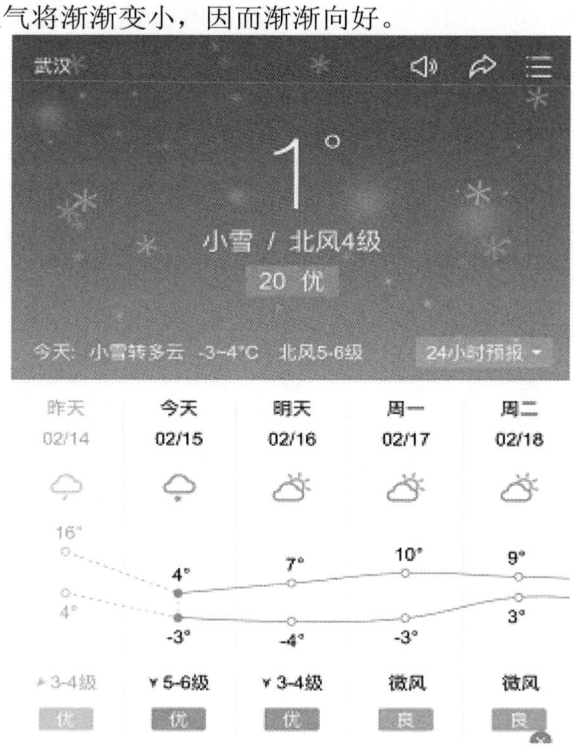

图 1：2020 年 2 月 15-18 日倒春寒

到了春分，主令之气与客气均变为温，不再有非时之气，故疫情消亡。

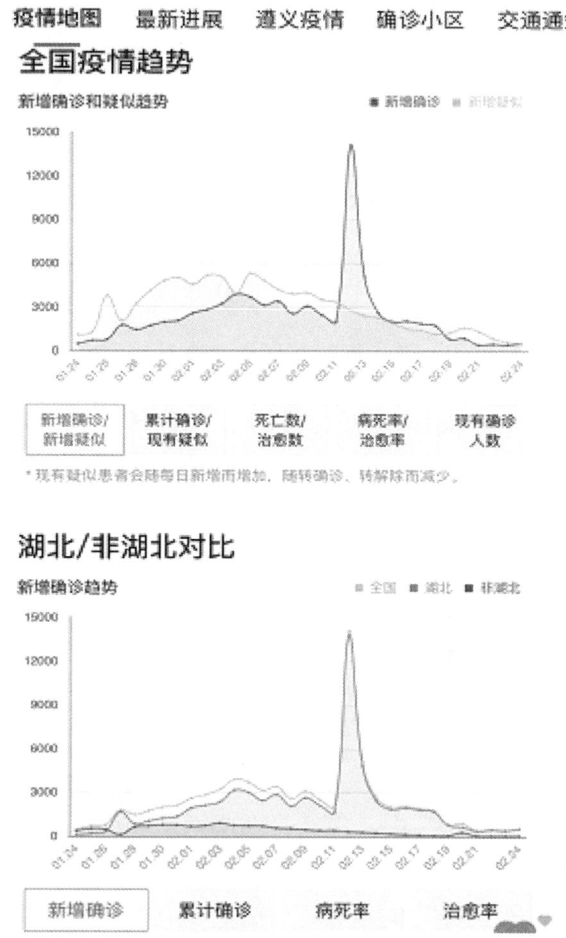

图 2：确诊病例与疑似病例走势图

三、从早期症状体征思考早期应对方法

“诊疗方案（六版）”中，中医部分分为医学观察期和临床治疗期。其中医学观察期推荐了 2 个方面：乏力伴胃肠不适，推荐藿香正气口服液、丸、软胶囊；乏力伴发热，推荐了金花清感颗粒，连花清瘟胶囊、颗粒，疏风解毒胶囊、颗粒，防风通圣丸、颗粒。

张彦平发表在《中华流行病学杂志》上的《新型冠状病毒性肺炎流行病学特征分析》一文中也介绍了：截至 2020 年 2 月 11 日中国内地共报告的 72314 例病人中，轻/中症病例占 80.9%；在 1688 名医务人员确诊病例中，轻症占 85.4%。揭示了早期症状体征不明显，因而即使是懂得防护的医务人员，也难免被病毒感染上。2020 年 2 月 9 日钟南山院士作为通讯作者在预印本网站 medRxiv 上发表的题为《中国 2019 年新型冠状病毒感染的临床特征》一文中介绍：就诊时除发热症状的患者为 43.8%外，出现呕吐占比 5%，出现腹泻占比 3.7%。乏力没有统计数据。

可以看出：不计算兼见症状体征而重复的情况，“诊疗方案（第 6 版）”中，医学观察期乏力伴胃肠不适加乏力伴发热，合计占比也才只有 52.5%。按此执行，将产生 47.5%的疑似病例不符合既定条件而无所适从。

中医对于具体健康干预措施将涉及养生、预防、治疗、康复等环节。其中，治疗环节在“诊疗方案（试行第 3-6 版）”中已经有详细设计，并呈现不断完善趋势，2020 年 2 月 22 日《新型冠状病毒性肺炎恢复期中医康复指导建议（试行）》也出台。所以，笔者就中医养生、预防两个环节提出如下建议。

1．在“诊疗方案（试行第 6 版）”中的中医部分正式增加中医饮食养生的内容

在“诊疗方案（第 3 版）”之前的“诊疗方案（第 1\2 版）”中，没有提及中医或中西医结合。随后，“诊疗方案（第 3、4、5、6 版）”，迄今均未明确中医药养生的内容。中医对于具体健康干预措施将涉及养生、预防、治疗、康复等环节。所以，建议在历版“诊疗方案”中的中医部分正式增加中医饮食养生的内容。下面，笔者介绍一下自己在抗疫期间是怎么养生的，以供参考。

从知道出现疫情起，笔者在中医饮食养生方面主要是在炒菜用佐料上就开始有意识将平时用 1～2 瓣大蒜的用量加大到用 1 个完整的大蒜、生姜的用量也加大到与 1 个大蒜等大体积。同时，将醋拌折耳根（鱼腥草）作为每天必备菜品，少量食用。在饮料的选择上，将平时饮用的绿茶改成了 40 度左右温开水 500 毫升伴 1 汤匙四季花野生蜂蜜所制成的饮料。同时，每天坚持在中午或者下午饮 1 两茅韵遵生酒。

通过上述调整饮食结构的方式来进行养生，主要有如下考量。

首先，蜂蜜性偏于温热，具有润肠通便功能，保持大便通畅是养生的一个基本考量因素。补充蜂蜜的同时还可以补充水分，坚持补充适量水分也是养生的一个基本考量因素。同时，很多中药药理研究揭示，蜂蜜在补充人体很多酶方面有独到的优势，在增加人体免疫力方面也有许多报道。而平常饮用的绿茶，虽然也有许多好处，毕竟偏于寒凉，所以，改变饮料。

其次，选择药食同源的中药大蒜、生姜、鱼腥草，便于长期接受，又相对安全，既可散寒解表，又兼清里热解毒。在这三者中，姜蒜偏于温热，鱼腥草偏于寒凉，寒热并用，略偏于辛温散寒又避免辛温太过助邪化热。

第三，按照世界卫生组织（WHO）对健康“四大基石”的推荐，有“适量饮酒”这一提法。杭州市人民政府出台的《杭州市“冠状病毒性肺炎”防控指挥部给全体市民的 10 条建议》中，也明确提出“可适量饮酒”。笔者认为：只要是酒，不管白酒、红酒、露酒、啤酒，其主要成分应该是乙醇，乙醇对于人体，显然既有有利的方面也有不利的方面，是一柄“双刃剑”。酒对于人体有利的方面：首先是兴奋神经，可以一扫长期困守家里、缺乏社交带来的烦闷；其次，乙醇在体内乙醇脱氢酶作用下分解为乙醛，乙醛刺激血管可以加速血液循环，以助力新陈代谢；第三是提供能量，可以帮助解除活动范围缩小之后产生的困顿乏力感。酒对于人体不利的方面：乙醇主要在肝脏代谢，饮酒增加肝脏代谢负担，对于体内缺乏乙醇脱氢酶者，会因为乙醇长期不能分解而停留肝脏对肝脏造成伤害；乙醇代谢为乙醛之后，体内缺乏乙醛脱氢酶者，会引起乙醛长期停留体内刺激血管对血管造成伤害；饮酒后乙醇提供能量会让人产生能量充足的错觉而影响摄取正常食物，长此以往导致营养素缺乏。而茅韵遵生酒里，配了枳椇、白果、百合等药食同源中药，枳椇可以在一定程度上激活代谢乙醇所需要的酶，进而促进乙醇的代谢；白果可以透过血脑屏障而保护脑神经和血管；百合可以提供一些营养素。所以，笔者选择茅韵遵生酒并严格控制饮用量为每日 1 两酒来养生。

2．在“诊疗方案（试行第 6 版）”中的中医

部分正式增加中医预防的内容

（1）“正气存内、邪不可干”。强调一个正气尤其是卫外之气要“存内”，即“邪”是防不胜防的，最主要的是要卫外坚固。笔者曾为此拟定过两个方面的预防方药，摘要如下，算是抛砖引玉。

在疫苗预防方面，中医早很多年提出并践行，最典型的就是“牛痘”。后期发展远不如西医，是西医的强项。只是，具体到这个病毒是单链结构，变异性强，又是新发现的，导致了一方面短期研究不出来，一方面研究速度永远落后于病毒的变异。所以，既远水不解近渴又不能毕其功于一役。建议中医西医都不要过分强调，以免让人们失望。

对于确定是在疫区的无确定接触史但有可能接触史的人群，或者比较确定已经接触了疫区来的貌似健康人的非疫区人群，笔者在2020年1月22日拟了一个处方，代茶饮，并加以论述。全文如下：银花5克，黄芩10克，柴胡10克，黄芪15克，白术15克，防风5克。每日一剂，泡茶饮。

在这个茶饮中，笔者主要思考的是三点：其一，玉屏风散为构架，卫外为主；其二，温热药用量略大于寒凉药，毕竟是在数九寒天进行预防；其三，温厉在中医属于感受非时之气，其进入人体的过程决定了其可能停留于表、半表半里、里。所以，在玉屏风散基础上，增加银花、柴胡、黄芩以顾及祛除表、半表半里、里之邪。这样既符合中医理论的扶正祛邪基本观点，也符合中药药理学的相关研究报道。

对于确定不是在疫区的人群，同时确定没有接触过来源于疫区貌似健康的人群，笔者在2020年2月4日曾发微博推送预防处方就是玉屏风散改为水煎剂：黄芪30克，白术15克，防风5克，每天服用水煎液1000毫升，12岁以下及80岁以上人群减半量。

玉屏风散首创于南宋张松，由元代危亦林从张松所著《究原方》里转载于《世医得效方》而留存下来，长期用于体虚易于感冒的人群。笔者在长期教《中药药理基础》课程过程中，深知在中药里，对于人体免疫功能具有双向调节作用者，首推黄芪，其他任何增强免疫或抑制免疫功能的中药都不能替代它。抗击病毒引起的SARS的实践已经证明：增强免疫力是错误的；抑制免疫力带来的后遗症也是很严重的；而双向调节免疫力，则是理想的。故笔者把玉屏风散改为水煎剂首推。笔者认为这类似的预防性中药才是目前比较靠谱的“疫苗”。

（2）“虚邪贼风、避之有时”。强调的是一个“避”字，即预防的次要方面就是对于已知的或可能预测到的“虚邪贼风”，应主动隔离自己。

笔者不在疫区，主要是缩减生活的圈子，包括除夕“吃团圆饭”时，以小家庭为单元进行，不再参与吃以血缘亲情为纽带的“大团圆饭”，也不再参与吃以互相请客走访的“转转饭”。等等之类，算是抛砖引玉。

在“诊疗方案（第3版）”之前的“诊疗方案（第1、2版）”中，没有提及中医或中西医结合。随后，陆续见到各地散见的预防处方很多，都不能代表官方权威信息来源。“诊疗方案”（第3、4、5、6版）均未明确预防用处方与药物。所以，建议正式增加中医预防的内容。预防，对于尚未确诊的疑似病例尤其有必要。

3、对“诊疗方案（试行第6版）”中的中医部分医学观察期内容思考

早期的症状体征与其病机是相关的。所以，早期寒邪疫毒入侵，在正气充足的情况下，直接驱邪外出，将没有明显症状体征，或者仅是轻微恶寒发热，以恶寒重寒发热轻为主的症状体征。这个判断与作为既是医生又是病人的李文亮、余昌平等人的记录，张彦平《新型冠状病毒性肺炎流行病学特征分析》、钟南山《中国2019年新型冠状病毒感染的临床特征》等文中介绍是大体吻合的。

在“诊疗方案（第4、5、6版）”中，医学观察期出现“临床症状1乏力伴胃肠不适者”，用藿香正气系列。对此，笔者的观点是舌苔显示无热象，但不包括伴胃肠不适者用藿香正气系列。笔者认为：只要伴有ACE2分布较多的消化、心血管、肾脏的症状体征或基础疾病，就应该立即安置到条件较好的医疗场所实施辨证论治。中医讲究“未病先防，既病防变”，如“见肝之病，当知传脾，必先实其脾气”等等。这个“治未病”思想用在这里，

就是要高度重视ACE2客观上在体内的分布情况是：心血管、消化道、肾脏分布广泛。笔者冒昧估计：新冠肺炎本身是自限性疾病，凡是能够发展成危重症者，一定与ACE2在体内的分布密切相关。当出现乏力伴胃肠不适（比如呕吐、腹泻），在笔者看来，已经在发生“传变”，必须认真对待了。

笔者建议修稿“诊疗方案（第6版）”中，医学观察期的判定标准如下。

（1）明确接触史。

（2）可能接触史。

（3）无症状或有恶寒、恶风、鼻口眼外阴等部位部分出现轻度不适。

（4）舌苔白。

（5）舌苔黄。

（6）化验检查：白细胞总数无明显失常，淋巴细胞减少。

（7）新冠病毒抗原或抗体检测暂时阴性。

其中，具备第（1）、（6）条，或者同时具备第（2）、（3）、（6）条，作为医学观察期病例纳入标准。在此基础上再分为2类：满足第（4）条者，用藿香正气系列，满足第（5）条者用清热解表系列。

四、做好总结，吸取经验，明白教训，以利提高

这次疫情，对人类来讲，是一次大的灾难。但是对于医者，则是实践出真知的好机会。感冒必然长期伴随人类，这次寒邪疫毒为肇始引起的感冒也不例外。战胜感冒也将是长期的临床工作之一。所以，全面、如实收集信息，及时统计分析纯中医治愈率、中西医结合治愈率、经济上的性价比、至残率、死亡率等等，是为吸取经验、明白教训提供大样本为前提的统计学支撑，为中医自身建设发展服务，对人类战胜这一疾病将产生长远的影响。

此外，国家层面提出了“中西医并重”战略，是需要人去落实的。所以从机构设置与人员配备、平台搭建与发挥特长，都应该以法律、条例的形式加以保障，提出较为具体的建议，为今后中医药事业能够顺畅发展铺平道路。

关于“新冠肺炎”权威西医信息与读后感

潘年松

根据采集到的权威信息，谈谈读后感。供同仁参考并请斧正。

2019年12月27日，湖北省中西医结合医院向武汉市江汉区疾控中心正式报告了一家7口出现“不明原因肺炎”疫情。2019年12月30日，中科院武汉病毒所确认是“新型冠状病毒”。2020年1月10日，国家卫健委派出的第一批中国卫生专家组进一步明确是单链RNA病毒。2020年1月12日，世界卫生组织（WHO）命名为“2019新型冠状病毒”（代号：2019-ncov），并发布了《WHO2019新型冠状病毒指南》。2020年1月12日，国家疾控中心启动“1级应急响应”。中科院上海所在《中国科学·生命科学（英文版）》于2020年1月21日发表论文揭示：新型冠状病毒与人的血管紧张素转换酶2（ACE2）亲和力很强。以中国疾控中心为首的多家单位联合撰文于2020年2月24日发表《2019年中国肺炎患者的冠状病毒研究》论文，明确新型冠状病毒是感染人类的冠状病毒家族中的第7个成员，于2020年2月28日发表《新型冠状病毒感染肺炎在中国武汉的初期传播动力学》论文，明确在2019年12月21日前，就在武汉显示了“人传人”。2020年2月7日国卫医函【2020】42号文件明确：这次疫情的名称叫“新型冠状病毒感染肺炎”，简称“新冠肺炎”；英文名称为“Novel Coronavirus Pneumonia”，简称“NCP”。2020年2月11日，国际病毒分类委员会声明：将新型冠状病毒命名为严重急性呼吸综合征冠状病毒2（severeacuterespi-ratory syndrome coronavirus2, SARS-Cov-2），同日，WHO 将新冠状病毒命名为“COVID-19”，co 是 corona，“冠状”之意，vi 是 virus，“病毒”之意，D 是 disease，“疾病”之意。

2020 年 2 月 8 日国卫办医函【2020】117 号（下称“诊疗方案（试行第 5 版）”）所说：经呼吸道飞沫和接触传播是主要途径，气溶胶和消化道等传播途径尚待明确。2020 年 2 月 18 日“诊疗方案（试行第 6 版）”明确了“封闭环境下可能气溶胶传播”。对此，笔者认为：应该把病毒怎么才能进入人体进而祸害人体这个道理在“诊疗方案”里讲明白，让全民明白除了注意口鼻眼，也要注意破损的皮肤、生殖器，以及凉拌菜等依靠食物从口腔进入。理由是病毒的传播途径是其结构决定的：病毒没有完整细胞器，仅仅是一个携带了遗传编码的碎片，必须要有“介绍人”把其领到人体细胞里，与人体细胞融为一体，实现共生，才能真正活下来，并进而繁衍，形成疾病。也正是因为这一点，病毒性疾病有自限性。所以，病毒首次进入人体，公认的渠道还是人体暴露的黏膜，其次是有破损的皮肤。人体暴露的黏膜主要有眼部、鼻部、口，以及男士的龟头、女士的阴唇等。这些是个人重点打断病毒传播途径着力的地方，是防止传染的重点，是在不在现场都能预判的常识。

现在实施的诊断措施主要如下。

实时逆转录酶聚合酶链反应（RT-PCR），俗称试剂药盒核酸筛查。检测到 COVID-19，肯定是确诊的金标准。这项检测是早期筛查的最佳手段。可惜这项检测技术目前的准确率尚待提高，目前技术水平情况下将产生大量假阴性。

影像学。不管是 X 光、CT，根据经济观察网翟依贤整理的余昌平回忆，影像学的动态过程是首先出现肺间质表现，然后向两侧肺泡发展。笔者形容是中间开花再两边闪。虽然是个例，但是来自一名既是医生又是病人的观察，可信度是极高的。

血生化检查。病毒性疾病与细菌性疾病的血生化检查结果，区别是很大的。首先是细菌引起的疾病，白细胞升高明显，而淋巴细胞变化不大；病毒引起的疾病，则白细胞升高不明显，淋巴细胞减少明显。这是在不在现场都能预判的常识。

“诊疗方案（第 6 版）”对湖北省的疑似病例的诊断依据是：结合临床表现和流行病学史综合分析。其中临床表现罗列了如下三点：发热和/或呼吸道症状，具有肺炎影像学特征，白细胞总数正常或降低，淋巴细胞计数减少。具体综合分析方法是下列三种情况：流行病学史，或者加任意两项临床表现，或者没有明确的流行病学史加上 3 项临床表现。

这次疫情的实际情况是：既是医生又是病人的李文亮、余昌平等的记录显示试剂药盒核酸筛查的准确率有限，影像学表现早期常常不明显，症状体征也不明显。张彦平《新型冠状病毒性肺炎流行病学特征分析》、钟南山《中国 2019 年新型冠状病毒感染的临床特征》等文中介绍是大体吻合的。如果以发热表现为主要观察指针，将产生超过半数的疑似病例不符合既定条件而无所适从，给这类人群带来痛苦甚至因为诊断环节延误而带来延误及时治疗。所以，尽管确诊的金标准仍然是试剂药盒核酸筛查呈现阳性，早期疑似病例诊断也显得特别重要。对此，笔者建议如下。

1. 血生化检查淋巴细胞减少、白细胞正常或略减少。

2. 明确接触史或可能接触史。

3. 是否有消化道疾病、心血管疾病、肾脏疾病史或症状体征。

其中，只要同时符合第 1、2 条，就可以诊断为疑似病例，实施一边诊断性中医按照是否舌苔发黄进行粗放式分类治疗，一边实施试剂药盒核酸筛查及抗体筛查，以及影像学手段等进一步明确诊断，以免耽误病情。

如果疑似病例中还有第 3 条，鉴于 COVID-19 与 ACE2 亲和力很强，而人的 ACE2 主要存在于消化道、心血管、肾脏，肺部反而不是其存在的主要区域。笔者认为应该是其预后欠佳的非常重要的评价依据。笔者建议实施一边诊断性中医详细辨证论治，必要时再加上西医的支持治疗措施，一边实施试剂药盒核酸筛查，以及影像学手段等进一步明确诊断，以免耽误病情。

对于确诊病例，笔者建议主要交由中医实施辨证论治。西医主要完成下列四件事情。

其一是确诊病例中针对同时伴有消化道、心血管、肾脏等组织器官受累所表现出来的症状体征者，根据需要实施必要的支持治疗。

其二是由于“诊疗方案（试行第1、2版）”中没有设计中医治疗，以及2020年1月20日首次征集应急科研项目时没有设计中医项目，由此产生的已经进入临床观察的实际实施 8 个药物的临床研究，以及不是药物的瑞德西韦临床研究。

其三，笔者设想白肺的产生机制如下。已知：新型冠状病毒对 ACE2 有很强的亲和力；ACE2 主要分布在人体的心血管、消化道、肾脏；肺泡表面出于交换氧气（O_2）和二氧化碳（CO_2）这一特殊需要而具有丰富的细小血管。当病毒进入人体竞争性抢夺 ACE2，造成 ACE2 发挥正常作用的数量减少，于是引起肺泡壁上的细小血管痉挛，压力增大，液体渗出，积于肺泡，轻者出现毛玻璃改变，重则出现白肺，影响换气功能的正常发挥，危及生命。所以，笔者建议将研究重心放在怎么来激活血管紧张素转换酶 2（ACE2）发挥作用上。同时建议重视采用包括尸检在内的各种手段，搜集消化道、心血管、肾脏等（ACE2）分布广泛的组织器官受累情况。

其四，动物模型的复制，中间宿主的探索、大样本的搜集与不同角度的统计学分析，以及诊断相关试剂药盒的研发，适宜作为西医重点努力的方向。

附：作者简介

潘年松，男，汉族，56 岁。2002 年 6 月成都中医药大学中医内科博士毕业，2004 年 11 月四川大学华西公共卫生学院公共卫生与预防医学博士后出站。现供职于遵义医药高等专科学校，从事《中药药理》《食品标准与法规》课程教学，法医毒物鉴定，中医临床，以及相关科研工作。兼职中国中医药研究促进会治未病与亚健康分会首任会长，以及贵州医科大学硕士生导师。

瘟疫过后，中医面对的是复兴，还是继续沉沦？

河北省中医药科学院　曹东义

2020 年暴发于武汉的新冠肺炎，在全国人们的努力下，已经取得了初步的成果，相信很快就会被战胜了。

中医药在这一次与新瘟疫的斗争之中，有很多优秀的表现，历史似乎无意之中，让中医药偶然显露了一下优秀的身姿，也许很快，中医药就会被淹没在滚滚的历史长河里。

中医药与中华民族生死相依，血脉相连，共同走过了几千年。但是，中医即使再优秀，也有可能被忽视。

目前有些观点，已经表露出某些可以遮蔽中医药成就的苗头，比如，专家说新冠肺炎属于“自限性疾病”，这就预设了“不治疗也可以好”的前提，事后再说中医药的作用，也许与没有抗病毒药的西医一样，甚至还不如西医，仅仅依靠隔离、消毒和流行病学调查，就能解决疾病的流行问题。世卫组织派来的外国专家就说中国战胜疫情，靠的是“古老方法”与行政的力量。中医的作用，一下子就被淡化了。

有的西医专家认为，如果实验室可以证明中医药的作用，就可以上升为可以证明的经验，才能进一步推广。这也很堂皇，但是证明中医药具有抗病毒作用是很困难的。能被证明可以抗病毒的中药，主要是固定剂型的中成药，双黄连被辟谣就说明即使在实验室里被证明之后，没有临床循证医学随机双盲对照的研究，也不能被认定为有效。

更严重的问题是，在中医内部存在严重的学术分歧，像一个嘈杂的自由市场：有国家局推广的方子，也有很多省市推荐的方子，如何确定哪个好？病名、病机，是伤寒，还是温病、瘟疫？是寒湿，还是温热？且不说五运六气是否可以预测，中药能否预防吗？就是治疗方面，也是让人眼花缭乱，谁说了算数？

过去就有过前车之鉴，1965年以前中医治疗乙脑，有石家庄郭克明的经验，世界第一，原卫生部表彰。但是，此后在北京推广的时候，一度“失灵”，蒲辅周先生出来经过加减变化，用后又效果神奇，但他常用的方剂几十个，就被人说没有规律性，而不被重视。

2003年，中医药治疗非典表现很优秀，西医力量很强的香港也请中医去帮助治疗SARS，却在2006年迎来了“取消中医”的反中医思潮沉渣泛起。

这次新冠肺炎中医的认识和行为，用“西眼看中医”，也“很不规范”，且不说病名、病机的看法分歧，就是治疗规模和效果很有代表性的“清肺排毒汤”，它组方的依据何在？尽管它是在张仲景《伤寒杂病论》四个经方的基础上组合起来的，但是，它与六经辨证是什么关系？它组合成方的理论依据是什么？它是最好的？还是很一般的方子？

武汉的民间中医张胜兵，在一个月左右，用几十个方剂帮助了上千例患者，都在三副之内见效，据说没有一例发展成重症；另一位民间中医李跃华，用穴位注射救治很多病人，而且是自己依靠这样的方法，是在几乎没有防护的情况下取得的。处于尴尬地位的民间中医，他们迎头撞上“狡猾瘟神”偷袭的这个疫情，与在医院里被感染而倒下的西医，成了很鲜明的对比。

不幸之中的万幸，由于一开始很慌乱，西医妇产科副主任医师曹丽蓉依靠自学的中医药知识自救成功；西学中的长沙市第一医院神经内科医生詹涛，用了很多个温病学的方子在病房里治疗了40多位病人，都取得了很好的疗效，他归纳的病机是温燥伤津和少阳郁火；另一位陈娟医师原来在中西医结合医院“治未病科”看杂病，这一次主要依靠麻黄为主和麻黄附子细辛汤，以此为基础治疗了30多例新冠肺炎病患，她总结出来的病机是寒湿。

缺乏统一的理论引领，刀枪剑戟都有效，偶然之中有必然。如何认识中医的有效性的原理？

习总书记说“中医药学，凝聚着深邃的哲学智慧和中华民族几千年的健康养生理念及其实践经验，是中国古代科学的瑰宝，也是打开中华文明宝库的钥匙”。

瘟疫过去之后，我们期待在中西医并存、并重的现代条件下，能说明中医药所以有效的根据何在？

理论反思，非常重要。理论研究，不是文献整理。

恩格斯曾经指出：“一个民族要想站在科学的最高峰，就一刻也不能没有理论思维”。

习近平总书记在纪念马克思200周年诞辰大会上的讲话中引用了恩格斯这一论述，并进而明确地提出：“中华民族要实现伟大复兴，也同样一刻不能没有理论思维”。

这是一个极为重要的论断。这一论断揭示了民族复兴与理论思维的深层关联，将理论思维空前地提升到了民族复兴的层面和高度；同时，也将全民族理论思维素质和能力的提升作为一项重大的、亟待解决的迫切任务鲜明地提到了全党和全社会的面前。

中医的伟大复兴，更离不开理论思维和理论进步。

1958年10月11日毛泽东在第一届西医学习中医班结业报告上，给时任中央办公厅主任杨尚昆的批示：

尚昆同志：

此件很好。卫生部党组的建议在最后一段，即今后举办西医离职学习中医的学习班，由各省、市、自治区党委领导负责办理。我看如能在一九五八年每个省、市、自治区各办一个七十至八十人的西医离职学习班，以两年为期，则在一九六〇年冬或一九六一年春，我们就有大约二千名这样的中西结合的高级医生，其中可能出几个高明的理论家。此事请与徐运北同志一商，替中央写一个简短的指示，将卫生部的报告转发给地方党委，请他们加以研究，遵照办理。指示中要指出这是一件大事，不可等闲视之。中国医药学是一个伟大的宝库，应当努力发掘，加以提高。指示和附件发出后，可在《人民日报》发表。

毛泽东

十月十一日

毛泽东期盼的是“能出几个高明的理论家”，现在有些人看不起理论研究，认为那应该是“大人物做的事情”，所以就以此为借口，否定年轻人对此进行研究。

这是很错误的“妄自菲薄”，也是在西医压榨下的自卑心理作怪，或者就是虚无主义思想严重的表现。

希望人们重视中医外感热病理论创新，不要让中医处于永远说不清楚的尴尬地位。

中医药在与瘟疫传染病的斗争之中，积累了深厚的学术理论与各种各样丰富的具体经验，国医大师邓铁涛先生称之为“战胜非典的武器库”，这不仅在 2003 年防治非典的过程之中得到了验证，在这一次的新冠肺炎（NCP）瘟疫的诊治中，已经初步显现其独特的优势，并将被历史再一次证明它的优秀特质完全落在西方医学的目光之外。

中医的理论创新迫在眉睫，这绝对不是可有可无的事情，也不是“事后诸葛亮”的文献整理，而是需要大家沉下心来，认真研究有关著作，形成能够避免混乱、引领未来的路径和模式。

理论创新的结果，就是让每一位一线的中医，面对新瘟疫病人的时候，就能毫不犹豫地开具方药，不用再担心伤寒、温病、瘟疫的路径问题，怕开错了方药，因为教科书说它们“病因、病机、病证、治法、方药”方面完全不同。

解放中医一线人员手脚，不再期待国家专家组出具“通治方”，也不害怕再犯“离经叛道”的罪名，让中医药堂堂正正走向世界，不再是混乱而失语的中医，不再背负“不科学”的污名。

时不我待，就在当下。

邓铁涛先生 2003 年非典肆虐的时候，以中医学特有的几千年的深厚积淀，在西医学刚刚找到冠状病毒这个病原微生物，一无疫苗、二无有效抗病毒药的紧急关头，大声地发出了中医界的声音：“战胜非典我们有个武器库！”

非典过去了，曹东义主编的 50 万字的《中医群英战 SARS》，2006 年 1 月在中医古籍出版社出版，邓铁涛先生欣然题词：

“历经突发的 SARS 之战后，世人开始正确认识中医！”

历经这一次新冠肺炎新的瘟疫，希望大家不应该仅仅是感谢中医，应该像张仲景说的那样，要补补课，“精究方术，留神医药”，这样做是为了“上以疗君亲之疾，下以救贫贱之厄，中以保身长全，以养其生”。

在经历磨难之后，在很多传统学术被打倒之后，中医学依然顽强挺立着，推而不倒，摧而不残，顽强地为中华民族保守着这个“当代和氏璧”，应该引起大家的重视，我们坚信，大家一起推动“西医中国化，中医世界化”，就可以造福于天下苍生。

扶阳固本助武汉一“罐”之力

疫情期间，扶阳罐温刮温推疗法被应用于湖北武汉抗疫一线，在保护医护人员及群众健康，促进新冠肺炎患者的治疗、康复等方面都起到了很好效果——

新冠肺炎疫情暴发以来，中西医结合的诊疗方案让疫情迅速得到控制，中医药的独特优势也在疫情的防治工作中逐渐凸显出来，不少中医药诊疗方法都在抗疫斗争中派上用场。其中，湖南省中医药专长绝技项目——扶阳罐温刮温推疗法就被应用于湖北武汉抗疫一线，在保护医护人员健康，新冠肺炎患者的治疗、康复等方面都起到了很好的效果，为抗击疫情助武汉一“罐”之力。

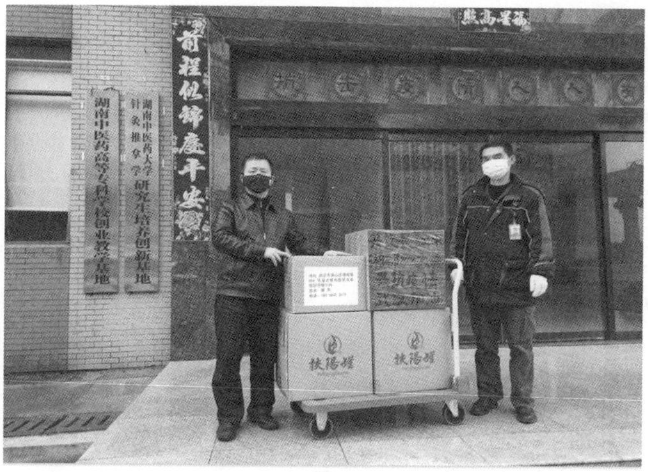

祛湿扶阳，对证所以有效

在此次疫情中，湖南株洲扶阳医疗器械有限公司董事长胡木明共向湖南省针灸学会、武汉江夏方舱医院湖南中医医疗队等捐赠扶阳罐162个，总价值逾24万人民币。2020年2月14日，第一批54个扶阳罐运达武汉，就被送到了湖北省中医院。

湖北省中医院儿科主任刘晓鹰接管的新冠肺炎患者中，有两位患者的救治过程中使用了扶阳罐。刘晓鹰介绍，这两例患者都是虚寒体质，腹胀腹泻，不愿服用中药，于是用驱寒祛湿、扶阳固本的扶阳罐温刮温推疗法进行治疗，效果不错。

在武汉江夏方舱医院的湖南中医医疗队也在对新冠肺炎患者的诊疗过程中使用扶阳罐温刮温推疗法。

在方舱医院中，湖南中医医疗队主管的病区多为普通型和重型、危重型恢复期病情稳定的患者，以中医药疗法为主。其使用普通的火罐、艾灸需要明火，这对于使用酒精消毒的方舱医院极具隐患，而使用扶阳罐就避免了明火，发挥了优势。

武汉江夏方舱医院湖南省中医医疗队第二病区主任毛以林表示，扶阳罐温刮温推疗法对缓解部分患者腹泻、失眠、疲劳等问题具有一定疗效，而且操作简单，使用安全。因此对于方舱医院中的轻症患者们，医疗队队员除使用中药、穴位贴敷外，还用不见明火的扶阳罐代替火罐、艾灸为患者治疗，起到驱寒祛湿、温补阳气的效果。

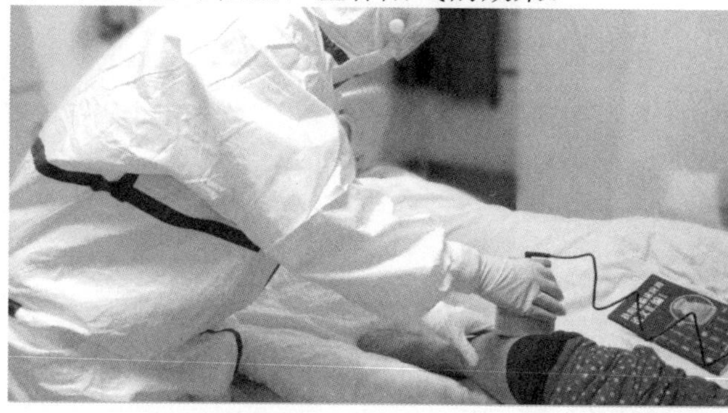

新冠肺炎恢复期患者往往脾胃的阳气受损，服药后容易拉肚子。毛以林表示，医疗队队员在为恢复期患者使用中药进行调理的同时，常配合使用扶阳罐腹部温灸法，健脾益气治疗肠胃病。

同时，刘晓鹰介绍，作为新冠肺炎康复期患者的定点医院，湖北省中医院也把扶阳罐用于康复患者的恢复上。

守护未感染人群健康

在武汉抗疫一线，扶阳罐在对健康人群的保护上也起到了非常重要的作用。在湖北省中医院，就有一部分扶阳罐被用在参与抗疫的一线医务人员身上。

刘晓鹰表示，疫情初期那段时间天气比较冷，高强度的工作也让医务人员非常疲惫，于是医护人员就将一部分扶阳罐用于自身的保健，增强免疫力，缓解腰酸背痛，保证了医护人员的健康。

湖南中医药大学教授、湖南省针灸学会会长常小荣介绍，为保证武汉的居家人群健康，湖南省针灸学会发起了一项公益活动，倡议居家群众提高自身免疫力，学会免费为需要者寄送艾条和扶阳罐，并且由湖南中医药大学相关专业的研究生录制视频，通过群聊分享和互动，指导居家群众正确按压穴位，示范艾灸和扶阳罐的使用。不少武汉居民参与其中，扶阳罐温刮温推疗法在居家使用人群中获得好评。（《中国中医药报》记者：王青云）

关于表彰全国卫生健康系统新冠肺炎疫情防控工作先进集体和先进个人的决定

国卫人发〔2020〕4号

各省、自治区、直辖市及新疆生产建设兵团卫生健康委、人力资源社会保障厅（局）、中医药管理局：

新冠肺炎疫情发生以来，全国卫生健康系统广大干部职工坚决贯彻习近平总书记重要指示批示精神和党中央决策部署，以维护人民群众生命安全和身体健康为最高使命，发扬越是艰险越向前的大无畏精神，临危不惧，义无反顾冲在疫情防控第一线，争分夺秒抢救患者，与病魔进行殊死较量，展开了一场气壮山河的生命大救援，创造了一个个医学奇迹，涌现出一大批感人肺腑、催人奋进的先进集体和个人。他们当中有的不顾自身病痛，克服家庭困难，放下一切奔赴湖北；有的深入社区，扎实开展流行病学调查和卫生防疫，做好源头管理；有的奋不顾身，夜以继日抢救病患，始终坚守在临床第一线；有的勤于思考，不断改进诊疗规范与标准，科学施治提高治愈率；有的技艺精湛，巡回开展感染危险性高的气管插管等操作；有的视患者如亲人，细致入微照护患者和疑似感染者，给予心理疏导；有的刻苦钻研，加快研究药物、疫苗和创新疗法等。广大医务人员以实际行动为人民群众构筑起生命防线，生动诠释了“敬佑生命、救死扶伤、甘于奉献、大爱无疆”的崇高精神，充分展现了新时代卫生健康工作者的精神风貌、职业操守、意志品质和应急能力。

经各方面艰苦努力，疫情防控形势出现积极变化，向好态势不断拓展。为鼓舞士气，表彰先进，弘扬正气，激励广大卫生健康工作者投入这场严峻的斗争，国家卫生健康委、人力资源社会保障部、国家中医药管理局决定授予北京大学第一医院重症救治医疗队等113个集体“全国卫生健康系统新冠肺炎疫情防控工作先进集体”称号，授予丁新民等472位同志“全国卫生健康系统新冠肺炎疫情防控工作先进个人”称号，追授徐辉等34位同志“全国卫生健康系统新冠肺炎疫情防控工作先进个人”称号，获奖个人享受省部级表彰奖励获得者待遇。希望受表彰的集体和个人珍惜荣誉，再接再厉，再立新功。

当前，疫情防控正处于关键时期。各级卫生健康部门和广大卫生健康工作者要进一步牢固树立“四个意识”、坚定“四个自信”、做到“两个维护”，坚决服从党中央统一指挥、统一部署，以受表彰的集体和个人为榜样，见贤思齐，勇挑重任，不忘初心，牢记使命，紧紧扭住城乡社区防控和患者救治两个关键，继续做好守护人民健康的忠诚卫士，扎实细致开展工作。

各地要切实落实中央应对新冠肺炎疫情工作领导小组《关于全面落实进一步保护关心爱护医务人员若干措施的通知》精神，把党中央的关怀和温暖传递给每一位奋战在一线的卫生健康工作者，激励他们始终保持强大的战斗力、昂扬的斗志和旺盛的精力，坚决打赢疫情防控的人民战争、总体战、阻击战！

附件：1. 全国卫生健康系统新冠肺炎疫情防控工作先进集体名单

2. 全国卫生健康系统新冠肺炎疫情防控工作先进个人名单

国家卫生健康委
人力资源社会保障部
国家中医药管理局
2020年3月4日

附件 1

全国卫生健康系统新冠肺炎疫情防控工作先进集体名单

（113 个）

北京市

北京大学第一医院重症救治医疗队

北京大学人民医院重症救治医疗队

北京大学第三医院重症救治医疗队

北京市属医院援鄂医疗队

天津市

天津医科大学总医院重症救治医疗队

天津国家紧急医学救援队

天津医疗队（第一批方舱）

国家援鄂抗疫中医医疗队（天津）

河北省

河北重症护理支援队

河北医疗队（第一批方舱）

河北护理队（方舱）

山西省

山西医疗队（第一批方舱）

内蒙古自治区

内蒙古护理队（方舱）

辽宁省

中国医科大学附属第一医院重症救治医疗队

辽宁国家紧急医学救援队

吉林省

吉林大学第一医院国家紧急医学救援队

吉林大学第一医院重症救治医疗队

吉林大学第二医院重症救治医疗队

黑龙江省

黑龙江重症救治医疗队

上海市

复旦大学附属华山医院 ICU 团队

复旦大学附属中山医院重症救治医疗队

上海交通大学医学院附属瑞金医院重症救治医疗队

同济大学附属东方医院国家紧急医学救援队

江苏省

江苏省人民医院 ICU 团队

苏州重症救治医疗队

江苏重症护理支援队

江苏医疗队（第一批方舱）

国家援鄂抗疫中医医疗队（江苏）

浙江省

浙江大学医学院附属第一医院重症救治医疗队

浙江大学医学院附属第二医院重症救治医疗队

浙江省援武汉第二批医疗队（驻武汉科技大学附属天佑医院）

浙江重症护理支援队

浙江国家紧急医学救援队

浙江医疗队（第一批方舱）

安徽省

安徽重症护理支援队

安徽医疗队（第一批方舱）

安徽护理队（方舱）

福建省

福建国家紧急医学救援队

福建护理队（方舱）

江西省

江西护理队（方舱）

山东省

山东医疗队（第一批方舱）

河南省

河南医疗救援转运队
河南国家紧急医学救援队
河南医疗队（第一批方舱）
国家援鄂抗疫中医医疗队（河南）

湖北省

华中科技大学同济医学院附属同济医院光谷院区
华中科技大学同济医学院附属同济医院中法院区
华中科技大学同济医学院附属协和医院西院区
武汉大学人民医院东院区
武汉大学中南医院
武汉市肺科医院
武汉市金银潭医院
华中科技大学同济医学院附属同济医院光谷院区插管小队
华中科技大学同济医学院附属同济医院中法院区插管小队
华中科技大学同济医学院附属协和医院西院区插管小队
雷神山医院插管小队
武昌方舱医院
江汉方舱医院
东西湖方舱医院
武汉经济技术开发区（汉南区）武汉体育中心方舱医院
江岸方舱医院
湖北省疾病预防控制中心卫生检验检测研究所
防控组驻武汉市流调工作队
疾控系统驻黄冈市防控小分队
疾控系统驻孝感市防控小分队
疾控系统驻黄石市防控小分队
疾控系统驻荆州市防控小分队
疾控系统驻襄阳市防控小分队
疾控系统驻鄂州市防控小分队
疾控系统驻随州市防控小分队
疾控系统驻宜昌市防控小分队

湖南省

中南大学湘雅二医院国家紧急医学救援队
国家援鄂抗疫中医医疗队（湖南）

广东省

广东支援武汉协和西院 ICU 医疗队
中山大学附属第一医院重症救治医疗队
广东国家紧急医学救援队
广东医疗队（第一批方舱）
国家援鄂抗疫中医医疗队（广东）

广西壮族自治区

广西国家紧急医学救援队
广西护理队（方舱）

海南省

海南国家紧急医学救援队
海南护理队（方舱）

重庆市

重庆重症护理支援队
重庆市国家紧急医学救援队

四川省

四川大学华西医院重症救治医疗队
四川重症救治医疗队
四川医疗队（第一批方舱）

贵州省

贵州护理队（方舱）

云南省

云南护理队（方舱）

陕西省

陕西国家紧急医学救援队

国家援鄂抗疫中医医疗队（陕西）

甘肃省

甘肃护理队（方舱）

青海省

青海护理队（方舱）

宁夏回族自治区

宁夏护理队（方舱）

新疆维吾尔自治区

新疆重症救治医疗队

新疆维吾尔自治区人民医院重症救治医疗队

新疆护理队（方舱）

新疆生产建设兵团

新疆生产建设兵团国家紧急医学救援队

国家卫生健康委

中国医学科学院北京协和医学院援鄂抗疫医疗检测队（核酸检测移动实验室）

中国疾病预防控制中心病毒病预防控制所

中国疾病预防控制中心核酸检测移动实验室

北京医院重症救治医疗队

北京协和医院 ICU 团队

中日友好医院 ICU 团队

中日友好医院国家紧急医学救援队

防控组疫情分析组

防控组驻武汉市环境卫生与消毒专家工作队

防控组驻武汉市心理救援专家工作队

防控组驻武汉市社区防控小分队

国家中医药管理局

国家中医药管理局应对新型冠状病毒性肺炎疫情联防联控工作专家组

“清肺排毒汤”应急项目组

国家援鄂抗疫中医医疗队（中国中医科学院）

国家援鄂抗疫中医医疗队（北京中医药大学）

附件 2:

全国卫生健康系统新冠肺炎疫情防控工作先进个人名单

（506 名）

北京市

丁新民	首都医科大学附属北京世纪坛医院主任医师
马　靖（女）	北京大学第一医院主任医师、副教授
王广发	北京大学第一医院主任医师、教授
王业明	中日友好医院
王军红（女）	北京大学第三医院主治医师
王　芳（女）	北京大学第一医院主管护师
王　泠（女）	北京大学人民医院主任护师
王燕森	中日友好医院助理研究员
石　川	北京大学第六医院副主任医师、副教授
卢金星	中国疾病预防控制中心传染病预防控制所党委书记、研究员

向妮娟（女，土家族）	中国疾病预防控制中心研究员
刘小娟（女）	首都医科大学附属北京朝阳医院主任护师
刘正印	北京协和医院主任医师
刘　军	中国疾病预防控制中心病毒病预防控制所研究员、国家流感中心副主任
刘清泉	首都医科大学附属北京中医医院党委副书记、院长、主任医师
刘　颖（女）	中国疾病预防控制中心性病艾滋病预防控制中心研究员
刘聚源（女）	北京医院助理研究员
齐文升	中国中医科学院广安门医院主任医师
杜　斌	北京协和医院主任医师
李六亿（女）	北京大学第一医院研究员
李　奇（女）	北京协和医院主管护师
李素英（女）	首都医科大学附属北京佑安医院主任医师
李绪言	首都医科大学附属北京朝阳医院副主任医师
李　群	中国疾病预防控制中心应急中心主任、研究员
杨　帆（满族）	中国医学科学院病原生物学研究所研究员
杨志旭	中国中医科学院西苑医院主任医师
吴　浩	丰台方庄社区卫生服务中心主任、主任医师
吴　晨（女）	中国医学科学院肿瘤医院研究员、教授
张灿有	中国疾病预防控制中心助理研究员
张　洋（女）	中日友好医院主管护师
张晓光	中国疾病预防控制中心病毒病预防控制所研究员
张耀圣	北京中医药大学东直门医院副院长、主任医师
罗会明	中国疾病预防控制中心主任医师
孟　捷（回族）	北京中医药大学东方医院主任医师
段弘扬	中国疾病预防控制中心环境与健康相关产品安全所助理研究员
段　军	中日友好医院副主任医师
施国庆	中国疾病预防控制中心卫生应急中心副主任、研究员
姜　利（女）	首都医科大学宣武医院主任医师
姜　海	中国疾病预防控制中心传染病预防控制所研究员
姚孝元	中国疾病预防控制中心环境与健康相关产品安全所副所长、研究员
秦宇红	北京大学国际医院副主任医师
夏　莹（女）	北京协和医院主管护师
曹照龙	北京大学人民医院主任医师
常志刚	北京医院副主任医师
梁　超	北京大学第三医院护师
董　凡（女）	北京医院主管护师
蒋荣猛	首都医科大学附属北京地坛医院主任医师
童朝晖	首都医科大学附属北京朝阳医院副院长、主任医师

天津市

王一颖　　天津市人民医院主治医师
王仲言　　天津医科大学第二医院主治医师
王　莹（女）　　天津市第一中心医院主任护师
史东升　　天津市胸科医院主任医师
边　颖（女）　　天津市第一中心医院主管护师
刘学政　　天津中医药大学第一附属医院副主任医师
李美娟（女）　　天津市职业病防治院主管护师
李　毅　　天津市胸科医院副主任医师
杨东靖　　天津市疾病预防控制中心副主任技师
张文娟（女）　　天津市第二医院副主任护师

河北省

于红莲（女）　　保定市第二医院副主任护师
王晓芳（女）　　张家口市第一医院主管护师
肖思孟（女，满族）　　河北省中医院护师
张国民　　承德医学院附属医院副主任医师
张明轩　　河北医科大学第一医院护师
张晓静（女）　　唐山市遵化市中医医院主管护师
袁雅冬（女）　　河北医科大学第二医院主任医师
梁晓昌　　邯郸市永年区第一医院主管护师
谭振钊　　廊坊市卫生健康信息中心科员

山西省

弓清梅（女）　　山西省人民医院主任医师
王俊平　　山西省人民医院主任医师
王晓凝（女）　　山西白求恩医院（山西医学科学院）副主任护师
尹翻平（女）　　山西医科大学第一医院主管护师
田小荣　　山西医科大学第二医院主管护师
史小娟（女）　　山西省肿瘤医院主管护师
关　炜　　山西省中医院副主任医师
李　萍（女）　　山西白求恩医院（山西医学科学院）主任医师
季　华（女）　　山西省肿瘤医院主管护师

内蒙古自治区

云利虹（女，蒙古族）　　呼和浩特市蒙医中医医院主管护师
包长命（蒙古族）　　兴安盟科尔沁右翼前旗察尔森镇沙力根嘎查卫生室乡村医生
刘翠芬（女）　　内蒙古医科大学第二附属医院副主任护师
杨慧冬（女）　　包头市第八医院副主任护师

张　卿（女，蒙古族）	内蒙古医科大学附属医院主任医师
项雪莲（女）	内蒙古自治区人民医院主管护师
道　龙（女，蒙古族）	内蒙古自治区肿瘤医院医师

辽宁省

丁仁彧	中国医科大学附属第一医院主任医师、教授
于　娜（女）	中国医科大学附属第一医院副主任医师、副教授
尹　超	中国医科大学附属第一医院主管护师
冯　伟	沈阳市第四人民医院主任医师
曲东霞（女）	大连市友谊医院主任医师
刘秀梅（女）	大连医科大学附属第一医院副主任护师
刘学文（女）	锦州医科大学附属第一医院主任医师、教授
李艳霞（女）	大连医科大学附属第一医院主任医师、教授
张眉眉（女，满族）	辽宁省疾病预防控制中心主任技师
张素文（女）	锦州医科大学附属第三医院副主任护师
赵克明	辽宁中医药大学附属医院主任医师
赵洪露（女）	辽阳市中心医院主任护师
赵　勇	中国医科大学附属第一医院鞍山医院主任医师
赵　鑫（女）	中国医科大学附属第一医院副主任护师
秦　维（女）	大连医科大学附属第二医院副主任护师
崔志刚	朝阳市卫生监督局副科长
崇　巍	中国医科大学附属第一医院教授
葛　壮	大连医科大学附属第二医院主管护师

吉林省

马新利（女）	吉林大学第二医院副主任护师
王　珂（女）	吉林大学第二医院主任医师
王　檀	长春中医药大学附属医院主任医师
牛延军（女）	延边大学附属医院主任医师
尹永杰	吉林大学第二医院主任医师
朱　媛（女）	吉林大学第一医院主管护师
刘欣敏（女，满族）	吉林大学第一医院主管护师
杨云海	吉林大学第二医院研究员
杨俊玲（女）	吉林大学第二医院主任医师
陈　雪（女）	吉林大学第二医院副主任护师
郑　杨（女）	吉林大学第一医院主任医师
姜　南	吉林大学中日联谊医院副主任医师、副教授
徐大海	吉林大学第一医院副主任医师
高　岚（女）	吉林大学第一医院主任护师

盛　岩（女）	吉林大学中日联谊医院副主任护师
温元凯	吉林大学第一医院护师

黑龙江省

马业平	牡丹江市中医医院主治医师
王洪亮	哈尔滨医科大学附属第二医院主任医师、教授
王　磊（女）	哈尔滨医科大学附属第一医院主管护师
张东海	齐齐哈尔医学院附属第二医院主任医师
周爱君（女）	宁安市人民医院主任护师
颜红霞（女）	齐齐哈尔医学院附属第二医院副主任护师

上海市

王春灵（女）	复旦大学附属中山医院副主任护师
王振伟	上海中医大学附属岳阳中西医结合医院副主任医师
王晓宁（女）	上海交通大学医学院附属瑞金医院主任护师
毕宇芳（女）	上海交通大学医学院附属瑞金医院主任医师
任　宏（女）	上海市疾病预防控制中心副主任医师
李圣青（女）	复旦大学附属华山医院主任医师、教授
李庆云	上海交通大学医学院附属瑞金医院主任医师
吴文娟（女）	同济大学附属东方医院主任技师
张继明	复旦大学附属华山医院主任医师、教授
张　静（女）	复旦大学附属华山医院副主任护师
陈德昌	上海交通大学医学院附属瑞金医院主任医师
罗　哲	复旦大学附属中山医院主任医师
钟　鸣	复旦大学附属中山医院主任医师
唐　欢（女）	上海中医大学附属岳阳中西医结合医院主管护师
甄　暐（女）	上海中医药大学附属龙华医院主管护师

江苏省

王　英（女）	苏州大学附属第二医院副主任护师
王珍妮（女）	常熟市第一人民医院护师
王　洵（女）	无锡市第二人民医院副主任医师
王　清（女）	南京鼓楼医院副主任护师
史锁芳	江苏省中医院主任医师
刘文东	江苏省疾病预防控制中心副主任医师
许红阳	无锡市人民医院主任医师
李　锐	苏州大学附属第一医院主任医师
杨永峰	南京市第二医院副院长、主任医师
肖佩华（女）	苏州市第九人民医院主任护师

吴林珂（女）	南京市第一医院主管护师
邱海波	东南大学附属中大医院党委副书记、纪委书记、主任医师、教授
谷　伟	南京市第一医院主任医师
张　燕（女）	无锡市第二人民医院副主任护师
陈文森	江苏省人民医院副主任医师
陈旭锋	江苏省人民医院主任医师、副教授
陈　亮	淮安市第一人民医院副主任医师
范卫星（女）	海门市人民医院副主任护师
茅一萍（女）	徐州医科大学附属医院主任护师
周　静（女）	江苏省人民医院主任医师
郑瑞强	苏北人民医院主任医师
赵燕燕（女）	江苏大学附属医院副主任护师
胡大玲（女）	南京医科大学附属逸夫医院主管护师
施姣娜（女）	南京医科大学附属逸夫医院主管护师
徐　辉（女）	南京市中医院副院长、副主任医师
郭宏雄	江苏省疾病预防控制中心免疫规划所副所长、研究员
郭　强	苏州大学附属第一医院主任医师、副教授
虞文魁	南京鼓楼医院主任医师
缪愿戍（女）	南通市肿瘤医院主管护师
潘　纯	东南大学附属中大医院副主任医师

浙江省

王志宇	宁波市第一医院副主任医师
叶　蕾（女）	浙江医院主管护师
刘元春（女）	浙江树兰（杭州）　医院护师
李志会	杭州红十字会医院副主任医师
吴红梅（女）	温州市人民医院副主任护师
吴晓虹（女）	浙江大学医学院附属邵逸夫医院主任医师
何　强	浙江省人民医院副院长、主任医师
邹晓月（女）	湖州市第一人民医院主任护师
陆　群（女）	浙江大学医学院附属第二医院副研究员
欧阳金生	温州医科大学附属第一医院副主任医师
郑永科	杭州市第一人民医院主任医师
郑建娣（女）	杭州红十字会医院主管护师
郑　霞（女）	浙江大学医学院附属第一医院副主任医师
俞　平（女）	浙江省人民医院主管护师
黄赣英（女）	杭州市第一人民医院副主任护师
董　雷	浙江中医药大学附属第二医院副主任医师
蒋思懿（女）	浙江大学医学院附属第四医院主治医师

程嘉斌　宁波市第一医院主管护师
谢淑云（女）　浙江省疾病预防控制中心主任医师
蔡　冉　浙江省疾病预防控制中心主管医师
蔡哲清（女）　嘉兴市第二医院主管护师

安徽省

马红秋（女）　安徽医科大学第一附属医院主任护师
王长海　蚌埠市第一人民医院副主任医师
王建明　合肥京东方医院副主任医师
朱守俊　中国科学技术大学附属第一医院（安徽省立医院）主管护师
张成元　安徽医科大学第一附属医院东区肥东县人民医院副主任医师
陈　红（女）　安徽医科大学第一附属医院副主任护师
赵　红（女）　安徽中医药大学第一附属医院副主任护师
夏晓丹（女）　安徽理工大学第一附属医院（淮南市第一人民医院）主管护师
颜　浩　皖南医学院弋矶山医院护师

福建省

毛祥洪　浦城县仙阳中心卫生院副院长、副主任医师
李　东　福建省疾病预防控制中心主管技师
李　希　福建中医药大学附属第二人民医院副主任医师
李　玮　福建中医药大学附属人民医院主任医师
李鸿茹（女）　福建省立医院副主任医师
杨春燕（女）　厦门市海沧医院主管护师
吴文伟　福建医科大学附属协和医院副主任医师
吴　峰　福建医科大学附属协和医院主任医师
张素真（女）　厦门大学附属中山医院副主任护师
陈　兰（女）　厦门大学附属中山医院副主任医师
陈晓欢（女）　福建省立医院副主任护师
林三秀（女）　龙岩市第一医院副主任护师
林　韦（女）　福建医科大学附属第一医院主管护师
林守虹（女）　福建医科大学附属第一医院副主任护师
林　璇（女）　福建省立医院副主任医师

江西省

刘　涛　江西中医药大学附属医院副主任医师
袁小亮　赣南医学院第一附属医院主任医师
蒋金波　大余县疾病预防控制中心主管医师
陈祥田　芦溪县银河镇长竹村长布卫生计生服务室乡村医生
赵　琳（女）　南昌市第三医院副主任护师

张维新	江西省人民医院主任医师
祝新根	南昌大学第二附属医院副院长、主任医师、教授
邓丽花（女）	南昌大学第四附属医院主任护师
唐浪娟（女）	南昌大学第四附属医院副院长、主任护师

山东省

王言森	山东省立第三医院主任医师
方　巍	青岛大学附属医院主任医师
兰素萍（女）	曹县人民医院主管护师
曲仪庆	山东大学齐鲁医院主任医师
吕涌涛	山东省立第三医院党委副书记、院长、主任医师
任宏生	山东省立医院主任医师
李　玉	山东大学齐鲁医院主任医师
李丕宝	山东省立第三医院副院长、主任医师
李　岷	济宁医学院附属医院主管护师
李敏敏（女）	山东省立医院主管护师
位兰玲（女）	青岛市市立医院主任护师
周　敏（女）	山东大学齐鲁医院主任护师
郝月琴（女）	青岛市市立医院副主任医师
秦　文（女）	青岛大学附属医院主管医师
贾新华	山东中医药大学附属医院副院长、副主任医师
郭　芳（女）	济南市第三人民医院主管护师
脱　淼（女，蒙古族）	青岛大学附属医院副主任护师
董　红（女）	山东大学第二医院副主任护师
魏峰涛	山东大学第二医院副主任医师

河南省

王士成	许昌市长葛市董村镇新王庄村卫生室乡村医生
王　凯	河南省人民医院主任医师
李桂梅（女）	安阳市第三人民医院副主任护师
宋二军	漯河医学高等专科学校第三附属医院医师
张卫青（女）	郑州大学第二附属医院副主任护师
张文学	开封市中心医院主任医师
张建祥	郑州大学第一附属医院主治医师
陈传亮	河南省人民医院副院长、主任医师
周　正	郑州大学第二附属医院副主任医师
郑福增	河南省中医院（河南中医药大学第二附属医院）副院长、主任医师
姚留记	平顶山市郏县冢头镇北街村卫生室乡村医生
程　哲（女）	郑州大学第一附属医院主任医师

湖北省

于文虎	仙桃市第一人民医院副主任医师
万　军	武汉大学人民医院副院长、主任医师、教授
万　佳（女）	华中科技大学同济医学院附属协和医院主管护师
王　芬（女）	华中科技大学同济医学院附属协和医院（西院）主管护师
王　兵（女）	武汉市洪山区王兵西医内科诊所主治医师
王建英（女）	武汉大学人民医院主管护师
王　科	武汉市急救中心医师
王晓冬（女）	襄阳市中医医院（襄阳市中医药研究所）　护师
王培红（女）	华中科技大学同济医学院附属协和医院副主任护师
王雪静（女）	咸宁市中心医院副主任护师
王新卫	湖北省第三人民医院主任医师
方玉蓉（女）	武汉市儿童医院主任医师
邓　林	武汉市急救中心科员
艾　萍（女）	武汉市精神卫生中心主管护师
左汉文	随州市广水市太平镇群联村卫生室乡村医生
石方蓉（女）	湖北省中医院主管护师
田志坚	武汉华大医学检验所副研究员
邝家奇	武汉市第八医院护师
冯辉斌	黄石市鄂东医疗集团市中心医院主任医师
朱国超（女）	武汉市第六医院副主任医师
朱金陵	荆州市胸科医院副院长、主任医师
朱媛媛（女，回族）	武汉市武昌区首义路街社区卫生服务中心主管护师
刘文龙	孝感市应城市人民医院主治医师
刘　勇	恩施土家族苗族自治州中心医院副主任医师
刘莉敏（女）	武汉科技大学附属天佑医院副主任医师
刘　彬	武汉亚心总医院副主任医师
刘智明	武汉市武昌医院党委副书记、院长、主任医师
江永忠	湖北省疾病预防控制中心主任技师
江光耀（女）	鄂州市中医医院副主任护师
江学庆	武汉市中心医院主任医师
许琍文（女）	武汉市中心医院副主任护师
许德甫	鄂州市中医医院主任医师
阮惠芳（女）	湖北省长江航运总医院技师
孙文锴	湖北省妇幼保健院主治医师
孙国兵	湖北省中西医结合医院副主任医师
孙惠文	武汉钢铁（集团）公司第二职工医院副主任医师
孙　鹏	华中科技大学同济医学院附属协和医院主任医师、副教授

杜荣辉（女）　武汉市肺科医院主任医师
李文亮　武汉市中心医院医师
李　旦（女）　荆门市疾病预防控制中心副主任技师
李明惠（女）　湖北省妇幼保健院主管护师
李　欣（女）　华润武钢总医院主任医师
李　波　襄阳市枣阳市第一人民医院副主任医师
李树生　华中科技大学同济医学院附属同济医院主任医师、副教授
李雪锋　神农架林区人民医院院长、主任医师
杨亚东　黄冈市中心医院副主任医师
杨　玲（女）　武汉市黄陂区人民医院主管护师
杨　萍（女）　华中科技大学同济医学院附属同济医院医师
杨　毅（苗族）　湖北省中医院主任医师
肖　俊　武汉市红十字会医院主治医师
吴长蓉（女）　武汉大学中南医院主管护师
吴忠泽　武汉天安医院体检部主任
邱其武　荆门市第一人民医院副主任医师
邱　飚　武汉市硚口区古田街社区卫生服务中心副主任、主治医师
何　芳（女）　武汉科技大学附属天佑医院主管护师
何细飞（女）　华中科技大学同济医学院附属同济医院副主任护师
何　雯（女）　湖北省中西医结合医院主管护师
余　婷　武汉市金银潭医院主治医师
汪周华　武汉市新洲区中医医院副主任医师
汪　晖（女）　华中科技大学同济医学院附属同济医院主任护师
宋　林　湖北省中西医结合医院副主任医师
张军浩　黄冈市疾病预防控制中心主管技师
张抗美（女）　武汉市硚口区宝丰街社区卫生服务中心医师
张利琼（女）　武汉市红十字会医院主管护师
张定宇　武汉市金银潭医院党委副书记、院长、主任医师
张祥明　武汉市第三医院副主任医师
张继先（女）　湖北省中西医结合医院主任医师
张　敏（女）　孝感市中心医院主任护师
张　琦（女，壮族）　湖北省六七二中西医结合骨科医院副主任护师
张　皓　宜昌市疾病预防控制中心副主任医师
张瑞光　华中科技大学同济医学院附属协和医院主治医师
张翠平（女）　湖北省第三人民医院主管护师
陆定波（女）　湖北省中医院主任医师
陈　凡（女）　天门市第一人民医院护师
陈秋香（女）　潜江市中心医院副院长、副主任护师
陈清山　荆门市京山仁和医院主治医师

罗　浩	武汉市硚口区六角亭街社区卫生服务中心主任、医师
金小毛	武汉市疾病预防控制中心副主任医师
周宗德	武汉科技大学附属天佑医院技术工三级
周俊辉（女）	武汉大学中南医院主管护师
周　婷（女）	武汉市东西湖区人民医院（协和东西湖医院）护师
郑丽娟（女）	武汉市金银潭医院主管护师
官旭华（女）	湖北省疾病预防控制中心传染病防治研究所所长、主任医师
胡　克	武汉大学人民医院主任医师、教授
胡　铁	武汉市中心医院副主任医师
胡　泉	武汉市江夏区第一人民医院（协和江南医院）副主任医师
胡勇钧	武汉市第四医院副主任医师
胡　曼（女）	武汉市普仁医院护师
胡傲容（女）	随州市疾病预防控制中心传染病防治所所长、主治医师
柳　帆（女）	武汉市武昌医院副主任护师
钟小锋（女）	武汉市肺科医院主管护师
姜雪强	十堰市国药东风总医院副主任医师
洪李锋	武汉市第五医院副主任医师
袁文玲（女）	华中科技大学同济医学院附属梨园医院主管护师
袁念芳	黄石市大冶市人民医院主任医师
夏思思（女）	武汉市蔡甸区人民医院医师
夏燕枝（女）	武汉亚心总医院主管护师
徐武敏	咸宁市通山县人民医院副主任医师
高春柳（女）	武汉市汉南区人民医院主管护师
郭文萍（女）	十堰市人民医院主管护师
黄文军	孝感市中心医院副主任医师
黄　芹（女）	武汉市第四医院主管护师
崔　靖	荆门市京山市卫生健康局党组成员
章军建	武汉大学中南医院副院长、主任医师、教授
梁武东	武汉亚心总医院主任医师
谌　思	武汉市优抚医院主治医师
彭　欢（女）	荆州市第二人民医院主管护师
彭丽清（女）	武汉市第一医院主管护师
彭银华	武汉市江夏区第一人民医院（协和江南医院）　医师
董　健	武汉市蔡甸区人民医院副主任医师
韩　英（女）	武汉市汉口医院主管护师
程　芳（女）	武汉市金银潭医院主管护师
程真顺	武汉大学中南医院主任医师
鲁　丽（女）	武汉大学人民医院主管护师
曾玉兰（女）	华中科技大学同济医学院附属梨园医院主任医师

谢　芳（女）　鄂州市中心医院副主任医师
蔡利萍（女）　武汉市第三医院主管护师
谭蕴喆　武汉市第九医院主治医师
熊　伟　武汉市第一医院副主任医师
熊合明（女）　黄冈市中心医院副主任护师
熊　妍（女）　武汉市中医医院主管护师
熊　焱（女）　武汉市武昌医院主管护师
樊　星（女）　湖北省长江航运总医院护师
潘瑞红（女）　随州市中心医院主任护师
瞿星光　宜昌市中心人民医院副主任医师

湖南省

付　敏（女）　中南大学湘雅二医院主管护师
刘　纯（女）　中南大学湘雅三医院副主任医师
刘　毅　株洲市中心医院主任医师
李　丽（女）　中南大学湘雅医院副主任护师
李湘湘（女，满族）　中南大学湘雅医院护师
杨　晶（女）　怀化市第二人民医院副主任护师
吴安华　中南大学湘雅医院主任医师
宋英杰　衡阳市东湖镇马迹卫生院药师
张　辉　湖南省卫生计生综合监督局党委书记、局长
陈金兰（女）　中南大学湘雅二医院副主任医师
钟竹青（女）　中南大学湘雅三医院主任护师
钟晓平（女）　中南大学湘雅二医院护师
贺兼斌（苗族）　怀化市第一人民医院主任医师
钱招昕　中南大学湘雅医院副主任医师
徐军美　中南大学湘雅二医院副院长、主任医师
唐肖春（女）　衡阳市中心医院主管护师
戴飞跃　湖南中医药大学第一附属医院副主任医师

广东省

王　磊　湛江中心人民医院副主任医师
成守珍（女）　中山大学附属第一医院主任护师
师清莲（女）　东莞市茶山医院副院长、主任护师
刘爱红（女）　中山大学附属第六医院主管护师
许可慰　中山大学孙逸仙纪念医院党委副书记、副院长、主任医师、教授
杨　扬　中山大学附属第三医院主任医师、教授
何　翔　广东省公共卫生研究院副院长、研究员
张忠德　广东省中医院（广州中医药大学第二附属医院）副院长、主任医师

张　倩（女）	广东省第二人民医院护师
陈妙霞（女）	中山大学附属第三医院主任护师
林宇坤	广东省第二人民医院医师
罗益锋	中山大学附属第一医院副主任医师
周雪贞（女）	中山大学孙逸仙纪念医院主任护师
段孟岐（女）	中山大学附属第三医院主管护师
姚　麟	中山大学附属第六医院副院长
桑　岭	广州医科大学附属第一医院副主任医师
黄东晖	广东省中医院（广州中医药大学第二附属医院）主任医师
黄妙珊（女）	揭阳市普宁市人民医院副主任护师
黄敬烨	广州医科大学附属第一医院主管护师
温敏勇	广州中医药大学第一附属医院副主任医师
谢佳星	广州医科大学附属第一医院副主任医师
管向东	中山大学附属第一医院主任医师、教授

广西壮族自治区

韦　球（壮族）	南宁市第一人民医院副主任医师
张丽艳（女，壮族）	广西医科大学第二附属医院主管护师
陈　平	广西中医药大学第一附属医院副主任医师
秦明钦	广西医科大学第二附属医院副主任医师
朗秋燕（女）	广西医科大学第一附属医院主管护师
温汉春（女）	广西医科大学第一附属医院主任医师

海南省

邓艳梅（女）	定安县人民医院主管护师
刘　莉（女）	海南省人民医院主管护师
李　丽（女）	海南省中医院主管护师
张汉洪	海南省中医院主任医师
陈　涛（女）	海南省人民医院副院长、主任医师
谢　海	海南医学院第一附属医院副主任医师
薛梅丽（女）	海南西部中心医院护师

重庆市

王　杰	重庆市中医院副主任医师
代　涛	重庆医科大学附属第一医院护师
刘碧翠（土家族）	璧山区人民医院副主任医师
杜先智	重庆医科大学附属第二医院主任医师、教授
张立明	重庆市人民医院主治医师
张　晞（女）	重庆市急救医疗中心主管护师

罗晓庆（女）	重庆医科大学附属第二医院主管护师
钮柏琳	重庆医科大学附属第一医院主治医师
徐樱月（女）	璧山区人民医院主管护师
阙秋红（女）	合川区人民医院护师

四川省

田永明	四川大学华西医院主任护师
冯　梅（女）	四川大学华西医院副主任护师
乔　甫	四川大学华西医院主管技师
刘　丹（女）	四川大学华西医院研究员、副教授
张文婷（女）	四川省医学科学院·四川省人民医院主管护师
张传涛	成都中医药大学附属医院（四川省中医院）副主任医师
陈　萍（女）	成都市公共卫生临床医疗中心副主任医师
陈　康	四川省医学科学院·四川省人民医院副主任医师
聂春萍（女）	德阳市旌阳区中医院副主任护师
黄晓波	四川省医学科学院·四川省人民医院主任医师
康　焰	四川大学华西医院主任医师、教授
曾　茄	广元市中心医院主任医师
蒲洪亮	自贡市第三人民医院护师
缪显龙	攀枝花市中心医院护师

贵州省

王治美（女，苗族）	贵州医科大学第二附属医院护师
刘　辉	贵州省第二人民医院副主任医师
苏　娟（女）	贵州中医药大学第二附属医院主管护师
张碧霞（女）	安顺市中医院主管护师
傅小云	遵义医科大学附属医院主任医师
穆　茂	贵州医科大学附属医院副主任医师

云南省

文光芬（女，彝族）	云南省中医医院主管护师
何健林	云南省第二人民医院副主任医师
宋云花（女）	保山市隆阳区青华街道办事处太平社区卫生服务站
陈　健（女）	昭通市彝良县奎香苗族彝族乡寸田村卫生室
陈　敏	云南省疾病预防控制中心副主任技师
陈　静（女）	云南省卫生健康委保健局副局长（云南省干部保健委员会办公室副主任）
饶　燕（女）	云南省肿瘤医院主管护师
袁丽萍（女）	云南省第三人民医院副主任护师

陕西省

石志红（女）	西安交通大学第一附属医院主任医师
冯占伟	西安市儿童医院副院长、主任医师
吕建瑞	西安交通大学第二附属医院主任医师
刘东立	陕西省疾病预防控制中心副主任医师
刘　昱	西安交通大学第一附属医院副主任医师
李京涛	陕西中医药大学附属医院副主任医师
李洁琼（女）	西安交通大学第一附属医院副主任护师
张正良	西安交通大学第二附属医院副主任医师
张　丽（女）	西安交通大学第二附属医院护师
张建华	咸阳市旬邑县湫坡头镇卫生院公共卫生科科长
屈小元	陕西省中医医院主任医师
胡　蕤（女）	陕西省人民医院主管护师
徐战磊	西安交通大学第一附属医院主管护师
曹钏宏	陕西省人民医院主管护师

甘肃省

王　昱	甘肃中医药大学附属医院主任医师
宋　霞（女）	甘肃省人民医院主管护师
张浩军	甘肃省人民医院主任医师
张　蓓	兰州大学第二医院副主任医师
唐　锐（女）	甘肃省中医院副主任护师
董慧敏（女）	甘肃省肿瘤医院主管护师
雷作汉	甘肃省中医院副主任医师

青海省

王学军	青海红十字医院主任医师
白焕强	青海省中医院副主任医师
李有宜	西宁市第一人民医院护师
佘小斌	青海大学附属医院主管护师
张　方（女）	青海省人民医院副主任医师

宁夏回族自治区

张志远	宁夏医科大学总医院主治医师
陈中伟	宁夏医科大学总医院主任医师
常海强	吴忠市人民医院副主任医师

新疆维吾尔自治区

江道斌	新疆维吾尔自治区中医医院主治医师

杨建中　　新疆医科大学第一附属医院主任医师、副教授
张玉梅（女）　　和田地区人民医院主管护师
苟安栓　　新疆维吾尔自治区人民医院主任医师
贲艳丽（女）　　新疆维吾尔自治区人民医院主任护师
袁　媛（女）　　新疆医科大学第一附属医院护师

新疆生产建设兵团

王　玫（女）　　第五师医院护师
杨　伟　　石河子大学医学院第一附属医院驾驶员
赵新芳（女）　　石河子大学医学院第一附属医院主任医师

牺牲在抗疫一线的人员名单

根据统计：截至2020年2月11日，媒体报道牺牲在抗疫一线的人员名单。

1. 张辉，湖南省卫生计生综合监督局党委书记、局长。张辉同志因劳累过度，突发心梗抢救无效，于2020年2月1日凌晨不幸逝世，终年56岁。

2. 宋英杰，湖南省衡阳市衡山县东湖镇马迹卫生院药剂组副组长，在抗击新型肺炎疫情工作中，宋英杰因多日连续超负荷工作，劳累过度，于2月3日因心源性猝死离世，年仅28岁。

3. 张新忠，山东省菏泽市东明县看守所所长。2020年1月25日22时许，张新忠接东明县公安局通知，到指挥调度大厅领会上级关于疫情防控有关精神，在去往县局的路上突发心脏病不幸去世。

4. 尹祖川，湖北省长航公安局宜昌分局治安管理支队支队长，2020年1月29日，在春节值班和防控新型冠状病毒性肺炎疫情工作岗位上，突发疾病，经抢救无效离世。

5. 刘大庆，吉林省铁路公安处吉林北站公安派出所58岁民警。1月28日凌晨，刘大庆倒在抗击新型冠状病毒疫情的第一线，突发疾病不幸殉职。

6. 曾文聪，广东省英德市公安局桥头派出所辅警。1月26日，大年初二，曾文聪在短暂陪伴父母后便往单位赶。下午4时，曾文聪正要到龙怀高速桥头出口交接班协助政府相关部门开展检测过往车辆的工作，由于迟迟未出现，打电话也未接，派出所的同事便到宿舍找曾文聪，却发现曾文聪已穿好制服晕倒到地上……

7. 何建华，内蒙古自治区兴安盟突泉县公安局育文派出所民警。1月26日（大年初二）上午9时，何建华同志发扬共产党员模范带头作用，冲锋在前，主动请缨到人流量较大的突泉县汽车客运站开展工作。连续工作到13时许，何建华同志突感身体不适，被送往突泉县人民医院抢救。晚21时许，何建华同志因小脑出血医治无效不幸因公殉职，享年52岁。

8. 苏莱曼巴马丁，新疆维吾尔自治区克孜勒苏柯尔克孜自治州乌恰县公安局阿克检查站副站长。新型冠状病毒性肺炎疫情出现后，他便成了一名严格的一线检查员。可是，防疫任务还未结束，这名检查员却不再坚守了。日夜兼程的值守让他因突发心肌梗死，倒在了疫情防控一线的工作岗位上。他把对工作的炽热之情永远定格在2020年1月25日，“一定要守好卡点”也成为他来到世间37年留下的最后一句话。

9. 程建阳，河南省汝州市公安局大队长。1月28日（农历正月初四）23时许，程建阳同志在新

型冠状病毒感染的肺炎疫情防控一线工作时突发脑出血昏迷，被紧急送至汝州市人民医院抢救。1月30日（农历正月初六）下午3时50分，45岁的程建阳同志经抢救无效因公牺牲，离开了日夜相伴的战友，离开了亲爱的家人和年幼的两个孩子。

10. 胡锋，安徽省枞阳县公安局特(巡)警大队辅警。1月26日下午，胡锋在疫情防控点执勤时，接到110警令，和同事一起出警途中突遇交通事故，27 日因伤重医治无效因公殉职。胡锋是枞阳本地人，1990年4月出生，2018年1月通过公开招聘进入枞阳县公安局特（巡）警大队工作。

11. 李弦，山东省泰安市公安局泰山分局网络安全保卫大队侦查中队指导员，三级警督警衔。1982年6月出生，中共党员，大学学历，山东泰安人。2020年1月21日12时18分许，时值新型冠状病毒感染肺炎疫情防控期间，李弦在加班开展疫情网络公开巡查执法和案件研判时，突发脑出血倒在了工作岗位上，经全力抢救无效，不幸牺牲，年仅37岁。

12. 章良志，江苏省徐州市沛县公安局五段派出所辅警。2020年2月1日凌晨1时30分许，章良志同志在执行完疫情防控工作任务后，突感身体不适，经抢救无效殉职，时年26岁。

13. 廉光民，山东省淄博市张店保安服务公司驻淄博市妇幼保健医院（东院区）保安分队分队长。2020年2月3日17时30分，廉光民队长连续奋战抗疫一线13天，在医院工作期间，突感身体不适，确诊为急性心肌梗死，经抢救无效因公殉职，时年52岁。

14. 毛样洪，福建省南平市浦城县仙阳镇中心卫生院副院长。2020年1月25日，毛样洪接到上级指示，驻守在高速检查站检测过往车辆乘员体温。晚9时许，一辆轿车看到信号，误将油门当刹车，车辆失控。当晚，毛样洪倒在了抗击新型冠状病毒感染的肺炎疫情战场第一线。

15. 蒋金波，江西省赣州市大余县疾病预防控制中心医师。2020年1月28日23时50分，在疫情防控一线连续奋战十几天的蒋金波，因劳累过度突发心梗，经抢救无效不幸去世，时年58岁。

16. 姜继军，江苏省泰州市人民医院感染科主任医师。2020年1月23日，姜医生在查房后奔赴发热门诊时，因呼吸心搏骤停，倒在他工作岗位上。经抢救无效，当日15：00不幸殉职。

17. 孙士贞，山东省临沂市费县薛庄镇城阳村支部书记。2020年2月1日早上，孙士贞在抗击疫情前线连续奋战6个昼夜后，因过度劳累突发疾病不幸殉职，时年 59 岁。据悉，孙支书自收到疫情通告后，只用1天时间就完成对全村900余户村民的排查，共摸排出湖北（武汉）返乡人员1名、市外回乡人员 20 人，并对其进行专档管理、居家隔离。

18. 黄汉明，湖北省孝感市安陆市烟店镇水寨村党组织书记。面对突如其来的疫情，他主动担当作为，第一个挺身而出，不分日夜奋战在疫情防控第一线，在连续奋战9天后，黄汉明同志因疲劳过度引起双肺肺气肿并发心肺功能衰竭，经抢救无效于2月1日牺牲在工作岗位，年仅57岁，用生命诠释了共产党员的忠诚与担当，是全市疫情防控阻击战的最大正能量。

19. 马承武，湖北省荆州市石首市小河口镇中洲村党总支委员、村委会副主任。1月31日，马承武在疫情防控流动人员劝导卡口执勤时突发急性心肌梗死，经抢救无效，不幸牺牲，倒在了疫情防控一线，享年54岁。

20. 郑少华，四川省眉山市天府新区高家镇英头村党支部书记。2020年2月3日，郑少华因连日工作过度劳累，引发大面积脑出血，经抢救无效殉职，时年48岁。据悉，自1月22日至2月3日，郑少华和村组干部全身心投入到疫情防控工作中已连续13日未曾休息。

21. 李跃龙，中国移动福建公司龙岩分公司政企部副经理。2020年2月2日，李跃龙同志在疫情防控一线连续奋战5天，因突发心肌梗死，经抢救无效，在福建龙岩因公牺牲，时年42岁。据悉，1月 28 日，李跃龙同志主动请缨，肩负龙岩“小汤山医院”——康山医院的通讯建设工作；1月28日至2月2日，他带领同事们与康山医院医护工作者积极沟通、充分交流，为拟定最优通信建设方案加班加点。

22. 郑凯，河南省郑州市荥阳市司法局社区矫正科科长。2020 年 1 月 30 日凌晨 0 时左右，郑凯驾车前往防疫服务站换班途中，在郑上路与广武路口等红绿灯时遭遇车祸，经抢救无效因公牺牲，将宝贵的生命永远定格在疫情防控的路上，时年 45 岁。

23. 王宗权，甘肃省武威市古浪县大靖镇园艺村五组组长。2020 年 2 月 1 日，王宗权因劳累过度突发疾病牺牲在防控疫情一线，时年 62 岁。据悉，王宗权主动赶赴防控一线，在村组道路上彻夜值守。同时向村 62 户群众宣传防疫常识，逐户排查返乡人员活动情况。

24. 何辉，湖北省武汉市志愿者车队成员。2020 年 2 月 3 日下午 4 时许，何辉先生在同济医院中法新城院区因新型冠状病毒性肺炎去世。在此之前，何先生在除夕夜加入志愿者车队，义务接送医护人员上下班，后不幸感染新冠病毒。

25. 张理南，云南省大理市银桥镇鹤阳村委会副主任。2020 年 2 月 3 日晚，张理南同志在疫情防控卡点巡查中突发疾病，经抢救无效不幸离世，时年 57 岁。据悉，自大理市启动重大突发公共卫生事件 I 级响应之后，1 月 22 日至 2 月 3 日，张理南每天早出晚归，一直投身在疫情防控的第一线，最终积劳成疾倒在回家途中。

26. 王德恩，河南省民权县第一初级中学驻王桥镇郝庄村第一书记。2020 年 1 月 29 日上午 9 时 37 分，王德恩驾驶电动车赴王桥镇郝庄村开展防疫工作途中，在行至民菏公路（S211 省道）与鲲鹏路交叉口附近时，遭遇车祸，不幸因公牺牲，时年 51 岁。

27. 姜娜，吉林省松原市长岭县前七号镇党委副书记。2020 年 2 月 4 日 14 时许，姜娜乘车下村检查新型冠状病毒感染肺炎疫情防控卡点并发放药品途中，在该镇大三号村路口两车相撞，因公殉职，时年 40 岁。

28. 于正洲，山东省淄博市疫情防控工作领导小组办公室交通联防组成员，齐鲁交通淄博分公司疫情处置工作领导小组办公室副主任、现场工作组组长。2020 年 1 月 30 日上午，连续奋战六日未休息的于正洲在滨莱高速淄博西收费站检查检查疫情防控工作时，突感身体不适，送医抢救无效殉职，时年 48 岁。

29. 宋云花，云南保山一社区医生，1 月 31 日，开展了一上午防控疫情工作的宋云花医生，在前往沈官园 1 号地的途中，13 时 30 分许遭遇车祸，经抢救无效、年仅 46 岁的她再没能醒来。

30. 杨志铭，洱源县茈碧湖镇中炼村委会上中村一组村民小组长。2 月 1 日上午 11 时许，在茈碧湖镇中炼村委会上中村疫情防控一线工作中，杨志铭突感身体不适，被送往洱源县人民医院救治。然而，不幸却突然降临，当天 19：00 时许，杨志铭因心力衰竭，经全力抢救无效不幸去世。

31. 杨俊志，河南省南阳市淅川县应急管理局党组成员、副局长。2020 年 1 月 27 日下午 5 时许，杨俊志向县疫情防控指挥部汇报完工作后，突发心源性猝死，在赶赴医院途中殉职，时年 56 岁。据悉，杨俊志同志自除夕夜开始连续熬夜布置防疫工作，且在年前三个月中经常加班，平均睡眠时间不足 6 小时，过度劳累从而积劳成疾。

32. 陈在华，中共党员，安徽省淮南市大通区城管局大通街道中队副中队长。2020 年 2 月 3 日凌晨 5 时，连续坚守防疫一线近十日未休息陈在华同志因劳累过度突发心梗，经抢救无效不幸去世，时年 48 岁。

33. 王调兵，湖南省邵东市公安局驻水东江镇芽江村辅警。2020 年 1 月 30 日晚，王调兵同志因突发疾病送医抢救无效殉职，时年 32 岁。据悉，王调兵同志主动请战加入志愿者抗疫先锋队，负责监测点值守及疫情防控宣传和湖北返乡人员摸排监测等工作，自 1 月 23 日起一直战斗在防疫一线。此前，王调兵同志一直主动向党组织靠拢，并参加了入党积极分子培训。

34. 姚刚林，浙江省衢州市石梁镇政府工作人员。2020 年 2 月 5 日 8 时许，姚刚林同志因呼吸心搏骤停，牺牲在防疫岗位，时年 44 岁。

35. 孙训祥，中共党员，安徽省太湖县徐桥镇前进村党总支副书记。2020 年 2 月 1 日下午 5 点，自1月23日起连续工作10天的孙书记突觉胸闷不适被送医救治，2月4日3点27分因心脏衰竭抢救无效殉职，时年56岁。

36. 郑勇，中共党员，湖北省襄阳市南漳县交通警察。2020年2月5日，郑勇同志因急症送医抢救无效，殉职在防疫一线，时年41岁。据悉，此前除夕夜，郑勇同志由于执勤一线，错过了家人的团年饭。

37. 崔嵬，山东省临沂市公安局民警。2020年1月16日，崔嵬同志因连续工作过度劳累，突发心肌梗死牺牲在新冠病毒感染肺炎疫情防控的道路上，时年49岁。

38. 李皓，中共党员，菏泽市东明县沙窝镇正科级主任科员。2020年1月30日下午，李皓同志在耐心安抚武汉返乡人员时突然晕倒，送医抢救无效殉职。据悉，李皓同志2013年就因公致残且患有高血压，由于22日起一直战斗在防疫一线，身体超负荷运转才积劳成疾。

39. 徐辉，女，中共党员，南京市中医院新型冠状病毒感染肺炎防治工作小组组长、副院长。2020年2月7日凌晨，徐院长因突发疾病，抢救无效逝世，时年51岁。

40. 刘永柏，中共党员，四川省江油市马角镇前进村党支部书记。2020年2月7日凌晨3时30分，刘书记因连续奋战防疫一线，过度劳累突发脑出血，送医抢救无效殉职，时年57岁。

41. 崔志刚，中共党员，辽宁省朝阳市卫生监督局学校卫生监督科副科长、朝阳市卫生监督局驻喀左县南哨街道梁家营子村扶贫工作队队员。2020年2月4日，崔志刚在奔赴瓦房子镇开展疫情防控督导的途中，因雪天路滑车辆失控发生车祸，不幸因公牺牲，时年49岁。

42. 李文亮，中共党员，湖北省武汉市中心医院眼科医生。2020年1月8日，李医生在接诊时遇到不明原因的病毒性肺炎患者并受到感染。2月7日凌晨2点58分，李医生病情突然恶化，经全力抢救无效去世，时年34岁。

43. 姚留记，河南省郏县冢头镇北街村卫生室村医。2月4日14时20分，在新型冠状病毒感染的肺炎疫情防控一线，突然晕倒，经抢救无效，在村级防控监测卡点猝然去世，享年68岁。

44. 金虎，中共党员，河南省南阳市宛城区汉冶街道党政办主任。2020年2月4日2时，深夜值班的金主任牺牲在办公室，时年45岁。

45. 霍文明，中共党员，山东省滨州市高新区青田街道黄河社区党总支书记。2020年2月1日4点，霍书记因积劳成疾以身殉职，时年50岁。

46. 王爱兰，女，湖北省潜江市公安局辅警。2020年2月6日18时16分，王爱兰同志前往工作途中突发交通事故，抢救无效因公殉职，时年37岁。

47. 司马义依沙克，中共党员，新疆维吾尔自治区克孜勒苏柯尔克孜自治州乌恰县乌鲁克恰提乡库尔干村党支部副书记、村委会主任。2020年1月31日，司马义依沙克在宣讲防疫知识途中摔落惊马，2月1日2：50抢救无效去世，时年41岁。

48. 赵建忠，河南省公安厅机关事务管理处车管科辅警。2020年1月29日，赵建忠因高强度工作突发心梗抢救无效牺牲，时年45岁。

49. 吴光现，中共党员，河南省濮阳市台前县马楼镇吴楼村委会主任。2020年2月5日7时，吴主任因劳累过度突发心梗经抢救无效去世，时年48岁。

50. 李磊，河南省郑州市郑港办事处社会保障办公室主任。2020年2月5日，李磊同志于归家途中不幸遭遇车祸经抢救无效离世，时年43岁。

51. 林木永，广东省汕头市金平区石炮台派出所辅警。2020年1月30日，林木永同志在防疫一线突发急症经抢救无效去世，时年57岁。

52. 张志民，中共党员，山西省大同市灵丘县公安局红石塄派出所教导员。2020年2月2日，连续3天坚守防疫的张教导员在归家途中遭遇车祸牺牲，时年52岁。

53. 黄和艳，女，中共党员，贵州省黔南布依族苗族自治州贵定县云雾镇营上村驻村工作队队员。2020年2月2日，黄和艳同志在防疫一线突发脑出血经抢救无效殉职，时年42岁。

54. 厉恩伟，中共党员，江苏省徐州市铜山区利国水利站党支部书记。2020 年 2 月 6 日，厉恩伟同志因过度劳累突发急症经抢救无效殉职，时年 44 岁。

55. 杨双宝，中共党员，山西省大同市灵丘县白崖台乡王村铺村党支部书记。2020 年 2 月 3 日，杨书记由于多日劳累突发心脏病经抢救无效去世，时年 71 岁。

56. 郭冬生，中共党员，江西省赣州市于都县马安乡溪背村党支部委员、村委会主任。2020 年 1 月 28 日晚 11 时，郭主任因过度劳累突发心梗经抢救无效殉职，时年 59 岁。

57. 张庆华，中共党员，山东省滨州市沾化区应急管理局党组副书记、二级主任科员。2020 年 2 月 7 日，张书记在采购防疫物资途中突发车祸不幸牺牲，时年 44 岁。

58. 王永田，中共党员，河北省涿州市松林店镇苍牛屯村干部。2020 年 2 月 3 日，王永田同志在防疫执勤时突发心脏病不幸殉职，时年 61 岁。

59. 赵楠，中共党员，河南省南阳市招商和会展服务中心党委委员、副主任。2020 年 2 月 8 日 15 时，赵主任因过度劳累突发心脏病，经抢救无效殉职，时年 42 岁。

60. 岳金栋，中共党员，河北省邯郸市广平县供电公司办公室主任。2020 年 2 月 8 号 8：57，岳主任因过度劳累突发急症经抢救无效牺牲，时年 57 岁。

61. 谷林，中共党员，河北省保定市易县紫荆关镇玉山铺村村民。2020 年 2 月 3 日，主动加入防疫的谷林同志突发急症经抢救无效去世，时年 57 岁。

62. 施咏康，中共党员，安徽省合肥市包河区委常委、组织部部长、统战部部长。2020 年 2 月 9 日，施咏康同志突发心梗不幸殉职，时年 47 岁。

63. 杨正亮，中共党员，新疆生产建设兵团第六师五家渠市芳草湖农场振兴南路社区党支部书记、社区居委会主任。2020 年 2 月 9 日，杨书记因疲劳过度突发疾病不幸离世，时年 37 岁。

64. 林正斌，中共党员，武汉华中科技大学附属同济医院器官移植科副主任医师。2 月 10 日，林医生在抗疫一线因新冠感染肺炎去世，时年 62 岁。

65. 田计强，山西省晋城市沁水县公安局龙港中心派出所杨河警务室辅警。2 月 10 日，田计强因突发脑出血经抢救无效去世，时年 49 岁。

66. 麻保宁，广西壮族自治区南宁市西乡塘新阳街道龙腾社区工作人员。2 月 6 日，麻保宁在防控居民值守点突然陷入昏迷而倒地不醒（此前他已连续值守 10，每天 14 小时），于次日凌晨因脑出血去世，时年 52 岁。

67. 李德周，河南省南阳市鸭河工区皇路店焦庄村七组组长。2 月 5 日清晨，在疫情防控卡点值了一晚上夜班的李德周突感身体不适，最终因突发心脏病抢救无效去世，时年 59 岁。

68. 艾根立，河南禹州市颍川街道干部。2 月 9 日凌晨，艾根立同志在颍川街道商贸社区开展疫情防控工作期间，持续奋战在工作一线，不幸因公殉职，时年 40 岁。

69. 陈申，河南驻马店市泌阳县卫生计生监督所职工。2 月 9 日，陈申在抗疫一线不幸以身殉职，时年 39 岁。

70. 张军浩，黄冈市疾控中心预防医学门诊部副主任。2 月 9 日下午，连续“抗疫”16 天后，张军浩突发心梗去世，时年 57 岁。

70. 任国信，甘肃省酒泉市三墩镇二墩堡村三组组长。2 月 5 日，任国信在本村组防疫检查卡口值班时突然倒地，经抢救无效不幸去世，时年 57 岁。

72. 李光剑，云南省大理市南涧县乐秋乡人民政府职工。2 月 10 日，李光剑在从疫情防控监测点回家期间，被一辆对向占道行驶车辆撞击，导致当场身亡，时年 30 岁（还有 5 天，就是他怀孕妻子的预产期）。

国医年鉴

GUOYI LIANJIAN

2020

杏林故事

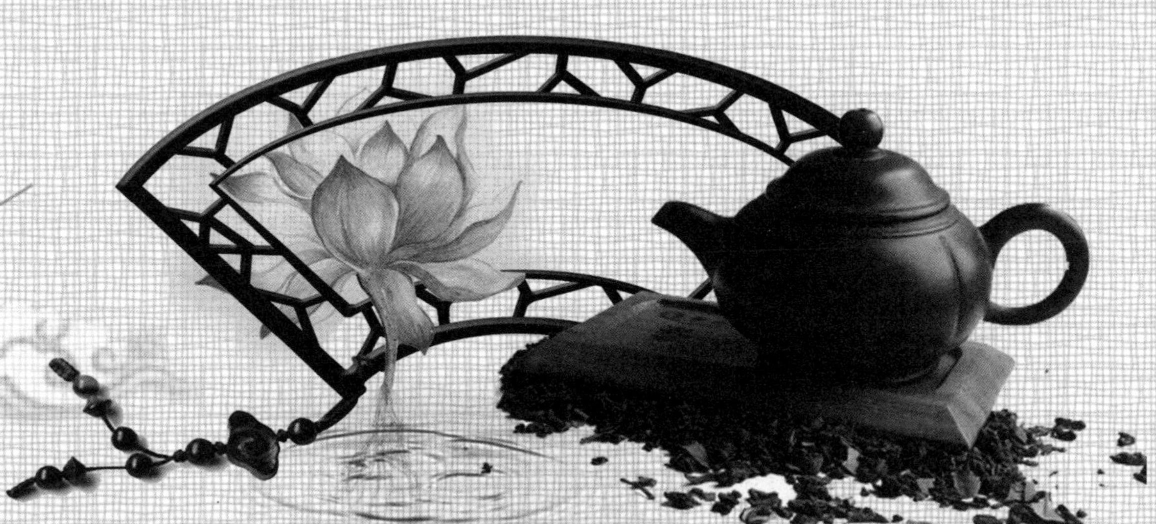

世界中医药学会联合会浊毒理论研究专业委员会成立

河北省中医院 刘小发

浊毒理论是国医大师李佃贵教授在继承中医传统理论的基础上，创立的中医新理论，它依据天人合一的中医整体思维，以“天之浊毒”“地之浊毒”和“人之浊毒”之间的密切关系，来深刻阐述多种疾病的病因病机，并指导其临床治疗。目前已在脾胃病、癌前病变、恶性肿瘤、肾病、肺病、代谢性疾病等50余种疾病中得到广泛应用。

为了不断学习、传承国医大师学术经验，加强国际间中西医学术交流，推动浊毒理论学术思想在中医临床中的运用，促进中医药事业的传承、创新和发展，进一步提升广大医务工作者的理论、临床水平，经世界中医药学会联合会研究决定，2019年10月26日在北京召开了“世界中医药学会联合会浊毒理论研究专业委员会成立大会”暨“国际浊毒理论研究高峰论坛”。会议由世界中医药学会联合会主办，世界中联浊毒理论研究专业委员会筹委会承办，河北中医学院附属医院、河北省中医药科学院、北京京沪国际文化发展有限公司等联合协办。

大会围绕浊毒理论相关主题做深入探讨，邀请诺贝尔奖获得者、国际知名专家，以及李佃贵、颜正华、张大宁、石学敏、孙光荣等院士、国医大师做精彩发言，多国外国驻华使节也将莅临会议现场。会议将发布浊毒理论最新研究成果，助推中医浊毒理论走出国门，服务全球，将对推进我国中医药国际化进程产生积极影响。

张晓平发表文章纪念崔月犁诞辰百年

张晓平

崔月犁出生于燕赵大地（祖籍河北省深州市），1937年6月参加革命，1982年至1987年在任卫生部部长期间大力发展中医，通过召开衡阳会议等一系列措施，做出了突出贡献。

2020年1月2日是原卫生部部长崔月犁（1920年—1998年）100周年诞辰纪念日。崔月犁是为北平和平解放做出贡献的优秀统战者，也是新中国成立后对中医药事业发展有突出业绩的领导人。当年他为培养人才开拓道路的魄力和远见卓识至今令人难以忘怀。

国家中医药管理局原副局长诸国本写诗深切缅怀：“刀山炼狱百塑身，民生大计展胸襟。义肝直舒古燕赵，豪气曾赴莽昆仑。医道中西持并重，世事左右论公平。衡阳雁归无消息，登高遥看夕照明”。

整顿高等医学教育

1977年，全中国恢复高考制度。1978年6月，时任卫生部部长江一真给崔月犁安排的第一份工作就是负责高等医学教育。从1978年到1982年，崔月犁一直致力于恢复高等医学教育的教学秩序，探索适合中国的医学教育体制之路。

整顿领导班子，恢复教学秩序 崔月犁做的第一件事就是整顿领导班子，恢复教学秩序。1977年高考恢复后，第一批大学生入学才几个月，老师还没来得及编制课程，只得仓促上马，教材和设备只能凑合用 60 年代的。“文革”十年中，中国的医学院校没有培养出一名正规的毕业生和教学骨干。崔月犁是雷厉风行的人，到 1979 年底，他领导部下为原卫生部所属的 15 所院校 5000 多人平反，包括“文革”中的冤假错案和纠正错划右派，同时完成了评定和晋升教授、副教授和讲师的工作。1979 年 12 月，崔月犁在广州主持了“文革”后第一次部属高等医药院校工作会议。上任后他几乎跑遍了全国部属医药院校，对各院校的领导班子了如指掌。崔月犁用人不搞宗派，唯一标准就是看有没有能力和愿望推进学院（校）的各项工作。他提出对各级领导班子进行必要调整，充实符合条件的中青年干部队伍，增加熟悉业务的干部，让他们有职有权；在学院里建立党委领导下的院长分工负责制，健全校务委员会和学术委员会。为了能落实出人才的目标，他提出的要求是：把培养重点业务骨干的年龄提前到 30 到 45 岁；允许学院（校）灵活执行部颁的教学计划，允许自编教材和选修课；医药院校领导要教育职工一切从实际出发，不说空话，不提过高要求，实事求是地提出 1980 年的任务。

为医药高校松绑放权 1980 年 6 月，崔月犁主持召开了全国高等医学教育会议，在这次会议上他完成了整顿的第二件事——为医药高校松绑放权。当时全国有一百多所医药院校，包括部属、地方及军队院校。由于中国管理体制的特殊性，医学教育同时也归教育部管理，其对教师资格、课程设置、考试、毕业文凭及学位的认可有“生杀大权”。为此，除了全国高等医药院校负责人参会外，崔月犁还邀请了各省、市、自治区卫生厅（局）长和高教局负责人、国务院有关部委和总后卫生部代表共两百多人参会。会议中崔月犁听到了医学院校面临的实际困难：第一是“婆婆”多，包括教育口、卫生口和所在地区的领导，谁都有权管，可谁都不给解决问题；第二是院校既无财权也无人权，购买设备和招收新人十分掣肘；第三是很多医学专科院校是“半截子”医学院，缺少临床实习环节。这些实际问题使崔月犁看到：现行体制已经成为医学院校发展的障碍，其制造出不断的“扯皮”和随之而来的低效率，而体制背后则是各部门的本位主义和既得利益的支撑。会议通过的《关于高等医学院校领导体制与学校自主权的意见》，第一次给了医学院校专业确定、毕业生分配、教材、国际交流以及人员编制调整的决定权。最令院（校）长们兴奋的是，文件还授予院校一定的财权，下拨经费可以“预算包干，结余留用”，工作和劳务所得的外汇经批准后也可以留用。这是新中国成立以来第一次把权力下放给医学院校。

为中医院校争取教授职称 崔月犁为高等医学教育做的第三件事是为一批名老中医争取到大学教授职称，得到教育部的承认，从此改变了中医没有教授的历史。自古以来，中医教育的主要方法是师带徒。西医传入中国后，在医学院校有教授头衔，但中医从来没有。原卫生部也没有权力评教授，这些权力归属教育部。为了发挥名老中医特长和调动其积极性，崔月犁亲自和教育部协商要了一些教授职称名额，给了一些名老中医“教授”职称。从此，中医高等院校有了新中国成立以来的第一批中医教授。

没有围墙的大学也是大学

1982 年，在高校教育改革的前提下，有志之士开始探索创办非公有制高校，在当时，这种大学被称为民办大学。崔月犁对北京的一所民办中医药大学——光明中医函授大学给予了支持。为了解决该校学生学历问题，他出面与教育部及其后身国家教委协商，无济于事。但他始终对高等教育学历的条条框框持有异议，管那种方式叫“一刀切”。他认为办教育的目的是培养人才，多种方式办学总得有人开头，质量会逐步提高。

1989 年，光明中医函授大学在北京召开分校校长和辅导站站长会，崔月犁应邀出席。时任国家中医药管理局教育司司长傅世垣正在向与会者解释为什么学历不被国家教委承认，坐在台下的崔月犁突然打断了他，气冲冲地说道：“老傅，你和教委唱的是一个调子，别讲了！”傅世垣在台上一怔，真是窘极了。会后，傅世垣静下心来，想到老领导崔月犁一直关心民办学校学历问题，便不再计较他的急脾气。从那以后，傅世垣更主动地和教委协商，大力推动各省、市、自治区开办中医专业自学考试，为学习中医的人员获得正式学历开辟了一条理想的渠道。5年后，傅世垣到崔月犁家拜访。一见面，崔月犁便拉着他的手说：“老傅，你这人脾气可真好。我几次批评你，让你下不来台，你都不在意，真是对不起你，错怪了你”。随后，崔月犁把傅世垣介绍给自己的夫人，热情地说：“我送你一本老徐的画册吧！”崔月犁去世后，傅世垣在纪念文章中写道：“老部长的这一举动，使我非常感动，他的真诚、坦荡、直率，更让我肃然起敬”。

1984年10月，在崔月犁支持下，又一所医学高等教育新型民办大学成立，即健康报振兴中医刊授学院（以下简称“刊院”）。崔月犁担任名誉校长，董建华、施奠邦、唐由之、焦树德、顾正华、杨甲三、费开扬等名老中医担任顾问。刊院参照北京中医学院（现北京中医药大学）中医大专班设置课程，聘请副教授以上专家编写了14门中医课程教材和《中医刊授自学之友》等辅导材料，录制了25盒教学录音带。学生以自学为主，每天学习2小时，学制3年，共2250学时，每年的学费为26元。偏远地区学员可通过原中央广播电台听到刊院每周2次的中医讲座。刊院在全国各地设有十多个分院和面授辅导站，还设立了奖金和进修机会，对优秀学员以资鼓励。1988年刊院的第一届毕业生结业，3万毕业生中有80%来自基层。崔月犁应邀在毕业典礼上讲话：“全国中医学院每年只能招生七千人，远远不能满足需要。没有上百万的中医队伍，就谈不上发展中医”。“解决中医后继人才问题要两条腿走路，一条腿是正规院校培养，这是非常重要的一条腿；另一条腿就是依靠社会各方面的力量，实行多途径办学，培养多层次人才，函授、刊授、带徒都是培养中医的有效方式”。到1994年，这所没有围墙的大学已经培育出5万名中医专业人才，其中不少人通过了中医高等教育自学考试，获得了中医师资格证书。

办一所姓“农”的医学院

1982年，崔月犁升任卫生部部长。1985年2月21日，农历大年初二，他和原卫生部的同志来到北京郊区原顺义县（现顺义区）。原顺义县卫生局领导听说崔部长来了，匆忙来到县委看望。谈到农村人才十分紧缺时，县卫生局局长王占鳌说：“您能不能让协和和北医为我们顺义办个大专班，我们花钱也愿意。去年分到顺义48名医学生，头天报到就问什么时候让他们回城，留不住哇！”崔月犁说：“农村卫生技术人员缺乏的问题不光你这儿有，北京各县有，全国也普遍存在。你这儿办个医专吧，为各县培养留得住的卫生人才”。

旅途疲劳加上天气严寒，当晚崔月犁在顺义就病倒了。晚上发烧，夜不能寐，他便起来提笔写了一封信，信写给了当时的北京市市长：“今日到顺义县，了解到在首都郊县对人才的需要也是存在严重问题的，如不加快培养，在农民群众生活不断提高的情况下，势必越来越被动，使农民不能就近就医”。为此，崔月犁郑重建议：“在远郊县成立一所医学专科学校，专门为农村培养留得住的大专医学人才，以解决在相当一个时期内农村对医学人才的急切需求”。由于崔月犁和北京市市长的参与，4个月后，北京市计委、市文教办公室和市高教局批准成立北京医学专科学校（简称“北京医专”）。

1986年，北京医专进入了紧张的建设阶段。北京医专的建设让崔月犁看到了为农村培养人才的可行之路。崔月犁认为，当前医学教育要采取灵活多样、适合农村特点的政策和措施，加快培训和提高农村卫生人员的步伐，打开人才通向农村的路子；有条件的省、市要逐步建立医学专科学校，为本地区和基层培养人才，全国的1300多所卫校在同等条件下优先录取农村初级卫生人员和乡村医生。

1987年4月，即将建成的北京医专还没开始招生，崔月犁就从卫生部部长位置离任了。同年9月，崔月犁收到了邀请：北京医专将于9月16日举行首届开学典礼。崔月犁是这所学校的倡导者和筹划者，从建校申请立项、筹款、教师来源，无不亲自协调。那天崔月犁赶往顺义，他的到来更给开学典礼增添了喜庆气氛。出席典礼的还有当时的北京市副市长韩伯平——当年崔月犁的战友，这天他和崔月犁为了北京农民来到同一所学校。典礼上崔月犁对来自远郊区县的120名学子讲了话。看着这些年轻的脸，崔月犁殷切地说：“你们是学校招收的第一批从农村来的孩子，希望你们刻苦学习，全面成才，3年后报效家乡，为京郊卫生事业奉献自己的才智”。

北京医专是中国第一所以培养农村医生为明确目标的医学院，也是崔月犁为农村培养卫生人才的“实验田”。北京医专成立后，崔月犁几乎每年去顺义视察。北京医专不负崔月犁所望，到 2001 年已经开办了六个专业，累计为北京农村和基层培养了 2800 名毕业生，成为北京远郊县医学人才的主要输送者，它的最大成功是培养出的人才留在了农村。

崔月犁去世 3 年后，北京医专撰文回忆了崔月犁和这所学校的故事：“创建一所学校是不容易的，实践一个有利于人民的思路是需要坚定信念的。北京医专发展的历史，就是我们从崔月犁部长身上学习他实事求是、心系人民高尚品质的历史。我们的事业越发展，我们就越怀念这位可敬可亲的老人”。如今，北京医专改名为首都医科大学燕京医学院，而首都医科大学前身——北京第二医学院正是崔月犁 1959 年专门为北京市民筹建的。

中医教育要培养一代名医

在中医教育方面，崔月犁主要抓了两方面工作，一是纠正现有高等中医学院对学生的培养方向，目标是培养出真正的中医；二是把中医传统的师承教育重新纳入中医教育体系，传承民间中医的绝技。

1978 年，全国中医职称专业技术人员只剩下 34 万人，其中大部分是中低级技术人员，高级职称人员比例很小。崔月犁说他算了一笔账，全国现有 26 所中医高等院校和 30 所中等院校每年的毕业生总数是七八千人左右，如果不计人口自然增长率和专业技术人员减员率，按现有的培养速度，恢复到新中国成立初期的中医规模，至少需要 70 年。除了数量严重缩减，崔月犁还发现，中医学院在很长一段时间内把“掌握中西医两套本领”作为培养大学毕业生的目标。崔月犁认为这是中医教育中最大的误区。

1982 年 4 月，崔月犁主持了“衡阳会议”，这是原卫生部成立以来首次召开的全国中医医院和高等中医药院校建设工作会议。此次会议的最大贡献是坚定地提出中医的发展方向和前途是保持中医特色。“衡阳会议”后，高等中医院校大大增加了传统中医理论和临床课时。不久后，在江苏镇江召开的全国高等医学专科教育座谈会上，崔月犁坦率地说：“办中医教育，我们已经积累了 20 多年的经验，但目前存在的问题仍然比较多。很突出的一个问题是我们现行的高等中医教育培养不出多少名中医来。过去的许多名中医，都是通过师带徒教育方式成长起来的，我们现行的参照西医高等院校的教育方式，却培养不出多少名中医，这就是一个大问题”。接着他讲到河南中医学院（现河南中医药大学）的尝试，该院用前两年半学习中医理论，后两年半将学生分配给各位名老中医个别传带，完成 5 年学习后才发给毕业证书。讲了这个例子后，崔月犁问道：“也许这个办法能够更好地保证质量？为了提高高等中医教育的质量，大家还可以探索其他路子”。从他的话中，能看出当年他在高等中医教育中动了很多脑筋，目的则是为了培养出好苗子，为一代名医打下基础。

崔月犁特别强调要培养名医，他说：“各省市都有一批名医，他们是怎样成为名医的，名中医是怎样成长起来的，我们没有进行系统的调查研究，因而这件事总落实不了。大家说中医后继乏人，实际上是‘乏名医’这部分人。这要下一番功夫，进行调查，总结出培养名中医的办法来”。“要培养出一批名中医，就要选好对象，进行重点培养。就是要在 40 多岁的这批人员中，选择立志于中医事业、有一定理论水平和实践经验的同志，给他们解决学习和工作条件。……对这些人的培养，数量多少和质量高低关系到中医今后的发展”。

为了培养一代名医，崔月犁非常重视临床实习基地——中医药大学附属医院的建设。1985 年，国家计委拨出 5 亿元用于改建、扩建医学院校附属医院。按惯例做法，拨款会全部用于西医院校，可这次崔月犁指示从中拿出 1.5 亿元给中医药大学附属医院，加强中医实习基地的建设。当年受益的黑龙江、吉林、辽宁、天津、上海、成都、南京的中医药大学附属医院现在已经具有相当的规模。

崔月犁抓的第二项工作是把中医传统的师带徒纳入中医教育体系。他认为，中医既是一门科学，也是一门通过家传、师承来传承的手艺，很多名医出自中医世家，从少儿识字起就开始接受中医启蒙教育，中医的特点是需要长期的临床实践才能融会贯通。崔月犁认为，历史形成的中医师带徒的传承模式不仅因为其与当时的生产力和社会发展水平相适应，也因为中医这门学科实践性强，尤其是某些专科和一技之长的绝招，经验和手法更适合于口传心授。因此中医师带徒的学习办法并非一时的权宜之计和应急之策，应该从长计议。

“衡阳会议”后，中医师带徒政策开始落实，崔月犁也陆续参加了一些名老中医的收徒仪式。但真正大规模提倡师带徒是在他卸任后才实现的。1990 年 10 月 20 日，在北京人民大会堂举行了中医拜师大会——全国继承老中医药专家学术经验拜师大会，其规格之高，史无前例，有 500 名中医药专家喜得高徒。这是专门为抢救老中医药专家的独到经验和技法而设立的国家专项工程。崔月犁也参加了大会，1982 年他提出的恢复中医师徒传承培养人才的主张终于得到重视。

为了抢救和继承中医药绝技，1985 年崔月犁会同吕炳奎等中医干部共同发起中国民间中医医药研究开发协会，崔月犁任协会名誉理事长。他告诉协会同志，民间中医药有很多好东西，中医药伟大宝库之“宝”有很多分散在民间，历史上的一些名医大都来自民间，因此“要眼睛向下，在发掘整理民间中医药方面狠下功夫”。几年后，协会发展了 5000 多名会员，每年举办多次民间中医药学术交流会。只要无特殊原因，崔月犁必定参加该协会的理事会议。对待中医内部不同学派之争，崔月犁用了京剧来说明学术之争的作用，他说：“中医也有各种派，跟京剧一样，四大名旦就是四派，那并不妨碍剧种本身，而且各有特色”。

1979 年 5 月，原卫生部召开了第一届中医代表大会，中华全国中医学会（现为中华中医药学会）宣布成立。大会选举崔月犁为会长、吕炳奎等 13 人为副会长。从 1979 年到 1997 年，崔月犁连任两届会长。尽管他本人并不是中医，但他对中医的热爱、领导能力和凝聚力得到了整个中医界深深的信任，因此这会长一当就当了 19 年。中华中医药学会后来成为把中医各派团结起来的全国性学术团体，陆续成立了内科、儿科、眼科、外科、骨伤科、耳鼻喉科、中药等分会。崔月犁在中医学术活动中随时结交朋友，他对学会的同志说：“没有中医药学术的发展，就不会有中医药事业的发展。我们各级学会，都要认真注意发现人才，培养尖子，要把这项工作作为自己的重要职责”。

国医大师王世民回忆北中医建校初期的故事

国医大师　王世民

1956 年我高中毕业，时值北京、上海、广州、成都四市分别成立中医学院并开始招生，按照当时全国统一高考计划，我报名应试，幸运地被北京中医学院（现北京中医药大学，简称“北中医”）录取，历经 6 年寒窗苦读，于 1962 年顺利毕业。有两张照片，分别记录了 1956 年北中医开学典礼及第一届学生上课时的场景。睹物思人，忆及往事，仍觉那是一段流金岁月。

1956 年，时任原卫生部部长助理郭子化在北京中医学院开学典礼上发表讲话。

“我就是要学中医”

1956 年是党的第八次全国代表大会顺利召开的一年，是我国对生产资料私有制社会主义改造基本完成的一年，也是北中医正式成立并开始招生的一年。时值第一个国家五年计划，百废待举，青年学生大都争先恐后地报考工科类院校，以求将来为祖国的工业化、现代化建设贡献力量。我们高中百余人毕业，有四个人报考医药学专业，只有我一人报考了中医。

我学中医的真正原因，一是我母亲因外伤感染破伤风被庸医误治而早逝；二是我自己患了面神经麻痹，东奔西跑治疗了一年却毫无进展，乃下决心要学医。那时并没有更多的雄心壮志，只是觉得学医能治病，不仅自己方便，还能救人助人。至于为什么选择学中医而非西医，大概与小时候家门口挂着的乡人赠送给曾祖父的“佩德神医”匾额以及常去隔壁中药铺认中药等经历有关，潜移默化中更相信中医。

谁知中医专业要到五一以后才能知晓可否报考，我只好耐心等待。但内心也有矛盾，同班同学都已报名，甚至规划着自己的未来，我却没有着落，不免有点焦躁，但要报考中医专业的决心未曾动摇。五一刚过，可以正式报名的通知下达，我立马把中医学填报为第一志愿。经过全国统一高考，我终于被北中医录取了。我记得很清楚，当我接到北中医录取通知书时，我的高中班主任陈唯窦老师操着标准的东北口音，十分不解地打趣道：“王世民考上汉医（中医）啦！要去学汉医了”。是的，我就是要去学中医，这是我内心的坚定回应。

北中医初创环境艰难

1956 年 9 月 1 日的北京，艳阳高照，我兴高采烈地到北中医报到。迎接我的正是先期报到的陈连起同学，他把我领到了北京东城区北门仓胡同里的北京市中医进修学校，也就是北中医最初的办学地点。

9 月 3 日下午，就在这个小楼的底层原门庭里举行了北京中医学院成立暨开学典礼，时任卫生部部长助理郭子化、北京市副市长王昆仑等出席典礼并讲话。当时的典礼很简单，只有刚入学的新生一百余人和几位老师，简单的讲话后便正式开启了我们的大学生活。在相当简陋的环境条件下，开始了我们读书论道的日子。

由于学校的成立和招生都很仓促，所以建校最初只能借住在北门仓北京市中医进修学校，那是一个共享的五层小楼，五层属于当时的《中苏友好报》社，四层以下才属于北中医。一层是厨房、食堂和北京市中医进修学校的门诊部，二三层是学生宿舍和教室，三层有老师们的办公室。120 多个学生分别住在三四间大房间里，真可谓朝夕相处，当时的条件就是这般简陋，所以有人自嘲“房无一间，地无一垄”。虽然当时办学条件差，但生活还算便利。食堂的饭菜花样不少，也很可口，卫生也搞得干净，楼里 24 小时有热水供应，冬天宿舍里也还暖和，吃饭、上课都不用出楼。

建校之初条件难能令人满意，最初只有四位中医老师，即张志纯、方鸣谦、栾志仁、刘渡舟。除张志纯外，其他三位都在京开业行医，都未从事过中医教学工作，又没有现成的教材，老师们只能自己编写，然后刻版油印成单篇的讲义，上课前发到学生手里。当时也没有大的教室，只得分成甲、乙两个小班上课，同一时间两位老师分别给两个班讲同一门课。

印象最深刻的是，最初上课的时候教室没有桌椅，每人发个小马扎当座椅，双膝当桌子。就这样开始了中医的学习，时间不长，大家意见就多起来了。因为我们这个年级的学生来自“三北”（华北、东北、西北）的不同生源背景，有高中毕业的，还有不少“调干生”。据说当年高校的招生额度大于当年的高中毕业生人数，因此为了举国发展的大好形势，招生计划就有了“调干生”，即准许抽调部分卫生界的青年干部以及中专卫校毕业的青年中医报考（不参加全国高考，单独考试）。我们班 123 人中有调干生 30 人，卫校毕业生 17 人，青年中医 6 人，合计 53 人，占总人数近一半。

调干生一般年纪较大，有的已成家立业，甚至带着上幼儿园的小孩来学习，真是够辛苦的。入学不到一年，部分调干生感觉北京市中医进修学校小楼里条件太差了，很多问题有待解决，要求改善的呼声甚高，当时的院领导也无能为力。后来才知道其中有几位同学联名上书党中央、国务院、原卫生部，随之而来的是听到拟迁校于南京，还要成立“执委会”等消息。学校也确实宣布准备迁往南京，给我们做过“动员”。据说此事闹大了，周总理亲自过问和处理后指示“立即复课，就地建学”，如是大家才安下心来。

很快北中医校址的选择以及教师、行政领导等聘选任命等很多问题被一一提上日程并付诸行动。随即相应的指示便下达了，首先将紧靠北京市中医进修学校西侧的小院划归了北中医，以解燃眉之急。这个院子虽然不大，但有几栋旧房子，北中医有了属于自己的房产。继之就在这个小院盖了大教室，修缮了一些办公室和教工宿舍，也为1957级新生的入学做好了准备。

乔迁新址建校区

大约在1957年底或1958年初，有关部门商定，将中国人民大学海运仓校区转让给北中医，北中医将其基建用地钱款拨给中国人民大学。就这样，北中医落脚到海运仓了。

海运仓校区不仅面积较大，还有一个大操场和足球场，当时这在北京城区内高校里是少有的。据说这个大院在新中国成立前是朝阳大学的旧址，原有的建筑多种多样，有仓库、小四合院，还有漂亮的小灰楼，以及后来中国人民大学时期的红砖五层学生宿舍。在大院的西南角有两栋学生宿舍，坐西向东，一个是平房，一个是二层小楼，内部结构都一样。宿舍房屋的布局很特别，水泥地面，每层分成若干个单元，呈六角形蜂窝状，每个“蜂窝”由六个房间组成，冬季在“蜂窝”的中间放个大铁炉子取暖，每室住6人。平房和楼房我都住过，房内没有卫生间。我一直在这里住到毕业，现在这些房子早已被拆除。

北中医迁入海运仓校区后，先后大兴土木，不仅有了新的教学楼、实验室，原先的食堂、学生宿舍等也焕然一新。1959年国庆节，一栋12层的大白楼拔地而起，成为东直门内的标志性建筑。大约从1958年起，苏联及朝鲜、越南等地留学生也来到这个大院，专门研读中医、中药和针灸学等专业。“文化大革命”后，北中医才搬迁到和平里原河北北京师范学院的旧址，即今日的北三环东路11号。而海运仓的大院现在则是中国中医科学院和北中医东直门医院的所在地了。

大体上与此同时，江苏省中医进修学校的王玉川、董建华、程莘农、颜正华、杨甲三、印会河、王绵之、汪幼人、刘弼臣、程士德、王子瑜、许润三、施汉章、姜揖君、孙华士、戈敬恒、席与民、王德林、黄廷佐、金起凤、濮秉铨、周汶、陈佑邦等老师被调入北中医。同时还将原卫生部名老中医顾问秦伯未调到学院任教，并相继聘请任应秋、宋向元、余无言、陈慎吾、钱达根、谢海洲、马龙伯、宋孝志等名老中医作为相关学科的带头人或兼职教师，为北中医中医基础与临床各科的发展奠定了坚实基础。

后来随着黄开云、黄世燮、祝谌予、于道济等人的调入和任职，北中医的党政领导，特别是教学和行政管理工作得到很大提升。原卫生部还相继从沈阳医学院（以下简称“沈医”，现中国医科大学）调来了西医基础课和普通基础课老师，包括巩固本、刘国隆、邱树华等。就连生物课的课本、生物标本以及解剖用的“大体”，都是由沈医支援的。应该说沈医在西医教学方面对北中医贡献最大，这是我们北中医人不应忘怀的。

此外，北中医还先后分两批从浙江杭州护校、四川万县护校调入护士约50人，从北京市和原卫生部直属医学院调进不少知名中医和西学中的老师，中国协和医科大学、四川医学院（现四川大学华西医学中心）、第二军医大学的部分老师也被调入北中医。到1960年，北中医基本建成医药并举、学科完善、中西兼顾的师资队伍。

流金岁月师恩难忘

前已述及北中医建学之初条件简陋，加上深奥难懂的中医名词术语如阴阳五行、五脏六腑、气血津液，还有半表半里证用小柴胡汤等知识点，使我们这些没有医学基础的“高中生”听得昏头昏脑。后来通过小组讨论，有中医基础和临床经验的同学给我们详加解说，彼此之间反复讨论、交流，还真的受益匪浅。

张志纯老师讲课很生动，他说自己学中医是“自钻”的，可能没有得到多少师传，但研究深入，真有所得，并可用简洁语言讲解通透。张老师个子不高，留着小胡子，衣冠整洁，上课时穿着白大衣笔直地站在讲台上，声音略嘶哑，但句句入耳。他将《伤寒论》中的方证编成顺口溜，让人念一遍就记住了，临床还有助于辨证选方遣药，如“大陷胸汤大结胸，推胸至腹满急痛，硝黄甘遂实热证”“小陷胸汤小结胸，黄连半夏瓜蒌容”，张老师常常用手在胸前比画着背诵。

张老师对中药也有独特的见解，提出中药的“五行三素”论，并坚信若干年后也会被人们认识和接受。此言确实如此，他讲的这个观点大体上就是现在人们热议的“药象学”研究，就我所知仅《中国中医药报》从2006年到2009年至少有七篇文章是有关此论的研究报道。

讲伤寒课的还有鼎鼎大名的刘渡舟老师。刘老师讲课带着浓重的东北口音，讲得非常生动活泼，多能结合临床实践。我能得到刘老师真正耳提面命的教诲，那是毕业后的事了。1962年我毕业后被分配到山西省中医研究所（现山西省中医药研究院），翌年暑假，刘老师带领10余位北中医的同学来我院进行毕业实习。限于当时的条件，刘老师和我们基本上是同吃同住，差不多有一年的光景，我也因此再次受到了刘老师的亲炙。

刘老师研究《伤寒论》有真功夫，深入奥堂，确有所得，特别是对书中方剂的分析别有见地。他给我讲旋覆花代赭石汤，强调其方证病机是“中虚胃寒”，而方中代赭石性寒，用量不宜大，不然反伤胃气，同时生姜的用量要大一些才对。为了记住这个特点，我就编了个顺口溜：“旋覆代赭人参草，重用生姜温胃好”。我在临床用苏子降气汤治疗老年人大便困难证属“气秘”者，也得到了刘老师的指点。

还有我根据秦伯未老师的思路写了一篇小文叫《黄芪建中汤治疗溃疡病临证一得》，在该文的讨论中没有指出该方的基础方桂枝汤的深层蕴意，刘老亲笔修改，并加上对基础方桂枝汤的深层阐释，他说：“桂枝汤的调和营卫是在调和脾胃的基础上建立起来的，由此推论桂枝汤的调和营卫乃其末，调和脾胃是其本，发汗解肌是其末，鼓舞中气使谷精内充，揆度阴阳的运行是其本”。这不仅道出了桂枝汤治疗太阳病表虚证的真谛，也补充了小建中汤、黄芪建中汤功专温中补虚、缓急止痛的本质所在。再如我1964年发表在《山西医学杂志》上的处女作——《侍师医话》一文，也是由刘老师亲自改过的。刘老师教书育人，提掖后学，是我永远不能忘记的。

我在北京学习期间还有院外的指导老师，是毕业实习时的北京同仁医院中医科带教老师，分别是科主任陆石如和孔嗣伯、吴兆祥三位先生。

孔嗣伯是北京四大名医之一孔伯华的哲嗣，自幼聪明好学，15岁随父学医，又先后师从肖龙友等名家，尽得真传，同样也因善用石膏而名扬京城。我侍诊于孔嗣伯老师门下将近一年，他专注于解惑、授业、传道以及提携后学的精神使我终生难忘。在我毕业实习将要结束时，孔老师赠《四部备要》一部给我，还特意将孔伯华先生尚未刊行的手著《藏象发挥》一书中《命门辨》一章亲手用毛笔抄录，装订成册并题词赠予我，供我写毕业论文时参考。这抄本被我视为“传家宝”，迄今仍珍藏在书柜中。

西医基础课老师的恩德也是不能忘怀的。我记得当时上生物学课时没有课本，任课的张瑞林老师写信向沈医的同学借用教科书，解了燃眉之急；无机化学老师曹治权利用周末带我补做滴定实验；组织胚胎学老师贲长恩与我交往甚多，在我毕业后多年仍耐心帮助我解决科研中遇到的难题，在我研究生毕业时又不远千里来为我主持答辩，参会者无不敬佩，我更是感激不尽。

在这里我们还应感谢的是1956年刚入学北中医时负责为我们安排教务等事宜的陈彤云老师，她不计名利地付出更值得我们思念和感谢。

世界中医药学会联合会一技之长人员走进俄罗斯交流

唐山市　姚亮　冯艳

为了进一步落实中央外事工作会议精神，坚持“立足周边”和“睦邻、安邻、富邻”的原则，围绕中医药事业发展大局，积极践行“一带一路”国家战略构想，在一带一路沿线国家开展中医药国际交流与合作。2019 年 9 月 7-8 日由俄罗斯中医药学会和世界中医药学会联合会一技之长专业委员会、中华中医药中和医派杨建宇京畿豫医工作室、北京世针联中医微创针法研究院等共同主办，大包会展览（北京）有限公司承办的“2019 中俄一带一路国际中医药发展论坛”在俄罗斯隆重召开，来自中国、俄罗斯、捷克、加拿大、美国、意大利、瑞典等国家的专家学者，进行专题演讲、学术交流与义诊活动，分享临床经验，共同造福人类健康。

世界中医药学会联合会一技之长专业委员会曹东义会长、俄罗斯中医药学会李云海会长、中华中医药中和医派杨建宇京畿豫医工作室杨建宇教授、北京世针联中医微创针法研究院院长/中华中医药学会国际中医微创联盟主席吴汉卿先生、北京中针埋线医学研究院杨才德院长、特维尔大学校长齐康瑙夫・丽霞・瓦西列夫娜 、俄罗斯传统医学会主席/俄罗斯保健委员会副主席助手伊高劳夫・弗拉基米尔・弗拉基米尔洛维奇、俄罗斯友谊大学东方医学院校长乌拉瑙夫・维克多・瓦西罗维奇、俄罗斯医疗中心负责人喀拉乌劳夫・安德烈.弗卡拉维奇、俄罗斯友谊大学东方医学院教育处主任马克强・瓦拉基米・谢尔盖夫娜、俄罗斯中医研究院专家弗德劳夫・以高丽.弗拉基米尔维奇、德瓦良其高夫・阿列克桑德・尤里维奇、医疗中心负责人及俄罗斯友谊大学东方医学院教授等学者出席了会议。

开幕式上俄罗斯中医学会致欢迎词，世界中联一技之长专业委员会曹东义会长发表道术并重复兴中医，一技之长走向世界的主旨演讲，其他嘉宾先后做了主题演讲和专题报告，现场演示针刺原理研究，以及表演独特的诊治特色，同时举办了“一带一路”中医药国际贸易展览会，欢迎晚宴上热情的俄罗斯客人载歌载舞，气氛热烈，充满欢声笑语。吴汉卿先生的针刺专题培训、曹东义介绍圈疗治疗癌症，姚亮关于小儿推拿现场演示等，都得到俄罗斯学员的赞誉和认真交流。

世界中医药学会联合会一技之长人员相聚“白山论健”

吉林省中医药学会　朱桂桢

2019 年 8 月 23-26 日在中国・吉林二道白河小镇举办了 “中国长白山健康养生产业论坛暨世中联一技之长专委会学术交流会”，这是国内外中医药专家学者共同参与的学术盛宴，是健康养生产业交流和合作的重要平台。以“政府主导、学会推进、整合资源、多方共赢”为原则，致力打造“一个前沿的学术交流平台、一个高端的头脑风暴平台、一个创新的市场对接平台、一个行业的尖峰对话平台”。

“2019 中国长白山健康养生产业论坛暨第五届长白山健康养生文化节”，邀请了中华人民共和国外交部原部长、中国公共外交协会会长李肇星，两院院士樊代明，国医大师张大宁、李佃贵等出席并做主旨演讲，同时就中医药健康产业发展相关问题、中医药经典理论与传承等进行交流与探讨，中医药临床新技术、新方法，世界各地中医“一技之长”展示等。期间，还将举办圆桌论坛、竞赛活动等。中医药界及健康产业的有500多代表参加了此次盛会。

养心休闲、康体养生、文化旅游……在健康中国战略上升为国家战略，“身体健康、心情愉快、生有所养、老有所乐”成为人们对幸福生活基本诉求的今天，康养小镇以“健康”为小镇开发的出发点和归宿点，以健康产业为核心，将健康、养生、养老、休闲、旅游等多元化功能融为一体，形成的生态环境较好的特色小镇。国务院在2016年发布的《“健康中国2030”规划纲要》中指出，应积极促进健康与养老、旅游、互联网、健身休闲、食品融合，催生健康新产业、新业态、新模式。

适宜创建发展康养小镇的地区，一般应有良好的生态环境和气候条件，这是实现健康生活的一个重要基础条件。在这个基础条件上，根据当地不同资源，结合市场需求特点，可以发展融合不同产业体系的康养小镇。

如拥有宗教文化、长寿文化、温泉资源、医药产业资源等等。可依托项目地良好的气候及生态环境，构建生态体验、度假养生、温泉水疗养生、森林养生、高山避暑养生、海岛避寒养生、湖泊养生、矿物质养生、田园养生等养生业态，打造休闲农庄、养生度假区、养生谷、温泉度假区、生态酒店/民宿等产品，形成生态养生健康小镇产业体系。

康养小镇的产业应该是以健康为主的，如养老产业、休闲农业产业、度假休闲、健康食品产业、体育产业等。康养小镇不同于一般的小镇，它的功能性更强。以体育产业为例，依托山地、峡谷、水体等地形地貌及资源，发展山地运动、水上运动、户外拓展、户外露营、户外体育运动、定向运动、养生运动、极限运动、传统体育运动、徒步旅行、探险等户外康体养生产品，推动体育、旅游、度假、健身、赛事等业态的深度融合发展。

曹东义在台北参加国医节宣讲章朱学派百年传承

河北省中医药科学院　张培红

2019年3月8日—16日，由我台湾卫生福利部、台湾中医师公会联合会主办的“第89届台湾国医节暨2019第11届台北国际中医药学术论坛”的专题活动，在台北市举行。台北市中医师公会、北京慢病客科技有限公司、大包会展览（北京）有限公司、世界中医药学会联合会一技之长专业委员会协助中医人员参加会议。

为了推动海峡两岸中医药文化交流传承，加速中国中医药文化在国际上的传播和影响力，应台北市中医师公会邀请，世界中医药学会联合会一技之长专业委员会曹东义会长受邀前去参加会议，并就章朱学派百年传承，探索中医发展问题。

曹东义说，中医与中华民族血脉相连，生死相依，走过了几千年，有过长久的历史辉煌。近代西风东渐，欧洲文明在鸦片战争之后强势东扩，很多人把中国落后的原因归结到中华文化，说汉字是世界上最野蛮的文字，中国历史只有两个字“吃人”，中医“理论陈腐玄虚，经验偶合幸中”，是阻碍医药卫生事业发展的旧医学，需要用“医学革命”手段取消中医。

在近代百年坎坷的过程里，我们看到章太炎、章次公、朱良春三位先生，站在历史前沿，医病、医医、医国，达到了一般人难以企及的高度，这在胡适等人鼓吹“中国百事不如人”，需要“全盘西化”的时代，起到了砥柱中流的作用。

他们师徒三人，热心传承中医，在上海办国医学院、新中国医学院、苏州国医学校，章太炎任校长，朱良春先生1936年初春入学，听章太炎校长讲话，系统学习中医知识，也学习了很多西方医学的内容。

1937年下半年，淞沪大战硝烟未尽，朱良春先生只身来到上海，拜师章次公先生，跟师学习，随师出诊，到红卐字医院替老师出诊，1938年底师徒离别的时候，36岁的章次公，送给22岁的朱良春一枚不同寻常的印章，上面的文字凝聚着历史的重托："儿女性情，英雄肝胆，神仙手眼，菩萨心肠"。这是一个时代"苍生大医"的情怀与严格要求。

朱良春先生1938年在南通开业行医，中华人民共和国成立前10年经历了个体诊所的磨炼，办中医四年制学校培养了20多名毕业生，交给新中国，章次公任名誉校长。

章次公（1903年—1959年）先生是海派中医的代表，他办中医教育多年，门人弟子很多，朱良春先生是他的得意门生之一。章次公先生1955年到北京工作，担任副部级的原卫生部中医顾问，两次与毛泽东主席彻夜长谈，被称赞为"难得高士"。他因此觉得自己肩负着发展中医的历史责任，就写了一篇改变命运的《从太炎先生论五行谈起》，发表在《新中医》上。一石激起千层浪，论辩使他走麦城，被迫一个人在王府里学习马列3个月。章次公从高处跌落的原因，虽然与自己的认识水平有关系，但是"太炎先生"对他的影响不容低估。章次公名成之，号之庵，他所以叫"次公"，就是崇拜章太炎。

2015年12月13日，国医大师朱良春先生走完了自己99年的人生道路，去往罕为人知的另一个世界，留给后人无尽的思念。概括他独特学术特征的"朱良春现象"，背后有很多耐人寻味的原因。解读这个现象的根源，我们不难发现既是历史选择了朱良春，也是朱良春主动传承和发展了中医。

朱良春先生办过中医学校，开过诊所；从联合诊所到私立医院，再交给国家成为国办的中医院；他编书看病出了名，原卫生部调他进京，地方政府重视人才不放行。因此，他只有坚守南通，成就了"朱良春现象"。

朱老培育三枝花，不拘一格育人才的佳话，传遍神州大地。能够开创虫类药研究，有自己名下的研究所、专科医院，有自己开发的准字号中成药，成为国医大师，朱良春先生在"术"的层面近乎"炉火纯青"，但是，他追求"臻于至善"，不满足于"辨病与辨证相结合"，而是倡导"道术并重"发展中医，主张"经典是基础，师传是关键"，说临床疗效是中医的生命线。

2013年4月初，在"国医大师朱良春学术思想暨临床经验学习班"上，朱良春先生坐轮椅到会场，与来自国内外的200多位学生、徒弟和代表们一起传承学术。97岁的朱良春先生亲自授课，除了讲述诊治疑难病的经验之外，也表达了对于"中医西化"的忧虑，和他为遏制这种倾向所提倡的"中医精髓"。

朱良春先生强调说，在辨病与辨证的关系上，"辨证是绝对的，辨病是相对的"。他发出呼唤："辨证是首要的、绝对的，辨病仅供参考"。"我们可以不认识病，但绝不能不识证、不辨证"。"我们要认真地温课，勤奋学习，联系临床实践，充分发挥其独特优势，寻回失去的中医'元神'，战胜诸多疑难杂症"。

朱良春先生走了，他留给我们的思考是深刻的，甚至是永恒的。我们纪念他，就应该接过他传递的接力棒，奋勇前进。以他子女为主的"朱家军"，在传承朱良春先生的学术方面，为神州杏林树立了榜样。

2019年，是《告台湾同胞书》发表40周年的日子，数十年来，海峡两岸中医药人士一直以各种形式传承和发展中医药，两岸中医药文化的交流，充分体现了中国传统医药文化的凝聚力和亲和力，也体现了海峡两岸同胞的医缘和药缘。始于1929年的"中国国医节"（3月17日），已经成为海峡两岸中医药人士文化交流最重要的纪念节日。

2018年4月18日，世界中医药学会联合会成立了一技之长专业委员会，李振吉先生语重心长地对专委会提出今后的学科建设目标是"两句话，六要素"：世界、学术、话语权、人才、标准、做贡献。

告别一百年"重术轻道，衰落难逃"的误区，奔向"道术并重，走向复兴"的光明坦途，需要首先理清中医之道，有哪些具体内涵，才能知道如何加以发扬。

因此，世界中医药学会联合会“一技之长专业委员会”的成立，承载着巨大的历史使命，它的宗旨是：致力于凝聚中医药医术确有专长人员，依法做好一技之长的搜集整理、研究验证、总结提高、成果展示、开发推广，以及探索培育后继人才，强化继续教育；保护中医药传统知识，发展中医药事业；为世界各地有关机构输送中医药专业技术人员，运用和推广适宜的中医药技术方法等。

学会希望与各医疗机构、中医院校、中药企业、康养机构、体检机构、医师协会、中医世家等有丰富治疗肿瘤癌症经验的中医药人士赴台交流，共襄中医复兴盛举。

河北省健康养生文化产业促进会推动学术发展

河北省中医院　周文平

2019 年 12 月 27-28 日，河北省健康养生文化产业促进会第二届理事会第二次会议在石家庄召开，会上成立了治未病专业委员会、康养结合专业委员会、中医药文化专业委员会，与会代表听取了促进会工作报告和省政府老领导重要讲话，启动了“儿童青少年脊柱侧弯防控医联体联盟”行动。

促进会第二届理事会部分副会长单位、常务理事、理事代表，促进会治未病专业委员会、康养结合专业委员会、中医药文化专业委员会委员代表共 360 人见证这一盛况。

促进会专家委员会成员、省政府老领导孙士彬；促进会会长、国医大师李佃贵；河北省教育厅副厅长韩爱丽；河北省卫生健康委副主任段云波；原省食品药品监督管理局巡视员刘骁悍；河北省红十字会常务副会长宋振江；促进会副会长、河北中医学院院长高维娟；促进会专家委员会成员、河北中医学院党委副书记、河北省中医院党委书记孙士江；促进会副会长、神威药业集团董事长李振江；促进会副会长、金木集团董事长钮立卫等领导嘉宾出席会议。

会上选举了治未病专业委员会、康养结合专业委员会、中医药文化专业委员会三个专业委员会常务委员、副主任委员、主任委员，并为新当选主任委员、副主任委员颁发了聘书。新当选的治未病专业委员会主任刘启泉教授、康养结合专业委员会主任张国忠、中医药文化专业委员会主任曹东义教授分别作了表态发言。

李会长指出，2019 年促进会在全体会员的努力下深入研究新时代健康养生文化产业面临的新形势、新任务，紧密围绕健康中国战略，统筹布局，精心组织，各项工作取得了新进展。

李会长说，促进会将在 2020 年积极实施国家健康中国战略，引导成员单位参与大健康工作；组织举办各类专题培训等学术活动，推动中医药文化传播；搭建学习交流互助平台，促进理事交流；支持各方参与促进会整体工作，协助各专业委员会开展工作；加强行业宣传示范工作，树立典型，打造品牌；进一步加强服务理事单位能力建设，加强促进会自身建设，创建创新促进会，为健康中国，健康河北贡献力量。

会议聆听了省政府老领导重要讲话

促进会专家委员会成员、省政府老领导孙士彬同志发表热情洋溢的讲话。

她首先带领大家学习了习近平总书记的重要指示，《中共中央国务院关于促进中医药传承创新发展的意见》和全国中医药大会精神，回顾总结了全省康养文化产业工作成绩，并对今后的工作提出了殷切的希望要求。

第一是充分认识，牢牢把握当前的大好机遇

随着经济社会发展进入新时代，健康养生文化产业迎来了天时地利人和的黄金时期；省委省政府对这项工作高度重视，全面部署我省中医药工作任务；健康养生在河北有着悠久的历史和得天独厚的优势。

希望大家要增强信心和决心，牢牢把握机遇，加快乘势而上推动健康养生文化产业向更高水平迈进。

第二要积极作为，努力开创新业绩

促进会工作要瞄准健康养生文化产业最新领域，以国际视野开创性工作。

各委员会要突出健康养生特色，打造健康养生文化产业品牌。

搭建便捷畅通的联系平台，吸收各领域专家人才，积极培养人才队伍。

满足群众多层次、多样化健康养生需求，维护群众健康。

第三要持之以恒，加强促进会自身建设工作

促进会要进一步提高服务意识，尽心尽力为会员服务，在培养人才、科研等方面给予支持。通过各种丰富活动和周到细致服务，真正把促进会建成会员之家。

会上启动了“儿童青少年脊柱侧弯防控医联体联盟”行动

曹东义说，作为新当选的第一任主任委员，我愿尽我所能，为分会的发展贡献自己的力量。

中医是中华民族的瑰宝，护佑中华民族生生不息，历经千年风雨，泽被苍生，屹立千年。中医理论体系完备，实践效果明显，代代相传，保国安民。纵观历史，每一个社会发展稳定而富足的时期，中医都散发出熠熠的光辉。

当前，我们又逢盛世，党和国家高度重视中医药发展，10 月 25 日，全国中医药大会在北京召开，习近平总书记提出“传承精华、守正创新”的指示，李克强总理为大会批示，大会发布了《中共中央国务院关于促进中医药传承创新发展的意见》，中医药发展再一次迎来辉煌时期。

今天，河北省健康养生文化产业促进会成立中医药文化专业委员会，是积极落实全国中医药大会精神的具体实践，通过弘扬中医药文化传承精华，以实际行动守正创新，勇担使命，服务社会，助力健康中国！下一步，我们将做好以下几方面工作。

第一、加强分会组织建设方面：我们将做好分会自身建设，通过完善各项制度、开展各种针对性较强的培训课程、广纳社会各界意见，完善中医药文化传承创新机制，提升委员会领导机构的管理能力，提高协会成员的整体素质。

第二、在分会业务开展方面：1. 以新时代中国特色社会主义思想为指导，认真学习贯彻习近平“传承精华、守正创新”的指示，李克强总理的批示及全国中医药大会精神，积极落实《中共中央国务院关于促进中医药传承创新发展的意见》，带领广大委员，发挥中医药特色优势，繁荣发展中医药文化。2. 积极落实河北省《河北省中医药文化传承发展“扁鹊计划”》，开展以扁鹊文化为核心，融合燕赵医家流派文化元素的医药文化传承保护、研究开发、创新工作。3. 继续开展中医药文化挖掘整理工作。开展中医药文化资源普查;加强地域特色中医药文化研究，深入挖掘扁鹊文二化等中医药文化的核心内涵，形成河北特有的中医药文化品牌。4. 加强中医药文化传承保护工作。开展河北名医学术思想和学术流派研究，加强中医药非物质文化遗产传承保护，协助各地加强传统医药项目申报非物质文化遗产。5. 积极开展中医药文化传播推广。建立科普专家团队，积极开展健康大讲堂、中医药文化“六进”等科普宣传活动，为广大百姓提供健康科普知识，提升社会群众的健康素养。6. 推动文化产业健康快速发展。打造中医药文化特色产业，搭建创意提升、资源转化、文化服务等支撑平台，创作丰富多样的中医药文化艺术精品，加快中医药对外交流与合作。

第三、在会员服务方面：1. 首先为会员提供交流互鉴服务。分会将定期组织活动，让会员们在交流互鉴中或形成合作，或共享经验，形成推动全民健康工程的洪流，上报家国，下安黎民，中间为自己找到发展机遇和平台，使分会真正成为委员之家。2. 对接政府资源，为会员保驾护航。我们好多会员来自基层，在临床实践掌握了很多简便廉验中医药特色疗法，分会将利用这个平台，争取国家和政府政策支持，提供市场数据分析，为会员发展提供有价值的信息和技术支持。

北京大学哲学系举办“佛医、道医与中医关系”研讨会

石家庄　耿保良

“佛医、道医与中医关系”学术研讨会，于2019年12月13日在北京大学举行。

本次会议同时属于“中医影响世界论坛”系列第23次。该论坛是博爱堂创始人李俊峰于2008年6月发起的公益论坛，邀请各界代表人士以不定期的论坛形式，讨论中医药的发展，为中医药的发展出谋划策，成效卓著。

会议地点在北京大学英杰交流中心第二会议室，主办单位：北京大学哲学系（宗教学系）、中国社会科学院世界宗教研究所、北京大学高等人文研究院、北京市中医药文史研究会。协办单位：北京大学医学人文学院、北京中医药大学国学院。承办单位：北京大学佛学教育研究中心、北京博爱堂中医药研究所。

李四龙总主持这次会议，学者们上午交流的论文有：

柴瑞霭（首都医科大学附属北京中医医院）：简论还原中医；盖建民（四川大学）：关于道教与中医关系研究的学术史及其现状思考；陈明（北京大学外国语学院）：佛教医王：跨文化语境中的耆婆及其图像呈现；何诚道（湖北省道教协、蕲春普阳观）：由道医谈医与道之关系；史原朋（宗教文化出版社）：人类有两套生命体系吗？什么是打开中医药学宝库的钥匙；李良松（北京中医药大学国学院）：佛医心质学说与抑郁症防治；周广荣（中国社科院宗教所）：尼耶舍（nyasa）——走向“梵我合一”的方便法门。

下午的主持人是盖建明教授，交流的论文是：

曹东义（河北省中医药科学院）：道教改变了经方传承——华佗送人不敢要，仲景用了不敢说；李贵海（中国社科院宗教所）：道医学理论与应用初探；曾传辉（中国社科院宗教所）：张绪通道医思想概观；周鹰（首都医科大学附属北京中医医院）：中医——儒释道之用；李海波（西北大学）：从姑息治疗看佛教与医学的融通；李四龙（北京大学哲学系）：论智顗治病法及其医疗文化系统。

第三场主持人：周广荣教授

时光（北京大学外国语学院）：蒙元时期中医文化在伊朗的传播；戚强飞（中国社会科学院西亚北非研究所）：阿维森纳《医典》及其健康观；刘英华（中国藏学研究中心北京藏医院）：中国道教对泰米尔地区悉达医药的影响——基于印度文献和实地考察；王伟（中国社科院宗教所）：从萨满医疗看萨满教的身体与技艺；马新童（北京博爱堂中医医院）：简论中医哲学本源与源流；梁永宣（北京中医药大学）：知己知彼，做好对外中医药宣传——谈中医药孔子学院的工作经历。北京博爱堂李俊峰先生从2008年开始，多次举办“中医影响世界论坛”，这一次走进北大选择“佛医、道医与中医关系”研讨会的内容，经过了五年的筹备，与以往有所不同，过去都是“即兴”请几位领导、专家与中医老先生们一起开会，邓铁涛大师还为他题词鼓励，活动得到国家局、科技部等有关部门的支持，是一个发自民间的“高端中医论坛”。

曹东义十年前参加过一次在北京社会主义学院召开的“中医影响世界”的会议，那时洪虎先生、王国强副部长、贾谦先生等出席了会议，曹东义虽然有发言（刚出版了批判张功耀的《捍卫中医》等几本新书），但是影响并不大，既没影响了世界，也没影响了国内的中医界。这一次，借着走进北大的机会，曹东义大胆提出来很多“骇人听闻”的新观点。

曹东义开场就说自己与北大有很深的渊源关系：

1985-1988年在中国中医科学院中国医史文献研究所读硕士研究生的时候，曾经用两年的时间在北大旁听了《古汉语》《版本学》《目录学》《校

勘学》等课程；2007年暑期和寒假，参加过哲学系赵光武先生主办的“复杂性科学与中医复兴研究班”，学习了钱学森先生有关论述。曹东义发表过《没有人类五行不转》的有关论述，那时曹东义刚出版了主编的《中医药知识普及读本》，那时王国强副部长作序“中医药中国行”大型科普活动用书，组委会可能赠送了各地很多册。

曹东义说自己选择了一个很专业的报告题目，为此必须首先需要明确几个概念：道、道学、道家、道教、道医。这是完全不同的概念，不能混同在一起谈论。

道家利用和改造“道”这个字。甲骨文就有“道”这个字，其含义在老子之前是道路、在伏羲的八卦里边有天道、地道、人道的含义。

老子《道德经》第二十五章说“有物混成，先天地而生——强子之曰道”，这是为了追溯世界的本源，这种“追本溯源”的思想，影响了中医的医经传承，大家所熟知的《黄帝内经》（也就是《灵枢》与《素问》）本来是“扁鹊师徒问对”，为了彰显追本溯源的思想，就改成了岐黄问对，在司马迁的《史记·扁鹊传》里，还是“至今天下言脉者，由扁鹊也”，说“扁鹊言医为方者宗”，到了东汉时期成书的《素问》《灵枢》，就改头换面了。道家的思想充斥于其中，书中使用老子原创的道学思想，道字出现了200多次。

黄帝时代怎么能说老子原创的“道家思想”？

道教的兴起，是因为佛教传入的刺激。东汉明帝在洛阳建立白马寺，引来了佛教，当时的佛教与现在不一样（那时还没有禅宗、密宗）菩萨长着胡子是男身，让人苦修来世，“出家”当和尚。中国儒家一直提倡修身齐家治国平天下，用“孝”治天下。“孝”字是老子和儿子、孙子组合起来，是血脉传承，也是文化传承。

出家，这是此前知识分子不可以想象的事情。入朝不拜，居家不敬父母，这是不可接受的。孟子就说过“无父无君，禽兽也！”

佛教传入，逼得深受儒家思想影响的知识分子建立了本土的道教，他们让人“活在当下，得道成仙”。要想成为神仙，需要有条件，病人成不了神仙，必须把病治好，才能成为神仙，从来没见过“一身病的神仙”。

陶弘景说“治病虽系微事”，但是，也必须先解决好这个“入门”先决条件，因此，就有“道医”的社会需求，治病能够养生，养生能够防病，这些思想在道医那里很突出。这从出土医书《辅行诀脏腑用药法要》之中可以看出。

曹东义说：“《辅行诀脏腑用药法要》是中医界的《红楼梦》”，这其中的故事没法展开说。《汤液经》是《汉书艺文志》经方“十一家”之中，唯一一本“经书”，其他的经方，即使是黄帝、神农所作，也不能称“经”。它竟然在东汉三国之后，在人间消失了，这个巨大的变故，我们可以用《华佗送人不敢要，仲景用了不敢说》来概括。

曹东义读《华佗传》时发现，无论是《三国志》的记载，还是《后汉书》的描述，都说“佗临死，出一卷书与狱吏，曰：‘此可以活人。’吏畏法不受，佗亦不强，索火烧之”。

史书的意思是说，华佗临死前将一卷书给了狱吏，说：“这个可以救人性命”。狱吏害怕受牵连没有接受，华佗也不强求，就拿火将它烧了。真的烧了……

遗憾的是，一部医书就此失传；疑惑的是，秦始皇焚书坑儒尚且保留医书，为何华佗倾囊授予绝密医书却被拒绝。

这是一部什么书，为何会让人如此忌惮？仅仅是因为狱吏没有担当，还是另有隐情？一连串的问题困扰着曹东义。

后来，曹东义从《辅行诀脏腑用药法要》（以下简称《辅行诀》）中得到了诸多启示。

《辅行诀》中，卷首有三皇像，在三皇像四周为二十八宿和朱雀、玄武、青龙、白虎四神像。

据说此书是由陶弘景及其弟子编撰，保留了《汤液经》中60首方剂。

那么《汤液经》究竟是什么？

按照五行归类，人的脏腑也属于“四神像”所代表的时空，也就是春（东木肝）、夏（南火心）、秋（西金肺）、冬（北水肾），中间的长夏（中黄脾）不主时，却主管升降。

《汤液经》中有大阴旦汤、小阴旦汤、阳旦汤、青龙汤、白虎汤、朱鸟汤、玄武汤，在形式上代表“六合正精”，说它们属于“神明之剂”毫不夸张。

书的前半部分按照脏腑虚实归类方剂治杂病，后半部分用青龙汤、白虎汤、朱雀汤、玄武汤、阴旦汤、阳旦汤等“六神方”治疗外感“天行热病”。

陶弘景说：“阳旦者，升阳之方，以黄芪为主；阴旦者，扶阴之方，柴胡为主；青龙者，宣发之方，麻黄为主；白虎者，收重之方，石膏为主；朱鸟者，清滋之方，鸡子黄为主；玄武者，温渗之方，附子为主。此六方者，为六合之正精，升降阴阳，交互金木，既济水火，乃神明之剂也。张机撰《伤寒论》，避道家之称，故其方皆非正名也，但以某药名之，以推主为识耳”。

更有一个重要的发现，在张仲景所著《伤寒杂病论》中有大小青龙汤、白虎汤、真武汤、阳旦汤，但并不是集中论述，而是错杂、散在于六经文字之间！因此看不出它们属于“六合正精”。张仲景也太机智了吧。

张仲景避而不谈对他最有借鉴意义的《汤液经》，同时改造“六合正精”，这是为什么呢？其中有非常重要的历史原因。

《汤液经》作为经方家最具代表性的著作，在东汉到魏晋南北朝时期仍然十分流行，它的重要意义是不言而喻的。

然而，后来它竟然“人间蒸发”了，这需要结合当时的历史情况来分析，尤其是东汉末年黄巾军起义所造成的社会大动荡。

东汉末年，巨鹿郡（今河北省平乡县）的张角创立了一种新的宗教——太平道，为道教的分支之一。

张角自称“大贤良师”，以“阴阳五行、符箓咒语”为根本教法，信“中黄太乙”之道，“持九节杖，为符祝，教病人叩头思过，因以符水饮之，得病或日浅而愈者，则云此人信道；其或不愈，则为不信道”。

汉灵帝熹平年间（172—177 年），宦官和外戚政治斗争加剧，社会动荡不安，民众思想混乱。张角以符水咒说为民治病，发展徒众，十余年间教徒即达到数十万人。汉灵帝中平元年（184 年），张角扬言“苍天已死，黄天当立，岁在甲子，天下大吉”，发动起义，史称“黄巾军起义”。

“中黄太乙”是太平道的教旨，作为黄巾军标志，“中黄”就是“左青龙、右白虎、前朱雀、后玄武、中黄土”之一。“太乙”也经常被写为“太一”或“泰一”，它是天帝、北斗的象征，也是“道”的化身。“中黄太乙”是道教信徒们，对于大自然和神灵世界最高、最神圣的寄托。

黄巾军起义之后，汉灵帝通过诏安，或者允许地方豪强拥有军队来维持政权。到了汉献帝时期，形成了袁术、袁绍、曹操、刘备、公孙瓒、孙策等割据混战的局面。经历几十年的漫长发展，就造成了分裂国家、摧毁政权的政治势力，东汉王朝被推翻，三国纷争的局面就这样形成了。这就是华佗蒙害、张仲景写书的时代背景。这样事情就水落石出了！

华佗送给狱卒的书，如果不是《汤液经》，也一定是和《辅行诀》一样，它在卷首绘有青龙、白虎、朱雀、玄武，以及三皇的圣象，一看就像道教的经典，或者像图谶之类的禁书。因此，狱卒畏法，不敢接受。

假如华佗交给狱卒的《活人书》没有图像，只有方药、案例、经验，狱卒很可能会千恩万谢、欢天喜地接受。华佗作为一个久经世故的老中医，不太可能私自传授禁书，也不可能明知法律禁止，还勉强“出书一卷”交给狱卒。

值得提出的是“出书一卷”，与“写书一卷”不一样，他拿出来的书，有可能是他游学的时候，接受自前人的著作，也有可能是事前早就写好了，打算“传道、解惑、授业”的医学著作。他烧了这部“可以活人”的宝书，的确是很令人惋惜的。

张仲景由于身份特殊，他在利用《汤液经》的时候，尽量避开青龙、白虎、朱雀、玄武四神兽，在《伤寒杂病论》之中，把它们“打散揉碎”“再利用”，避免其与黄巾军以及其他道教首领有关的嫌疑，在书中的序言里只字不提《汤液经》，与这一段特殊的历史动荡有着密切的关系。

说来也是巧合，无论是太平道、天师道还是“黑山贼”，他们的首领都姓张，“余宗族素多”的张仲景，学医于张伯祖，张氏家族是一个大家族，正在经受时代风潮的冲击，这也许就是张仲景不得不“坐堂行医”的幕后原因。

河北内丘举办了第三届中医药文化大会介绍扁鹊文化

河北中医学院 武 宁

2019 年 9 月 20-23 日，第三届中医药文化大会在河北邢台盛大举办，大会旨在深入贯彻落实党的十九大精神和《中华人民共和国中医药法》以及“健康中国”国家战略，进一步提高广大社会对中医药文化的认识，引领和促进中医药事业与产业发展，弘扬社会主义核心价值体系和优秀传统文化，挖掘中华中医药国粹，打造、树立民族领导品牌，搭建学术交流与科技成果转化平台，促进我国传统医学与现代医学的融合发展，推动中医药“一带一路”建设的可持续发展。

在本次大会上，中国高科技产业研究会副理事长 刘延宁在主题演讲中表示：中医不仅仅只是医，更是中华民族文明重要根文明之一，它的特征是整体、辨证、平衡，将成为中国一带一路共享智慧的重要组成部分，因此获得 1+1>2 国内外共赢优势。中医不仅仅只是“医”，更是中华民族文明重要“根文明”之一：整体、辨证、平衡——成为中国一带一路共享智慧的重要组成部分，以此获得 1+1>2 国内外共赢优势。中西文明之间的不同特征，西方文明的文化特征是结构、分类、分析，不断的切分，产生了结构比较完善、学科划分细致的三大体系：科学体系、技术体系和指示体系。而我们中华文明特征是：综合、归纳、海纳、整体辨证平衡，有些人说，我们为了平衡是不是不要发展了？不是，是因为整体辨证平衡，是因为第二个词：辨证，他形成了螺旋形上升，而每一次平衡是更高层次的平衡，所以永远在发展，由此产生了二十四节气、《黄帝内经》、中医体系等等。

中西文明文化不同的医学观，我们中医不仅仅只是医学医疗，不仅仅只是医。中药不能替代中医，中医药文化是中华文明的根文明之一，也是我们中国传统哲学体系的渊源，更是我们中国整体方法论的高级平台，是可以治国的。我们中医的 6 字合题：整体、辨证、平衡是核心特征，甚至是治国天下之道，综合目标是整体阴阳平衡，解决方案是经络体系。西医是结构主义、分析注意、实证主义。中华文明优势特点的整体辨证平衡实现现代科学，不是现代医学，是所有现代科学重构整体的目标之一。

中西医具有现有西医不可替代的比较优势，在低价格下可以保证农村医疗经费的拨款，在低人力物力基础下可以达到农村医疗保障 85%覆盖率，易于及时恢复农村三级卫生网制度建设，更是能与中国小康同步达到全国医疗小康的国策。现在西学东渐使中国教育以及全局制度全盘西化，使中国人民失去民族自信心。形成中国西医霸权的社会现象。多年需要倾斜性发展中医的同时，暂时存在在城市中医成为二流西医等民族中医药文化萎缩而中断传承的可能性等严重问题。

在本次大会上，河北省中医药科学院原副院长曹东义在主题演讲中表示：中医迎来了天时地利人和大好时代，我们中医做好中医人的事，大众的信仰是我们的地。中医学一百年来一直走的衰落的道路，我们只重视了术，而轻视了道，所以衰落难逃。

中医和西医之间的关系，本来是生成和构成的关系。因为利天下的文化，我们中华文化就是利天下的文化。读书人要平天下，就是利天下。我们读书人最高的理想是利天下，扁鹊为我们做出了榜样。因为扁鹊是第一位民间中医的代表，在他之前都是官医，学在官府，君王的病都是机密，要泄密就要命了，他们救人医疗范围很有限，一般官医没有扁鹊这么大的影响力，扁鹊是一个民间医，司马迁说他名天下。

中医都是扁鹊的传人。我们学习扁鹊，扁鹊他的学术东西没有丢，有人认为扁鹊只是一个传说，能说的就是脉经，其实不对，在脉经里面有大量篇幅记载了扁鹊脉经。天下的人他都能够生死人，扁鹊自己没有这么说。像扁鹊这样的真诚的态度仍然值得我们所有人学习，包括中医和西医，因为医患关系之所以紧张，就人为说高了医学的地位。为什么很多人他要从太平间抬出去，你有这么大的本事你能救人，为什么不救我们的人？让我们家的人站着进来躺着出去？就是人为把医学的地位抬得太高，医学不是天使，医学仅仅是帮助而已，要像扁鹊那样。你是你健康的第一责任人，我是帮助你重新站起来了而已，如果我们学习扁鹊这种伟大思想，我们医患关系就会很好、很和谐，而不会医生要带着钢盔去上岗，那真是丢失了传统。

中医迎来了天时地利人和大好时代，我们中医做好中医人的事，大众的信仰是我们的地。

世界中医药学会联合会一技之长专委会在遵义召开学术交流会议

遵义风湿病研究所 蒋文达　张显江

为贯彻执行《中华人民共和国中医药法》关于中医确有专长的考核认定工作，促进《中医药战略发展规划（2016-2030年）》方案的实施，

结合《贵州省“十三五”中医药发展规划》《中医医术确有专长人员医师资格考核注册管理暂行办法》等政策文件，遵义市风湿痹症研究所结合国中医人教办发（2015）24号《国家中医药管理局办公室关于印发第三届国医大师传承工作室建设项目实施方案的通知》，在遵义市成立国医大师李佃贵传承工作室，并于2019年5月12-13日由几家单位共同在遵义市新蒲新区创元千禧酒店召开了，参会人员600人左右，参加了“世界中医药一技之长人才发展研讨会”及“国医大师李佃贵医术传承会”，参加本次大会的有国医大师李佃贵先生。世界中医药学会联合会副主席兼秘书长桑滨生到会宣讲了《中医药法》的有关内容。

中华中医药学会中医药现代化共同体主席曹军主讲了《中医药现代化》。河北省中医药科学院原副院长、世界中联一技之长专委会会长曹东义，出席会议并报告了《河洛回生系统涂药圈疗新法》。泰国中医药学会会长陈少挺，主讲了中医药在泰国的发展情况。在会场穿插安排了一技之长人员现场演示，交流内容丰富而活跃。

遵义市中医药学会风湿痹症研究所蒋文达先生在欢迎词，内容如下：

尊敬的桑滨生秘书长、曹东义会长、国医大师李佃贵恩师、加蓬共和国郭末博士、泰国工会主席陈少挺、中医名誉会长陈民章夫妇、国际友人、老师们、朋友们大家好！

春秋多佳日，登高赋新诗，在这春意盎然的美好时节，您们在百忙之中抽出宝贵的时间来与我们一道，共同出席“世界中医药一技之长人才发展研讨会及国医大师李佃贵医术传承会”，请谨代表遵义市风湿痹症研究所、遵义明道文达医疗有限公司、蒋文达老师对各位来宾的到来表示最真诚的欢迎。会议召开前、我们请示了政府，也请示了遵义市卫生健康局，得到领导的高度重视，卫生健康局刘勇局长当面指示我们：“要把此次会议办成给我们遵义人民树形象、展风采的大会，要办成中医药界的发展之路，机遇之路，繁荣之路的大会，不仅要为遵义的中医药发展提供新的机遇，也要为中国，为世界的中医药做出新的更大的贡献”。万物得其本者生，百事得其道者成，我们衷心地希望通过此次会议，我们能和大家一道，共同把传承中医药文化做到“互融”“互通”“共建”“共享”“共赢”、把中医药的推广及运用推向新的高度。老师们、同仁朋友们，聚沙成塔、积水成渊，让我们携起手来，一起播撒“互融”“互通”“共建”“共享”“共赢”的种子，共同收获发展的果实，让我们中医药更有效地发挥其不可替代的作用，让各族

人民更加健康，让世界更加美好。

曹东义会长代表主办单位致辞：

遵义是一个著名城市，遵义会议名震中外。我们来自海内外的中医同仁，聚在这里召开“世界中医药一技之长人才发展研讨会及国医大师李佃贵医术传承会”，很有意义。我们迎来了国家发展的新时代，国家的卫生方针是中西医并重，《中医药法》刚刚走上贯彻执行的起步阶段，中医药事业的发展与中华民族的伟大复兴，都处在一个重要的时期。习主席说：“中医药学凝聚着深邃的哲学智慧和中华民族几千年健康养生理念及其实践经验，是中国古代科学的瑰宝，也是打开中华文明宝库的钥匙”。

中医是道术并重的学术体系，它独特的学术特质，落在西医的目光之外。因此，以术载道，以道驭术，道术并重发展中医，是我们努力的方向。发展中医事业，离不开政策保障、学术的引领，也需要技术支撑，更需要大众欢迎。

我们世界中医药学会联合会一技之长专业委员会致力于人才的培养，技术的传承与整理、提高，让中医药人才的价值最大化，让中医技术传遍世界，造福于人类。对于中医人才的保护、对于中医药传统知识的保护，都写进了《中医药法》之中。在这里我提议，大家一起感谢桑滨生副主席，感谢他当年起草《中医药法》！我们还要感谢，最年轻的国医大师李佃贵教授，他创立的浊毒理论，正在逐渐深入人心，造福于广大患者。

当前，慢病高发难治，化学制药滥用成灾，医疗费用高昂难付，医改成为世界性医学难题，改变这一切，都需要我们发挥中医药的大智慧，让我们中医药人才，按照自己几千年形成的规律发展，茁壮成长；大家在一起互相交流，取长补短，把一技之长，变成千方百计，活法巧治，杂合以治，造福大众，走向世界。

纪念胡耀真先生，养生成就健康

石家庄市　杨秀峰　闫军

第二届胡耀贞学术思想研讨会暨老子道学文化研究会胡耀贞分会2019年学术年会，于2019年12月15日在河北中医学院举行。会议由老子道学文化研究会胡耀贞分会和河北中医学院燕赵医学研究院联合主办，河北省传统文化促进会胡耀贞静动内功委员会、石家庄市中医院东院区治未病中心协办，河北温居健康管理有限公司承办。

薛伯寿国医大师致辞说：

首先热烈祝贺第二届胡耀贞先生学术思想研讨会暨老子道学文化研究会胡先生分会学术年会，在石家庄市隆重召开！

习主席指出：中医药学凝聚着深邃的哲学智慧和中华民族几千年的健康养生理念及其实践经验，是中国古代科学的瑰宝，也是打开中华文明宝库的钥匙。中国哲学智慧之魂为道；健康养生，防患于未然，则以“上工治未病”为核心。自古以来中医悬壶济世，而非治病济世。我认为通过这次盛会，研讨胡先生学术成就对其的奉献，必然体悟习主席指示及论断无比英明、无比正确，激励我们对大道、医道、丹道、拳道交融传承发扬、开拓创新，造福于人民。

胡耀贞先生的文化修养境界，以道学为核心，涵盖儒佛文化，可达道之仙，他以医道为业，有“无极神针”美誉，他殚精竭虑研究践行丹道各派武术，追求继承绝学，其功勋甚大，先后真诚拜十七位老师，践行艰辛性命双修，融会贯通各种武术精华，他的内功、拳功深厚莫测，有“一指震乾坤”“盖世豪杰”“传奇大师”之称颂，其所创自发自动自控拳，为武术界最高拳术境界，著千金宝书《胡耀贞静动气功》其为博大精深传世学术结晶，珍贵非凡，启发推动后学！广泛倡导中国古文化修养，广泛倡导内丹修炼，广泛倡导武道拳不离手，既可强身又可益智，更可防治疾病，方可落实努力实现中医药健康养生文化的创新性转化，创新性发展。

我有幸参加胡先生首届学术思想研讨会，收益甚多，一年来一直研究学习胡耀贞先生内丹武道修炼精要，我已成为其私塾弟子，我非常高兴能参加这次盛会，给我第二次向传承弟子胡丽娟、关永年等所有师傅学习机会，并带三位门弟子前来聆听，其中肖战说，从小爱好武术，而特招纳为我的博士生，希望他真诚走胡耀贞大师之路，在大道、医道、丹道、武道的交融继承发扬中开拓创新！

胡耀真先生的女儿胡丽娟女士与张超中博士等200位代表参加了会议，胡女士还与大家一起交流了练功经验，很多专家分享传承和学习胡耀真先生静动功的经验。

曹东义参加这次会议，在开幕式上发表谈话说：我很高兴参加这次会议，很感谢老子道学文化研究会胡先生分会，去年的第一次年会在北京中医药大学召开，今年把第二次学术年会放在河北中医学院召开，带来了丰厚的学术内涵。我是带着学习的态度来参加这次会议的，我虽然担任世界中医药学会联合会一技之长专业委员会的会长、中国药文化研究会药食同源产业分会的会长、河北省中医药学会张仲景学术思想研究专业委员会的主任委员、农工党河北省委文史理论专业委员会的主任委员，但是，对于胡耀真先生的无极静动功还是不太了解，因此，抱着学习的态度参加这次会议。钱学森先生当年把中医、气功、特异功能一起称为人体科学。

张超中博士几年前提出“走向中国文化的医学时代”，这是一个不同寻常的发展战略。

国家卫健委、中医局、食品药品管理局，今年联合出台文件，西医经过一年以上的系统学习中医药才能开中成药，这就宣告了“废医存药”时代的结束，开启了“遵医用药”的现时代。

一个“西医中国化，中医世界化”的新时代已经到来。我们很多专家教授应该补课，补上中华传统文化的这一课。我有资格代表这几个学会来向经典致敬、向先贤学习。

精气神是人体的三宝，《黄帝内经》说“上守神，粗守形”，很重视心神、肾精、肺气在人身体里的重要作用。孟子说“我善养我浩然之气”，很多八九十岁的老人没进过医院，没吃过药片，不是他们不懂医学、不懂养生，而是他们的生活完全符合养生之道。几年前，我和孙士江书记主编了两本书《颐养天年》和《外求内养找健康》。“内养”，向内求是基础，是根本，向外求帮助是有条件的、暂时的。每个人的内在卫生资源“百药都能治”，自己不能生产降压药、降糖药的时候才需要到医院、到药店去买，如果自己百药都可以自制，就不需要到外边去买。因此，通过锻炼，把自己内在的卫生资源调整好，“百药自制”就可以远离药片和医院。

西方化学制药，大多都是人工合成的，属于大自然的异物，也是人体的异物，生产的时候污染环境，吃进去污染身体，因此，必须排泄出去。中医药不是这样。《黄帝内经》主张“圣人杂合以治”，还有内病外治、身心同治、活法巧治、健身助治、药食同源、辨证论治等等，充满大智慧。西方医学从抗生素开始，步入“现代医学”境界，虽然带来了很多进步，但是，也产生了“慢病高发难治、费用高昂难付、化学制药滥用成灾”的世界性难题，需要中医智慧救世。在学术讲座的环节，曹东义讲座的题目《中医根脉在燕赵，继往开来靠文化》，这些丰富的内容，引起与会代表的共鸣与欢迎。

章朱学派在上海召开学术传承培训班

上海泰坤堂中医院　黄小平

2019年10月11-13日，由上海市中医药学会、上海市传统医学工程协会主办，上海泰坤堂中医医院、江苏省名老中医药专家朱建华传承工作室承办的2019年上海市中医药继续教育项目“章朱学派学术思想及临证经验传承研讨班”在沪举行。来自全国各地的知名专家、学者及章朱学派优秀传承人做了精彩演讲，逾400名中医药高层次人才参加学习。

上海市传统工程协会会长武大圣致开幕欢迎词。此次研讨班得到了中医界前辈、领导们的鼎力支持，国医大师邹燕勤教授，国医大师孙光荣教授，中国中医科学院荣誉首席研究员余瀛鳌教授，中华中医药学会学术流派传承分会王键主任委员，上海市中医药学会胡鸿毅会长纷纷发来贺词贺信。中医药界各级领导高度重视此次会议，国家中医药管理局原副局长诸国本，上海中医药大学原校长严世芸，上海市卫生健康委员会中医药服务监督管理处处长赵致平，上海中医药学会秘书长谭美蓉等领导出席开幕式并致辞。广东省中医院院长陈达灿作为章朱学派优秀传承人代表发言。

国医大师邹燕勤发了贺词、国医大师孙光荣教授在贺信中说：章朱学派传承是中医药学传承的一面旗帜，朱良春先生的子女、门人为继承发扬章朱学派所做的多方努力与成就彰显了章朱学派的理论、经验和方法,《章次公医术经验集增补本》《 国医大师朱良春全集》全面、系统、完整体现了章朱学派的学术成果，在国内外中医药学界产生了积极的正面影响。中国中医科学院荣誉首席研究员余瀛鳌教授贺信，称赞章朱学派是医学流派中增添的一支十分值得重视的新秀，感谢朱良春先生为学术传承弘扬做出了巨大贡献，倡导“大医精诚，仁心仁术”，是我辈和后人光辉的楷模。

国家中医药管理局原副局长诸国本致辞说：章朱学派是有灵魂，有学问，有风格的中医流派。并指出其流派具有三大特点：平民医生，草根情结；发皇古义，融会新知；屡用达药，敢克重症。医者后辈需全面总结章朱学派的学术思想、临床经验，传承发展，迎接中医学的未来。

上海中医药大学原校长严世芸致辞说，非常赞成这次章朱学派研讨会的举办，认为本次研讨班将章次公、朱良春为代表的学术团队的学术思想进行系统总结，必将对中医学术的发展起到重要的促进作用。医者同仁能够探讨章次公及其一脉相承的学术经验、思想，相信随着研究的深入，一定会为中医的传承和发展带来深刻影响。

上海中医药大学何玲博士代表中华中医药学会学术流派传承分会王键主任委员宣读贺词，贺词中赞扬章朱学派研精覃思，化古为今，守正融新，卓然自立，智圆行方，善克疑难，独树一帜，传承弘扬，普济苍生。

上海中医药学会秘书长谭美蓉代表胡鸿毅会长宣读贺词，赞扬章朱学派务实求真，章朱前辈大医仁爱、坚守首善，是宅心淳淳、知行合一的楷模。

上海市卫生健康委员会中医药服务监督管理处处长赵致平致辞，广东省中医院院长陈达灿作为章朱学派优秀传承人代表发言说，本次交流研讨是对先贤最好的缅怀和纪念，他说：朱老一生高举先师章次公“发皇古义，融会新知”的旗帜，师古不泥，勤于实践，锐意创新，成就斐然。上海市传统医学工程协会会长武大圣致开幕欢迎词。

上海市泰坤堂中医医院黄小平院长主持开幕式，开幕式上章朱学派传承研究室在北京、上海、广东、河北、河南、江苏、浙江等地成立首批十家工作站，上海泰坤堂中医医院特聘任朱建华教授、朱剑萍教授、朱幼春副主任、曹东义教授、杨悦娅教授、朱凌云教授、王亚平教授、沈小珩教授、苏励教授为章朱学派传承研究室工作站指导老师，同时现场进行授牌和颁发聘书仪式。

研讨班邀请了孟庆云、史载祥、朱建华、陈达灿、孙伟、曹东义、杨悦娅、方邦江、王亚平、沈小珩、朱凌云、朱剑萍、赵旭等知名专家，就章朱学派学术思想、临证经验、用药特色等内容做精彩演讲，并与与会学员进行深入交流，分享心得，启迪思路。特别是上海泰坤堂中医医院李国正教授就“人工智能助力章朱学派传承发展”作专题报告，受到广泛好评，让我们看到了章朱学派美好的未来！学习班现场学员们认真聆听，一致称赞这是一场真正的“干货”学习，热情空前高涨，直至散会余兴未尽！

中国中医科学院基础理论研究所原所长孟庆云教授讲《章朱学派的特点与贡献》，广东省中医院陈达灿院长论《国医大师朱良春治疗皮肤病临证经验》，江苏省中医院首席科学家孙伟教授讲授论

《国医大师朱良春治疗肾病经验》，河北省中医药科学院原副院长曹东义教授讲授《章朱学派在中医近代学术传承之中的重要地位》，山东省名中医药专家谷万里教授代表北京中日友好医院首席专家史载祥教授讲授《从章朱学派传承看中医学术的继承与创新》，上海市中医文献馆学术委员会专家杨悦娅教授讲授《国医大师朱良春虫类药运用经验在我临床实践的体会》，南通市良春中医药临床研究所门诊部朱幼春主任代表上海中医药大学附属龙华医院急救医学科主任方邦江教授讲授《国医大师朱良春治疗急危重症经验》，南通市良春国医堂朱建华教授讲授《国医大师朱良春治疗肿瘤的学术思想与临证经验》，上海中医药大学附属岳阳中西医结合医院主任医师王亚平教授讲授《国医大师朱良春对痛风学说的发展与创新》，中国中医科学院首席研究员李国正教授讲授《人工智能助力章朱学派传承发展》，上海交通大学医学院附属瑞金医院沈小珩教授讲授《章次公先生运用虫类药的临证经验》，上海市中医医院内科主任医师朱凌云教授讲授《治学严谨，疗效卓越——忆国医大师朱良春》，南通市名中医，良春中医药临床研究所门诊部朱剑萍所长讲授《从章朱学派传承谈益肾蠲痹法治疗风湿病》，国家自然科学基金通讯评审专家、江苏省老中医药专家朱建华教授学术经验继承人赵旭副教授讲授《江苏省名中医朱建华临证精粹》。

会议现场反响强烈，章朱学派是以章次公先生和朱良春大师共为宗师的近现代重要学术流派，是孟河医派重要的分支。两位宗师以其“发皇古义，融会新知”由传统向现代演进的学术宗旨，高深的医术屡起沉疴，著书立说，并授人薪火，拥有一大批跟随和继承其学术的弟子门人。专家们相聚沪上，共同探索章朱学派的思想渊源，对其在近现代中西医学术交流、人才培养之中的特殊作用给予高度评价。其皇古融新的学术宗旨开辟未来，让中医事业与时俱进，学术历久弥新，不断发展前行！

章朱学术流派起源于一代沪上名医章次公先生，朱良春得师真传后回到江苏行医，名扬海内外，如今 80 年后，第二代、第三代传人再将章朱学派回归沪上，本次研讨班成立了十家章朱学派传承研究室工作站，旨在形成全国范围内深入研究章朱学派的先导和纽带，探索近现代中医流派的形成和发展轨迹，传承和发扬老一辈医家的学术思想，也为章朱学派传播到海内外正式拉开序幕。

章朱学派传承研究室朱建华教授致闭幕词，表示有幸与上海泰坤堂中医医院合作，我们将努力让章朱学派的特色专科在沪上生根开花结果，传播到海内外。今后我们将为学术交流提供更多的平台，发展学术、传承技术、培养人才，立足临床，推广应用研究成果。欢迎各位同道积极参加，共同探讨，为学派开枝散叶，大放异彩，为中医学术流派的发展繁荣贡献绵薄之力！

章朱学派传承研究室朱建华教授致闭幕词，章朱两位宗师悬壶济世，皇古融新，著书立说、授人薪火，无数后辈医者追随、继承、创新、弘扬章朱学派学术思想，推动了中医由传统向现代演进，为广大患者增福祉、为后学示门径，在未来，也将继续影响医坛和一代代学人。

新冠肺炎暴发民间中医跃跃欲试

河北省中医药科学院　张培红　武宁

所谓民间中医，是指公有体制外的中医。

在这一次新冠肺炎救治之中，出现在人们视野之中的医务人员，基本上都是体制内的医生，不论中医还是西医，私立医院的中西医基本阙如，民间中医更是鲜有身影。大量的民间中医都在自媒体之中，纷纷发表看法，谈论如何预防、如何治疗。

既然这次抗击新瘟疫的斗争，就是一场现在条件下的战争，民间中医一定不会置之度外。有“杨家将一起上”传统的中华民族，在政府主导的抗战之中，不需要佘太君挂帅，也不找穆桂英、杨排风出场，这是好事。局面可控，大局不乱，令世界震惊和肃然起敬。

当然，大局不乱不代表局部有序，瘟神重创的武汉，期初很是混乱：有网络求助的，也有情急之下在高楼阳台上敲锣告急的，更多的人东奔西走，穿梭于各大医院之间，或者为了等待供不应求的“科学检测试剂盒”，或者因为“一床难求”而感到绝望。

在这样的时刻，民间中医自发地投入救治，或者有组织地积极准备上一线，都是令人敬佩的壮举，有很多感人事迹让人赞叹不已。

“张胜兵现象”令人感叹

硕士研究生毕业、悬壶济世的张胜兵，在武汉开中医诊所多年，这一次遭遇战开始，突然来了很多求医问药的发热、咳嗽患者，张胜兵一边按要求让患者到发热门诊登记上报，纳入有关管理程序，一边通过网络建立了三四个患者微信群，还请徒弟们帮助，废寝忘食，夜以继日，据不完全统计，救治患者上千人，后期基本“弹尽粮绝”。他把自己的系统方药经验，通过各种渠道分享给大家，他还说瘟疫期间一律义诊，不收诊费。

很多患者感激不已，视同再造，当然，也有一些人质疑他是否言过其实，有沽名钓誉之嫌；更有别有用心的人，趁机诬称其为“神棍”。

一时间众说纷纭，难辨真伪。

笔者认为，张胜兵能够在武汉危机的时候，挺身而出，迎难而上，不逃避，大胆救治，勤于总结，帮助了大量求告无门的患者，应该得到全社会的点赞。

老领导壮心不已组织团队

70 多岁的原卫生部老领导张维英先生，80 多岁的农工党中央老领导严晓蒸先生等，在第一时间发起号召，利用中国初级卫生保健基金会健康中国工程管理委员会和中华传统中医学会等学术团体组织，成立了“中医疫情防治工作组”，组织民间中医，依靠专家力量为核心，通过洪峰院长，向湖北、武汉、黄冈、天门等疫区指挥部，以及北京有关领导部门提出建议和申请，要求组织人员到一线去支援，依法依规，有序进入，添彩不添乱，突出中医特色，发挥作用，贡献智慧力量。由他们带领，组织团队，很多民间中医争先恐后，纷纷发来请战书、决心书。

高海波博士、李沂轩院长受到天门当地邀请，带领十几个人到达疫区，克服困难开展工作，并通过网络与远在北京的焦俊东院长、高宏博士等人分析当时前方状况，提出如何派出第二批、第三批医疗队。此前，高海波博士与民间中医技术发明人冯女士等到江西了解情况，培训有关业务人员，指导工作；高宏博士写下遗书，组织一批人，自驾车到孝感，希望贡献力量。

曹东义在第一时间，通过网络“空降疫区”，指导会诊了几位病人，并通过上海周婕女士等外地志愿者，与当地的志愿者们协同运作，帮助购药、煎药、送药，解决病在家中患者的困难，帮助其在缺医少药的情况下，尽量做到“中医就在身边”，指导她们利用穴贴方法、身边药食同源的物质自救，“中医在身边，中药在厨房”，解燃眉之急，不必惊慌。曹东义的徒弟马京雪、赵利民等，觉得自己作为邓铁涛先生、朱良春先生的再传弟子，在这个时候也应该到前线去，救治患者，在实践之中，弘扬中医学术。

中国民族卫生协会孙廷宏多次积极联系湖北黄冈方面，希望能把他们的物资与严晓蒸先生、张维英先生组建的救助团队送过去，这种大爱精神让人难忘。

民间中医冒危险直闯湖北

很多民间中医在网络自发“接龙报名”，逐渐形成百人以上的多个团队，有的不断联系，确定了互相联络的方式，决定到疫区去，“不请自来”，四面八方，辐辏而来，困难重重，机场、火车停运，各地道路堵截，沿途没有旅馆、饭馆，生活上也发生了困难，从浙江、安徽等地到了九江地区的六位民间中医，以汪金旺为领头人，虽然此前他拜师李佃贵国医大师，希望在这次抗疫斗争证明自己的医术水平，为救助病人贡献力量，也希望将来在“确有专长”考核之中为自己提供依据。

想法很美好，但是现实很骨感。

他们三十几位个民间中医，事前虽然经过联系，但是种种不便，聚在一起的六人，无法食宿，也没有通行证，真正体会到了“寸步难行”的境界。

在夜间无奈之下，只好求助 110；另外，网络里的民间中医们出谋划策，让他们到鄂州去，网上说，那里正在招聘中医，疫情救助需要中医人才。

这时，湖北省委的领导，通过 110 指挥中心，知道了他们的情况，派车把他们几人接到鄂州，安排在旅馆里。由于他们自己带来的药品没有批号，“确有专长”的中医证也没有“确有”在手，因此，他们不能在临床上使用，不能直接救治患者，就被安排到乡镇去参加巡查，经过 20 多天的工作，也在一定程度上参与了疫情救助。

闯进武汉的民间中医，有的人也是没有医师证，乡村医师也不允许到武汉行医。因此，有关部门不便于接待，他们就在乡村、社区，随机、随缘，向那些需要他们帮助的人，发放了自己携带的药品，在“弹尽粮绝”之后，各自打道回府。

在突然暴发的瘟疫面前，这是一次大考，每个人都必答、必做这道难解的大问题。

民间中医交卷了，他们做得如何？

这一切的答案，只有留待历史来评判了。

曹东义在疫情暴发之后，写了一系列文章进行呼吁和反思：①2020 年 1 月 20 日《历史经验告诉大家，病毒流感中医应首选必选》；②2020 年 1 月 21 日《中医治疗发烧、瘟疫的智慧》；③2020 年 1 月 23 日（腊月二十九）《学习邓铁涛先生为战胜新瘟疫奉献力量》；④2020 年 1 月 25 日（正月初一）《充分发挥中医作用，迅速控制新瘟疫的建议》；⑤2020 年 1 月 26 日（正月初二）《新瘟疫当前，大家不要说“提高免疫力”!》；⑥2020 年 1 月 28 日（正月初四）《香港医管局，当年为何请中医帮助治非典？》；⑦2020 年 1 月 30 日（正月初六）《疫情当前，需要发扬挺胸保卫的“河北精神”》；⑧2020 年 1 月 31 日（二 00 年初七）《难忘 2003 年非典那些事，应该医患和谐战瘟神》；⑨2020 年 2 月 2 日《“西医中国化”很有必要》；⑩2020 年 2 月 3 日，《大瘟疫当前，能救火是英雄，能防火是神仙!》；⑪2020 年 2 月 5 日《庚子灾年闹瘟疫，中医作用不一般》；⑫2020 年 2 月 7 日《中华民族历史上为何不惧怕流感》；⑬2 月 8 日《中医，世界欠你一声“谢谢!”》；⑭2020 年 2 月 9 日《辛温解表“本质”是“除热”，而非“散寒”》；⑮《新冠肺炎勿忘“突变虚寒转为内伤”》；⑯《张仲景的“温病”概念，与明清不同》；⑰《伤寒温病之因是求出来的，病因已成既往，推求未必恰当》；⑱2020 年 2020 年 2 月 19 日《应对新冠肺炎瘟疫，“路径研究”很重要》；⑲2020 年 2 月 21 日《疫情如火考验救治能力，民间中医各显神通不犹豫》；⑳2020 年 2 月 23 日，《扁舟一叶渡沧海，时代方舱济众多》；㉑《华佗无奈小虫何，仲景来了办法多》；㉒2020 年 2 月 26 日《瘟疫过后，中医面对的是复兴，还是继续沉沦？》；㉓2020 年 2 月 28 日《肺炎病毒，病人自造；化药杀毒，也可加重病情》；㉔2020 年《“中医黑”服中药，“你的理论我不懂!”》；㉕2020 年 2 月 29 日《揭开中医神药“清肺排毒汤”的神秘面纱》；㉖2020 年 3 月 2 日《走马看伤寒，“西化不了”的中医临床医学》；㉗2020 年 3 月 3 日《中医乱在表面，西医乱在内里》；㉘2020 年 3 月 4 日《应对突发公共卫生事件，应充分发挥三方面作用》；㉙2020 年 3 月 5 日《善待民间中医，应该学习国医大师朱良春先生》；㉚2020 年 3 月 6 日《假如请朱良春先生考核，认定“确有专长”会有困难吗？》《瘟疫论译注再版序言》；㉛2020 年 3 月 7 日《有人质疑李跃华：你姓中？姓西？还是姓中西？》；㉜2020 年 3 月 8 日《三八妇女节，梦醒新冠肺炎，敲钟人曹丽蓉》；㉝2020 年 3 月 8 日还有一篇《有人问张胜兵：你得罪了哪路神仙？》；㉞2020 年 3 月 9 日《“西医中国化”不是选择题，更不是“西医化中国”》；㉟2020 年《中国民间疗法》杂志，刊登了曹东义指导的研究生张相鹏等撰写的《新型冠状病毒新瘟疫倒逼中医理论创新——“河舟码头学说”与病证结合分层诊疗》，2020 年 28（4）1-3 页。

揭开中医神药“清肺排毒汤”的神秘面纱

河北省中医药科学院　曹东义

庚子灾年，在武汉新冠肺炎瘟疫流行的危急时刻，国家中医药管理局组织专家迅速发布了“清肺排毒汤”作为“通治方”，应用于临床，很快就大显神威，不亚于火神山、雷神山、方舱医院的作用，救助了大批挣扎在瘟神魔掌的患者，阻断了通往地狱的危重症“绿色通道”，降低了国家用血汗钱救助患者的费用。

这个威力巨大的“中医神药”，为什么会有如此功效？

它的发明人，不好意思说，因为一说，就有一批“科学傻子”喊倒好，吹口哨。

一般的民众，不好理解它，因为它背后，有深刻的历史文化，深藏着中医的大智慧。

外行看热闹，内行看门道。

很多人都说这个中医神药，里边含着四个经方：麻杏石甘汤、五苓散、小柴胡汤、射干麻黄汤。

其实，这只是表面现象，它深层的含义，绝对不是拼盘起来的四个经方，没那么简单。这不是说，它里边还藏着麻黄汤、大青龙汤，而是它内含着中医伤寒与温病学派，几百年难解难分的论争。

首先说，新冠肺炎属于温病，还是伤寒？

很多中医专家也很疑惑，难以确凿无疑地一口断定这就是温病，或者这就是伤寒。

当然，更为稳妥的中医，就说这既不是伤寒，也不是温病，而是瘟疫。

瘟疫是一个更大的框，里边有“五疫”，风疫、湿疫、寒疫、热疫、瘟疫，甚至还有毒疫，疫戾、疫疠、异气，随便指认它是哪一个，说了没人敢说“你说的不对”，因为反对者也拿不出过硬的证据来“证伪”。

尽管如此公说、婆说都有理，但是要大家接受一个治疗方案，并不容易。

因为，教材说了，伤寒与温病，病因不同、病机不同、治法不同、方药不同。

如何把它们糅合在一起？这需要大智慧，也需要把《伤寒论》《温病学》读得滚瓜烂熟，才能做到。

如果，有伤寒学家说，这个新冠肺炎属于伤寒。那么，其中的几个经方，都是张仲景用过的方子，难道张仲景不是治疗伤寒的专家、名家、大家吗？因此，伤寒学家见此神方，自然无话可说。而且，这就是“守正创新”的“合病”“并病”的治法。

君不见“一日太阳，二日阳明，三日少阳”的传变吗？这个中医神方，基本上代表了邪在三阳经、甚至邪在太阳腑，也可以有五苓散化气行水在那里“等你多时了”。

瘟病学家说，不对，它不是伤寒，是温病。

中医神方就可以摇身一变，“温邪上受，首先犯肺”，新冠肺炎病位在肺，我这里包含的治肺方剂和药物不少。更何况，虽然方剂里有麻黄汤辛温解表难用的嫌疑，但是，君不见，我们中医神方的用量很轻，正所谓“治上焦如羽，非轻不举”之意。

呜拉，妙哉！中医神方“清肺排毒汤”，古为今用，与时俱进，能够有如此身段，这样的出身，看谁能不服？！

源于中国，大行于日本，又出口转内销的“方证对应”，这一次也看得目瞪口呆。

风行于明清的温病学，在中医神方面前，也当自叹弗如，能把张仲景的经方这样组合，开天辟地第一次，吴鞠通见了也一定会收藏在《温病条辨》之中，列为上品。

吴又可见了，更无话可说，“疫有九传”，都逃不出中医神方的大致范围。

且慢，“清肺排毒汤”真有那么神，敢于包打天下，一览无余，只剩“孤独求败”吗？

不是这样，除了各省都有自己的“地方粮票”，还有很多各显其能的好方法。

估计台下不少民间高手不服，“非药物疗法”的一技之长更是愤愤难平：

“不给我们机会，否则用不了那么麻烦，一招制胜的法宝，它在我口袋里藏了很久了！”

张胜兵、李跃华在武汉的民间中医，撞上的病人很多，一个中医神方也没有使用，却个个有效，甚至速效。

也有体制内的高手，有机会一展身手的人，即使是西学中也罢，比如陈娟女士，就是一派“麻附辛汤”，横扫 30 多例患者身上的瘟疫邪气，没有给辛凉解表一点机会；长沙第一医院神经内科出身的詹涛，他也不服气，他很短的时间治疗 40 多例新冠肺炎，基本上一两剂中药有效，他总结的病机是燥热伤津证、少阳郁火。他们加起来 70 多例新冠肺炎，没有一例使用中医神方，都很有效。

这些“杂音”，都是可贵的历史音符，不要因为它们与中医神方不一致而受到不公正待遇，因为，大家都是中医。

“有效就有理，以效求理”，源于临床，在实践之中验证提高，这是中医进步的主要手段，这正应验了国医大师邓铁涛先生的预言：

“战胜非典，我们中医有个武器库！”

西医没有一个有效抗病毒药，中医有个武器库。

这个差别，不是实验室可以决胜负的事情，很多西医在这一次与瘟神博弈的时候，付出了生命的代价，当然，也有受益的个别人，比如武汉的曹丽蓉副主任医师，她依靠不太熟悉的中医药知识，治好了自己的新冠肺炎。

通过这次血的洗礼，希望能漂白那些“中医黑”，中华民族有一个优良的传统“浪子回头金不换”，可以“反戈一击有功”。

那些死心塌地反中医的人，只能在中华民族伟大复兴的浪潮里，逐渐被冲刷到他该去的地方。

湛韬说新冠肺炎基本病机不一定是寒湿

湛　韬

寒湿作为本次疫情的基本病机，可能是大部分中医人的共识。但是长沙一位青年中医生在临床中发现温燥伤津、少阳郁火病机更为常见，这是基于亲自诊治一百多例新冠肺炎确认患者得出的结论。我们经常说辨证论治是中医的灵魂，但事实上不同中医生对同一病人进行辨证论治，却不一定得出相同结论，甚至还可能寒热相反，是否说明辨证论治背后还有未能取得共识的核心理法呢？值得中医同道思考。

新冠肺炎辨治体会

我是湖南长沙市第一医院一名青年医生。受我们群里面肖月园博士的邀请，今天有幸跟大家分享一下在新冠肺炎一线救治方面的一点体会。这一次新冠肺炎，是以武汉为中心，全国各个省市都受到了累及，我所在的长沙市是距离武汉非常近的一个城市，那么在长沙这边新冠肺炎感染的病人也比较多。我们医院是长沙市的定点救治医院，也是湖南省唯一的一个省级肺炎定点救治医院，到今天为止，已经收治了大概 250 位确诊的患者。

我是在我们医院的神经医学中心，同时这也是中西医结合科，早在 1 月 25 号的时候，我就跟医院申请要来参加这个新冠肺炎一线救治工作，那么在 2 月 2 号下午，很荣幸的，我来到了我们医院的北院，也就是长沙市公共卫生救治中心，开始了新冠肺炎的一线救治工作。到现在为止，个人经手诊治的确诊患者有 100 多个。

对新冠肺炎寒湿病机的疑问

其实在参加这个救治工作之前，我就已经翻阅了一些资料，当时国内的主要观点，是认为这个疫病主要是以寒湿这个病机为主。那时候仝小林院士已经去了武汉，看了一些病例，把他的观点开诚布公地向大家公布了。我当时看了他的分析，觉得非常有道理，然后也看了网上的一些舌象，也觉得是很有道理，所以我当时也是抱着这样的一种思路。但是来到了北院看了病人以后，我对这个观点产生了质疑。

这些病人的表现大部分是什么呢？发热，干咳，有痰的咳嗽很少，咽干、口干、口苦的很多。他们的舌象，我看到其实相当一部分并不是像网上所展示的那样——舌苔又白又厚又腻，还有一些灰白的，带灰色的，甚至带黑色的。我所看到的，有相当一部分是舌红，没有什么苔，并且舌质很干。

下面我给大家看一下这些病人的舌象照片。

就这样，我看了大概四十来位病人以后，就自己私下里做了一些总结，这四十几例当中符合寒湿病机的一例都没有。

当时我心里就在犯嘀咕，咱们全国的诊疗方案以及一些地方的诊疗方案都写了，这次疫情主要是归属为咱们中医的寒湿疫，但是我怎么就一个寒湿都没看到？难道说是因为我们长沙地区的才这样吗？

我当时也跟我的同事，包括我们湖南省的一些同行们进行了讨论，他们的意思是让我再继续多观察，然后我就把这些病人的情况也发给他们看，后面他们也觉得寒湿这个病机不明显。

认为是寒湿病机的可能原因

那么为什么那么多专家会认为这次疫病的主要病机是寒湿？

我自己的思考是，可能这些专家看到的病人很多是重症，甚至是危重型的，或者就是说年纪很大的，那些人的体质本身就可能比较衰弱，那么这些病人确实会表现为一些寒湿的征象，这是第一种可能。

还有第二种可能，就是说专家们高屋建瓴，他们看到的更深，可能这个病一开始确实是寒湿为患，也就是说寒湿郁表，然后这个疫病它是比较特殊的，可能可以迅速地化燥化热，就变成了我所看到的这种燥热的情况。

还有第三种可能，就是说武汉的情况跟我们长沙有差别。但是我觉得这种可能性应该是很小的。为什么？因为湖南湖北以前其实是属于一个地区，古时候叫作湖广地区，这两个省无论是在地理环境也好，还是在民俗文化方面也好，都很相近，都是属于咱们楚文化的范围内。所以我认为武汉的疫情，它基本的表现跟长沙这边不会有太大的差别。当然，武汉那边重症更多，我们知道这是因为它的基数更大，然后武汉的医疗资源目前来说也更缺乏。

最后我再讲一点，有可能一些人觉得咱们南方地区，特别是湖南、湖北、西南地区，冬天是又冷又湿，他们已经先入为主地认为这个地方容易发生流行病，尤其又是在冬春之交，所以就很有可能是寒湿的病机。

那么我只说自己看到的情况，就我看到的所有病人中，前面四十几位病人，真的是一个表现为寒湿的都没有，到了后来看的越来越多了，大概有一百多位，就只看到一两位有寒湿表现的。

温燥病机更符合临床

对于这次疫情，咱们必须首先明确一点，它的基本病机是什么？我觉得这是一个很重要的一个东西，因为寒湿跟温燥或者是跟湿热，这是完全相反的两个方向，如果你按寒湿治，那么肯定是会用很多温燥的药物。比如说，在疫情发生之初，到处都在讲达原饮，认为目前应用机会最大的可能就是达原饮，也有讲用三仁汤之类的，但是如果你把它按照温燥来辨，那用药就完全相反了。

当然，我并不是说不尊重这些国家级专家的这些意见。事实上，我一进入病房，我的心里、我的脑子里面，装的也都是这些东西。但是我看到病人，就必须根据病人的实际情况，根据望闻问切所得到的信息来开方子。就这么一趟下来，后面我自己也回顾总结了一下，发现开的方子基本上都是疏散风热、养阴润燥的，开的最多的就是沙参麦冬汤、麦门冬汤、清燥救肺汤，然后还有桑菊饮、银翘散，当然还有小柴胡汤这一类的加减。

相信大家也都看了，网上流传出来的武汉新冠肺炎病人的那些舌象，看上去是挺符合寒湿或者是湿温的表现的。事实上，我在临床上也看到了类似的舌象。但是，临床上这些人的舌象，跟它的整体表现，还有脉象，并不是那么符合。于是我是这样推测的，这些舌象所谓的白厚苔，甚至白腻苔，不一定是湿的表现，更加不应该是寒湿的表现。我个人的理解是什么呢？这些苔白或者是白厚苔，或者是白腻苔，它往往可能是温邪，或者是湿温的表现。

一直以来，我就在观察这个现象，我发现很多热证甚至是燥热证，会表现为白苔或白厚苔。后面我想到了中医的一个理论，就是说这个苔为气之外候，气有余便是火。那么当你火盛的时候，这个苔是可以白厚的，不一定就是我们印象里的那种黄苔，或者是严重的那种黑苔，不一定的。

那么本着这个思路，我就对这些病人进行了随访。我发现一开始治的这些病人，其实反馈效果都还是不错的。当然，这些病人也都同时接受了西医治疗。我也关注了西医的方案，其实没有什么特别的，有一些有继发细菌感染，他们用了抗生素；有一些有喘促的，肺部影像中肺部渗出比较多的，他们就会用激素和丙球。然后抗病毒的药，他们也用了，用得最多的是克力芝和阿比多尔，副反应比较大，消化道反应非常的常见。

我留心观察了这些病人，用不用中药，差别还是挺大的。用了中药的，症状好转会很快，基本上中药吃上去一副左右就会看到效果，很少没有效的。那些没有吃中药的——为什么说有一些没有吃中药？因为我们刚来的时候，这边的主任不允许我们中医进入收重病人的两个病室，我看了那些病人的记录，有的已经住了很多天了，但是症状一直没有好转。然后大概就在我给他们开了两三副中药以后，发现他们的精神状态、食欲，包括发热、咳嗽、喘气、气促的这些症状，都有了明显的好转。

这也是我在早期能够有机会来进行对比观察，现在几乎没有机会了，因为所有的病人都上了中药。国家也好，我们湖南省也好，都下发了文件，要求病人一来就把中药吃上去，要求覆盖率要达到90%以上。其实有的甚至是达到百分之百，我们就是这么做的。虽然没有对照研究，但是作为医生本身的敏感，我还是能够看出来的，这些病人把中药吃上去以后，症状几乎都会在 1～5 天内改善，有很多开了中药方子，还没有吃完的时候，几乎就已经没有任何症状，变成一个无症状的感染者了。

少阳郁火病机也很常见

随着参与救治的病人逐渐增多，我发现除了温燥伤津这一个病机以外，少阳郁火这个病机也是非常多的。这些病人表现为食欲不振、疲劳、口干、口苦、咽干、头晕，还有一些人是有头痛的。

我看了发表在 JAMA 上面和发表在柳叶刀上的文章，里面所描述的有消化道反应的比例没有那么高，但是我看到的确实要更高一些。而且有的虽然没有消化道的症状，但是有头昏沉、口干、口苦、疲劳、没精神、低热等等的一些表现。一个学过中医的人，看到这些应该很快就会想起咱们的少阳病，所以柴胡类的方剂真的是有很多的应用机会。到现在为止，我粗略统计了一下，应该有 60%左右的病人是用了柴胡类的方剂的，包括小柴胡汤、柴胡桂枝干姜汤、柴胡桂枝汤，还有四逆散等等。

所以我认为这次新冠肺炎两个比较常见的病机，一个是温燥伤津，还有一个就是少阳郁火。我粗略的估计是，这两个病机可能各占了 40%左右，一共占了相关病人的 80%左右。

还有一些其他病机

当然，我并不是说这两个病机就能够囊括所有的新冠肺炎，这是不可能的，后面我发几张可能蕴含有其他因素的会诊记录，大家可以看到这几个病例从轻到重的都有，最轻的几乎没有任何症状，最重的是插了气管，并且这位病人前天已经去世。从里面的病机方药来看，你可以看到，其实并没有统一的一个或者两个或者三个病机，个体差异还是比较明显的。

所以，我所说的温燥伤津的病机也好，少阳郁火的病机也好，只是我在病房里面看到的最多的两个，并不是说不存在其他病机，绝对是存在，而且还很多，并且经过我的观察，我认为疫病到了谁身上，其临床表现是由个人本身体质而来的。所以到了现在这个时候，我有一点很深的体会，哪怕是这种普遍规律比较明显的瘟疫，它也有很明显的个体化差异，总而言之，辨证论治真的是我们中医的灵魂。

当然，现在网上也有很多人发了一些所谓的协定方，还有一些根据什么大数据分析出来的方子。我个人认为，当我们的中医医务人员数量不够，然后政府难以组织起这么多中医资源，来对这种大规模的疫病进行诊治的时候，用上这些所谓的协定方，这些大数据技术挖掘出来的方子，我觉得未必不是一件好事，这是可以适当推广的。因为它可以提高效率，让很多根本吃不上中药的人至少能吃上中药，而且有效的可能性也还是比较大的。但是，其实归根结底，咱们中医还是要把握一个因时因地因人制宜，这个真的是颠扑不破的真理。

印象深刻的重症病例分享

后面，我跟大家分享两个印象比较深刻的病例。这两个都是重症，我看的时候都是在用无创呼吸机的，当时他们的血氧饱和度大概是在 90%左右，不是很差，但是根据我们的诊疗方案，已经是归属于重症了，他们的呼吸困难症状也是很明显的。

我们看第一个病例。这是快 60 岁的男性，本来身体基础不好，有肺气肿，也有冠心病的病史，人比较肥胖。这位病人在我来之前就已经吃了我们湖南这边一位比较有名的中医教授的方子，药是自己带过来的，我没有找到方子。吃了大概 5 天，病人的氧和症状没有好转。

我是 2 月 2 号刚来医院的第一天去看的病人，当时他是躺在床上，带着无创呼吸机，跟我沟通都还是比较困难，上气不接下气。当时我看他额头稍微有一点冒汗，人的精神状态是比较差的。当时看了这位病人以后，就觉得它是一个比较典型的麦门冬汤证，于是就给他用了麦门冬汤加味。开了方子以后，我心里面一直惦记着这位病人。大概在 2 月 6 号的时候去看了他一次，我发现他的状态已经完全改变了，好像换了一个人似的，坐在那里非常安静地吃着他的饭，看上去怡然自得。那么在这期间，他并没有加什么特别的药。当然，一直在用无创呼吸机，激素是早就用了的，抗生素也是一直在用的。

好，咱们再来看下一个病例。这是一位女性，湖北武汉人，她的症状跟第一个病例比较像，同样也是呼吸困难，还有咳嗽，然后精神食欲也都不好。她的一般情况，整体上比前面病例的要稍微好一点，氧合大概是在 92%～93%左右。但是她就是不能下地活动，上个厕所都难以坚持，气喘吁吁的。对于这位病人，我当时考虑，不太符合麦门冬汤证，而是气虚的表现比较明显，所以给她用的是生脉散合升陷汤。

这位病人我也是大概 2 月 6 号再去查房的，再看她的时候，她的情况已经很好了。后来细问，她说中药大概在吃了 1～2 副的时候，症状就已经明显好转。后面又特地看了一下她的医嘱，西药方面也没有加什么特别的药，激素都没有用，因为这位病人的血糖控制得不好。

那么这两个病例是我印象比较深刻的重症病例。

还有一个重症的病例，这位病人已经去世了。我看的时候，他就已经是插了管的，当时是处于一个镇静状态。大家可以看一下，我开的这个方子其实是比较保守的。我个人也感觉到很惭愧，当时我其实是想给他用比较大剂量的参附汤，但是我刚来咱们医院的时候，省中医局的领导特地交代我，做什么事要注意把握一个度，当时我还在一直在琢磨，这句话是啥意思？碰到了这个病例，我突然想起了这句话，还是没有胆量给他用大剂量的参附。

这位病人把我的中药吃上去以后，他的生命体征还是平稳的，因为他也一直在插管，一边在做 CRRT，生命体征是平稳的。后来我负责另外两个病区，这位病人后续的方子由我们湖南省比较有名的一位中医开的，他用的是四逆汤加小青龙汤。我的中药应该是吃四副，另外专家的中药应该是吃了五副还是七副。

这位病人大概是在三四天以前拔的管，拔管以后生命体征看上去还是平稳，但是就在前天晚上，病人突然呼吸、心搏骤停。当时还在讨论要不要给他上 ECMO，结果都没有来得及用上就去世了，最终没有挽回病人的生命，很可惜。

部分无症状感染者有温邪犯卫病机

但是还有一类病人，严格来讲，他们都不能叫病人，是什么？可以算作是无症状的感染者。目前我们医院也收治了大概那么十来位这种病人。这些病人你一问，根本什么症状也没有，就是核酸检测阳性，西医看来观察就行，但是我去对他们进行了四诊以后，发现其实还是有端倪的，并不是完全没有症状。

他们中间的很多人，其实都有口干，还有一些有明显的舌红，然后脉象很多都是浮数的。也就是说，这些所谓的无症状的感染者，事实上符合咱们温病里面所说的温邪犯卫的这么一种情况。当然，也不是所有的无症状感染者都只有这一种证型，也还是有别的证型，但是我发现温邪犯卫这种证型在无症状感染里面非常多见。

比如说，有个核酸检测阳性的小朋友，我问他，你真的一点不舒服都没有吗？他很肯定地说，没有。然后他的爸爸说，我感觉他好像有时候会咳两声，但是我后来一问，小孩子平时就有这个习惯，所以他真的是没有症状。但是四诊之后，我发现他的舌头是红的，脉是浮数的，所以给他用了桑菊饮的化裁。今天上午，这个小孩子已经出院了。

大家可能会注意到，这个小孩子有稀便，当时我看到一天是拉了四次。大家注意，这一类的住院病人，很多都同时在服用抗病毒药克力芝，这原本是一个抗艾滋病的药，吃这个药的有相当多的人会出现消化道反应，其中就是以腹泻最为常见。所以我们问这些病人有没有腹泻的时候，如果他说有腹泻，那么一定要问他有没有在吃这些抗病毒的药。

中医不应该谈的过玄过虚

关于新冠肺炎，我个人的认识也就这么点内容了。说实话，因为我目前年龄资历还比较浅，然后中医功底也还不是很深厚，所以我目前的理解也就只能到这里。下面我再谈看到的一些现象以及个人的观点。

现在网上有很多高手、很多老师，他们用各种高深的理论，河图洛书、易经等对这个病进行解释、剖析，并且给出了比较详细的对治方法。说实话，有一些我都看不太懂。

另外，我也看了很多运气学说的这些推理，在这里我不是说要否定运气学说，但是说实话，运气学说的推断有很多模棱两可的地方，甚至有一些东西会让人觉得有一种事后诸葛亮的嫌疑，我认为在我们中医内部进行学术讨论完全是可以的，但是不太建议把这些东西向中医界以外的群体去推广，这样很可能会引起外界不了解的人对中医的反感。

咱们湖南的国医大师熊继柏教授说过一句话，中医的生命力在临床，中医的生命力在疗效。我一直非常的认同。咱们作为临床医生，我觉得更应该把主要精力放在如何提高临床实际的疗效上。谈的过玄，谈的过虚，这对我们中医临床来说，未见得是好事。

再一个，就是我看现在网上有很多文章，把武汉的死亡率比较高，还有其它地方什么死亡率比较高，甚至李文亮医生死亡的原因，把它归结于没有用中医，归结于中医的覆盖率不够高。我觉得这种说法是不太经得起推敲的，咱们作为中医内部人士，应该本着理性客观的态度来进行剖析。我也不建议大家去向外界宣传这些东西，中医到底有没有用，有没有效，咱们自己应该心里是清楚的。

感谢各位老师，耽误大家时间了，这是我第一次以微信语音的形式讲，不太适应，抱歉抱歉，盼望各位老师今后多多帮助我提高。谢谢大家！

有人质疑李跃华：你姓中？姓西？还是姓中西？

河北省中医药科学院　曹东义

我 3 月 5 日在《善待民间中医，应该学习朱良春先生》一文之中提到：“李跃华毕业于正规医学院校，有过多年行医经历，是一个西学中的人员，长期研究用穴位注射诊疗病毒性疾病，矢志不渝精神可嘉。他目前的身份，应该属于中医‘确有专长人员’，根据有关法规，也应该经过考核，而不是考试，就能获得行医资格。但是，由于种种原因，他没有获得‘应该获得’的资格，这是非常遗憾的事情”。

有人看到这篇文章之后，给我指出“李跃华是西医，不是中医！”

这个观点有一定道理，李跃华有过西医正规院校本科学历，是一个西医，或者曾经是西医，这没有错。但是，他后来学习了中医，是“西学中”，或者叫“中西医结合”人员？他的论文也是“穴位注射微量苯酚”，这里边也属于“中西医合璧”的内容。

也许，李跃华的尴尬就在这里，他虽然使用了中医的“穴位”，却又注射了微量苯酚，并且解释自己有效性的时候，用的就是西药化药的原理。

穴位注射苯酚的原理，到底应该用中医的经脉理论指导？还是西医的化学物质对抗？或者兼而有之，并美其名曰“中西医结合”？

当然，这些问题背后，免不了进一步的学术探索、诘问：

如果是经脉理论指导，那么单纯针刺，不注射，有效吗？

如果是苯酚的化学对抗，那么臀大肌、三角肌的肌肉注射一样有效吗？或者皮下注射也可以吧？为什么一定要冒风险注射到穴位里边呢？

穴位注射，大约与当年“打鸡血”一样，都是中西医嫁接（结合）的结果，可能有单纯针刺不具备的效果，但是，这方面的研究不多，而且“打鸡血”已经成了网络里耻笑中医的一个“经典的笑话”。

美国前一段时间有“干针”取代针灸的立法争论，说针刺属于不打药水的“干针”，依靠的是刺激神经、筋膜，不是经络、腧穴，因此，“干针”可以让护士、理疗师来操作，根本不需要按照中医脏腑经络、阴阳五行来培训。这样的“法律许可”，据说在美国已经成为事实，受“法律保护”了。

其实，这是严重侵犯中医原创知识产权的事情。

《刮痧》这个电影故事，反映的是不了解中医学术原理，用西方医学知识衡量，就把中医的刮痧治疗，判定为不人道的侵犯人权，这是东西方不同医学理念造成的误解。

但是，换了一个马甲，在另一个场景里，就把中医独特的针刺治疗抛弃，改成以“干针”为名目的“巧取豪夺”，竟然获得了法律保护。在号称最尊重“知识产权”的美国，放任的却是如此的明目张胆。

中医的针刺，不是按照神经反射的原理发明的，它几千年来都是用中医脏腑经络、气血阴阳进行指导的临床技术，腧穴的分布、针刺的手法、治疗的病症，都是一脉相承、完整一套的医学体系。

按照有些人的逻辑，“干针”既然是与“水针”相对，那么，干针的部位就应该是臀大肌、三角肌，不能按照中医的经脉、腧穴来“干针”；如果在中医的经脉、腧穴部位做“干针”，实际上就是继承和使用了中医独特的学术原理，侵犯了中医的知识产权，应该接受中医知识培训，以防止疗效不好、不安全，败坏了中医名誉。

我觉得，“有效就有理”，应该“以效求理”，以便推动学术发展。

由此看来，李跃华先生的穴位注射苯酚治疗经验，到底应该归属于中医名下，还是归属于西医，或者在“中西医结合”名下？这不仅有一个学科归类的问题，而且，还牵扯到学术发展方向的评价，它到底是谁的学术成果？应该由谁给他发奖，进行鼓励？

今天看到吴鹏飞先生的报道，说金日光先生推荐李跃华学术，马上就要到韩国去治疗新冠肺炎了。

听到这个消息，我既为李先生喜，也为李先生忧。

喜的是，终于有了用武之地，可以在临床实践之中治病救人，一展胸怀；忧的是，韩国的中医不叫中医，叫韩医，他们有时候用中医的内容申遗。

也许，他到了韩国，这个疗法就“顺理成章”地成了韩医的成果了。

当然，是金子总会发光，不是真理的东西，也必将会被历史淘汰。

一切有争议的事实，都必须在历史的检验之后，才能得出是非对错的结论。

我们不妨期待事件的进一步发展，看看这个被瘟神逼迫“一夜走红”的民间医生，到底会有怎样的结果？

有人问张胜兵：你得罪了哪路神仙？

河北省中医药科学院　曹东义

我在2020年2月21日，发表了一篇文章：《疫情如火考验救治能力，民间中医各显神通不犹豫》，对于民间中医在这次武汉突发疫情之时的种种表现，进行了浮光掠影式的报道，选取了几个代表性事件和人物，其中谈道：“张胜兵现象”令人感叹。

我所了解的“张胜兵现象”

多年前，通过网络，我认识了张胜兵。他硕士研究生毕业，在武汉开中医诊所多年，我知道他是李今庸国医大师的徒弟，他自己也有一些弟子。

这一次他与瘟神的遭遇战，应该是始料未及的。一开始，突然来了很多求医问药的发热、咳嗽患者，张胜兵一边接诊患者，一边通过网络建立了三四个患者微信群，还请徒弟们帮助，废寝忘食，夜以继日。据不完全统计，救治患者上千人，后期基本“弹尽粮绝”。他把自己的系统方药、经验，通过各种渠道分享给大家，他还说瘟疫期间，一律义诊，不收诊费。

很多患者对他，感激不已，视同再造。当然，也有一些人，质疑他是否言过其实，有沽名钓誉之嫌；更有别有用心的人，趁机诬污称其为“神棍”；更没想到他的母校湖北中医药大学，会发表不利于他的声明；省卫生监督部门会把他与李跃华无证行医一起，写进了“红头文件”，让整个大江南北的读者都认识了他。成了名副其实的“张胜兵现象”。

有人为他打抱不平，也有人问张胜兵：你得罪了哪路神仙？动了谁的蛋糕？

张胜兵对此一脸茫然，他过去只想着没日没夜治病救命，没想到劈头盖脸来了这些负面的打击。

当“中医黑”喝完中药，从方舱走出来的时候，张胜兵没想到自己被黑成这个样子。

他的平台很低，身在民间，似乎谁的蛋糕也动不了，也没想到会成为新闻人物。

我认识张胜兵有几年了，为他的书写过序言，去年一起在莫斯科参加过学术会议，这一次也是我介绍他参加了“中医疫情防治工作组”。

我是这个组的发起人之一，也是“专家组组长”。

这次事件升级，如果有什么不好的结果，我应该负有一定的责任。因此，我有必要介绍一下红头文件里提到的“中医疫情防治工作组”，及其相关事情。

“中医疫情防治工作组”是如何建立的？

我平时很忙，2020年1月17日（腊月二十三）早晨赶到北京，参加孙惠军先生、黄女士等人主持的北京生态医学研究会、天地生人论坛、炎黄文化学会一起在中国地质大学办的年会。

临近中午，我发完言，匆忙吃了一点饭，就坐地铁，赶到国家中医药管理局，与医政司、法规司的有关领导，一起座谈“一技之长人员考核”的问题。此前，我们世界中医药学会联合会一技之长专业委员会有几位会长、秘书长，集体给领导写信，建议本着放管服，以及“县管乡用”的原则，请把考核的工作站、点下移，在县区举行，不要集中在省里。认为这样，既能选出真有水平的民间医生，也不会降低标准。赵司长和几位领导们，认真听了我们的意见、建议，说事后他们再研究，然后向于局长汇报。我们也希望得到简报，或者答复。

2020年1月18日（腊月二十四），我参加裕华区的政协会议，19日列席区人大会议，20日下午散会，21日石家庄市和各区召开了紧急会议，裕华区戎振杰局长向各医疗单位布置防控任务。我知道了有关情况，就写了建议、发表了网络文章，建议中医“首选、必选”。

我 19 日（腊月二十五）晚上，接到原卫生部老领导 70 多岁张维英先生的电话，他说，武汉的事情很紧急，应该发挥中医药的作用。

后来连续几天，修改向最高领导部门提的建议。

我们认为，2003 年的非典，以及更多的历史经验告诉大家，病毒性流行病、新瘟疫，中医应“首选”和“必选”，而不应该是“备选”之一。但是，2019 年 7 月 1 日，国家卫健委和中医局的文件，限制西医使用中药，规定应该经过系统培训一年以上，经过考核合格才能开中成药，开汤药需要更多时间的学习。这个文件执行之后，很多西医为主的医院限制了西医开中药的权力，医保部门把这一条作为业务“超范围”罚款的依据。因此，在当前的情况下，西医开中药是违规的行为。后来见到，国家派中医医疗队到了武汉金银潭医院，他们基本上无中药可用，更不用说让西医开中成药了。

事实证明了我们的担忧，中医药储备严重不足。

这样严峻的局面下，我们建议首先暂停执行上述规定，为临床救治使用中药开辟道路，放开手脚。

在写建议的过程之中，先后认识了焦俊东院长、高海波博士、辛松峰院长、武汉的洪峰院长，高宏博士等人，再后来高海波博士把健康中国工程的发起人和负责人严晓蒸部长等人介绍进来。严先生 80 多岁了，曾经是农工党中央的老领导，他后来又介绍了中国民族卫生协会孙廷宏秘书长。大家一起商量，多次白天、黑夜，通过网络开会，临时成立了一个社会力量援助湖北（黄冈）的团队，大家分工负责，不断沟通，吸纳民间中医和社会力量，做了很多工作。

“中医疫情防治工作组”的宗旨，是协助政府，添彩、不添乱，有序进入，彰显特色，发挥作用，开展“中医在身边”（通过微信空降）、“康养在家”（因没有条件住院）。

我如何介绍张胜兵参加“中医疫情防治工作组”

在 2 月 6 日晚上，洪峰院长介绍说，“民主先生”的夫人发病几天，住不上院，很着急。晚上 11 点多与我视频连线，看了舌苔，问了情况，开了汤药。

但是，当时的武汉，很多地方不能取中药。

我让他把家里存的藿香正气、小柴胡颗粒喝了，还嘱咐用生姜大葱切末，外敷肚脐（神阙）等简单救治方法。

因为，当天看到张胜兵关于治疗瘟疫的初步总结，有十几条，上边还有电话，我让民主先生可以与张胜兵联系，就说是我介绍。因为他在武汉开诊所，估计可以取汤药。

后来，大家知道我和张胜兵认识，就觉得他可以在武汉做“地接”专家。

这样我就把张胜兵介绍到“中医疫情防治工作组”，成了我们当中的一员；他进来后，介绍经验的讲座录音，被发到“喜马拉雅”，一下子红遍网络。

我们一方面组织民间中医，依靠专家力量为核心，通过洪峰院长，向湖北、武汉、黄冈、天门、鄂州等疫区指挥部提出请求；一方面在北京，与有关领导部门提出建议和申请，要求组织人员到一线去支援，希望依法依规，有序进入，突出中医特色，发挥作用，贡献智慧力量。

很多民间中医争先恐后，纷纷发来请战书、决心书。

高海波博士、李沂轩院长受到天门当地邀请，带领十几个人到达疫区，克服困难开展工作，并通过网络与远在北京的焦俊东院长、高宏博士等人分析当时前方状况，提出如何派出第二批、第三批医疗队。此前，高海波博士与民间中医技术发明人冯女士等到江西了解情况，培训有关业务人员，指导工作；高宏博士写下遗书，组织一批人，自驾车到孝感，希望贡献力量。

曹东义除了通过网络“空降疫区”，指导会诊了几个病人，并通过上海周婕女士等外地志愿者，与武汉当地的志愿者们协同运作，帮助购药、煎药、送药，解决病在家中患者的困难，帮助其在缺医少药的情况下，尽量做到“中医就在身边”，指导她们利用穴贴方法、身边药食同源的物质自救，解燃眉之急，不必惊慌。

中国民族卫生协会孙廷宏秘书长多次联系湖北方面，希望能把他们的物资与严晓蒸先生、张维英先生组建的救助团队送过去，这种大爱精神让人难忘。

由于政府不断加大救治力度，一省帮一市，全国各地的精英医卫人员云集武汉，疫情在武汉之外的地区控制更快。

这项社会力量的民间中医救助活动，也就逐渐显得不那么急迫了。

我对“张胜兵现象”的认识与分析

笔者认为，张胜兵能够在武汉危机的时候，挺身而出，迎难而上，不逃避，大胆救治，勤于总结，帮助了大量求告无门的患者，应该得到全社会的点赞。

我在《善待民间中医，应该学习朱良春先生》一文之中提到，国医大师“朱良春精神”很可贵，民间中医需要保护。

朱良春先生发现三枝花、培育三枝花的过程，值得我们深思。

古人常说“千里马常有，而伯乐不常有”，在朱良春先生手里再一次得到了重复与验证。

假如没有过人的眼力，没有博大的胸怀，没有真诚感人的态度，能够发现三枝花吗？

发现之后，能够得到信任吗？

得到信任之后，能够充分利用吗？

能够进一步深入研究，一步一步迈向科学，成为科技成果吗？

能够甘心埋没自己，为一字不识的土专家当阶梯吗？中医现在还有这样的优越政策吗？

三枝花是美丽的，在我们歌颂三枝花，赞扬朱老培育人才的时候，我们更应该谨记朱良春先生的呼吁，要为中医药的健康发展提供宽松的政策环境，不要让他的“神仙手眼，英雄肝胆”成为绝唱，而应当一鹤引来万鹤鸣，一花报得三春晖。

朱良春先生留给后人很多思考，“朱良春现象”“朱家军团队”“章朱学派”，之所以广传神州杏林，远播世界各地，成为大家的学习效仿的楷模，事出有因，绝非偶然。

中医的优秀特质、独特价值落在西医目光之外。

中医与西医是完全不同的学术体系，西医靠“构成”研究人体，从“有”出发，认为“结构决定功能”，这有一定的长处，很多中医不自信，就是认为中医不善于解剖，脏腑不明，又没有显微镜，不做化学药品分析，是一个很原始的医学，应该被当代世界统一的西医学所取代。这样的观念与论点，从王清任《医林改错》，到中医界的中西医汇通、中医科学化，再到现在的现实和网络世界，仍然没有停息“自我改造”。外界的西医，更是在“结构决定功能”的基础上，构建了“病理解剖”的强大技术壁垒，在疾病的诊断面前，中医基本上等同于“瞎子、聋子”，没有了诊断疾病的权威性。

因此，反中医的“中医黑”，就说“中医缺乏谈论人的资格”，更不用说做医生了。

这是一百年来，把中医硬推在“不科学”座位上，成了“失语的中医”。

其实，中医深受中华文化影响，不是从“有”出发，而是从“无”出发，研究世界，看待人体，都是“以无为本”，是一个“有无相生”的世界观。

“无”不是什么也并没有，而是看不见、摸不着而已。

古人预设的“无”，是极精微，“小而无内”，又“大而无外”，只有这样才能“有无相生”。否则，“有无相生”就是“神造”，就是“唯心”。

中医不是神造的世界观，也不是唯心的世界观，而是自然生成“有无相生”的世界观。

《内经》说：“人以天地之气生，四时之法成”。整个时空，天地万物，都是自然生成的。疾病也是自然生成的，治疗疾病，也需要借助一定手段，“有无相生”，互相转化。

因此，中医既研究明物质的“有”，也研究暗物质的“无”，并且所有的“有”都来源于“无”。这个思想与《易经》《道德经》所说的“先天”“后天”完全一致。

西医所说的“结构决定功能”只研究的是“明

物质”，对于暗物质“发现一个，承认一个，发现不了不承认”。

这样的唯物世界观，是很狭隘的，因为现代物理学证明，世界的明物质，只占百分之六左右，暗物质占百分之九十以上。

中医独特的世界观和善于解决复杂问题的大智慧，是西方医学所不具备的。因此，在这次疫情暴发的时候，很多人焦急等待“核酸检测”，没想到试剂盒的匮乏，假阴性的比例不少，大量患者积累在“疑似”阶段，造成延误诊断和治疗。

长期形成的就医观念，医保报销导向问题，让很多人蜂拥到医院；急诊室堆积了大量就诊患者，扩大了疫情的传播；医院成了疫情的“放大器”，而不是灭火器。

很多患者在焦虑、等待之中，步入了重症病人的“深水区”，也把武汉弄成了“重灾区”。

因此，西方医学诊断“以有为本”，虽然有“科学”的外衣，但是，绝对不是中医救治的“必由之路”。

中医救治这样的瘟疫，就应该像张胜兵这样的中医，只要病人不舒服，或者是发烧，就可以“未病先防，既病防变”。

假如，武汉有很多张胜兵，就不至于医院爆满，疫情不可控制。

《内经》说：“故善治者，治皮毛，其次治肌肤，其次治筋脉，其次治六腑，其次治五脏。治五脏者，半死半生也”。

西医没有有效抗病毒药，希望依靠西方的神药“瑞德”来做甘霖，可惜只能是望梅止渴的“稀为”无用。还有很多貌似有效的化学制药，在那里进行分组实验，严重滞碍了中药的进入和使用；中医人员看在眼里，痛在心里。好不容易有了一系列的成绩单，但是世界卫生专家组里没有中医专家，“中国救治经验”之中没有一句中医药，这样的遗憾院士和著名专家们都只能“遗憾”，民间中医张胜兵你的位置在哪里？你的话语权又在哪里？

难道能让你参加世界卫生组织的专家组，去做院士和专家做不到的事情？如果这样，情何以堪？

尽管你的方剂二十来个，在你手里得心应手，但是，如何在现有体制下推广？西医连中药的使用都很难接受，怎么能接受你这一套理法方药？

中国历史上就有过“曲突徙薪亡恩泽，焦头烂额为上客”的著名典故，今天仍然不断上演，表彰救火英雄容易，表扬防火神仙很难。

张胜兵的所作所为，就像古代的扁鹊，深入民间，解救疾苦，但是，扁鹊不得好死。

华佗精通外科，也擅长内科，他只想在民间行医治病，最后也是被迫害。临死他想把自己珍藏的医书送人，并且虔诚地说“此可以活人”，也没有得到有关监狱领导的重视，无奈之下他只有“索火烧之”。

因此，张仲景不得已，做了长沙太守，“坐堂行医”才能实现夙愿。他改了《汤液经》，也没照本宣科抄《素问》，写成《伤寒杂病论》，被后人称为医圣。

相比之下，张胜兵有很多缺点，几年前我知道他有个绰号“鬼谷子”，我就说这个不好，阴气太盛，有伤身体。现在果不其然，有些人把“谷”去了，让他这个救人的大医等同于害人的鬼子；本来“秀才遇见兵，有理讲不通”，他倒好，自己就是一个秀才，却大言不惭叫“胜兵”。看来，他兵书读得不如医书好，不然也不应该有人黑他，而应该供着他，称他“张圣人”。

再有，今年是何年？庚子灾年！

君不见，来了火神，应该有风神来助威；可是，后来的是雷神。

大雨下来，大江大湖大武汉，水湿过盛，方舱医院兴起，得天之助。

本来扁舟一叶，也可以济沧海，但是，不如方舟度人多。

诺亚方舟本来是外国的东西，来到神州就“中国化”了，改成了“方舱”；这方舱本来是注满患者的“修道院”和“集中营”，可是中华文化改造它，中医的药香熏染它，里边飘出来的艾灸味儿、传出来的八段锦、五禽戏，把这里变成了一个大乐园。

在全国都是“宅家”的时候，方舱医院的创新震惊了世界，世卫专家组成员感慨地说，假如自己感染了新冠肺炎，他希望来中国救治。

我估计他看上眼的就是方舱模式，而不应该是仓促改造的 ICU。

张胜兵成就了“张胜兵现象”，他是民间中医优秀代表。

他的委屈，是民间中医历史地位的缩影。但愿这是黎明前的遭遇，而不是未来必然的归宿。

梦醒新冠肺炎，敲钟人曹丽蓉

河北医大三院　曹晓芸

在三八妇女节到来的时候，国家表彰了很多抗击新冠肺炎的先进人物，她们的事迹都很感人。

但是，自从武汉肺炎暴发之后，有一个女神一样的人物曹丽蓉，一直在我心中挥之不去，时时提醒我应该宣传她，其战胜自身瘟疫的经验，非同一般，值得大家学习。

因为她不是外国人封的吹哨者，而是践行“西医中国化”的敲钟人和“学以致用”的先行者。

曹丽蓉的事迹报道很早，按说应该具有示范和引领作用。

她的事迹《武汉晚报》发表于 2020 年 1 月 29 日，作者署名为武汉晚报新媒体。

假如人们真正关注了武汉晚报官方微信，吸取了这一篇报道的经验，就会避免很多不该发生的事情，也许不必死亡那么多西医专家。因此，很多教训是十分深刻的，这个经验也是弥足珍贵的。

下面借助这篇报道，稍加分析，请各位看看我的观点对不对。

文章说，1 月 28 日，武汉晚报连线了武汉市第一医院妇科副主任医师曹丽蓉，她当时属于感染后的第 14 天，作为第一批倒下的医务工作者之一，她的每一天，都让人看着揪心。但从中医的视角来看，这就是一个运用中医药成功战胜新型冠状病毒感染的肺炎的活生生的病例啊！

居家隔离的曹丽蓉说：“希望核酸检测转阴后，我能够尽快回到战场，跟同事一起并肩作战”。记者连线时，她说凭借自己的中医经验给自己试药，目前所有症状全都已经消失，并讲述了自己感染患病和居家隔离的 14 天是如何度过的，借着记者的采访和曹丽蓉的讲述，我们可以与她一同复盘这个过程。

曹丽蓉回忆说，1 月 14 日，自己觉得特别累。“那一天，我的手术特别多，一共安排了 5 台手术”。体力透支在医务人员是很常见的事情，而过度劳累也是容易被新冠病毒袭击的一个原因。

她说：“第一台是个卵巢癌+宫颈癌的双癌病人，另外还有 4 台宫腔镜和子宫肌瘤的手术。手术室只能穿单衣服，刚进去有些冷，穿上手术衣后又有点热。做手术时不觉得，下台以后感觉特别明显，总之一整天就是冷冷热热。下了手术台，已经是晚上 7 点多了。感觉身体特别累，就像被掏空了一样。手术做到七八点，对我来说是家常便饭，从来没有像今天这样过。回到家，一点胃口也没有，洗完澡就睡了”。

由此看来，曹丽蓉的发病过程，很符合中医学所说的伤寒病。张仲景在《伤寒论》中说：“太阳病，或已发热，或未发热，必恶寒，体痛，呕逆，脉阴阳俱紧者，名曰伤寒”。

曹丽蓉说：“1 月 15 日，全身疼，强打精神完成 3 台手术。和往常一样，早上 6 点就起了床。全身疼，没精神，哪哪都不舒服，一想到还有手术等着我，在家热了两个馒头揣着就出了门。一上午连着做了三台腹腔镜手术，12 点多才下手术台。一回到科室，我就钻进了值班室。还是没胃口，强逼着自己喝了点热汤就躺下了。怎么都睡不着，却躺着不想动。一想到下午还有病人要处理，2 点我强撑着起了床。我懂中医，下午还帮同事开了几个中药方。晚上 6 点多到家后，喝了点稀粥。儿子打球，一出汗就容易受凉，我家里常备着桂枝葛根。吃了家里备用的桂枝葛根汤后，早早就睡下了”。

这里的看点出来了，“我懂中医”这是很关键的，虽然她是一个经常做手术的西医妇产科副主任医师，自己很不舒服却能够“还帮同事开了几个中药方”；回到家里，还有“储备”的桂枝葛根汤，能够早期治疗。

中医在身边，养生在厨房，健康有保障。

曹丽蓉 1 月 16 日剧烈头疼，夜班，38℃，她说：“今天是我最难受的一天。剧烈的阵发性头疼，几秒钟就发一次。晚上是我的夜班，但白天也要去医院。上午没手术，查完房处理完医嘱又到了 12 点多，我回了家。吃了几口稀饭后，就上床躺着，还是睡不着，一直躺到下午 5 点，我起身又往医院赶。晚上夜班，我和另一个值班医生都不舒服。不用处置病人的时候，我们就在值班室里躺着。值班护士来给我们量体温：我 38℃，她 38.4℃。14 日那天，她跟我一起上了第一台手术的。跟我不一样，她之前没有任何不舒服的症状。上夜班要保持体力，虽然没胃口，但还是逼着自己把护士帮我们带回来的饭吃了。晚上 10 点，我做了一台急诊剖宫产。手术台上，我的后背不停出汗，做完手术室脱下手术衣，两层衣服都湿透了”。

曹丽蓉发病了，由于没有预警，没有后来流行病调查开始之后的严格隔离观察制度，她不知道新冠病毒已经在她身体里蔓延开来，她以为这就是普通的感冒、流感，但是，也猜测同事的病与自己一起出现（其实这就是人传人的聚集病例）发烧，有过密切接触史。由于她没有压力，两天前也服过中药“桂枝葛根汤”，其发汗的力量不小，因此汗流浃背一个原因是有病造成，另一个原因应该与她曾经的服药有一定关系。《内经》说“体若燔炭，汗出而散”。如果出汗之后，“脉静身凉”，不再发烧，也许就“轻症痊愈”了。但是，由于她体力透支，新冠病毒的邪气之盛不想饶过她，所以，她不属于轻症，而是继续向重症的方向发展。

1 月 17 日，曹丽蓉开始咳嗽，她说：“早上，我开始咳嗽了。不会是中招了吧？今天有三台手术，每一台都是大手术。我想着，上手术前赶紧去查个血，如果情况还好，我就再撑一下。结果出来了，白细胞 3.35，低了！很可能是中招了，一周三个专家门诊，每天好几台手术，只戴了口罩，到底是哪个环节出的问题，我不知道。病人已经送到了手术室，我还是得上！来不及做 CT，我直奔手术室。今天做手术，我戴上了两层医用外科口罩，怕万一中招‘连累’同事和患者。第一台手术快结束时，我接到了医院领导的电话：同事查血和 CT 结果都异常，高度疑似新型冠状病毒性肺炎，让我手术结束后马上去做 CT。中午 1 点半，一下手术台我就冲到了放射科。CT 结果显示双肺磨玻璃样，病灶还不小。下午，我拿着检查结果到发热门诊找到了呼吸科张念主任。他看过告诉我，高度疑似，建议我打针，口服莫西沙星。科里的同事平时都叫我‘铁汉子’，从来不叫苦叫累的，没想到我这个铁汉子，成了医院第一批倒下的医务人员”。

这一天之前，曹丽蓉还不认为自己感染了新冠病毒，为了“以防万一”，先做了抽血检测；手术之中，血液结果越来越像“中招”了，就进一步做 CT 检查；CT 结果出来了，是双肺磨玻璃样改变，“铁汉子”被击中了。

呼吸科张主任建议她打针、口服抗生素，如果她不懂中医，也一定和其他中招的西医一样这样治疗了，其结果也许是沿着吹哨者的路子滑下去。

李文亮这时正在医院里接受纯西医的治疗，曹丽蓉却走了另一条不一样的道路。

曹丽蓉说：“拿了药，我根据自己的症状，按普济消毒饮的方子，去掉了黄连，开了 6 天的中药颗粒冲剂。去掉黄连是因为我怕苦。用这个方子一是因为它是清热解毒的经典方，二是比较适合我的症状：舌红、咳嗽、痰黄。抓了药，回到科里打了一针，我离开了医院。我妈今年 70 岁了，患有老慢支，跟我们住一起，我还有个 11 岁的儿子，他们都是感染的高危人群。这种情况不能回家，我住进了家附近的酒店”。

曹丽蓉不再喝桂枝葛根汤了，她根据辨证论治的原则，改成了“普及消毒饮”，这时李东垣在金末元初创立的著名方剂，当时救助了很多瘟疫病患者。

由于有了相应的诊断，她的防护意识提高了，隔离措施紧接着升级，这体现出一个专家的素养。她没有惊慌失措，而是很坚定地自己开方抓药，一下子就备足了 6 天的颗粒剂。

1 月 18 日，曹丽蓉嗓子说不出话了，脓痰。她说：“今天开始，嗓子说不出话来了，脓痰，很黄。酒店住着不舒服，感染的风险也很高，我发信息给老公，把我妈送到了武昌的妹妹家，让他带着儿子住到了姑妈家，确定家中没人，我回了家。我没有去医院输液，吃了一颗莫西沙星也不想吃了。因为是病毒感染呀，白细胞低，抗生素一吃，白细胞会更低，我决定完全依靠中药。中医有失音的症状，但自己到底是哪一种，我有点拿不准。担心普济消毒饮太寒凉了，所以下午我会煮一次生姜红糖水来去寒。生姜可以温肺化饮，晚上再用艾条泡脚”。

真不简单，曹丽蓉正确处理了自己家庭的隔离问题，并且“我决定完全依靠中药”！这是一般中医毕业的人也很难选择的道路。

她这样做，一定是经过相当长的有关学习，并且有独到的心得体会。

她不仅依靠内服汤药，而且还药食同治“生姜红糖水”，再加上“艾条泡脚”内病外治。这种“杂合以治”的方法，也是来源于《素问·异法方宜论》。

1 月 19-22 日这 4 天，曹丽蓉经过药物调整，慢慢地，黄痰变成了白痰。她把中医“扶正祛邪”的学术原理，完全在自己身上运用起来。

她说：“在家待了一周，有些无聊，还好有我养了两年的串串‘巧克力’陪伴着我，每天看看书，还能跟它‘唠唠嗑’，日子过得也不无聊。平时只要有时间，我就爱捣鼓美食，家里的冰箱和冰柜，常年都被我塞得满满，这个时候我一点也不担心没有吃的了。牛肉汤、排骨汤、鸡汤、鸡蛋、鱼……我每餐换着花样做好吃的，目的只有一个：努力提高自己的免疫力。吃了 4 天的普济消毒饮，哑嗓的情况一天比一天好了。家里正好有给妈妈开的黄芩、紫菀、射干、浙贝、玄参、前胡、桔梗、甘草等中药草，我从中挑了几味药，又给自己配了 2 剂药继续吃。居家隔离期间，给自己做的营养餐”。

“康养在家”是一个高境界，只有经过艰难刻苦的学习，才能“用兵一时”，解决遇到的突发困难。曹丽蓉与躺在医院隔离病房的患者不同，不用惊恐而焦急地等待着、期盼着“神药”来救。这是完全不同的思想状态，其最后的和转归和境况，也就不一样了。真可谓“失之毫厘，差以千里”。

1 月 23 日，曹丽蓉已经一周左右的自我中医治疗，胃口开始恢复，想吃辣了。她说：“我想吃辣的了。想起来家里还有火锅底料的存货，自己做了个小火锅。吃了后心情倍爽，临睡前又有点饿了，煮了米酒鸡蛋。那一晚，睡眠又不好了，睡不着”。

新冠肺炎属于温病、瘟疫，辛辣助热，与病情不相符。“火曰炎上”，头为诸阳之会，手足三阳经都可以上头，而属阴的手足三阴经都不上头。因此，吃了较多的辛辣之品，头痛难免。

1 月 24 日，曹丽蓉又出现头痛，她说：“今早开始，又出现了头痛，舌质也变暗了，舌尖有明显的瘀点，有轻微咳嗽，晨起还会有粉红色痰和带血丝的黏稠痰。考虑到自己咳嗽不厉害，只有口里有痰时才会咳嗽，因此晨起后，我会主动咳嗽来排出咽部的痰。痰能出来，就不是坏事”。

温邪上受，首先犯肺。痰中带血，热伤阳络。

虽然可以继续服用普及消毒饮，但是清燥救肺汤、百合固金汤、沙参麦冬汤等，应该更是比较合适的方药。

没有最好，只有更好。中医相类似的方剂很多，但是大的治疗原则是一致的。

1 月 25-26 日，曹丽蓉的病情有些反复，而不是一直向好的方向发展。她说：“这几天，有些轻微畏寒怕冷，我在玉屏风散和苇茎汤的方子上加了黄芩。晚上大学同学群里，搞中医的同学问我要舌像，我给他拍了一个，他从我晚上睡觉口干，给我开了升降散和麻杏石甘汤加当归、鳖甲。我把同学的方和我自己开的方两种交替吃了 3 天了，上午吃我的，下午吃他的，晚上睡眠慢慢好了很多”。

在实践之中学习，在挫折面前继续奋斗，曹丽蓉不矜持自己的观点，在必要的时候，向中医同学、同道咨询、相互商量，这种“中西医协作”、会诊的模式，是此后很多天才上升为国家文件规定的事情，她先行一步做到了，也受益了。

中西医团结如一人，试看天下谁能敌？！

如果没有利益、地盘之争，中西医在与疾病斗争之中，互相协作，取长补短，相得益彰，这才是人类智慧的最大化，也是 14 亿中国人得天独厚的优越性。有人不懂中医学术原理，自己封自己是“中医黑”，一定要抹黑中医，这该是多么不同的境界啊。

就在这个时候，有些“中医黑”，也在喝汤药；一边喝汤药，一边琢磨。这碗汤药黑乎乎，以及“丸散膏丹，神仙莫辨”的中医原理，上看下看，左看右看，看不懂。但是，通过患病，这回知道了，体会到了，中医它真的不简单。

1 月 27 日，复查的情况在好转。曹丽蓉说：“今天我去医院复查了血液分析和 CT 片，白细胞正常了，肺部的病灶也有好转。我自己开的方子里的黄芪和同学方子里的当归正好相得益彰，都对升白细胞有好处。肺部的病灶要完全恢复，可能还需要一段时间。目前，我的情况越来越好，头痛完全好了，也不咳了，胃口和睡眠都恢复了正常，我知道我正在痊愈”。

曹丽蓉副主任医师在这次患病的过程之中，展示了平时一般人不屑的一面。中医药的神奇魅力，是中华民族独创的瑰宝，几千年来，民众与中医生死相依，血脉相连，走过了几千年。

医随国运，今后再也不可能任人随意抹黑，不断飘零，接近消亡了。

笔者认为，经历这次突发的新冠肺炎瘟疫流行，中医药的价值应该普遍得到世人的重视，不应该出现“故使后人复哀后人也”的悲剧。

曹丽蓉作为一个西医妇产科医生，她在生命攸关的危险时刻，知己知彼，面对病毒性疾病的时候，不是期望“西方神药”，而是首先想到的自己学过的中医，所以选择了中医药，在中医理论指导下，辨证论治，十天就治好了自己的肺炎，疗效上乘。其中内服、外用，选择了几个方药的组合加减，很有章法。

这充分说明，西医学习中医的必要性，以及“西医中国化”的必要性和重要性。

她不愧为西医学习中医的优秀代表，是撞响“西医中国化”时钟的敲钟人。

“西医中国化”是未来的趋势

河北医大三院　陈鹏

在 2020 年新冠肺炎暴发的时候，虽然国家的卫生体制是“中西医并重”，救治方针是“中西医协作机制”，但是，在实际工作中存在着中医与西医理念、方式、方法的严重冲突。

早期的前三版方案，中医没有被重视，基本依靠西医，很多人在等待检测“确诊”的时候，和“没有抗病毒药”的时候，门诊拥堵，病房“一床难求”，医院成了“疫情放大器”，而不是灭火器；中医药派不上用场，早期不能发挥作用；后来的西药紧急临床试验，要求“排他性”对照，也影响很多病人不能尽早服用中药。

这样的局面，不仅耽搁病人的治疗，也影响“中西医并重”卫生方针的落实，以及“中西医协作”救治模式的执行，是必须解决的大事情。需要以“西医中国化”来解决这些问题，而不能原封不动执行西方标准的“诊疗指南”，对于中医的知识基本“不予理睬”，或者以“听不懂”“不科学”而加以排斥，更不能像有些“中医黑”那样故意抹黑中医药。

河北省中医药科学院曹东义主任、中医师认为，“中国化”与“化中国”，是完全不同的概念，西医传到中国已经一百多年，逐渐成为卫生领域的“主角”，不应该像是西方派来的医生那样，把“诊疗指南”翻译成中文就可以了，应该像 20 世纪 50 年代政府要求的那样，广泛开展“西医学习中医”活动，对于中医药知识、理念、治疗方法及其优点，从尊重和理解开始，逐步走向有机配合、协作，而不能我行我素进行排斥。

医学首先是人学，然后才是技术手段；人不是机器，也不是机器人。

人的思想感情有深刻的历史文化背景，这是与生俱来不可选择的内容，也关系到人的健康维护、疾病治疗、康复过程的整个生命周期。

佛教的中国化，经历了漫长的历史过程，逐渐改变了佛教很多内容，让佛教深刻地融入了中国人的生活，避免了与中华文化的冲突，实现了儒释道大融合的盛唐时代。

中医与西医协作和融合，首先是世界观与方法论的互相渗透与包容。

曹东义认为，东西方医学的差别，是因为它们指导理论的差异，决定了其技术方法、临床经验的不同。在交流之中，通过互相争鸣、碰撞，有可能会逐渐融合。

西方医学以“构成论”为指导，认为“结构决定功能”，主要研究明物质。

东方医学以“生成论”为基础，认为“生命自然天成”，有无相生，世界不存在“真空”，所以既研究明物质，也研究暗物质。

生成的生命有结构，生成论可以包容构成论，中医学术能包容西医技术方法，尽管目前看来西医很强大，在世界范围内普及程度很高，但是，从学术原理看，中医未来必将成为世界医学的“显学”，西医必将用中医的理论改造自己的体系。

第一部分　中医是道术并重的“自然生成之道”

人的复杂性，来源于人体结构与功能的整体性，也与人体的自然属性、社会属性、心理属性有着密不可分的联系。起源于几千年之前的中医，与中华文化一脉相承，是一个重视“有无相生”的“生成论”的文化，其世界观根深蒂固。所以，中医既研究可见的明物质，也研究看不见的暗物质，及其复杂的相互关系，这与《河图》《洛书》的原理完全一样。

一、“生成论”源于河图、洛书

河图洛书是中华文化的基因，阴阳五行术数之源泉，是先民智慧的结晶，其中富含着天地万物自然生成的大道理。

《尚书·顾命》说：“河图在东序”。这是记载《河图》比较早的典籍。

《管子·小臣》说：“昔人之受命者，龙龟假，河出图，洛出书，地出乘黄，今三祥未见有者”。

《周易·系辞上》说：“河出图，洛出书，圣人则之”。

上古的河图、洛书正如考古所见，只是图形，没有数字。二千年前传下来的数字的河图、洛书，虽然一个是 10 个数，一个是 9 个数，本质上是相同的，都是天地万物的生成之道。

《河图》天一生水，地六成之；地二生火，天七成之；天三生木，地八成之；地四生金，天九成之；天五生土（地十成之）。

所以一为水之生数，二为火之生数，三为木之生数，四为金之生数，五为土之生数；六为水之成数，七为火之成数，八为木之成数，九为金之成数，十为土之成数。

《洛书》把《河图》的“四面”扩展为“八方”，数字上由十个减少为九个（大道从简），成为“太乙九宫”“九宫八风”之图，把阴阳邪（斜）正与人体的阴阳联系起来，也是人体内部充满“神机”的展示。

它既有时空的含义，也是人体“精气神”的立体结构之图，是充满生机的自然生成之图。水流西北，火就西南，木根向下，金镇其上，土运中央，一派生机盎然的景象。

万物有生数，当生之时方能生；万物有成数，能成之时方能成。所以，万物生存皆有其数。生在内，成在外；生的时候小，成的时候大。生的时候，要看其内部有没有生机；成的时候，要看环境允许不允许。

人体是一个完整的生命体，这与万物一样，都是自然生成的。古老的《河图》《洛书》把天地阴阳相生、相成的道理，通过数字表达出来。

不仅有生命的物质可以“整体生成”，就是没有生命的金木水火土的“五行”，也是天地阴阳互相配合、自然生成的。天地气交，紧密配合，化生万物。天生的，地来成；地生的，天来成。

《辅行诀脏腑用药法要》说青龙、白虎，朱雀、玄武，阴旦、阳旦的六组方剂是把人体与天地时空联系在一起，综合调理，是“六合之正精，升降阴阳，交互金木，既济水火”。

天地富含阴阳，大德养育生命。春生，夏长，秋收，冬藏，周而复始，四季轮回，变化不停。天覆地载，孕育无穷。万物繁茂，草药丛生。草根树皮，各有脾性。

细胞是生命的起源，细胞就意味着秩序，意味着内外有别、内外相关，细胞膜是沟通细胞内外的界面，里边接受外界的信息，外边的刺激影响里边的代谢合成分解，内外相关，完整一体。

因此，人的皮肤，不是肤浅的一层皮，而是沟通人体与天地万物联系不可逾越的通路。

二、五行学说是“天人合一”的哲学

西方的哲学四元素学说，印度佛教的四大学说，都没有“金”。因为自然界没有可以“金曰从革”当作工具使用的“金”，金是人类劳动的成果，也是人类改造世界必不可少工具。就是说，“金曰从革”，社会革命需要金，建设也需要金。可以说，没有金属文明，就不会有文明世界。

中华文化把“金”的巨大价值，体现在五行的哲学体系里，构建了“多元共存，人与自然和谐相处的哲学体系”，这是一个伟大的创造。但是，长期以来一直不被人们所了解，没有认识到它的伟大价值，甚至有人诟病、抹黑“五行学说”。

所谓五行，是古人总结的一套学说，主要用来说明万事万物的互相联系、互相资生、互相制约，达到生态平衡。是一个善于解决多因素平衡、和谐、共存的学问，是很可贵的理论方法。

五行的具体内容，不能简单地从物质结构来理解，而应该从“时空整体”的角度看世界，土生金，金生水，水生木，木生火，火生土；以及土克水，水克火，火克金，金克木，木克土的关系，是金木水火土五大系统之间存在的相生、相克的复杂关系。

所谓相生，就是五大系统之间，都有“我生者”和“生我者”。比如，土生金，是说大地矿脉里含有金属，经过冶炼就能产生金属；金生水，是说金属的工具可以凿井挖渠，开掘水源，所以叫金生水；水生木，是说草木的生长，都必须靠水的滋润，没有水，就不会有草木的生长；木生火，是说草木可以燃烧变成火，这是古人经常做的事情，火是人类征服的第一个自然力；火生土，是说火热的阳光能够温暖土壤，使土壤充满生机，冬天的土地所以不能生长草木，就是因为没有火力，所以没有生机。

“我生者”是我的“子”，就好像是自己的孩子一样。“生我者”是我的“母”，就好像是自己的母亲。五行之中的每一个要素，都有生我者的“母”，也都有我生者的“子”。五行构成了生生不息的一个生物圈，一个彼此依存的生态系统。五个要素因此都是“亲戚”，是一个充满爱的体系，是互相资助的关系。但是，世界万物不仅需要互相资助的“相生”，还需要“相克”，也就是互相克制、互相制约的力量，才能建立平等和谐的体系。

所谓相克，就是相互制约。比如，土克水，就是土壤的堤坝可以制约水的流向，所谓“水来土挡”就是这个道理；水克火，用水来灭火，现代人都知道，但是古人知道这个道理，也许要摸索很久；火克金，烈火把矿石里的金属冶炼出来，应当是在古人掌握了制陶技术之后逐渐发现的，当然，用火锻造金属制造各种器具、工具，更是伟大的创举；金克木，是说金属的工具可以砍伐树木，可以收割农作物，可以造舟车、木器家具；木克土，是说草木的生长，可以改变土壤结构，使土地疏松而不板结，成为生机盎然的土地。

五行之间，是人类劳动参与其间的动态变化过程，是人与自然和谐发展的美丽图画。

五行之中每一行都不能缺少，缺少了一行，这个体系就不存在了；那一个要素也不能过分，过分了就会影响其他几个要素，其他几个要素就要发生响应的变化，通过相克和相生的作用，以便恢复系统的平衡。

尤其值得提出来的是，五行之中的水火木土都可以是自然物质，金却不是自然物质，而是人类劳动成果；五行之间的生和克，都必须有人类的劳动参与才能实现，没有人类活动的参与，五行不能成立，也不能“行”起来。

考古学证实，在金属被冶炼出来之前，只能是石器时代，大量金属工具的出现，才是五行学说产生的物质基础。

也就是说“土生金”，是人类通过冶炼矿石，然后才产生了铜铁白银，金属的产生是人类劳动的成果；“金克木”，也是人类的劳动过程，用金属的工具收割，用金属的工具加工木器；“火克金”的过程，就是人类冶炼金属的过程，也是人类打造金属器皿的过程；“金生水”的过程，也是人类挖井修渠，开掘水源的过程。

因此我们说，没有人类的创造，五行就建立不了，只能是木火土水四类物质元素；没有人类劳动的参与，即使有了五类物质，也不能“行”起来，而只好属于“五物”“五元素”学说。所谓“五行”，就是五种物质元素，在人类劳动的参与下，运动起来，“行起来”，变化起来。

五行学说在中医学里的应用非常广泛，比如天的五气，地的五味，就和人体的五脏有着密切的关系。

五行学说的体系里，每一行都是平等的。在整个五行的体系里，体现的是和谐的，平衡的，动态的。谁也不能太过分，过分了就会引起一系列的变化，就会造成不和谐，就会影响其他的物质因素，就会产生疾病。同样道理，五行之中也不允许出现“一行太弱”，一行太弱也会影响其他几行，也会出现不和谐，会出现失平衡，会产生一系列的变化，会出现疾病。

五行学说强调的就是整体、和谐、动态、平衡。这种“理想状态”的出现，需要多元世界互相制约，需要大智慧。何谓大智慧？“道法自然”，就是天地日月星辰运动，形成四时五行。

因此可以说，五行学说是人类社会发展到一定阶段而产生的哲学思想，是善于解决复杂问题，构建和谐社会，提倡以人为本的哲学基础。是东方智慧的结晶，是中华文化的优秀思想，是解决世界复杂问题的理论法宝。

时间与空间是物质的存在形式，在以往的哲学里，时间与空间是分别计量的，好像两条可以任意交叉的线段，只要时间与空间一结合，就会产生不同的物质。因此，以往总是把时间与空间分开说，用不同的理论分别计量，分别标识。在五行学说里，借助人的作用，时间与空间容为了一体。

天之五气，地之五味，本来是没有联系的东西，是互相隔离的，分别具有“纳入标准”和“排除标准”的十种物质要素，然而借助人的五脏六腑，天之五气，地之五味统一起来，一起形成人，一起供养人。

当然，天之五气与地之五味分离，也可以促成人的死亡。

东西南北中空间的五方，春夏秋冬时间的四季，在五行的指导下，通过人体的五脏六腑结合起来了。

第二部分　西方医学“结构决定功能”的局限性

《圣经》是西方文化的经典，在“创世纪”的描述里，神造了一切，因此，不应该再研究人是从哪里来的，自然生成论在西方不被允许。布鲁诺宣扬哥白尼的“日心说”被烧死，伽利略被迫害，都是挑战了神造一切的观念，天地自然生成的“生成论”，不容易出现在西方。因此，研究物质构成、研究现有物质的结构，是西方科技崛起的重要方法。

一、“构成论”是研究明物质的法宝

构成论是研究明物质结构的科学，生成论是阐述生命成长的知识。

西方研究物质科学在近代取得长足进展，奉行的是还原论，是从研究物质结构着眼的，机械论也离不开构成论，因此，可以说“构成论”是西方的重要研究方法。1747 年，法国朱里安·奥弗鲁·德·拉·梅特里在荷兰匿名发表的《人是机器》，是用构成论研究人体的代表作。

西医进入中国，对于中医冲击最大的是其人体解剖知识，以及关于病灶的解剖，震撼了中医界，1830 年，王清任出版《医林改错》是这个冲击标志性的著作。此书出版之后，海内为之震动，并且导致中医逐渐丧失信心。

所谓西学东进，“赛先生”进中国，以及后来的四个现代化，基本上是还原论科学观（构成论）支撑的工业化。我国从废科举兴学校，到建立门类比较齐全的科学技术体系，中国走过了百年曲折道路。经过几代人的不懈努力，尤其是改革开放以来加快引进、消化、吸收科学技术，已经改变了我们生活的方方面面，中国的经济大步前进，国家实力和地位空前提高。

但是以还原论方法（构成论）构建的工业文明，追求物质占有，无法实现全世界的共同富裕、和谐发展，甚至有资源耗竭、环境污染、强权政治的弊端，不是可以全球共享的文明形态，势必会被信息、生态文明所取代。而信息、生态文明社会需要的科学观，是系统科学、复杂性科学，不是还原论方法、机械唯物主义的宇宙观。

历史上，中医也有过“构成论”，研究过脏腑的结构，十二经脉、五官九窍也是构成论的知识范围，但是中医的“构成论”始终属于从属地位，占主流的一直是“生成论”。中医临床进步的轨迹，如果是沿着华佗外科手术（构成论）的道路前进，必然会非常重视解剖、止血、麻醉、局部抗感染，其手术刀不会生锈，麻沸散也不会轻易失传。然而，胆石症、肠梗阻、阑尾脓肿、腹内肿瘤等西方医学依靠手术治疗的疾病，张仲景大多可以通过非手术（生成论）解决，辨证论治方药体系的建立，丰富的内病外治理论与技术，使中医临床走了不依赖外科的道路，其安全有效的特点一直影响到现在，形成了中西医两大不同的体系。

也就是说，千百年以来，中医“自从懂了张仲景，临床不再学华佗”。

其实《医林改错》的成就，主要是在气血理论指导下的活血化瘀方药，但是其“为经典改错”，走解剖道路的发展方向是错误的，背离了几千年以来的中医“生成论”的特色，改弦更辙要实行“构成论”，造成了中医界信心动摇。

在中西医互相碰撞的早期，构成论的物质科学，压倒了生成论的生命理论，中医事业逐渐衰落。

科学作为人类认识自然与社会的系统知识，有广义与狭义之分；有过去、现在、未来之别。广义的科学，包括自然、社会、意识领域的众多知识，而狭义的科学只包括数学、物理、化学等经典的西方近代文艺复兴之后产生的自然科学。

但是，西医依靠的结构，是不稳定的生命结构；而且细胞核的“同质化”，也让结构决定功能的构成论遇到了前所未有的否定意见。在系统科学新的视野下，大科学家钱学森先生说，医学发展的方向是中医，而不是西医，西医也要走到中医的道路上来。西医如何走到中医的道路上来？中医如何现代化？笔者认为，中西医的融合首先必须从“道”的层面打通，而不能仅仅局限于“术”的角度汇通。

但是，中西医之间的这些差别，在复杂性科学、系统论出现之前，在大规模中西医临床疗效对比没有出现的时候，人们是很难认识到的。甚至今天，仍然有人说“你把全中国的癌症都治好了也与本案无关”，这是只认西方标准，不管中医特色的“技术壁垒”“西方科学霸权”。两次反中医思潮的出现，都与狭隘科学观看不见中医科学性有关系。中医优秀的原创特色，都落在西方还原论的目光之外。

二、“构成论”在生命微观领域的困境

西方医学在还原论方法的指导下，打开人体进行解剖研究，从结构研究功能，数学、物理、化学等近代科学方法与知识，很自然地进入了西医学的体系之中，取得了前所未有的成就，是中医学所不具备的。

细胞是整体生成的，不是分步合成的。按照还原论的方法进行下去，到了细胞、基因水平，就出现了行不通的问题，因为，所有的细胞都具有相同的细胞核，也就是出现了生命结构的“同质化”，这就否定了“结构决定功能”的“构成论”。克隆技术的成功，宣告了西方医学所划分的全能干细胞、定向干细胞、体细胞的划分是相对的；不同细胞结构决定不同细胞功能。其原理受到了来自微观领域的挑战。

不同细胞，只是选择了整体功能的一个部分。共同的细胞核，说明所有的细胞，都可以变成“全能干细胞”，形成一个新的生命。

另外，生命的“结构”，还是一个“不稳定结构”。每个细胞，每时每刻都处于不停的分结合成状态，每个细胞维持生存和活力，一刻也离不开整体为它提供的内环境，一定的温湿度、酸碱度、渗透压、营养物质、生长因子、黏附因子等复杂的微环境，一旦发生改变，就会影响细胞的稳定性，或者出现变性坏死、细胞凋亡。

这种“不稳定的生命结构”，最适合“状态调控”，而不适合构成论的“机械修理”。以分子生物学方法进行治疗，有其清晰的作用靶点，代谢过程清晰，量效、构效关系明确，可重复性强，都是其优点。但是，化学分子在微观领域的存在是十分复杂的，不是单一的分子在起决定作用，而是形成了极为复杂的细胞因子网络，往往互相影响，彼此互相制约，需要的是调节，而不是祛除、移植某种分子。

以攻击靶点为出发点的单纯一种化学物质治疗，往往是“攻其一点不及其余”，很难求得生理功能的和谐平衡，对于人体自组织能力的干扰作用，可能大于治疗的帮助作用。因此，需要重新评价其远期影响，这也是循证医学崛起的一个原因。

三、病灶不是构成，是生成

中医与西医分别抓住了不同的东西，西医看重病灶，把它当作“构成”来研究。中医依据生成论来辨识证候，认为所有异常结果，都是生成的结果，而不是原始构成因素。

证候与病灶分别反映疾病的侧面，证候包括病灶，而不是病灶决定证候。比如，冠心病的纤维帽，看似属于很明确的“白箱病灶”，但是它是否稳定，是否发生“冠脉事件”，不仅与病灶形态有关，而且与饮食、情绪、气候、劳倦、感染、血脂、血糖等等都有关系，是一个随机发生的“黑箱控制”。

临床医生不能笼统地说，什么药是治疗冠心病的，而只能说选择的药物是钙离子拮抗剂、血管紧张素转化酶抑制剂、某个受体阻滞剂、激动剂等等，需要说出分子靶点的作用机制。也就是说，在具体治疗过程之中，病理解剖的“白箱病灶”已经太粗略了，病灶既不能精确地说明过去，也不能准确地预测未来，甚至不能精确地指导现在的治疗，因此说，“白箱病灶”诊断实际上只是一个笼统的黑箱。

中医的诊断尽管也是黑箱，但是，经过转化，我们看到中医理论指导下的辨证论治，正是紧紧抓住复杂微观变化的整体综合状态，而且通过反复实践的摸索概括，以中医理论贯穿起来的中药、针灸、按摩、拔罐、饮食、气功，都可以为帮助病人由疾病向健康转化服务，是理、法、方、药一气贯通的整体医学。它往往能够解决西医所解决不了的复杂病情，取得意想不到的临床疗效。

第三部分　道术并重、包容西医，中医才能复兴

中医属于“道术并重”的医学体系，一百年来“重术轻道”，逐渐走进衰落难逃的怪圈；在面对西医的时候，如果只是“求同存异”，就容易“丢了自己”。只有坚持“道术并重”，与西医“求异存同”，彰显中医个性，并且“有容乃大”包容西医，才能逐渐走向复兴。

一、“中医之道”有不同层次与不同表述

（一）中医是整体生成之道

生成的生命，从无开始，“以无为本”；生成的生命有结构，与天地万物的环境因素紧密相关。

西医从研究人体现有结构开始，属于“结构决定功能”的构成论，也属于“以有为本”的学术体系，与环境的关系因为“看不到”而不紧密、不确定。

因此，中医的视野大，包容的内容多，有明物质，也包含大量的“暗物质”。

西医主要研究“明物质”，需要不断发现“暗物质”。

中医之道大，西医之道小，这是因为“生成”可以包容“构成”，中医可以包容西医。

（二）中医是形神一体之道

中医五脏是“五神脏”，主张“形神一体”，凡是有皮脉筋骨肉的地方，都与五脏有关，也就是形与神密不可分，是一体两面。

西医认为，人的精神与五脏无关，只和大脑皮层有关系，是神经系统的功能。所以，可以说中医是“形神一体之道”，西医属于“形神分离之道”。

（三）中医是“多元并存、整体和谐”之道

中医认为五脏之间的关系，与天地自然相应，其规律除了有阴阳之间的平衡关系之外，还有五行之间相互滋生，相互克制，生克制化的关系，不能一脏太过，一脏太弱，更不能去掉某个脏腑。

西医认为，脏腑之间虽然有联系，但是也可以分割，可以替代某个脏腑，整个或者部分切除某个脏腑，人体照样可以生存，不存在脏腑之间生克制化的关系。

（四）中医是“内外相关”之道

中医的诊查手段，依据内外相关的整体性原则，可以通过人体色脉气味，反映人体健康状况，不需要深入人体的内部去进行检查，因此，“内病外诊”属于中医独门绝技。

西医认为，人体外在的表现，都是肤浅的，虽然可以预示某些病变，但是并不可靠，需要深入到体内，看到具体结构的异常，或者见到血液、体液的异常，才能断定人体有病。

（五）中医是“内病外治”之道

中医很多治疗措施是通过在体表、肢体远端的施治，解决内在疾病的问题，比如针刺、艾灸、按摩拔罐、膏药熏洗等等，达到治疗疾病的目的。即使是喝汤药，也是借用自然物质的气味声色，与内在的脏腑、气血津液、血脉经络互相联系，互相影响，不用到里边去治疗。

西医认为，脏腑有病，必须改造其结构，或者改变其内在的理化性质，因此，经常使用外力，进入体内切割、纺织导管、支架、假体替代，也就是外科不属于外治，是“内病内治”理论指导下，直接作用到病灶的技术原理。即使是内服药物，也需要作用到“细胞靶点”，需要分子机制，而不是“内病外治”。他们不懂“内病外治”，甚至反对“内病外治”，说这样做没有直接的事实依据。

（六）中医是“杂合以治”之道

中医的治疗措施之间，经常是多元并举，帮助患者自身恢复健康，可以，也应该形神兼备，衣食住行、内服外用相结合，充分发挥各种治疗措施的特点，“千方百计”“活法巧治”是中医推崇的，绝对不是长期使用一种不变的方法，让人“终身服药”。即使是一味中药，也是复杂成分。

中医用象说明病症与药物的关系，而不是靠化学成分。西医大部分的治疗手段，都崇尚或主张单一性，因此，划分了内外科，还有更多地以器官为单位，甚至是以疾病为单位的科室和治疗单元。外科手术如此，一旦涉及其他科室，就需要会诊、再会诊；内服的药物，尽量用一个化学成分解决问题，这是最高标准，因为研究这个化学药物的时候，都要排除其他因素的干扰，在非常纯化的条件下，连老鼠都是同一种属，治疗过程不允许偏倚。

（七）中医是“用象代数”之道

自古以来，古人就了解到世间万物，都有数有象，是象与数的统一体，《河图》《洛书》《周易》《老子》之道，生命之学都是这样，都有数，是天地自然之数，也是“大衍之数”，分阴阳，有五行，讲生成。

但是，这些数组合起来，构成象，表证事物。事物的变化，有数的变化，也有象的变化。数变是微观的，渐进的，象变是巨大的，也是剧烈的。比如，日积月累，有春夏秋冬“四象”之变化，铜壶滴漏，有昼夜阴阳之不同。数变的时候，象不一定变；象变了的时候，数一定发生了很大的变化。

立象尽意，是古人说明事物的基本方法。

《周易·系词》说：“书不尽言，言不尽意；然则圣人之意，其不可见乎？”孔夫子说：“圣人立象以尽意，设卦以尽情伪，系辞焉以尽其言，变而通之以尽利，鼓之舞之以尽神”。《素问·五运行大论》说：“夫阴阳者，数之可十，推之可百，数之可千，推之可万。天地阴阳者，不以数推，以象之谓也”。中医的脉诊，是脉象；中医的病证描述，辨证论治的寒热虚实，用药的四气五味，也都是用象来描述，不是用数，数被象涵盖起来，“隐而不显”了。

二、中医之术“杂合以治”活法巧治

（一）“杂合以治”不是靶点给药，不是对抗治疗

在中医的经典《素问·异法方宜论》之中，黄帝与他的师父岐伯讨论医学问题，他问：“医之治病也，一病而治各不同，皆愈何也？”

这个问题很高明，的确是中医治病技术的特色，也很不容易回答。

在这个提问之中，首先是很多医生，都面对的是同一个“病”，为什么会有“五花八门”的治疗方法？这么多技术手段，为什么不是“唯一正确”，却都不仅是有效，而且能“治愈”，这是为什么？

这真是几千年中医临床治病特色的真实写照，都是名医，有的主张寒凉，有的主张温补；有的使用内服，有的使用外治；有的用药，有的不用药？

岐伯的回答，充满智慧，有耐人寻味，他说："地势使然也"。当然，地势不仅是方位的区别，还有时空的差异。

岐伯说："故东方之域，天地之所始生也。鱼盐之地，海滨傍水，其民食鱼而嗜咸，皆安其处，美其食。鱼，使人热中，盐者胜血，故其民皆黑色疏理。其病皆为痈疡，其治宜砭石。故砭石者，亦从东方来"。东方这个地方，是"天地之所始生"，也是海上神仙、东方青龙出没的地方，每天的太阳升起于这里，每年的春天开始于这里，万物滋生，与东方、春天有关系。一方水土，养一方人，这里最先了解和发明了砭石。砭石不仅是治病的工具，也是人类治病最早的工具，石器时代不可能有"九针"。

岐伯讲完了东方，立即就谈到西方。

西方在古人的心目之中，一直是一个很神秘的地方，周穆王与西王母的传说，令很多人充满想象，老子出关之后，也是到西方去。

《山海经》的"大荒西经"，也有很多神奇之物。

岐伯说："西方者，金玉之域，沙石之处，天地之所收引也。其民陵居而多风，水土刚强，其民不衣而褐荐，其民华食而脂肥，故邪不能伤其形体，其病生于内，其治宜毒药。故毒药者亦从西方来"。西方属金，是"天地之所收引"的地方，也是太白金星的家乡，"鸣鼓收金"由来已久，西方也是秋天的象征，其地理位置决定这里多有砂石金玉，水土刚强，民众豪迈，体质强壮，生病多在体内，治疗多用药性猛烈之品，"毒药者亦从西方来"，这句谶语，与欧美发明化学制药污染环境虽然不同，但是都有相似之处。

古人有"秋后开刀问斩"的规定，或者"午时三刻"之后才能处死罪犯，也和西方对应"秋收""金气"有一定关系。

说过了东西（春秋），就到了南北（水火）。

大禹划九州，幽燕在北方。

"天命玄鸟，降而生商"，北方的山水，与寒冬的属性相通。天气凛冽，蛰虫深藏，君子固密，才能避免寒邪的伤害。

岐伯说："北方者，天地所闭藏之域也。其地高陵居，风寒冰冽，其民乐野处而乳食，脏寒生满病，其治宜灸焫。故灸焫者，亦从北方来"。

人们战胜寒冷，少不了艾灸，因此，北方寒冷之地，使用火烤、艾灸治疗疾病，也就很早被发明出来。能够生长在北方的艾草，自然也不同于南方。北方人的肌肤，比南方人致密，发汗的时候，所用的药力也不一样。

岐伯不愧是一个"上知天文，下知地理，中知人事"的大学问家。他认为南方不仅热，属火，有利于万物长养，但是由于开泄太过，经常损失精液气血，所以容易得病。治疗应该使用针刺。

岐伯说："南方者，天地所长养，阳之所盛处也。其地下，水土弱，雾露之所聚也。其民嗜酸而食胕，故其民皆致理而赤色，其病挛痹，其治宜微针。故九针者，亦从南方来"。

东西南北，相当于春夏秋冬，有不同的万物"四象"，也是寒热温凉四气，也能概括不同的疾病属性。

岐伯说："中央者，其地平以湿，天地所以生万物也众。其民食杂而不劳，故其病多痿厥寒热。其治宜导引按蹻，故导引按蹻者，亦从中央出也"。

中央属土，万物籁土壤而生存，古老的《河图》《洛书》，都把土放在中央，《国语》说："土与金木水火杂而成万物"，也就是天一生水，地二生火，天三生木，地四生金，天五生土，这是"生数"，生数加上"五"，就是"成数"。

因此，地六成水，天七成火，地八成木，天九成金。

中央属土，生数为五，非常重要，是中医的生成之道，最早的表述。正因为，四方虽然各自"雄踞一方"，但是必须经过中央土，生成之学才能建立。

"杂合以治"的道理，竟然如此深奥！

岐伯说："故圣人杂合以治，各得其所宜，故治所以异而病皆愈者，得病之情，知治之大体也"。

（二）辨证论治富含着“活法巧治”的智慧

辨证论治这个词语虽然出现的比较晚，但是它的神髓早就化生于张仲景的“随证治之”。这个学说背后的深刻原因，是立足于疾病状态的不断变化，外感病有六经阴阳表里寒热虚实之别，内伤病也因为饮食起居情志变化而起伏，随着日月阴阳运转而不同。辨证论治不是“分型治疗”，辨证的过程，就是运用医学理论的过程，“候之所始，道之所生”。

论治的过程，也是医患交流，调动既往知识、经验的过程，不是在西医病名底下，分型对号，一直不变的分型治疗。

证是随时可以变化的，有规律可循，立足于“以无为本”，疾病的“有”，来源于“无”；病人找医生，就是因为不在“无病”，有了痛苦，希望借助于医生消除痛苦；医生的立一个病证，就是为了消除这个病证，而不是为了诊断清楚它是什么。

有病的原因，多是“邪之所凑，其气必虚”，虚处留邪，久瘀成毒，影响气血运行，脏腑功能发挥，就出现了各种病证。“扶正祛邪”，以人为本，千方百计，活法巧治，是中医智慧的体现。

无论是内服外用，饮食起居，各种治疗方法，只要有利于患者恢复健康，都可以发挥作用，不局限于某种方法，更不必“终身服药”。

（三）施治于外，神应于中，是中医的独门绝技

中医根据《河图》《洛书》的“生成”原理，认为天地万物都是自然生成的，有表里，有内外，有生有成，每一个生命，都随着天地时空的变化而改变。

因此，生命是一个整体，自然生成，内在的脏腑，与外在的皮脉筋骨肉，四肢百骸，五官九窍息息相关，与天地四时阴阳的消长密不可分，一旦人体由有序转为无序，气血运行，升降出入背离了常态，就会产生疾病。

治疗疾病，无需深入体内切割，更不需要靶点一一对应，在体表使用恰当的方法，在远离脏腑的四肢针刺拔罐、艾灸按摩，膏药贴敷，都有利于人体恢复有序，重返健康，即使是癌症、类风湿、各种增生，也可以通过这些“不起眼”的“内病外治”，达到治疗疾病的目的。

西方医学重视结构，忽略人体内在卫生资源的巨大作用，把健康的主宰依附于外力的干预，因此，不当检查、过度治疗，在所难免。由于西方医学没有“内外相关”的思想体系，不能在外边解决内里的问题，所以才需要“手术”解决，因此，“外科手术”，绝大多数不是外治，而是“内病内治”指导下的具体体现。

很多所谓必须“终身服用”的化学制剂，是大自然的异物，也是生命的异物，生产的时候污染环境，吃进去污染身体。

看上去好似垃圾的草根树皮，经过神农尝百草，变成了低碳环保的治疗药物。化毒为药，变废为宝，需要借助中医的大智慧，否则，用化学成分看中药，用分子靶点说中医，就会走上否定中医的错误路上去。

（四）身心同调是中医的特色

中医认为，五脏是五神脏，“形神一体”，不可分离，而不是把精神归结为大脑皮层。因此，中医治五脏，就是治精神。

《素问·举痛论》说：“百病生于气也，怒则气上，喜则气缓，悲则气消，恐则气下，寒则气收，炅则气泄，惊则气乱，劳则气耗，思则气结”。

气机郁结，所产生的病证很多，心病需要心药医。

喜伤心，悲伤肺，怒伤肝，忧思伤脾，惊恐伤肾，也就是说六淫太过，伤人四肢，皮毛肌肉血脉筋骨，而七情太过直接伤脏腑。所以，中医治疗不能“唯物质论”，不能只说化学成分的无知对抗，而必须注重患者精神的调理。

（五）药食并用，寓药于食

中药的起源，有神农尝百草的传说，很多中药的发现，与古人寻找食物有关系。

中医对于药食同源的应用，历史很悠久，经验很多，方法十分丰富。《神农本草经》的三品分类，就是用上品药，如人参、甘草、地黄、大枣等“主养命以应天，无毒，久服不伤人”；中品药，如百合、当归、龙眼、黄连、麻黄、白芷、黄芩等“主

养性以应人，无毒有毒，斟酌其宜”；下品药，如大黄、乌头、甘遂、巴豆等“主治病以应地，多毒，不可久服”。

《神农本草经》的告诫，来自长期的实践观察，是千百人、千万人的经验积累，值得我们重视。

上品无毒的药物养命，久服轻身益气延年，对于适合的人，可以和食品一样，或者加在食品里，长期服用，有益而无害。

中品养性，有毒无毒，可以调理身体，不可久服。

下品有毒，用来治疗疾病，需要辨证论治，不应该随意食用。

西药大多属于人工合成的化学制品，需要作用于细胞的“分子靶点”，它们大多属于大自然的异物，也是人体的异物，因此，生产的时候难免污染环境；吃进身体，难免污染身体，绝对不应该当作食物来对待。

（六）医养结合，养重于治

生命不能创造，只能保养。因此养生是每个人一生的课题，不得病比治病重要，让人不得病的措施，不是经常体检，也不是依靠“医保”，而是挖掘“内在的卫生资源”，向内求，维护人体的正气，“不妄作劳”“心安而不惧”“德全不危”，有饮食起居养生，有顺时养生，有运动养生等，中医有很多方法。

养生不是吃药，有的时候吃药辅助一下，不能把吃药作为养生不可缺少的东西。一个人可以经常“被帮助”，但是不能经常“被拯救”。中医是我来帮助你的医学。

养生的重要法则，是“法于阴阳，和于术数”，是“主明下安，以此养生则寿”，养心为上。

如果只相信大仪器，高精密仪器，经常“从头到脚”检查，就会误入医学丛林，吃尽“过度检查、过度医疗”的苦头。

我们正处于“被医保”的时代，不要为了“报销费用”而“享受医疗”，要养生保健才能维护健康。养生保健不是“营养说了算”，要根据自己的身体情况，因人、因时、因地制宜，而不是迷信偏方。

扁舟一叶渡沧海，时代方舱济众多

河北省中医药科学院　曹东义

日常生活之中，人们为了安全总是希望舍弃独木舟，登上一条大船横渡沧海，当年徐福带着三千童男童女，到大海上寻找三仙山和长生不老药，就是这样“舍小取大”才到了日本列岛，把一个炎黄文化，华夏文明，带到当时还算荒岛的日本，开启了划时代的变革，因此，在盛唐时代还有很多遣唐使来学习，鉴真和尚晚年失明仍然东渡，这都是郑和下西洋之前，哥伦布没有出生的时候，发生过的大事变，因此，至今日本民间仍然有“徐福节”纪念这段历史，日本前首相羽田孜三次到中国，他说自己是徐福的后代，不能数典忘祖。

在这次抗击新冠肺炎的关键时刻，国家迅即启动应对措施，建设火神山医院、雷神山医院，抢救危重症患者；又迅速新建和改造很多大型场馆，速成了很多方舱医院，收治轻型患者，这是在 2003 年建设小汤山医院基础上的升级版，是一个不断创新的举措。

值得提出的是，这两个模式的互补性很强，而且在大批量救治患者的历史上，这绝对是一个创举。

火神、雷神医院的重症监护病房，小单间布局，抢救仪器众多，各种治疗措施交错实施，生命信息起伏犹如过山车那样牵动人心。

相比之下，方舱医院虽然是医院，但是大开间，尽管保护隐私不太理想，但是，大家庭一样的氛围，广场舞、太极拳、八段锦的健身锻炼，彼此关爱的问候，使到了这里的人们，一下子就摆脱了多少天来自己独处恐惧的心理阴霾，空气里飘散的中药香气，虽然喝上去仍然苦口，但是大家都知道这是良药，并且大家都坚信只要在这里甩下瘟神追赶的脚步，就能找到战胜疾病，获得健康的希望。

方舱是一个大学校，是改变人生命运的大课堂，过去太忽视中医药的学习了，从这里出去之后，很多人不会忘记在方舱的日子，再有了感冒发烧，也许不必急于拥挤到大医院，三番几次去等着做核酸检测，不论是否确诊，都逃不脱焦虑与恐惧。

“中医在身边，中药在厨房”。有了感冒发烧，首先要喝葱豉汤，不理想的时候加生姜，加大葱、大蒜，或者再用上中成药，再通过微信互联网，咨询自己平素信赖的社区医生，尤其是需要问问自己熟悉的中医，下一步应该怎么办？

千万不要在冬春季，一有不舒服就跑到大医院，尽管水泄不通的求医者，自己还要挤进去，甚至不惜大声呼喊、呼救，希望天使医生快来拯救自己，这既容易加重交叉感染的机会，也不利于有病的身体恢复健康。

平时不养生，急了找医生。

这一次大家基本明白了，冬春季的上呼吸道感染、下呼吸道感染，绝大多数都是病毒性疾病，你没办法，医生也没办法，不要寄希望于打针退烧，也不要希望输液了事，重要的是“养生成就健康，我的健康我做主”。

人体有独特的“内在卫生资源”，百药都能制造，只要内在的卫生资源维护好了，生产能力提高起来，就可以没病防病，有病尽早恢复。只有身体内部不生产降压药、降糖药、抗生素的时候，你才需要到医院里开，到药店去买，否则，不用去。

不是药片成就健康，也不是医院成就健康，成就健康的是养生。

养生是一个硬道理，硬道理就是不讲道理，你违背了就要受惩罚。

养生是做出来的，不是喊出来的。

中医药养生保健的内容特别多，学一招可以用一生；多学几招，更好用。

“康养在家”是一个小舢板，没有风浪的水域慢慢划，还可以观赏两岸的风景。得病也一样，小病是提醒，大病是还债，带病延年，健康快乐，需要的是养生保健知识，以及一系列的措施。

习总书记说“中医药学凝聚着深邃的哲学智慧”，不认真学习怎么能读懂？

中医药是“中华民族几千年的健康养生理念及其实践经验”，不学习怎么能掌握？

中医药“是古代科学的瑰宝，是打开中华文明宝库的钥匙”，不走近中医药这个宝库，给你钥匙又有何用？

历经劫波情谊在，重生之后学中医。我想，这也许是很多人用血的教训换来的实践真知吧？

方舱医院的主要功能是隔离病患，中医历史上有关隔离的故事，也有很多。

《论语》伯牛记载说，孔夫子的学生伯牛得了病，孔夫子这个老师去看他，但是，很令人意外的是，孔夫子没进屋，在窗户里拉着伯牛的手，仰天长叹：你真不幸啊，竟然得了这样的病！

孔夫子为什么不进屋？这符合儒家的礼节吗？显然不合适，但是，不合适的事情是事实，而不是虚构。这说明，孔夫子进了屋，就有被传染的可能，所以，学生不让他进去，无奈之下，只能在窗口握别。古书没记载孔夫子带没戴口罩，我想，如果孔夫子现在还在世，他一定会戴上口罩的。这既有利于保护自己，更是减少密切接触者被隔离半月的损失，何乐而不为呢？

医学经典《黄帝内经》关于隔离的记载就更专业了，被隔离的人居住在“疫室”之中，作为医生怎么办？能说他传染，我不进去吗？

中国秦汉时代不比欧洲，那个时候他们发明了制造玻璃的技术，医生到隔离点看望病人，需要穿上古代隔离服“鸟人服”，长鼻子，有玻璃眼镜；修道院集中收治肺结核病人，所以叫白色恐怖。

书归正传，《内经》之中，有一篇《刺法论》，其中说：“黄帝曰：余闻五疫之至，皆相染易，无问大小，病状相似，不施救疗，如何可得不相移易者？”

黄帝关心大众健康，询问各种瘟疫的预防方法，并且限定“不施救疗”，还不能被传染，这与现在西医不一样，不说“无药可治”。

这个难题，难不倒天师岐伯。

“岐伯曰：不相染者，正气存内，邪不可干，避其毒气，天牝从来，复得其往，气出于脑，即不邪干”。

不得传染病，是因为正气存内。但是，还要“避其毒气”。毒气从哪里来？从鼻子“天牝”而来，因为没找到可以黏附的机会，病毒就“复得其往”，是随着呼吸，又出去了。一来一往，病毒是一个过客，没引起感染。

如何做到这一点？岐伯告诉黄帝，首先是要有思想准备，要“气出于脑”。

“气出于脑，即室，先想心如日，欲将入于疫室，先想青气自肝而出，左行于东，化作林木；次想白气自肺而出，右行于西，化作戈甲；次想赤气自心而出，南行于上，化作焰明；次想黑气自肾而出，北行于下，化作水；次想黄气自脾而出，存于中央，化作土”。

显然，这些思想准备，是与四季五方有关系的。人是大自然的一部分，标准体位朝南而立，太阳从东方属于“木”地方升起来，林木与人体的肝气相通，对应春天；太阳从右边落下去，那里属于太白金星的势力范围，配金秋肃杀之气，与肺气相合，肺气不降就呼吸困难；头顶的太阳，与南方的夏天一样，象征红色的火焰，与心气相通；在下边的肾水，幽暗寒冷，像北方冬天的气候，也如同燕山一带北京雨燕的颜色；中央属土，黄帝之所以取代炎帝，就是土德深厚，居住在中央可以指挥四方。

一个人有了这样的能力，能借四面八方之气，得到一年四季寒热温凉不同气候的精华，就有了“五气护身”的能力，这是《西游记》和各种武侠小说“金钟罩”“铁布衫”的原始版。

因此，岐伯说：“五气护身之毕，以想头上如北斗之煌煌，然后可入于疫室”。

有了充足的思想准备，有了五气护身的心理支撑，就是“正气存内”了，进入疫室隔离区，就不会被感染了。

当然，除了心理强大之外，《黄帝内经》还有很多导引、服药避免瘟疫邪气伤害的方法。因此，下边紧接着就详细讲述了“又一法”吐纳、“又一法”药浴“又一法”服小金丹，三法四法用下去，为的是“无疫干也”。

只有这样坚持不懈探索，才能发明人痘疫苗的免疫方法，否则，只有隔离，只会搭建“疫室”，是永远不能创造免疫技术的。

中医不认为隔离最可靠，最可靠的是养身保健。

“养生成就健康”，而不是隔离、杀菌；如果隔离、杀菌可以成就健康，隔离点就成了保险柜了，但是那只是一个愿望而已。

中医养生保健的内容很多，成书于先秦的《山海经》记载了很多传说，也有很多属于养生保健的内容，神奇的地产动植物，具有养生治病的效果，令人向往不已。

《神农本草经》把365种药物，划分为上中下三品，上品无毒，主养命，可以久服轻身益气延年；中品有毒或无毒，主养性；下品有毒，主治病。因此，《神农本草经》格外注重养生保健。

（一）养生成就健康有境界

《黄帝内经》之中，有大量的养生保健内容，尤其是《素问》的前十篇，有很多叙述充满智慧。《素问·上古天真论》开篇黄帝与岐伯的讨论，就是人的寿命为什么没有达到理想的百岁：“余闻上古之人，春秋皆度百岁，而动作不衰；今时之人，年半百而动作皆衰者，时世异耶，人将失之耶？”尽管人类学家、历史学家认为中国历史上的人均寿命不到五十岁，但是，自古以来就有很多长寿达到百岁的人，探求两者的差别，就是追索原因，不是宿命论，也不是“六世轮回”，是真正的医学探索，是有关课题研究的开端，也是追求健康长寿的思想基础。

岐伯的回答，是从生活方式来论述的，而不是从遗传、医疗的角度看问题：“上古之人，其知道者，法于阴阳，和于术数，食饮有节，起居有常，不妄作劳，故能形与神俱，而尽终其天年，度百岁乃去。今时之人不然也，以酒为浆，以妄为常，醉以入房，以欲竭其精，以耗散其真，不知持满，不时御神，务快其心，逆于生乐，起居无节，故半百而衰也。夫上古圣人之教下也，皆谓之虚邪贼风避之有时，恬惔虚无，真气从之，精神内守，病安从来。是以志闲而少欲，心安而不惧，形劳而不倦，气从以顺，各从其欲，皆得所愿。故美其食，任其服，乐其俗，高下不相慕，其民故曰朴。是以嗜欲不能劳其目，淫邪不能惑其心，愚智贤不肖，不惧于物，故合于道。所以能年皆度百岁而动作不衰者，以其德全不危也”。

人类理想的寿命是一百岁，被称为“天年”，是每个人应该达到的、自然而然的境界。当然，达到这个境界需要讲究养生之道，应该顺从阴阳之道，有一定的保健方法，“法于阴阳，和于术数”，在不同的时代有不同的内容，都是内涵很丰富的系列措施。“食饮有节，起居有常，不妄作劳”，为的是“形与神俱，而尽终其天年，度百岁乃去”。

养生源于农业文明，养生成就健康。养生保健的作用，主要是“精神内守”，让生命处在一个完满的状态，达到“德全不危”的目的。

生命不能创造，只能保养，适当延长生命的长度，扩展生命的宽度，提升生命的质量。养生是一个硬道理，硬道理就是不讲道理，谁违背了养生之道就要受惩罚，古今都是如此，没有例外。因此，《素问·上古天真论》说：“以酒为浆，以妄为常，醉以入房，以欲竭其精，以耗散其真，不知持满，不时御神，务快其心，逆于生乐，起居无节，故半百而衰也”。

《素问·上古天真论》认为，由于人的体质与养生保健措施的不同，可以分别达到真人、至人、圣人、贤人的不同境界，他们的寿命都可超越一般人。

（二）顺时养生道法自然

在顺时养生方面，春夏秋冬不同季节，有不同的做法，目的都是顺应自然界阴阳气候的变化，在起居、饮食方面有所调整。

《素问·四气调神大论》说：“春三月，此为发陈。天地俱生，万物以荣，夜卧早起，广步于庭，被发缓形，以使志生，生而勿杀，予而勿夺，赏而勿罚，此春气之应，养生之道也；逆之则伤肝，夏为实寒变，奉长者少”。

春天是一个充满生机的季节，也是各种温病的好发、高发季节，春季的养生很重要。冬天“藏于精者，春不病温”，经过一冬天的闭藏，到了春天，阳回大地，温到人间。善于养生的人，披头散发，衣冠不整，在自家的院子里漫步，促进气机升发，顺应大自然的勃勃生机，在情志上也要“生而勿杀，予而勿夺”。如果不在春季养生，就可能伤肝，而且到了夏天还会出现“阳虚生内寒”的变化。也就是养身保健，不仅有利于当下，还为将来打基础。反之也是这样，违背养生原则，也可以影响未来。

“夏三月，此为蕃秀。天地气交，万物华实，夜卧早起，无厌于日，使志勿怒，使华英成秀，使气得泄，若所爱在外，此夏气之应，养长之道也；逆之则伤心，秋为痎疟，奉收者少，冬至重病”。

夏天是春天的进一步发展，阳光充足，雨量充沛，生机更加繁茂，人的夏季养生也应该尽量增加在室外的活动，“若所爱在外”很形象地说明了这种状态。

“秋三月，此谓容平，天气以急，地气以明，早卧早起，与鸡俱兴，使志安宁，以缓秋刑，收敛神气，使秋气平，无外其志，使肺气清，此秋气之应，养收之道也；逆之则伤肺，冬为飧泄，奉藏者少”。

秋季虽然硕果累累，但是，这个收获的季节，也是阳气收敛的时刻，并且即将步入严冬，养生需要注意“收敛神气”，在饮食起居方面也要有所体现。

“冬三月，此为闭藏。水冰地坼，勿扰乎阳，早卧晚起，必待日光，使志若伏若匿，若有私意，若已有得，去寒就温，无泄皮肤，使气极夺。此冬气之应，养藏之道也；逆之则伤肾，春为痿厥，奉生者少”。

古代的冬天，严寒迫使万物与人们“去寒就温”，储存与保留春天萌发的物质基础，为春天再次展现生命的活力做好准备。

四时的变化鲜明而不可抗拒，因此，《内经》说：“天地四时不相保，与道相失，则未央绝灭。唯圣人从之，故身无奇病，万物不失，生气不竭。逆春气则少阳不生，肝气内变。逆夏气则太阳不长，心气内洞。逆秋气则太阴不收，肺气焦满。逆冬气则少阴不藏，肾气独沉。夫四时阴阳者，万物之根本也”。

圣人深入了解了天地阴阳的变化规律，所以才有了养生保健的积极作为。只要按照天地阴阳变化的规律养生保健，就能达到不生病、少生病的人生境界。“所以圣人春夏养阳，秋冬养阴，以从其根；故与万物沉浮于生长之门，逆其根则伐其本，坏其真矣。故阴阳四时者，万物之终始也；生死之本也；逆之则灾害生，从之则苛疾不起，是谓得道。道者圣人行之，愚者佩之。从阴阳则生，逆之则死；从之则治，逆之则乱。反顺为逆，是谓内格”。

（三）治未病不是乱吃药

古人把养生保健看作“治未病”，积极预防的历史意义十分重大，至今仍然需要我们遵循。“是故圣人不治已病，治未病不治已乱、治未乱，此之谓也。夫病已成而后药之，乱已成而后治之，譬犹渴而穿井，斗而铸锥，不亦晚乎？”治未病不是乱吃药，也不是没病找病乱体检，而是强调要抓紧健康管理，用合理的饮食起居，适当的健身锻炼，防患于未然。

《素问·生气通天论》说：“自古通天者，生之本，本于阴阳。天地之间，六合之内，其气九州、九窍、五脏十二节，皆通乎天气。其生五，其气三，数犯此者，则邪气伤人，此寿命之本也。苍天之气，清静则志意治，顺之则阳气固，虽有贼邪，弗能害也，此因时之序”。把生命放在天地之间，注重人体正气，让人体与阴阳四时、环境万物融为一体，这是“寿命之本”。

掌握了养生保健的规律，就是具备生命智慧的圣人。“圣人抟精神，服天气而通神明。失之则内闭九窍，外壅肌肉，卫气解散，此谓自伤，气之削也。阳气者，若天与日，失其所，则折寿而不彰。故天运当以日光明。是故阳因而上，卫外者也”。《内经》谆谆教诲，反复强调养生保健的重要性，尤其是要保护阳气，它不仅为身体提供动力，而且可以“正气存内，邪不可干”。“圣人陈阴阳，筋脉和同，骨髓坚固，气血皆从。如是则内外调和，邪不能害，耳目聪明，气立如故”。

（四）养生保健是主动作为

养生保健是积极作为，不是消极应对环境变化。《素问·阴阳应象大论》说：“知之则强，不知则老，故同出而名异耳。智者察同，愚者察异，愚者不足，智者有余，有余而耳目聪明，身体强健，老者复壮，壮者益治。是以圣人为无为之事，乐恬憺之能，从欲快志于虚无之守，故寿命无穷，与天地终，此圣人之治身也”。圣人“为无为之事”，就是防患于未然，不是乱吃药“治未病”，而是恬淡虚无，随遇而安，让正气充足，“德全不危”，健康长寿。

贤人的养生保健，一定要不忘天地人的和谐：“上配天以养头，下象地以养足，中傍人事以养五脏。天地通于肺，地气通于嗌，风气通于肝，雷气通于心，谷气通于脾，雨气通于肾。六经为川，肠胃为海，九窍为水注之气”。人在天地之间，与万物协和相处，化害为利，变废为宝，达到长生久视的境界。

毫无疑问，人的体质健壮，内在脏腑的和谐，对于养生保健是很重要的。《素问·灵兰秘典论》说：“十二官者，不得相失也。故主明则下安，以此养生则寿，殁世不殆，以为天下则大昌。主不明则十二官危，使道闭塞而不通，形乃大伤，以此养生则殃，以为天下者，其宗大危，戒之戒之”。

古人一贯提倡，正心诚意，格物致知，做到了这些，才能修身齐家，并进一步治国平天下。

由此可见，养生保健不是简单的只与个人身体有关，而是关系到国家的安危，天下是否太平。《易经》说：“举而错之天下之民，谓之事业”。养生保健就是这样的利天下的大事业。

包容超越展国医智慧　厚积薄发显大医风范

——记国医圣手、当代中医事业创新与发展基人、北京乘伊医学研究院院长　李乘伊

从“中医一技之长特色疗法”“优秀名中医特色疗法”，到“中国科技创新最佳发明成果奖”“亚洲医学科技荣耀奖”“中国管理科学研究与应用优秀成果奖”，再到2015全国中医药十佳最具推广价值的特色创新疗法……一种疗法获得众多殊荣，不仅彰显其优越的治病疗效，更突出创立者的精湛医术。这种疗法就是在我国传统中医针灸推拿手法的基础上创建的一套独特的“乘伊透穴疗法”，其创立者是北京乘伊医学研究院院长、当代中医事业创新与发展奠基人李乘伊。

李乘伊博士系国家机关老干部健康顾问团首席专家、世界传统文化研究院执行院长、中华临床医学会副会长、北京乘伊医学研究院院长。李乘伊出生中医武术世家，2008年以来，被授予中国公益事业领军人物、中国发展改革领军人物、中国中医医疗行业新标杆人物、马来西亚第47届世界传统医学大会金手指奖、全球华人最具影响力医学领袖人物、蒙古王-草原武林名家、当代中医事业创新与发展的奠基人、改革开放三十年十大中医药事业发展杰出贡献人物、改革开放四十年——中国科技创新十大人物、改革开放四十周年中国品牌影响力医学领袖人物、改革开放40年德艺双馨医学家、改革开放40年行业领军人物、2018年十大创新医学家等三十多个奖项。李乘伊从小酷爱书画，书画作品曾被多国政要、将军、企业家收藏。2009年10月，携作品参加“和谐中华•海峡两岸书画艺术家交流活动作品展”获优秀奖。国家发改委举办的纪念红军长征胜利八十周年干部职工书画展中，李乘伊的书画作品《万里长征 光照千秋》被国家发改委收藏。《中国中医名人榜》《华夏医魂》《世纪辉煌》《中国中医名人榜》《华夏医魂》《世纪辉煌》《时代中国人》《祖国》《科教兴国》《创新中国人物志》《中国领军人物之李乘伊》《协同 创新 发展》《迈向世界的中医科技》《聚焦中国人》《华夏名人荟萃》（与袁隆平等科学家共同荣登封面人物）、《中国创新梦》（与诺贝尔奖获得者屠呦呦共同荣登封面人物）等三十多种书刊典籍中，均有对李乘伊院长行医创业的记载。

一种疗法，包含无数创新

1973年出生于山清水秀、地杰人灵的四川省米易县一个武术中医世家的李乘伊有着彝族血脉，他自幼耳濡目染，深得祖传精髓，在上中学时就可为师生及远近乡邻诊病治病，美名远播川滇黔。他将学医治病作为自己的理想和人生的奋斗目标。高中毕业后，李乘伊如愿考取了成都中医药大学，后在原成都军区八一骨科医院、中国人民解放军总医院等机构进修深造并获博士学位。他师从于新中国中医事业奠基人、原卫生部首任中医司司长和中医药管理局局长、中医泰斗吕炳奎教授学习中医，为日后精湛的中医针灸疗法奠定了坚实基础。在学习理论知识的基础上，悟性极高的李乘伊走遍祖国名山大川，遍访世界各地名医，博览古今医学文献。他集众家之长，精学《黄帝内经》《医宗金鉴》《人体解剖学》等传统和现代医学理论。

经多年潜心研究，结合自己积累下的宝贵经验，在传统针灸推拿手法的基础上，摸索出一套独特的“乘伊透穴疗法”。三十多年的临床经验证明，透穴疗法对颈椎病、腰椎间盘突出、肩周炎、关节炎、心脑疾病、偏瘫后遗症、肠胃系统疾病、软组织损伤，以及各种神经痛、头痛、代谢紊乱、妇科病等疑难杂症，均有显著疗效。“乘伊透穴疗法”得到了医学界和患者的一致认可。2008年，“乘伊针灸特色疗法”被评为“中医一技之长特色疗法”；“乘伊透穴疗法”被评为“优秀名中医特色疗法”；

2009年，在马来西亚首府吉隆坡召开的第47届世界传统医学大会上，李乘伊荣获大会特设的金手指奖；2012年，“乘伊透穴疗法”又被科技部评为“中国科技创新最佳发明成果奖”；2014年荣获“亚洲医学科技荣耀奖”；在2015年第八届中国管理科学大会上，“乘伊透穴疗法”荣获“中国管理科学研究与应用优秀成果奖”。2015年“乘伊医学”品牌被中国管理科学研究院、中国国际经济技术合作促进会、中国影响力杂志社、中国中小企业协会信用管理中心，及其全国行业影响力人物（品牌）大型活动组委会等五家机构，评为“中国中医保健行业十大影响力品牌”和“中国中医康复保健服务公众满意最佳典范品牌”；由李乘伊创办的“北京乘伊医学研究院”，被评为“全国质量服务信誉AAA级诚信示范单位”。2015年，李乘伊先后荣获国家发改委颁发的“中国中医医疗行业新标杆人物奖”“中国公益事业领军人物奖”“中国改革优秀人物奖”。在“2015中国经济高峰论坛暨第十三届中国经济人物年会”上，由国家发改委、国务院国资委、中国社科院、中共中央政策研究室等有关部门领导和经济界知名人士组成的评审委员会，评定北京乘伊医学研究院获“中国经济绿色健康环保单位”大奖，院长李乘伊荣获“中国经济医疗行业新领军人物”奖项。2015年，李乘伊应邀做客国务院新闻办旗下中国互联网新闻中心发起的“中国品牌影响力提升计划”重点实施项目——CCTV《影响力对话》。2017年由国家发改委中国发展网主办的第二届新常态经济发展高2017年由国家发改委中国发展网主办的第二届新常态经济发展高层论坛暨“2016发展中国年度人物”颁奖典礼在北京钓鱼台国宾馆隆重举行，来自北京乘伊医学研究院的国医圣手李乘伊博士受邀参加，并被评为“2016中国发展改革领军人物”。2017年李乘伊博士荣获“2017全球华人最具影响力医学领袖人物”荣誉称号。2017年李乘伊博士参与国家《二十八式太极拳》编写出版工作，并担任编委会副主编一职。2017年由草原英雄武林那达慕（内蒙古）组委会选举荣获“蒙古王-草原武林名师”“蒙古王-草原武林名家”荣誉称号。2017年中国著名医学家李乘伊博士应邀参加纽约联合国总部全球新经济高峰论坛，并在论坛上关于发扬国粹中医进行主旨演讲，并荣获“全球新经济中医临床医疗特等奖”，并亲自给多国元首赠送自己的书法作品，传播中国传统文化。2018年北京乘伊医学研究院荣获“中国品牌影响力100强”、李乘伊博士荣获“改革开放四十年——中国科技创新十大人物”“改革开放四十周年中国品牌影响力医学领袖人物”“改革开放40年德艺双馨医学家”“改革开放40年行业领军人物”“2018年十大创新医学家”等奖项。

在多年的临床及科研基础上，李乘伊先后发表论文60余篇。其中《关于推拿点穴的实践与疗效》一文，在第三届中医药发展论坛上被评为优秀论文特等奖；《乘伊透穴疗法的疗效与实践》一文，应邀在澳大利亚第六届世界中医药大会上做主旨演讲；《中医“治未病”与健脾》一文，应邀在上海世博会上做主旨演讲；《道家辟谷与中医养生探源》一文，在中华健康养生产业发展论坛上引起业界广泛关注。2019年，北京钓鱼台国宾馆举行由《人民日报社》《经济日报社》《市场观察杂志社》《发现品牌栏目》、对外经贸大学联合主办，经济日报总编辑亲自主持，全国政协齐续春副主席致辞的“建国70周年·经济发展与品牌建设高峰论坛”“北京乘伊医学研究院”荣获“建国70周年·中国中医行业十大质量示范品牌奖”；李乘伊个人荣获“建国70周年·推动中国中医行业高质量创新发展杰出青年奖”；及“建国70周年·推动中国经济发展杰出贡献人物奖”。2015年，《儒家文化与中医学漫谈》一文，在第八届中国管理科学大会论文评选中获一等奖并做大会主旨演讲。这些成就与荣誉的取得，在其个人价值无限放大的同时，也见证着他为祖国中医药事业创新与发展做出的卓越贡献。特别是他对中医药学的理论研究和实践探索，填补了世界中医药领域的空白，他被誉为当代中医事业创新与发展的奠基人之一。

医武兼修，攀登医学新高峰

传统中医博大精深；中华武术源远流长，二者融会贯通，可收相得益彰之效。中国的大医学家往往也是大武术家。医武兼修可上溯到东汉名医华佗，众所周知，华佗发明了“五禽戏”。2011 年 5 月 23 日，经国务院批准，华佗“五禽戏”列入第三批国家级非物质文化遗产名录。由此可见，作为著名医学家的华佗也是中华武术的鼻祖；而药王孙思邈，民间亦盛传其精通武术，曾以一指点穴法治愈大将尉迟敬德的肩痹风；到了南宋末年，更有全真教全真七子，其中又以丹阳子马钰与长春子丘处机最为突出，针灸学上著名的“马丹阳天星十二穴主治杂病歌”即为丹阳子马钰所撰；长春子丘处机后来还担任了成吉思汗的医疗健康顾问。

殊不知，在医学领域有极高成就的李乘伊，同样也是一位武林高手。由于自幼习武，李乘伊中学时已达到国家一级运动员水平，后在河南嵩山少林寺练就了一身过硬的真功夫。他师从中国武术协会常务副主席、国际武术联合会技术委员会主任、香港中华武术体育协会名誉主席、武术界享有盛名的张山先生习武。他曾跳过伞，蹦过极，也曾独自攀登珠峰 7000 多米。他一年四季只穿单衣单裤，即使在冰天雪地的北方野外也是如此。2003 年 2 月 9 日，他获得了“北京首届雪世界杯抗寒极限挑战赛”男子组亚军。身材极为干瘦的他，居然能在零下 20 摄氏度的冰雕馆内停留 4 小时零 7 分，而身上仅穿一条游泳裤。当时，央视 5 套及其多家报纸进行了实况转播和刊载，轰动海内外。如今，李乘伊已经是改革开放三十年十大中医药事业发展杰出贡献人物。他在不断挑战医学领域不可能和攻克顽疾的同时，开始把目光放得更加高远。他是“首长保健体系研究与推广工程”发起人、并担任了中央机关老干部健康管理顾问团成员、中华临床医学会副会长、中华临床医学会自然医学专业委员会会长、中国中医康复医疗保健工作委员会专家、北京乘伊医学研究院院长、世界传统文化研究院执行院长、国际收藏家协会主席、世界中医药研究学会主席等职。而他的医学、武术也都达到了新的境界，成为新时代医武兼修的典范。

医界楷模，耕耘杏林展大医风范

先进的医疗技术需要好的施展平台，真正的创新发展需要转化成为民服务的实际效果。李乘伊对疑难杂症有独特的见解和疗法，为了将自己的创新成果更好地推广，也为了让更多的患者受益，李乘伊在中国军事科学院综合服务楼创建了北京乘伊医学研究院，研究院占地 1000 余平方米，医疗设施齐全，技术力量雄厚。在李乘伊培训和指导下，一批批毕业于中医药大学的技术人才在李乘伊的培训和指导下脱颖而出，已经为老红军、老将军、奥运健儿以及多国元首、大使等数万人进行了诊病和治疗。他们的精湛医术赢得了国内外知名人士的高度评价。中医古籍出版社出版的《中国中医名人榜》《国医名师经验录——华夏瑰宝》，中国文联出版社出版的《世纪辉煌——探求生命之光，振兴中华岐黄》《科教兴国》《中国领军人物之李乘伊》《协同、创新、发展》，中国国际文化出版社出版的《时代中国》《迈向世界的中国科技》，中国新闻联合出版社出版的《创新中国人物志——大医慧精诚、妙手舞银针》《聚焦中国人》《华夏名人荟萃》（与袁隆平等科学家共同提纲封面人物），科学技术文献出版社出版的《海峡科技与产业——德能仁恕博爱，智能宣畅曲解，大医也》，中国文史出版社出版的《中国创新梦》（与诺贝尔奖获得者屠呦呦共同担任封面人物）；中国医师协会主编的《华夏医魂》及 2016 年《祖国》杂志社、中国科学院核心期刊《中国西部科技》等书刊中，均将李乘伊的事迹收载。

一位医者，拥有大成智慧

相对于“乘伊透穴疗法”来说，其实李乘伊本人有着更多值得我们学习的地方。在积极为患者治疗疾病的同时，李乘伊深刻认识到防病比治病更重要，而中华几千年的养生文化正是这一结论的体现。中华传统养生文化是在特定的价值体系和文化环境中所形成的特定的思想动机和观念模式，在广泛摄取宇宙生成论和天人论、阴阳五行论和八卦九宫说，以及中华传统医学思想理论体系和符号体系的基础上，中华传统养生文化反映和体现着传统文化围绕人的生命价值，形神关系，动静关系等一系列的基本态度和哲学思考，是几千年中国医者智慧的结晶。而随着社会经济的发展，人们的生活节奏不断加速，不健康的饮食而随着社会经济的发展，人们的生活节奏不断加速，不健康的饮食习惯和不规律的作息时间，让很多人的健康情况堪忧；尤其是越来越多的亚健康状态的出现，让人们对健康也越来越重视，这就衍生了众多养生产品和养生疗法，但是万变不离其宗，任何养生方式都离不开中医药学的核心理论。

李乘伊亦深谙养身之道，在生命的健康养护和疾病的预防方面，他提出的一整套理论在实践中得以证实，并在20世纪90年代第一个提出康养命题。康养涵盖养老、养生、心理、智慧、医疗、文化、体育、旅游、交通、商业、娱乐、休闲、运动、电子、商务、建筑、民生、绿色环保、特色小镇建设等诸多领域，目前已经成为全民关注的新兴产业。李乘伊是当代人类大健康和中医学“治未病”理论实践当之无愧的开拓者与奠基人之一。

为了推动我国的养生文化事业发展，李乘伊曾应邀出访几十个国家和地区，多次代表中国中医界，在国际性传统中医学术交流大会上做主旨演讲，并为多国首脑进行保健治疗，受到极高的赞誉。荣誉等身的李院长被聘为布隆迪共和国驻中国大使馆中布合作委员会顾问，作为两国政府和民间全面深入交流合作的智库成员。中国科学家论坛副理事长，中国民间中医医药研究开发协会理事，医圣张仲景撰写的《伤寒杂病论》白云阁藏本再版特邀副主编，《科教兴国》丛书特邀副主编。他在欧美荣获健康大使杰出成就奖，在国内被授予国医圣手奖，军中圣手，中国民间中医康复医疗保健传承名师，中医药领域德艺双馨人物，以及汶川赈灾模范工作者，奥运2008优秀企业家，2012年中医药发展杰出功勋人物和中医正骨十佳杰出人才，2013年中医药事业发展杰出功勋人物。2014年，国家医学教育发展中心为李乘伊颁发《健康养身情、共筑中国梦》，“乘伊透穴疗法”成为2015全国中医药十佳最具推广价值的特色创新疗法。同年，李乘伊又获得全国中医保健行业十大影响力创新人物和全国中医药健康服务科技创新成果发布会专项成果发布人，2016年，李乘伊荣获中医药特色技术项目成果发布会专项成果发布人等多项奖项。在有效推动中医养生理论走出国门的同时，让李乘伊的中医事业迈上了一个新的台阶。

多面人生，用信仰诠释生命的意义

自古至今，每一位在人生事业上有着突出成就的学者，做任何事情都能取得一定的成绩。作为武学、中医都精通的李乘伊，在中国书画、诗词方面也有极高造诣，他在2014年正式拜当代草圣、书圣于右任，著名书画大师黄宾虹、张大千、徐悲鸿、钱瘦铁真传弟子，一代书画宗师、当代草书第一人、著名书画鉴定专家刘田依先生为师，系统学习中国书画鉴定和《标准草书千字文大字典》的整理、编辑、宣传、推广工作。他的文学艺术成就同样令人惊叹，曾即兴赋诗1000多首；他的书法作品被多国政要、将军、企业家收藏。在应邀参加国家发改委举办的纪念红军长征胜利八十周年“弘扬伟大长征精神、走好今天的长征路”干部职工书画展中，他的书法作品《万里长征、光照千秋》被国家发改委收藏。2015年，他受刘田依先生的委托专程看望了百岁老红军王定国妈妈；2016年，中国代表团首次参加C2蒙特利尔峰会，李乘伊应邀做《中医学传承与“乘伊透穴”疗法创新》主旨演讲，并向加拿大政府要员赠送书法作品。在传播中国传统文化方面，李乘伊和他的恩师刘田依一起，为人类做出的卓越贡献必将被历史所铭记！

“为人类的健康事业而奋斗终生”是李乘伊的誓言，也是一种信念，更是一种信仰。无论从事武学、养生、书画、诗词，还是从事医学本身，李乘伊每走一步都实践了这句誓言！他用大爱无疆，大道无垠的博大胸怀，诠释了一名医务工作者的崇高使命与担当；他用一心为民，润物无声的身体力行，不断将厚重积淀和独到的感悟融会贯通到从医经验中，为科研人员工作者树立了学习的榜样。

海纳百川，有容乃大

李乘伊博士身怀大医的仁心妙术，广施绝技、悬壶济世、竞展最美中医之风采。他埋头耕耘在中医治疗领域，对祖国医学的赤诚精忠、德艺双馨，铸就了他的高尚医魂，用实实在在的医疗本领和兢兢业业的奉献精神，呵护人们的健康，挽救很多患者的生命。他是用行动弘扬中医文化的内涵，他把为医的高尚情操和追求品位，都镌刻在救死扶伤为主旨的壮美旗帜上，留给人们关于责任与奉献的深刻思考。对新时代疾病治疗的潜心探索、厚积薄发，展现了他的学识智慧。未来，他将继续矢志于中医精髓的传承和创新，以此更好的助力“健康中国梦”早日实现。不忘初心跟党走，青春践行十九大。李乘伊豪情满怀，要把总书记的希望和要求落实下来，努力做好本职工作，为新时期的科学发展贡献自己的一份力量！

鹊神药石灸

鹊神药石灸是流传在河北省内丘县西部蓬鹊山一带，传统中医药治疗风湿症结的一种特殊的内病外敷疗法。其医术起源于内丘扁鹊祠内，后传入民间，先在川北部鸡亮村西沟（今属临城）一带李氏家族传承，至清末传到内丘西部山区七里会一带，今分布在内丘、邢台等地。

鹊神药石灸与扁鹊祠前的药石有着极为深厚的渊源。药石是立在扁鹊祠前，回生桥（又称九龙桥）南端，九龙柏下的一块奇石，上书“药石”二字，为明万历癸未年（1583 年）龙峰题写。“药石”即药剂和砭石，是为了纪念扁鹊以砭石治病救人，起死回生，而留下的遗迹。传说扁鹊经常在此晾晒中药材，磨砺砭石。据说，鹊神药石灸就是由扁鹊祠中道士依据扁鹊使用“药石”治病救人，而演化出来的一种传统医疗手法。其药剂选取用蓬鹊山上野生的艾叶等道地药材，用石碾石磨碾碎，砭石选取蓬鹊山之阴，泜河（又称砥石）源头河床上黑色光滑小砾石子，将它们用布分别包裹起来，砭石包在水里煮，中药包放在笼上蒸。然后进行热敷，使中药的有效成分借助小砾石的热力渗透皮下筋骨，而达到内病外治的疗效。

鹊神药石灸原本在扁鹊祠中世代传承。明朝末年，扁鹊祠北边鸡亮村西沟的一个名叫李天云的李家弟子，十三岁就被送到了扁鹊祠道士院做学徒。他耳濡目染了道士治病救人的各种方术，也用心领会一二。赶上时局动荡，扁鹊祠一带起义军活动频繁，为避战乱，李天云打算辞别回家。道长见他忠诚老实，便授予他一种简单易学的中医秘方，实为传承千年的砭石辅以热熨灸疗的扁鹊中医术。并嘱托他，此术虽不能救死扶伤，但可为人治疗各种腰疼、腿疼等疑难杂症，今授尔其术，切记不可图利贪大，耕田之余为人祛疾，仅可稍取费用，添补家用。自此，李天云在耕田之余，上山采来艾叶等各种中草药，下河捡拾黑色光滑的小砾石子。按照道长所授，为人治疗风湿杂症，每每十分灵验，却分文不取。后来，李天云娶妻生子，立下家规。因医术为扁鹊医祖留传，医人之疾而不图谋利益，乃尊崇医道医德也。从此便在李氏家族遵循祖训，世代相传，选择热心助人，诚实可靠的子嗣加以传承。直到清末民初，战乱频仍，秉持此术的第八代传人李春林，携家迁居内丘西部傍依晋冀官道隘口的七里会村，唯恐传承无续，为一双儿子取名李九续、李九传，寄寓续传九代，永久（九）相传之意。至第十一代传承人李秋生，看到西医大行其道，中医日渐式微，深感责无旁贷，为了更好地传承这一扁鹊中医药疗法，努力探索数十年。

鹊神药石灸主要得缘于扁鹊中医术的传承和发展。一直传承在河北省南部，太行山脉东麓内丘县城西蓬鹊山扁鹊祠一带。扁鹊祠又称扁鹊庙，现为国家级重点文物保护单位、国家 4A 级旅游景区、全国中医药文化宣传教育基地。距内丘县城 25 公里，邢台市区 48 公里。

扁鹊祠作为华夏医祖扁鹊的生前封地、逝后葬地、扁鹊中医药文化发祥地。春秋战国时期，扁鹊（公元前 407—前 310 年）姓秦，名越人，由渤海郡鄚（今任丘市）州来到中丘（内丘）蓬鹊山（蓬山、鹊山的通称），拜师长桑君学医、采药，饮以山巅“上池”之水，成就名医。医好赵简子“五日不知人”之疾，得赐蓬山田四万亩为食邑，而被赵人尊称为“扁鹊”。扁鹊在咸阳遭秦太医李醯妒忌杀害，蓬鹊山赵人不远千里，抱回扁鹊头颅，葬于山下，改叫村名为“神头”，修冢、建祠、奉祀，并将扁鹊之医术在扁鹊祠中世代传承。宋嘉祐初（1056 年），宋仁宗不豫，虽药未喜，求医扁鹊祠而愈，因以敕封“神应候”。扁鹊医术及验方通过扁鹊祠中道士院道士不断地传承，偶有从祠中传出者，惠及百姓，造福天下。鹊神药石灸疗法便是传入民间的其中之一。今分布在扁鹊祠所在地神头村，以及内丘县城、邢台市区等地。

鹊神药石灸主要依据《史记·扁鹊仓公列传》的记载：“扁鹊乃使弟子子阳厉针砥石，以取外三阳五会。有间，太子苏。乃使子豹为五分之熨，以八减之齐和煮之，以更熨两胁下”。而沿传的一种特殊的扁鹊中医疗法。其中的“针砥石”原本出自鹊山。砥石又称泜水，源自蓬鹊山之阴，砥石发源地。其针砥石也就是取之于泜水之砭石，即砭术，煮熨之法也就是所谓的熨帖灸术，中药材取之蓬鹊山的道地药材。鹊神药石灸是将砭、灸二术融合在一起的特殊疗法。

鹊神药石灸原本在扁鹊祠中世代传承。扁鹊祠作为皇家庙堂，中医传承医馆，历代都有朝廷遣使三公重臣前来致祭，并由官府来主持修葺庙宇，多有致仕太医修身其内。尤其元代，医学家颜天翼、颜伯禄父子，窦默、刘秉中翁婿，王开、王国瑞父子对扁鹊祠的医道传承做出了巨大贡献，众多的扁鹊灵验医术得到良好传承。

鹊神药石灸作为一种传统中医药治疗风湿症结疗法，治疗前，先将小砾石子包放到水里煮，中药包放在笼上蒸，15～20 分钟后取出，将中药包放在患者疼痛的部位上，再用砾石包把中药粉包盖严，然后盖好，30～40 分钟拿下。由于小砾石子散热很慢，寒则热之，中药的有效成分借助小砾石的热力，能使中药的有效成分渗透皮下筋骨，而达到治愈的效果。采用“砭”与“灸”“药”综合施治的内病外治法，更为合理多效，并形成较为完善的治疗体系。

研发的“扁鹊砭石能量泥”是对原有治疗方式的更加完美的融合。起初，将小砾石子及中药磨成细粉，用醋、酒把石粉和中药粉混合在一起，制成膏泥贴敷，疗效更为显著。却存在弊端，出现发热时间短，有皮肤瘙痒的副作用。后来，通过探究扁鹊治愈虢太子“尸厥症”之“针砥石”和“熨帖”医理，结合古老的祖传中药配方药性，组合现代高新技术，用优质天然蜂蜡，添加了发热、渗透的中药细粉及砭石微粉等，形成了科学的配方，制成了“扁鹊砭石能量泥”，获得了国家知识产权专利（专利号：201610035372.7）。适用于临床上，在调理颈肩腰腿疼、风湿病及各种慢性疾病上可谓一次见效，效果独特，有效率达到 98%以上。这使得鹊神药石灸得到了更好的传承。

国医年鉴

GUOYI LIANJIAN

2020

海外中医药

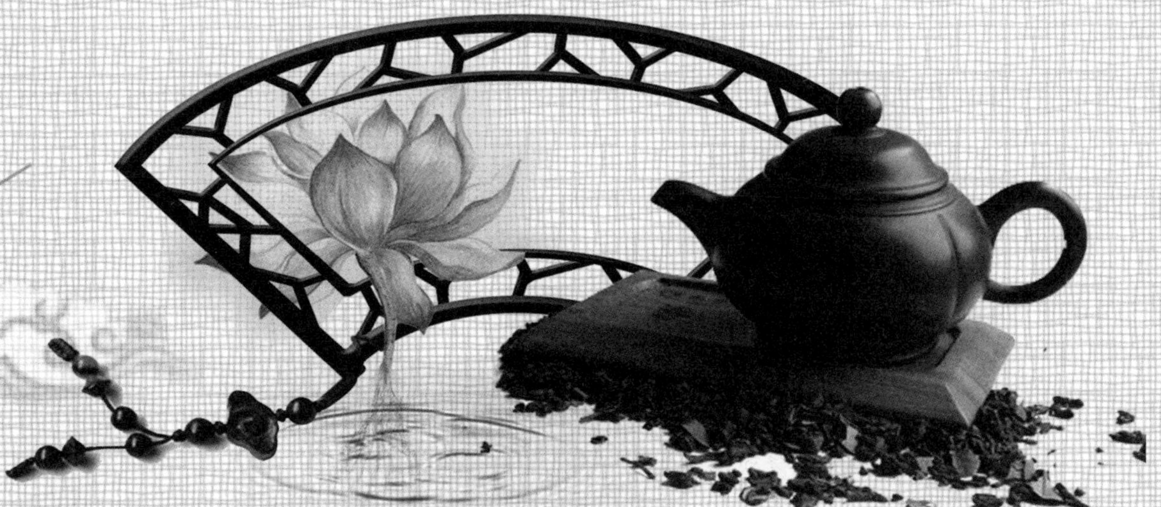

中国—白俄罗斯中医药中心在明斯克成立

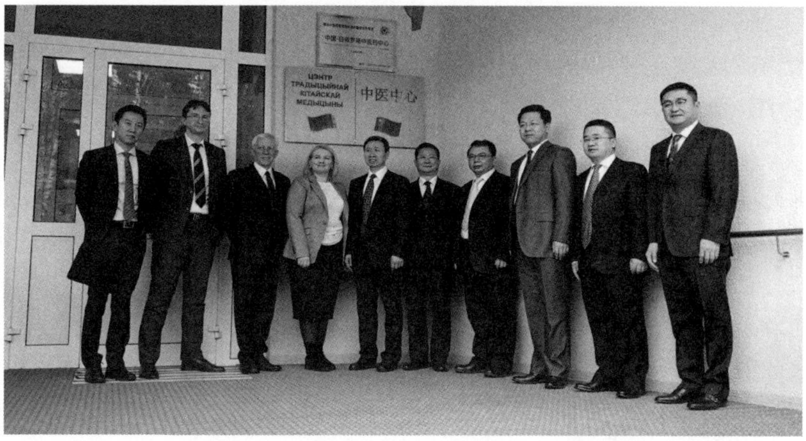

2019 年 11 月 3 日，中国-白俄罗斯中医药中心在白俄罗斯首都明斯克举行启动仪式，中国国家中医药管理局副局长王志勇与白俄罗斯明斯克州卫生局局长巴娅斯卡娅·娜塔莉娅共同为中医药中心揭牌，中国驻白俄罗斯共和国大使馆大使崔启明先生出席活动并致辞。

王志勇副局长在致辞中指出中国和白俄罗斯是全天候的好朋友。近年来，在习近平主席和卢卡申科总统的高位引领和亲自推动下，中白相互信任、合作共赢的全面战略伙伴关系高位运行，两国务实合作已经提升到全新水平。中国一白俄罗斯中医药中心的建立是落实两国高层领导人互访成果的重要举措和推进中医药海外发展的具体行动。他希望浙江中医药大学附属第三医院选派优秀的专家来白俄罗斯工作，让白俄罗斯的人民在享受到优质的中医药医疗保健服务的同时，进一步了解中医、了解中国、了解中华文明。

中国驻白俄罗斯大使崔启明在致辞中表示中医药是中白两国合作的优先发展领域，希望双方政府能加强战略沟通，加强政策对话，希望中医药中心在成立后进一步发挥作用，增进传统友谊，促进民心相通，让中医药更好地服务白俄罗斯人民。明斯克州卫生局局长巴娅斯卡娅·娜塔莉娅女士在致辞中对中国政府表示感谢，强调中心的成立是明斯克州卫生事业发展的大事，也是中医与西医相互合作实践的有益探索，这将为明斯克州人民的健康提供更好的保障。

中白双方建设单位还在此次活动中签署了友好协议，中方向白方赠送了针灸铜人、图书和电针仪等用品。白罗斯国家电视台和广播电台对中医药中心启动仪式活动进行了全程转播。

据悉，中国-白俄罗斯中医药中心是浙江中医药大学附属第三医院和白俄罗斯明斯克州区医院共同建设，获批中国国家中医药管理局“2019 年度中医药国际合作专项项目”，也是浙江省“一带一路”重点项目。目前中医药中心已经开展了技术培训、养生功法和文化交流等项目，有 3000 多名患者进行预约治疗，受到白俄罗斯当地民众的普遍欢迎。

印度承认针灸为独立医疗系统

2019 年，印度卫生和家庭福利部颁布命令，承认针灸为独立的医疗/疗法系统，并将制定具体的管理细则。这标志着印度针灸立法取得重大突破，针灸在印度卫生系统中的地位将提升。

印度卫生和家庭福利部曾于 2003 年颁布命令，承认针灸为医疗方法，可以由经过培训的西医生和传统医生使用，但不承认其为医学，不得开设全日制针灸学士、硕士教育课程。2019 年命令颁布后，针灸学位教育有望开展。根据命令，政府将成立专家委员会进一步开展研究。该委员会将于成立 3 个月内向政府提交有关针灸推广、监管和医保方面的具体建议。（刘竞元 杨宇洋）

南非西开普大学中医孔子学院揭牌

2019年9月11日，位于南非开普敦的西开普大学中医孔子学院举行揭牌仪式。这是非洲大陆首家中医孔子学院。

浙江省省长袁家军和南非高等教育与培训部国际关系司司长杰佩当天共同为西开普大学中医孔子学院揭牌。

中国驻开普敦总领事林静在仪式上表示，南非西开普大学中医孔子学院的诞生，标志着南非孔子学院从语言教学等拓宽至更广阔领域，中南人文交流和教育合作迈上新的台阶。中医孔子学院把传统和现代中医药科学同汉语教学相融合，必将为南非民众开启一扇了解中国文化的新窗口，为推动中非传统医药合作搭起一座新的桥梁。

西开普大学代理校长马吉达在仪式上说，西开普大学将利用中医孔子学院这个平台与中国的大学合作，开展文化、语言、中医等一系列交流活动。

参加揭牌仪式的南非传统医学从业人士霍诺诺表示，中医和南非传统医学既有区别，也有相通之处。他希望更多地了解中医，把中医和南非传统医学结合起来，更好地为病患解除病痛。

南非西开普大学中医孔子学院由孔子学院总部/国家汉办委托浙江师范大学和浙江中医药大学与南非西开普大学合作设立。（高原）

希腊雅典中医药中心开业

2019年12月18日，希腊首个中医药中心——雅典中医药中心开业仪式在希腊首都雅典举行。

中医药中心由安徽中医药大学与希腊国际健康旅游中心合作建立，目前有两名中医医师常驻。

希腊旅游部长哈里斯·塞奥哈里斯在仪式上说，希腊十分重视医疗旅游业的发展，希望通过中国和希腊医生在理论与实践上的合作，推动中西医学的互鉴与融合。

中国驻希腊大使馆临时代办王强表示，雅典中医药中心的成立恰逢其时，希望雅典中医药中心在提供优质中医药服务的同时，也致力于搭建一个好的平台，促进中国与希腊在中医药等领域的交流合作。

近年来，中希各领域交流不断加深，越来越多的希腊人开始关注中医，中医针灸等逐渐被希腊人认可。（于帅帅　王亚哲）

国医年鉴

GUOYI LIANJIAN

2020

警示台

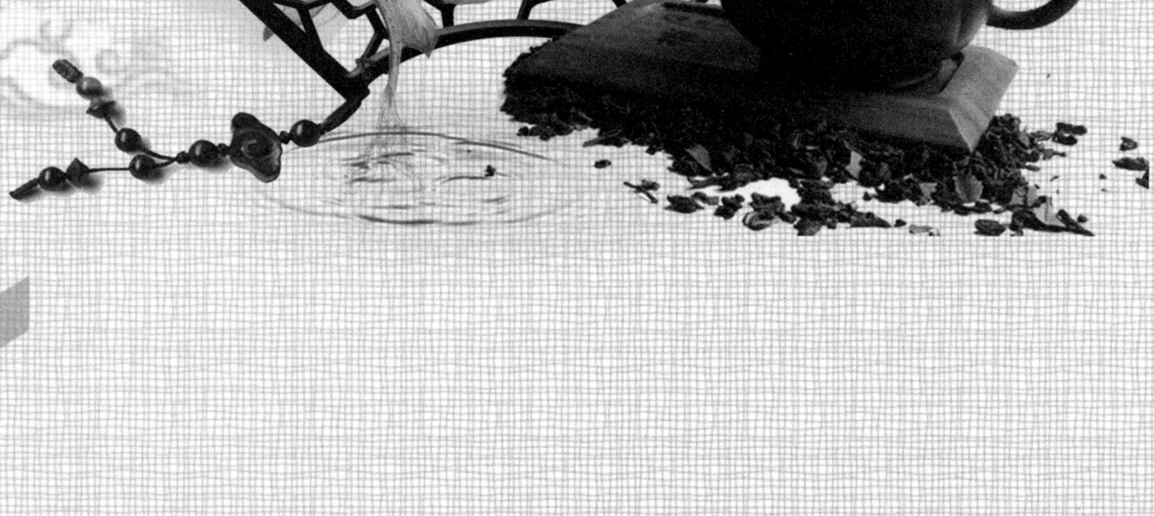

河南省药监局发布通告4批次中药饮片不合格

2019年，河南省药品监督管理局发布通告称，经河南省药品检验机构检验，标示为湖北同仁恒康中药饮片有限公司等3家单位生产的4批次中药饮片不合格。

通告指出，经南阳市食品药品检验所检验，标示为湖北同仁恒康中药饮片有限公司生产的肉苁蓉不合格，不合格项目为性状、水分、总灰分。经郑州市食品药品检验所检验，标示为岷县归芪堂药业有限公司生产的当归不合格，不合格项目为性状。经舞阳县食品药品检验检测中心检验，标示为河南百缘康药业有限公司生产的豆蔻、白芷不合格，不合格项目分别为杂质、性状。

通告强调，河南省药品监督管理局已要求相关食品药品监管部门对抽检不合格药品采取查封、扣押、暂停销售等必要风险控制措施，对检品来源单位依法进行查处。

国家药监局通告20批次中药不合规

2019年，国家药品监督管理局发布通告称，经4家检验机构检验，19家企业生产的20批次中成药及中药饮片不符合规定。

经吉林省药品检验所检验，标示为山西振东开元制药有限公司生产的1批次木香顺气丸不符合规定，不符合规定项目为溶散时限。经中国食品药品检定研究院检验，标示为庆阳益翔药业有限公司等5家公司生产的5批次肉苁蓉不符合规定，不符合规定项目为性状。经安徽省食品药品检验研究院检验，标示为苏州市春晖堂药业有限公司等8家公司生产的8批次槟榔不符合规定，不符合规定项目为黄曲霉毒素。经河南省食品药品检验所检验，标示为安国市祁澳中药饮片有限公司等6家公司生产的6批次山药不符合规定，不符合规定项目包括显微特征、水分、浸出物、二氧化硫残留量。

通告指出，对上述不符合规定药品，相关药品监督管理部门已要求相关企业暂停销售使用、召回，开展不符合规定原因调查，并切实深入进行整改。同时，国家药品监督管理局要求相关省级药品监督管理部门对上述企业和单位依据相关规定对生产销售假劣药品的违法行为进行立案调查。

附录一：

2019 年度亚健康专业调理机构一栏表

（按省份拼音字母排序）

安徽省

淮北市相山区香榭轩美容养生坊

机构编码：05610288

机构简介：淮北市相山区香榭轩美容养生坊以经络调理为特色，为亚健康人群提供私人项目定制服务。

服务水平等级：待定

机构地址：安徽省淮北市相山区梅苑街 51 号

合肥庐阳区生贵保健用品店

机构编码：05510294

机构简介：合肥庐阳区生贵保健用品店是一家以专业养生、亚健康调理为主要项目内容的专业服务机构，为每一位顾客提供专业、热诚、高效的服务。

服务水平等级：待定

机构地址：安徽省合肥庐阳区淮河路 301 号

颍上县阿娜隶美容服务部

机构编码：05580337

机构简介：颍上县阿娜隶美容服务部主营乳腺亚健康调理、腰腿疼痛人群经络调理、皮肤亚健康调理等项目，为亚健康人群提供专业的服务。

服务水平等级：待定

机构地址：安徽省阜阳市颍上县慎城镇政务南路南苑时代广场一期 116-117

肥东一点圣手养生馆

机构编码：05510342

机构简介：肥东一点圣手养生馆主营慢病辅助调理服务。以中医穴位推拿、艾灸、中药泡浴、拔罐等方法调理偏头痛、足跟痛、肾虚、腰痛、肩周炎等慢性病。

服务水平等级：待定

机构地址：安徽省合肥市肥东区纺织街 105 号

重庆市

万州区太白路幼幼洗灸堂

机构编码：00230346

机构简介：万州区太白路幼幼洗灸堂是一家专门提供儿童亚健康服务的机构，主营小儿推拿、小儿经络穴位贴敷、小儿艾灸等业务。

服务水平等级：待定

机构地址：重庆市万州区太白路 99 号三峡福斯德广场 8 栋负一层 1，2 号

广东省

乐昌市展鹏养生馆

机构编码：07510301

机构简介：乐昌市展鹏养生馆擅长为亚健康人员提供专业的经络调理服务方案。

服务水平等级：待定

机构地址：广东省韶关市乐昌市乐城西石岩路 11 号东方家园 A5 栋二楼

贵州省

罗甸县厚健亚健康调理中心

机构编码：08540347

机构简介：罗甸县厚健亚健康调理中心是一家专业的亚健康调理机构，通过专业的亚健康状态检测、科学有效的亚健康状态调理及健康管理，为亚健康人群提供专业的

服务。

服务水平等级：待定

机构地址：贵州省黔南布依族苗族自治州罗甸县龙坪镇安邦华城 31 栋 1-1 号门面

河北省

河北康童堂健康管理咨询有限公司瑞城分公司

机构编码：03110300

机构简介：河北康童堂健康管理咨询有限公司瑞城分公司是一家以小儿推拿为特色的专业儿童健康调理中心，擅长为儿童提供专业的推拿调理。

服务水平等级：待定

机构地址：河北省石家庄市长安区和平东路 7 号

三河市王玉峰按摩院

机构编码：03160317

机构简介：三河市王玉峰按摩院成立多年，为周边亚健康人群提供经络调理及儿童健康推拿调理。

服务水平等级：待定

机构地址：河北省廊坊市三河市燕郊镇纳丹堡小区南门 17 号楼底商 K2

河南省

瑞华艾健堂亚健康服务中心

机构编码：ZH150505773011

机构简介：瑞华艾健堂亚健康服务中心坐落于南阳市，设有专业的亚健康检测及调理设备，擅长胸部、腿部亚健康状态的调理，并提供特色灸疗服务，专人专方，获得广泛好评。

服务水平等级：★★★

机构地址：河南省南阳市卧龙区车站南路豫龙快捷酒店二楼

江苏省

宿城区正穴堂养生馆

机构编码：05270335

机构简介：宿城区正穴堂养生馆是一家致力于经络调理的养生机构，为亚健康人群提供私人订制服务，取得了良好的口碑。

服务水平等级：待定

机构地址：江苏省宿迁市宿城区项王故里梧桐老院子斜对面

江西省

信州区萃复堂健康管理中心

机构编码：07930298

机构简介：信州区萃复堂健康管理中心是一家专业调养亚健康人群的机构，为成人及儿童提供经络调理服务。

服务水平等级：待定

机构地址：江西省上饶市信州区凤凰中大道 678 号 20 幢 1-10

四川省

长宁县俏佳人美容院

机构编码：ZH190108311001（“黄十字”编码：08310289）

机构简介：长宁县俏佳人美容院成立六年来，持续为亚健康人群提供专业、安全、有效的经络调理服务，造福当地百姓。

服务水平等级：★

机构地址：四川省宜宾市长宁县长宁镇竹都大道二段 38 号

绵竹市剑南镇欧洁蔓美容院

机构编码：ZH190108381002

机构简介：绵竹市剑南镇欧洁蔓美容院自成立以来，以专业的服务手法、安全有效的服务内容为女性提供蜂疗及灸疗调理。

服务水平等级：★

机构地址：绵竹市剑南镇中心广场时代都会 1 栋 3 楼 303-1 号

宜宾市翠屏区芙丽谛美容院

机构编码：ZH190108311003 （“黄十字”编码：

08310291）

机构简介：宜宾市翠屏区芙丽谛美容院是一家以蜂疗及灸疗为特色服务的亚健康调理机构。

服务水平等级：★

机构地址：四川省宜宾市翠屏区大南街 66 号 1 幢 3 楼 2 号

纤丽美容养生会所

机构编码：ZH190108391004（“黄十字”编码：08390292）

机构简介：纤丽美容养生会所是一家专业调养亚健康人群，以经络调理为特色服务的机构。

服务水平等级：★

机构地址：四川省广元市利州区荷花园路 162 号

高新区三岔镇贝安其美容店

机构编码：ZH181100101007（“黄十字”编码：00280309）

机构简介：高新区三岔镇贝安其美容店是一家专业调养亚健康人群的机构，专注女性亚健康状态调理。

服务水平等级：★

机构地址：成都高兴区三岔镇国兴街（国兴公寓）1 单元 1 层 1 号

江油市中坝镇雅思佳人美容店

机构编码：ZH181100101008（“黄十字”编码：08160316）

机构简介：江油市中坝镇雅思佳人美容店主营女性亚健康调理，以蜂疗及灸疗为特色服务的机构。

服务水平等级：★

机构地址：四川省江油市附市巷 11，13，15 号

宜宾市翠屏区秋雅美容经营部

机构编码：08310310

机构简介：宜宾市翠屏区秋雅美容经营部擅长女性亚健康状态的调理，获得广泛赞誉。

服务水平等级：待定

机构地址：四川省宜宾市翠屏区北城街 40 号

广元市利州区御善芳典亚健康调理中心

机构编码：08390311

机构简介：广元市利州区御善芳典亚健康调理中心是一家专业的亚健康调理机构，通过专业的亚健康状态检测、科学有效的亚健康状态调理及健康管理，为亚健康人群提供专业服务。

服务水平等级：待定

机构地址：四川省广元市利州区雪峰办事处港湾国际 B 栋 A 区

宜宾市翠屏区瑶美汇美容美体生活馆

机构编码：08310312

机构简介：宜宾市翠屏区瑶美汇美容美体生活馆一直以来以服务亚健康人群、调理亚健康状态为主要经营内容，深受广大受益人群的认可。

服务水平等级：待定

机构地址：四川省宜宾市翠屏区岳武路一号负二号

沐川县维慈怡声美容美发店

机构编码：08330314

机构简介：沐川县维慈怡声美容美发店在主营美容业务的同时，逐渐转型为以蜂疗为特色的为亚健康人群服务的机构。

服务水平等级：待定

机构地址：四川省乐山市沐川区新城国际 D4-22 号

邛崃市临邛街道康养堂按摩馆

机构编码：00280315

机构简介：邛崃市临邛街道康养堂按摩馆是一家专业亚健康调理机构，擅长三高、肥胖、颈椎等慢病的辅助调理。

服务水平等级：待定

机构地址：四川省成都市邛崃市临邛街道朱牌坊街 128 号

江油市太平镇净脂堂养生馆

机构编码：ZH191100101022（“黄十字”编码：08160340）

机构简介：江油市太平镇净脂堂养生馆秉承“弘扬中医文化，调理身心健康”的服务理念，从事专业的亚健康调理服务，擅长以蜂疗为特色的女性乳腺及肝胆和颈肩等的疏通与调理的机构。

服务水平等级：★

机构地址：四川省江油市太平镇太华路 13 号

邛崃市文君街道幼幼堂家庭保育服务部

机构编码：00280341

机构简介：邛崃市文君街道幼幼堂家庭保育服务部主营母婴保健服务，调理儿童和女性的亚健康状态。目前开展调理项目有小儿推拿、产后康复、艾灸、产后气血调养、产后药蒸等，以养、调、养三位一体的调理养生方式，为儿童和女性健康护航。

服务水平等级：待定

机构地址：四川省成都邛崃市文君街道办玉带街 6-10 号

四川颜之道健康管理有限责任公司

机构编码：08160348

机构简介：四川颜之道健康管理有限责任公司主要以中药浴、推拿调理儿童湿疹、黄疸、感冒等常见症状，效果显著；另外还提供成人亚健康症状调理服务。门店一年接待上万人次，是一家服务效果口碑相传的机构。

服务水平等级：待定

机构地址：四川省绵阳市游仙区一环路东段 178 号越江庭 34 幢 4 号 1 楼

南充市顺庆区君子丽人亚健康调理中心

机构编码：08170349

机构简介：南充市顺庆区君子丽人亚健康调理中心从事专业的亚健康调理服务，擅长以蜂疗为特色的女性乳腺及肝胆和颈肩等的疏通与调理的机构。

服务水平等级：待定

机构地址：四川省南充市顺庆区巴福巷 40 号 2 层

广元市利州区保春堂美容店

机构编码：08390350

机构简介：广元市利州区保春堂美容店主要通过蜂疗特色技术，对女性乳腺调理、亚健康人群的肝胆、颈肩疏通等有良好的效果。

服务水平等级：待定

机构地址：四川省广元市利州区大石镇平安街 85 号

科学城秀域鼎城美容店

机构编码：08160352

机构简介：科学城秀域鼎城美容店是一家由主营女性美容转型为专业亚健康调理的机构，开展以女性亚健康专业调理为特色服务项目。

服务水平等级：待定

机构地址：江油市 903 生活五区祥和苑斜对面工商银行旁

富顺县黛忆宣美容馆

机构编码：08130353

机构简介：富顺县黛忆宣美容馆主营女性亚健康调理，以蜂疗技术为特色。

服务水平等级：待定

机构地址：四川省自贡市富顺县富世镇釜江大道西段 68 号（1 层）

四川艾欣国际亚健康调理有限公司

机构编码：08340356

机构简介：四川艾欣国际亚健康调理有限公司主营亚健康人群调理，以艾灸技术为服务特色，擅长颈肩调理、女性乳腺调理等。

服务水平等级：待定

机构地址：四川省凉山州会东县健身路 68 号

山东省

济宁伊蔓霖医美健康咨询服务有限公司

机构编码：05370339

机构简介：济宁伊蔓霖医美健康咨询服务有限公司专为0-14岁的儿童提供绿色安全、有效的预防保健服务项目，以中医辩症为基础，通过穴位点按推拿、调节脏腑、疏通经络、调和气血、平和阴阳的方式来改善儿童体质，增强孩子机体的自然抗病能力，达到有病治病，无病保健的目的。

服务水平等级：待定

机构地址：济宁市任城区环城北路 28 号泡宝产业园院内

陕西省

陕西菁乐汇母婴健康管理有限公司

机构编码：ZH190600103009

机构简介：陕西菁乐汇母婴健康管理有限公司目前开展的调理项目有少儿推拿、产后康复、艾灸、产后气血调养、产后药蒸等，为儿童和女性健康护航，为打造连锁健康品牌不断的探寻和创新。

服务水平等级：★★★

机构地址：陕西延安市富县正街 50 号县宾馆门面房

西安御庭馨母婴健康管理有限公司

机构编码：ZH190600103010

机构简介：西安御庭馨母婴健康管理有限公司致力于为儿童提供绿色安全、有效的预防保健服务项目，另外提供女性亚健康调理服务，是母婴健康管理的旗舰机构。

服务水平等级：★★★

机构地址：陕西省西安市高陵区姬家街办综合写字楼 4 号楼 12 层

榆林市嘉宝康母婴健康管理有限公司

机构编码：ZH190600103011

机构简介：榆林市嘉宝康母婴健康管理有限公司地理位置优越，是一家专门提供母婴亚健康服务的机构，主营小儿推拿、小儿经络穴位贴敷、小儿艾灸、女性产后调理等业务。

服务水平等级：★★★

机构地址：陕西省榆林市横山区转盘广场步行街门面房

西安市高陵区普丽缇莎美容美体养生馆

机构编码：ZH190100291005（“黄十字”编码：00290293）

机构简介：西安市高陵区普丽缇莎美容美体养生馆是集研发生产、美容服务、培训、管理及健康产业传播于一体的机构，品牌自1999年创建以来秉承以客为本、以质求存、以优取胜的宗旨，为打造连锁健康品牌并不断的探寻和创新。

服务水平等级：★

机构地址：西安市高陵区姬家街办嘉园国际广场一楼

西安市新城区伊姿贝尔美容馆

机构编码：ZH190100291006（“黄十字”编码：00290290）

机构简介：西安市新城区伊姿贝尔美容馆是一家专业调养亚健康人群的机构，在陕西省已发展为有五家分店的专业连锁机构。

服务水平等级：★

机构地址：西安市新城区长缨路华东万和城

洛川县魅力情人美容美体会员制交口分店

机构编码：ZH151000101033（“黄十字”编码：09110308）

机构简介：洛川县魅力情人美容美体会员制交口分店是一家专业调养亚健康人群，以女性亚健康专业调理为特色的服务机构。

服务水平等级：★
机构地址：陕西省延安市洛川县交口河西商贸街南段

榆林市榆阳区泰美主题体雕减肥馆
机构编码：09120313
机构简介：榆林市榆阳区泰美主题体雕减肥馆现正在向健康管理服务方面转型，开展以女性的亚健康状态调理为特色服务项目。
服务水平等级：待定
机构地址：陕西省榆林市榆阳区航才街

汉中市南郑区汉山街道办雅布力时尚育儿馆
机构编码：09160332
机构简介：汉中市南郑区汉山街道办雅布力时尚育儿馆以专业的儿童推拿技术为当地儿童提供有效的健康管理服务。
服务水平等级：待定
机构地址：陕西汉中市南郑区汉山街道办事处汉山路

定边县妈妈宝贝母婴用品生活馆
机构编码：09120333
机构简介：定边县妈妈宝贝母婴用品生活馆主营母婴保健、小儿推拿、母婴综合产品等。
服务水平等级：待定
机构地址：陕西省榆林市定边县定边镇南大街

蒲城县中和康贝养生保健服务中心
机构编码：09130334
机构简介：蒲城县中和康贝养生保健服务中心地理位置优越，是一家专门提供儿童亚健康服务的机构，主营小儿推拿、小儿经络穴位贴敷、小儿艾灸等业务，立志打造蒲城第一品质儿童健康服务中心。
服务水平等级：待定
机构地址：陕西省渭南市蒲城县城关街道办事处东街村解放路 34 号 2 楼

榆林市高新区中和康贝亚健康调理中心
机构编码：09120336
机构简介：榆林市高新区中和康贝亚健康调理中心主营母婴保健、小儿推拿、母婴综合产品等销售。门店从经营至今在会员中口碑极好，有近 400 名优质会员，以关注“孩子健康成长”为宗旨，志立打造当地一流品牌！
服务水平等级：待定
机构地址：陕西省榆林市高新技术产业园区高新小区 12 号商铺

陕西维斯爱卜健康管理有限公司
机构编码：00290343
机构简介：陕西维斯爱卜健康管理有限公司主要从事少儿亚健康推拿调理、贴敷、艾灸、红外理疗、中药外敷、产后修复、产后乳腺特护、徒手修骨盆、盆底肌修复等服务。
服务水平等级：待定
机构地址：陕西省西安市蓝田县蓝新路中段

杨凌十月瑷母婴用品生活旗舰店
机构编码：00290344
机构简介：杨凌十月瑷母婴用品生活旗舰店主营小儿推拿、小儿经络穴位贴敷、小儿艾灸等业务，为儿童亚健康调理做出不懈努力。
服务水平等级：待定
机构地址：陕西省杨凌示范区李台街道西苑社区五胡路锦逸国际城电梯西 1 号

西安市高陵区中和康贝养生咨询服务中心
机构编码：00290345
机构简介：西安市高陵区中和康贝养生咨询服务中心专门从事儿童亚健康调理，运用中医特色外治疗法，本着关爱孩子、和谐家庭的原则，专业、专注做儿童健康管理，让宝宝减少抗生素的危害，健康成长。

服务水平等级：待定

机构地址：西安市高陵区文卫路西段

岚皋县阳光妈咪宝贝母婴服务有限公司

机构编码：09150354

机构简介：岚皋县阳光妈咪宝贝母婴服务有限公司主营小儿推拿、小儿经络穴位贴敷、小儿艾灸等业务，愿为儿童亚健康调理做出不懈的努力。

服务水平等级：待定

机构地址：陕西省安康市岚皋县城关镇陈家沟保障房一楼创业孵化基地

汉中市汉台区丽家宝贝母婴用品店

机构编码：09160355

机构简介：汉中市汉台区丽家宝贝母婴用品店主营母婴保健、小儿推拿、母婴综合产品销售等。

服务水平等级：待定

机构地址：陕西省汉中市汉台区新城吾悦广场第3蹭3033商铺

西藏自治区

巴宜区八一镇金手指养生会所

机构编码：08940351

机构简介：巴宜区八一镇金手指养生会所主营蜂疗特色产品和技术服务，调理女性乳腺、亚健康人群的肝胆、颈肩疏通等。

服务水平等级：待定

机构地址：西藏自治区林芝地区林芝县八一镇新区

云南省

云南普恩泽健康管理有限公司

机构编码：08710299

机构简介：云南普恩泽健康管理有限公司是一家专业的亚健康调理机构，擅长专业的小儿推拿、催乳、产后恢复、中药外治、艾灸等。

服务水平等级：待定

机构地址：云南省昆明市官渡区世纪城S段1-10号

浙江省

杭州临安馨海御城美容院

机构编码：05710295

机构简介：杭州临安馨海御城美容院成立多年，目前正在转型为专业的小儿健康调理机构。

服务水平等级：待定

机构地址：浙江省杭州市临安区天屹延伸段熙园24幢101-201

杭州临安区馨海美容院

机构编码：05710296

机构简介：杭州临安区馨海美容院是以小儿推拿等项目为特色服务的亚健康调理机构。

服务水平等级：待定

机构地址：浙江省杭州市临安区西苑路12号馨海静SPA

杭州临安区馨海爱美容店

机构编码：05710297

机构简介：杭州临安区馨海爱美容店擅长亚健康人群的经络调理及儿童的健康推拿调理。

服务水平等级：待定

机构地址：浙江省杭州市临安区横潭路189号

义乌市百草园养生美容会所

机构编码：05790302

机构简介：义乌市百草园养生美容会所成立于1997年，至今已有22年，目前有3家连锁美容机构，现转型做亚健康专业调理。倡导以内养外、内外兼修的健康理念，成为以健康管理为核心的，具有特色的服务机构。

服务水平等级：待定

机构地址：浙江省义乌市义乌区县前街

丽水市花都理容广场

机构编码：05780303

机构简介：丽水市花都理容广场成立于 1991 年，是一家集美容、美发、瑜伽养生、休闲为一体的综合性健康管理企业。

服务水平等级：待定

机构地址：浙江省丽水市莲都区花园路 529 号

兰溪市香榭绿丹兰纤颜会所

机构编码：05790304

机构简介：兰溪市香榭绿丹兰纤颜会所成立 30 年来，用“专心、专业、专注”的服务态度铸就了绿丹兰的品牌精神，已成为当地有名的健康管理机构。

服务水平等级：待定

机构地址：浙江省兰溪市云山街道和平路 6 号三江大厦 3 楼

衢州市柯城荷花街道丽萍美容形体馆

机构编码：05700305

机构简介：衢州市柯城荷花街道丽萍美容形体馆以爱为核心，推崇“四季养生”文化，旨在帮助更多的人解决亚健康问题。

服务水平等级：待定

机构地址：浙江省衢州市柯城区荷花街道通荷路 168 号 201 室

永康市瑶瑶美容院

机构编码：05790306

机构简介：永康市瑶瑶美容院成立于 2000 年，秉承“以诚为本、以质为先”的服务宗旨，通过中医养生美容文化与一流的亚健康检测调理设备相结合为亚健康人群提供专业的服务。

服务水平等级：待定

机构地址：浙江省金华市永康市城东路 549-5 号

杭州泰渡美容有限公司

机构编码：05710307

机构简介：杭州泰渡美容有限公司擅长对颈肩、腰腿、肠胃的亚健康状态做专业调理。

服务水平等级：待定

机构地址：浙江省杭州市滨江区长河街道滨和路 998 号

海盐百合美容服务有限公司

机构编码：05730318

机构简介：海盐百合美容服务有限公司主营亚健康经络调理服务。

服务水平等级：待定

机构地址：浙江省嘉兴市海盐县勤俭南路 165 号

杭州市上城区伊湘情苑美容养生馆

机构编码：05710319

机构简介：杭州市上城区伊湘情苑美容养生馆是一家专业调养亚健康人群的机构，开展以经络调理为特色的服务项目。

服务水平等级：待定

机构地址：浙江省杭州市上城区佑圣路 111 号

杭州市西湖区纯阳美容美发厅

机构编码：05710320

机构简介：杭州市西湖区纯阳美容美发厅现向亚健康调理服务方面转型，其擅长亚健康经络调理。

服务水平等级：待定

机构地址：浙江省杭州市西湖区天目山路 17 号（新 49 号）

桐庐安杰玛化妆品有限公司

机构编码：05710321

机构简介：桐庐安杰玛化妆品有限公司成立于 1998 年，现拥有两个连锁品牌，成为当地健康管理类企业的标杆。

服务水平等级：待定

机构地址：浙江省杭州市桐庐县迎春南路 221 号

宁海县云斯帕美容养生会所

机构编码：05740338

机构简介：宁海县云斯帕美容养生会所创立于 2011 年，是当地规模最大、项目最齐全、配套设施最先进的一家综合性会所。通过不断引进国际上先进的经营服务理念，会所将服务方向定位为全面健康管理，打造差异化服务，赢得了良好的口碑。

服务水平等级：待定

机构地址：浙江省宁波市宁海县跃龙街道世贸中心 1 幢 2 号 2-2

附件二：

2019年度百项亚健康中医调理技术一览表

技术名称：幼幼堂小儿洗灸亚健康中医调理技术
评审时间： 2019年8月
技术简介： 小儿洗灸是集古法中药洗浴、药线灸为一体的中医创新技术。古法中药洗浴根据中医理论，利用中药药理效应、药水热效应、洗浴机械效应，达到疏通腠理、行气活血、祛风散寒、清热渗湿、杀毒辟秽作用。药线灸利用药理效应及温热效应达到扶阳固脱，升阳举陷、扶正祛邪，调和气血，调和阴阳。两者结合，平泻平补、祛邪扶正、阴阳平和、预防疾病。
申报单位： 成都市本草幼幼洗灸有限公司
联系地址： 四川省（自治区） 成都市 金牛区（县） 抚琴西路街（路） 318号附1号

技术名称：畲医颈肩腰腿痛亚健康中医调理技术
评审时间： 2019年8月
技术简介： 主要是运用独特的畲医调理技巧，在人体脊椎及关节表面特定的部位或穴位进行畲族灸骨疗法与冷敷液配合，在行气活血的同时利用气浪可以瞬间松解肌筋膜黏连、松解肌肉痉挛、局部减压、循经推筋、解除对神经等的刺激压迫，从而解决因腰肌劳损而引起的问题。然后再加上畲医活络止痛冷敷凝胶的快速透皮吸收，拔湿祛寒、活血化瘀、通经活络、消融散结修复骨膜、改善血液循环无副作用。这是一款具有少数民族特色的亚健康调理技术。
申报单位： 乐通宝（福建）健康管理有限公司
联系地址： 福建省福州市鼓楼区温泉街道树汤路66号

技术名称：汉方食疗肠道亚健康中医调理技术
评审时间： 2019年8月
技术简介： 本技术富含多种具有代谢能力的活性酶类，可有效抑制肠道代谢产物的生成，促进肠道蠕动而促进排便。通过降低肠道pH值，调整菌群，改善便秘，有效清除肠内代谢物质。使益生元具备乳化作用，可分解过高的血脂和过高的胆固醇，使血管循环顺畅，有血管清道夫作用。还可以使中性脂肪和血管中积压的胆固醇乳化为对人体无害的微分子状态，并溶解于水中排出体外，达到缓解心脑血管的压力，预防心血管疾病的发生。
申报单位： 福州市鼓楼区静懿生物科技有限公司
联系地址： 福建省福州市鼓楼区温泉支路恒宇国际A楼512室

技术名称：元能光波亚健康中医调理技术
评审时间： 2019年8月
技术简介： 通过元能健康加速垫活性融合技术，可让生物体有效利用外界的自由能与自体外排的体热，快速深层渗透肌体，这种加热作用可快速激发细胞活性，快速促进气血循环，加上元能优活霜热敷后涂抹与手法按摩结合，能帮助吸收的完整达到快速效果，促进人体气血循环，改善微循环，增强人体免疫力和代谢能力。
申报单位： 沃曼生命科技（浙江）有限公司
联系地址： 浙江省嘉兴市桐乡市高桥大道1849号

技术名称：赵氏立体排泻亚健康中医调理技术
评审时间： 2019年8月

技术简介：由浙江中医药大学教授赵雄龙主任医师根据中医传统理论对痰的产生、分类、临床表现及治病特点等深入研究分析之后，结合自身三十余年中医临床经验，创立的一套包含了“呼吸、药茶、运动、药食、汗蒸、经络穴位”等的综合立体式的排泻体内废弃代谢产物的养生治法，强调通过提高人体自身免疫系统功能，自我改善不良体质，减少发病因素，早期预防疾病发生，避免疾病的演变恶化，势至危殆。

申报单位：温州易龙健康管理有限公司

联系地址：浙江省温州市龙岗区蒲州街道中福大厦A幢202室

技术名称：畲医疼痛亚健康中医调理技术

评审时间：2019年8月

技术简介：主要是运用独特的畲医调理技巧，在人体表面特定的部位或穴位膏药敷贴，配合脊柱调理，具有速效、高效、安全、简单、易学等特色，没有毒副作用，调理效果较好。

申报单位：北京欣颐健康管理有限公司

联系地址：北京市朝阳区工体北路21号永利国际1单元917

技术名称：畲医儿童视力亚健康中医调理技术

评审时间：2019年8月

技术简介：主要是运用独特的畲医调理技巧，在人体眼睛周围及身体的特定穴位进行畲族按摩点穴疗法与润目冷敷凝胶配合，疏通经络、循经推筋、从而解决因筋结颗粒而引起的眼部问题。然后再加上畲医润目冷敷贴的快速透皮吸收，活血化瘀、清脑爽神、开窍明目。本品用于近视、散光、远视、斜视、弱视等辅助调理。改善血液循环无副作用。

申报单位：乐通宝（福建）健康管理有限公司

联系地址：福建省福州市鼓楼区温泉街道树汤路66号

技术名称：阳光新视界护眼眼罩亚健康中医调理技术

评审时间：2019年8月

技术简介：配方采用多种名贵中草药配制而成，产品可针对眼部问题活血化瘀、促进局部血液循环、补充局部组织营养，消炎、消肿、舒经活络，以缓解眼部各种问题。

申报单位：铁力市艾眸医疗器械制造有限公司

联系地址：黑龙江省铁力市华东街5号

技术名称：大陈轻柔推拿亚健康中医调理技术

评审时间：2019年8月

技术简介：此技术通过儒家“以和为贵”、道家“贵柔”“柔弱胜刚强”思想理念，将传统推拿的技巧与功法力量完美的融合，发扬中国功法锻炼的精髓，使手法轻而不浮，重而不滞使之收到调理亚健康状态的效果。

申报单位：北京大陈中医研究院

联系地址：北京市海淀区万寿街（路） 甲1号

技术名称：生物波技术AWA抑菌凝胶（肛肠部位）亚健康中医调理技术

评审时间：2019年8月

技术简介：本法在促进皮肤黏膜组织修复，其对炎症、损伤、感染、渗出具有缓解效果，对肛周疾病具有辅助治疗作用。

申报单位：始祖（吉林）生物波医学研究院集团有限公司

联系地址：吉林省长春市朝阳区安达街951号

技术名称：生物波技术AWA抑菌凝胶（皮肤外用）亚健康中医调理技术

评审时间：2019年8月

技术简介：产品组方中的主要物质N-乙酰-D-氨基葡萄糖能通过调节机体细胞及微生物细胞波动生长正常的进行，使微生物不能在局部定植。在微生态学功效上，主要扶持正常菌群生长，而不采用补充生态、菌群方法，避免了补充菌群存在着定植条件的适应性问题。在促进皮肤黏膜组织修复方面，其对炎症、感染、渗出具有缓解效果，对损伤组织的修复具有促进作用，同时，对人体皮肤黏膜无刺激、无损伤。

申报单位：始祖（吉林）生物波医学研究院集团有限公司

联系地址：吉林省长春市朝阳区安达街 951 号

技术名称：生物波皮肤抑菌亚健康中医调理技术

评审时间：2019 年 8 月

技术简介：口服含有 N-乙酰-D-氨基葡萄糖的胶囊加外用 AWA 凝胶，能从体内外共同促进细胞加快波动，细胞活性增加，会加快细胞蠕动性，促进代谢，产生水分，水分的产生会增加组织弹性，有利于组织恢复，促进机体对坏死的局部组织进行清理以及产生新的具有活性的局部组织，恢复到接近生理状态，促进与外环境的交流，进一步恢复被受压和损伤细胞，同时，N-乙酰-D-氨基葡萄糖具有提高免疫力，杀菌以及消炎作用，其可进一步促进褥疮愈合，防止二次感染。

申报单位：始祖（吉林）生物波医学研究院集团有限公司

联系地址：吉林省长春市朝阳区安达街 951 号

技术名称：生物波技术 AWA 抑菌凝胶（阴道部位）亚健康中医调理技术

评审时间：2019 年 8 月

技术简介：N-乙酰-D 氨基葡萄糖在组方中起到主要作用，依据原第三军医大学徐启旺教授创建的“生物波”理论，N -乙酰-D-氨基葡萄糖适用于阴道黏膜部位的抑菌是通过调节机体的细胞再分布来实现的，N -乙酰-D-氨基葡萄糖通过调节机体细胞及微生物细胞波动生长的正常进行，使微生物不能在局部定植。在微生态学功效上，主要扶持正常菌群生长，而不采用补充生态菌群方法，避免了补充菌群存在着定植条件的适应性问题。在促进皮肤黏膜组织修复方面，其对炎症、损伤、感染、渗出具有缓解效果。

申报单位：始祖（吉林）生物波医学研究院集团有限公司

联系地址：吉林省长春市朝阳区安达街 951 号

技术名称：生物波腿部经络疏通亚健康中医调理技术

评审时间：2019 年 8 月

技术简介：口服含有 N-乙酰-D-氨基葡萄糖的胶囊加外用 AWA 凝胶，能从体内外共同促进细胞加快波动，细胞活性增加，会加快细胞蠕动性，促进代谢，产生水分，水分的产生会增加组织弹性，有利于组织恢复。N-乙酰-D-氨基葡萄糖能有效促进血管表皮细胞的新陈代谢，提高血管表皮细胞的弹性，疏通血管，有效缓解或治疗静脉曲张，同时 N-乙酰-D-氨基葡萄糖在促进皮肤黏膜组织修复方面，其对炎症、感染、渗出具有控制效果，对损伤组织的修复具有促进作用，最终表现为静脉曲张的改善和恢复。

申报单位：始祖（吉林）生物波医学研究院集团有限公司

联系地址：吉林省长春市朝阳区安达街 951 号

技术名称：生物波技术皮肤修复亚健康中医调理技术

评审时间：2019 年 8 月

技术简介：口服含有 N-乙酰-D-氨基葡萄糖的胶囊加外用 AWA 凝胶，能从体内外共同促进细胞加快波动，细胞活性增加，会加快细胞蠕动性，促进代谢，产生水分，水分的产生会增加组织弹性，有利于组织恢复。N-乙酰-D-氨基葡萄糖能有效促进血管表皮细胞的新陈代谢，提高血管表皮细胞的弹性，疏通血管，有效缓解或治疗静脉曲张，同时 N-乙酰-D-氨基葡萄糖在促进皮肤黏膜组织修复方面，其对炎症、感染、渗出具有控制效果，对损伤组织的修复具有促进作用。

申报单位：始祖（吉林）生物波医学研究院集团有限公司

联系地址：吉林省长春市朝阳区安达街 951 号

技术名称：生物波技术今脂善牌壳聚糖胶囊亚健康中医调理技术

评审时间：2019 年 8 月

技术简介：在“生物波”理论的研究中，建立了细菌波动生长模型，经过研究认识到这种波动有其内在的调节机制，主要是通过 N-乙酰-D-氨基葡萄糖来完成的。它可以促进人体生物波的波动，把病态的有序性慢波转变成正常的呈混沌状态的快波，人体的许多功能需要 N-乙酰-D-氨基葡萄糖协助完成，当体内缺乏 N-乙酰-D-氨基葡萄糖时，则会导致身体出现异常状况。

申报单位：始祖（吉林）生物波医学研究院集团有限公司

联系地址：吉林省长春市朝阳区安达街 951 号

技术名称：生物波技术生物波眼贴亚健康中医调理技术

评审时间：2019 年 8 月

技术简介：原第三军医大学徐启旺教授在人体生物波的研究过程中发现，NN-乙酰-D-氨基葡萄糖能够促进细胞活力增强，促进细胞新陈代谢，其促波作用可以促进机体对坏死的局部组织进行清理以及产生新的具有活性的局部组织，恢复生理状态。同时，N-乙酰-D-氨基葡萄糖具有提高免疫力，杀菌以及消炎作用，因此，在眼贴的组成成分中加入 N-乙酰-D-氨基葡萄糖，具有明显缓解眼疲劳，缓解眼睛干涩等症状的作用，实现眼科保健之目的。

申报单位：始祖（吉林）生物波医学研究院集团有限公司

联系地址：吉林省长春市朝阳区安达街 951 号

技术名称：生物波可视化细胞检测亚健康中医调理技术

评审时间：2019 年 8 月

技术简介：人体生物波的波动频率表达是一组组数字，将这些数字在坐标的 x 轴和 y 轴上连接起来，就是一组高低起伏的曲线。曲线代表的意义是：人体生物波的波动频率；细胞整体功能状态；对细胞呼吸状态和群体细胞节律的监测。曲线中的低点（Re），即是生物波选时给药时间，由于生物波测定结果具有从众性，因此，这一选时给药的基本方法，可用于指导一个区域的人群服药时间。

申报单位：始祖（吉林）生物波医学研究院集团有限公司

联系地址：吉林省长春市朝阳区安达街 951 号

技术名称：生物波细胞亚健康中医调理技术

评审时间：2019 年 8 月

技术简介：人体会对自然环境的各种变化产生应答，表现出系统中作为子系统的细胞会产生耦合振荡，出现从无序到有序的变化过程。这促成建立人体中外周血游离细胞群体亚群之间的交替。这两个阶段的技术结合又发展到人体组织结构中相对固定的细胞群生物波测定，派生出生物波的多项检测技术，如本技术，通过对细胞群生物波动态变化测定及应用。

申报单位：始祖（吉林）生物波医学研究院集团有

限公司

联系地址：吉林省长春市朝阳区安达街 951 号

技术名称：生物波红细胞亚健康中医调理技术

评审时间：2019 年 8 月

技术简介：镜下红细胞会显示网状“○X” 为、线状“∫”、空心蝌蚪状“و”、实心蝌蚪状“,”，四种形态，检测中若线状细胞超过 10%，或网状细胞出现，即可判定处于亚健康状态。通过对细胞群生物波动态变化测定及应用。对观察结果的判定：阴性结果表明机体处于 Rs（高值）状态，阳性结果为 Re（低值）状态。Rs/Re 交替构成生物波动态过程。以生物波 Rs/Re 交替频率的变化，反映生物对自然环境的应答特征，是本技术的理论基础。

申报单位：始祖（吉林）生物波医学研究院集团有限公司

联系地址：吉林省长春市朝阳区安达街 951 号

技术名称：生物波风湿骨痛亚健康中医调理技术

评审时间：2019 年 8 月

技术简介：是由吉林省生物波集团自主研发的一套以生物波系列产品加生物波独有的技术手法为理论基础的亚健康调理技术项目。本技术以中医理论的阴阳平衡，修元固本及人体生物波效应特性，辅以生物波多功能治疗仪调理风湿骨痛症。

申报单位：始祖（吉林）生物波医学研究院集团有限公司

联系地址：吉林省长春市朝阳区安达街 951 号

技术名称：生物波碳素光慢病亚健康中医调理技术

评审时间：2019 年 8 月

技术简介：生物波碳素光疑难杂症理疗技术是由吉林省生物波集团自主研发的一套以生物波系列产品加生物波独有的技术手法加碳素光治疗仪独特的亚健康调理技术项目。本技术是以顺应自然法则，遵循中医辨证施治理论及人体生物波活动规律。采用碳素光中的日照光中有益光源，加之生物波系列产品对于部分疑难杂症进行有针对性的调整采用一症一方一法，特症特法的手段来纠正病症。

申报单位：始祖（吉林）生物波医学研究院集团有限公司

联系地址：吉林省长春市朝阳区安达街 951 号

技术名称：汉方食疗代谢综合征亚健康中医调理技术

评审时间：2019 年 8 月

技术简介：汉方食疗代谢综合征调理技术是自主研发的一套特殊的“药食同源”膳食食疗技术，它是中医食疗养生与现代营养基因组学原理和技术有机结合，是一种快速有效、简单易行，无副作用的技术，符合中医治未病的原则。

申报单位：福州市鼓楼区静懿生物科技有限公司

联系地址：福建省福州市鼓楼区温泉支路恒宇国际 A 楼 512 室

技术名称：汉方食疗养心护肝亚健康中医调理技术

评审时间：2019 年 8 月

技术简介：汉方食疗养心护肝亚健康调理技术是药食同源膳食食疗技术，通过中医治未病理论与中医食疗相结合，运用疏肝理气、滋养肝血的药食同源汉方草本植物，根据“君臣佐使”组方配伍，使药效作用倍增。具备养肝护心、调理亚健康状态的作用。

申报单位：福州市鼓楼区静懿生物科技有限公司

联系地址：福建省福州市鼓楼区温泉支路恒宇国际 A 楼 512 室

技术名称：气味气机疗法养生术亚健康中医调理技术

评审时间：2019 年 11 月

技术简介：汤氏医派在近二百年的医疗实践中，依据《黄帝内经》气机理论，在气机升降出入练习过程中，配合一些有意识的动作和意念，根据中药归经及四气五味理论，及传统的中药烟熏、香囊、药枕、中药蒸汽疗法等，结合现代科技涡轮正压供气、口鼻罩给排气的原理，研发出的一种适合各种人群养生保健和疾病治疗的新疗法。

申报单位：湖南气和医疗科技有限公司

联系地址：湖南省（自治区） 长沙市望城 区（县）普瑞大道 1555 号

技术名称：负压理疗仪亚健康中医调理技术

评审时间：2019 年 11 月

技术简介：负压理疗仪是集正负压吸引、频率共振为一体的创新高科技专利产品，是具有机械负压并且产生频率的物理治疗产品。从现代医学角度来看，负压理疗仪能够改善血液微循环、软化血管、促进新陈代谢、活化细胞、平衡内分泌、改善组织营养状态，快速将阻滞在人体内的病理代谢产物通过皮肤系统循环排出体外，最终增强和改善人体免疫系统的功能，达到抗衰老，消除疲劳，促进体力恢复的效果。

申报单位：德控医疗技术股份有限公司

联系地址：河南省开封市大营区优德大街 1 号

技术名称：御善芳典蜂灸暖宫滋阴亚健康中医调理技术

评审时间：2019 年 11 月

技术简介：暖宫滋阴调理术主要用于女性痛经、月经不调、月经量少、量多、血块、白带异常等病症。女性正值经期或行经前后，出现周期性的小腹疼痛，为痛经，可因痛影响生活及工作。御善芳典•暖宫滋阴•健康蜂灸调理术有祛风除湿、排寒散结、止痛的功效，针对女性痛经效果显著。

申报单位：四川浩翔护维亚健康服务咨询有限公司

联系地址：四川省成都市高新区天府三街 69 号新希望国际 B 座 1301

技术名称：御善芳典蜂灸头部循经亚健康中医调理技术

评审时间：2019 年 11 月

技术简介：头部循经调理术主要针对头晕、头胀痛、精神欠佳、失眠多梦等头部不适。运用中医经络穴位学说加上蜂针液、蜂灸膏、蜂灸油在头部施行的一种推拿按摩手法。

申报单位：四川浩翔护维亚健康服务咨询有限公司

联系地址：四川省成都市高新区天府三街 69 号新希望国际 B 座 1301

技术名称：生物波技术生物波基酒亚健康中医调理技术

评审时间：2019 年 11 月

技术简介：生物波基酒结合今脂善牌壳聚糖胶囊技术能提供一种使胃肠组织及肝细胞对酒精刺激的应激反应降低进而达到在减轻酒精对胃肠道及肝脏损害的同时还能改善肠道微生态环境。

申报单位：始祖（吉林）生物波医学研究院集团有限公司

联系地址：吉林省长春市朝阳区安达街 951 号

技术名称：梦锦华堂周天悬灸椅亚健康中医调理技术

评审时间：2019 年 11 月

技术简介：依据人体工程学，结合中医阴阳五行及经络学说理论，运用艾绒艾条或其他药物在体表的穴位上进行灼灸温熨，借灸火的热力及药物的作用，通过经络的传导，温通气血，扶正祛邪，补而不过祛邪而不伤正，扶阳固脱，升阳举陷。能正确灸到其他灸具无法并存配穴施灸的穴位，一轮艾灸全身通调。

申报单位：山东梦锦华堂健康管理有限公司

联系地址：山东省德州市夏津区银城街

技术名称：古方砭灸亚健康中医调理技术

评审时间：2019 年 11 月

技术简介：技术集刮痧、温灸、推拿、热疗、灸疗、砭疗为一体的综合技术疗法，是目前一款具有综合功能的温阳散寒、散结通经的理疗产品。该技术操作简便、有效、快捷、易复制，利用特定的操作手法结合经络、穴位、脏腑反射区循病调理，深层疏通经络、助阳排寒、活血化瘀、散结止痛，针对成人普遍存在的颈肩腰腿痛、妇科问题、体质问题等亚健康状况效果显著。

申报单位：陕西远瞻健康管理有限公司

联系地址：陕西西安市莲湖区自强西路 52 号春晓馨苑 1-1-2 1706

技术名称：无创太极御针亚健康中医调理技术

评审时间：2019 年 11 月

技术简介：主要是根据中医“内病外治”和现代物理疗法，借鉴了现代科学技术而发明、研制的一种具有脉冲、磁场以及生物电技术为一体，对人体经脉、腧穴进行理疗的保健器械。

申报单位：北京恒康天仁能量医学科技发展有限公司

联系地址：北京市房山区燕山岗北街 26 号

技术名称：御善芳典蜂灸调睡眠亚健康中医调理技术

评审时间：2019 年 11 月

技术简介：：运用中医推拿按摩技术加上蜂针液、蜂灸油、蜂灸膏涂抹于睡眠障碍相应的经络穴位，帮助睡眠障碍患者改善睡眠。

申报单位：四川浩翔护维亚健康服务咨询有限公司

联系地址：四川省成都市高新区天府三街 69 号新希望国际 B 座 1301

技术名称：御善芳典蜂灸蜂胶能量膏亚健康中医调理技术

评审时间：2019 年 11 月

技术简介：由虎头蜂蜂毒、红藤、追风透骨草、多种名贵中草药组成的蜂胶能量膏具有排寒湿、散结、消炎、止痛、祛风除湿、强体正本、有效提升免疫力等功效。

申报单位：四川浩翔护维亚健康服务咨询有限公司

联系地址：四川省成都市高新区天府三街 69 号新希望国际 B 座 1301

技术名称：陈氏针法手法亚健康中医调理技术

评审时间：2019 年 11 月

技术简介：技术集针灸、推拿、按摩、正骨、刮痧、拔罐、热疗、磁疗、红外线等为一体的创新技术，是目前具有综合功能的祛除病痛改善机体血液循环的物理调理方法。遵循《内经·灵枢》理论及治病原则，运用古老与现代的全方位技术，达到补而不过，去邪而不伤正，具有温通经络，祛风散寒，扶阳固脱，升阳举陷、扶正祛邪，调和气血，协调阴阳的作用。

申报单位：陈玉松（个人）

联系地址：北京市海淀区普惠北里 5-5-15 号

技术名称：生物波技术 AWA 抑菌凝胶（前列腺部位）亚健康中医调理技术

评审时间：2019 年 11 月

技术简介：N -乙酰-D-氨基葡萄糖通过调节机体细胞及微生物细胞波动生长的正常进行，使微生物不能在局部定植。在微生态学功效上，主要扶持正常菌群生长，而不采用补充生态菌群方法，避免了补充菌群存在着定植条件的适应性问题。在促进皮肤黏膜组织修复方面，其对炎症、损伤、感 染、渗出具有缓解效果。适用于前列腺部位黏膜的抑菌辅助调理。

申报单位：始祖（吉林）生物波医学研究院集团有限公司

联系地址：吉林省长春市朝阳区安达街 951 号

技术名称：甄视康草本护眼膏亚健康中医调理技术

评审时间：2019 年 11 月

技术简介：眼部周围有 13 个穴位，经络十分丰富，并且与眼球内部和颅内的血管、神经相连，使之能够快速吸收药物。草本护眼膏运用眼周经络的导药功能，通过透皮吸收，使药物直接作用于睫状肌，缓解睫状肌的紧张；同时药物还能够加快眼部血液循环，提高眼周通氧量；药物还含有眼睛所需的营养物质，给药后能直接给眼睛供给营养，达到缓解睫状肌的紧张、提高眼周通氧量、为眼睛供给营养的功效，在很大程度上能缓解人的视疲劳。

申报单位：北京百奥森医药科技有限公司

联系地址：北京市海淀区林业大学北路 11 号 3 号楼 5 单元 701

附录三：

2019年度中医治未病特色诊疗技术一览表

技术名称：轻苗康美（康美稀）营养代餐调理技术
评审时间： 2019年9月
技术简介： 对肥胖人群、三高现象、脾胃失调、营养不良，免疫力低下、皮肤过敏、便秘、肠胃不适、月经不调等亚健康状态人群，有缓解症状及辅助调理效果。本项技术可以在各类医疗、保健机构和家庭推广和使用。
申报单位： 广州纵贤国际贸易有限公司
联系地址： 广东省广州市天河区金穗路3号汇美大厦1603室

技术名称：智能养生光子扶阳调理技术
评审时间： 2019年9月
技术简介： 对长期寒性体质导致的免疫力低下、皮肤过敏、肩颈疼痛、腰酸背痛、头痛、便秘、失眠、肠胃不适，宫寒导致的月经不调、痛经等亚健康状态，或者寒湿阻滞、经络不通所致的颈椎病、腰椎病、风湿性关节炎等疾病状态有缓解症状及辅助调理效果。本项技术可以在各类医疗、保健机构和家庭推广和使用。
申报单位： 广州纵贤国际贸易有限公司
联系地址： 广东省广州市天河区金穗路3号汇美大厦1603室

技术名称：活血通脉清瘀疗法
评审时间： 2019年9月
技术简介： 该技术是应用中医经络理论，结合现代医学脏器反射区，通过穴位定位，使用针刺、拔罐、中药汤剂系列方法清除经络瘀阻瘀血，达到疏通经络，调和气血，调节阴阳平衡，治疗因经络血脉阻滞形成重大疾病的一种有效方法。
申报单位： 北京指途科技有限公司
联系地址： 北京市朝阳区幸福一寸 55 号二幢 402室

技术名称：酶解超微灵芝粉护肝调失眠疗法
评审时间： 2019年9月
技术简介： 该技术主要用于治未病药膳调理。结合微发酵法的超微制粉工艺将灵芝磨粉，降低其杂质，有效提高了灵芝药性成分，具有补气养血、补肝理气、改善睡眠、调经活血等诸多药用功效。可以用于心神不宁，失眠心悸，肺虚咳喘，虚劳短气，不思饮食等日常养生保健。
申报单位： 福建龙植生物科技有限公司
联系地址： 福建省（自治区）龙岩市新罗区东肖镇曲潭路15号（龙岩市科技创业园）六号楼1层101室

技术名称：畲医颈肩腰腿疼痛调理技术
评审时间： 2019年9月
技术简介： 该技术主要针对颈椎、肩周炎、骨质增生症、腰肌劳损、膝关节积液、滑膜炎、风湿性关节炎、腰椎间盘突出症、坐骨神经痛等症状。是一款传承200多年的畲族医疗保健技术。在颈肩腰腿疼痛的治未病方面有广泛的应用前景。
申报单位： 乐通宝（福建）健康管理有限公司
联系地址： 福建省福州市鼓楼区温泉街树汤66号

技术名称：华研超声雾化负离子护肺调失眠疗法
评审时间： 2019年9月
技术简介： 该技术能够产生高浓度生态负氧离子及

加入中药熏蒸技术，通过呼吸及皮肤渗透进入人体，给人体充电，整体上双向调节人体机能平衡，疏通经络，改善气血瘀滞，调动机体内部活力，调节人体的新陈代谢，提高自身免疫能力，缓解疲劳，调整阴阳平衡，促使人体的内脏或器官功能正常化。改善呼吸系统及睡眠障碍。主要用于居家健康、养老服务中、社区卫生服务站、健康保健中心及疗养院等场所。

申报单位： 沈阳市华研电子有限公司

联系地址： 辽宁省沈阳市和平区文体西路 21 号

技术名称：刘氏圈疗体系三步法

评审时间： 2019 年 9 月

技术简介： 该技术是以刘氏圈疗外治疗法为支撑，进行三种或三种以上疗法的配伍组合，这种综合外治法可广泛适用于感冒发烧、鼻咽炎等常见病，骨关节病等难治性疾病，肿瘤及疑难杂症等慢性病。

申报单位： 陕西刘氏圈疗推广中心研究所

联系地址： 陕西省西安市高新区碑林产业园开元商住大厦 1-4201

技术名称：汤氏气味疗法

评审时间： 2019 年 9 月

技术简介： 该技术是利用气味归经理论，通过不同气味刺激，调节人体脏腑、阴阳平衡、个人呼吸空气净化，确保吸入清香气体，用于中医治未病和亚健康调理等领域。

申报单位： 湖南气和医疗科技有限公司

联系地址： 湖南省长沙市望城区普瑞大道金桥国际中和大汉健康城 1 号塔楼 5 楼

技术名称：汤氏气机（气息）疗法

评审时间： 2019 年 9 月

技术简介： 该技术主要通过反复的气机升降出入训练，达到补气、调气、理气，通任督，平阴阳，舒畅情志，强壮身体，缓解疲劳及病后康复等。适用于需要采用深而缓慢的鼻吸口呼，吸气时舌抵天河的方式，调节气息频率，其中要领：顺其自然，分为调息、吸气、闭气、养气、呼气。

申报单位： 湖南气和医疗科技有限公司

联系地址： 湖南省长沙市望城区普瑞大道金桥国际中和大汉健康城 1 号塔楼 5 楼

技术名称：王氏骨盆脊柱平衡疗法

评审时间： 2019 年 9 月

技术简介： 该技术利用一泡二敷三推，结合正骨纠正人体生物力学的失衡状态、全面改善人体生理机能，打通人体受阻经络和筋骨，使人体阴阳平衡，气血平衡，提高人体自身免疫力和对疾病的自愈能力，始终保持通畅的状态，从而达到身、心、灵和谐统一。主要应用于脊柱相关疾病，人体各脏腑系统功能失调，骨骼形体修正，产后盆骨的快速修复等。

申报单位： 德康唯尔生物科技（广州）有限公司

联系地址： 广东省广州市白云区解放庄街 78 号

技术名称：四象灸法

评审时间： 2019 年 9 月

技术简介： 该技术是以四象的属性配合手法的属性，演化出四象灸的手法，是汤氏中医养生结合道家文化和千年艾灸文化的完美结合。本疗法适用于小儿、风湿性关节炎、肠胃问题、女性、男科等问题，具有明显疗效。

申报单位： 长沙市太一健康管理有限公司

联系地址： 湖南省浏阳市荷花区天马街 128-132 号

技术名称：脱颖而出艾灸原发性宫寒痛经三灸疗法

评审时间： 2019 年 9 月

技术简介： 该技术对原发性宫寒痛经及亚健康状态的调理技术是一种新的治疗方法，配合调理介质使用。通过艾药油推经，温玉疗法通络，艾草膜贴打散痛点结节点。其获得国家39项专利。利用远红外悬磁灸罐+五元素艾柱局部祛湿祛寒并可调理体质，对肝胆经、脾胃经、肾经和膀胱经等经络和穴位进行全面的疏通和调整，以疏通经络、调理气血、驱寒祛湿，并温阳补肾、培元固本、通调冲任、疏通经气而通达止痛。在经前或经期采用脱颖而出艾灸调理，可达温煦脉络，通调气机，化瘀止痛，冲任之脉得以调畅，达到调治痛经等亚健康的目的。

申报单位：广州脱颖而出生物科技有限公司

联系地址：广州市白云区江高镇夏荷路11号2栋103号

技术名称：儿童水浴调理技术

评审时间：2019年9月

技术简介：本技术依靠药液与婴幼儿皮肤表层的直接接触，通过渗透压的作用将药物有效成分经表皮渗透至患儿毛细血管至身体经络、脏腑，结合水温和水压的物理作用对患儿身体皮肤及经络的刺激，达到清热解表、驱寒祛湿、宣肺化痰、清肝明目、健补脾胃等保健作用。主要应用于0～14岁的儿童水浴，适用于婴幼儿感冒、发烧、咳喘、湿疹、厌食、腹泻、遗尿等常见疾病的辅助调理。

申报单位：杭州艾加分生物科技有限公司

联系地址：浙江省杭州市临安区青山湖街星港路618号

技术名称：沃尔康人体排毒仪调理技术

评审时间：2019年9月

技术简介：本技术是通过中医足三阴、足三阳经腧穴的特征性振动频率关系，在人体正常生理的作用下利用中低频调制多变磁场对足部共振输入加速肌体物质扩散的亚健康调理方式。该技术可以有效地增强自身的免疫系统，散风降温、理气和血、改善睡眠、消除疲劳、增强人体抵抗力以及预防和治疗某些疾病。

申报单位：深圳市沃尔康科技有限公司

联系地址：深圳市龙华新区民治大道嘉龙山庄嘉华园29栋

技术名称：穴管通风湿骨病疼痛调理技术

评审时间：2019年9月

技术简介：该技术是通过穴管通理疗膏直接患处给药的一种风湿骨病疼痛调理技术。穴管通理疗膏，其是一种筋骨冷敷凝胶，经浓缩萃取中药提取液，并采取乳化、搅拌、混合等技术制备而成，其中沙棘油、透骨草、伸筋草等多种药材具有祛风除湿、活血通经、散瘀消肿、驱寒止痛等功效。直接患处给药，通过涂抹直接将有效成分从毛孔渗入到肌肤里，能使足量的成分经过皮肤快速直达病灶，快速止痛、安全速效，对于骨病的治疗有明显的作用。

申报单位：吉林市大为健康管理有限责任公司

联系地址：吉林省吉林市昌邑区望云街518号

附录四：

亚健康执业技能水平培训基地共建单位一览表

共建单位： 湖南鹏艾堂健康管理有限公司
基地编号： RCJD001

共建单位： 鹏艾堂（深圳）健康养生管理有限责任公司
基地编号： RCJD002

共建单位： 高碑店市振兴时代职业技术培训学校
基地编号： RCJD003

共建单位： 上海俊博生物科技有限公司
基地编号： RCJD004

共建单位： 美景健康管理有限公司
基地编号： RCJD005

共建单位： 济宁市明行足公益发展中心
基地编号： RCJD006

共建单位： 陕西远瞻健康管理有限公司
基地编号： RCJD007

共建单位： 包头市白术健康管理服务有限公司
基地编号： RCJD008

共建单位： 成都康馨源健康管理有限公司
基地编号： RCJD009

共建单位： 四川浩翔护维亚健康咨询服务有限公司
基地编号： RCJD010

共建单位： 榆林市嘉宝康商贸有限公司
基地编号： RCJD011

共建单位： 沈阳市华研电子有限公司
基地编号： RCJD012

共建单位： 临沂格蕾丝生物科技有限公司
基地编号： RCJD013

共建单位： 尚未中医馆
基地编号： RCJD014

共建单位： 山西中和亚健康服务中心
基地编号： RCJD015

共建单位： 香港尚道国际健康产业集团有限公司
基地编号： RCJD016

共建单位： 福建中和亚健康服务中心
基地编号： RCJD017

共建单位： 湖北华御生物科技有限公司
基地编号： RCJD018

共建单位： 兰州融合医疗科技有限公司
基地编号： RCJD019

共建单位： 西安御庭馨母婴健康管理有限公司
基地编号： RCJD020

共建单位： 陕西菁乐汇母婴健康管理有限公司
基地编号： RCJD021

共建单位： 广州晨升生物科技有限公司
基地编号： RCJD022

共建单位： 佛山市盈康本草理疗仙品有限公司

基地编号：RCJD023

共建单位：合肥市庐阳区杏林职业技术培训学校
基地编号：RCJD024

共建单位：乐通宝（福建）健康管理有限公司
基地编号：RCJD025

共建单位：华因康和（北京）健康科技有限公司
基地编号：RCJD026

共建单位：上海懿城医疗器械有限公司
基地编号：RCJD027

共建单位：广州纵贤国际贸易有限公司
基地编号：RCJD028

共建单位：广州翔元堂中医研究院
基地编号：RCJD029

共建单位：深圳恩鹏健康产业股份有限公司
基地编号：RCJD030

共建单位：成都市本草幼幼洗灸有限公司
基地编号：RCJD031

共建单位：四川天人经络健康集团公司
基地编号：RCJD032

共建单位：重庆武隆区美淳大健康管理有限公司
基地编号：RCJD033

共建单位：株洲扶阳医疗器械有限公司
基地编号：RCJD034

共建单位：济南市辅仁职业培训学校
基地编号：RCJD035

共建单位：济南在亲民教育咨询有限公司
基地编号：RCJD036

共建单位：浙江道富健康管理有限公司
基地编号：RCJD038

共建单位：宁夏中和亚健康服务中心
基地编号：RCJD039

共建单位：河南中科医药研究院
基地编号：RCJD040

共建单位：河南瀚妍健康管理有限公司
基地编号：RCJD041

共建单位：广西亚健康科学技术研究会
基地编号：RCJD042

共建单位：青海广合诺信人力资源公司
基地编号：RCJD043

共建单位：江苏阳途健康管理服务有限公司
基地编号：RCJD044

共建单位：乌鲁木齐精博圆融商贸公司
基地编号：RCJD045

共建单位：北京中科宏宇中医研究院
基地编号：RCJD046

共建单位：广东芙妍化妆品有限公司
基地编号：RCJD047

共建单位：西安市灞桥区能源动力职业技术培训学校
基地编号：RCJD048

共建单位：云南普恩泽健康管理有限公司
基地编号：RCJD049

共建单位：沃曼生命科技（浙江）有限公司
基地编号：RCJD050

共建单位：上海月恩健康咨询有限公司
基地编号：RCJD051

共建单位：中国健康集团股份有限公司
基地编号：RCJD052

共建单位：广州柔嘉生物科技有限公司
基地编号：RCJD053

共建单位：广东康养经营管理有限公司
基地编号：RCJD054

共建单位：岳阳祥康中医康复医院
基地编号：RCJD056

共建单位：成都情有独忠健康管理咨询有限公司
基地编号：RCJD057

共建单位：河北庆德堂健康管理有限公司
基地编号：RCJD058

共建单位：河南康美教育信息咨询有限公司
基地编号：RCJD059

共建单位：天津卿雅堂商贸有限公司
基地编号：RCJD060

共建单位：深圳胖爸健康科技有限公司
基地编号：RCJD061

共建单位：苏州工业园区元圆健康促进服务中心
基地编号：RCJD062

共建单位：深圳大汉文科技有限公司
基地编号：RCJD063

共建单位：北京中科天微生物技术研究院
基地编号：RCJD064

共建单位：成都宝艾堂生物科技有限公司
基地编号：RCJD065

附录五：

亚健康艾灸调理规范技术推广百强单位一栏表

（按省份拼音字母排序）

安 徽 省

梅子生活馆

单位简介： 单位坐落于安徽省宿州市埇桥区裕城花园，成立于 2016 年 7 月 8 日，一直坚持以技术为基础，品质为保障，诚信为原则，不断学习进修，只为给客户一个满意的体验，针对每一个人不同的体质，辨证调理。让她们由亚健康状态恢复到健康，得到广大客户的满意和认可。尤其是做了柔嘉艾灸后，用柔嘉艾灸系统调理方法，很多客人身体明显好转，对我们的信誉度大大提升。在 2020 年抗新冠病毒疫情中，我们用中医药调理方法：柔嘉艾灸+艾浴液泡浴+柔嘉家居清肺套，帮助客人预防保健，保证其身体健康，做了努力和取得了一定成绩。

单位展示：

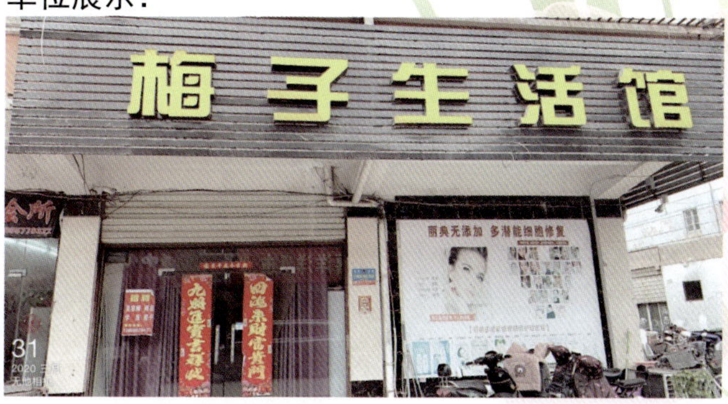

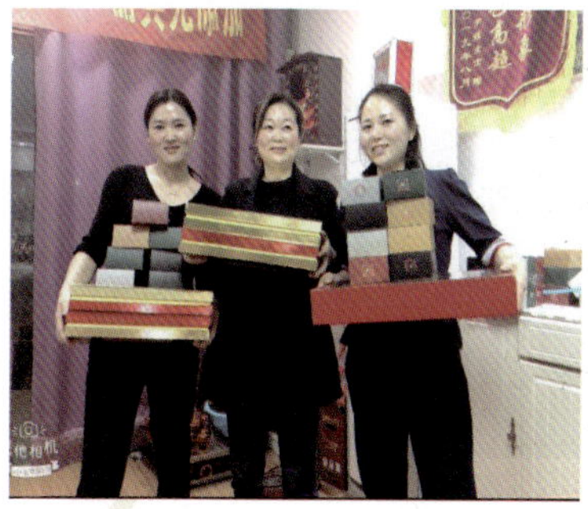

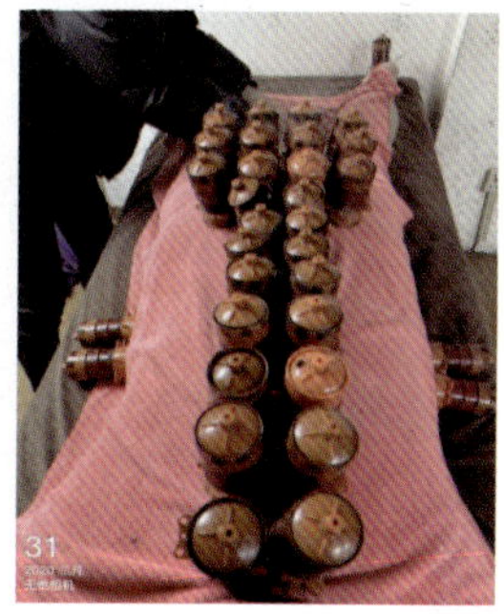

美丽夫人美容养生会所

单位简介： 连锁经营机构创建于 1999 年。创始人伟伟女士有着二十余年专业技术和经营管理经验，经几年的勤奋努力和对事业不懈的追求，独创了特有的经营理念，秉承“以德经营、诚信为本”的经营理念，致力于为顾客提供最优质的产品和最专业的服务。随着健康中国的发展，美丽夫人以艾灸养生为主要保健方法，引入柔嘉艾灸调理项目后，对人体祛湿排寒，女性生殖健康阴道灸，调理亚健康状态有很好的效果。在 2020 年抗新冠病毒疫情中，更是发挥中医药艾灸疗法的优势，第一时间，传授客人居家艾灸防御方法，及柔嘉十四金艾空气熏，每日艾灸，泡艾浴液，柔嘉家居产品的使用。消毒一人预防，艾灸全家受益。在这次的抗疫情中，用中医药艾灸疗法，帮助大家共渡难关，取得了一定的成绩。

单位展示：

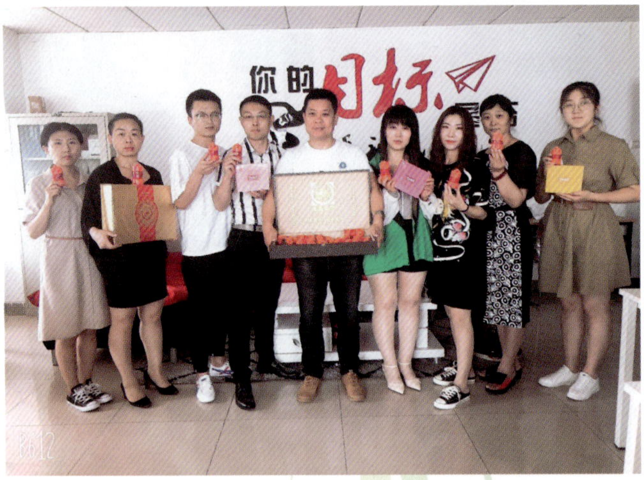

河 南 省

雅丽企业

单位简介：雅丽企业，创立于2002年，坐立于郑州核心商圈，具有2000多平方米的现代化办公环境。创始人邹红魁先生，他潜心研究中国美容化妆品市场并推广其20余年，成功运营30多个国内外知名品牌。本着“利他”精神，注重理论与实践相结合，帮助几千家合作伙伴解决品牌问题，管理问题。随着健康中国的发展，引入柔嘉艾灸中里安康灸品牌，将艾灸养生疗法传播到中原大地，一直秉承着健康为主，自然为辅，回馈社会的理念，赋予了亚健康状态客人拥有健康的希望，同时也让脱颖而出品牌及中里安康灸品牌有了灵魂性的生命力。自从与柔嘉艾灸合作后，为将中医药艾灸疗法的传播发展，做出了一定成绩。在2020年抗新冠病毒疫情中，更是发挥中医药艾灸疗法的优势，第一时间，给了客人居家艾灸防御方法，中里安康灸品牌、十四金艾、空气熏，每日艾灸，泡艾浴液，艾灸家居产品的使用让客人全家受益。愿艾灸走进千家万户，走进百姓生活。

单位展示：

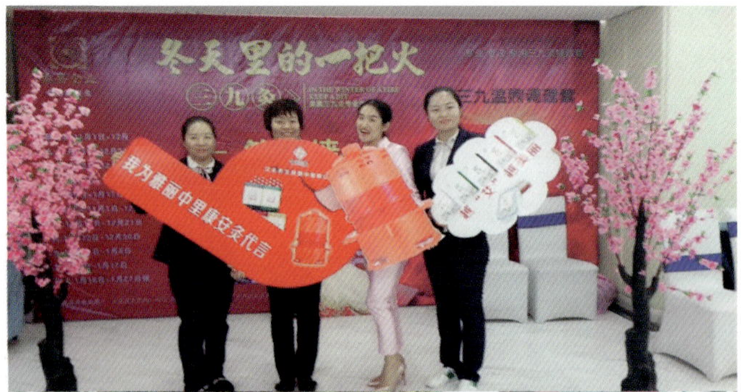

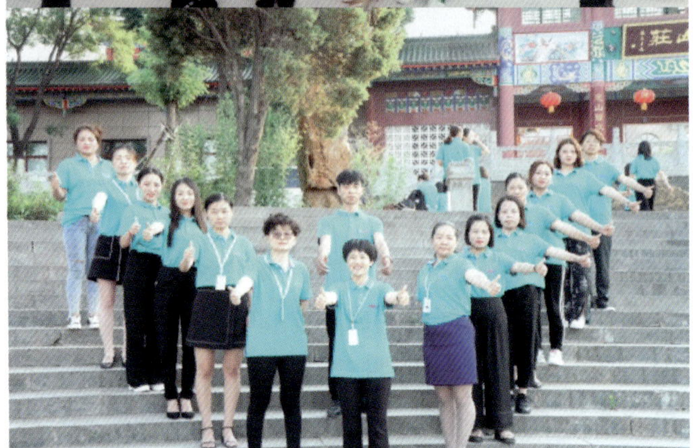

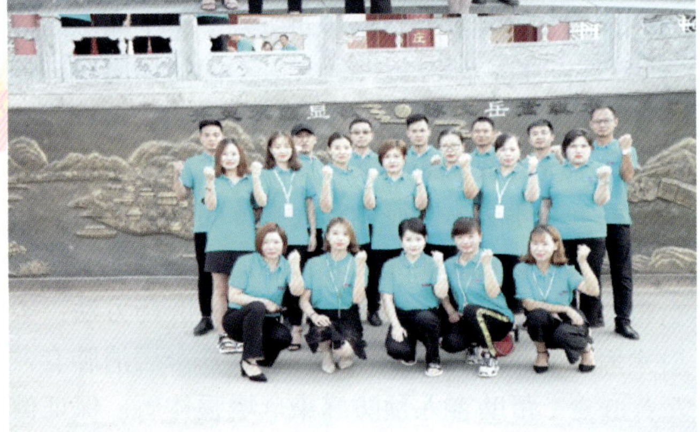

美丽经典养生会所

单位简介：美丽经典养身会所，于2012年与柔嘉艾灸项目合作，主要服务对象为亚健康人群，服务项目以中国传统经络脏腑理论运用在中医面诊、艾灸、热敷、食疗、减肥中，并将佛学和现代人生活环境相结合调理，以柔嘉清肺去霾亚健康专业调理技术和柔嘉艾灸调理技术，为广大亚健康人群解决各类困扰。做出了一定成绩。在2020年抗新冠疫情中，本单位将柔嘉艾柱熏艾，用柔嘉艾浴液泡澡，泡足。再用家居清肺套，每天涂涂上灸贴的方法告诉客人。帮助客户和家人居家抗疫情，安全度过了危险期。我们用中医药方法，在抗疫情期间出了一份力。

单位展示：

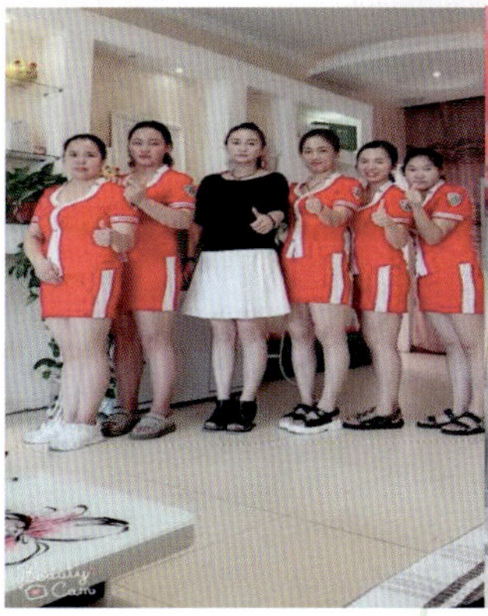

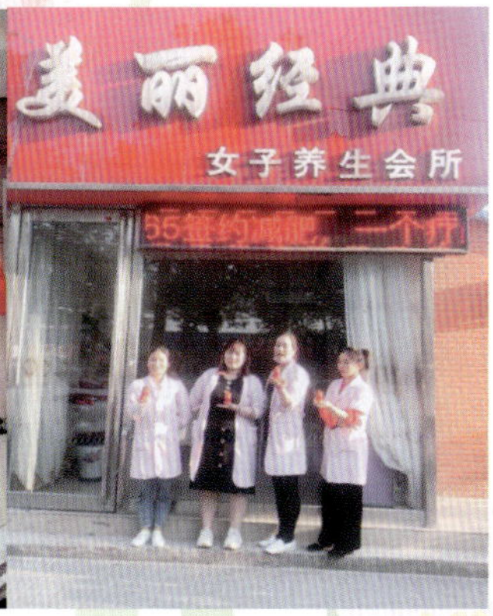

静艾灸养生馆

单位简介：静艾灸于 2017 年 10 月于郑州育泰公司柔嘉灸安康合作项目，2019 年荣获“艾灸技术合格指定中心”推广单位，专业以做柔嘉灸安康艾灸养生为主，帮助广大群众解决身体的亚健康问题，坚持以诚实守信经营传承中医药文化！让越来越多的人注重养生，认可养生，让更多的人越来越健康，“艾家人、艾自己、艾行天下、灸享未来”。在 2020 年抗新冠病毒疫情中，及时运用中医药艾灸法，指导客人居家防御，增强体质，抵御外邪。用柔嘉十四金艾加艾浴液泡澡，取得了很好的成绩。

单位展示：

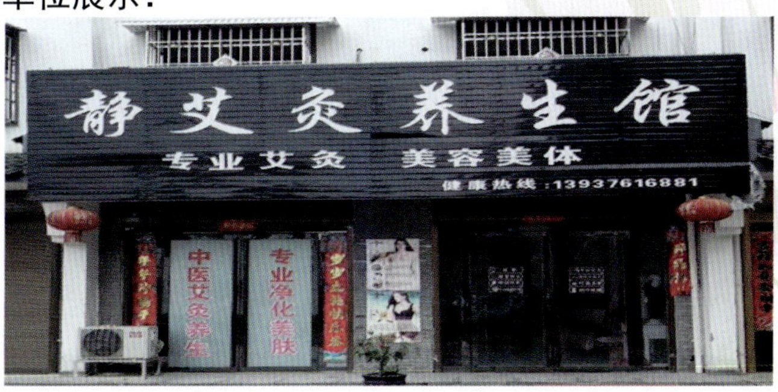

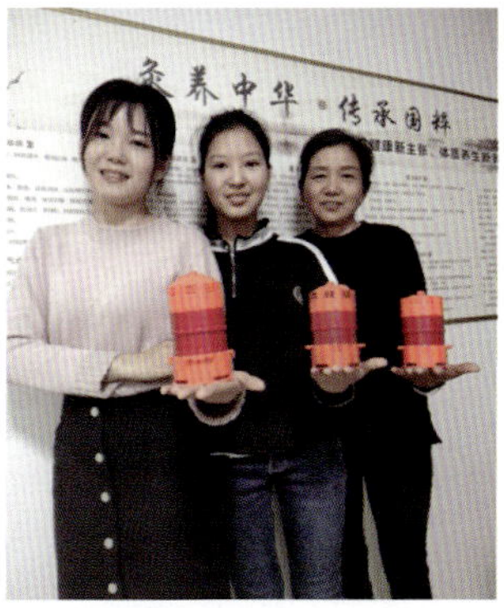

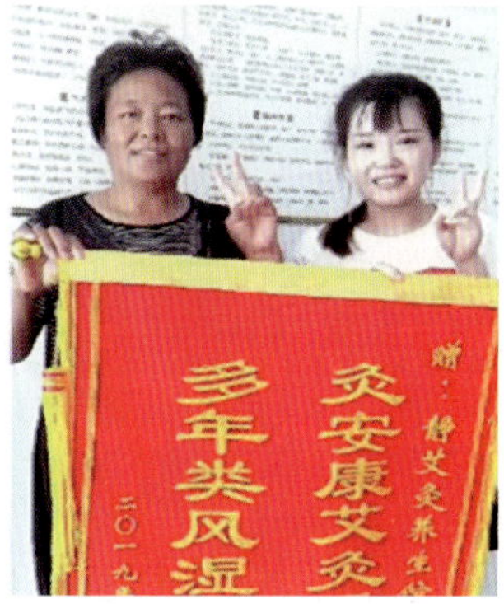

艾和美养生美容会所

单位简介：艾和美养生美容会所集身体养生、皮肤美容，微整理、身材管理为一体的综合性加盟企业。艾和美专注于身体管理，专注亚健康状态的调理及养生。2014 年 6 月与柔嘉灸安康合作，对宫寒、不孕不育，关节肿痛，荨麻疹，盆腔积液，慢性气管炎等复杂的亚健康症状进行调理，取得显著疗效，切实有效的解决了众多客户的问题，赢得了广大客户的信任。在 2020 年抗新冠病毒疫情中，我们更是发挥中医药艾灸疗法的优势，第一时间，给予客人居家艾灸防御方法，运用柔嘉十四金艾、空气熏、泡艾浴液等柔嘉家居产品，帮助大家平安度过难关，守护大家的健康。

单位展示：

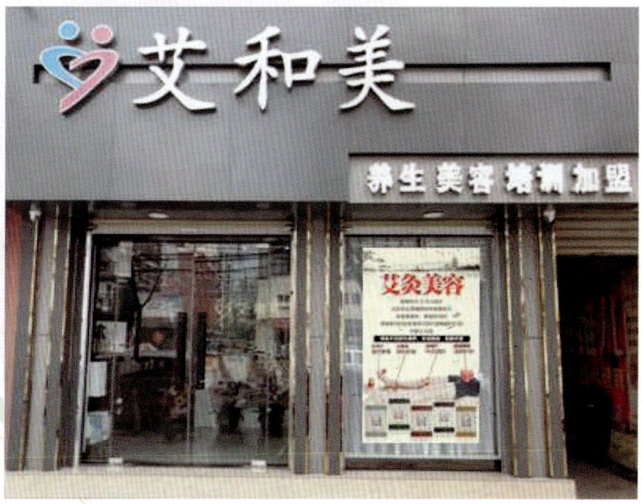

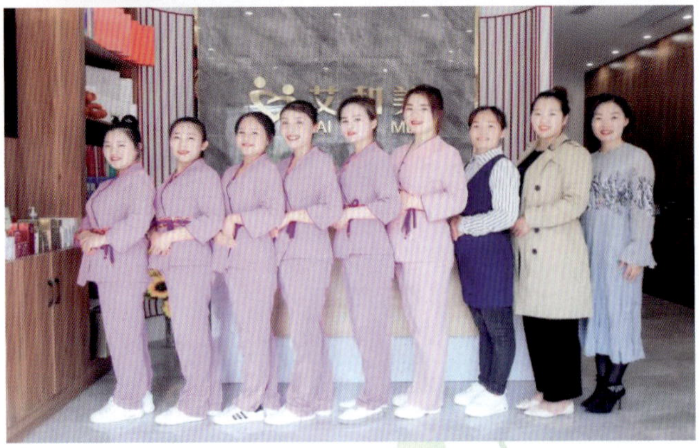

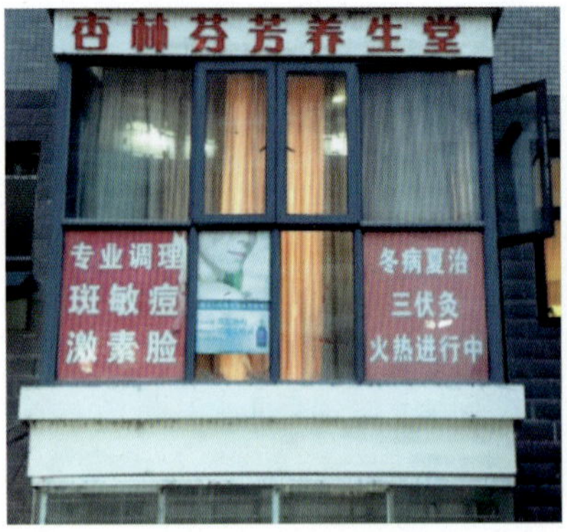

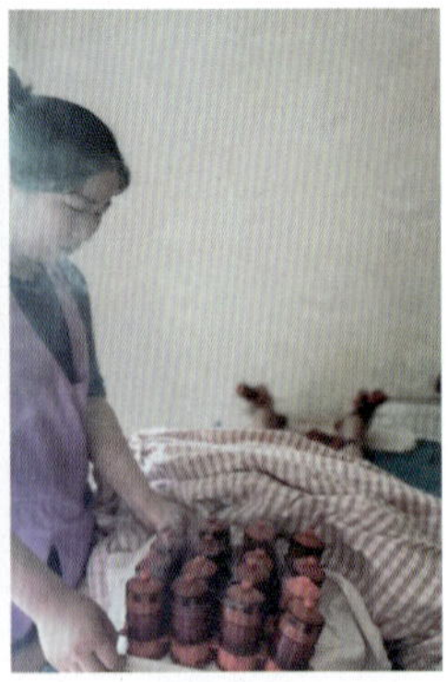

湖 北 省

杏林芬芳养生堂

单位简介：杏林芬芳养生堂自 2010 年发展至今，由杨红林女士带领，历经 10 年的磨炼，一直秉承用中医的调理技术为女性健康娇颜抗衰保驾护航的理念。以灸养中华，传承国粹，传播灸文化为己任，用心服务每一位客户。尤其是在 2020 年抗新冠病毒疫情中，我们及时用中医药艾灸法，指导客人居家防御的方法，用柔嘉十四金艾，连熏带灸，加艾浴液泡澡，加柔嘉家居养生产品的使用，取得了一定成绩。虽然我们在湖北，但我们和我们的客户都很平安。我们很幸运，因为我们有中医药，我们有柔嘉艾灸。

单位展示：

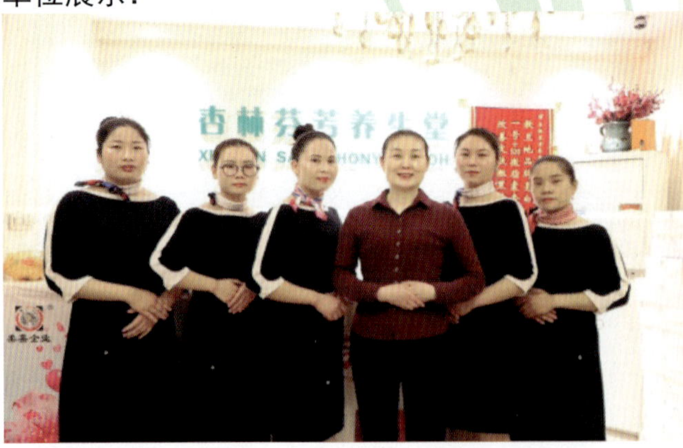

湖 南 省

芳源美容养生会所

单位简介：芳源美容养生会所传承中医文化，释解养生精髓，自 2015 年发展至今，由蔡杜利女士和钟亚军先生带领团队，历经 5 年的磨炼，一直以秉承古代先贤之高尚医德，大力弘扬中医养生文化为己任。企业理念也是弘扬中医文化，传承灸养中华养生。五年来，我们用柔嘉艾灸，服务每一位客户，帮助客户解决痛症与不适，让其家人、自己、朋友都成为最大的受益者。我们感谢大家的信任、支持和鼓励。在 2020 年抗新冠病毒疫情中，我们更是发挥中医药艾灸疗法的优势，第一时间，指导客人居家使用艾灸防御的方法，以柔嘉十四金艾、空气熏、每日艾灸、泡艾浴液，柔嘉家居产品，使全家受益。在这次的抗疫情中，用中医药艾灸疗法，帮助大家共度难关，取得一定成绩。

单位展示：

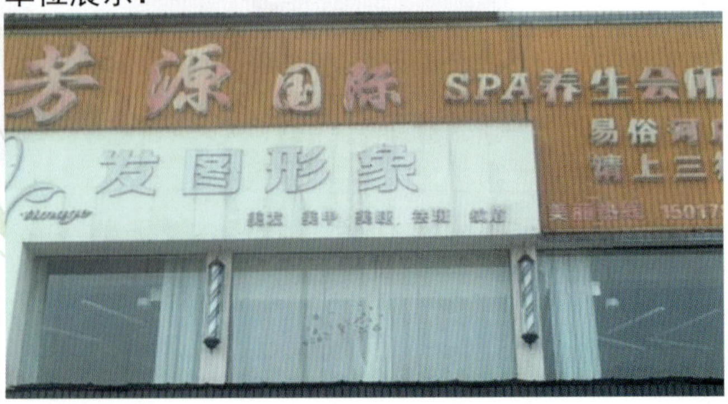

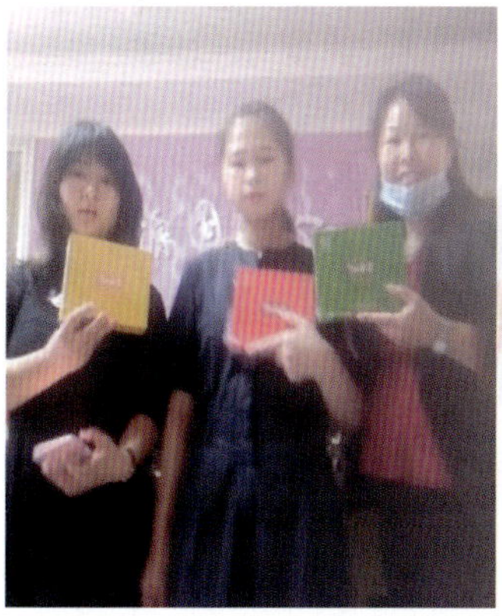

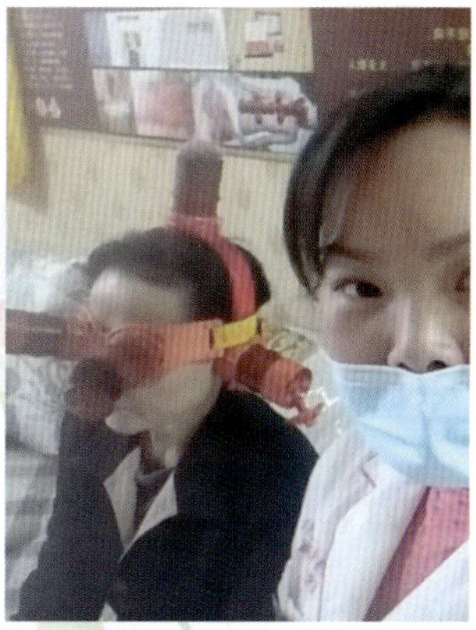

江　苏　省

克丽缇娜美容养生会所

单位简介： 创始人张爱灵女士主导专业护肤养生特色项目，致力于打造成海门市地区高端专业特色的护肤连锁品牌，让每个女士做自己的逆龄的女神，宠爱自己每一天。店内的养生艾灸项目赢得顾客的认可和喜爱，团队发展的过程中一直秉承客户第一，服务至上的原则。我们致力于成为海门市美容行业的标杆企业，让每一位客户在我们的店面都能享受到最专业的护肤和国粹艾灸养生项目。

单位展示：

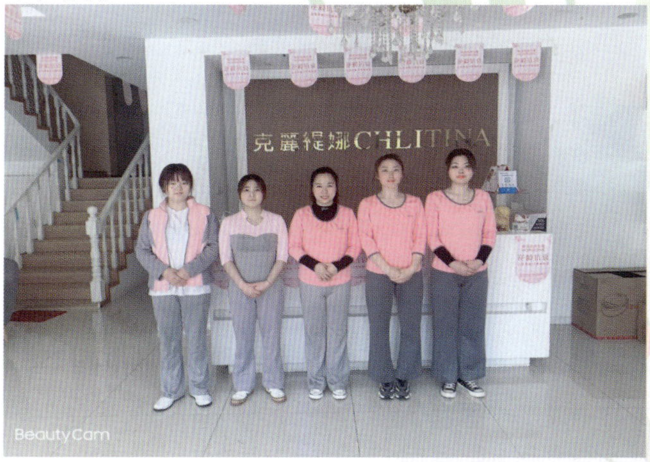

辽　宁　省

棠韵美容养生 Spa 会所

单位简介： 棠韵于 2018 年 4 月与柔嘉艾灸牵手合作，从 2018 年至今已帮助众多顾客解决了身体的亚健康问题。会所常年举办艾灸公益活动，传播中医药养生文化。“艾灸”已经成为顾客必备产品。棠韵坚持“以人为本，匠心服务”的原则，一直秉承着发扬中华民族传统文化的精神，致力养生，让“艾”传承壮大。在 2020 年抗新冠病毒疫情中，更是发挥中医药艾灸疗法的优势，第一时间，指导客人居家艾灸防御的方法，以柔嘉十四金艾 空气熏，每日艾灸，泡艾浴液，柔嘉家居产品的使用，帮助大家平安度过疫情，运用中医药守护大家的健康。

单位展示：

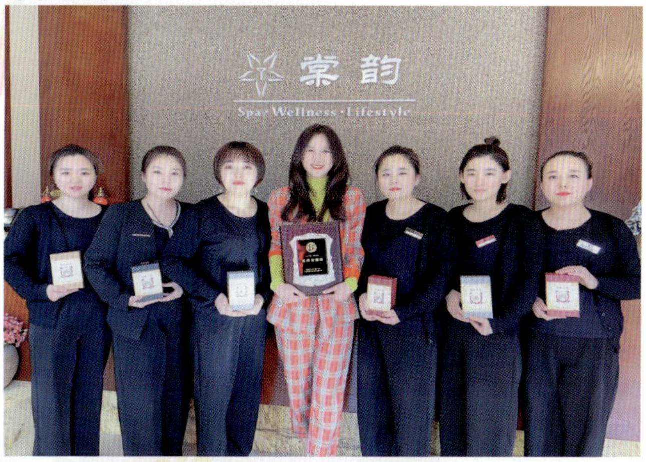

头道汤美容养生馆

单位简介： 头道汤养生馆于 2016 年 12 月引入柔嘉艾灸并牵手合作，从 2016 年至今已帮助众多顾客解决了身体亚健康问题。会所常年举办艾灸公益活动，“艾灸”已经成为顾客必备产品。头道汤坚持“以人为本，匠心服务”的原则，一直秉承着发扬中华民族传统文化的精神，致力养生，让“艾”传承。在 2020 年抗新冠疫情中，运用中医药疗法-柔嘉艾灸+

艾浴液泡浴+家居清肺套，帮助客人预防外邪，增强体质，守护客户健康。

单位展示：

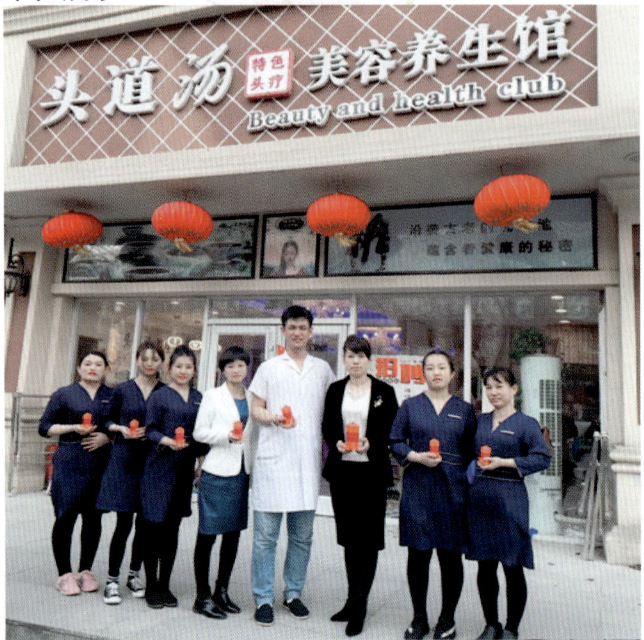

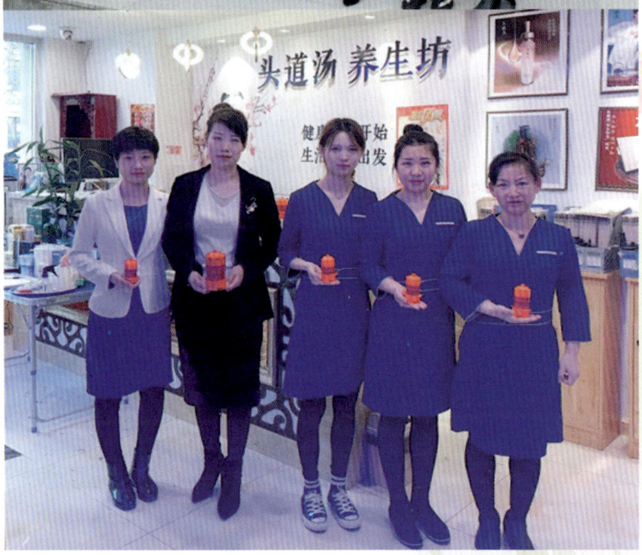

陕 西 省

西安合创聚美生物科技有限公司

单位简介：西安合创聚美生物科技有限公司成立于2019年10月17日，公司主要经营面护管理；以肌肤质皮肤医学调理的中心。引入柔嘉中里康安灸品牌，与柔嘉艾灸合作，其特色产品：艾眼灸、艾耳灸、睡眠调理套效果很好，深得广大顾客的喜欢。艾灸十八阵法调理，帮助到顾客调理亚健康状态并得到良好的口碑。2020年抗新冠肺炎疫情中，指导加盟店用柔嘉艾浴液+十四金艾+家居清音畅悦组合套，给予客户居家调理的方法以增强体质，取得了一定成绩，各加盟店的客户均健康度过防疫期。

单位简介：

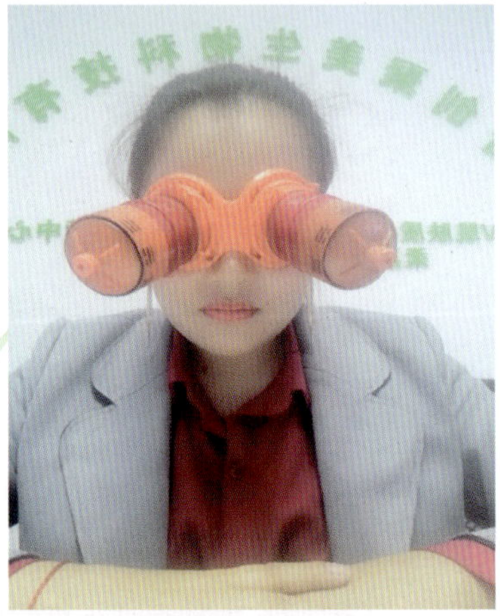

四 川 省

华穗美容亚健康调理中心

单位简介：华穗美容坐落于绵阳市安州区花荄银都宝座步行街，企业创始于2009年至今11年发展史，从2009年至2020年企业主营柔嘉百艾源艾灸合作项目，2017年11月荣获“艾灸技术合格指定中心”推广单位，专业专注做柔嘉百艾源艾灸养生为主，帮助广大群众解决身体亚健康问题，主要调理项目对子宫肌瘤、卵巢囊肿、失眠多梦、腰肌劳损、腰椎间盘突出、关节疼、腿抽筋、湿疹、荨麻疹、乳腺结节及增生、宫寒等症状，效果很好。店内常年做艾灸公益活动，以“口碑、诚信”服务为本，坚持通过1元艾灸公益活动传承“艾家人，艾自己，艾行天下，灸享未来”。在2020年抗新冠病毒疫情中，及时用中医药艾灸法，指导客人居家防御，用柔嘉十四金艾，连熏带灸，加艾浴液泡澡，加柔嘉家居养生产品的使用，取得了一定成绩。客户都很平安。

单位展示：

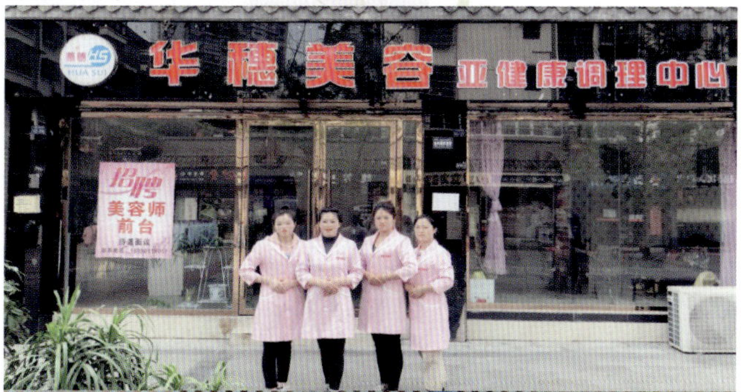

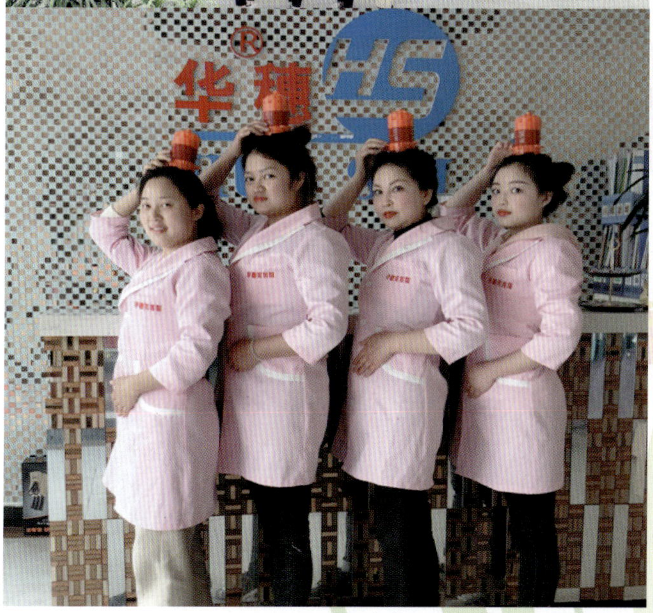

靓百合养生馆

单位简介：靓百合养生馆位于四川省遂宁市高升街51号，于2019年7月与柔嘉百艾源艾灸合作项目，2019年荣获“艾灸技术合格指定中心”推广单位，专业专注做柔嘉百艾源艾灸养生为主，帮助广大群众解决身体的亚健康问题，如：卵巢多囊肿、子宫肌瘤、失眠多梦、腰椎间盘突出及关节疼痛、脚抽筋、湿疹、乳腺增生、结节、宫寒等等。在2020年防疫中利用中医药艾灸调理并指导客人居家防护。

单位展示：

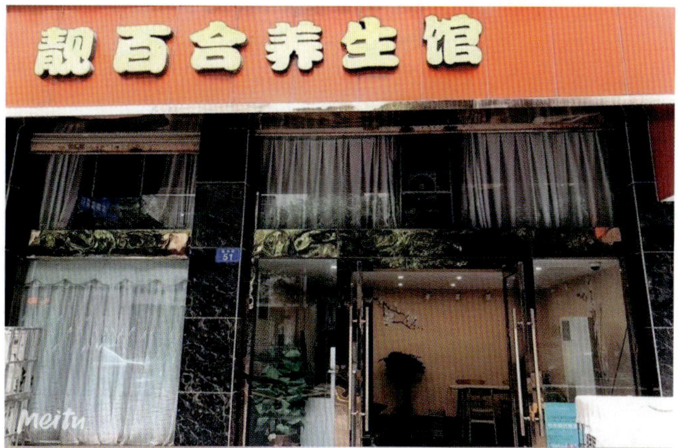

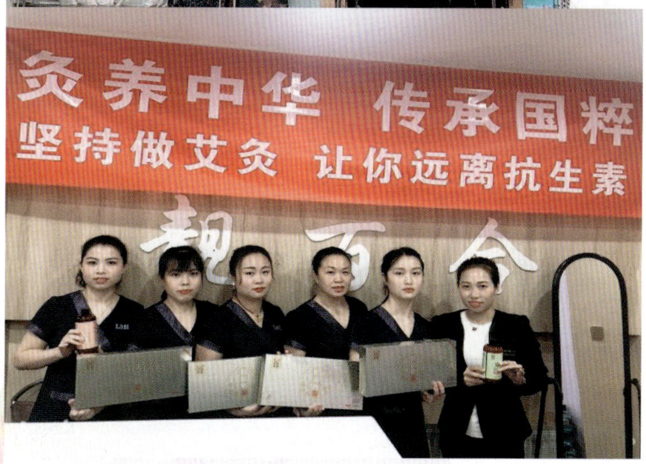

蜀风古韵养生堂

单位简介：蜀风古韵养生堂前身“美之美生活秀身馆”坐落英雄的故乡中江县，企业始创于2004年至今有16年，经过不断的发展，从2004年至2020年，企业主营美容、经络调理、面部调理等。通过与柔嘉艾灸合作，我们对慢性病的调理效果大大提升，赢得了广大客户的认可。在2020年防疫中，我们利用中医药艾灸调理指导客人居家防护。

单位展示：

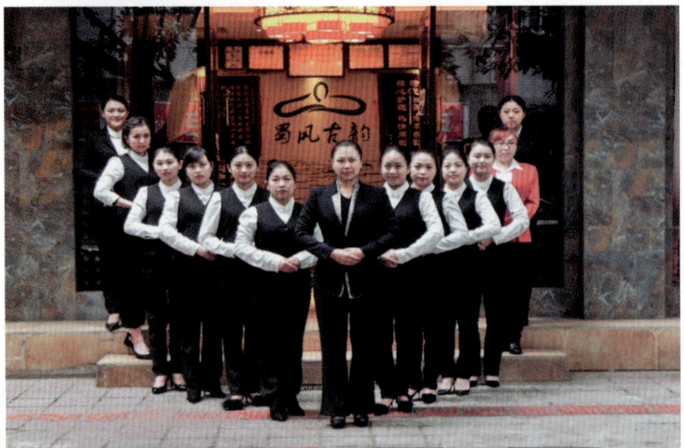

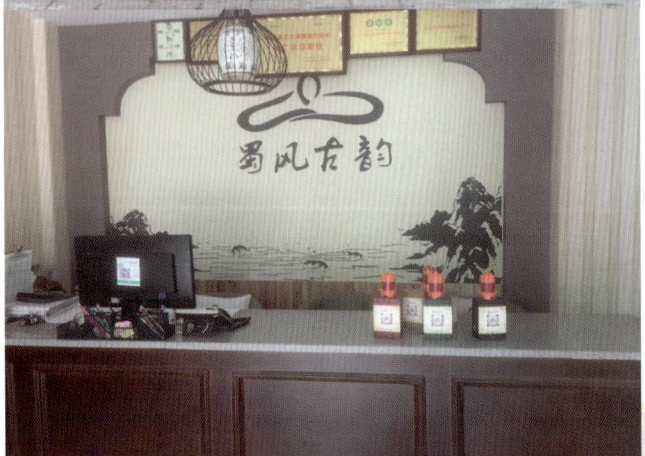

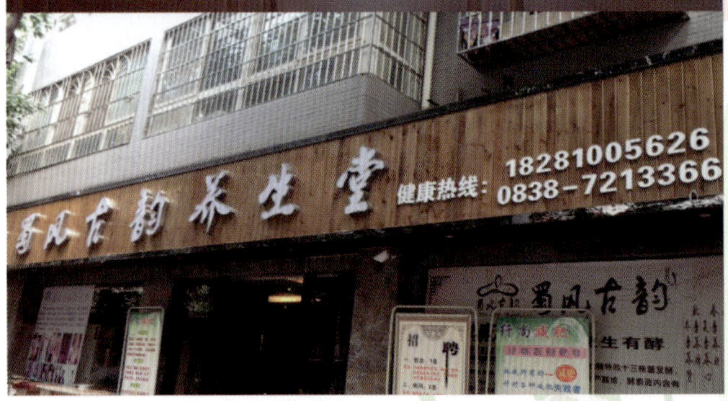

思卓佰丽健康管理堂

单位简介：思卓佰丽健康管理堂前身“美之美生活秀身馆”坐落英雄的故乡中江县，企业始创于2004年，至今有16年。经过不断的发展，从2004年至2020年，企业主营美容、经络调理、面部调理等。与柔嘉艾灸合作后，在慢性病的调治效果大大提升，赢得广大客户的认可。在2020年抗新冠病毒疫情中，运用中医药方法：柔嘉艾灸+艾浴液泡浴+家居清肺套，帮助客人居家预防感染，为保证健康做了不懈的努力和取得了一定成绩。自创办至今公司稳步经营、脚踏实地，不求会所数量，只求服务品质，思卓佰丽健康管理堂，让越来越多的人注重养生，“艾家人、艾自己，艾行天下、灸享末来”。

单位展示：

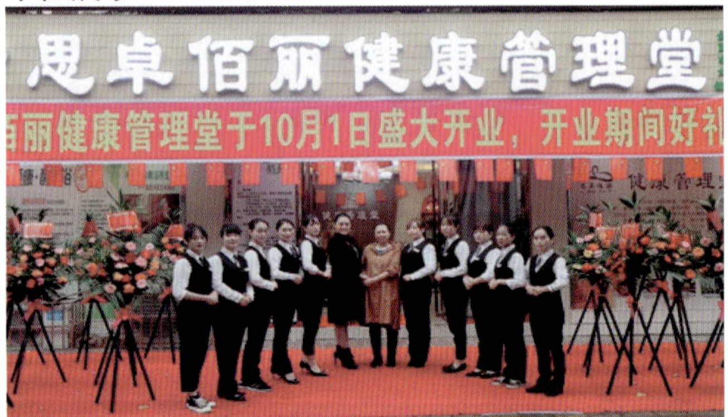

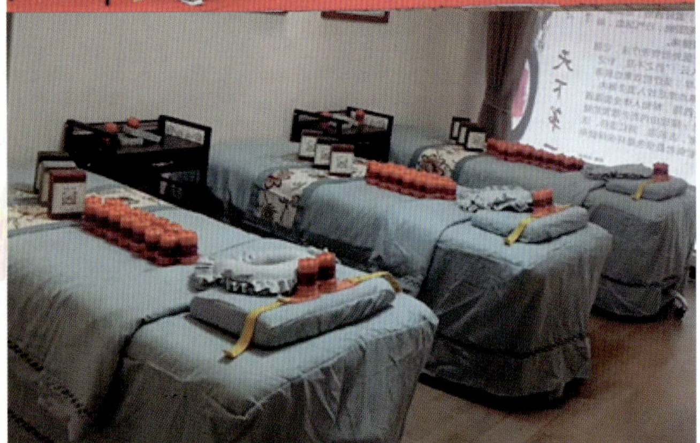

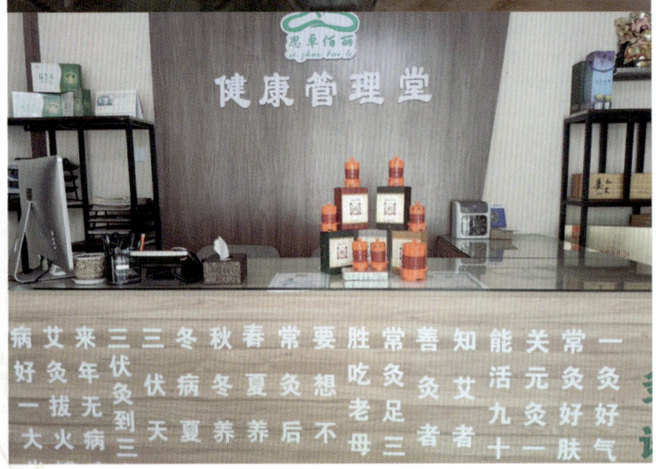

四川华悦蓉健康管理有限公司

单位简介：华悦蓉，一个富有朝气和顽强不息的生命力企业，创始人罗兰，从事美容行业多年，她不断总结经验，创立健康管理连锁品牌，一直秉承着健康为主，自然为辅，回馈社会的理念，使得众多亚健康患者重新找回健康，同时也让华悦蓉有了灵魂。自从与柔嘉艾灸合作后，将中医药艾灸疗法，传播发展，做出了一定成绩。在 2020 年抗新冠病毒疫情中，运用中医药传统艾灸理疗抵御外邪，保护客户和家人的健康。让艾灸走进千家万户，走进百姓生活。

单位展示：

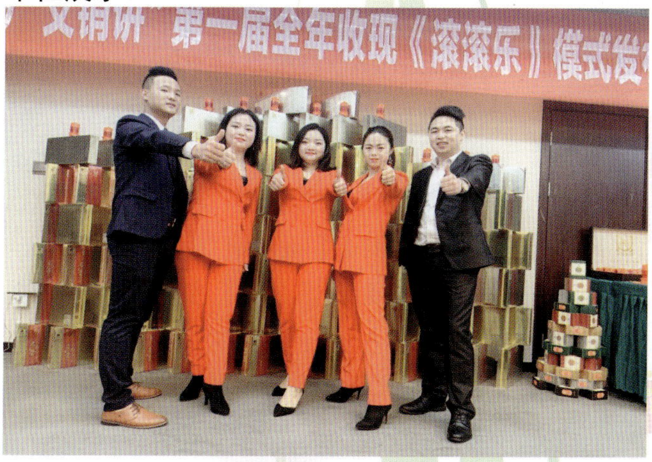

幸福女人堂养生美容会所

单位简介：幸福女人堂成立于 2012 年 8 月，诚信为本是其服务的宗旨，于 2019 年 7 月与柔嘉百艾源艾灸合作项目，专业专注做柔嘉百艾源艾灸养生为主，帮助广大群众解决身体的亚健康问题，主要调理项目有卵巢多囊肿、子宫肌瘤、失眠多梦、腰椎间盘突出、关节疼痛、脚抽筋、湿疹、乳腺增生和结节、宫寒等。店内常年做艾灸公益活动，传播中医药文化。从幸福女人堂创办至今脚踏实地，不求顾客数量，只为服务质量，为每一个顾客朋友提供最优质的的服务。在 2020 年抗新冠疫情中，发挥中医药艾灸疗法的优势，第一时间给予客人居家艾灸防御方法，柔嘉十四金艾空气熏、泡艾浴液，以增强体质，帮助大家共度难关，取得了一定的成绩。

单位展示：

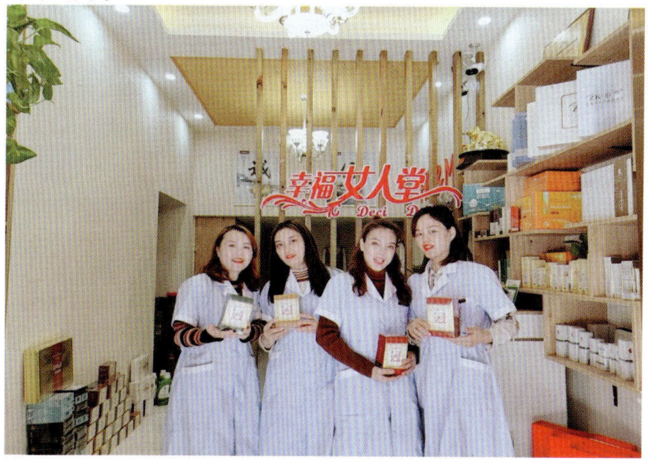

雅尚美 SPA 养生馆

单位简介：本馆成立于 2012 年 12 月 18 日，主要以调理肌肤问题，改善身体亚健康状态，及塑造形体为主。2019 年 6 月与柔嘉百艾源艾灸开展项目合作、专业专注做柔嘉百艾源艾灸养生为主、帮助广大群众解决身体亚健康状态带来的不适取得很好的疗效，如乳腺增生、乳腺结节、巢囊囊肿、子宫肌瘤、宫寒、手脚冰凉、失眠多梦、关节疼痛、痛风、腰椎间盘突出等症状。在 2020 年抗新冠病毒疫情中，我们更是发挥中医药艾灸疗法的优势，第一时间，指导群众居家艾灸防御方法，帮助大家共度难关，取得一定成绩。

单位展示：

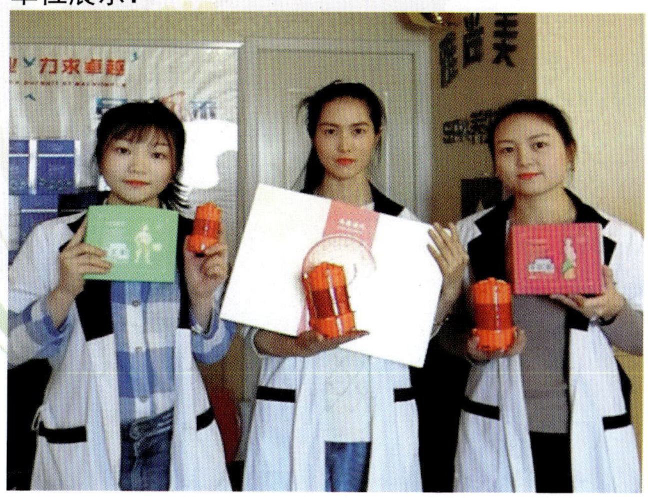

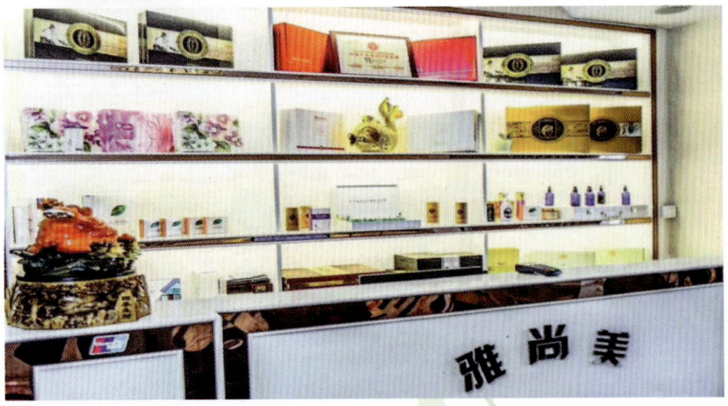

养伈堂女子养生馆

单位简介：养伈堂女子养生馆于 2018 年与柔嘉百艾源合作，专业专注做柔嘉百艾源艾灸养生为主，馆内主要对风湿、类风湿、痛风、关节炎、关节冷痛、手脚冰凉、三高，慢性支气管炎、鼻炎、慢性妇科炎症等对症调理，运用柔嘉艾灸调理后，客户的症状得到了缓解，赢得了客户的认可。在 2020 年抗新冠病毒疫情中，更是发挥中医药艾灸疗法的优势，第一时间，运用柔嘉艾灸的服务内容，指导客户进行居家调理，抵御外邪、增强体质，以守护大家的健康。

单位展示：

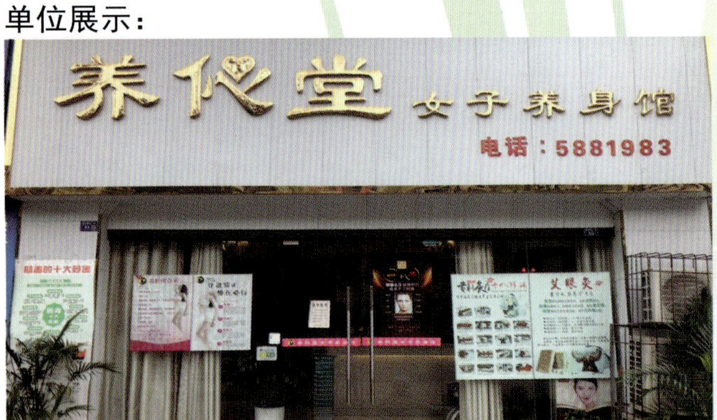

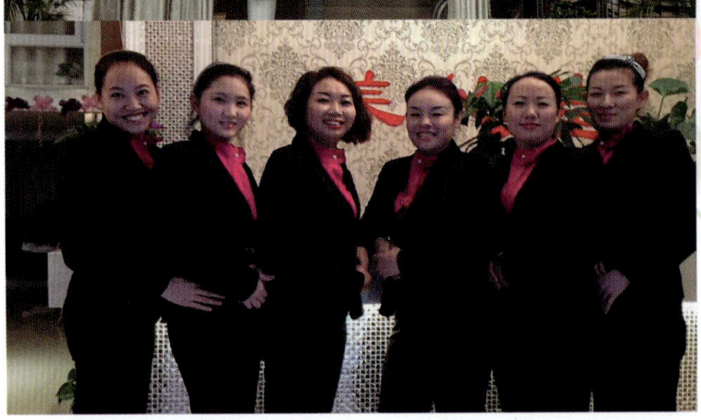

天 津 市

爱之优体美容养生馆

单位简介：本单位成立于 2012 年 9 月。经营范围：美容护肤，身体管理，艾灸养生，2013 年与柔嘉灸安康艾灸开展项目合作，2016 年 8 月荣获为“亚健康艾灸调理规范技术”美容养生馆。专业专注做柔嘉安康艾灸养生为主，帮助广大群众调理身体的亚健康问题。本馆以“口碑+诚信”服务为本，坚持传播艾灸，传承中华民族传统文化，让更多的人注重养生懂得艾。艾灸对颈肩腰腿痛、关节疼痛、乳腺增生、湿疹、宫寒、肾虚、月经不调、脾胃虚寒等症状有很好的改善效果。在 2020 年抗新冠病毒疫情中，我馆运用柔嘉十四金艾，空气熏，每日艾灸，泡艾浴液，柔嘉家居产品，帮助大家共度难关，取得良好效果。

单位展示：

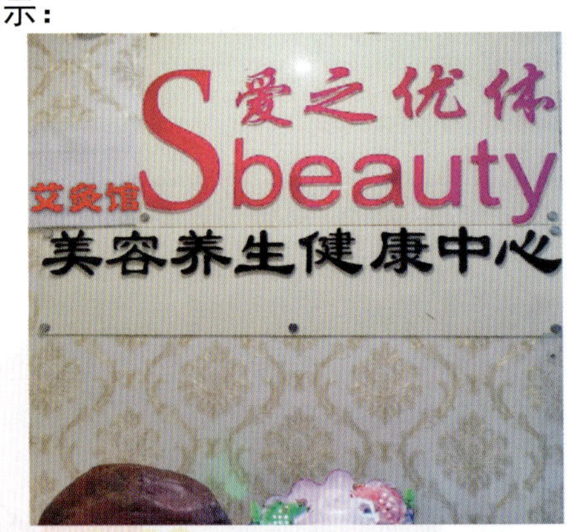

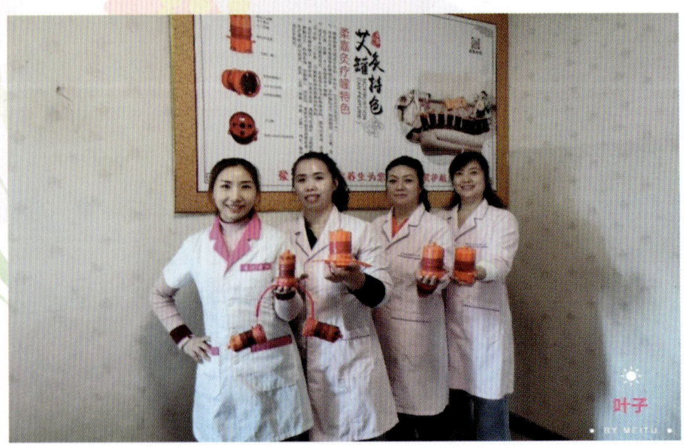

附录六

传统医药非物质文化遗产一栏表

（按名称笔画排序）

万宝堂中医药文化

级别：省级非物质文化遗产；类别：河北省第五批传统医药类非物质文化遗产；发布单位：河北省人民政府；颁发单位：河北省文化厅；申报单位：保定万宝堂连锁有限公司。授牌时间：2013 年 9 月。

中医正骨疗法（罗氏正骨法）

类别：传统医药；公布时间：2008(第二批)；申报地区或单位：北京市朝阳区。

中医正骨疗法（宫廷正骨）

类别：传统医药；公布时间：2008(第二批)；申报地区或单位：北京市护国寺中医医院。

中医生命与疾病认知方法

类别：传统医药；公布时间：2006(第一批)；申报地区或单位：中国中医科学院。

中医传统制剂方法

类别：传统医药；公布时间：2006(第一批)；申报地区或单位：中国中医科学院。

中医传统制剂方法（龟龄集传统制作技艺）

类别：传统医药；公布时间：2008(第二批)；申报地区或单位：山西省太谷县。

中医诊法

类别：传统医药；公布时间：2006(第一批)；申报地区或单位：中国中医科学院。

中医诊法（道虎壁王氏中医妇科）

级别：国家级非物质文化遗产；类别：国家级第三批传统医药类非物质文化遗产；发布单位：中华人民共和国国务院；颁发单位：中华人民共和国文化部（现中华人民共和国文化旅游部）；申报单位：晋中市道虎壁王氏妇科研究院；授牌时间：2011 年 5 月。

中医养生（药膳八珍汤）

类别：传统医药；公布时间：2008(第二批)；申报地区或单位：山西省太原市。

中药炮制技术

类别：传统医药；公布时间：2006(第一批)；申报地区或单位：中国中医科学院。

中药炮制技术（四大怀药种植与炮制）

类别：传统医药；公布时间：2008(第二批)；申报地区或单位：河南省焦作市。

平氏浸膏制作技艺

类别：传统医药；公布时间：2014(第四批)；申报地区或单位：吉林省长春市九台区。

同仁堂中医药文化同仁堂中医药文化

级别：市级非物质文化遗产；类别：第一批国家级非物质文化遗产；发布单位：中华人民共和国国务院；申报单位：中国北京同仁堂（集团）有限责任公司；授牌时间：2006 年 5 月。

回医汤瓶八诊疗法

级别：国家级非物质文化遗产代表作名录；类别：传统医药；发布单位：中华人民共和国国务院；颁发单位：中华人民共和国文化部（现中华人民共和

国文化旅游部）；申报单位：宁夏汤瓶八诊文化产业发展有限公司；授牌时间：2008 年 6 月。

传统中医药文化（九芝堂传统中药文化）

类别：传统医药；公布时间：2008(第二批)；申报地区或单位：湖南省九芝堂股份有限公司。

安国中药材加工炮制技艺

级别：省级非物质文化遗产；类别：安国中药材加工炮制技艺；发布单位：河北省人民政府公布；颁发单位：河北省文化厅颁发；申报单位：河北汉草堂药业有限公司；授牌时间：2013 年 9 月。

针灸

类别：传统医药；公布时间：2006(第一批)；申报地区或单位：中国中医科学院。

针灸（刘氏刺熨疗法）

类别：传统医药；公布时间：2008(第二批)；申报地区或单位：重庆市渝中区。

苗医药（九节茶药制作工艺）

类别：传统医药；公布时间：2008(第二批)；申报地区或单位：贵州省黔东南苗族侗族自治州。

周氏针灸

级别：市级非物质文化遗产；类别：传统医药类周口市第四批非物质文化遗产；发布单位：周口市人民政府；颁发单位：周口市文化广电旅游局；申报单位：郸城县针灸研究所；授牌时间：2016 年 7 月。

胡庆余堂中药文化

类别：传统医药；公布时间：2006(第一批)；申报地区或单位：浙江省杭州市。

药囊防病法（苍香玉屏袋）

级别：省级非物质文化遗产；类别：河北省第四批传统医药非物质文化遗产；发布单位：河北省人民政府；颁发单位：河北省文化厅；申报单位：河北省石家庄市井陉县中医院；授牌时间：2013 年 9 月。

姚氏太和医室诊疗

级别：省、市两级非物质文化遗产；类别：西安市第四批传统医药类非物质文化遗产；陕西省第五批传统医药类非物质文化遗产；发布单位：西安市人民政府、陕西省人民政府；颁发单位：西安市文化广电新闻出版局、陕西省文化厅；申报单位：西安姚氏太和医室中医研究所有限公司；授牌时间：2014 年 12 月、2015 年 12 月。

陶济堂膏药陶济堂膏药

级别：市级非物质文化遗产；类别：山东省淄博市第五批传统医药类非物质文化遗产；发布单位：淄博市人民政府；颁发单位：淄博市文化广电新闻出版局；申报单位：淄博陶济堂生物医药科技有限公司；授牌时间：2015 年 4 月。

畲族医药（痧症疗法）

类别：传统医药；公布时间：2008（第二批）；申报地区或单位：浙江省丽水市。

蒙医药（赞巴拉道尔吉温针、火针疗法）

类别：传统医药；公布时间：2008（第二批）；申报地区或单位：内蒙古自治区。

鹤年堂中医药养生文化

类别：传统医药；公布时间：2008(第二批)；申报地区或单位：北京鹤年堂医药有限责任公司。

藏医药（甘孜州南派藏医药)

类别：传统医药；公布时间：2006(第一批)；申报地区或单位：四川省甘孜藏族自治州。

藏医药（藏医药浴疗法）

类别：传统医药；公布时间：2008（第二批）；申报地区或单位：青海省藏医院。

生命与疾病

中医秉承了中华民族认识自然的天人合一思想，形成了对生命认识的整体观，运用阴阳平衡和五行生克制化的观念阐释生命的机理，采用比类取象、由表及里的方法把握生命与疾病的文化规律，创造了以藏象、经络、精气神等为核心的生命观。产生于两千年前的《黄帝内经》奠定了中医理论的基础，经过世代传承、创造和发展，相继产生了《伤寒杂病论》、《脉经》等经典文献。

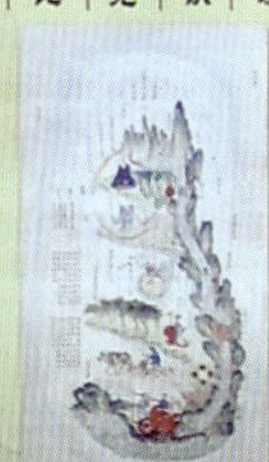

• 内景图

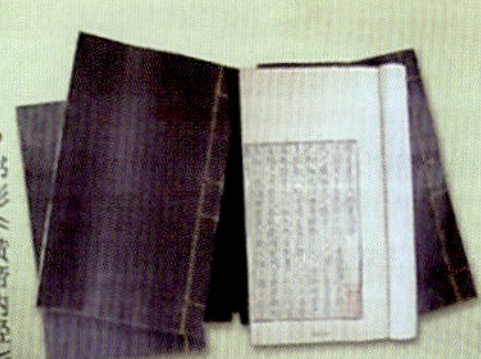

• 书影《黄帝内经》

中和亚健康服务中心

中心理念

弘扬“治未病”思想　合力亚健康事业
平台与标准齐抓　产业携学术共赢

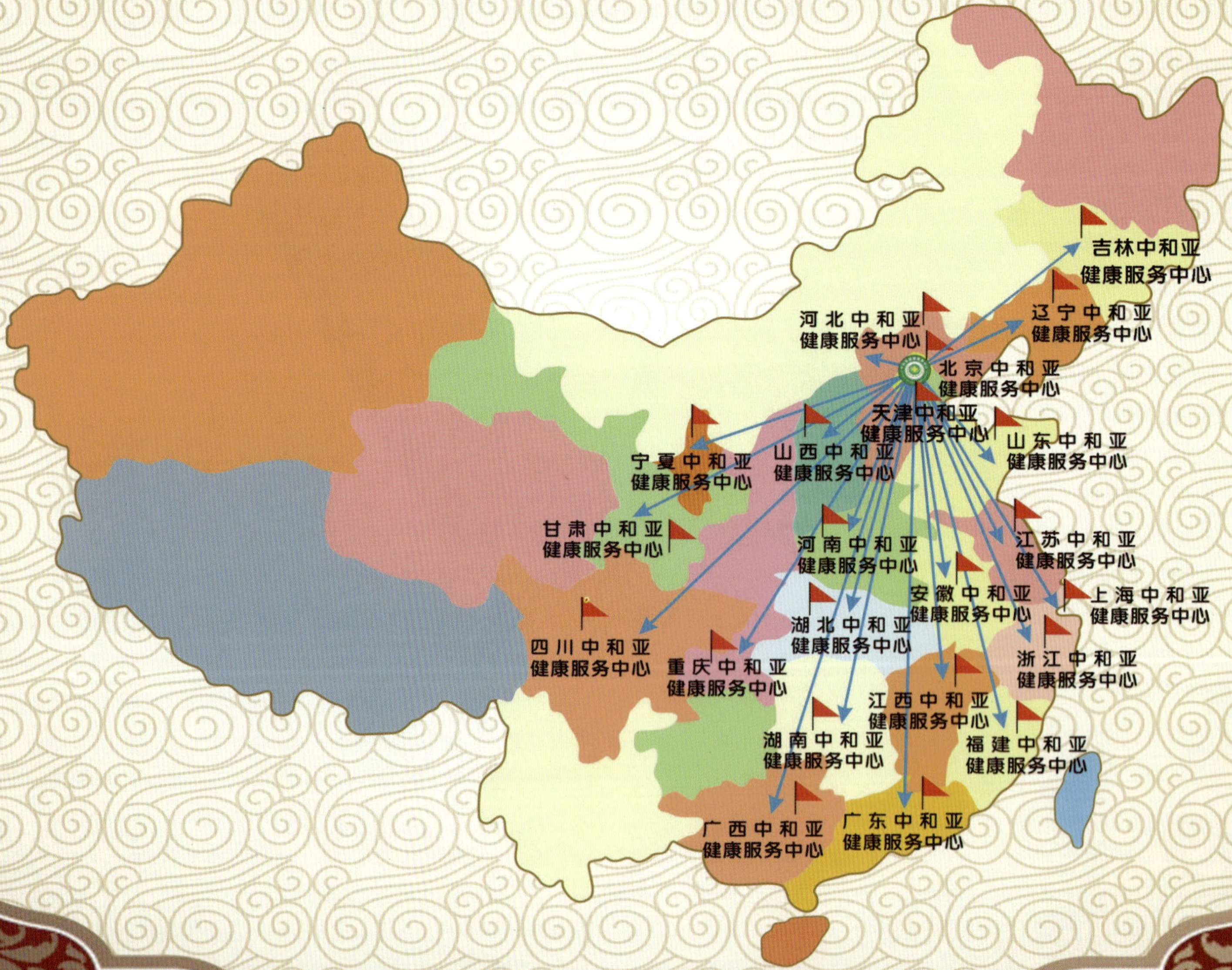

中和亚健康服务中心介绍

中和亚健康服务中心（以下简称中心）是经民政部批准，并在国家中医药管理局的业务指导和监督管理下，具有独立法人资格的社会组织。中心是国家批准的惟一的从事亚健康研究、服务、管理，并构建亚健康服务体系，培养亚健康专业人才的一级专业组织。

中心秉承以产业拉动学术，学术推进产业的理念，以传播中医药文化为先导，以推广中医常用养生保健方法为主要手段，以预防保健专业服务人才培养为突破点，联合有志于亚健康服务的各类机构和企业，共同发展亚健康产业、服务全民健康。构建一个集学术、产业推广；第三方权威质量监督；标准、规范制定；专业人才培训；新产品、新技术研发为一体的产业平台。中心将联合社会各界人士，从以下几个方面共同构建和发展我国的亚健康事业：

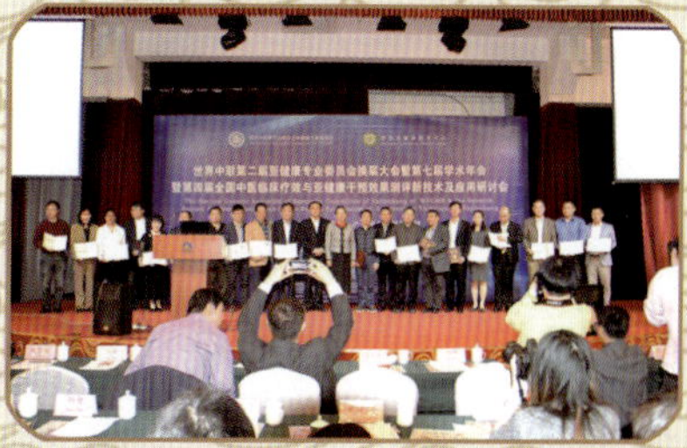

【政策/规范】

(1) 在国家中医药管理局等上级主管部门的正确指导下，从事亚健康产业各个环节相关规范的制定。

(2) 积极参与并推进亚健康产业管理的规范化进程。

(3) 经主管部门同意或授权进行相关行业统计，收集、分析、发布相关行业信息。

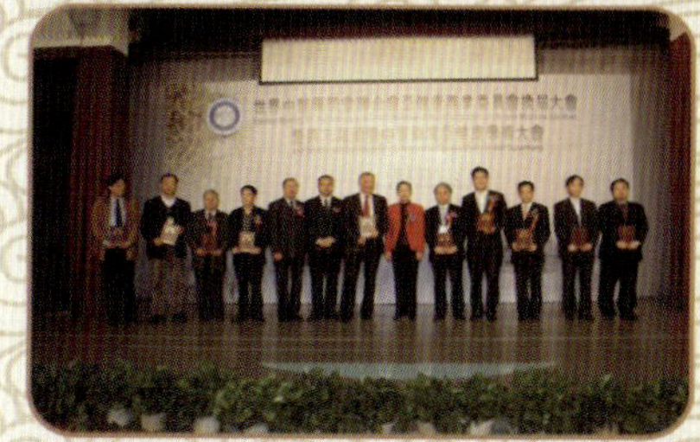

【学术/标准】

(1) 开展各种形式的学术活动，组织重点学术课题的研究和考察活动。

(2) 编辑出版有关亚健康方面的学术专著、最新科研成果信息、科普期刊、科普图书及音像制品。

(3) 研究并制定亚健康临床干预指南等标准。

(4) 建立和推广亚健康检测、干预、管理体系。

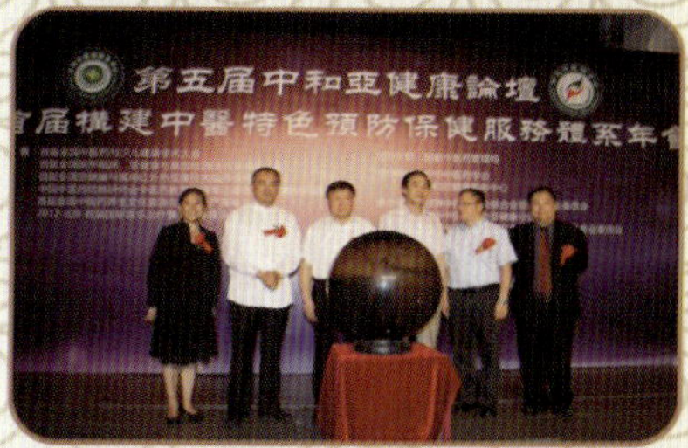

【人才/教育】

(1) 开发亚健康咨询师等新的职业。开展亚健康咨询师等的培训、认证、考评、管理等各项工作。

(2) 编撰亚健康专业系列教材，构建亚健康学科体系。

【交流/合作】

(1) 联系政府和社会公益资源，展开整合传播与推广。

(2) 举办各种学术会议和论坛，普及和宣传亚健康知识。

(3) 通过培训、咨询、市场调查、技术推广、展览展示、组织文化艺术交流活动等方式，拓展亚健康产业的宽度和内涵。

(4) 通过接受企业或个人捐赠、组织成立基金会组织，为亚健康产业的发展贡献力量。

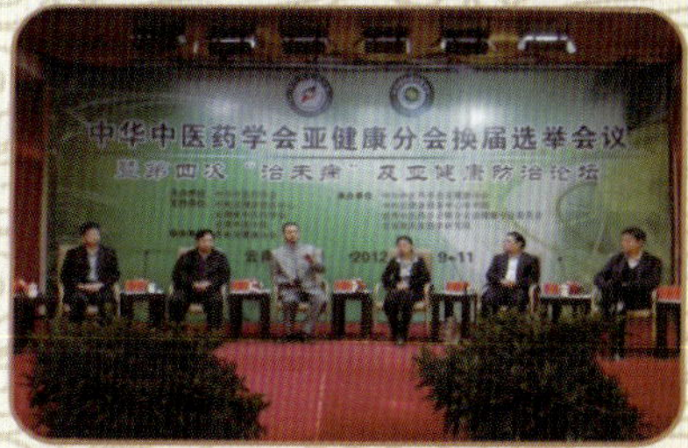

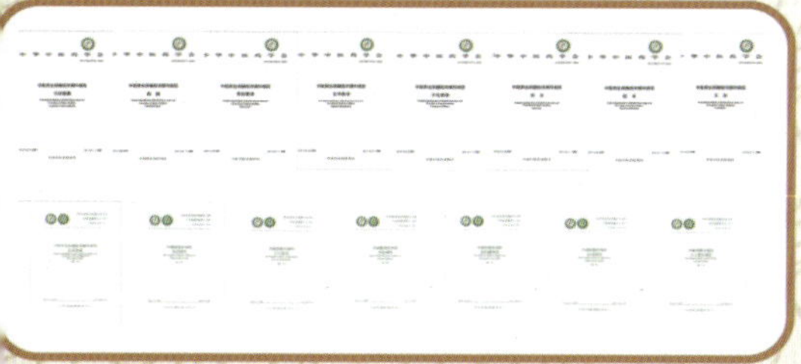

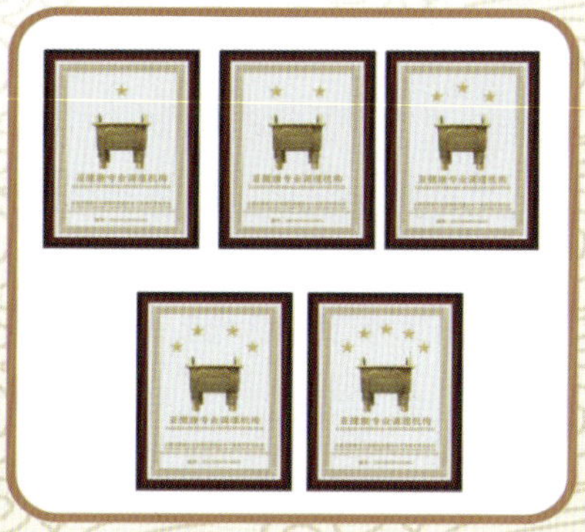

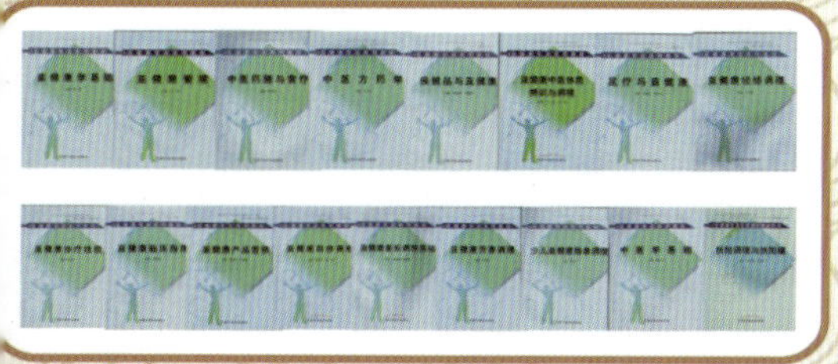

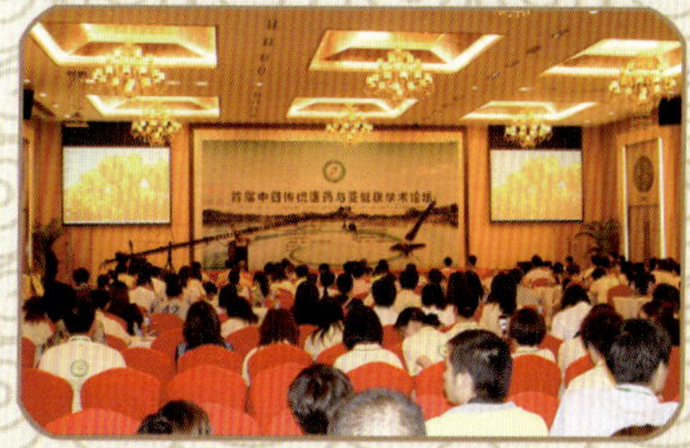

地址：北京市朝阳区幸福一村55号国家中医药管理局机关服务局402室
联系电话：010-64128672　邮编：100027
网址：www.zhsh.org.cn

中国中医科学院江苏分院 江苏省中医药研究院 江苏省中西医结合医院

中国中医科学院江苏分院、江苏省中医药研究院暨江苏省中西医结合医院，是省属从事中医药研究的专业研究机构，综合性的三级甲等中西医结合医院、南京中医药大学附属医院、全国重点中西医结合医院、国家药物临床试验机构和国家住院医师规范化培训基地，江苏省文明单位，2006年通过ISO9001质量管理体系认证。

始建于1958年，前身为江苏省中医药研究所，首任所长为著名中医药学家叶桔泉学部委员（院士）。先后研制出中药新药30余个，如脉络宁注射液、月月舒（痛经宝）冲剂等。全院占地面积78亩，建筑面积87500平方米，职工1218人；正、副教授、主任医师、研究员237名；博士、硕士生导师34名；全国名老中医、省名中医、省名中西医结合专家26名；12位专家享受国务院及省政府特殊津贴；拥有3个国家、2个省名老中医工作室；江苏省杰出青年基金获得者1名，省“333工程”、省“135工程”重点人才、省“领军人才”等30余名；拥有全国五一劳动奖章、全国医德标兵、全国巾帼岗位明星、省勤廉标兵、省、市我最喜爱的健康卫士、十佳健康卫士、省市级巾帼示范岗、青年文明号、行风建设先进单位等一批先进集体和模范人物。

医院核定床位730张，规划床位1500张，临床学科较为齐全，设有内科、外科、妇产科、儿科、急诊科等16个一级学科，肾科、心胸外科等32个二级学科。其中，消化科、骨伤科、心血管科、重症医学科为国家级重点专科，妇产科、呼吸科、肿瘤科、内分泌科、普外科等8个专科为江苏省重点专科。

现有专业设备总值2.5亿，拥有一批先进的进口设备，如核磁共振、DSA、64排CT、数字化胃肠机、电子内窥镜、彩色超声波诊断仪、液质联用仪、高效液相色谱仪、超细胃镜、双能X线骨密度仪、骨关节镜、腹腔镜等。常规开展各种断层摄片与造影、细菌培养、免疫组化、基因扩增、微创介入、冠心病介入诊疗、血液净化、ERCP、四级腔镜手术、颈椎前路、后路椎间孔镜技术微创治疗颈椎病、经输尿管气压弹道碎石术、保胆取石术、甲状腺弹性超声等先进的诊疗项目。检验科2009年通过ISO15189认证，为中医药临床和研究提供相应的质量保障。

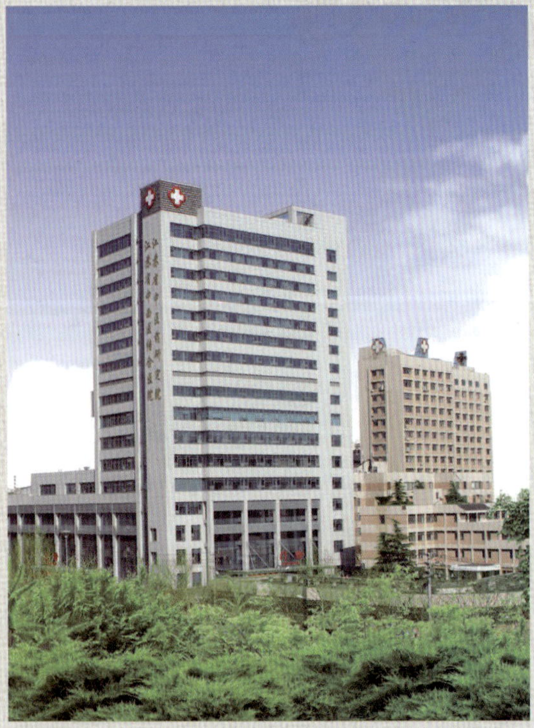

研究院拥有一批较为成熟的科研工作平台，包括中药口服制剂释药系统、瘿病证治2个国家重点研究室，江苏省现代中药制剂工程技术研究中心及中试放大平台、省天然药物研究与创制实验室和国家专利产业化江苏中医药试点基地，细胞与分子生物学实验室、消化病研究室、中医药抗动脉粥样硬化实验室、辅助生殖实验室、肺动力实验室、肿瘤免疫药理实验室，及传统中药资源、化学、制剂、分析、药理毒理、临床药学与代谢实验室和一个SPF级动物实验中心。近5年来，中标科研项目162项，获厅局级以上科技进步奖19项，获发明专利37项，取得新药证书、临床批件等4个，发表论文1547篇，其中SCI/ISTP收载169篇。

我院本着“仁心 仁术 前沿 前驱”的院训精神，以“中西医结合、医药教研相融”为特点，以“中西合璧、德艺双馨”为核心价值观，以“演绎医学的艺术与非凡、呵护患者的健康与尊严”为使命。目前已形成了中西医结合特色突出、医药相长优势显著，集医、药、教、研为一体的大型医疗、研究、教学机构。

昆明康泉医院

昆明康泉医院是经省卫生厅，民政厅批准成立的省级二级医院，省、市医保及工伤定点康复医院，是云南省占地面积最大的一所民办医院，占地 46 亩。医院以“博爱、诚信、和谐”为办院宗旨，以人民健康为使命。医院设有内科、肿瘤科、康复科、运动医学科、检验科、医学影像科、中西医结合科、口腔科、中医科等 13 个科室可满足患者各种医疗、护理、康复及精神舒适的需要。

未来智能设施 全心服务社会

医院将设有智能停车场、智慧电杆、智慧医疗、中西医机器人体检系统、睡眠中心、温泉疗养中心、中医药适宜技术非药物疗法培训中心、“药食同源”一带一路交易服务中心、健康科普窗口等功能设施。

药食同源 健康养疗

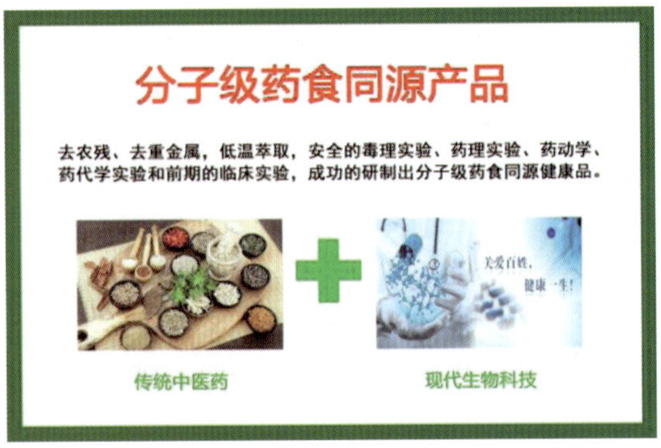
分子级药食同源产品
去农残、去重金属，低温萃取，安全的毒理实验、药理实验、药动学、药代学实验和前期的临床实验，成功的研制出分子级药食同源健康品。
传统中医药
现代生物科技

高科技萃取的多种药食同源生物多糖，有抗肿瘤、抗病毒、抗衰老、护肝、排毒等功效，现有石斛多糖、灵芝多糖、三七多糖、玛卡多糖等十几种多糖产品。中国首创的铁皮石斛生物多肽口服液，在治疗胃肠道疾病、白内障、关节炎、血栓闭塞性脉管炎及慢性咽炎等疾病有很好的疗效。世界首创的可以替代杜冷丁止痛的食疗止痛药、世界首创的植物萃取抗菌液以及有“生物伟哥”之称的中药仙人枕等多种功能产品。

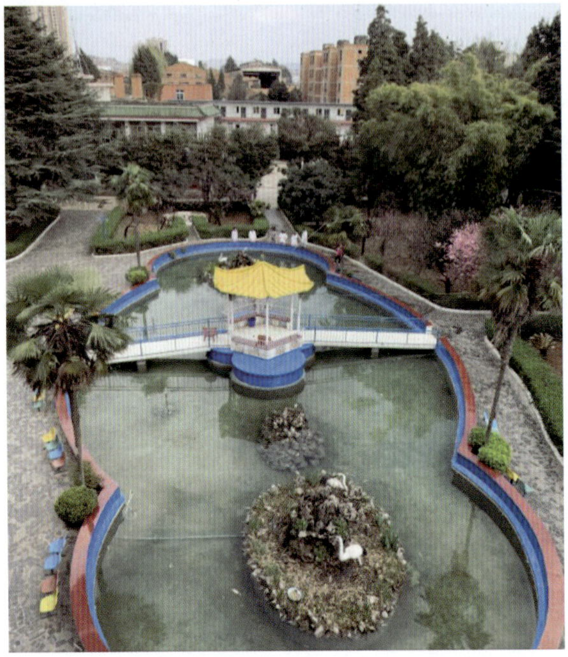

院内池塘风景，医务人员正做卫生检查工作

大医精诚 厚德怀仁

积极推进中医药适宜技术人才公益培训工作。结合砭术、砭针、砭刀松筋、中药渗析、深透艾灸、轻旋矫正四项技术，从新的角度，用独特的方法解决软组织的增生、钙化、黏连、条索、痉挛、挛缩等，解决疼痛、活动受限、骨骼退行性病变、慢性病不愈等不完全修复病变组织的问题，达到一次见效、康复快速、复发率低的效果。解决各种不适，提高生命质量。

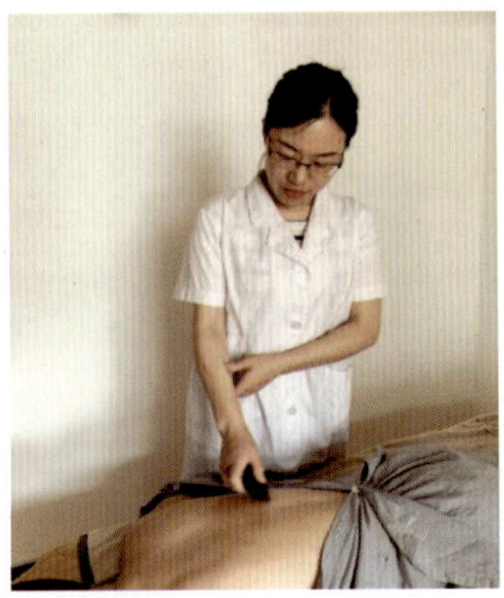

中医药适宜技术负责人刘美丽做教学演示

云南医联体医院集团

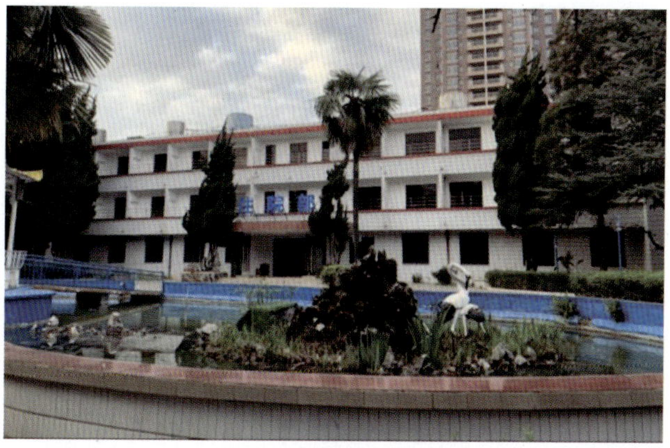

住院部一角

云南医联体医院集团是在国家中医药管理局传统医药国际交流中心高新办、中国药文化研究会、中国医药卫生文化协会药食同源专业委员会的指导下，由云南省生物医学研究机构、高科技医药企业与民营医院共同发起组建的。在原有医院科室基础上，新增医学机器人中西医健康体检管理中心；“药食同源”一带一路交易服务中心科普窗口；中医药、民族医药、药食同源产品展示平台三个部分。

云南医联体医院集团主要工作

特邀医疗机构、医疗服务机构，中医药产品机构、中医药公司、中药饮片厂及其他单位加盟“云南医联体医院集团”，作为战略合作伙伴和核心团队。在全省 16 个地州、129 个县组建云南医联体医院集团分结点及终端医院。形成医院内标准共享，知识产权共享，远程医疗专家共享，中医药、民族医药共享的新型联合共同体。

以云南为中心，建立战略联盟平台，在全国各省市建立分平台。制定新一代医联体建设标准，形成集约化医疗团队，集约化供给平台，集约化产、学、研人才集聚地。

创建“云南省中西医体检健康管理新模式”，用国家批准立项项目及现代医学机器人大数据项目开展中西医远程诊疗体检中心及线下诊疗系统平台。

根据精准诊断结果，运用中医药及中医非药物疗法进行调理。提供“药食同源”产品的咨询服务，非药物疗法人才职业技能的培训及认证推广等一条龙服务。

中西医健康体检管理中心

红外热成像技术与 CT 等影像技术比较，在发现肿瘤特别是乳腺肿瘤最早可提前 6-12 个月，且对人体无损伤，是对恶性肿瘤的预防性普查的有效方法，为恶性肿瘤的早期发现和提前治疗以及延长肿瘤患者生命赢得了宝贵时间。

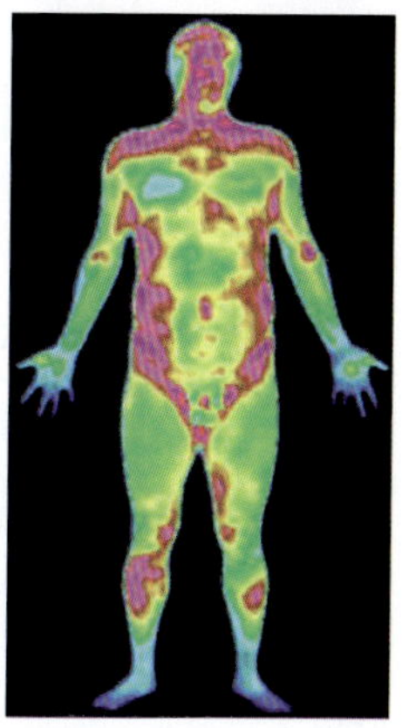

人体健康预报云图

智慧商务系统平台

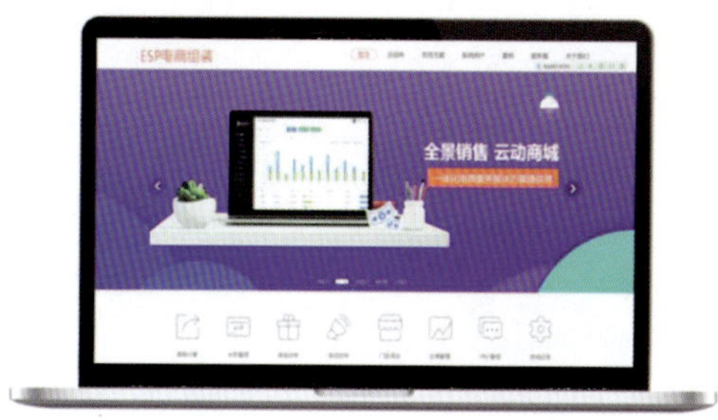

本平台为“物联网终端机系统”平台，公共服务示范平台，民营医院（或诊所）自营平台，进行产业链孵化，o2o 智慧社区解决“社区-门诊”的服务问题。

办公地址：云南省昆明市官渡区经开区顺通大道浦发路 16 号

联系电话：0871-68513999　13312597991　13716831731　E-mail：2310495239@qq.com

古方传承 现代创新　　全国首创 健康无忧

中和康贝独创经络开穴闭穴穴位贴敷调理

项目介绍

本项目重点解决

儿童常见症状调理服务；儿童偏颇体质疗程调理服务；24节气健康管理服务。

① 开穴　② 点按　③ 贴敷　④ 闭穴

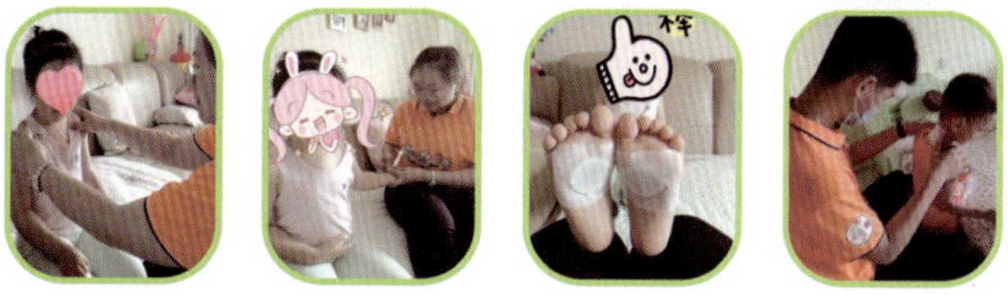

案例展示

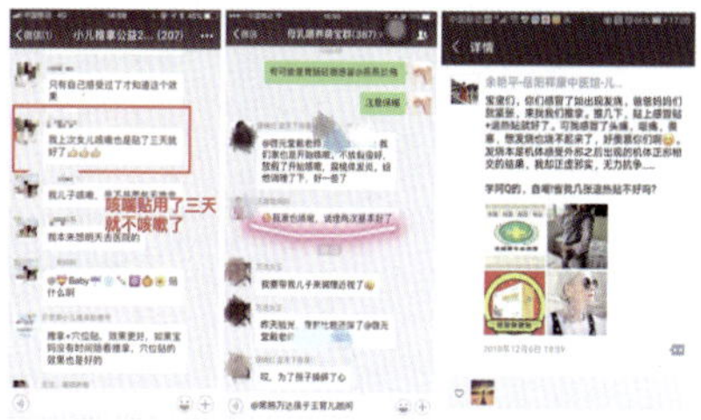

贴敷系列产品

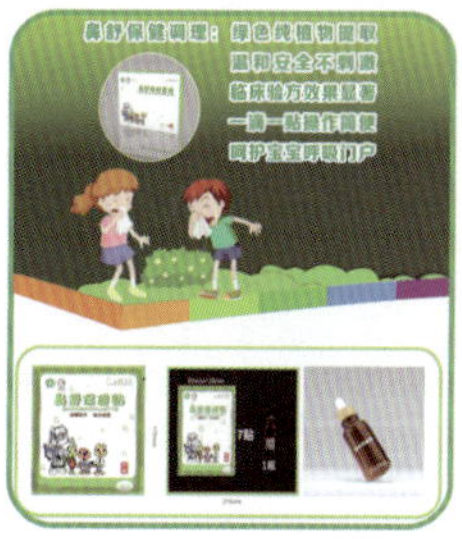

儿童鼻舒保健贴

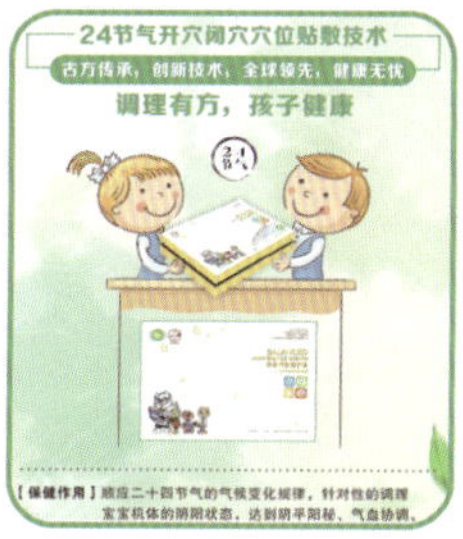

二十四节气保健贴

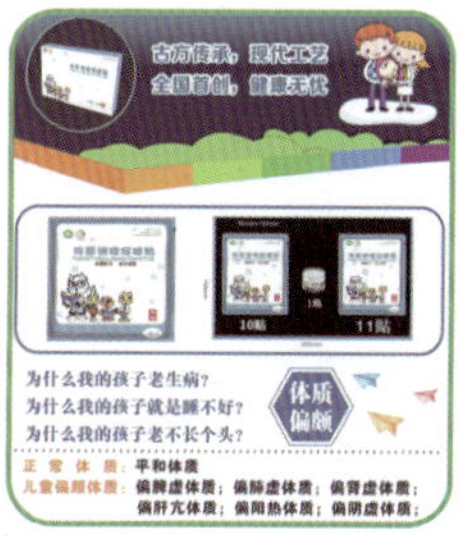

儿童体质保健贴

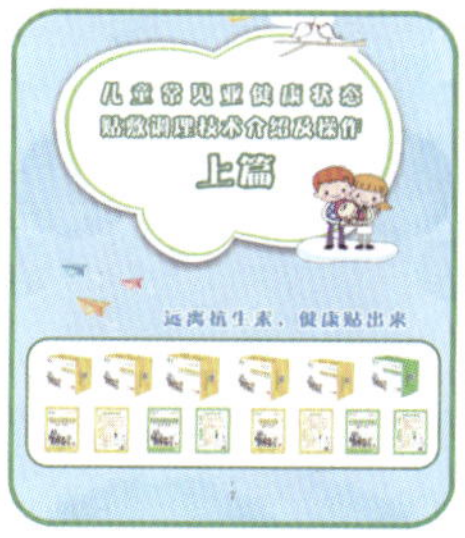

儿童疾病保健贴

技术项目优势

独创经络开穴闭穴穴位贴敷调理技术在中医古方穴位贴敷传承基础上运用现代科技创新优势，结合经络开穴闭穴调理技术实现项目创新，提高穴位贴敷调理技术的安全性、有效性；并经北京市中和亚健康科学研究院儿童健康研究所联合10多家三甲医院临床科研基地进行项目数据观察，并获得了中华中医药学会亚健康分会评选的《百项亚健康中医调理技术》及中华中医药学会治未病分会评选的《中医特色诊疗技术》荣誉，国家中医药管理局主管的中国中医药报专版报道，是国内及国际健康管理领域独一无二的安全、有效、绿色、健康的权威专业项目。

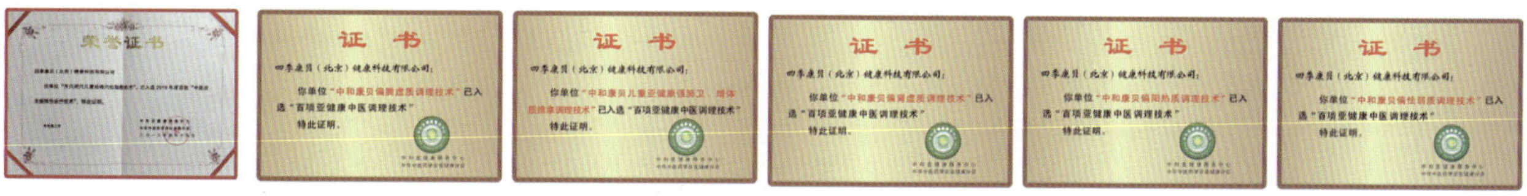

荣誉认证

1、 权威单位联手打造

北京市中和亚健康科学研究院儿童健康研究所与广州中医药大学南海妇儿医院等几十家三甲医院共同携手打造。

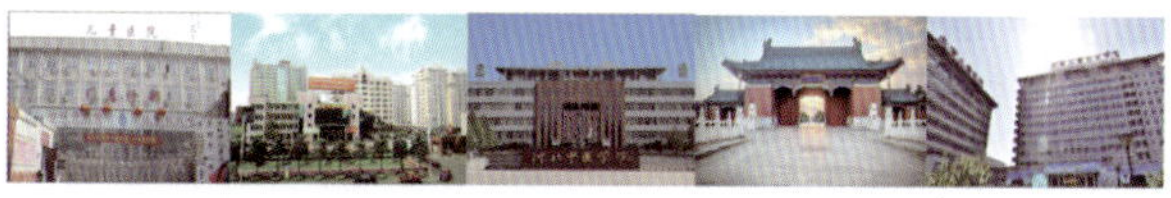

2、知名专家团队全程服务

国家级名老儿科中医徐荣谦教授指导下，以周俊亮教授为核心的六名博士团队作为研发小组。

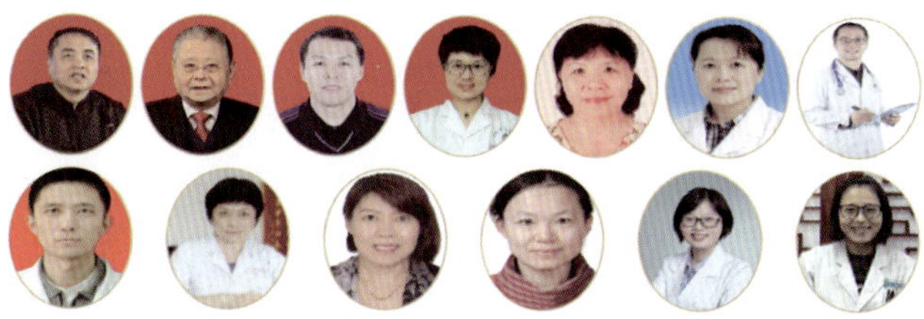

3、三年成果获权威肯定

独创儿童经络开穴闭穴贴敷疗法，科研成果发表于国家中医药管理局主管报中国中医药报及陕西中医药大学学报。

4、入选中医治未病特色诊疗技术

本技术获得中华中医药学会治未病分会评选的中医特色诊疗技术并获得证书认证

地址1：北京市朝阳区三里屯幸福一村55号国家中医药管理局机关服务局办公楼3-4层
地址2：湖南省长沙市望城区普瑞大道一段1555号中国亚健康产业总部基地5层
电 话：010-64130958(北京)　0731-82866996(湖南)
李主任：13611214037　曹老师：15116927140

ABOUT US 企业简介

北京百奥森医药科技有限公司成立于2017年，主要产品有乳腺散结膏、通络抑菌膏、草本眼部精华乳等。公司拥有强大的研发能力，品牌创始人孟跃辉先生出身中医世家，传承家族深厚医学精华，同时获得了河南中医药大学、上海中医药大学、北京中医药大学等科研机构的技术支持。目前，公司研发的甄视康草本眼部精华乳已领先同行业两代产品储备。

甄视康草本眼部精华乳已入选2019年度百项亚健康中医调理技术，产品适合3-90岁有视力问题的人群使用，完全避免了市场上同类产品油腻、不易吸收、刺激皮肤等问题，对近视、远视、散光、眼干、眼疲劳、黑眼圈等都具有很好的调理作用。

孟跃辉先生

六代中医传承人

中国中药协会

亚健康药物研究专业委员会委员

甄视康品牌创始人

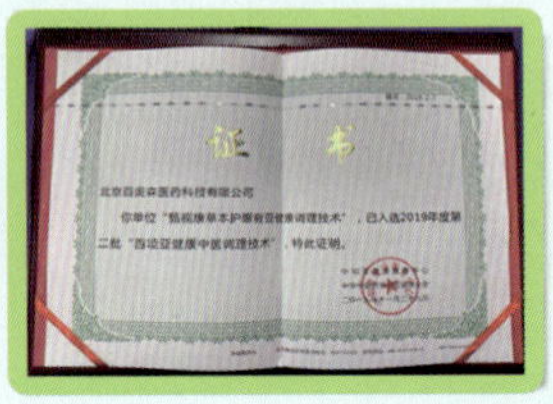

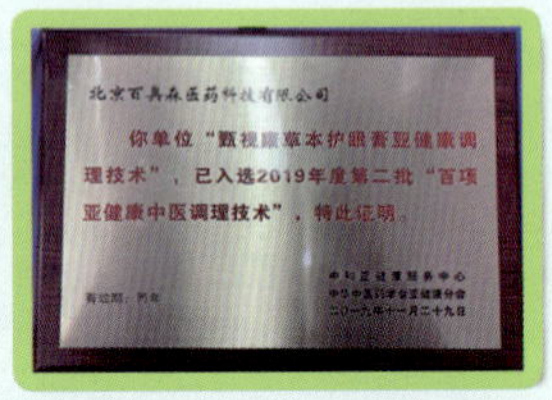

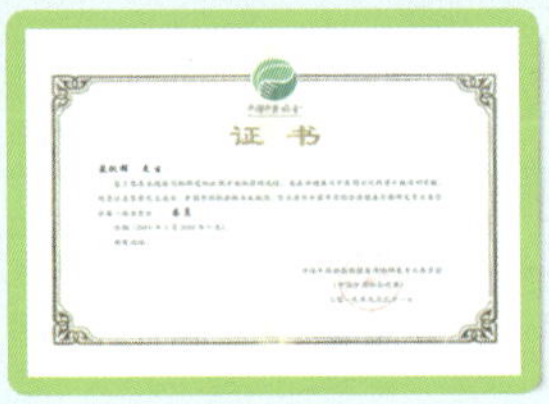

中国中药协会
亚健康药物研究专业委员会
第一届委员证书

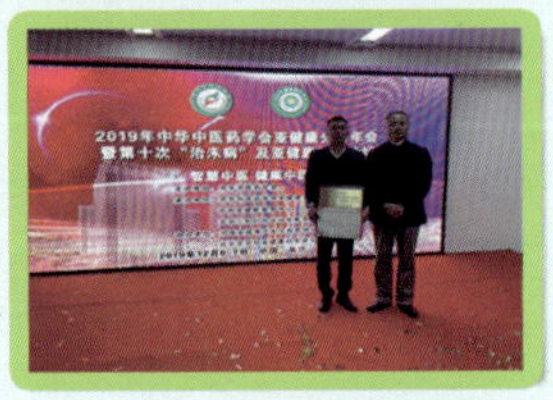

国家中医药管理局机关服务局原局长、
世界中医药学会联合会
亚健康专业委员会会长孙涛
为孟跃辉先生颁奖并合影

关于产品

甄视康草本护眼膏（甄视康草本眼部精华乳）运用眼周经络的导药功能，通过透皮吸收，使药物直接作用于睫状肌，缓解睫状肌的紧张；同时药物还能够加快眼部血液循环，提高眼周通氧量；药物还含有眼睛所需的营养物质，给药后能直接让眼睛供给营养。通过缓解睫状肌的紧张、提高眼周通氧量、给眼睛供给营养，从而能够大大缓解人的眼疲劳。

产品通过快速渗透，靶向给养，可在15分钟内提升裸眼视力1-3行；先进工艺及配方，使有效成分吸收更快。

产品能够调理和缓解近视、弱视、散光、远视、老花眼、白内障、青光眼、眼疲劳、眼胀、眼干涩等症状，还能够缓解视力下降、增强眼部抵抗力，淡化鱼尾纹、祛除黑眼圈、眼袋等，对迎风流泪亦有辅助调理作用。

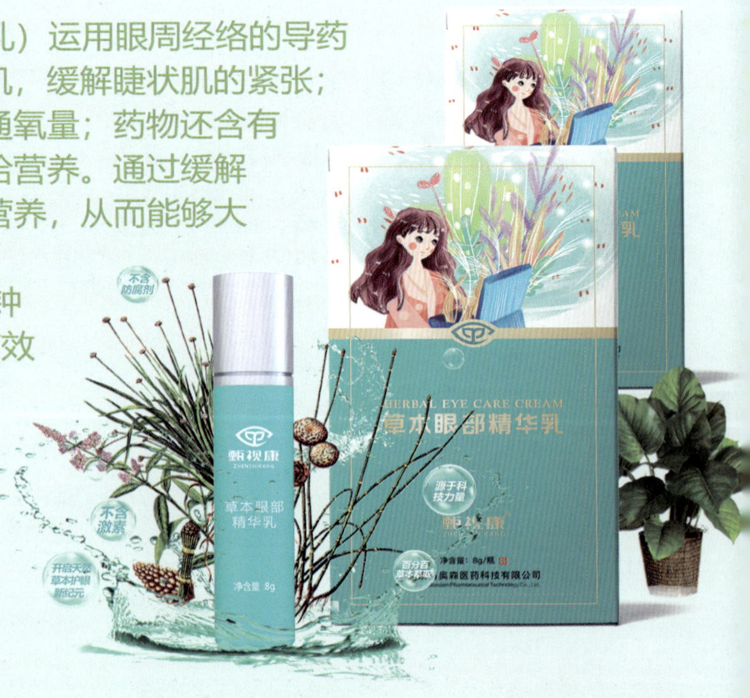

咨询热线：400-762-2889

网　址：www.baiaisen.com

地　址：北京市平谷区中关村科技园区平谷园

郑州运营中心：郑州市金水区中州大道1188号凯德广场C座24层

第二批湖南省中医药专长绝技项目——扶阳罐温刮温推疗法

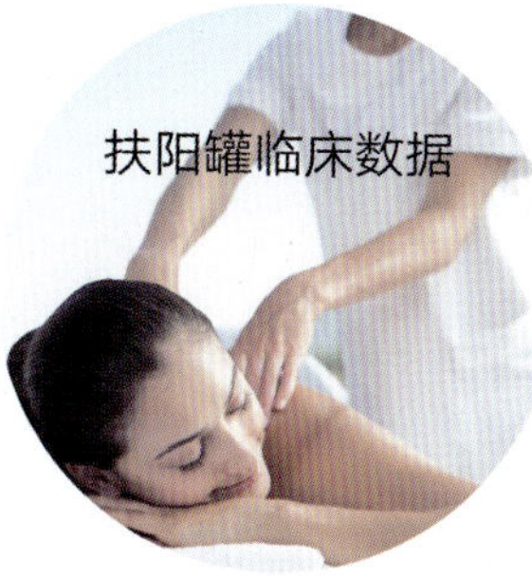

原发性痛经　96.67%

湖南中医药大学第一附属医院“扶阳罐治疗原发性痛经（寒湿凝滞证）的临床观察”总有效率96.67%-- 刊登在《中国中医急症》

肩凝症　88.47 分

中国中医科学院望京医院“中医温熨疗法治疗肩凝症疗效观察”CONSTANT 总分 88.47 分 -- 刊登在《中国中医基础医学杂志》

乳腺增生　92.50%

柳州市中医院“应用温阳消癖精油走罐及刮痧治疗乳腺增生病的临床疗效观察”总有效率 92.5%-- 刊登在《医药前沿》

腰腿疼痛　91.30%

新加坡专业手法理疗协会朱立信“以扶阳罐温推技术治疗腰腿疼痛综合征的临床观察”总有效率 91.3%-- 刊登在《世界手法医学杂志》

失眠　97.50%

湖南中医药大学针灸推拿学院“扶阳罐治疗失眠的疗效观察”总有效率 97.5%-- 刊登在《数字中医药与诊断》

风湿病痹痛　85.45%

湘西自治州民族中医院“扶阳罐改善土家医风湿病痹痛的疗效观察”总有效率 85.45%-- 刊登在《中国民族医药杂志》

中风偏瘫　92.50%

山西省中医药研究院脑病科“头针结合扶阳罐疗法治疗中风偏瘫临床研究”总有效率 92.5%-- 刊登在《光明中医》

阳虚体质　93.33%

湖南中医药大学“扶阳罐对阳虚质亚健康人群疗效观察”总有效率 93.33%-- 刊登在《成都中医药大学学报》

脾胃气虚　95.00%

湖北中医药大学“扶阳罐配合推拿疗法治疗小儿厌食症（脾胃气虚证）的临床观察”总有效率 95%-- 刊登在《辽宁中医杂志》

面神经麻痹　96.67%

山西省中医院“扶阳罐治疗特发性面神经麻痹病人效果观察”总有效率 96.67%-- 刊登在《护理研究》

扶阳罐温刮温推疗法是在中医“内病外治”和扶阳学说理论指导下，运用带有热能、磁场和红光的温灸磁疗红光罐在身体表面进行温灸、有温刮痧和有温推拿，从而达到治疗相关疾病的一种外治疗法。2017年经湖南省卫生和计划生育委员会、湖南省中医药管理局评估确认为第二批“湖南省中医药专长绝技项目”。2020年2月，扶阳罐温刮温推疗法在湖北省中医院、武汉江夏方舱医院中运用于轻型、普通型新冠肺炎患者。

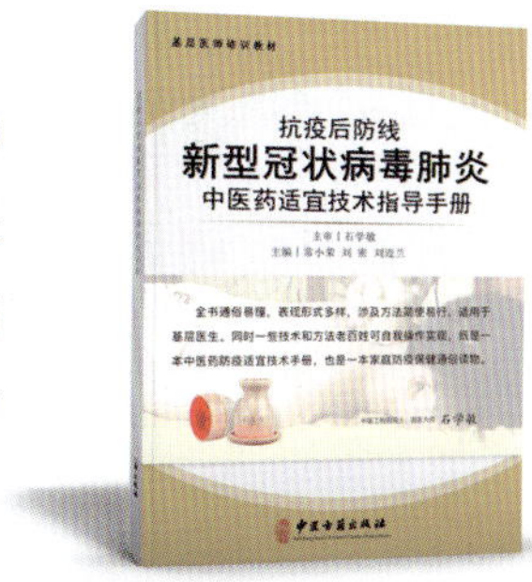

扶阳罐温刮温推疗法入编《抗疫后防线新型冠状病毒肺炎中医药适宜技术指导手册》

《中国中医药报》抗击疫情特别报道

扶阳固本助武汉一“罐”之力

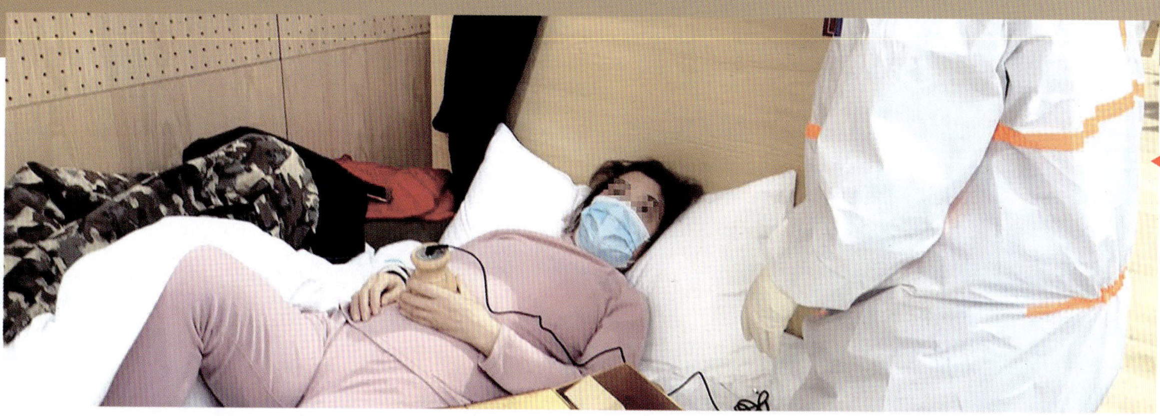

图为江夏方舱医院患者接受扶阳罐治疗

疫情期间，扶阳罐温刮温推疗法被应用于湖北武汉抗疫一线，在保护医护人员及群众健康，促进新冠肺炎患者的治疗、康复等方面都起到了很好效果。——中国中医药报记者 王青云

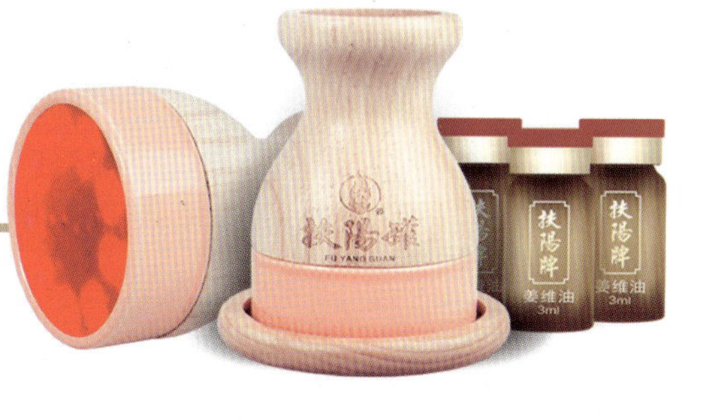

国际市部咨询热线：18008424322 徐总

国内市场咨询热线：15873336169 刘总　0731-22663206 刘老师

中医老字号 换骨不动刀

弘医堂印

汉派骨伤：武汉弘医堂“鲁公伤科”

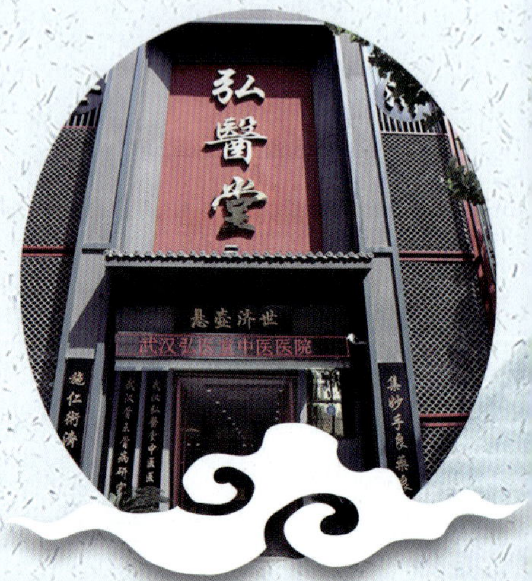

武汉弘医堂位于九省通衢的武汉市，是一所集预防、临床治疗、康复理疗为一体，保守治疗骨病为专长、特长的中医诊疗机构。弘医堂设有中医内科、中医外科、中医骨伤科、理疗科等多个特色科室，荟萃了数十位名老中医专家，并常年邀请国内名医、名家亲诊。弘医堂以“弘中医国粹，承医者仁心”为创院宗旨，致力于传承中医药精髓、阐扬中医药文化，以传统医学、传统疗法为根本，以中医“治未病”经典理念为人民群众提供医疗、养生、康复、保健服务。

弘医堂中医骨伤科——鲁公伤科以汉派骨伤第二代传人、中医骨伤大师鲁周同教授的“鲁公·活血生骨”疗法为特色治疗办法，在全国范围内治愈数万股骨头坏死患者，深得病友好评。它是“世界中医药学会联合会骨关节疾病专业委员会·股骨头坏死学组”牵头成立单位、“世界中医药学会联合会一带一路标准与健康产业联盟会员”单位、“中国医促会亚健康专业委会员湖北专家团”成员单位。

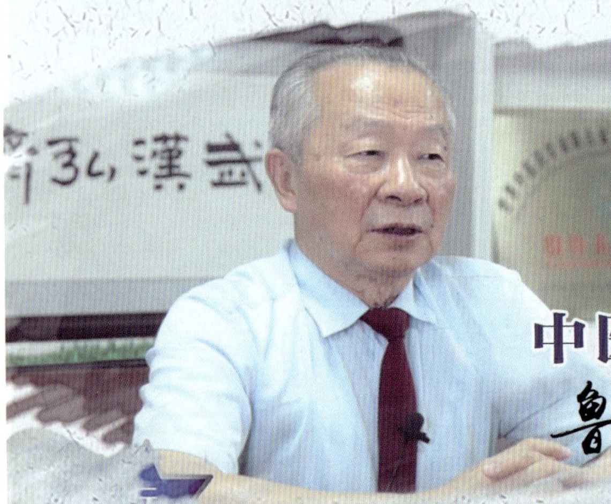

中医骨伤大师

鲁周同 教授

★“世界中医药学会联合会”骨关节疾病专业委员会·股骨头坏死学组特邀顾问

★原武汉市第一医院骨科主任医师

★武汉市中医医院骨科名誉主任

★武汉弘医堂中医骨伤科特邀专家

★武汉中医骨伤科学会主任委员

★武汉市中医药专家继承人导师

★武汉市干部保健工作优秀专家

★湖北省中医学院教授、硕导

★湖北中医骨伤学会副主委

★中国中医骨伤杂志副主编

股骨头坏死“中医保髋第一人”

鲁周同教授出生于中医世家，其父鲁介民毕业于北京大学，又拜同盟会尚老先生学习中医，遂有大成，任教于武汉中医学院，成湖北一代名老中医。

鲁教授从小受父亲熏陶，对传统中医文化有深厚感情，他1958年考入武汉中医学院，毕业后师从于骨伤科名家刘达夫，从事中医、中西医结合骨伤科临床教学、科研工作五十余年，有深厚的学术渊源、文化底蕴与临床经验。擅长整骨复位、针灸方脉、内外兼治。虽已年过八旬，但仍以充沛的精力从事中医骨伤科的各项工作。

上世纪九十年代，鲁教授时任武汉市中医院骨伤科名誉主任期间，他首个提出并建立了股骨头坏死专科，被誉为“中医保髋第一人”。

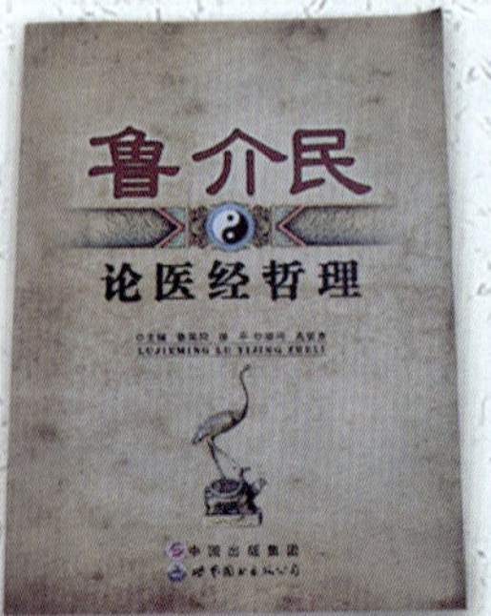

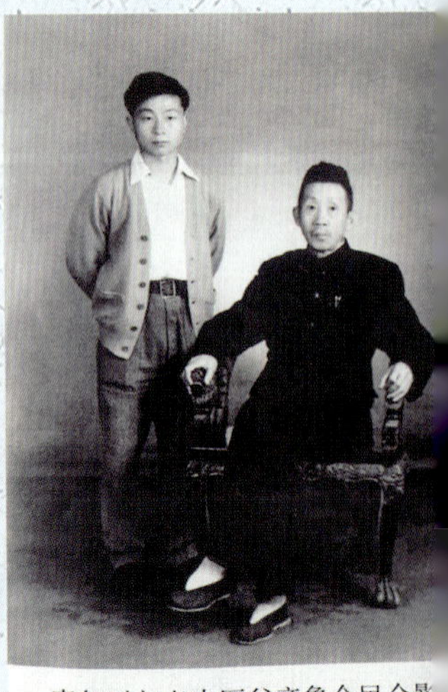

青年时与老中医父亲鲁介民合影

中医救活股骨头
“鲁公·活血生骨”疗法

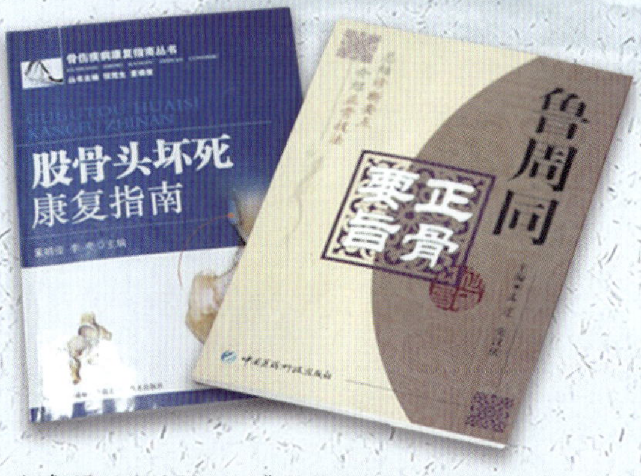

★鲁周同教授担任《股骨头坏死康复指南》以及《骨伤疾病康复指南丛书》编委会顾问

鲁周同教授提出了治疗股骨头坏死的两大原则：第一、改善血循，第二、矫正髋周力学环境。

血循障碍和失衡的髋周力学环境是股骨头坏死塌陷的最重要原因，去除这两个原因才能为股骨头自身修复创造有利条件。寻求在髋关节“骨正筋柔”的前提下，改善股骨头的血液供应是治疗该病的关键。

第一步　以传统手法正骨为前提

疏通经络
解痉止痛

鲁公柔性正骨手法把错位的骨关节进行复位，对股骨头周围的肌肉软组织进行松解，清除异常力学环境造成的血流障碍，使血脉畅通。

第二步　以外敷膏药为治标

消炎治痛
清腐活骨

鲁公手工大黑膏药靶向作用于股骨头，增加血液循环，拔出积液、水肿等无菌性炎症，祛除疼痛，加速腐骨吸收代谢，疏通淤堵血管。

第三步　以内服纯中药为治本

益气生髓
活血生骨

鲁公活血生骨方降低血液粘度，增加血流量，新生血管网爬行替代旧有组织，促进骨细胞生长活跃，骨小梁重建，骨密度升高，股骨头生理功能恢复。

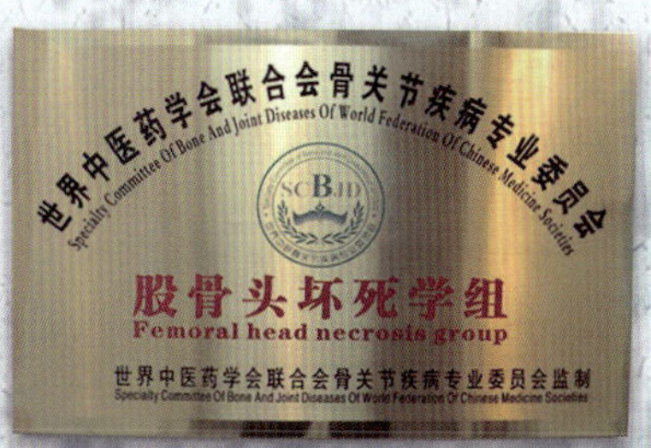

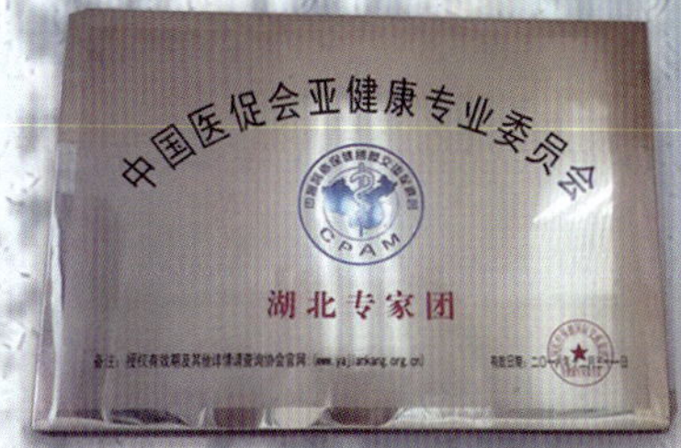

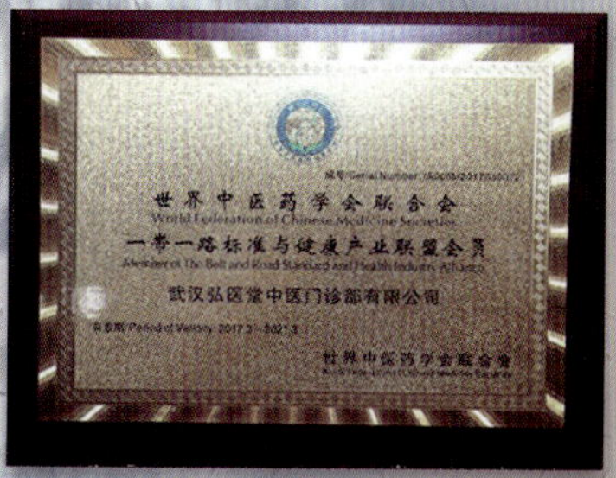

总结：

“鲁公·活血生骨”疗法以解决病人的最大痛苦为目的，把以人为本作为指导，治标与治本相结合，局部与整体相结合，动静结合以动为主，筋骨并重以筋为先的原则。通过科学系统的治疗，目的是从根本上解决病人疼痛和关节功能障碍，可以使股骨头合理全面的修复，实现股骨头坏死无痛苦、无创伤、无功能障碍、无心理障碍、无后遗症的康复目标。

冯德孔为外国专家做白癜风学术报告

中国中医在世界上．冯德孔、冯华发现遗传学新问题

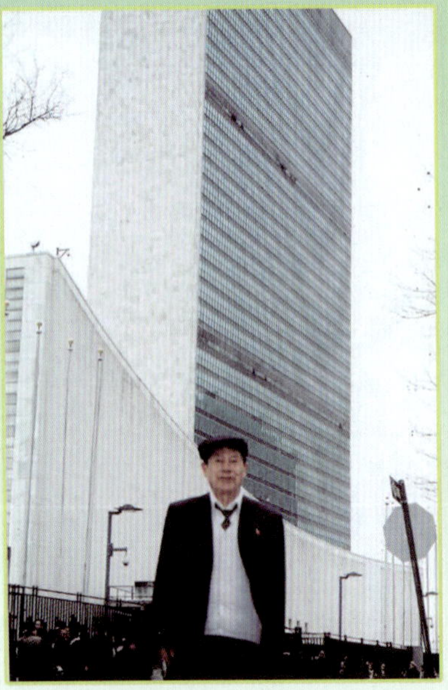

冯德孔在联合国总部前

据新华社、中央电视台、新华网、腾迅网、网易报道：云南白癜风专科医院冯德孔医师等九位中国中医专家在斯里兰卡由联合国国际交流医科大学主办有165个国家和地区，5000多位学者参会的第45届世界传统医学大会上荣获世界传统医学贡献奖。——新华社北京2007年11月21日08:10电

2008年3月25日冯德孔在印度再次荣获第46届世界传统医学贡献奖、杰出奖、发展奖、成为我国唯一一位连续两届荣获此奖和多项奖项的中国中医专家。同时还被聘为联合国国际交流医科大学客座教授，在大型的国际交流大会上多次展现了中国中医的学术水平和学者风度。

中国著名科学家、中国遗传学奠基人谈家祯教授早在1998年获悉冯德孔发现近亲结婚子女出现白癜风这一遗传学中新问题即去信祝贺他“在白癜风研究上获得重大成就”。中国中医代表团访问日本时，日本大阪报纸高度评价冯德孔：“中国中医代表团的医学专家、中国云南白癜风专家冯德孔对中国中医遗传学有重大新发现，他发现父母近亲结婚子女出现白癜风109个病例（至今已226例），这一发现打破了长期以来认为中医在医学上没有新发现的说法。并对白癜风的治疗取得非常显著的疗效，1998年12月18日中央电视台《健康之路栏目》即对冯德孔的事迹多次报道，国内各省市以及美国、法国、泰国、缅甸、新加坡等国都有患者在这个专科治愈。”

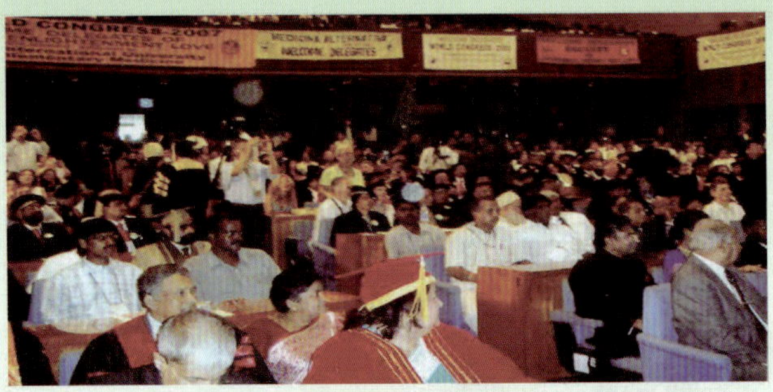

新华社、中央电视台、新华网、腾讯网、网易报道：在斯里兰卡举行的第45届传统医学大会上，有165个国家、5000多学者参会，云南白癜风专科冯德孔等九位中国中医专家荣获第45届世界传统医学贡献奖。图为：各国专家听取冯德孔的白癜风报告

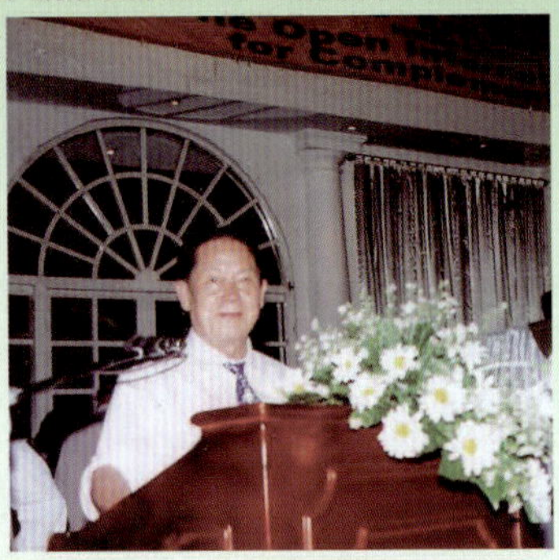

冯德孔在第45届世界传统医学大会上对5000多学者做白癜风学术报告，关于发现白癜风新问题

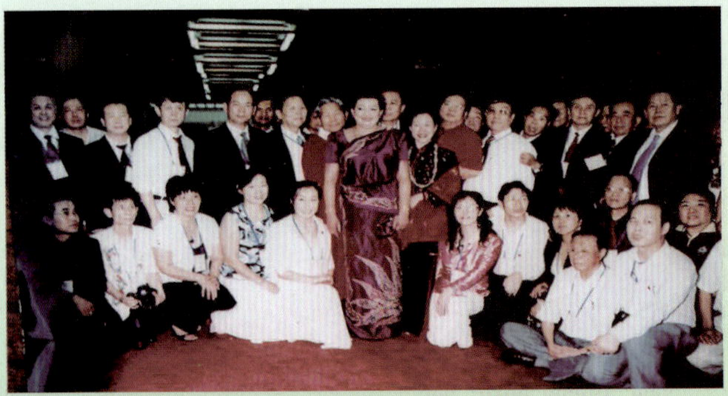

斯里兰卡总统夫人接见中国中医代表团，右立第一人为冯德孔

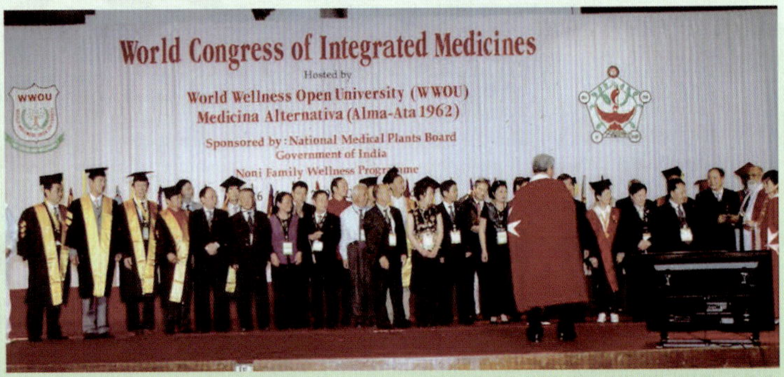

中国中医代表团在第46届世界传统医学大会上阵容庞大，冯德孔首先获得世界传统医学贡献奖（右起第三人）（印度、金奈2008年3月21日）

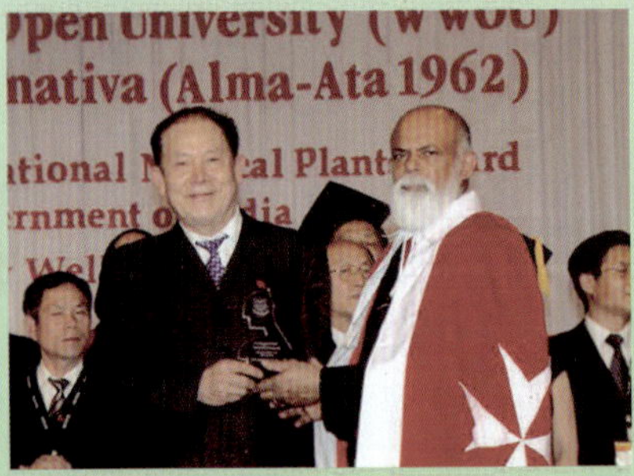

第46届世界传统医学大会主席彼德尔亲自为中国中医冯德孔颁发传统医学发展杰出奖

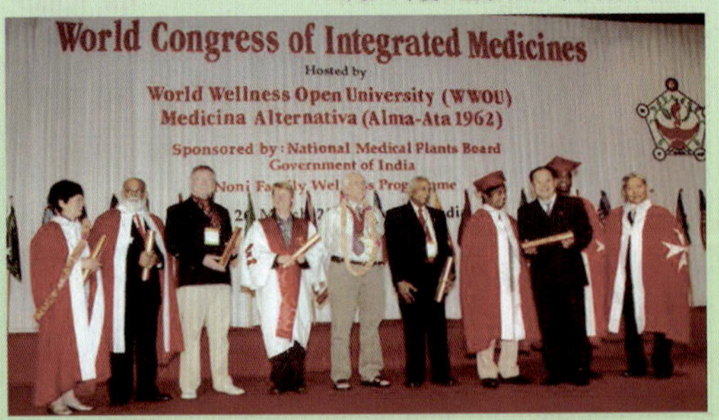

2008年3月25日联合国国际交流医科大学在印度金奈举行的第46届世界传统医学大会上，冯德孔再次荣获世界传统医学贡献奖和杰出成就奖，成为我国目前唯一一位连续两届荣获此奖和多奖项的中国中医专家

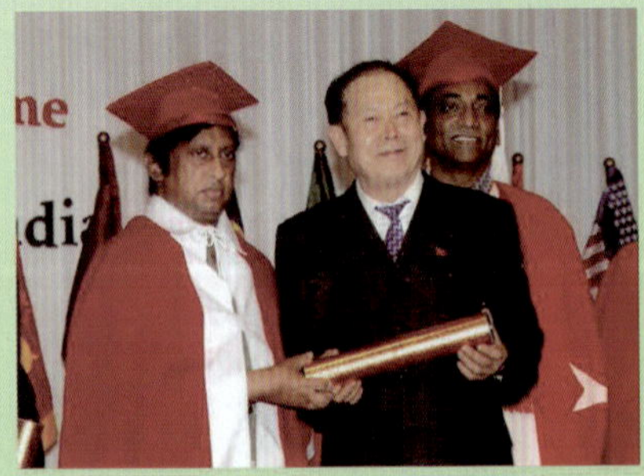

国际交流医科大学校长班迪斯为冯德孔颁发传统医学贡献奖、并聘冯德孔为该校客座教授

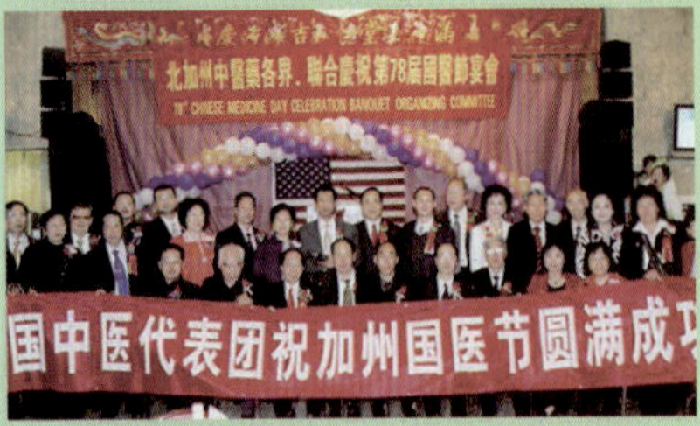

中国中医代表团出席美国中医节，照片正中为冯德孔

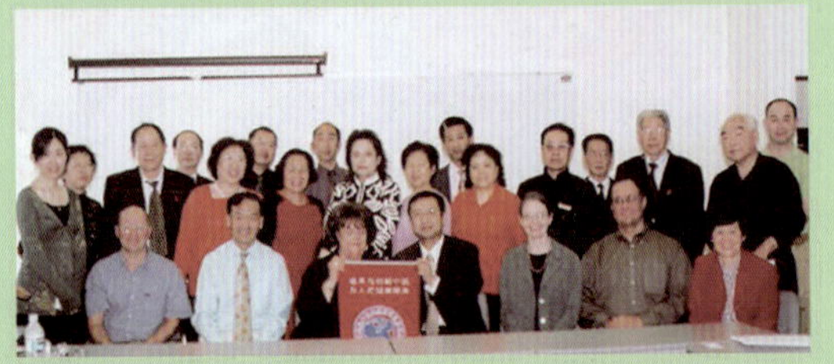

冯德孔在美国国际医药大学做学术报告后，中美两国专家合影

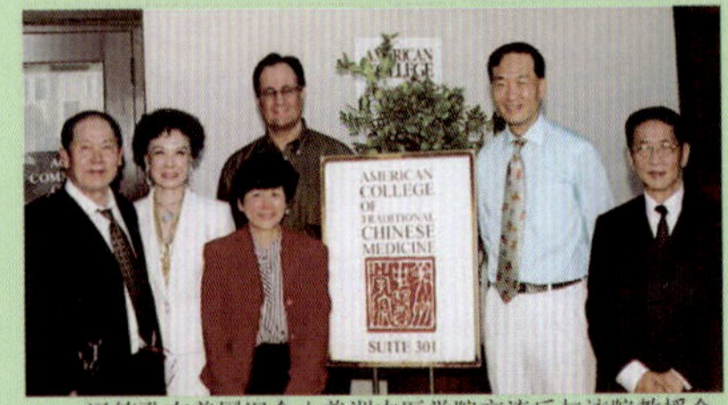

冯德孔在美国旧金山美洲中医学院交流后与该院教授合影（左起第一人，冯德孔）

在国际中医药交流中的典范

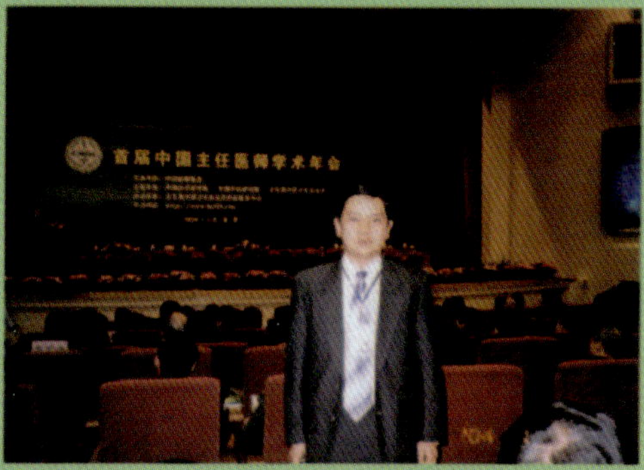

冯华医师在北京人民大会堂出席中国首届主任医师学术年会

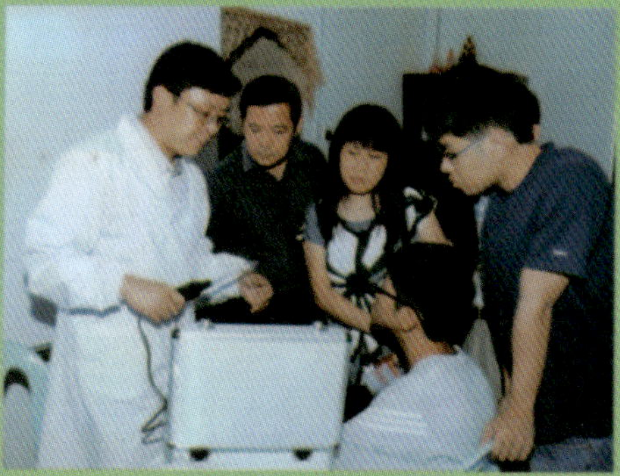

北京中医药管理局派冯华作为健康大使赴马来西亚为白癜风患者义诊

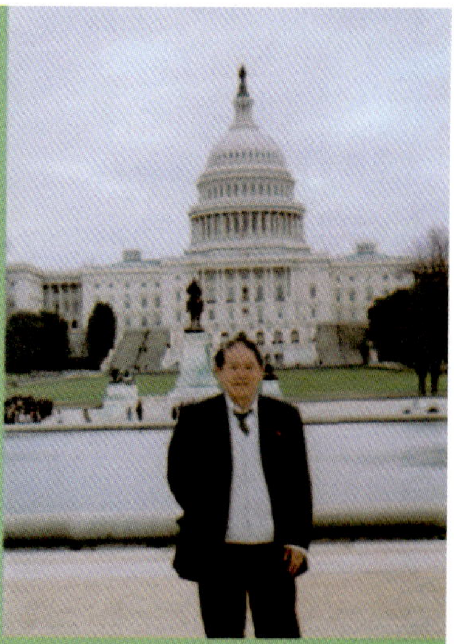

冯德孔在美国国会前

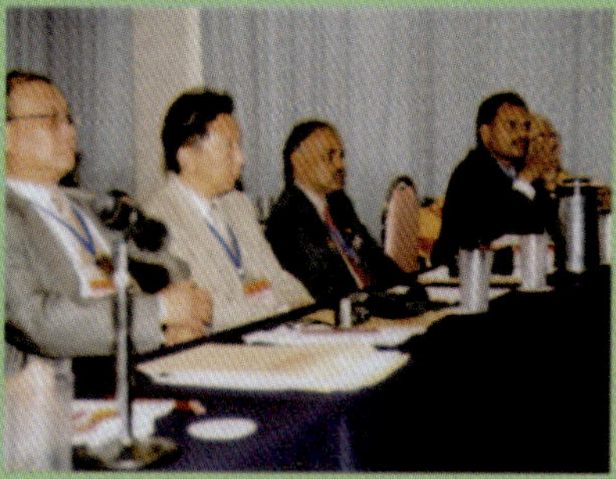

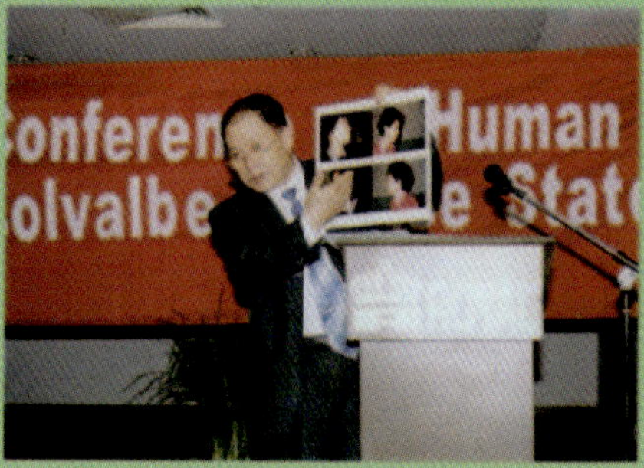

冯德孔在新加坡做白癜风学术报告，印度、日本专家聚精会神听取报告

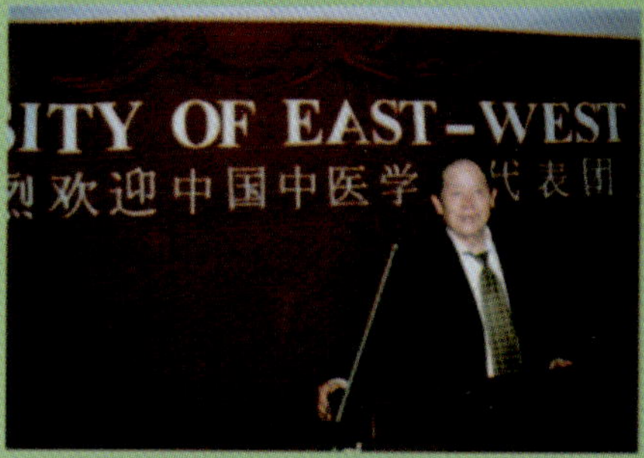

冯德孔在美国国际医药大学做白癜风学术报告

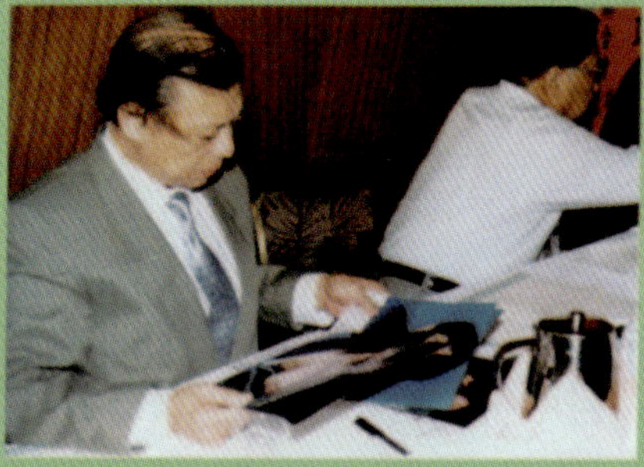

在香港举行的首届世界医药学年会上，各国专家传阅冯德孔治愈的大量白癜风疗效照片

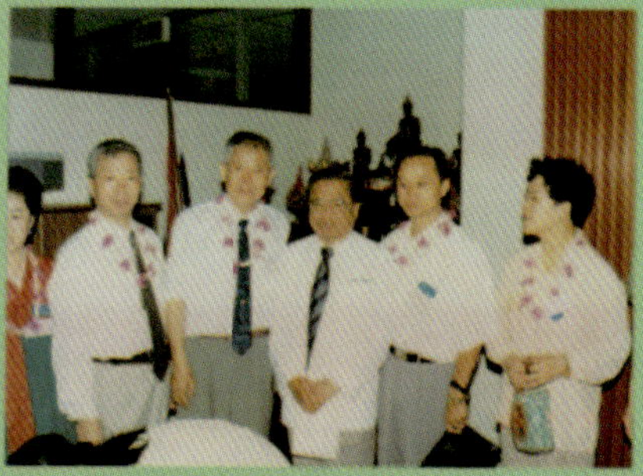

中国中医专家代表团赴泰国学术交流合影，左四冯德孔、左三泰国树津院长。

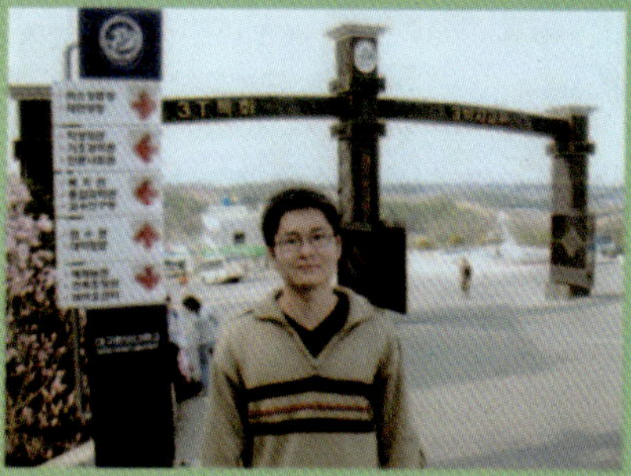

冯伟在韩国大邱韩医大学学习、交流

外国人到云南求治白癜风

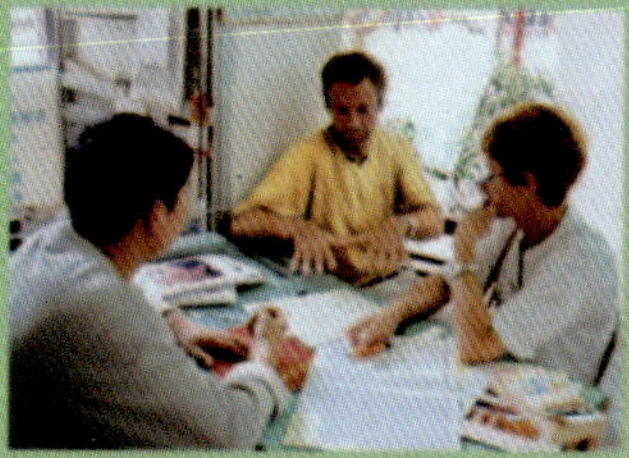

法国患者不远万里到云南求治白癜风

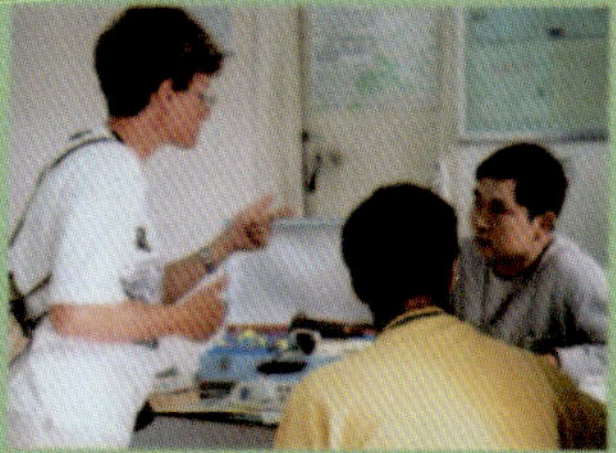

冯华医师接诊法国患者

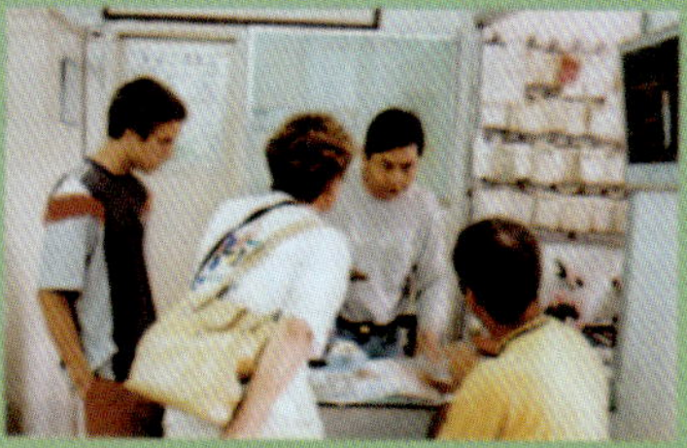

冯华医师认真解答法国患者问题，并指导法国患者如何治疗白癜风

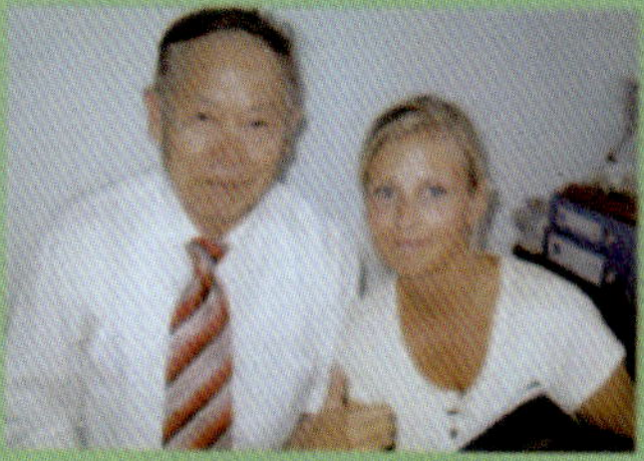

冯德孔医师接诊外国患者

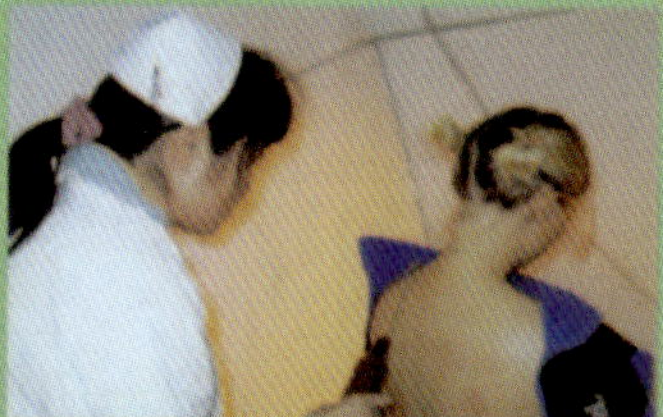

现在正治疗中的外国患者已经获得初步疗效

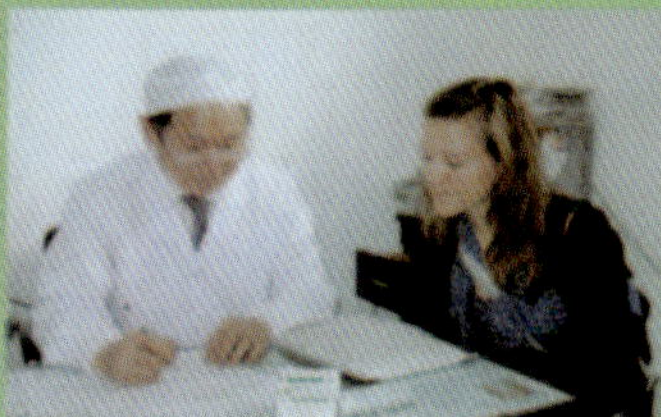

冯德孔医师接诊外国患者

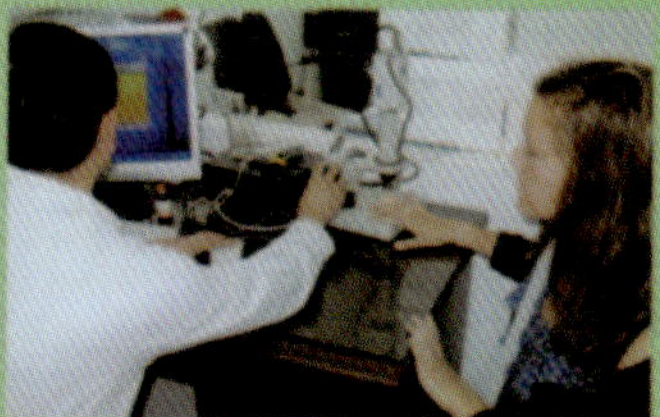

冯华医师为外国患者做微循环检测

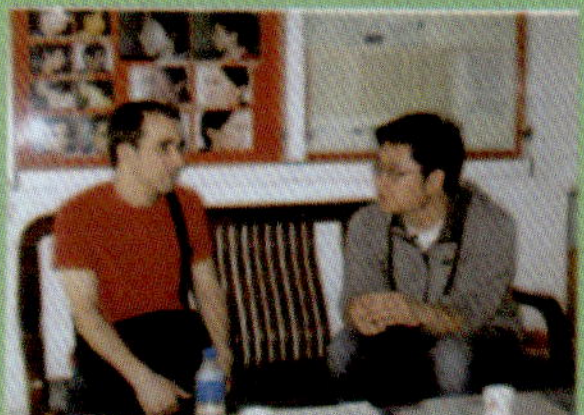

中国中医代表团在日本东京大弧交流后合影

外国人前来求治，是因为严重的国内患者早已经在这里治愈

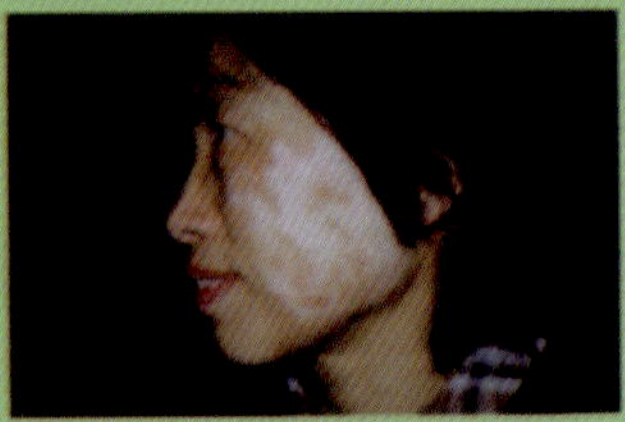

一位大学教授治疗前面部严重白癜风

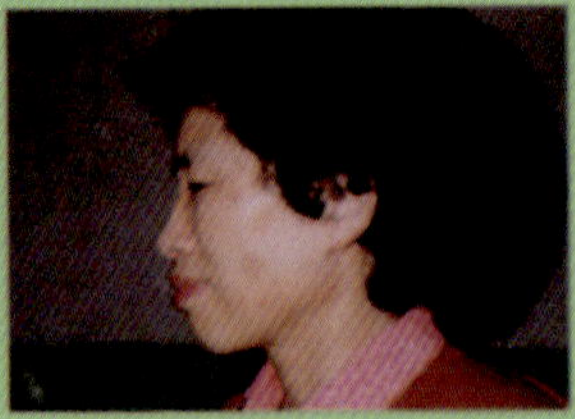

治疗八个月全部痊愈至今十六年未复发

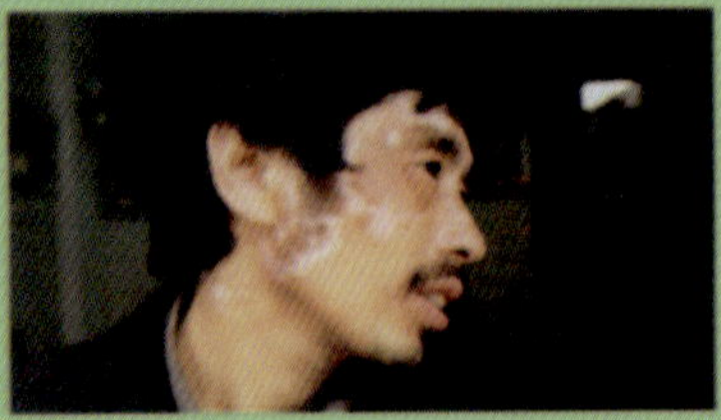

一位工人面部严重白癜风

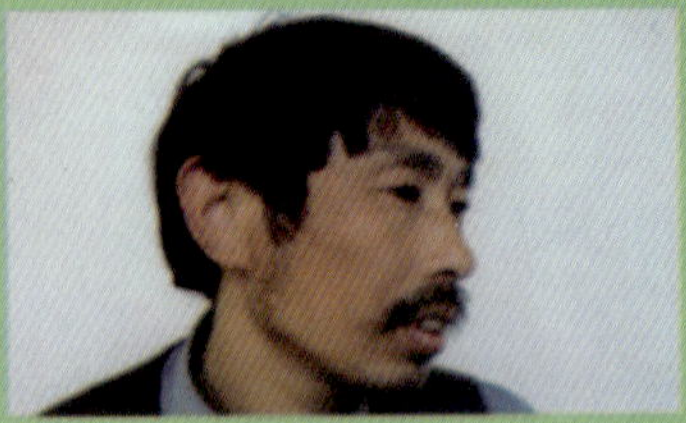

治疗半年，顺利治愈

冯德孔率首个大陆中医代表团赴台湾交流

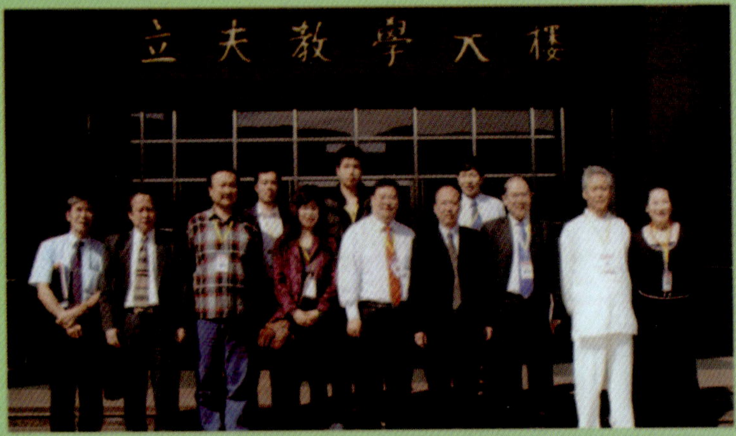

两岸三通后，北京中医药学会委聘冯德孔为大陆中医代表团团长率团访问台湾，在台湾中国医药大学交流。右三：冯德孔，右四：张永贤副校长迎接代表团

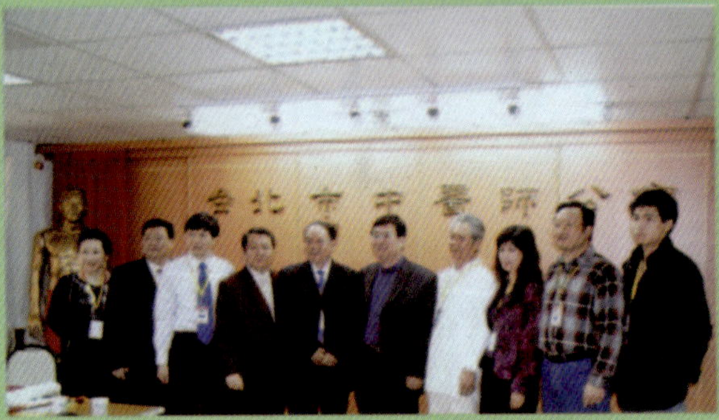

首个大陆中医代表团在台北市中医师公会交流

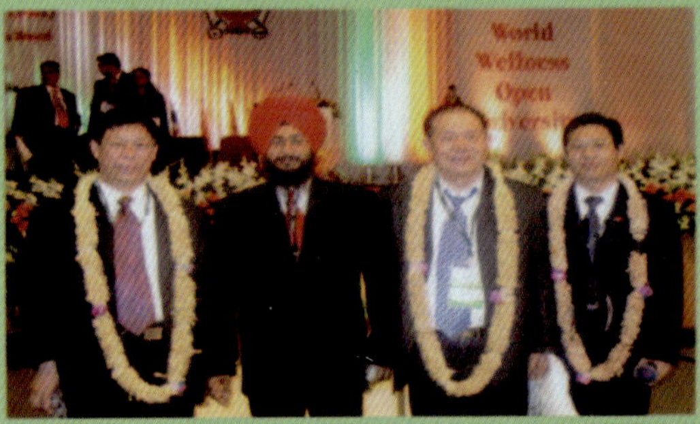

获第46届世界传统医学大会贡献奖后，非洲医学专家与冯德孔合影

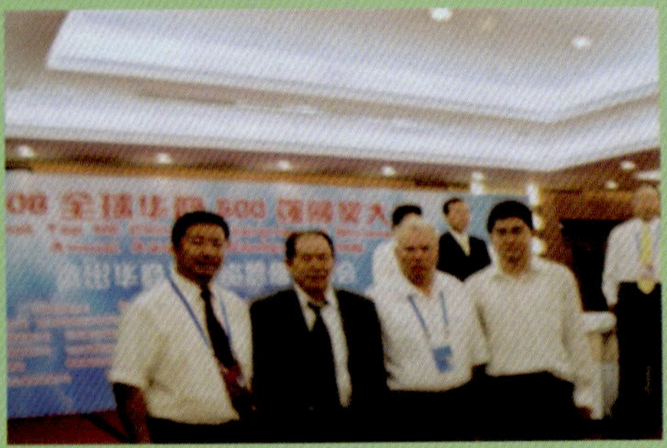

冯德孔、冯伟以贵宾身份与俄罗斯医药企业家基里亚克出席全球华商500强2006年北京峰会

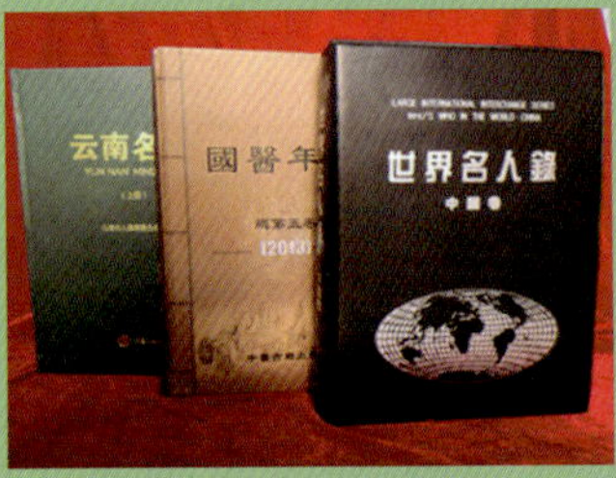

冯德孔入选《世界名人录》、《云南名人》。冯德孔、冯华、冯伟作为重点入选《国医年鉴》2013年版。

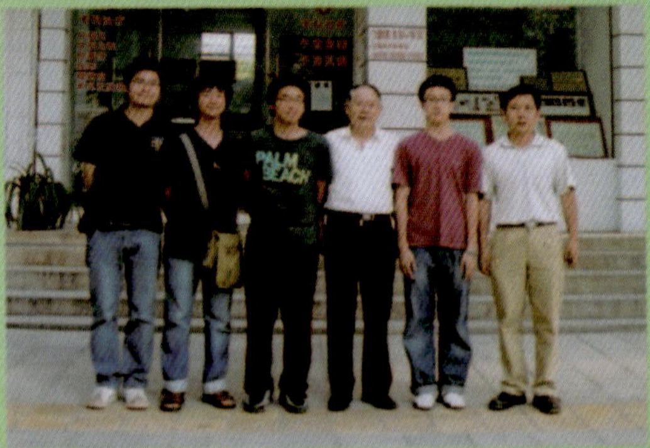

韩国学者到云南白癜风专科交流学习

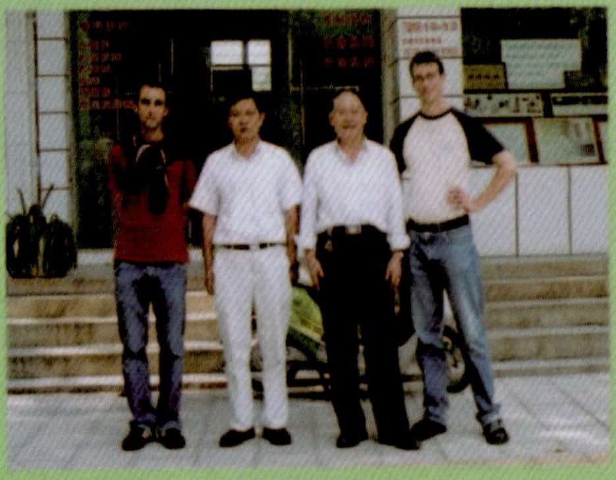

德国、瑞典学者到云南白癜风专科交流学习

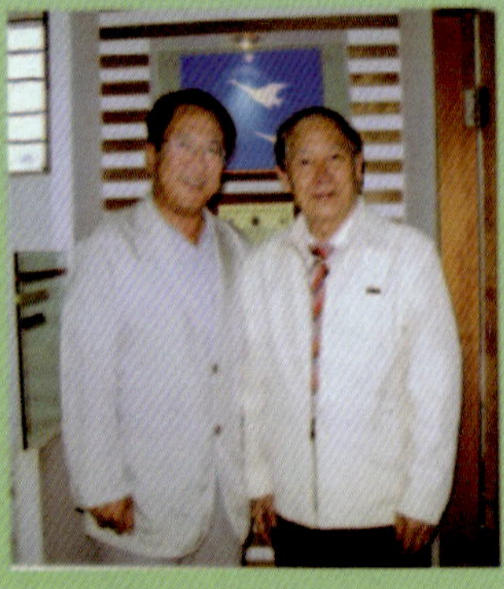

韩国大邱韩医大学国际教育院长南基教授(左)与冯德孔教授交流后合影。

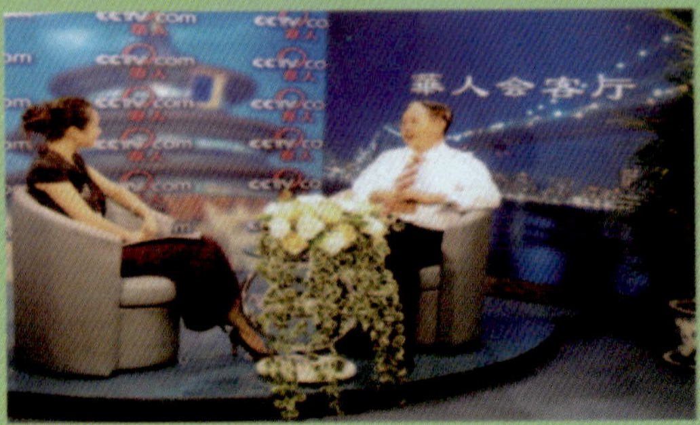

冯德孔做客中央电视台央视网《华人频道》

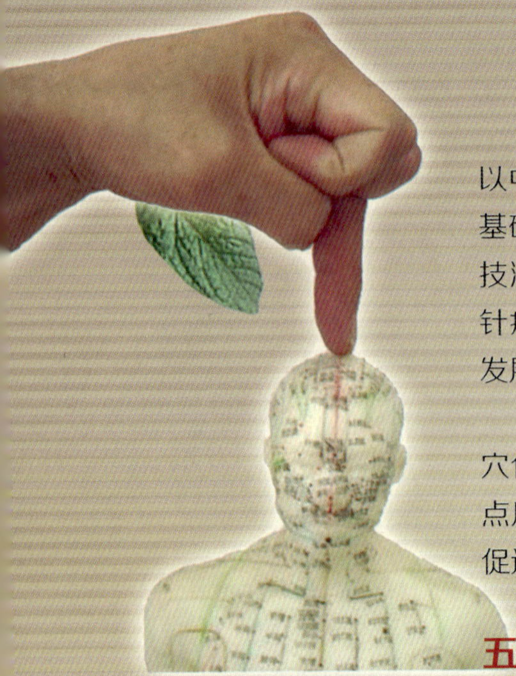

中医五绝指针疗法

五绝指针疗法——以指代针，以中医整体观、辩证观的哲学思想为依据，以中医阴阳五行学说、脏象学说、经络学说理论为指导，在中医指针疗法的基础上，融合武术中的点打技艺，并参合现代理疗技术原理，将古老的点穴技法与现代医学相结合，形成了一套独特的治疗技术体系；此技术是五绝指针疗法创始人张宝增先生，在其家传（手掐治急症）指针法基础上的创新和发展；于一九九一年正式命名问世，用于临床治疗人体千百病症。

五绝指针疗法的五种指法，以不同的指力刺激摩擦人体体表不同的经络穴位，产生各种不同的变化反应，治疗不同的病症。点打指法以发热祛寒，点压指法以镇热，点揉以调阴阳气血，点擦可疏通经络、筋脉，点振指法以促进血液循环。

五绝指针治病原理

五绝指针疗法的治病原理，是以中医理论作指导，以指代针对人体经络穴位进行适当的刺激疏通，使气血流畅，以达祛病目的。根据武学点穴理论，实行隔衣点穴治疗，对人体无任何损伤及副作用，治疗效果如同金针入体，指法施于人体后有明显的变化反应。

五绝指针疗法，无任何神秘色彩，完全通过熟练的指法，适当的指力对经络穴位进行深、浅、快、慢、缓、急等程度不同的刺激疏通而产生治疗效果。每次治疗仅需5-7分钟，则可快速调理周身十多条经脉近二百个穴位部位；五绝指针疗法的奇妙之处在于治疗后即刻生效。凡经点过之处，似有一种电流通过，既轻松又舒适，治疗后寒者必觉热发，而热者必生凉意，闷者立觉痛快，沉者立显轻飘；疼立止，晕即清，甚者瘫者立可行，聋者即可听，蒙者眼复明，周身气血通。

五绝指针技术成果

2003年11月，“五绝指针疗法治疗结石症”课题通过省级科技成果鉴定，鉴定委员会认为：该疗法是以祖国医学经络、腧穴理论为基础，结合多年的武术点穴和指针疗法等经验，创造了一种独特的治疗结石等症的新方法，具有较高的学术意义和临床价值。“五绝指针疗法”能够调理阴阳，调和气血，促进脏腑功能，从而达到活血化瘀、行气止痛、散结排石等功效，填补了医学领域一项空白，因为祖国医学是世界独一无二的，所以它的创立

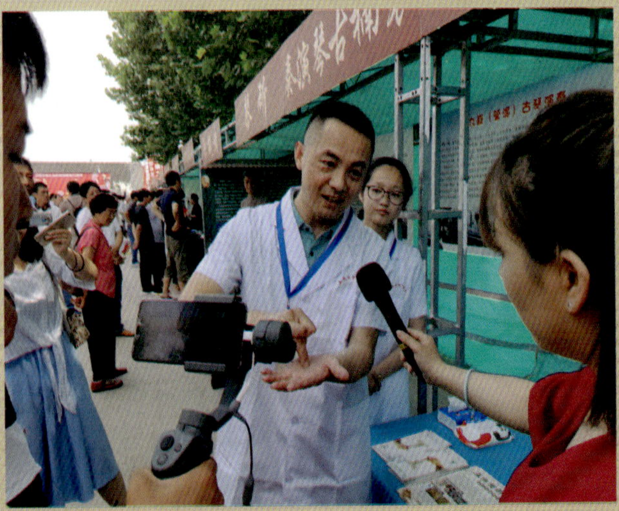

具备了国内外领先水平。科技日报、河北电视台、涿州电视台对其进行相关报道；中国知网、万方数据及河北技术市场将其载入科技成果数据库。

2011年5月，五绝指针疗法编入全国“治未病”干预技术产品及成果推广目录；中国医疗保健国际交流促进会中老年保健专业委员会评定为全国“治未病”优秀科技成果，并确定为“治未病”指定推广技术。

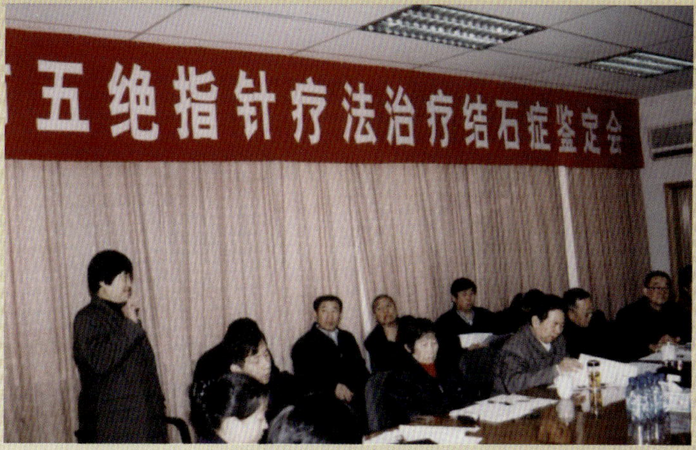

五绝指针疗法治疗结石症鉴定会

2017年7月，中医五绝指针技术入围中国品牌日央视特别关注行动。

2019年5月，中医五绝指针疗法列入涿州市级非物质文化遗产项目。

2019年6月，中医五绝指针疗法作为涿州市级非物质文化遗产传统医药类非遗项目，参加由涿州市文化广电和旅游局主办、涿州市范阳文化园承办的“庆祝新中国成立70周年 传承涿州市非物质文化遗产项目精品展”，在涿州永济公园进行现场义诊并取得圆满成功。

2019年12月，中医五绝指针疗法精彩亮相“涿州市迎新年非物质文化遗产艺术展”，五绝指针疗法传承人张剑锋，认真的给大家介绍这种特殊疗法的效果，现场好评不断。

五绝指针疗法的治疗范围：

肝内外胆管结石、胆囊结石、胆总管结石，肾结石、输尿管结石、膀胱及尿道结石等各类结石病；

各种疼痛：如头痛、牙痛、颈肩痛、腰腿痛、关节疼痛、胃腹胀痛、周身疼痛等；

失眠、便秘、呃逆、嗳气、呕吐、吞酸、口臭、耳鸣、腹胀、腹泻、周身乏力、心慌气短、头晕脑胀、视物模糊、四肢酸沉麻木等；

小儿疳积、小儿夜啼、小儿遗尿、小儿消化不良、饮食异常、小儿腹胀腹泻便秘等。

女性痛经、月经失调、乳腺增生、面部褐斑、情志失调等；

糖尿病、高血压、体瘦或肥胖等。

了解更多内容，请进入《中医五绝网》www.wujue.com或《五绝指针医学网》www.wujueyixue.com

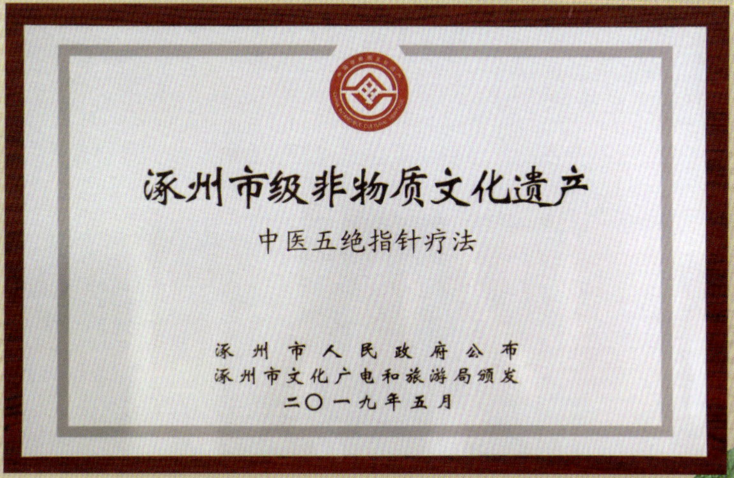

沈荣生

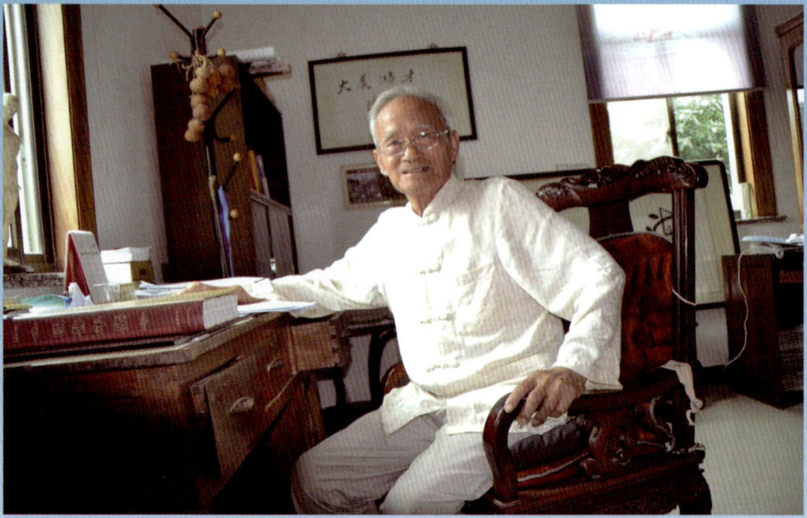

沈荣生，男，1933年10月生于中医世家，上海市崇明县人，大专，中共党员，公安政法副处级退休干部，退休后跟随叔父从医。

1951年10月参加上海公安工作，长期在杨浦区公安分局刑侦与治安一线工作。曾任刑警，治安科科员，科长，共青团总支副书记。在工作期间常参与法医，医学专家对刑事、治安案件的涉案人员进行尸检与伤害鉴定研究，对人体结构、脏腑、经络、气血有所了解和熟知。

1982年调任杨浦区政协秘书处，区委政法办，区纪委工作，1986年评选为杨浦区十大优秀共产党员。1987年任杨浦区社会治安综合治理办公室副主任。1994年退休在公安政法岗位历时四十三年。

沈荣生出生在中医世家，曾，祖，父，叔三代为药工、郎中与走方医。祖传治病有绝招、秘方与良药。治疗外科疾病有独特疗法。历代祖传秘法“一升一降，天下乱晃”其意是说有了“降药和升药”靠此“一阴一阳”良药与家传金疮药，就可以负笈行医，游走天下。为了传承，弘扬沈氏三代医术和良药，不使其失传与泯灭，1978年根据中央56号文件关于中医后续乏人的文件，协助叔父申请、筹办沈氏中医外科私人诊所，公开行医，传承、弘扬中医。

1994年，退休后跟随叔父传承中医，专心自学中医经典、古文献，总结继承前代治疗经验，采用针灸和拔罐法之优点，依据中医经络理论，不用打针，不要吃药，创立了针罐排毒通经法。“针罐法”运用了三个结合。1.针灸与拔罐法之优点相结合。2.针罐排毒通经与膏、丹、散、外敷相结合。3.治外病与治内脏之病相结合。治疗各种常见病、慢性病及疑难杂症：如肿瘤、乳腺癌、鼻炎（癌）、皮肤病癌、哮喘、牛皮癣、头痛、痛风、脑梗、中风、糖尿病足及各种骨关节疼痛，拔骨刺、消增生等。

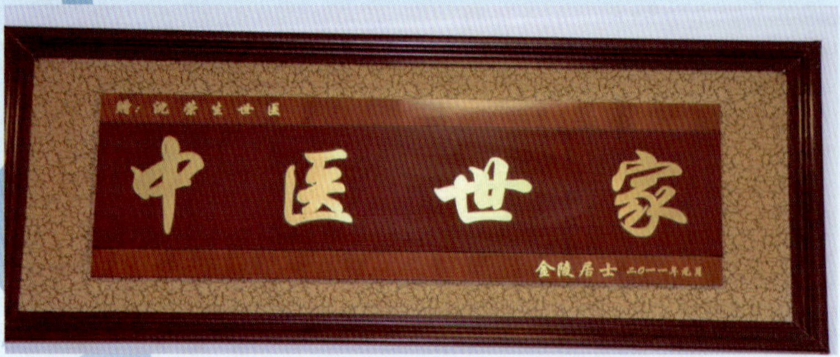

先后发表论文十三篇。其中“针罐排毒通经治疗乳腺癌”在首届中国民间中医药开发工程大会和上海第四届曙光传统医学国际论坛及第二届国际中医原创思维与扁鹊脉法论坛上发表。先后获“优秀论文奖”一等奖、特别贡献奖，“扁鹊传人”“医圣传人”“铁杆中医”“健康使者”“中医药传承贡献奖”“中医慢性病研究贡献奖”“自然疗法特色技术奖”中医疑难病《大医精诚---济世壶》终身荣誉奖等十二项奖。聘任民间疗法“首席专家”，中国民族卫生协会培训部专家委员会传统医学分会委员，中国中医罐疗与自然疗法专业委员会学术专家委主任委员，中药外治专业委员会高级研究员，中关村炎黄中医药科技创新联盟专家委员、国际自然疗法创新联盟理事、中华传统医学研究会专家委员，罐疗科研组特邀研究员，全国疑难病防治宣教公益事业、中国梦突出贡献人物。

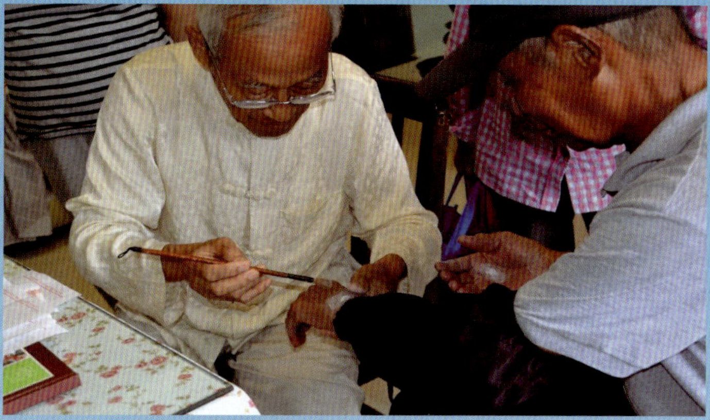

针罐排毒通经法的主要技术内容、特点、效益分析

一、治疗工具与操作手法

用传统的刀、针、罐与外用膏、丹、散中药。针用皮肤针（或称七星针）先敲刺表皮，皮厚部位用小手术刀，刺破皮层或病变表皮，再用磁性螺旋抽气罐吸拔，它负压大，口径有大有小，不用酒精火，较安全，不伤皮肤，吸拔10~15分钟，将皮层下肌肉间或关节内的淤血、滞气、积液取出，它不同于放血疗法。然后，再用家传配制的中药膏、丹、散外敷止血、消毒、封住针（刀）口。如此操作，不会发生炎症、溃烂。排出瘀血积液，有益无害，不必害怕。

二、针罐排毒运用了三个结合

1. 针灸法与拔罐法之优点相结合。针罐结合，可以点、线、面结合起综合作用，发挥针灸调气与拔罐排毒的综合效果。

2. 针罐拔毒与中药外敷相结合。内外合治，疗效更好。针罐排毒通经，就是用大禹治水的方法疏导人体气血通畅，而不是堵塞之。把人体病变的留血、积血、败血、恶血、死血、毒血，包括滞气、积水，疏之、泻之、决之。“使毒外出”为第一要法，再外敷膏药。它可以广泛地用于外、内、妇、关节、五官、肿瘤等多种病症的防治，常可收到满意的效果，达到“通则不痛”“通则强身”“通则病愈”的疗效。

3. 治外病与治内脏之病相结合。《内经》记载：“有诸内，必形诸外”内脏有病，体表必有反应。针罐排毒既可调理体表皮层的湿症、癣症、肿块、疼痛和络脉气血之虚实，还可疏通人体五脏六腑之经脉，包括奇经八脉之气血。民间有“打通任督两脉者，为天下无敌”的说法。针罐排毒不仅可以开通任、督两脉，还可以打通人体十二正经、奇经八脉。“血脉流畅，病不得生也。”

三、针罐排毒通经法的防治特点

有病祛病，无病防病，还可保健、养生、美容、强身益寿。它的操作简单方便、安全、有效、经济，无毒副作用。针罐排毒通经络、调气血，可以根据人体五脏六腑部位的虚实、阴阳症状，可浅可深，罐的压力可大可小，留罐、走罐时间可长可短，达到排病毒、通经络、调气血、使之气脉常通，达到强身健体之目的。

四、防治范围

《内经》曰：“经脉者，所以能决死生，处百病，调虚实，不可不通”。人体十二经脉不和，

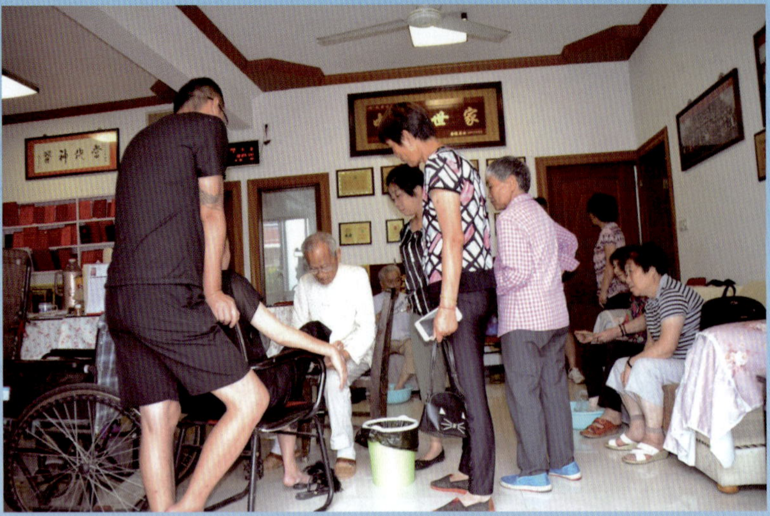

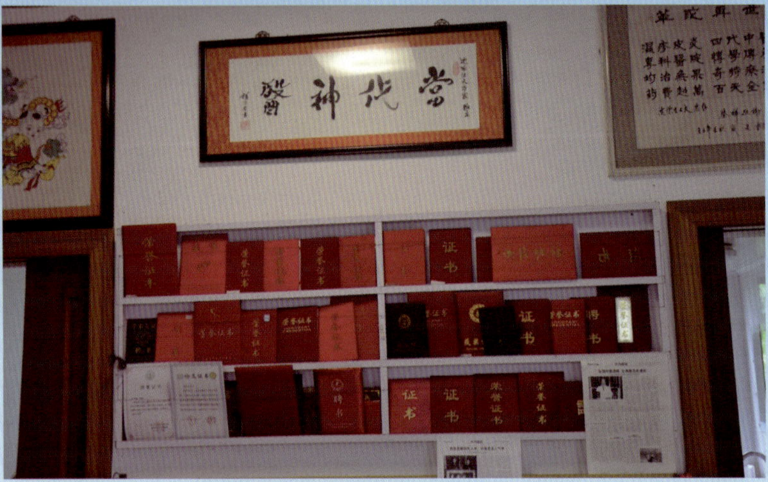

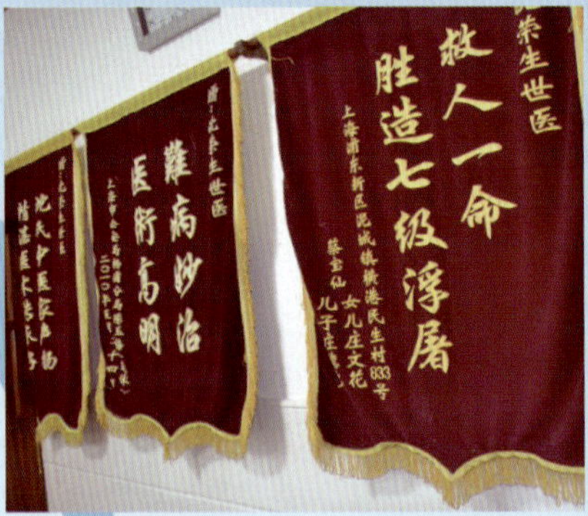

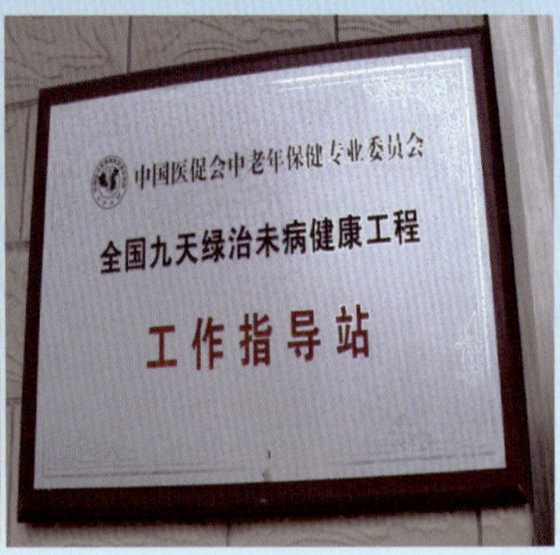

都会生病。五脏与六腑互为表里，互为阴阳，病在阴，调之阳，病在阳，调之阴，即病在肝，调之胆经，病在肾，调之膀胱经，病在脾，调之胃经。难调的是要找到阴阳气血沟通之交接点及阻塞点，一般在四肢末梢与任督两脉处去找寻。针罐疗法，就是循经络，排病毒，调气血，可以开通天道（头），打通地道（足），这不是迷信，不是神话，而是《内经》上的原话。以此达到阴阳和谐，气血平衡，经络流畅。

五、项目的技术创新性、先进性和成熟性

针法与拔罐法优点结合，1+1，功效大于2，点（穴）、线（经）、面（皮肤湿癣、肿瘤）联合操作，功效更大。

罐法从角法进化而来，已有二千多年历史，属传统的非药物疗法，优于药物、刀术，无伤人体脏腑、气血、皮肉功能。结合中药膏、丹、散外用，清热解毒、杀菌、止痛、祛腐、消肿、散坚、生肌、收敛更有效，防治范围更广。

六、项目的经济、社会、和生态效益分析

《内经》一书中提出：“想不用服毒药，无用砭石（刀术）的方法”，“欲以微针通其经络，调其气血，营其逆顺出入之会来治疗疾病。”

针罐法可实现先贤们的梦想，不用抗生素、激素，不用化瘀活血之汤药，无用刀术，实现治病防病的目的。这是一种利国利民的非药物、非刀术、自然的、绿色的，极大节省社会资源的疗法。

民间有“一法可治百病”、“因百病用一法”之说，针罐法常通人体保健穴、强壮穴、长寿穴、急救穴，常通人体腧穴、募穴，可达到有病祛病，无病防病，治未病，还可以保健养生、强身益寿，能防治百病的目的。

专家推荐意见：

沈荣生先生四代中医家传的《沈氏拔罐》项目，本人经临床及书面资料了解，该疗法在传统中医经络指导下，结合家传经验，创立的针刺放血、中药偏方外敷相结合的独特的拔罐疗法。具有一般拔罐疗法达不到的疗效。临床上经数代人的临床实践，在骨关节疾病、风湿性关节疾病、神经性头痛、皮肤病、退行性骨软组织病病及部分肿瘤疾病等方面取得了高于一般传统中医防御的效果。积累的病例多、疗效真实可靠，使这一特色疗法能得到继承和发扬。

——上海同济大学附属同济医院教授、主任医师（原中医教研室主任）陈百先

本人身为中医师，一直以来谨记唐代大医孙思邈的训诫：“知针知药，方为良医”，对中医内服与多种外防御法均努力学习并实践着。比较而言，本人认为沈老的这个“针罐排毒通经法”，整体上具体疗效更快、更强、更直接、更彻底的独特优势。本人认为此法既可作为养生保健法，预防疾病法即中医“治未病”的“上工”之法，加以充分利用；更可作为防御手段，单用或结合中药内服疗法，防御各种常见病或疑难杂症。

——上海中医药大学副教授、硕士、中医师王丹

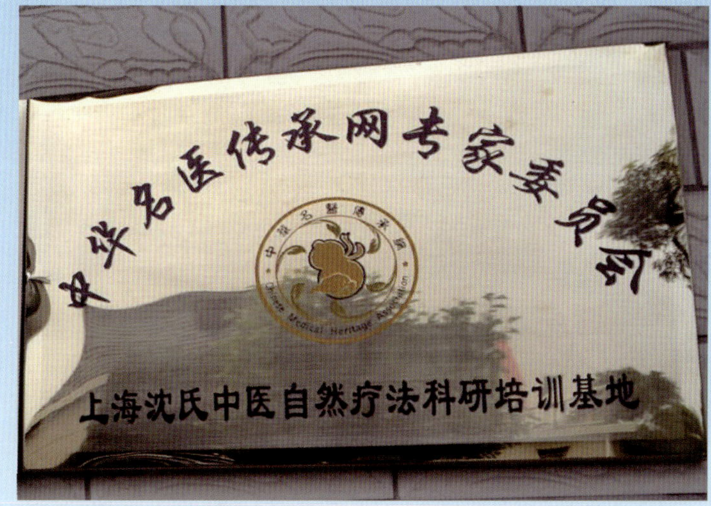

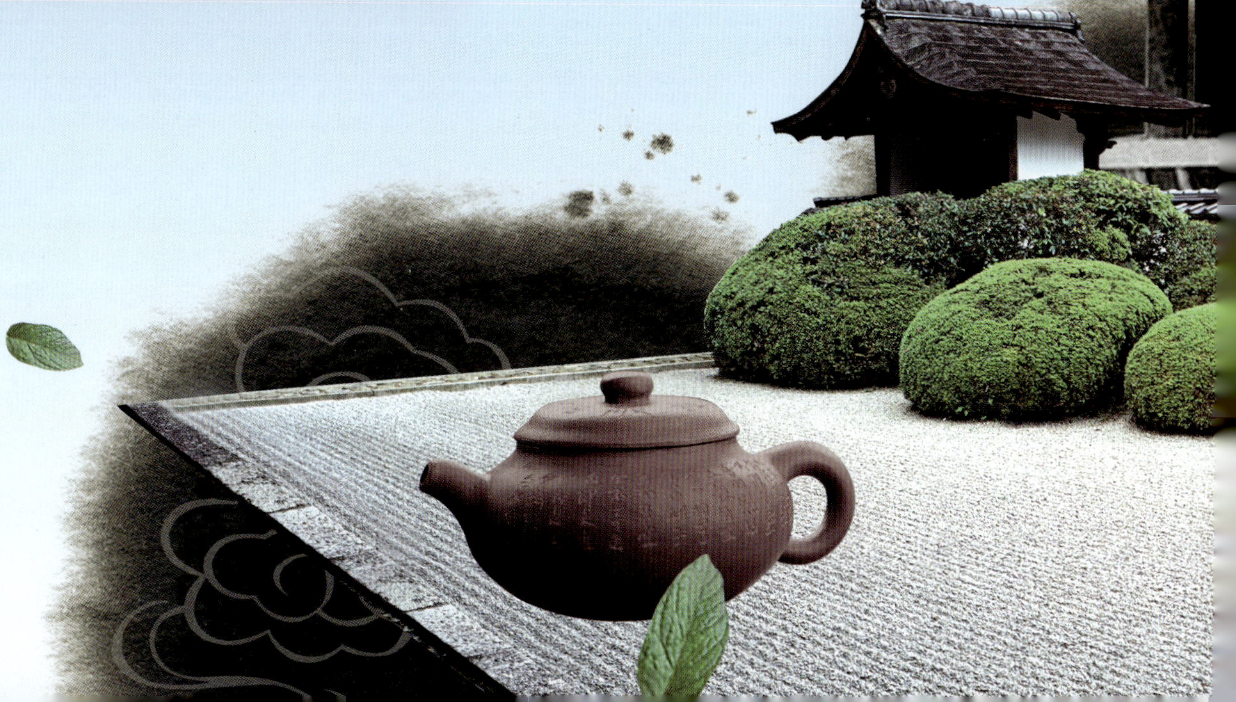

张炳兴：

坚定走在中医创新应用的大道上

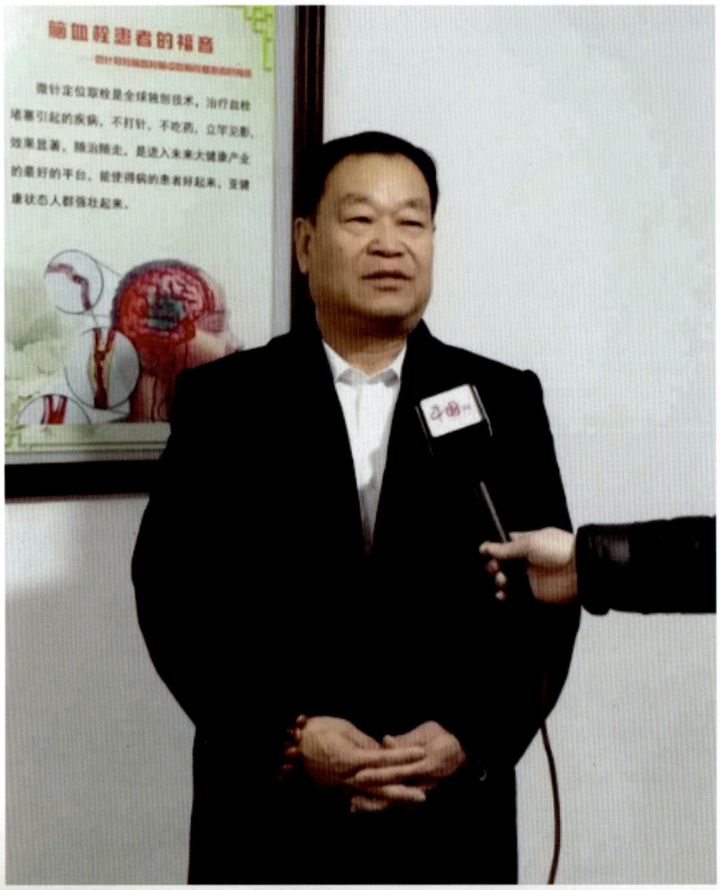

采访张院长是一次非常愉快的行程，《国医年鉴》编辑团队经过沟通，确定张院长的时间安排后，采编和摄像团队来到了北京汇天万通中医药研究院的大楼。和其他很多中医药名家不同，张院长可以说是非常低调，甚至连自家的很多消息，都是很谦虚地说，正在进行中，等做成了再跟大家汇报，非常典型的山东汉子。在研究院的墙壁上，有着堪称豪华的专家顾问团队，国医大师张大宁、国医大师李佃贵、国医大师石学敏、国医大师唐祖宣，以及中国中医科学院吉军教授、中国中医科学院副主任医师杜艳林、中国中医科学院主任马晓彤、中国中医科学院副研究员张韬、空军总院副主任药师路明海、中国中医科学院副主任医师李菲、中国中医科学院副主任医师刘志敏、中国中医科学院主任医师任旭，以及万金华教授，赵文波教授，崔振玉教授共近20多人。本来笔者想请张院长谈一下国医大师和专家对研究院的认可和关怀，张院长说都是大师们提携，还是做出成绩再说，“少吹牛，多做事”，作为国医大师张大宁弟子，张炳兴院长在研究院成立了国医大师张大宁传承工作室与国医大师李佃贵传承工作室，桃李之心不言自明。

笔者请教张院长，中医药的竞争力在哪里？张院长沉思良久，说“不要把中医药与其他医疗模式比较，也不要进行商业化的包装，时刻记着，中医药是给老百姓治病的，有效才是硬道理，别的都不重要，如果非要说竞争力，我认为这个就是竞争力。”朴实而有力，非常坚定，老祖宗留下很多宝贵遗产，能把这些都利用好就非常不错了，“现代人有不少病症和以前不太一样，要钻研，要实践，找到自己的方法”，在提到中医药的创新时，张院长这么说。进入21世纪以来随着社会经济的发展，环境的污染和现代生活方式的改变，无疑为身体机能的循环带来了沉重负担，存留在人体中的各种毒素正在慢慢变多。由于饮食等问题带来的“富贵病”也开始增加，这些由于生活和饮食等造成的健康隐患，如影随形，无时无刻不在侵袭着大众的健康。心脑血管疾病越来越趋向年轻化，

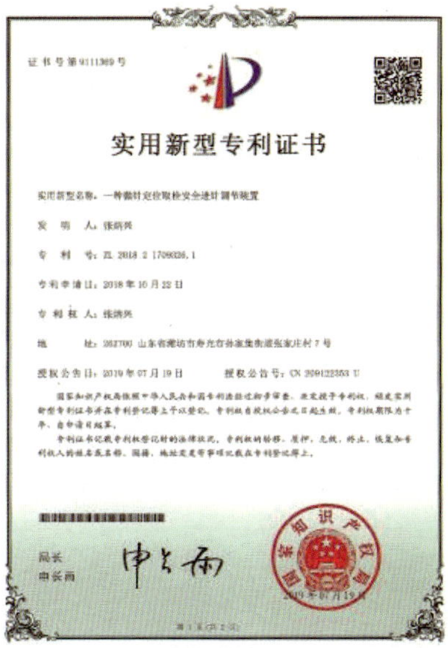
实用新型专利证书

实用新型名称：一种微针定位取栓安全进针调节装置

发明人：张炳兴

专利权人：张炳兴

局长 申长雨

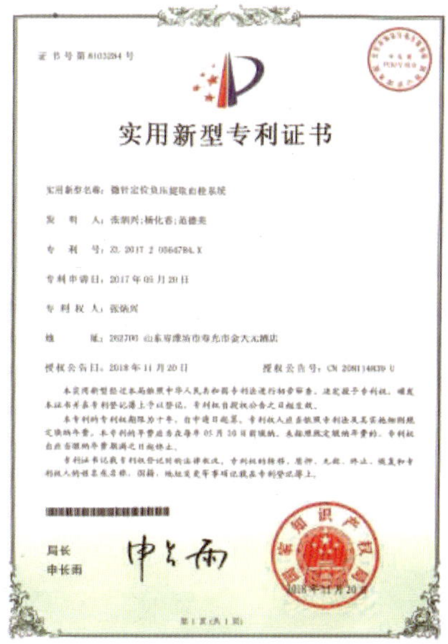
实用新型专利证书

实用新型名称：微针定位负压提取血栓系统

专利申请日：2017年05月20日

专利权人：张炳兴

授权公告日：2018年11月20日

局长 申长雨

发病率越来越高，血栓性疾病的发病率正逐年增加，是当今世界上威胁人类最严重的疾病之一，张院长以及他的北京汇天万通中医药研究院就是专门针对这个现象做努力的。

张院长认为，水遇寒气则结冻，血遇寒气则凝固，十病九寒，风湿寒久日久之形成血栓，很多炎症都从寒中来。血栓堵塞会导致：脑出血、脑血栓、脑中风、脑栓塞、脑梗腔梗、颅压高、帕金森综合症、眼睛干涩、视力模糊、迎风流泪、头晕、眩晕、头疼、偏头痛、三叉神经痛、颈椎酸痛、颈动脉斑块、各种颈椎病、肩周酸痛、手臂麻木、肩周炎、高血压、失眠、健忘、小脑萎缩、记忆力减退、抑郁症、咽炎、鼻炎、肺炎、胸膜炎、支气管炎、肺气肿、慢阻肺、肺纤维化、心脏病、冠心病、心绞痛、胸闷气短、肾炎、肾盂肾炎、肾小球肾炎、肾病综合征、强制性脊柱炎、腰间盘、坐骨神经痛、股骨头坏死、关节疼痛、风湿性关 节炎、风湿疼痛、痛风、脉管炎、深静脉栓塞、老烂腿、烂脚趾、老寒腿、身体怕凉、怕寒、怕风、怕冷空调，以上疾病都是风湿寒侵入身体内导致的疾病，归根结底都可责于气滞血瘀，容易产生血栓。

研究院继承中华民族五千多年的中医理论和实践，汇聚了多名国内知名国医大师，中医专家和高级教授，张炳兴院长带领他的团队，经过近二十年的学习、研究、实验等，继承创新研制发明了“微针定位负压提取血栓系统”获得发明专利；“一种中医微针定位负压清淤系统安全进针调节装置”获得实用新型专利，填补了国内外治疗血栓领域的多项空白，造福家庭，达到有病治病、未病先治的目的，攻克了心脑血管疾病的诸多治疗难题。

张院长提到，中医药创新，不要排斥高科技，好的手段都要用。比如“微针定位负压提取血栓系统”就利用高科技产品美国进口镜头，红外热像仪高灵敏度的特点，准确定位血栓在人体中淤堵的位置，再结合五千年的中医理论，人体经络结构，动静脉的血流向，在确定的取栓点上，精准地把堵塞在身体内的血栓清除出来，达到治标治本的目的，有效率非常

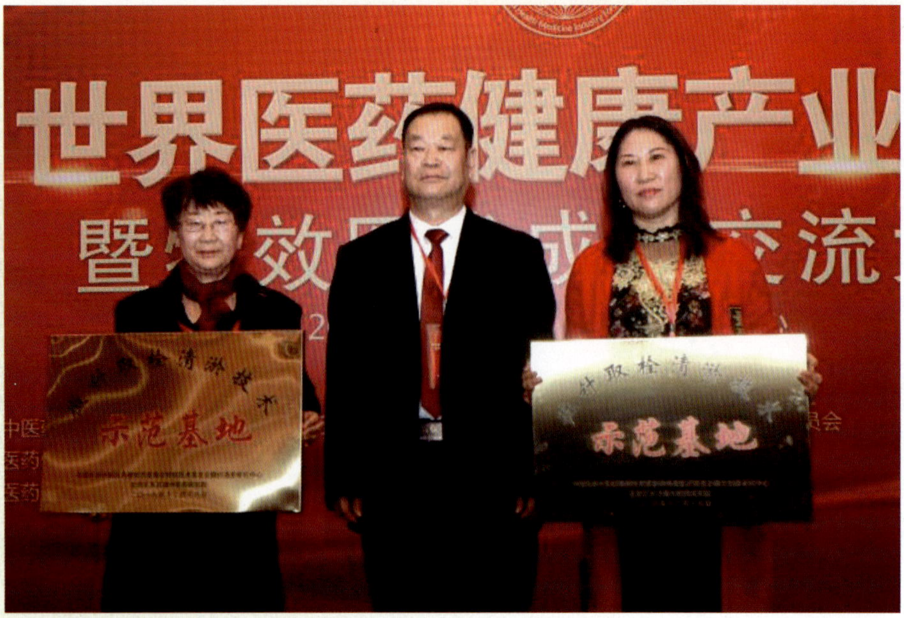

高。利用微针提取血栓，对脑血栓、头晕目眩、前额胀痛、记忆力下降、肌肉僵硬、膝关节疼痛、局部溃烂等症状都有显著改善作用，而且大部分患者取血栓后立竿见影。除此之外，治疗后患者脸部充满光泽，还有祛斑美白、纤体瘦身、活血化瘀、保健养生附加效果。张院长说，做中医要耐得住寂寞，说创新哪有那么容易，研究院同仁是花了二十载严寒酷暑，才有了今天这一点点成绩。

在技术的介绍上，有这么几个明显的特点，第一个特点是微创不开刀、第二个特点是安全、第三个特点是随治随走、第四个特点是见效快。而且在检测手段上取得了巨大突破，采用低温血栓定位检测技术，效率极高。研究院的荣誉展厅里，是这二十年坚持不懈的回报。被中国中医科学院专家遴选列入“中医药养生保健适宜技术推广项目”并作为慢性病康复适宜技术全国推广；在2018年大健康产业高峰论坛被组委会评为《中国大健康产业最具投资价值推广项目》荣誉称号；入选2018年中国品牌日央视特别关注行动；张炳兴院长被人民日报社民生周刊与大健康论坛组委会评选为“2018中国健康产业新兴领军人物”，并被河北省残疾人创业基金会聘为高级顾问。在北京人民大会堂隆重召开的全国商业科技质量大会上，北京汇天万通中医药研究院经过层层筛选，最终荣获“全国商业质量品牌示范单位”荣誉称号。

那么效果如何呢？张院长这里提到很多案例，山东省寿光市台头镇一位69岁农民，6年前发病，现在出现全身乏力，右侧肢体活动障碍，家属要求微针取栓。经热像检查发现头部、枕部淤堵，双下肢出现凉区。针对以上淤堵情况，作了具体的取栓方案，于当天对多处血栓堵塞部位做了3处取栓，经血栓清除后，患者右侧肢体活动好转，家属对本次手术非常满意。还有一位淄博市张店区石桥镇30岁的朱女士，通过朋友介绍来，患者自述6年前妊高症，在剖宫产手术中突发脑梗塞，导致左侧肢体活动不利，患者自行要求微针取栓，经热像检查发现双肩腰部淤堵严重，当天对多处血栓堵塞部位做了5处取栓治疗，患者腿比较前抬高明显，头昏好转，患者非常满意。这种案例比比皆是，都是对这项专利技术的证明。

张院长提到，中医药有两大关，一个是好的治疗手段，一个是要很好的应用，都挺难的。研究院这一路走来，也是克服了种种困难。尤其是专利技术的推广上，目前中医药还有

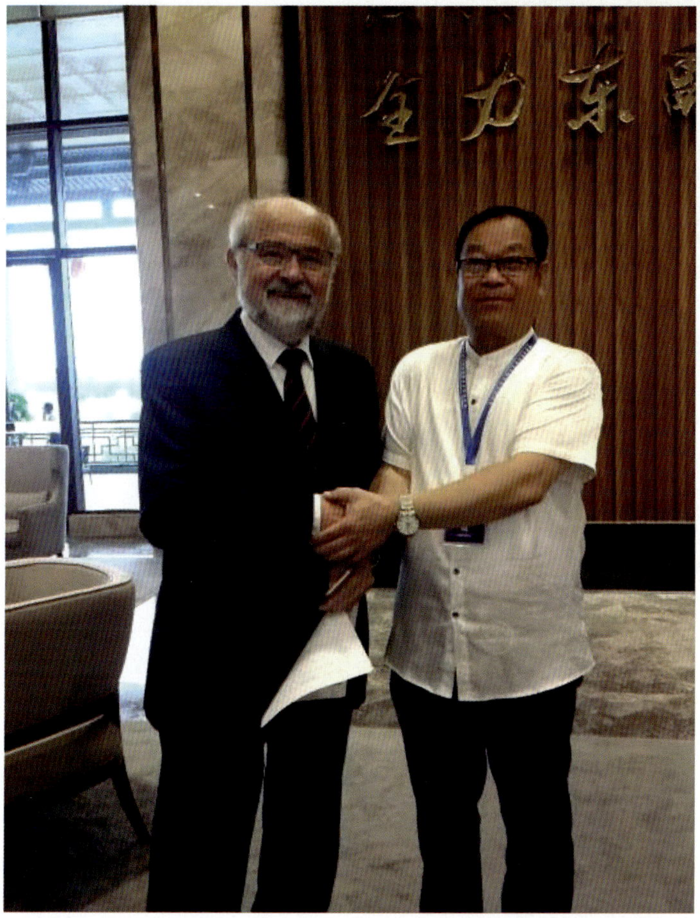

很多不利条件，张院长说亟需国家有关部门给予重视，提供政策和产业支持，大量的中医好技术，都需要拯救，“让中医做商业的事，挺不容易的”。据张院长介绍，北京汇天万通中医药研究院正在努力推动技术的应用，现在一带一路发展起来了，国内对中医药也非常重视，可以说迎来了大力发展的良好时机。2018年微针定位取栓疗法落户内蒙包头市华康祥中医院，2019年6月“微针定位负压提取血栓系统”成功落户广东深圳，北京汇天万通中医药研究院与深圳鹏程医院达成合作。张炳兴教授还应邀出席“首届世界长寿论坛”并与多位诺奖得主探讨人类长寿话题，联合国前秘书长潘基文、1991年诺贝尔医学奖得主伊文·内赫、2011年诺贝尔化学奖获得者丹尼尔·舍特曼等多位诺奖得主都出席，张院长期待中医药能快速走向世界。

中国进入了新时代，站在新时代历史起点上眺望新征程，中医发展的道路还很长远，在新时代中，既要坚持中西医并重发展，更要传承发展中医药事业。作为中医药行业的一份子，北京汇天万通中医药研究院必将在张炳兴院长的带领下，为中华民族五千年的中医中药的发掘打下良好基础，为更多的病人解除病痛，让他们早日恢复健康；并会继续努力，把“微针定位负压提取血栓系统”技术推向全国，在打造全民养老养生，提高国民健康指标方面做出努力，并代表中国中医专利技术走向世界，为实现中华民族崛起的伟大中国梦作出自己的贡献。

赵国程

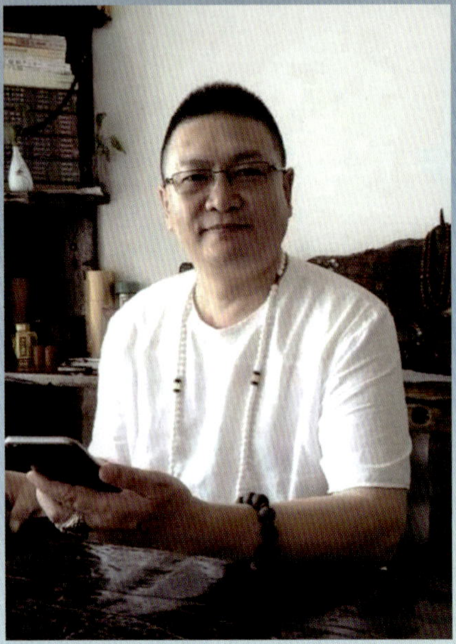

赵国程，男，蒙古族，1963年出生于内蒙古。高级针灸师，海南赛罕古针养生有限责任公司负责人。

Zhao Guocheng, male, is a Mongolian who was born in Inner Mongolia in 1963. He is a senior acupuncturist and the head of Hainan Saihan Ancient Acupuncture Health Co., Ltd.

他自幼勤劳好学，尤其对古医术更加深深的热爱。在针灸治疗领域有着独特的见解，其先进的理疗方法在同行业里首屈一指。怀着对中医针灸治疗的坚定信念，以及医者“救死扶伤，悬壶济世”的崇高追求，他用了更多的时间走访了许多地区和患者，考察了河北、天津、北京、甘肃、青海、福建、湖南、广东等地人员的饮食生活、体质特点。详细总结了一套针对不同地区气候影响下的人体虚实病症的辨证理疗方法。目前落住海南，已为大批海南亚健康、慢性病人解除痛苦，使其摆脱疾病的困扰。

He has been diligent and eager to learn since he was young, and has a special and deeper love for ancient medicine. In the field of acupuncture and moxibustion, he has his unique view, his advanced physical therapy methods in the industry is among the top list in the field. With a firm belief in acupuncture treatment of traditional Chinese medicine and the lofty pursuit of "heal the wounded and rescue the dying", he spent a lot of time visiting many patients in different areas, and investigated the diet life and physical characteristics of the personnel in Hebei, Tianjin, Beijing, Gansu, Qinghai, Fujian, Hunan, Guangdong and other places. A set of methods about dialectic physiotherapy of deficiency and excess of human body were summarized in detail. Currently in Hainan, it has relieved the pain of a large number of sub-healthy and chronic patients and freed them from the trouble of diseases.

赵国程对放血疗法研究颇深，见解独到。潜心于各类医学著作的理论研究，辅之以上万次的临床经验，苦心孤诣，认真总结出了自己与众不同的放血疗法。中医放血疗法最早的文字记载于《黄帝内经》，如“刺络者，刺小络之血脉也”“菀陈则除之，出恶血也。”

Zhao Guocheng has a deep and unique understanding of bloodletting therapy. He devoted to the theoretical research of various medical works, supported by more than ten thousand times of clinical experience, work painstakingly, at last, and summed up his own unique bloodletting therapy. The earliest written records of bloodletting therapy of traditional Chinese medicine are in the Yellow Emperors Internal Classic, such as "prick the collaterals, prick the small collaterals", "when treat the long-term illness with blood-letting, the extravasated blood will be let."

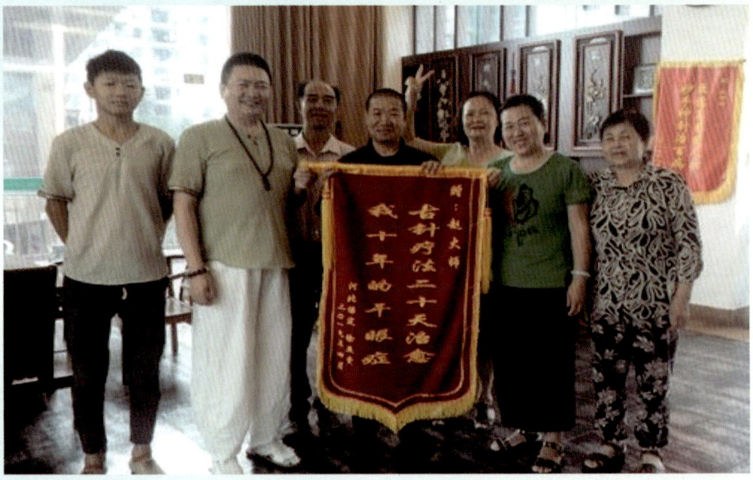
赠：赵大师
古针疗法二十天治愈
我十年的干眼症

赵国程通过多年工作经验总结出放血疗法的优点：

1.放血疗法的适应症很广，可用于内科、妇科、男科、儿科、五官科、皮肤科及其他各科疾病，其中对皮肤病、过敏性疾病等有奇特的效果。

2.放血疗法奏效快，疗效显著。

3.方法简便，易于操作：放血疗法的操作方法非常简单，不需服药、注射。放血疗法痛苦小，能免去患者的精神负担，对那些怕打针吃药及不能服药的患者尤其适宜。

4.使用安全，副作用小：放血疗法属外治法，一般无副作用，安全可靠，根据临床症状适宜者可采用。

Zhao Guocheng summed up the advantages of blood-letting therapy through years of practical experience:

1. The indications of blood-letting therapy are very wide, which can be used in internal medicine, gynecology, andrology, pediatrics, facial features, dermatology and other diseases, among which it has peculiar effects on skin diseases, allergic diseases, etc.

2. Blood-letting therapy has quick and remarkable effect.

3. The method is simple and easy to operate: the operation of blood-letting therapy is very simple without taking medicine or injection. It is less painful and can avoid the mental burden of patients, especially for those who are afraid of injection and taking medicine and who can not take medicine.

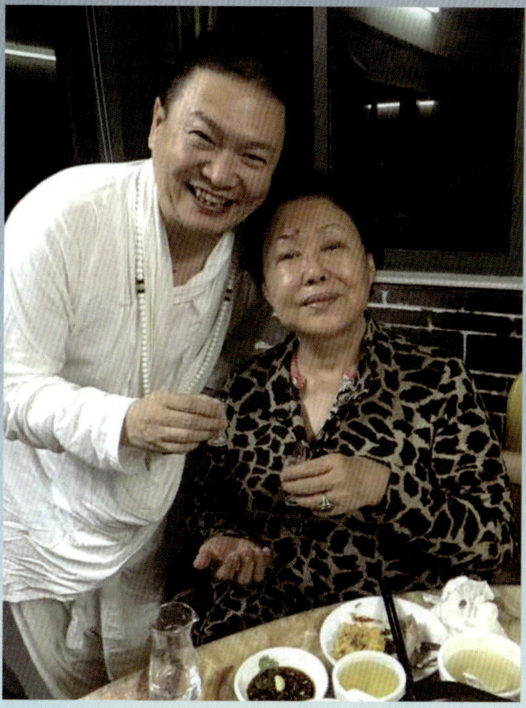

与著名影视明星斯琴高娃同饮健康酒

4. It is safe with small side effects: blood-letting belongs to external treatment, generally without side effects, safe and reliable, according to clinical symptoms, the patients who has the relevant diseases can be treated.

另外：2016年至今，赵国程不辞辛苦地运用其独自创建的“古针针法”，三年的时间已做理疗三万多人次。其医术源于蒙古千年古老医术，以无痛针法瞬间打通任督二脉。结合古法放血轻松解决多种疑难杂症。经他调理的患者中不乏海内外慕名而来者。通过他的悉心治疗，皆已康复，感恩的锦旗挂满医馆墙面。

In addition: since 2016, Zhao Guocheng has worked painstakingly and used the “ancient acupuncture method” created by himself to do physical therapy for more than 30000 people in three years. His medical skill originated from Mongolia's thousands of years of old medical skill, with painless needling to instantly open Ren Meridian and Du Meridian. Combined with ancient blood-letting method, it can easily solve many kinds of difficult diseases. There are many patients who are attracted by his fame at home and abroad. Through his careful treatment, they have recovered, and the grateful banner is now hung all over the wall of the hospital.

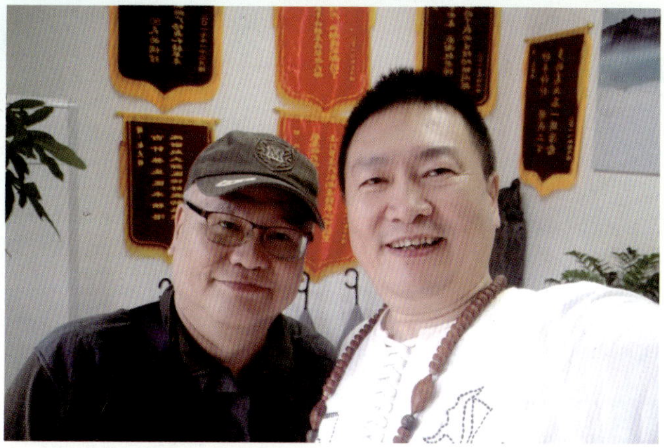

马来西亚高层领导人专程来做理疗60天

众所周知，调理亚健康，预防大于治疗。这也是传统医学的博大精深之所在。赵国程还将古针医术用于亚健康调理养生，全心全意为民众健康保驾护航。

As we all know, prevention is greater than treatment to the sub-heath diseases. This is also the extensive and profound point of traditional medicine. Zhao Guocheng also used ancient acupuncture techniques for sub-health care and wholeheartedly protecting people's health

ABOUT US 企业简介

温州易龙健康管理有限公司是一家专业从事中医体质检查、中医未病预防、中医精准化和个性化调理等项目为主的健康管理机构。公司整合全国优质医疗卫生服务资源，拥有一批知名中医专家亲自坐镇，旨在为广大群众提供精准的健康调理指导和健康系列产品。

研发产品有：和中茶、舒木欣茶、亚平衡贴、歇能茶（饼）、呼吸锦囊等。

具有祛湿化痰、调和气血、疏肝解郁作用的和中茶、舒木欣茶、亚平衡贴、歇能茶（饼）已入选“2019 年度百项亚健康中医调理技术”，产品分别适用于痰湿体质、气血不调、肝脾不和的亚健康人群的调理。

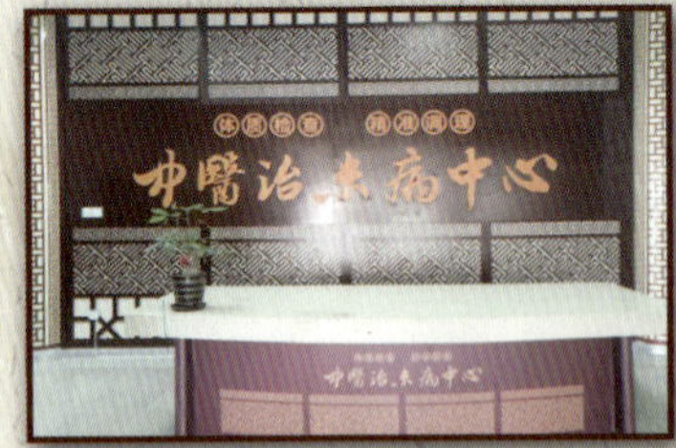

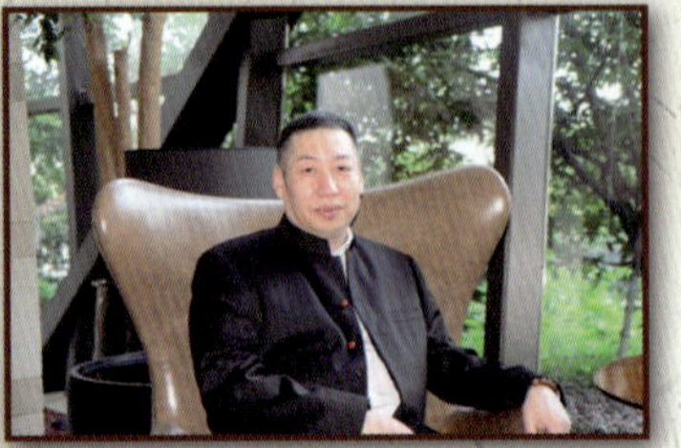

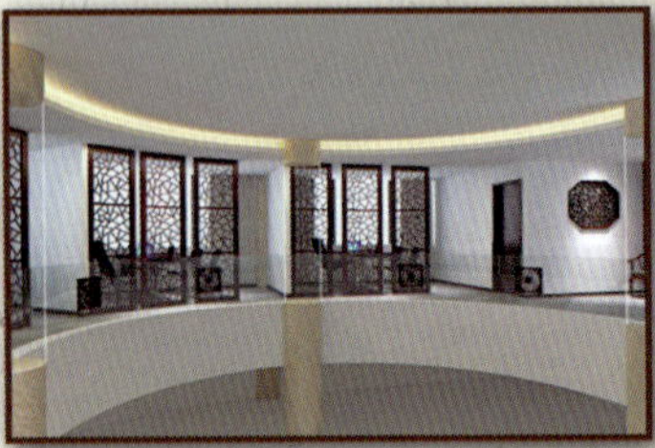

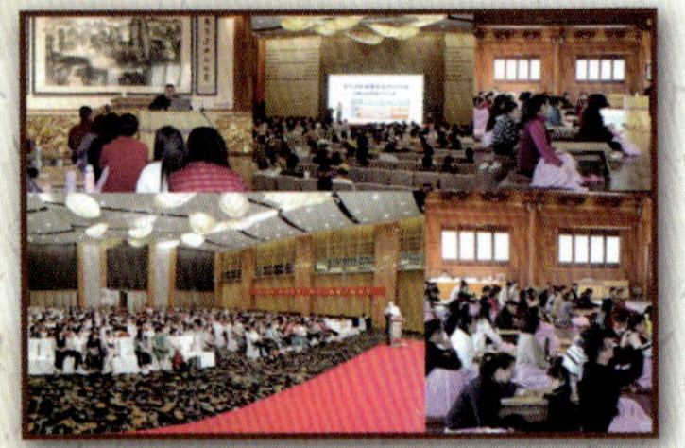

赵雄龙 教授（从医 30 年）

浙江中医药大学兼职教授

温州医科大学首届大学生创业导师

浙江中医药大学温州校友会副秘书长

世界中医药联合会妇科专业委员会理事

温州市中医药学会针灸推拿专业委员会理事

世界中医药学会联合会慢性病专业委员会常务理事

中国中药协会亚健康药物研究专业委员会常务理事

赵雄龙，毕业于浙江中医药大学。师从于中医学家何任教授、朱古亭教授、著名妇科专家裘笑梅主任、杂病专家薛盟主任、中医整脊专家龙层花教授。

就读大学的学生时期，就发表了《何任治疗不寐经验》、《张从正学术思想及其对妇科的发挥》、《朱古亭教授治疗月经病经验》、《进行性系统性硬皮病证治》《薛盟善用黄芪经验》、《柯韵伯对暑温病证的认识与发挥》等数篇医学论文。

毕业后，忙于日常诊疗工作之外，还应邀积极参与各种健康科普讲座。临床擅长于肿瘤、内妇科、脊柱的疾病的治疗。

赵雄龙经过三十年的潜心研发的“和中茶”是一款具有祛湿排痰作用的药食同源产品；调和气血、疏肝解郁、安神定志的“舒木欣茶”；调和气血、益肾化浊的“亚平衡贴”、健脾和中的“歇能茶（饼）”。

由于研究成果显著，赵雄龙先生被中国中药协会秘书处评选为“中国中药协会亚健康专业委员会第一届常务理事”，其研发成果并已入选“2019 年度百项亚健康中医调理技术”，目前其产品已全面推向全国多个地方，市场反应良好。

和中茶等产品适合药店、美容店、社区机构、各养生会所、体验中心的运作销售。

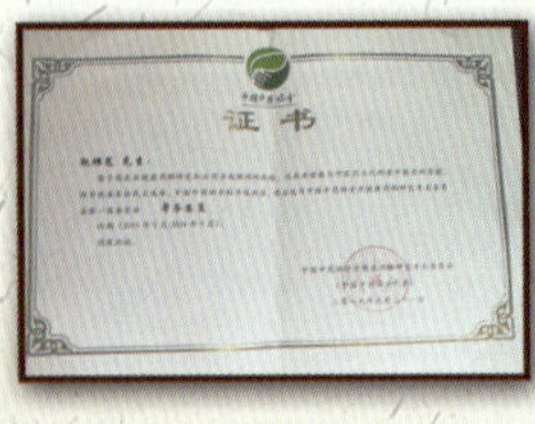

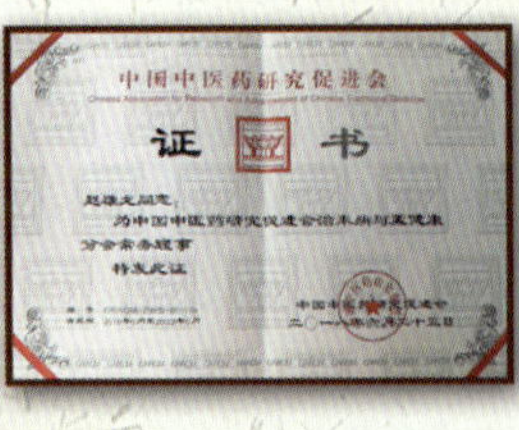

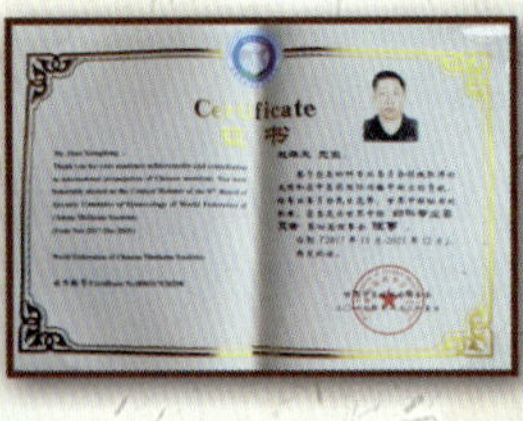

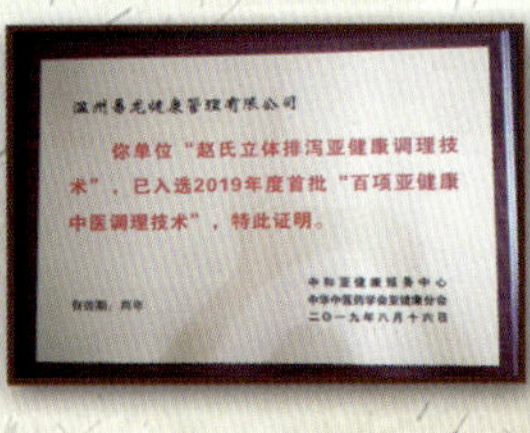

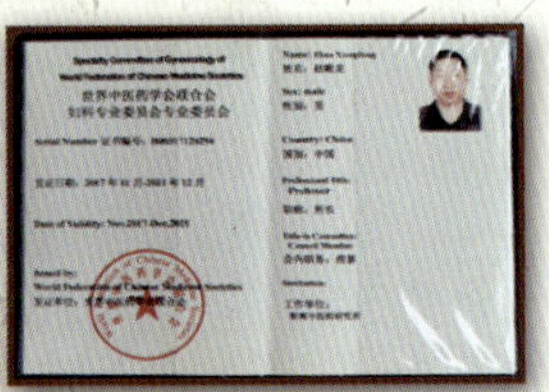

地址：温州市中福大厦 A 幢 202（温州市汤家桥路 66 号）

电话：0577--86585866，17757791239

邮箱：2602825892@qq.com

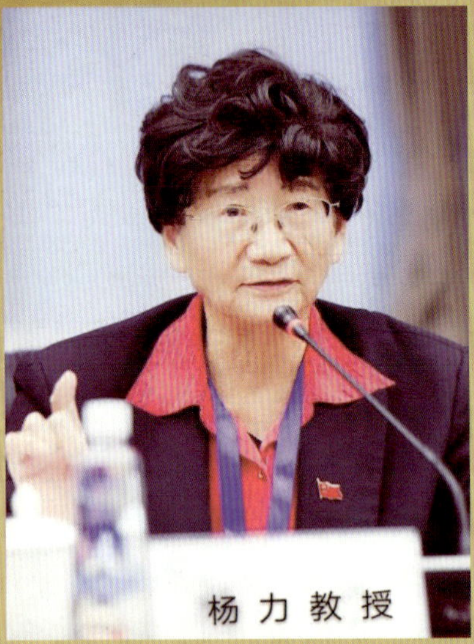

杨　力

杨力，著名中医学家、黄帝内经专家、著名心血管病专家、国学大师、著名易学家、哲学家、著名作家，中国医易学创始人，中国象数科学提出者，中医疾病预测学开创者，中国中医科学院研究生院教授、北京周易研究会会长、中国作家协会会员。

杨力教授学识渊博，精通文史哲医，在中国中医科学院研究生院为博硕士生主讲《易经》、《黄帝内经》三十八年，行医五十余年，在国内外教授硕博士生已逾五千余人。临床经验丰富，思路极敏捷且著作颇丰，出版著作近二百部已逾五千万字。上世纪八十年代即以一部百万字巨著《周易与中医学》一举成名。现今已有中、英、日、韩、汉繁体字版等在全世界三十年长销不衰。更有《中医运气学》《中医疾病预测学》成为了杨力医集的代表作。奠定了她在学术界的权威地位。继之又以《杨力讲黄帝内经》《黄帝内经临证智慧》，展示了她高超的理论水平及临床智慧，紧接着又出版了《杨力讲易经》《杨力全解易经》《周易象数预测学》等著作体现了杨力教授非凡的易医学水平。

曾在北京大学艰苦坐写二十年，以一己之力，写著了六百万字论著体学术巨著。

杨力文集：《中华五千年文化经典》《中华五千年文学经典》《中华五千年科学经典》振憾出版让人惊叹！

杨力史集：十部长篇历史小说："千古系列"－《千古王朝》《千古孔子》《千古绝恋》《千古一帝》《千古汉武》《千古智圣》《千古传奇》《千古英雄》《千古名门》《千古绝唱》《周文王》享誉文坛，反映了她的非凡天赋。

杨力哲集：《孔子哲学大智慧》《老子哲学大智慧》《易经哲学大智慧》《易经原理大智慧》《中国禅的智慧——杨力说禅》和即将出版的《历史与谋略大智慧》《科学创新大智慧》《杨力诗词歌赋》《汉字中的瑰宝》等，这些著作皆全部为杨力教授一人所写，独立完成，为弘扬国学做出了杰出贡献。

此外还主写、主编杨力养生集一百多部。并在全国各地讲座两千多场专业及科普，为健康中国做出了巨大贡献。总之杨力教授在中国中医科学院研究生院四十年来为祖国医学及国学做出了突出的贡献，在国内外影响极大。

温克强

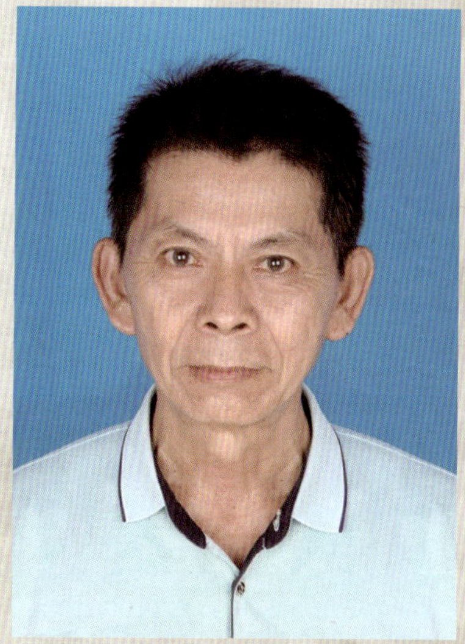

1956年出生于海南省万宁市和乐镇红旗村。

1967年9月1日—1973年8月，和乐中学读书，在父亲温学昌及村中医生陈更新启蒙下学习中医中药，读《医宗全鉴》等入门，能够利用中草药医治伤寒感冒，疮疽等疾病。

1973年9月1日—1975年8月，任和乐公社会计，利用业余时间运用中草药义务看诊。

1975年9月1日—1977年秋，前往广州中医学院深造，系统学习中医基础理论，学成还乡为民治病。

1980年春—1985年夏在和乐镇和乐墟开中医诊所，自研医治肿瘤方药。尝试中药中的“十八反”、“海藻与甘草”配伍，取得良效，投入临床应用。

1985年秋—1991年春，被万宁市华侨医院聘用当医生。为了解救病人疾苦，搜集简便验廉的中医治疗办法，力求方便群众又少花钱而治好病。多年来在临床中积累了一些宝贵的经验，用功研究医学名著，辨识病理，寻求有效治疗。自研的验方、验药，用于治疗各种肿瘤，造就了攻克多种疑难病的能力。

1991年秋—2011年春返回和乐镇三角路自行坐诊并开中医诊所（1994年12月29日万宁县卫生局颁发《海南省个体行医开业执照》）

2010年12月8日获得《中国国家人才网专业人才库入库证书》

2010年12月10日，考取《国际注册特色诊疗执业医师》

2011年春至今在和乐镇商贸街35号温克强中医诊所，全国各地有肿瘤病患者、白血病患者及冠心病患者慕名前来求医。

蒋廷鹏

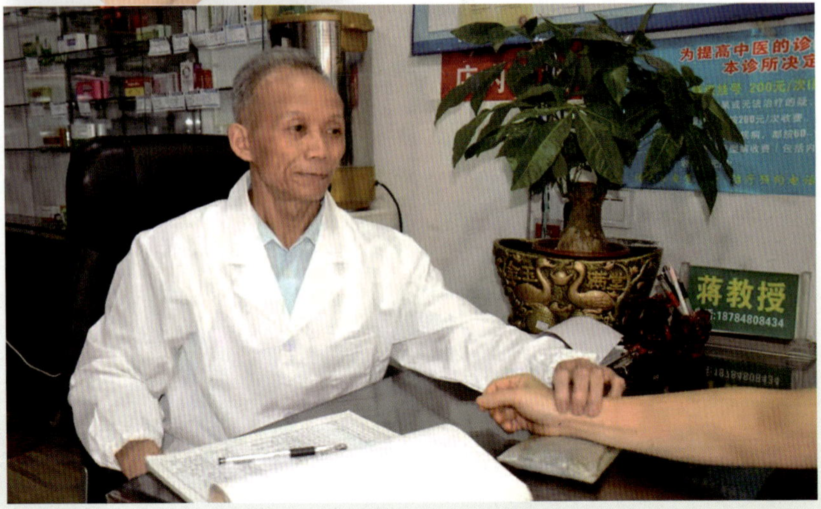

蒋廷鹏，男，执业中医师，1954年出生于四川省达州市，四代中医世家，达州定志近视爱心商贸公司董事长。

蒋氏中医特色疗法有着深厚的祖传及民间传统中医基础，经蒋廷鹏医师五十多年的不断研究、创新，擅长用中医药治疗男女各种疑难顽疾等慢性疾病。

1. 妇科类、月经不调、 红崩白带、月子、月经期阴阳合体病简称月家痨、子宫肌瘤、息肉、乳腺增生、肿瘤、癌症、乳房丰胸、生殖器保养修复。

2. 男女顽固性神经、肌肉病症、骨病、心脑血管、中风瘫痪、糖尿病、肿瘤、癌症的治疗康复。

3. 眼、耳、喉、鼻、口腔五官疾病。

4. 各种顽固性皮肤病的治疗康复。

5. 近视眼疾病等慢性疾病。成功研发定志近视蜜丸、人参益智仁固体蜜丸产品上市应用，已得到患者及社会人士的认可和好评。

蒋氏定志近视密丸、人参益智仁营养固体蜜丸保持了中国明代1644年间对“近视眼”疾病的诊治，制药的特色中医药技术及配方不变；再通过蒋廷鹏医师融入先治后调养的经验，达到康复视力。

蒋廷鹏总结出一套独特有效的现代中医诊治疗法，定义为《蒋氏中医药学万法归宗》之大纲。现将此大纲分为四要分享给大家。

一要：在辩证论治的基础上必须结合患者身体所有不适之症状和症象整体综合分析，综合论治为首要。

二要：气为血帅，气行则血行，万病之中治离气，为中医治病纲要。

三要：依靠精气神结合阴阳五行并重之旺衰定治补泄之要方。

四要：注重流年四四季时旺衰之气司令所致病邪为防治之要。

上述四要是蒋氏中医长期应用之心得。中医是悟性，谁能领悟谁受益。

姜连杰

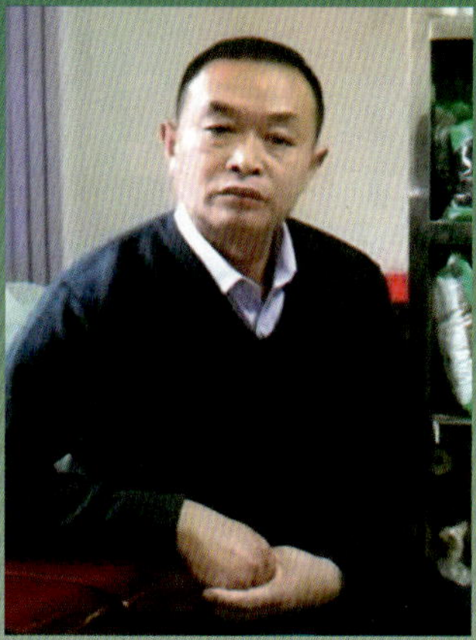

姜连杰，1969年出生于山东青岛，现任中华传统医学专家委员会首席传统医学专家，中华医学研究会专家委员会主任委员，中医治未病发展联盟副秘书长，中国民间中医医药研究开发协会常务理事，中华医学研究会专家委员抗肿瘤学科专家。

1969年出生于青岛平度市店子镇朱流姜家村的姜连杰，很小的时候父亲就因严重的心脏病而卧床不起，使得原本就不富裕的家庭更为拮据。小小年纪的姜连杰不得不辍学，和母亲共同承担起家庭的重担。由于没有得到很好的治疗，姜连杰的父亲在他16岁的时候就离开了人世。而仅仅过了一年，他自己在学电焊时右手中指又不小心被打断。当很多人都在为这一家人的不幸而叹息时，小小年纪的姜连杰却表现出了异常的坚韧，他相信，命运夺走了他的“健全”，一定会赐予他“坚强”。

或许命运总是会眷顾坚强执着的人，当姜连杰再次遭遇不幸，左耳后长了一个淋巴瘤的时候，他遇到了自己生命中的贵人——著名的外科医生付守生。在付医生给他主刀切除淋巴瘤的时候，对他说了一句话：“做医生治病救人很高尚，很光荣。”也正是这句话，让他树立了要做一个高尚而又对社会有用的人的目标，学习医术，治病救人，让更多像父亲一样身染重病的人免遭不幸，成为他开始奋斗的方向。

从此，姜连杰便走上了中医自学之路。他被中医的博大精深所深深吸引，以至常常通宵达旦地研习医学典籍。从18岁开始自学中医，19岁便开始为亲朋好友和乡邻看病，姜连杰在当地渐渐有了些名气。姜连杰自己患有严重的胃病，饱受其苦。他为了治好自己的胃病，也为了能够救治与父亲一样的病人，除了学习古人留下来的验方，研发新药的意愿也开始在他的心中萌生。

“虽然我文化水平不高，但中医药是一门实践科学，我可以尝试。”姜连杰相信只要坚持就一定能获得成功。最终，经过无数次的实验、探索、研发，他成功研制了纯中药制剂“胃康散”，并申请了国家专利。这是一种用于治疗急慢性胃炎、肠炎、胃溃疡、十二指肠球部溃疡等胃肠道疾病的中药组合物，由黄连、连翘、黄柏、地黄、桔梗、橘子、石膏、天花粉、黄芹和甘草制成。产品为浅褐色粉末，有泄火解毒、杀菌消炎的功效。

“济世救人，想病人所想，医病人所医”是姜连杰多年来的行医宗旨，“德行于天下，永远不言弃”是他一直以来的行医准则。2014年，他抛开此前20余年在当地打下的事业基础，带着满满一箱子药毅然来到了北京，开始为自己新的事业梦想打拼。2015年，他注册成立了“北京姜连杰医学研究有限公司”，为自己的梦想搭建了全新的平台。

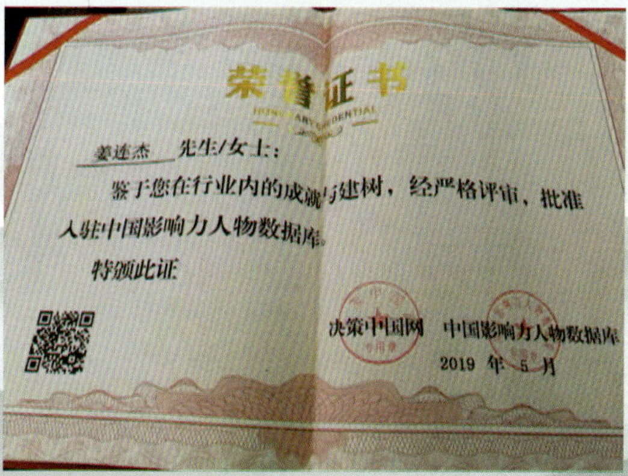

姜连杰行医28年，共研究80多味中药，当地人称他为“药痴”。而正是这种痴迷，让他积累了诊治各类疑难病症的丰富的临床经验和深厚的医学基础理论知识，研制出了纯中药剂“胃康散”“癌熄灵”，并申报国家专利（专利号：200610072389.6，201610738047.7）。他以解除民众疾苦为已任，常为贫困患者，孤寡老人免费治疗，为解决当地老百姓看病难、看病贵和看不起病备进心力，充分彰显了其医者仁心。

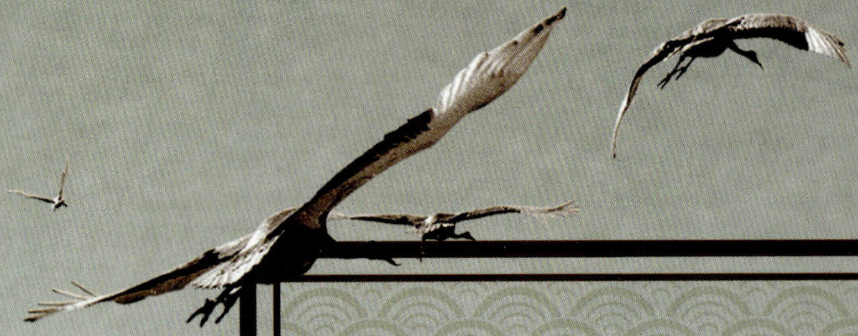

《国医年鉴》工作站

《国医年鉴》——一部开放包容的编年史册。编撰宗旨：传承中医药文化脉络、发掘中医药学术精品、彪炳中医药不朽史实、搭建中医药产业平台、创建中医药文化新品牌。为了更好的编撰、出版、发行《国医年鉴》，《国医年鉴》编委会办公室在全国征集，共同建设《国医年鉴》工作站。已建工作站分布如下：

湖南：《国医年鉴》工作站

负责人：魏老师 联系方式：15116330348

山西：《国医年鉴》工作站

负责人：米老师 联系方式：15635000185

重庆：《国医年鉴》工作站

负责人：秦老师 联系方式：13330393613

广州：《国医年鉴》工作站

负责人：郭老师 联系方式：13826113914

深圳：《国医年鉴》工作站

负责人：李老师 联系方式：13651446860

北京：《国医年鉴》工作站

负责人：王老师 联系方式：13466662269

蒋老师 联系方式：18600108561

柔嘉集团：《国医年鉴》工作站

负责人：车老师 联系方式：15918680545

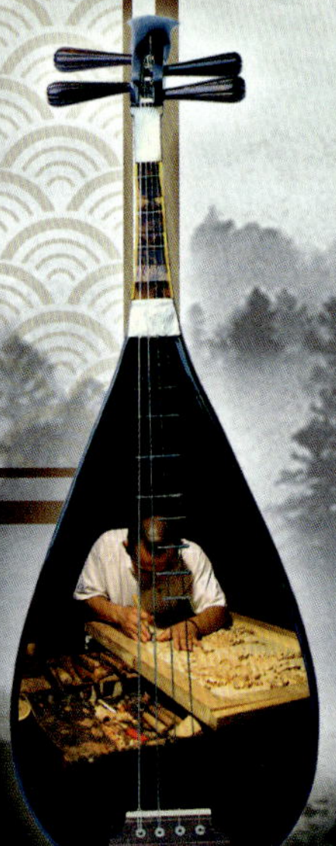